Case Archives of Maintenance Therapy for Totally 1,000 Years

病因論と時間軸で語る
Biology-Oriented Dentistry

メンテナンス治療累計 1,000 年の症例アーカイブス

岡 賢二 著

クインテッセンス出版株式会社　2011

Tokyo, Berlin, Chicago, London, Paris, Barcelona, Istanbul, Milano, São Paulo, Moscow, Prague, Warsaw, New Delhi, Beijing, and Bukarest

何の変哲もない日常臨床の中に
歯科医師がその全キャリアを投じて
チャレンジすべきこと、
研鑽に値することが散在している。

それが何かが見えた時、
はじめて歯科医師の知識、技術、経験、
スタッフの力が一患者に生かされる。

その蓄積が
患者一人ひとりに応じた
生涯にわたる健康サポートにつながると共に、
医療人としての最高の満足を
私たちにもたらしてくれる。

~ Contents ~

Prologue
私たちは歯科疾患の本質を本当に理解して治療・予防を行ってきたか？ ……………………… 8

第1章　Biology-Oriented Dentistryの基本コンセプト―病因論と時間軸の活用―

1. 病因論に立ち返る疾患のコントロールと時間軸の必要性を理解するために ……… 14
    1-1　う蝕と歯周病は多様な要因が関わる疾患である ……………………………… 14
    1-2　う蝕、歯周病臨床の今日的課題と時間軸 ……………………………………… 16
2. エンドポイントから考える ……………………………………………………………… 19
    2-1. 代用エンドポイントと真のエンドポイントは同一ではない …………………… 19
3. 時間軸を導入した適切なクリニカルジャッジメントを行うための重要事項 ……… 21
    3-1. 適切なクリニカルジャッジメントにおける知識の意義 ………………………… 21
    3-2. 臨床で行っておきたい定型的な資料収集 ……………………………………… 22
    3-3. 診療室で構築しておきたいインフラ環境 ……………………………………… 24
    3-4. エビデンスと経験のバランス …………………………………………………… 26
    3-5. 時間軸の活用 ……………………………………………………………………… 26
    3-6. 患者に対する歯科医療のゴールの捉え方と治療とケアの位置づけ ………… 26
    3-7. 生活習慣病の治療と予防における時間軸をふまえたクリニカルジャッジメントを … 27
    3-8. MI（ミニマル・インターベンション）の捉えかた ……………………………… 28

第2章　1,000年のメンテナンス治療で語るBiology-Oriented Dentistry ―81症例における歯科疾患のコントロールの実際―

1. 時間軸を導入した適切なクリニカルジャッジメントのために ―長期例から学ぶ意義― … 30
    1-1. 知識と現実の違いを学び蓄積していくために …………………………………… 30
    1-2. 失われた歯は本当に補綴すべきなのか？―介入の是非を判断するために ……… 30
    1-3. 口腔の健康を長期的な視点でとらえ、適切な介入をしていくために …………… 31
2. 「健康」と「病気」の捉え方 ………………………………………………………………… 32
    2-1. 健康と病気は連続的なものである ………………………………………………… 32

～ Contents ～

症例アーカイブス

カリエスフリー症例　Case 1 ～ Case 7 …………………………………………………… 37
- Case1　プラークコントロールは悪いが、自我の成長、家庭環境も考慮したメンテナンスでカバー ………………………………………………………………………………… 38
- Case2　親の意識が高い子供のカリエスフリー達成だが、今後もメンテナンスは重要 ……… 42
- Case3　ホームケアとプロフェッショナルケアの大切さが兄弟4人に理解されている ……… 44
- Case4　親子代々メンテナンス、親の意識が確実に子供に受け継がれた ………………… 46
- Case5　家族全員がメンテナンスに来院、家庭環境という強力な要素 …………………… 48
- Case6　学校の歯科検診という障害 ……………………………………………………… 50
- Case7　学校検診の問題と口唇癖に要注意 ……………………………………………… 52

カリエスフリーと構音指導　Case8 & Case9 ……………………………………………… 55
- Case8　構音障害に対する小帯切除と構音指導 …………………………………………… 56
- Case9　構音障害と飲み込みの問題への対応 …………………………………………… 58

カリエスフリーと悪習癖　Case10 ～ Case16 ……………………………………………… 61
- Case10　指しゃぶりによる乳歯列の開咬 ………………………………………………… 62
- Case11　舌突出癖による開咬にMFTで対応 ……………………………………………… 66
- Case12　爪噛みという小さな悪習癖 ……………………………………………………… 70
- Case13　適切な時期に適切な矯正治療を ………………………………………………… 72
- Case14　カリエスフリーで、矯正治療の希望がなくても態癖を軽視してはならない ……… 74
- Case15　過蓋咬合と態癖による舌側傾斜 ………………………………………………… 76
- Case16　思春期というリスク、態癖というリスク ………………………………………… 78

カリエスフリー失敗例　Case17 ～ Case21 ……………………………………………… 81
- Case17　メンテナンスには来ず、急患で主訴のみ治療を求めてくる患者 ………………… 82
- Case18　不安定なホームケア、食生活というリスク・Case17の次男 ……………………… 84
- Case19　メンテナンスの途切れがまねいた損失・Case17の長男 ………………………… 88
- Case20　家庭環境というリスク・カリエスができ続ける ………………………………… 90
- Case21　隣接面カリエスの発症 …………………………………………………………… 92

こんなカリエスフリー　Case22 & Case23 ………………………………………………… 95
- Case22　舌癖、開咬という悪条件を乗り越えて・Case23の姉 …………………………… 96
- Case23　高度難聴という障害とともに・Case22の弟 …………………………………… 98

～ Contents ～

咬合育成　Case24～28 ……………………………………………………………………… 101
　　Case24　早期に叢生傾向 ………………………………………………………………… 102
　　Case25　正中離開のための矯正治療・Case56の次女 ………………………………… 104
　　Case26　12歳から上顎前突・下顎前歯叢生で矯正治療開始 ………………………… 106
　　Case27　1歳で初診、カリエスフリー、8～9歳で叢生 ……………………………… 108
　　Case28　親から受け継いだ受け口傾向 ………………………………………………… 112

咬合育成と後戻り　Case29 & Case30 …………………………………………………… 115
　　Case29　頬杖、右向き寝、うつぶせ寝という態癖の影響 …………………………… 116
　　Case30　態癖のコントロールがメンテナンスの重要課題 …………………………… 118

防ぎきれないう蝕　Case31 ～ Case33 …………………………………………………… 121
　　Case31　毎回、新たなう蝕が発生してう蝕による崩壊が止まらない ……………… 122
　　Case32　健康だった口腔内がシェーグレン症候群によりたくさんの問題を抱え始める …… 124
　　Case33　現在、84歳。現在の課題は急激な根面二次カリエス ……………………… 128

自家歯牙移植　Case34 ……………………………………………………………………… 137
　　Case34　主訴の矯正治療から始まる6̄へのレジン充填と自家歯牙移植による対応 …… 138

カリエスフリーと外傷　Case35 ～ Case38 ……………………………………………… 141
　　Case35　カリエスフリー・メンテナンス12年目で、運動中に1̄を外傷脱落により再植 …… 142
　　Case36　カリエスフリー・初診から9年後に1̄を外傷により水平破折 ……………… 146
　　Case37　高2で2̄を強打、20歳時に異変あり ………………………………………… 148
　　Case38　外傷歯である前歯1|1へのアペキシフィケーション ……………………… 152

歯内療法　Case39 & Case40 ……………………………………………………………… 155
　　Case39　27年前、6̄の根管治療を行った患者のその後 ……………………………… 156
　　Case40　不定愁訴による来院から6年、1̄への根管治療 …………………………… 160

顎関節症と咬合と不定愁訴　Case41 ～ Case44 ………………………………………… 165
　　Case41　他医院のリカバリー …………………………………………………………… 166
　　Case42　パニック障害（背景に詐病が疑われる） ……………………………………… 170
　　Case43　鎮痛剤乱用による疼痛 ………………………………………………………… 172
　　Case44　妄想　統合失調症 ……………………………………………………………… 174

一般的な歯周治療症例　Case45 & Case46 ……………………………………………… 177
　　Case45　歯周炎～初期歯周炎　リスク低 ……………………………………………… 178
　　Case46　初期ないし中程度歯周炎　メンテナンスにより再発なし ………………… 180

～ Contents ～

中程度から重度歯周炎症例　Case47 ～ Case51 …………………………………………………… 187
- Case47　中程度～重度歯周炎　前医でのメンテナンスのはてに ……………………… 188
- Case48　限局性侵襲性歯周炎　MTM　微妙な歯周ポケットの変化に要注意 ………… 192
- Case49　広汎性侵襲性歯周炎　早期に適切な歯科医療が行われていれば… ………… 200
- Case50　広汎性侵襲性歯周炎　安定しているが、咬合力に注意 ……………………… 208
- Case51　初診より28年経過　現在はメンテナンスに来院していない若年に発症した限局性
侵襲性歯周炎 ……………………………………………………………………… 218

治療技術の大切さを示す症例　Case52 & Case53 …………………………………………… 225
- Case52　SRP の技術力が支えた中程度 ～ 一部重度歯周炎 …………………………… 226
- Case53　SRP の技術力に注目　広汎性侵襲性歯周炎 …………………………………… 232

メンテナンスに来ない症例　Case54～57 ……………………………………………………… 241
- Case54　メンテナンスに来ず歯周炎が再発　重度歯周炎　更年期による体調不良・介護の
過労 ………………………………………………………………………………… 242
- Case55　初診より24年、メンテナンスに来ず歯周炎の再発・現在3年メンテナンス
メンテナンス不在が招いた惨憺たる状態 ……………………………………… 248
- Case56　超多忙で定期的なメンテナンスに来られない中程度歯周炎
歯周炎の再発のたびにつらい SRP の繰り返しが・Case25, 57の父 …………… 256
- Case57　息子をみてみよう・Case56の長男 ……………………………………………… 262

壊れ続ける症例　Case58～Case64 …………………………………………………………… 265
- Case58　重度歯周炎　喫煙をやめられず崩壊が加速、extremely downhill のケース …… 266
- Case59～62　Case58の4人の子供たち
父親の治療の合間に家族にも予防・メンテナンスを ………………………… 272
- Case63　喫煙、飲酒、高血圧、歯ぎしり、糖尿病、アブセスの多発・歯の喪失が止まらない
extremely downhill のケース …………………………………………………… 278
- Case64　中程度歯周炎 Case63の妻に思う夫婦のもつリスクの差 …………………… 288

手遅れ症例　Case65～Case69 ………………………………………………………………… 295
- Case65　ランパントカリエスでほぼ手遅れ症例 ………………………………………… 296
- Case66　重度歯周炎の手遅れ症例　歯科恐怖症 ………………………………………… 306
- Case67　手遅れ症例(Case66)の娘で早期発見型歯周炎が発症しつつある症例 ……… 310
- Case68　手遅れ症例　ランパントカリエス ……………………………………………… 312
- Case69　手遅れ症例　末期歯周病、心疾患、糖尿病 …………………………………… 316

~ Contents ~

<u>歯周炎のリスクを考える症例　Case70〜73</u> ･･･ 321
 Case70　重度喫煙をすぐに禁煙、重度歯周炎だが歯の喪失なし ･････････････････ 322
 Case71　重度〜末期の歯周炎　喫煙をやめられず崩壊し続ける口腔内 ･･･････････ 328
 Case72　双子の妹　ノンスモーカー ･･･ 334
 Case73　喫煙による重度歯周炎　双子の姉 ･･･････････････････････････････････ 338

<u>家族単位の歯周治療症例　Case74〜Case81</u> ･･･････････････････････････････････････ 345
 Case74　中程度〜重度歯周炎　補綴が少なかったことのメンテナンスの利点 ････ 346
 Case75　初期歯周炎　歯周治療後　う蝕も、歯周炎も再発なし・Case74の長女 ･･ 354
 Case76　限局性侵襲性歯周炎　20代前半から苦労した後に来院、再発なし ･･･････ 362
 Case77　歯周炎を発症させないこと　矯正あり・Case76の長女 ････････････････ 366
 Case78　歯周炎を発症させないこと　カリエスフリー・Case76の長男 ･･････････ 368
 Case79　広汎性侵襲性歯周炎　不適切な治療の後に ･･･････････････････････････ 370
 Case80　反抗期による中断・喫煙開始というリスク・Case79の長男 ････････････ 374
 Case81　歯周炎で苦しんだ母親は、子供のカリエスフリー、歯周病フリーを強く希望・
    Case79の次女 ･･･ 376

第3章　質の高いメンテナンス治療が基礎となる Biology-Oriented Dentistry

 1. 予防とメンテナンス治療の根拠としての歯科医療の特殊性 ････････････････････ 380
 2. 子供のメンテナンス治療の実際 ･･ 382
 3. 大人のメンテナンス治療の実際 ･･ 386
 4. メンテナンス治療にはSRPの質が欠かせない ･････････････････････････････ 396

おわりに ･･ 402
謝辞 ･･ 403
参考文献 ･･ 404

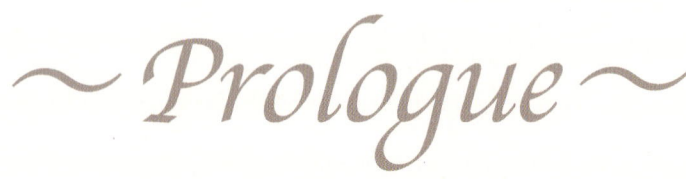

私たちは歯科疾患の本質を本当に理解して治療・予防を行ってきたか？

歯科界の危機が叫ばれて久しい。歯科医師の急増、需要（患者）、若年者のう蝕の減少（高齢者の二次う蝕や根面う蝕の増加によってトータルのう蝕量は減少しているとはいえないかもしれないが）、しかも歯科医師の25%はワーキングプアと一般誌に書かれることもある。

そのどれもが需要（患者）と供給（歯科医師）のアンバランスを強調したものばかりであるが、はたして本当にそうなのだろうか？　患者は減っているのだろうか？　筆者の答えはNOである。なぜなら、私たちのすべきことはけっして減少していないからである。

その治療は適切だったか

厚労省が6年に一度行う歯科疾患実態調査（毎回母集団が減少し、1957年には30,504名、2005年では4,606名である。そのためDMFTなどが年代で逆転していることもある。また、プロービング、アタッチメントレベルの計測がないため、歯周病についての情報が乏しい）によれば、12歳児のDMFTなどの減少は見られるものの、5歳以上のう蝕有病率は92.1%、成人ではほぼ100%となっている[31]。以前と違い重度化していなくても有病率は依然として高いと読むべきだろう。

事実、当院に来院する多くの患者がいまだに初期治療も、健康教育もろくに受けたことがないままに歯周病が進行している。受療していても疾患がコントロールできていない人が多いのが現実である。

たとえば、Case49、76、50（詳細は第2章）は、プラークコントロールも良好で、ずっと歯科医院に通い続けていた患者たちである。にもかかわらずアブセスなどが生じて歯周炎に苦しみ続けてきた。なぜ、このようなことが起きるのか？

また、Case41（詳細は第2章）は、治療の続きを希望して来院。20年ほど前医にかかっていたが、上顎前歯から右上の治療が1年半以上進まないことに耐えきれず、紹介で来院された。前医では、下顎前歯以外すべて歯周外科が行われ、歯肉移植術は3回も受けたそうである。う蝕も歯周病もリスクは低そうであるにもかかわらず、このような過剰ともいえる介入が行われてきたことに違和感を感じざるを得ない。技術力は高いが、その適応を考えてなされた治療であったかどうか。

リハビリと疾患のコントロールは別次元のもの

歯質への接着（レジンやセメント）、インプラント、審美補綴、歯内療法、矯正、マイクロスコープ、コーンビームCT（CBCT）など、この四半世紀の歯科治療技術、材料、器材の進歩は目覚しい。だが、これだけ治療技術が駆使されても、なぜう蝕や歯周病はいまだに多いのか、なぜ再治療が後を絶たないのか？

私たちはどこか、ボタンを掛け違えていないだろうか？

ここで、歯科治療・予防対象である歯周病、う蝕とはどのような疾患であるかを考えてみよう。私たちはその病因論を正しく理解し、疾患の本質をつかんだ治療、予防を行っていただろうか？

プロローグ

プラークコントロールも良好でずっと歯科医院に通い続けてきた患者たち。にもかかわらず歯周炎に悩み続けてきた。なぜか？

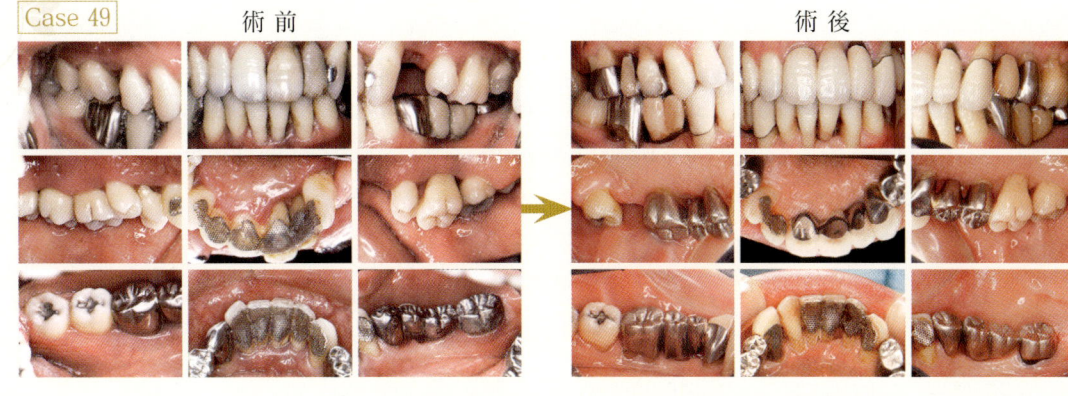

Case 49　術前　術後

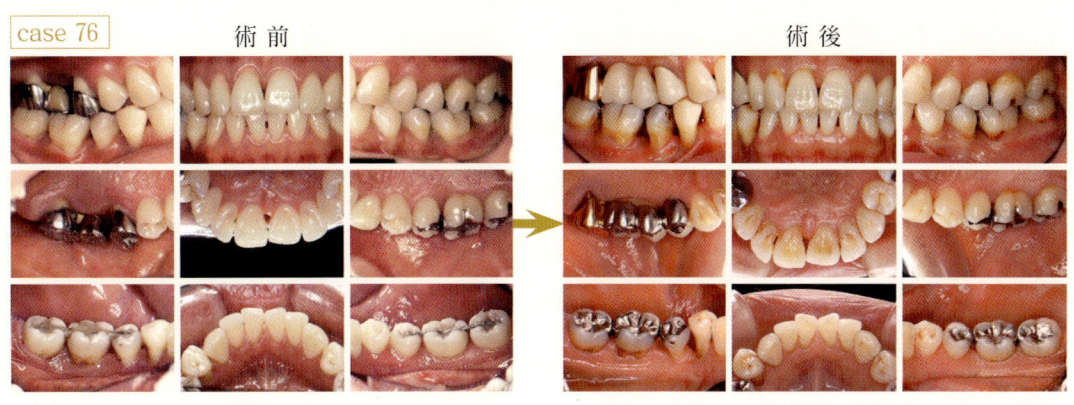

case 76　術前　術後

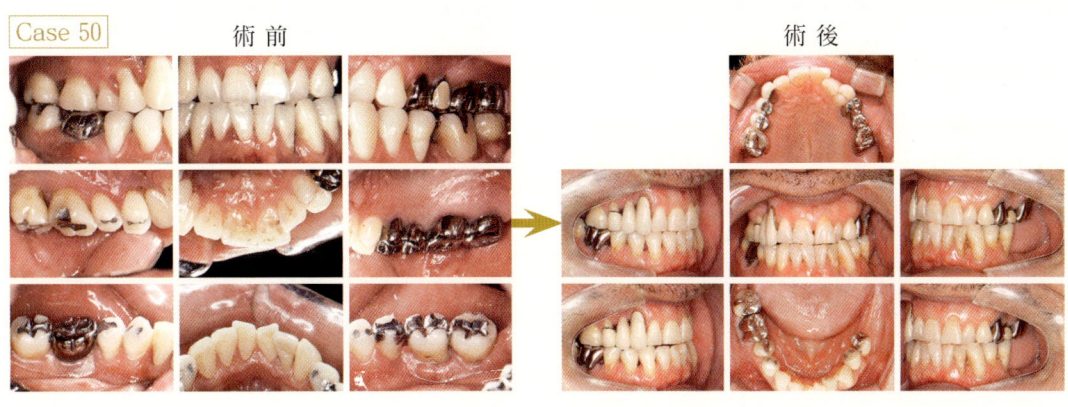

Case 50　術前　術後

20年歯科医院に通い患者は過剰ともいえる治療を受け続けた。それは妥当だったのか？

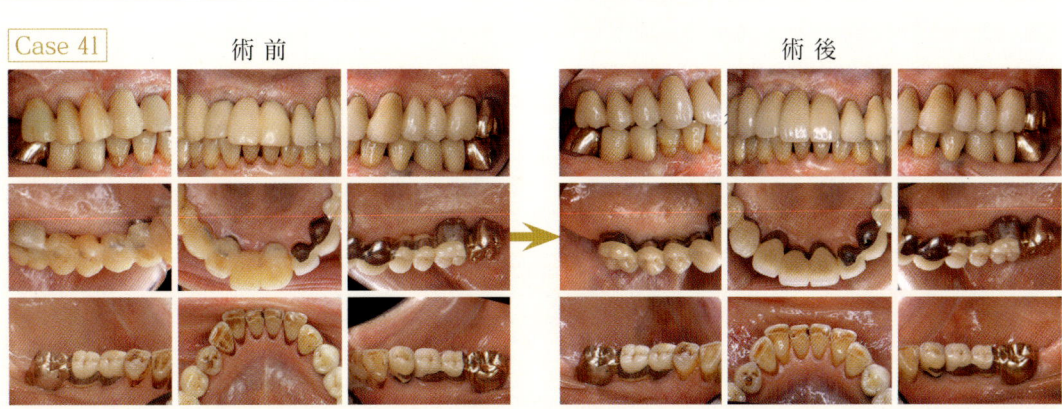

Case 41　術前　術後

Prologue

そもそも歯周病とは、図Aに示すように細菌と宿主の均衡の破綻から起きる疾病である。そのため完治したように見えても油断すればまた進行してくる。よっていったん発症してしまうと完治はない。すなわち、菌のみならず、宿主のリスクファクターをも視野に入れた「均衡」の捉え方が必要である[41、49]。

これを Biological Rationale に基づいてコントロールするというのが歯周治療に必要な治療・予防のコンセプトである。だからこそ、発症させないための予防が重要であり、不幸にも発症した場合は重度化しないうちに見つけ出し対応すること、重度化した場合には質の高いメンテナンスによりその時々で宿主にもたらされる因子とのバランスを見ながら、疾患をコントロールしなくてはならない。

これは歯内療法や咬合再建、歯周外科という「リハビリテーション」とはまったく次元の異なるものである。私たちはそこを混同し、治療によって歯周病を治していると錯覚してはこなかっただろうか？ 歯科医師にとって治療技術は必須である。しかし、治療の足し算はリハビリテーションという意味では良くても、疾患をコントロールすることとは別物であることを自覚すべきだろう。それが自覚できていないがゆえに、上述の例が示す悲劇が起きる。筆者は少なくともそう考えている。それにより治療のスタートからボタンが掛け違えられたまま治療が進み、一向に疾患そのものがコントロールできていない状態が続いているのだと思えてならない。

歯科医師としてリハビリに力をいれることは重要である。しかし、それと同等に疾患をコントロールすることがなければ、リハビリも元の木阿弥、もしくは意味をなさなくなってしまう。だから疾患は減らない。

では、疾患をコントロールするために必要なことは何なのか？

疾患が発症・進行するバイオロジーをおさえていたか？

PART 1 第1章で後述するがう蝕、歯周炎は生活習慣やさまざまなリスクファクターによって修飾を受けるバイオフィルム感染症である。食生活が極端だったり（砂糖の過剰摂取や飲食回数の多さ）、不十分なブラッシングなどが続くとう窩になる。また、ある時点でう窩がなくても薬剤の服用（抗ヒスタミン薬や向精神薬など）により、唾液減少が生じると、脱灰が再石灰化を上回り、隣接面や歯頸部や根面にう窩が多発する。歯の硬組織は、脱灰と再石灰化の微妙なバランスの上にあることを忘れてはならない。

近年のう蝕学、歯周病学の知識の集積からこれらの疾患がバイオフィルム感染症で、かつ日和見感染症であることがわかっている（う蝕については断定はできないが）。そのため、バイオフィルムの除去（プラークコントロールやSRPやメンテナンス治療）と生体の抵抗力を落とす要因（頻回な食事摂取、喫煙、糖尿病など）への指

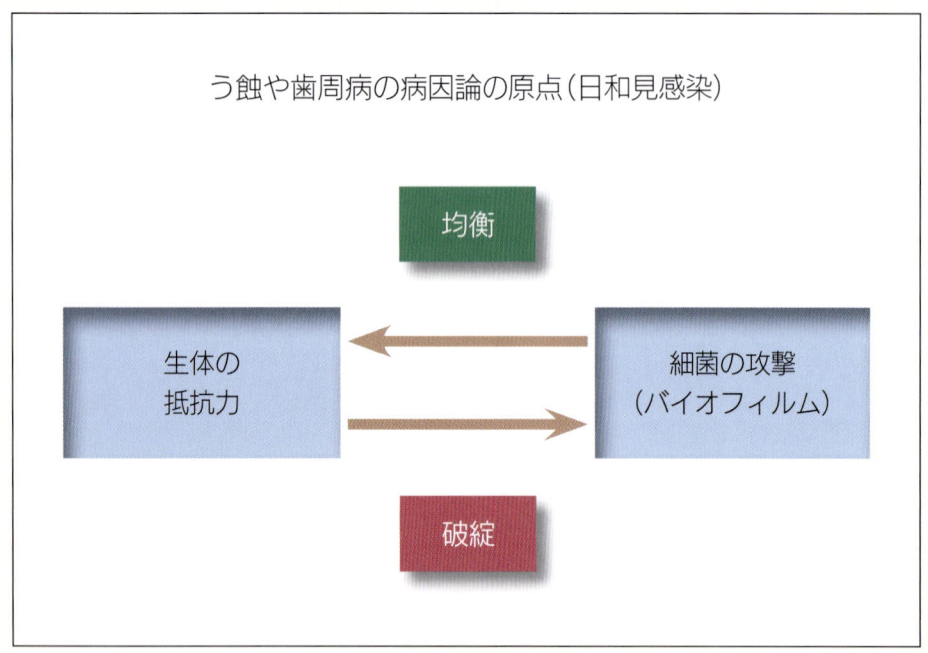

図A

導が同時に行われている(図C、D)[30、49]。

また、別の報告では、世界の人口のほとんどに歯肉炎が存在すること、また、口腔衛生と歯肉炎とは関連があり、口腔衛生が不良だと歯肉炎発症率が高いこともわかっている[26]。しかしながら、口腔衛生が不良な人に必ずしも重度の歯周炎が生じるわけではない。このあたりが歯肉炎と歯周炎のややこしいところである。歯周炎にはいろいろなファクターが関与しているからである[18]。

歯周炎においては喫煙が最大のリスクファクターである。喫煙をしていて生涯歯周炎に罹患せずに過ごすことはきわめて困難である。また、糖尿病も大きなリスクファクターである。日本人の成人でメンテナンス治療を受けている人は人口の数パーセントにしかすぎない。う蝕や歯周炎は誰でもかかる可能性のある疾患であり、これからも人類に大きな影響を与える感染症であり続けるだろう。私たちは治療技術だけでなく、このような疾患が発症、進行するバイオロジー、背景を熟知したうえで臨床に臨む必要がある[29、30、49]。

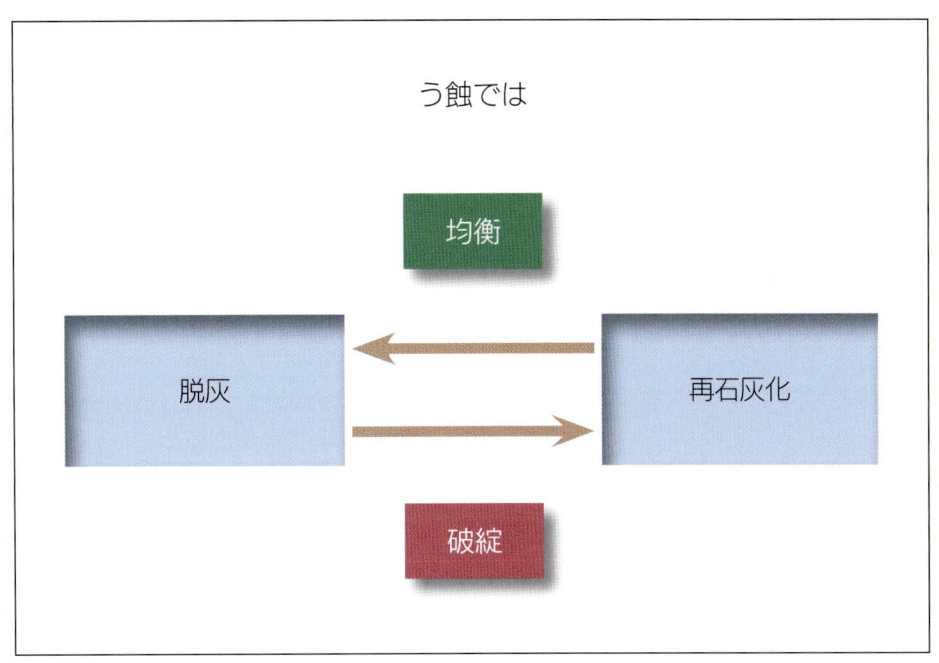

図C

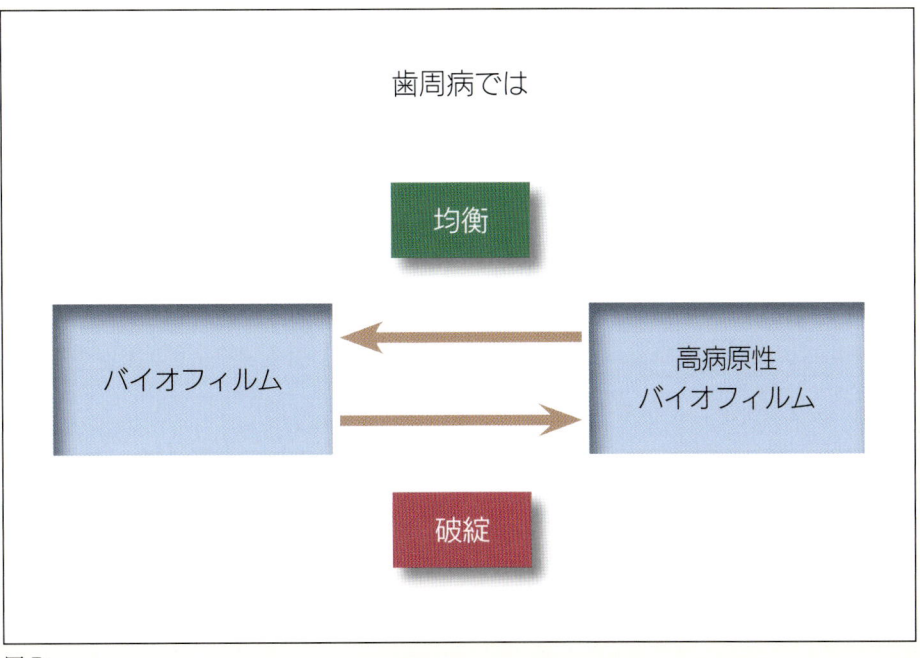

図D

時代の変化による新たな課題

さらに今後、歯科医療が直面する新たな問題にも取り組まねばならない。平均寿命は延び、残存歯数は増え、これまで総義歯になっていた人たちが逆にう蝕や歯周病で苦労することになるからである。

①子供たちの悪習癖、ディスクレパンシーへの対応

子供たちも悪習癖や軟食や顎骨・歯のディスクレパンシーで美しく機能的な咬合・歯列に育つことが容易ではなくなってきている。私たちのすべきこと、対応すべきことは多い。

②高齢者の残存歯に対する対応

超高齢社会において高齢者の急速な根面う蝕や補綴物の二次う蝕の発症は、私たちがこれまで経験したことのないレベルで起こりつつある。その予防や治療については緊急に考えねばならない。また、過去にはう蝕や根尖病変や破折によって失われていた歯が残ることにより、高齢者の歯周治療の頻度も増えてきている。しかもこれらの歯周病は若いうちからのコントロールがなされておらず60〜70代でいきなり生涯初めてのSRPを受けるケースが後を絶たない。しかし、全身疾患（心疾患、糖尿病など）やビスフォスフォネート薬剤の服用などでSRPなどを行いにくい状況もでてきている。

Biology Oriented Dentistry の提言

このように子供から大人、高齢者まで私たちが取り組むべき新たな課題も山積している。社会が変容していっている中で、drill,fill,bill（削って詰めて請求）という従来型の歯科医療が変わらねばならないことは間違いない。

それでは具体的にどう変わればよいのか。

それが本書で提唱する「Biology Oriented Dentistry」である。そのエッセンスは、

①「菌と宿主の均衡」のバイオロジーを理解した臨床（生体と細菌の攻撃の均衡を保つことが本質だ）

歯科疾患の病因論を学び、う蝕、歯周病の本態をふまえた治療の考え方が必要である。第1章で詳述するが、う蝕や歯周病はプラークバイオフィルムによる日和見感染で生活習慣に大きく影響を受けるものである。発症後、細菌学的には完全治癒はありえず、生涯患者が共存していかねばならない性質の疾患である。よって必然的に歯科疾患の治療は「治す」ではなく「生体と細菌の攻撃の均衡を保つ（コントロール）」目的で行うものであること、このことから時間軸というタイムスパンの中で患者の病態をモニターし続け、必要な介入を行い、一定の状態に均衡を保っていくという「時間軸」を導入した考え方が必要である。すなわち、質の高いメンテナンス治療を基盤にし、適切な治療技術を駆使していく総合歯科医療（メンテナンス治療）の展開である。

② 時間軸の中で「均衡」を捉える＝適切なクリニカルジャッジメントが重要となる臨床

①で述べたような認識に基づく時、臨床では長いタイムスパンの中で目前の患者の病態＝「均衡はどうか？」に応じ、いつ、どのような介入、見守りが必要かを的確に判断していくクリニカルジャッジメントが重要な位置を占めてくる。

適切なクリニカルジャッジメント力を養うには、知識、技術、エビデンスに加え、経験、そして検証の蓄積が必要である。特にこれまでの日本の歯科臨床では、検証が大きく欠落している。新しい技術、器具がどんどん歯科に導入されるが、長期臨床データで検証されていないのがこれまでの現実である。臨床家はそれらが本当に正しかったかを検証していかねばならない。

本書では、このような考え方を基に、そして累計1,000年のメンテナンス治療症例を通して菌と宿主の均衡をコントロールする歯科医療の展開、時間軸の中での適切なクリニカルジャッジメントの実際を提示していきたい。

第1章

Biology-Oriented Dentistry の基本コンセプト

―病因論と時間軸の活用―

第1章　Biology-Oriented Dentistryの基本コンセプト

1　病因論に立ち返る
疾患のコントロールと時間軸の必要性を理解するために

1-1　う蝕と歯周病は多様な要因が関わる疾患である

　う蝕も歯周病（歯肉炎、歯周炎）も細菌を主たる原因として生じる疾患であることは理解されているが、そのメカニズムは複雑である。ゆえに、病因論の進歩が現場の臨床に十分な影響を与えていない面もあるかもしれない。
　おおざっぱに言えば、う蝕の病因論は、（図1,2）のように変遷してきている。
(1) Keysの輪：1962年
　古典的な病因論である。
(2) 現代の病因論：1990年以降[16,21,29,30]
　この図のように多数の要因が関わり合って、歯面は食事のたびに脱灰と再石灰化を繰り返している。そしてその均衡が破綻した時にう窩が生じる。しかしながら臨床で予防や再発を防ぐために必要十分な病因論としては完成されたものではない（Case20、21、31、33）。

　歯周病の病因論も、（図3）[20,38,41,49]のように変遷してきている。
(1) 歯石の時代：紀元前400年～約1955年頃
　この長く続いた時代には歯周病は歯石によって生じると考えられていた。
(2) 非特異的プラーク説の時代：1960年代
　プラークが歯肉炎を起こし、ゆっくりと歯周炎になると考えられていた。つまりプラークの量が問題とされていた。縁上・縁下のプラークは同一と考えられていた。
(3) 特異的プラーク説の時代：1970年代
　縁上・縁下のプラークの組成が異なることが示され、プラークの量ではなく、質が重要視されるようになった。主としてグラム陰性嫌気性菌が歯周炎に関与しているとされた。
(4) 宿主と細菌の関係の時代：1980年代
　宿主の細菌に対する反応が歯周炎を進行させると考えられるようになった。
(5) 宿主と疾患修飾因子の時代：1990年代
　さらに歯周炎を取り巻く要因が整理され、疾患修飾因子として、環境的リスクファクター（喫煙など）、後天的なリスクファクター、遺伝的リスクファクターなどが明らかになってきた。こうした要因と細菌の攻撃、宿主応答の結果として歯周炎が進行することが示された。
(6) 現在の病因論[41,49]（図4）
　細菌学や免疫学の進歩により、宿主の免疫力とプラークバイオフィルムの均衡が破綻したときにバイオフィルムのエコロジカルシフトが生じて、いわゆる悪玉菌のred complex（P.gingivalis, T.forsythus, T.denticola）が優位になり組織破壊が生じること、そしてその経路も明らかになってきているようである。

―病因論と時間軸の活用―

1960年代のう蝕の病因論

古典的病因論から
多数の要因が
からみ合うものへ

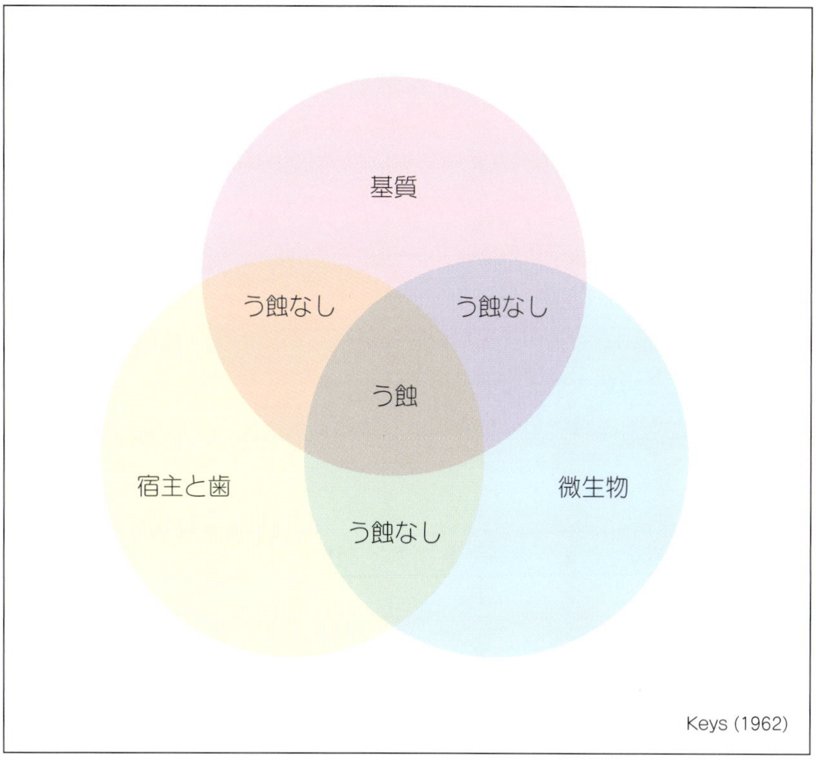

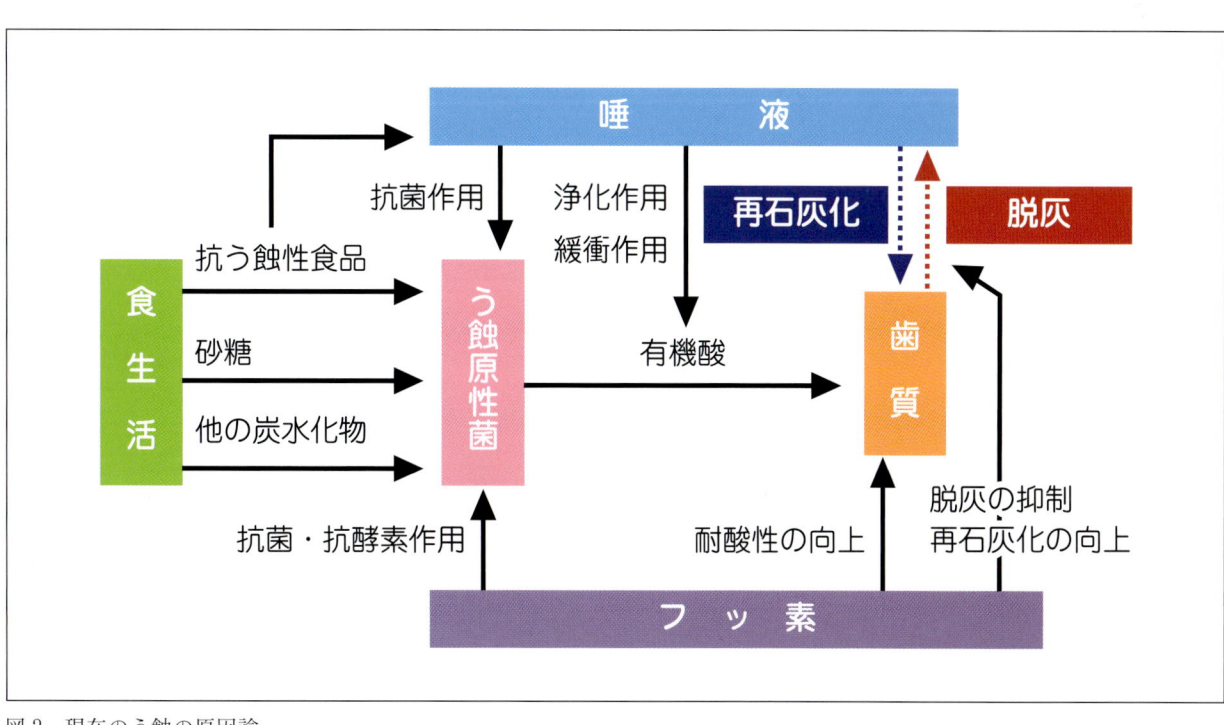

図1　Keysの輪。

1990年以降のう蝕の病因論

図2　現在のう蝕の原因論。

1-2 う蝕、歯周病臨床の今日的課題と時間軸

(1) う蝕、歯周病は多様性疾患であるとの認識が必要

このようにう蝕も歯周炎も多数の要因が関わった疾患であり、本態はバイオフィルムによる日和見感染症と考えられる。(う蝕は日和見感染症とは断言できないが)この概念は重要である。もし結核やコレラなどのように外因性の単一細菌が引き起こしているならば、抗菌剤などによる除菌が正当化されるが、複数の細菌がバイオフィルムを形成し、その結果宿主応答との関係から疾患が生じているものに対しては除菌に的を絞った治療は肯定されない。

(2) う蝕減少の要因でさえ、多様であることに注目

先進国においてう蝕が劇的に減少してきたことは明らかであるが、ある要因だけでは臨床的に説明のつかないこともある。たとえば砂糖摂取とう蝕では、明らかに患者個人で見れば砂糖の過剰摂取者はう蝕になりやすいが、社会全体で見れば砂糖消費量とう蝕罹患率はもはやパラレルではない。

う蝕の疫学調査によれば、上水道のフッ素化や歯磨剤へのフッ素の添加がう蝕を減少させていることは間違いないと考えられるが、異なる見解もある。わが国では上水道のフッ素化は行われていないし、フッ化物入り歯磨剤の普及の前にう蝕の減少が始まったと指摘する意見もある。また、先進工業国では乳幼児のときから子供たちは、年に数回、耳・鼻・のどの感染のために抗生物質を処方されている。このことが口腔内細菌叢に大きな影響を与えているという意見もある[14, 30]。おそらくいずれも一定の意味があるのではないかと思われる。

(3) ハイリスクのう蝕患者、多数の歯を持つ高齢者への対応がますます重要に

しかし、ハイリスクの患者や今後私たちの社会が直面する多数の歯を持った高齢者においては、二次う蝕やセメント質う蝕(これは、私たちが経験したことのないレベルで生じてくるだろう)についての対応は、これからますます重要になるだろう(Case31、33)。

もう少し詳しく述べれば、臨床現場で現在問題なのは、若年者ではハイリスク患者の事前の鑑別ができないこと、その中でも特にハイリスクの者はう蝕の発生・進行を止められない者もいることである(Case20)。

また予防とメンテナンス治療が定着してきた当院では、歯質の石灰化が進み肉眼では識別できないような、小窩裂溝、あるいは隣接面の隠れう蝕が時にみつかることである(Case21)。さらに中高年の二次う蝕の進行はきわめて速く、通常のメンテナンス治療では対応できないこともある(Case31、33)。

(4) 歯周病はう蝕ほど減ってはいないという現実(表1)

歯周炎について過去多くの疫学調査が行われたが、診断基準の相違、また歯周炎の分類の変化により、それらを同じ条件で評価することはできない。臨床現場ではう蝕の減少は感じるが、歯周炎は、筆者の臨床経験では減少しているように思うが、う蝕ほど劇的ではない。

歯肉炎では、デンタルプラークの蓄積が歯肉の炎症を引き起こすことは知られているが、それが歯周炎に進展するのはごく一部の人にすぎない。

Albandarらは、米国の青年における早期発現型歯周

―病因論と時間軸の活用―

紀元前400 　　　歯石の時代
　｜
1955年

1960年代　　　非特異的プラーク説の時代

1970年代　　　特異的プラーク説の時代

1980年代　　　宿主と細菌の関係の時代

1990年代　　　宿主と疾患修飾因子の時代

図3

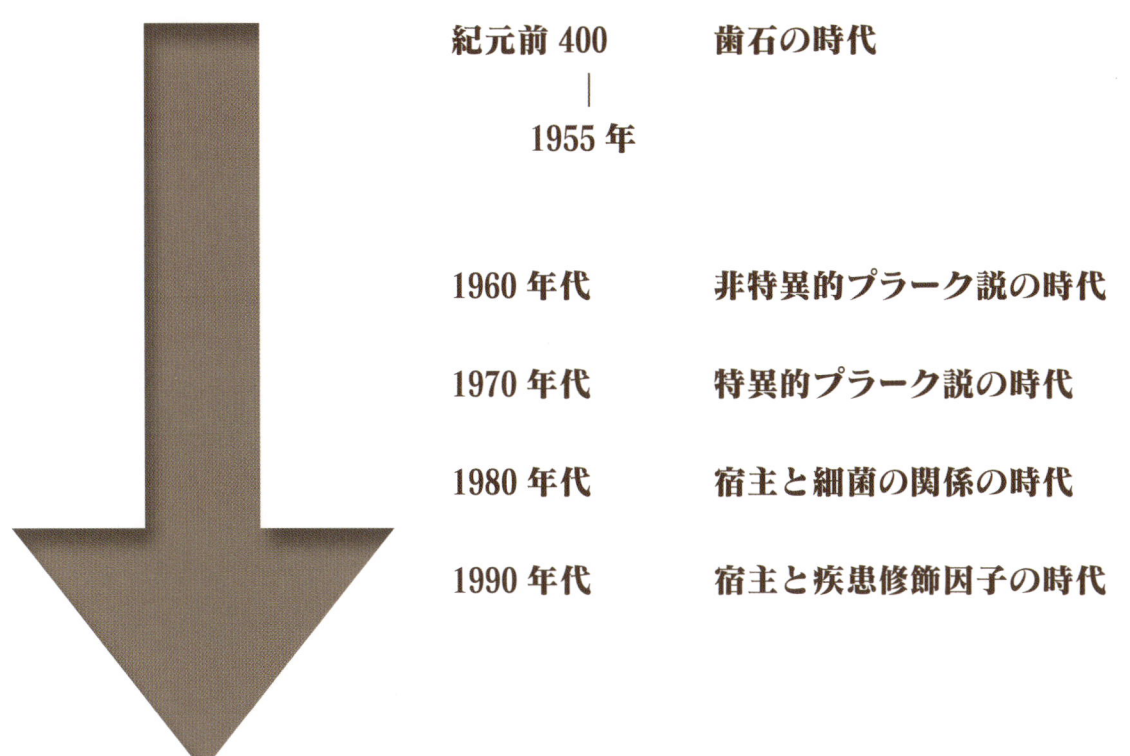

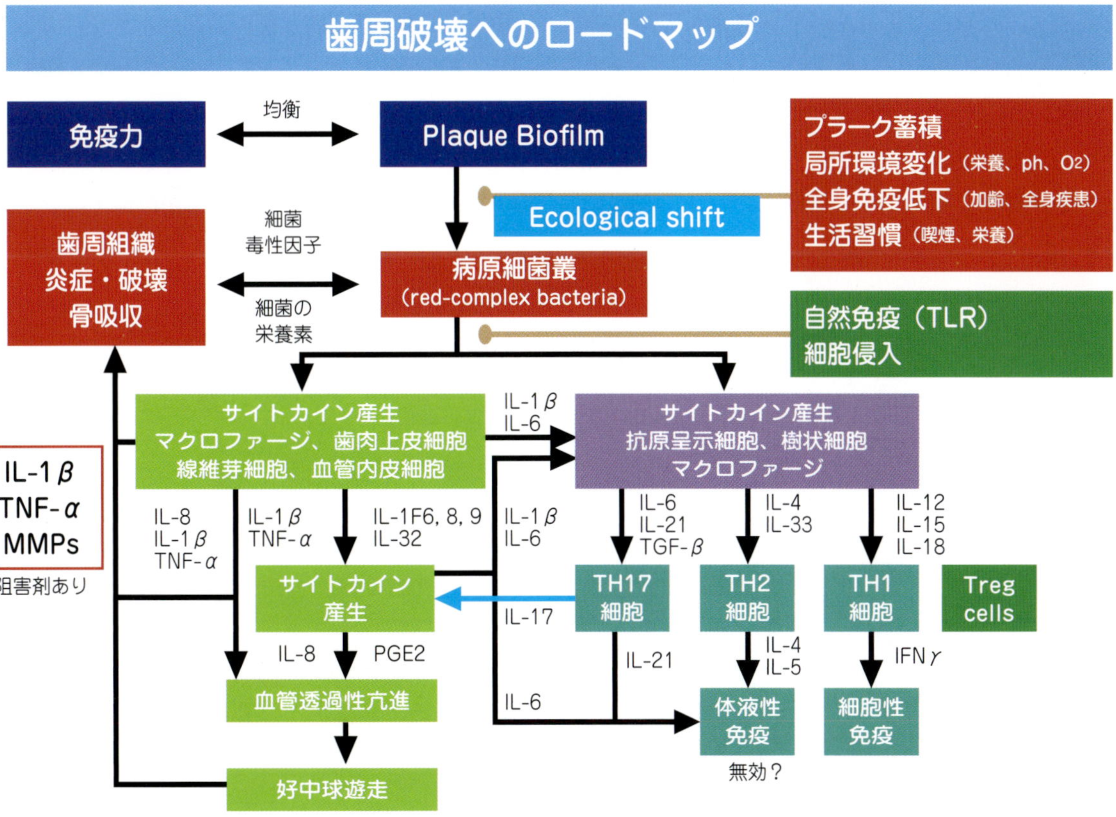

Taylor JJ. Periodontol 2000, 2010より改変。天野敦雄先生のご厚意による
MMPs: matrix metalloproteases

図4　現在の歯周病の病因論。

第1章 Biology-Oriented Dentistry の基本コンセプト

炎の有病率について調べ、13～15歳の年齢群と16～17歳の年齢群について、それぞれ0.4％と0.6％が侵襲性歯周炎に、2.3％と3.2％が慢性歯周炎に罹患したことを報告している[26]。

臨床的にここで問題なのは、歯肉炎の患者の誰が歯周炎に進展するのかわからないということである。侵襲性歯周炎では家族性（遺伝的素因）に発症するとされるが、必ずしもそうでない場合もある。

ゆえに歯周病に対しては、低年齢から歯肉炎を防ぎ、う蝕と同様にメンテナンス治療を繰り返している。多くの子供たちを長年メンテナンス治療しているが、今のところ、侵襲性歯周炎を発症した症例はない（Case78、81）。成人はメンテナンス治療のたびにプロービング、縁上のPMTCを行い、4mm以上の歯周ポケットには超音波チップによる洗浄、必要があれば軽いSRPを行う。このように縁上縁下のバイオフィルムのエコシステムを破壊するようにしている。これは歯周病の実態が日和見感染症であり、バイオフィルム感染症だからである。

う蝕の減少が続けば中高年の残存歯数の増加をまねく。これまでは欠損へ至っていた歯が残ることによる高齢者の歯周病も新たな問題となるであろう。いずれもこれまで以上の注意を払ったケアや治療が必要になるということをわれわれは認識しなくてはならない。

まとめ

う蝕と歯周病は、その本質をふまえると、画一的な対応、一過性の対応ではコントロールできない。

このようなことを考えると、当たり前のことだが、医院において予防とメンテナンス治療を確実に多くの人に行い、ホームケアとプロフェッショナルケアを車の両輪のように行っていくことがこれからの歯科医療の基盤になるであろう。そのうえで進歩した技術を駆使していくのである。

歯周炎の場合、表1（岡歯科データ）のように初診年齢が上がるにつれて罹患率が高くなる。ゆえに子供時代や青年時代からきちんとしたケアを開始し継続することが、後の歯周炎を防ぐことになるであろう。メンテナンス治療を継続することにより歯周炎の進行や発症、そして歯牙喪失が激減することはあきらかである（表2）[24]。

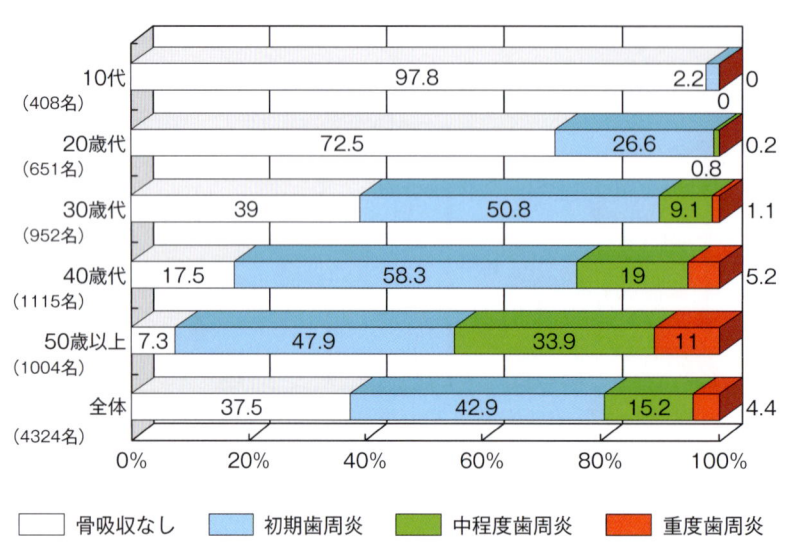

表1 初診時歯周病進行度（4,324名, 16歳以上）（2003年3月）[24]。歯周炎は年齢が上がるほど罹患率が高い。

―病因論と時間軸の活用―

 エンドポイントから考える

2-1 代用エンドポイントと真のエンドポイントは同一ではない

　私たちは診査をする場合、疾患そのものを直接評価することはできない。

　その代わりに、血圧や骨密度や血糖値のようにある指標を使い、その疾患を評価しようとする。これを代用エンドポイント(surrogate endpoint)という。代用エンドポイントとは、患者が感じ、機能し、生存するというような直接認知することができる、患者にとって臨床的に意味のあるエンドポイントの代用として、臨床検査の値や身体的な兆候を用いるものである[25]。う蝕では *mutans streptococci* の数、*lactobacilli* の数、唾液緩衝能、刺激唾液量などがある。歯周病では、歯肉出血指数、プロービング深さ、プロービングアタッチメントレベル、特定の細菌検査、プロービング時の出血・排膿、あるいはエックス線写真上での骨の喪失などがある。

　それでは真のエンドポイントというのは何だろうか。一般的な病気においては死である。ある検査をしてその結果をもって治療効果を判定するのが、代用エンドポイントによる判断といえるが、疾患や投薬の中には、代用エンドポイントでは改善が見られたのに、死亡率が逆に高くなるという現象が見られる。たとえば不整脈の薬によって不整脈は改善したのに死亡率はコントロールよりも高くなってしまったという例がある。

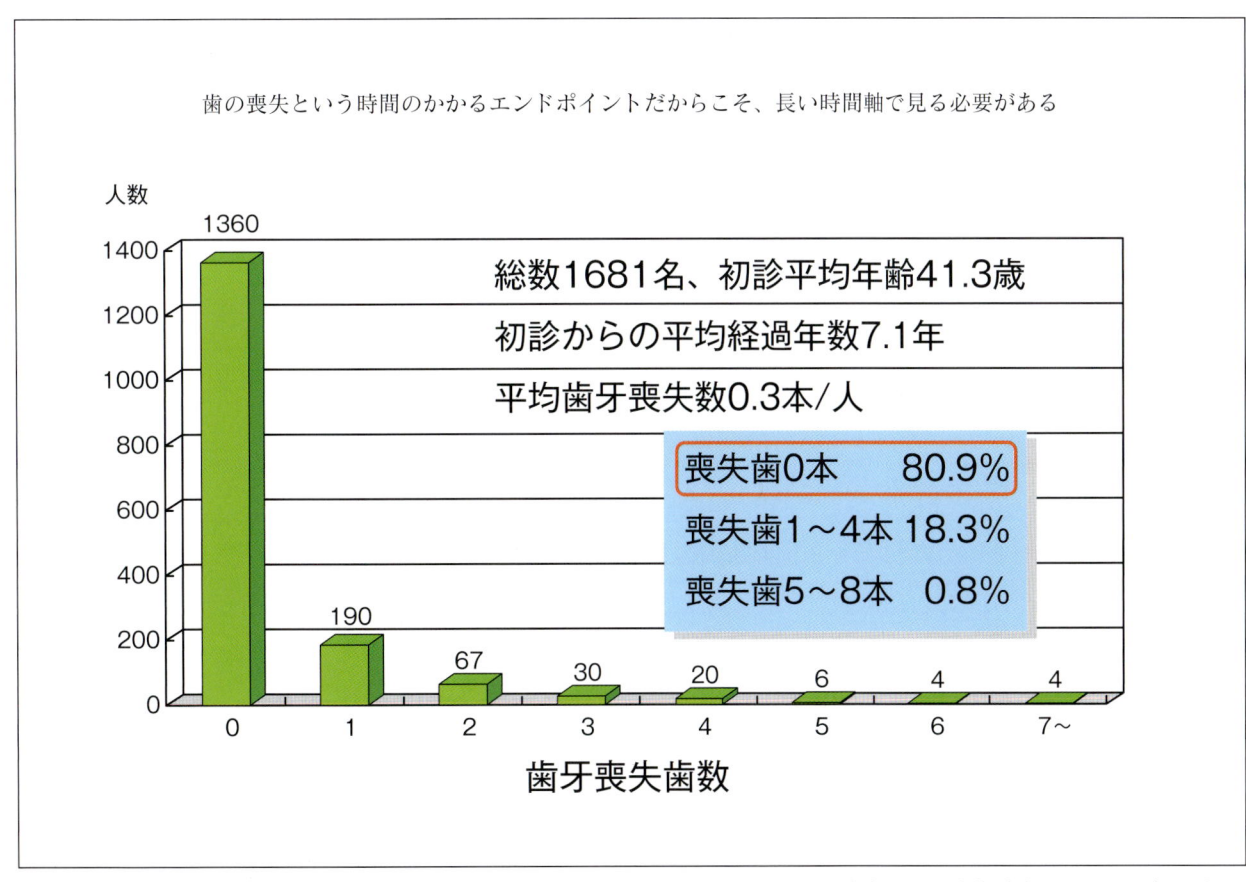

表2　定期管理1,681名の歯牙喪失数（一度でも歯周管理のメンテナンスに来院した患者）（ほぼ定期的なのは1,700名ほどで、転勤も多い）（2002年7月）80%のメンテナンス患者が歯を1本を喪失していない。1%相当の患者が5〜8本歯を喪失する[24]。

19

このように代用エンドポイントと真のエンドポイントがイコールではないことを肝に銘ずるべきである。

歯科において患者がはっきり認知できる真のエンドポイントは、歯の喪失と生活の質（QOL）である。

歯の喪失に至るまでというのは長い時間がかかり、現実に研究を行うことは困難である。だからといって短期的にプロービング深さが改善したり、排膿がなくなったり、エックス線上で骨の透化像が改善した場合、臨床的には良い兆候だが歯周病が治ったまでは過信してはならない。たとえば、歯周治療では付着喪失と骨欠損の改善のためにGTRやエムドゲインなどが再生療法として行われてきた。リエントリーもあるが、臨床的には多くはエックス線上の骨の透過像の改善を評価に用いている。しかし歯周炎は歯根面、歯周ポケット内のバイオフィルム感染症、軟組織に侵入した細菌による攻撃が本態で、骨欠損はその結果にすぎない。エックス線上の骨透過像や歯周ポケットが改善するということは臨床的にはすばらしいが、代用エンドポイントで見ていることを忘れてはならない。真のエンドポイントからすれば、その再生療法で歯の喪失が防げたのか、患者にとって実感できるQOLが向上したのかで評価されるべきである。

まとめ　ある介入や予防が歯の喪失やQOLに意味があるかどうかは長い時間軸からでしか評価できない

繰り返し、代用エンドポイントと真のエンドポイントを同一視してはならない。

ある介入や予防が、真のエンドポイントからみて意味があるかどうかは、長い時間軸からでしか評価できない。

歯の喪失などのような時間のかかるエンドポイントを考えたとき、長く患者とお付き合いをする私たち開業医ならではのデータが生きてくると思う（表2-岡歯科データ）。

つまり長い時間軸でみることがきわめて重要となる。これまで歯科臨床であまり提示されてこなかった規格化された資料に基づいた長期症例の経過考察に一定の示唆があると思われる。第2章では症例を通して考えてみたい。

―病因論と時間軸の活用―

3 時間軸を導入した適切なクリニカルジャッジメントを行うための重要事項

3-1 適切なクリニカルジャッジメントにおける知識の意義

The practice of health science is not an exact science; it is an art based on a science. .... Good judgement can be developed only by study and experience and it is never better than the information on which it is based.

(John F. Prichard　Advanced periodontal disease　1972)[1]

「臨床は正確な科学ではなくて、科学に基づいた技術である。良いジャッジメントは、勉強と経験に基づくが、その人の持っている知識情報以上のものには成り得ない」

　これは1972年、今から40年前にJ.F.Prichardによって書かれた歯周病の本「Advanced periodontal disease」の一文である。その当時は今と比べて病因論も確立しておらず歯周病の歯は抜歯という時代であった(ちなみに21世紀の現在でも発展途上国ではう蝕や歯周病の歯は抜歯をされている)。その当時に歯周治療で歯を保存できることを膨大な長期症例で詳細に示した本である。著者は開業歯科医である。

　この文章の意味を筆者なりに補足すると、「健康に関わる臨床(つまりは医療)は、正確な科学そのものではない。あくまで科学に基づいた医療技術によって行われるものである。歯科はまさにそのような分野である。科学に基づいた知識があってもそれを適切な技術で正しく施術しなければ意味がない。また科学は健康や病気について100%の答えを持つものでもない。しかしいつの時代も臨床家は疾患を前にしてジャッジメントを下さねばならない。より良いジャッジメントは勉強と経験によって下せるようになるが、勉強した以上のものにはけっしてならない。つまり勉強と経験を賢明に蓄積し続けることが良いジャッジメントを下すために必要だ」

　これは今の時代にもまったくそのまま当てはまることだと思う。勉強と経験の賢明な蓄積こそが臨床に携わるものにとって欠かせない。にもかかわらず、私たちが病因論に基づいた長期症例をきちんとドキュメンテーションされた資料で学ぶ機会はほとんどない。さらにいえば、規格化されたエックス線写真、歯周チャート、口腔内写真などの重要性が語られることも少ない。今このことが、歯科臨床において見つめ直されねばならないことだと痛感する。Prichardのこの文章は今も心に響き、ひいては筆者の臨床を支えているものである。

3-2 臨床で行っておきたい定型的な資料収集

> 成果や問題点を知るために口腔内写真やエックス線写真などの資料が必要だ。医院に臨床データを蓄積し整理し評価していくためには、さらに資料の規格化をせねばならない。自分が必要と思うときだけ撮影していては、将来の比較検証には役立たない。
> 口腔内写真、エックス線写真は、撮影角度、倍率、枚数、撮影時期をあらかじめ決めておかねばならない。規格化された資料により、私たちは臨床から多くのことを学ぶことができる。

1）口腔内写真

子供は顔写真を含めた4枚を年に1回、大人は13枚を初診と再評価時。あとは4年に1回撮影している。スプリント装着など咬合に関わる処置を行う場合は、顔面（正面、側貌）プラス5枚、合計7枚撮影する。

矯正では、7枚あるいは、プラス全身写真（正面、側方）の9枚を6ヵ月に1回撮影している。カメラはNikon D100（レンズとストロボはサンフォート社製）を2台使っている。

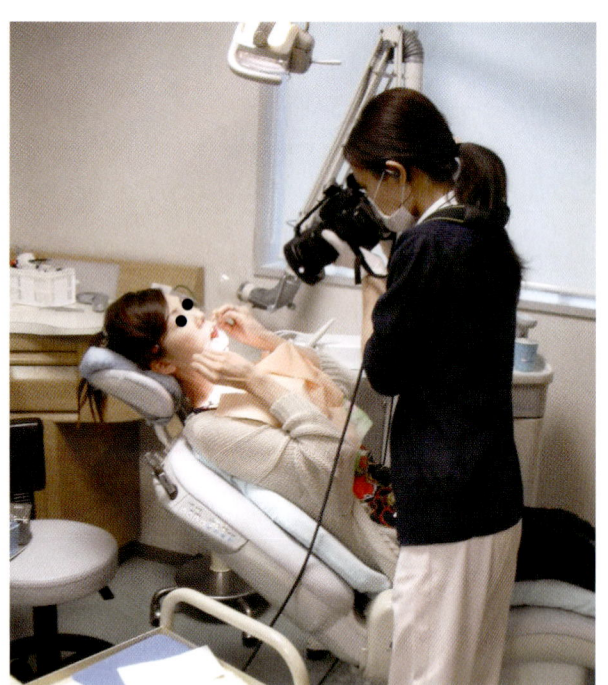

図5a 口腔内写真撮影風景。

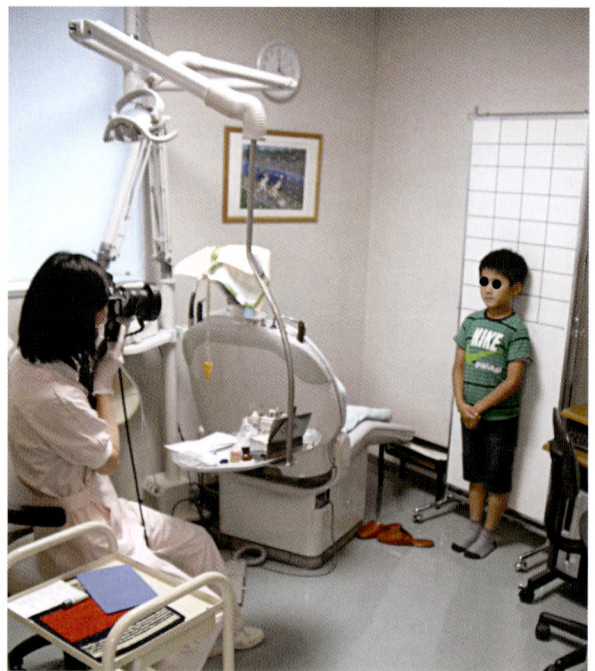

図5b 子供の写真撮影風景。

2）エックス線写真

イメージングプレートをYCR21XG（クロスフィールド社製）でスキャンしてデジタル化している。デンタル、パノラマ、セファロすべてデジタルである。このシステムではエックス線線量を対数変換して銀塩フィルムと同じグレースケールを得ることができるためアナログの時と画像の質に大きな差はないように思う。

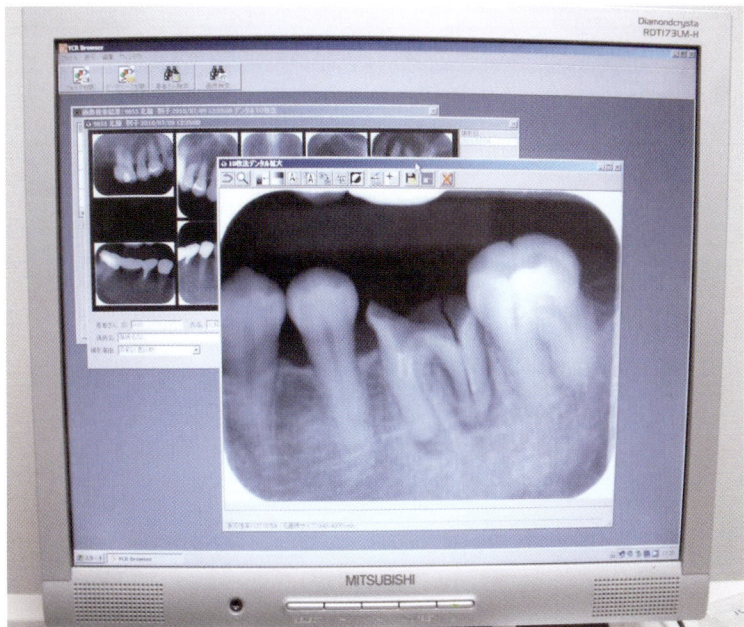

図6a　YCR画像。

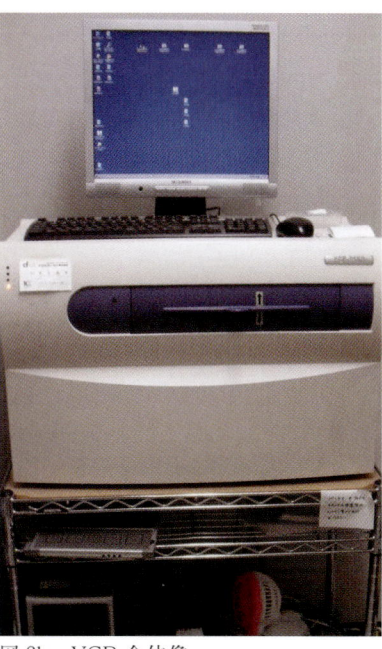

図6b　YCR全体像。

3) CT

マイクロCTのファインキューブ（(株)ヨシダ）をインプラント治療、根管治療、矯正治療、口腔外科治療などに用いている。

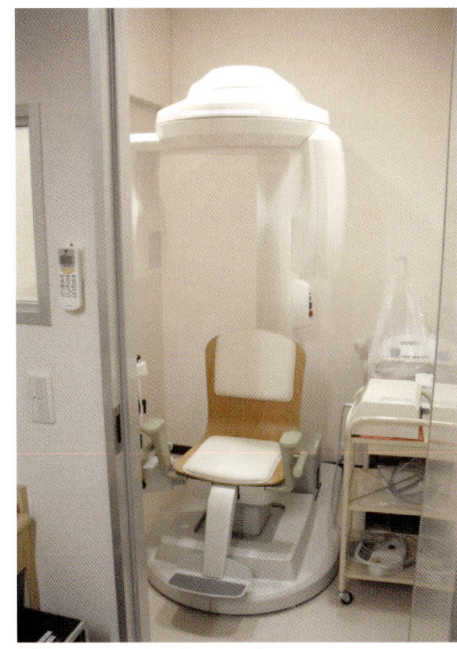

図7a　ファインキューブ。

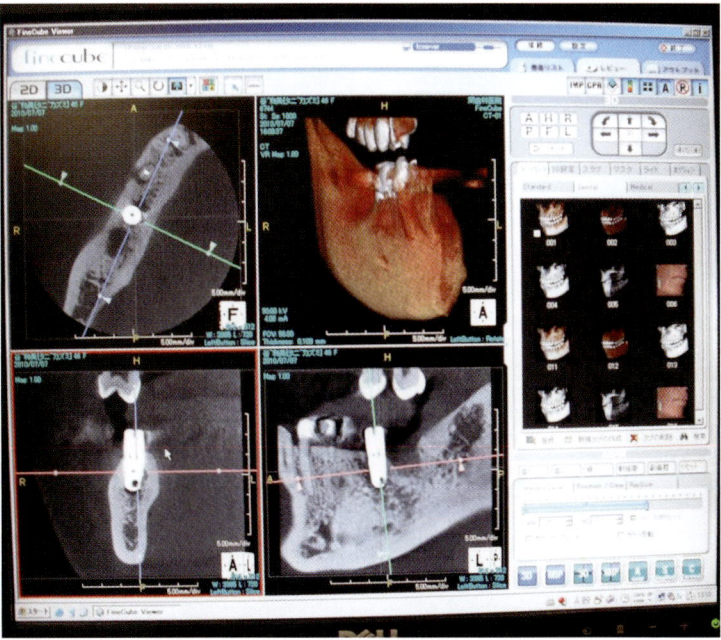

図7b　ファインキューブ画像。

3-3 診療室で構築しておきたいインフラ環境

> 写真やエックス線写真はデジタル化されているが、それらをデータベースに入れて、すぐに見ることができるネットワーク構築が必要である。

1) データのネットワーク

撮影した口腔内写真は、すぐにウィステリアというデータベース(日本ヘルスケア歯科学会作製)に取り込み、10台のクライアントでどこでも見ることができる(パソコンはマッキントッシュ)。

ちなみに、サーバーはファイルメーカーProサーバーを動かすものと、データサーバーを分けている。エックス線写真では、YCR21XGのサーバーに7台のクライアントがあり、これもどこでも見ることが可能である(パソコンはウィンドウズ)。CTは本体のサーバー以外にYCR21XGのクライアントとネットワークを組んでおり、同じように7台のクライアントでみることができる。このように診療室には、マッキントッシュのネットワーク(インターネットに接続)とウィンドウズのネットワーク(イントラネットワーク)の2つのネットワークがある。

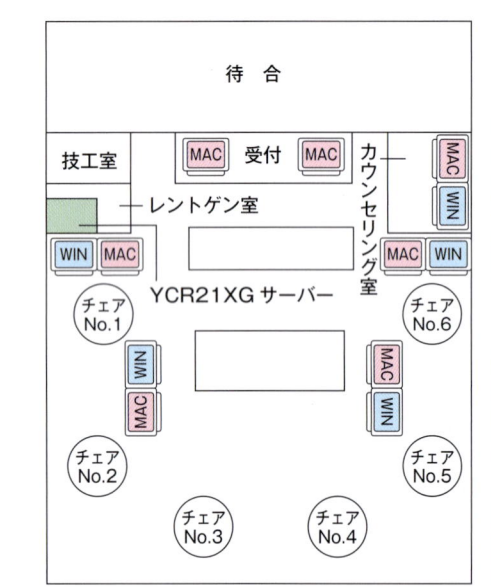

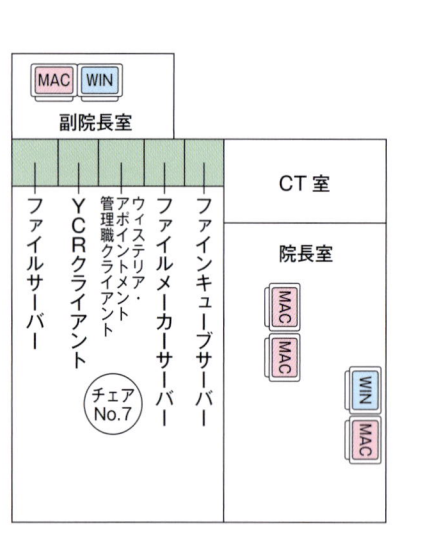

図8-a 診療室ネットワーク。

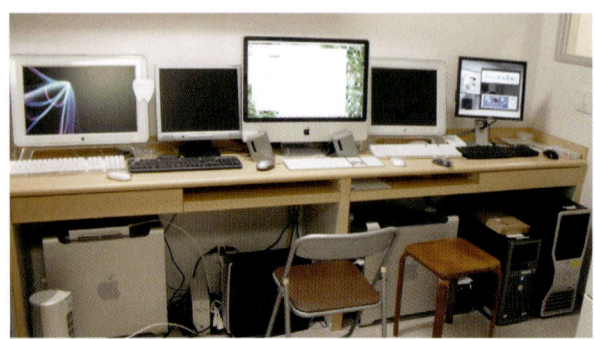

図8-b サーバー(左よりファイルサーバー、YCRクライアント、ウィステリア・アポイント管理職クライアント、ファイルメーカーサーバー、ファインキューブサーバー)。

2) データの蓄積を最大限に生かす、デジタル化とネットワーク、データベースの意義

　これまでアナログスライドを何万～何十万枚か撮影してきたが、アナログゆえプロジェクターなどで見るしかなかった。これをスキャンして（4年以上かけてスキャンし、4台のスキャナーが壊れた）デジタル化し、カメラもデジタル化してからはすべてウィステリア（図9a、b）に保存しているため、どこでも画像を見ることができ写真の比較も容易になり、医院に質的な変化が起こったように思う。

　エックス線もデジタルなので拡大表示ができ、若者から老眼の進んだ高齢者にも細かな説明ができるようになった（図6a）。

　ウィステリアというデーターベースは、さまざまな条件で検索ができるために医院の実態がよくわかるようになった。詳細は「YearBook2010（クインテッセンス出版）」の藤木論文を参照されたい。これまで資料は収集しても有効に活用ができていなかったことをウィステリアを使い始めてから痛感している。

　さらにはアポイントもウィステリアとリレーションを組んでいるために、10台のクライアントからいつでも見られるし、キャンセルや急患などの変化もリアルタイムで把握できる（図10、アポイント表画面）。そしてその時にもウィステリアの患者データにすぐにアクセスできる。このようなアポイントや患者データのデジタル化、ネットワーク化は医院の質と効率を大きく変えるものであり、これからは必須となっていくだろう。

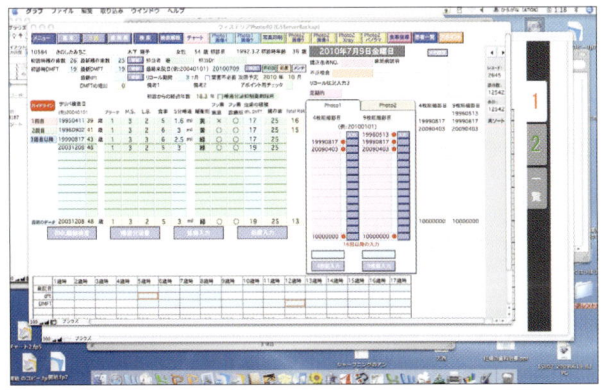

図9a　ウィステリア画面。

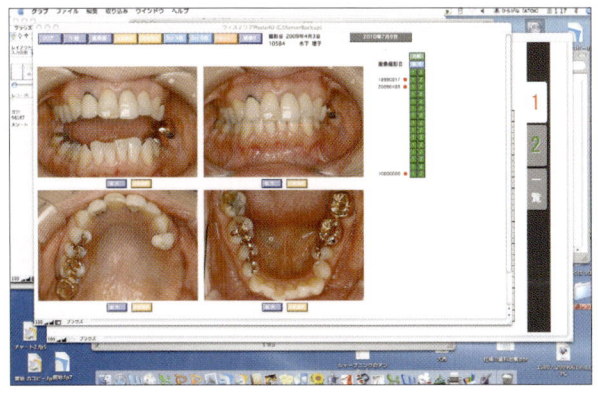

図9b　ウィステリア画像画面。

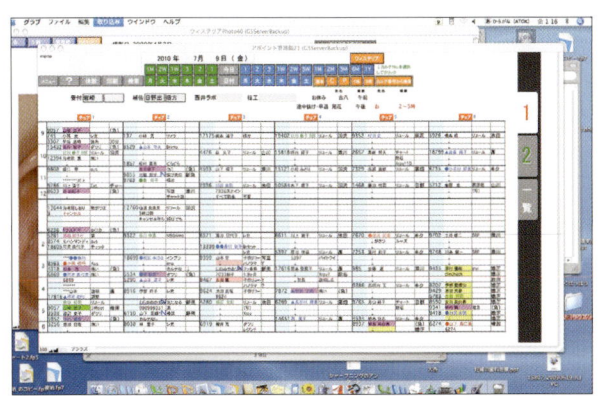

図10　アポイント表画面。

3-4　エビデンスと経験のバランス

　病因論や治療学の進歩は著しく多くのエビデンスが集積してきている。しかし臨床とエビデンスには依然として大きな乖離がある。それは前述のように長い時間がかかる真のエンドポイント（歯の喪失や長期間のQOLの維持向上）を見つめたときに、今あるエビデンスだけでは臨床を説明したり改善したり反省したりすることは完全にはできないからである。こうしたエビデンスと臨床との乖離を埋めるのが経験や賢明な判断能力である。エビデンスを無視しても頼り切っても臨床は成り立たない。言い換えれば文献を読むこと自体を目的とした勉強では臨床に役立たない。もちろん文献を読まない臨床は論外である。そのバランスを各歯科医療従事者がそれぞれの経験や技量に応じて求めていかねばならない。そのときにいつも歯科医療における真のエンドポイントを忘れないことである。

3-5　時間軸の活用

　う蝕も歯周病も、直線的に悪くなると考えがちだがけっしてそうではない。自然治癒する（arrestする）う蝕（Case 6）もあれば、長い静止期間をもつ歯周炎もある。特に定期管理下にあるとう蝕がarrestしたり、歯周炎が進行しないことが多い。いずれも何らかの細菌がバイオフィルムを形成し、う蝕の場合は歯面を脱灰しう窩に至る。歯周病の場合は、歯肉炎や歯周炎を引き起こす。しかし、バイオフィルムの機械的な除去だけでなく、生活指導、禁煙など、かかわる要因を押さえていくことで、進行を停止させることが多くの場合可能である。データを蓄積し、長い時間軸で患者をみるようになると、良い意味で臨床判断が変わってくる。病因論は進歩し続けているが、細部に分け入ることになるので、長い人生を生きる人間に対して、成長や老化や他の疾病を丸ごと含めて考えねばならない。う蝕や歯周病は、何か薬を飲めば治る、防げるというタイプの疾患ではなく、いわゆる「魔法の弾丸」が現れることは考えにくい。

3-6　患者に対する歯科医療のゴールの捉え方と治療とケアの位置づけ

　Case1は12年間（3〜15歳）のメンテナンスでプラークコントロールがうまくできていたことはない。それでもカリエスの発生はなく、矯正も不要で健全な永久歯列を獲得している。しかしホームケアがいつまでたってもできないのでこれからも注意が必要である。父親は重度歯周炎で義歯装着し、徐々に欠損が増えていっている。Case20は9年間、3ヵ月ごとのメンテナンス（3〜12歳）は欠かしていないが、自宅でのプラコンはまったくできず、食生活などあらゆる要素が危険なままであり、あちこちに脱灰を生じてきている。この年代の子供たちは、親のいうことをあまり聞かず、間食も変えようとしない。このような症例をみるだけでも、ある時間断面で介入したり、診断を下してしまうことの危険を思う。長い時間軸で、この場合は患者の成長、自我の成長、生活の自主的な改善を見守り、歯科衛生士と一緒に寄り添いながらみていくということになる。

3-7 生活習慣病の治療と予防における時間軸をふまえたクリニカルジャッジメントを

前述のようにう蝕も歯周病（歯肉炎、歯周炎）も細菌バイオフィルムを主たる原因として生じる疾患であり、さまざまな要因(生活習慣を含む)が複雑に関わっている。

飲めばぴたりと治るような「魔法の弾丸」はなく、日々の生活をほどほどに暮らし（喫煙はしない、間食は時間を決めて、ブラッシングはほどほどに etc.)、定期的なメンテナンスで、プラークコントロールの指導、生活習慣のチェック、PMTC、スケーリング、場合により部分的な SRP を行っていく（図11）。う蝕や歯周病は、ある意味、生活習慣病の側面をもっているから、ある時点で介入し終わりというものでは本当はない。患者に、こういう定期的なメンテナンスが口腔の健康を守っているのだということを、心から得心してもらえるような、診療室の底力が要求される。

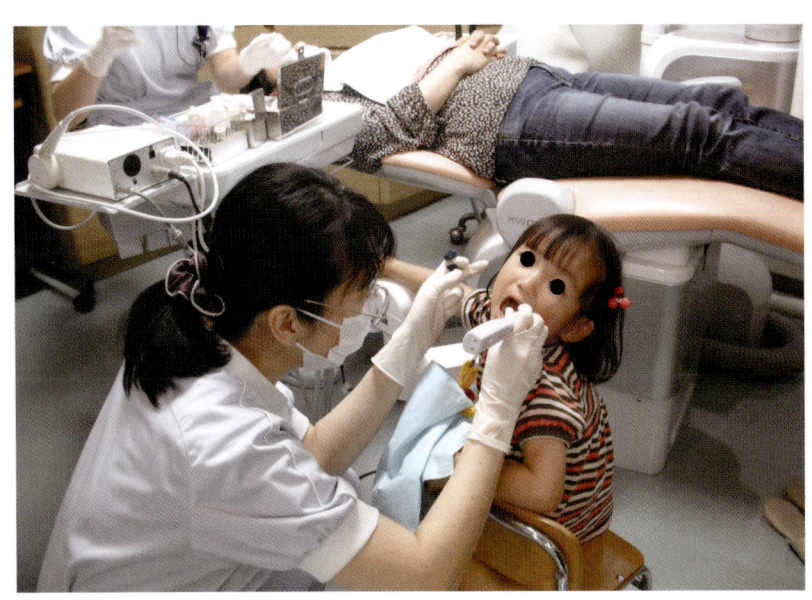

図11　母の横で子供の PMTC 風景。

3-8 MI（ミニマル・インターベンション）の捉えかた

　MIは日本でも認知が進み、できるだけ介入を少なく生体に優しい処置が行われるようにというスタンスである。しかしう蝕をとってみれば、日本と北欧先進国ではいまだに介入の判定が異なるようである。日本ではエナメル質実質欠損や象牙質への進入がエックス線上で確認されれば治療対象になるが、おおむね北欧では、フッ素化の影響でエナメル質は成熟していて簡単にはエナメル質の実質欠損は生じず、エックス線上で象牙質の半分程度進んだ場合も明らかにう蝕の活動性が停止していると判断されれば治療対象とならない[16]。

　つまりMIを行うことには共通の見解があるが、いつ介入すべきかについては一致していないということである。これは、う蝕に対する考え方の整理、メンテナンスの蓄積などで長い時間軸で見ることに慣れないとどうしてもばらついてしまうからだろう（Case6、7）。

　歯周炎においては、エックス線上の骨欠損にとらわれすぎることをよく商業雑誌で見る。第1章の1でも述べたように歯周炎はバイオフィルム感染症であり、日和見感染症である。

　正しい歯周基本治療が行われれば、そしてバイオフィルムの破壊が定期的に適切に行えれば、そして喫煙などの大きなリスクファクターがなければ、生体は十分に応答してくれる。歯周治療の場合は、これがMIといえよう（Case52、53）。

第2章

1,000年のメンテナンス治療で語る
Biology-Oriented Dentistry

―81症例における歯科疾患のコントロールの実際―

 時間軸を導入した適切なクリニカルジャッジメントのために —長期例から学ぶ意義—

1-1 知識と現実の違いを学び蓄積していくために

　歯科臨床は、知識と技術と経験から成り立っている。知識だけですむのであれば話は簡単だが、知識を技術として表現し、その結果がどのような経過をたどるのかを経験として学ばない限り、的確なクリニカルジャッジメントはいつまでたっても下せない。私たちは知識として学んだことと臨床での現実との違いを長期経過から学び、自分のジャッジメントを改良し、蓄積していかねばならないのである。

　しかしながら、本書プロローグでも述べたとおり、介入、非介入にもかかわらず長期間の経過を示す症例報告はこれまで非常に限られてきた。新しい材料、術式が導入されてもそれらの長期結果が検証されることなく、またさらに新しい材料、術式が適用される。その繰り返しが現在の歯科界の最大の問題のひとつだ。新しい材料が出るたびに報告される「使いました症例」「メンテナンスのないやりました症例」が過去40年くらい、臨床雑誌にあふれかえっている。その繰り返しはもうやめねばならない。

1-2　失われた歯は本当に補綴すべきなのか？－介入の是非を判断するために

　40年前にPrichardは、Missing tooth is not always replacedと述べ、補綴せずに見守った症例の二十数年の経過を示している。もちろん、現在とは材料も技術も異なるが深く考えさせられるものである[1]。行う治療の長期的な是非（アウトカム）を考えた時、
①本当に補綴の適合性が術後経過を大きく左右するのか？
②どのくらい進行すればう蝕は充填すべきなのか？
③歯周外科はどの程度必要なのか？
④そもそも重度歯周炎は、どの程度存在するものなのか？
⑤力の問題がどの程度のウェイトで長期経過の中で占めてくるのか？
　といった長期的に捉えた場合の臨床的疑問が沸いてくる。これは短期的な視点での材料学、治療学の範疇で考えていたのではけっして答えはでない。最低、10年程度の経過を見ないと介入、非介入の是非を判断することができないのが歯科臨床だからだ。

1-3　口腔の健康を長期的な視点でとらえ、適切な介入をしていくために

　症例を提示し意見を述べると anecdotal(独善的)と批判され、エビデンスにならないと言われる。しかし、細分化された病因論とおびただしい材料や治療技術を短期的な結果から見ているだけでは、人の生涯にわたる口腔の健康を長期的に理解することは困難である。

　う蝕や歯周病の発症と進行は、生体と細菌の攻撃の均衡にかかっている。細菌の攻撃が勝ってくる背景には、プラークコントロールだけでなく、現実の人間の営みがあるがゆえの問題が間接的に絡んでくる。たとえば、人としての個人的な問題(個性：だらしないとか、喫煙などの生活習慣)、社会的制約(仕事、転居、両親の介護、経済的事情、心の病気など)などである。科学的な視点のみで捉えれば、局所の病原性細菌が増えなければよいことになるが、人間の生活の中にはそれを増やしてしまうに至る原因が山ほどある。しかもそれは生涯一定ではなく、さまざまな事情でゆらいでいる。それが知識と現実の違いを生む。だからこそ、長いスパンで患者とつきあいながらその時々で疾患をコントロールする、介入を考えるという発想が必要である。

　そこで、より良いジャッジメントを下せるようになるために経験から学んだことをノウハウとして蓄積していくことが、科学との融合のうえで欠かせない。

　Evidence Based Medicine ＝ EBM ももちろん大事だが、同時に Experienced Based Medicine の EBM も欠かせないものであるといえよう。

「健康」と「病気」の捉え方

2-1　健康と病気は連続的なものである

　健康と病気について私たちはあたかもコインの裏表のようにまったく別のものと思いがちだ。

　しかし健康と病気は境界の不明瞭な、連続したものと考えるべきである。う蝕も歯周病も、生体と細菌の攻撃のバランスの崩れから発症する。歯面を見れば食事のたびに脱灰・再石灰化が起こっており、この均衡が破れればう窩が発症する。またいったんう窩になりかけても再石灰化が強まれば、う窩の進行は止まる。歯周病では、内因性感染であるため、口腔に存在する歯周病原性細菌は、たえず歯周局所における生体の防御力と細菌の攻撃の均衡が破綻するのを待ち続けている[49]。糖尿病、喫煙、不十分なホームケアなど均衡を破綻させやすい条件が蓄積すれば、歯周病は発症する。歯周治療の本質的な意味は、局所の感染を軽減除去し、リスクファクターを減少させ、生体と細菌の攻撃の均衡を取り戻すことである。しかし治療後もこの均衡は崩れることが容易に起こる。ゆえにメンテナンス治療において細菌の攻撃を減少させるために縁上・縁下のデブライドメントを継続的に行うのである。

　健康と病気を、二元論的に考えない、連続的なものであるという臨床姿勢が、長期経過を見ることによって、体得できるであろう。

1,000年のメンテナンス治療 症例アーカイブス

番号	タイトル
1～7	カリエスフリー症例
8, 9	カリエスフリーと構音指導
10～16	カリエスフリーと悪習癖
17～21	カリエスフリー失敗例
22, 23	こんなカリエスフリー
24～28	咬合育成
29, 30	咬合育成と後戻り
31～33	防ぎきれないう蝕
34	自家歯牙移植
35～38	カリエスフリーと外傷
39, 40	歯内療法
41～44	顎関節症と咬合と不定愁訴
45, 46	一般的な歯周治療症例
47～51	中程度から重度歯周炎症例
52, 53	治療技術の大切さを示す症例
54～57	メンテナンスに来ない症例
58～64	壊れ続ける症例
65～69	手遅れ症例
70～73	歯周炎のリスクを考える症例
74～81	家族単位の歯周治療症例

第2章 1,000年のメンテナンス治療で語る Biology-Oriented Dentistry

1,000年のメンテナンス治療症例アーカイブス

それでは、症例を供覧していこう。症例は、81例。メンテナンス経過年数は、トータルで1,000年を超える。良好に経過した症例だけでなく、どんどん悪化していく症例など、通常の歯科医院で遭遇する例を網羅したつもりである。

筆者が開業してから29年が経過するが、医院のコンピュータには7,000名の口腔内写真が保存されている。その中から長期経過症例を中心に選んでみたが、これだけの症例をフルドキュメンテーションしないと経過を通して、

①どのような症例に、
②どんな介入、見守りが
③どんな時に有効なのか？
④その長期経過はどうか？

という知識、技術の使いどころ、見落としてはならない重要事項を賢明に学ぶということが見えてこない。そのためここではあえてハウツーは出していない。それよりも読者がそれぞれの症例に対し、どこに軸足を置いて臨床を行えばよいかを疑似体験しながら理解していただけるように考えた。

学びのポイント

1〜7 カリエスフリー症例
カリエスフリーを達成しているがそれぞれに事情や背景がある。いわばそれらの事情の全部を医院側が包み込むようにしてこそ、このような症例と出会うことができるのである（➡37ページ）。

8,9 カリエスフリーと構音指導
カリエスだけではなく注意すべき点は他にも多い。ここでは発音や嚥下に注意を払った症例を示している（➡55ページ）。

10〜16 カリエスフリーと悪習癖
カリエスフリーは達成されたが、悪習癖のために歯列が乱れてきている症例を示す。舌癖や口唇癖やそれ以外の悪習癖によりいかに歯列が影響を受けるかを長期経過症例から学びたい（➡61ページ）。

17〜21 カリエスフリー失敗例
医院の体制が整っても患者や家族を変えることができない場合もある。それも謙虚に受け止めねばならない。通常の予防教育やメンテナンスでは防ぎきれない症例があることも臨床の現実である（➡81ページ）。

22,23 こんなカリエスフリー
人にはさまざまな背景がある。障害をもった子供の症例を通して見てみよう（➡95ページ）。

24〜28 咬合育成
カリエスフリーを目標としている途中で歯列不正が生じてくることがある。メンテナンスしていれば、適切な時期に最小限の介入で良好な結果を得ることができる（➡101ページ）。

29,30 咬合育成と後戻り
咬合育成によって良好な結果を得られたとしても、悪習癖があると後戻りをする。こういうことは長い時間軸で見ないとわからない（➡115ページ）。

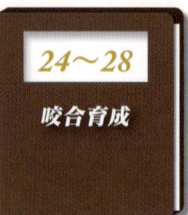

31〜33 防ぎきれないう蝕
全身疾患や多数の服薬による唾液減少症のためにう蝕の発症を防ぐことが困難な症例を見てみよう。超高齢化する社会において、これから私たちが正面から向き合わねばならない症例である（➡121ページ）。

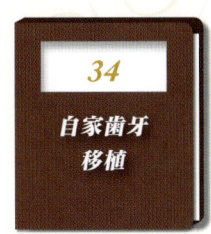

―81症例における歯科疾患のコントロールの実際―

34 自家歯牙移植	ドナーがある限り自家歯牙移植は非常に優れた手段である(➡137ページ)。	**35〜38** カリエスフリーと外傷	メンテナンス中に外傷を生じてきたもの、初診時に外傷の既往が認められたものなど、外傷の症例を呈示する。外傷は予想以上に多いものであり、歯科医院では避けて通れない分野である(➡141ページ)。
39, 40 歯内療法	歯内療法の近年の進歩は著しい。器具器材を整えて、病因論を踏まえて治療に臨まねばならない時代である。長期経過の症例と最近の症例を見ていただく(➡155ページ)。	**41〜44** 顎関節症と咬合と不定愁訴	顎関節症や咬合については臨床家の間には多様な考えや対応が見られる。どこに真実があるのだろうか考えてみたい(➡165ページ)。
45, 46 一般的な歯周治療症例	一般的な歯周炎の症例を見てみよう(➡177ページ)。	**47〜51** 中程度から重度歯周炎症例	中程度から重度の歯周炎を長期経過から見てみよう。これは一般的な歯周治療をコンスタントに行えるようになって初めてできるものである(➡187ページ)。
52, 53 治療技術の大切さを示す症例	盲目下でも明視下であろうとも、SRPの技術は非常に重要である。適切に技術が発揮されればどんなことが可能かを症例から見てみよう(➡225ページ)。	**54〜57** メンテナンスに来ない症例	いかに歯周治療をしたかではなく、いかにメンテナンスしたかが重要であるとよくいわれることがある。それではメンテナンスに来なければどんなことが起こるのだろうか?(➡241ページ)。
58〜64 壊れ続ける症例	どんな歯周治療をしても、メンテナンスをしても壊れ続ける症例があることも知っておく必要がある。歯周炎のリスクファクターの重要性を学びたい(➡265ページ)。	**65〜69** 手遅れ症例	歯科医院には残念ながらこれまで見てきたような症例だけではなく、初診時にすでに手遅れの症例も多い。しかし誰だって人生は一度っきりである。治療技術を駆使してその人のQOLを上げていくべく努力せねばならない。願わくばこのような患者さんがこれから生じないような歯科医療体制でありたい(➡295ページ)。
70〜73 歯周炎のリスクを考える症例	具体的に喫煙の問題を、禁煙した人、喫煙を続けた人の長期経過で学んでみよう。また一卵性双生児に喫煙、非喫煙でどのような違いがあるかを見てみよう(➡321ページ)。	**74〜81** 家族単位の歯周治療症例	上手に歯周治療できることは大切だが、そこにとどまっていてはならない。その患者の子供たちに歯周炎を発症させないという努力が同時に必要であることを示したい(➡345ページ)。

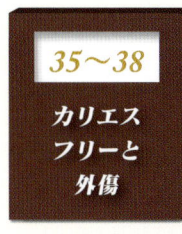

症例アーカイブス

カリエスフリー症例

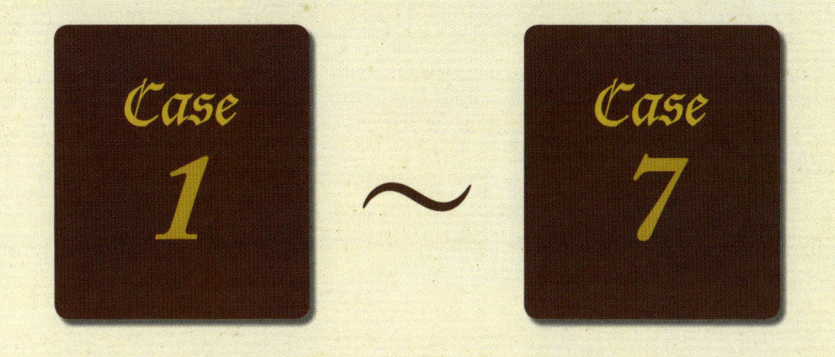

Case 1 〜 Case 7

カリエスフリーを達成しているがそれぞれに事情や背景がある。いわばそれらの事情の全部を医院側が包み込むようにしてこそこのような症例と出会うことができるのである。

Case 1

【患者データ】
初診日：1998.1.6
生年月日：1994.11.12
初診時年齢：3歳
性別：女
主訴：検診希望

プラークコントロールは悪いが、自我の成長、家庭環境も考慮したメンテナンスでカバー

13年のメンテナンス

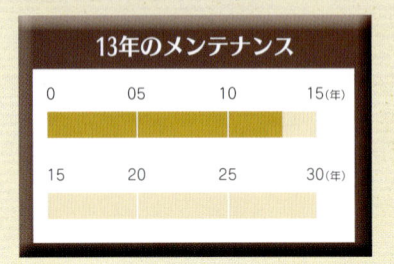

| 0 | 05 | 10 | 15(年) |
| 15 | 20 | 25 | 30(年) |

AUTHOR'S COMMENT

初診時3歳。3ヵ月ごとに12年間メンテナンスしている。健全な永久歯列に育ったが、プラークコントロールは不良なままである。それでも、徐々に歯磨きの腕も上がり、やればできるようになっている。
　咬合育成、う蝕のハイリスク事項は特にないが、自閉症の兄に母親がつきっきりという家庭環境に注意を払っている。幼い頃から来院時にその寂しさを端々に表現してくる子だけに、その気持ちを受け止めてあげるのもメンテナンスのひとつの役割とみている。そのせいか、本人もメンテナンスを楽しみにしてくれている。カリエスフリーや咬合育成のみを目的として口の中を見るだけでなく、本人の自我の成長、家庭環境なども考慮しながら、その子の心身の成長を丸ごと見守っていく姿勢が大切である。それが開業歯科医院の醍醐味でもある。

着眼点　自分にかまってもらえない家庭環境

3歳

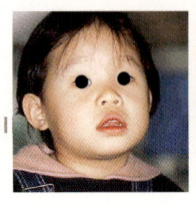

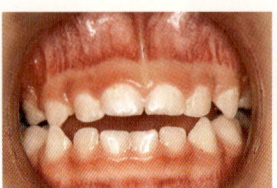

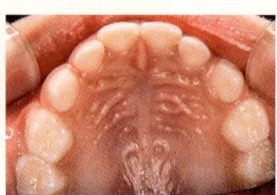

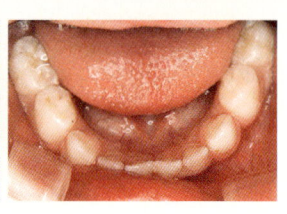

Story 読み解く鍵

初診時。特にカリエスリスクが高いとは思えず通常の予防治療、メンテナンスを行うこととした。乳歯列では舌癖によるオープンバイトが見られたため、指導を行った。
　3人兄弟の末っ子であるにもかかわらず、次男が自閉症で母親はその子の世話に忙殺されているという家庭環境の子どもである。

Case 1　プラークコントロールは悪いが、自我の成長、家庭環境も考慮したメンテナンスでカバー

| 着眼点 | メンテナンスで自分の寂しさを表してくることに注目 |

4歳

5歳

6歳

7歳

8歳

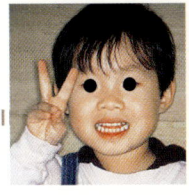

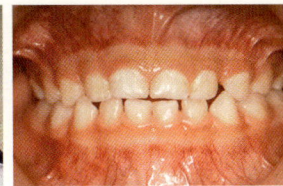

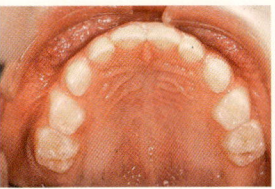

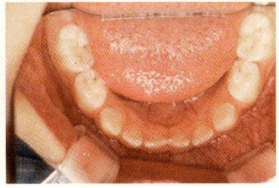

Story 読み解く鍵

小さい頃からメンテナンスでは毎回、担当歯科衛生士にいろいろなことを次から次へとおしゃべりしていた。自分にかまってもらえない寂しさの表れかもしれない。

オープンバイトは改善したが、家庭環境のせいかプラークコントロールは不良なままである。時折、乳歯にカリエスを生じているが、3ヵ月ごとのメンテナンスでカリエスフリーを達成。

途中から自閉症の兄もメンテナンスに来院するようになった。

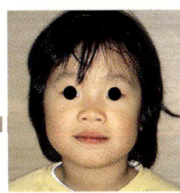

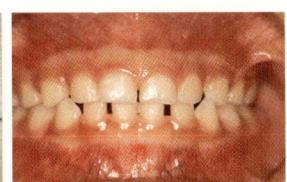

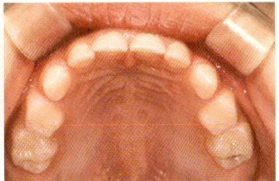

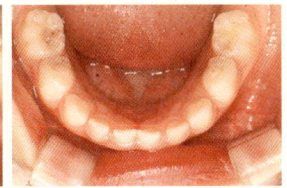

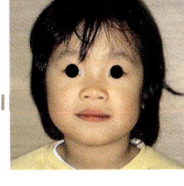

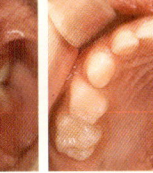

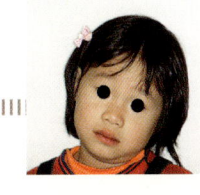

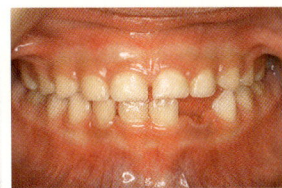

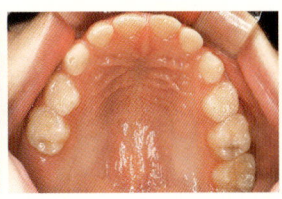

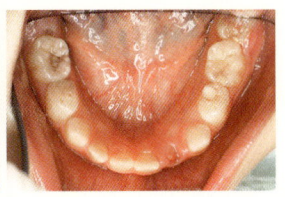

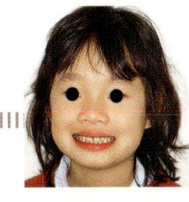

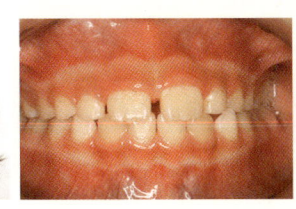

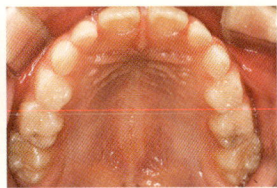

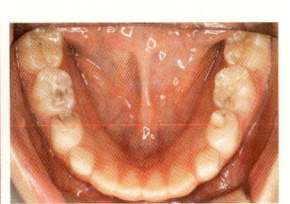

39

Case 1　プラークコントロールは悪いが、自我の成長、家庭環境も考慮したメンテナンスでカバー

9歳

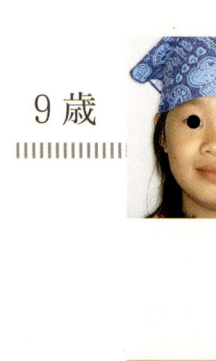

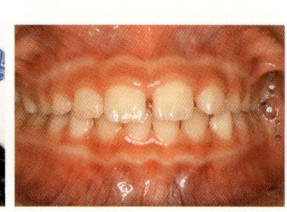

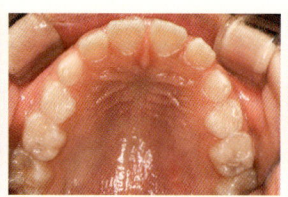

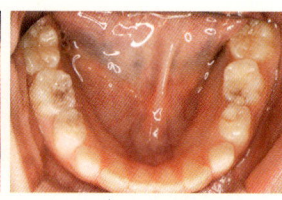

10歳

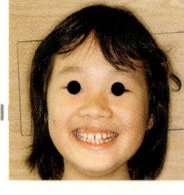

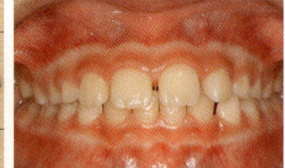

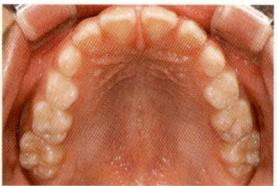

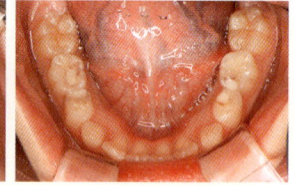

11歳

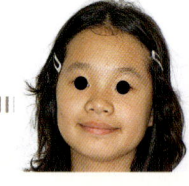

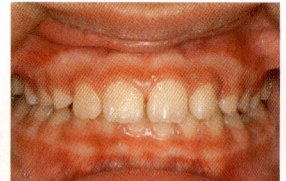

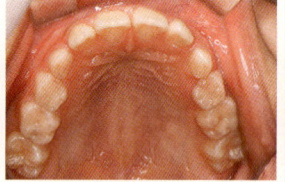

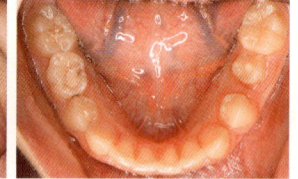

12歳

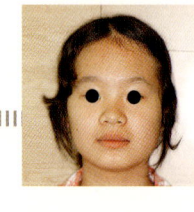

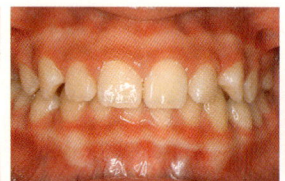

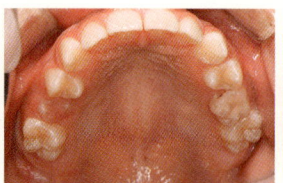

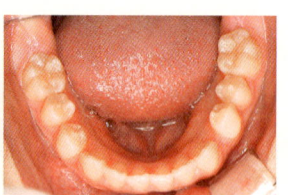

13歳

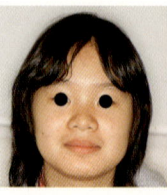

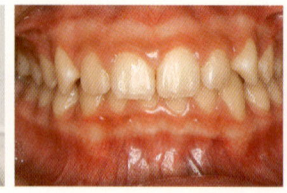

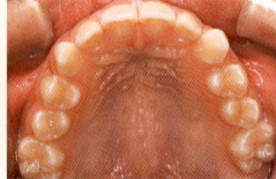

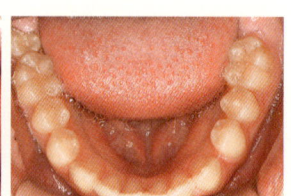

Case 1 プラークコントロールは悪いが、自我の成長、家庭環境も考慮したメンテナンスでカバー

| 着眼点 | 高校生になったがこの子の成長に対する医院の見守りは続く |

14歳

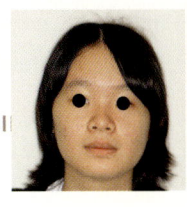

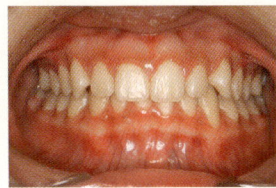

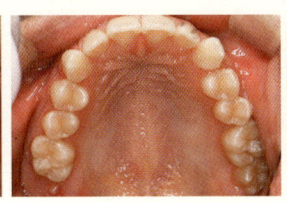

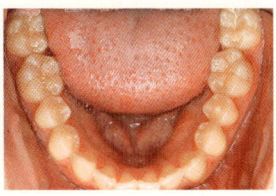

15歳

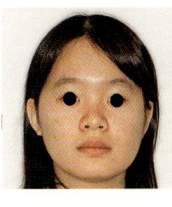

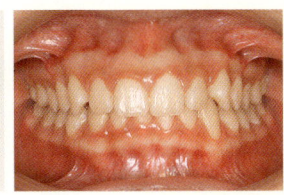

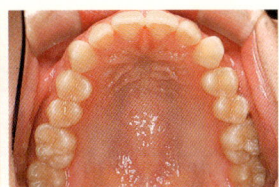

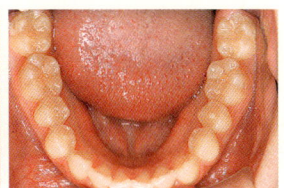

16歳

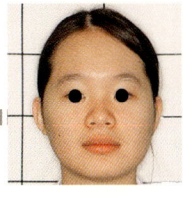

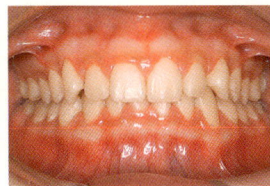

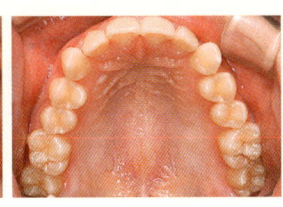

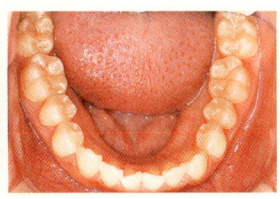

Story 読み解く鍵

現在は高校生になったが、母親が兄ばかりかまうため、やはり寂しさは続いているようだ。時々歯科衛生士に母親とけんかしたことなどを話してくれる。メンテナンスはこの子の寂しさのはけ口にもなっているのかもしれない。そんな気持ちまでしっかりと受け止めてあげながらの見守りを続けている。

Case 2

【患者データ】
初診日：1999.3.13
生年月日：1992.1.15
初診時年齢：7歳
性別：男
主訴：6̄の予防処置希望

親の意識が高い子供のカリエスフリー達成だが、今後もメンテナンスは重要

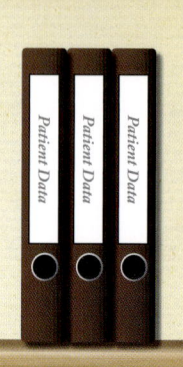

12年のメンテナンス

| 0 | 05 | 10 | 15(年) |
| 15 | 20 | 25 | 30(年) |

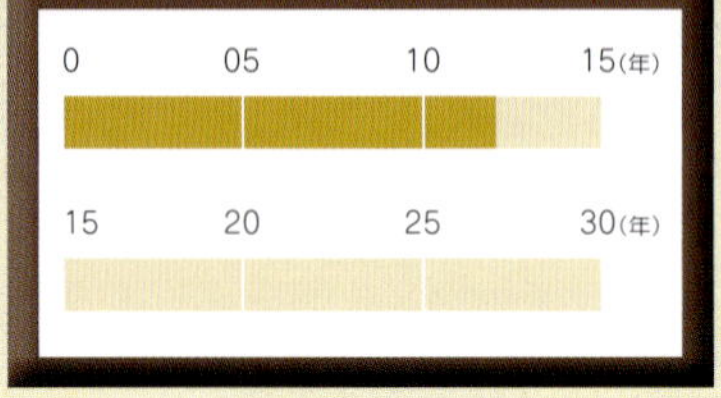

AUTHOR'S COMMENT

初診時7歳。12年のメンテナンス。主訴は6̄の予防処置だった。母親が歯科治療で苦労した経験をもっていただけに（母親も来院している）、子供をカリエスフリーで育てたいと希望していた。混合歯列期からのスタートだったが、カリエスフリーで育っている。

歯科疾患実態調査では、12歳DMFTはかなり低くなっている。筆者はそれは喜ばしいことだが、瞬間風速のようなものだと思っている。ほどほどのブラッシング、食生活といったホームケアに加え、プロフェッショナルケアの両輪がなければ生涯、安定してすごせるとは思えないからである。事実、Case19〜21のようなことは時に起こりうる。口の健康を守るという意味で本例の道のりはこれからも続く。

着眼点 母親はカリエスフリーを望んでおり、環境は良好

7歳

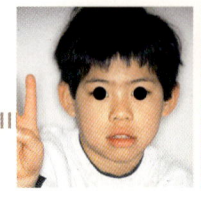

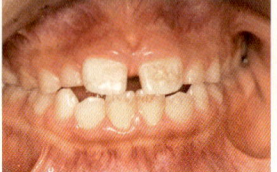

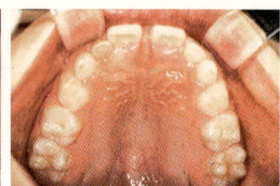

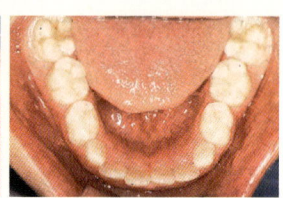

> **Story 読み解く鍵**
> 母親は非常に真面目で、子供をむし歯なしで育てたいという強い意志をもっていた。

着眼点 歯列の発育も順調

8歳

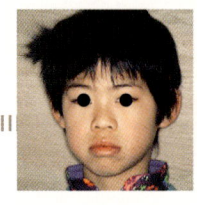

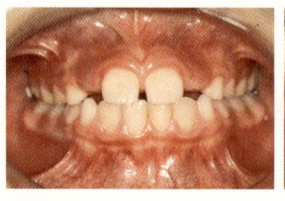

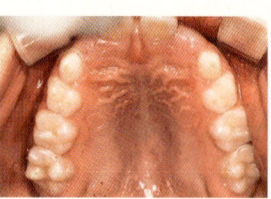

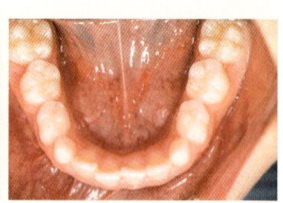

> **Science 読み解く鍵**
> 正中離開も閉じつつあり、側方歯群の交換も順調に進んでいる。遠方からの来院だが、本人は素直にメンテナンスに応じている。

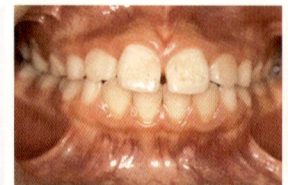

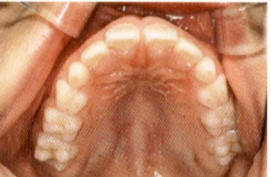

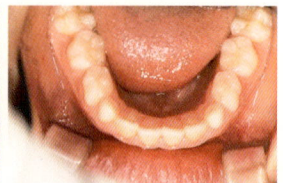

9歳

10歳

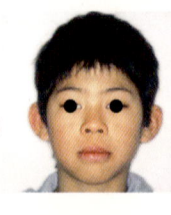

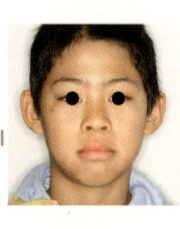

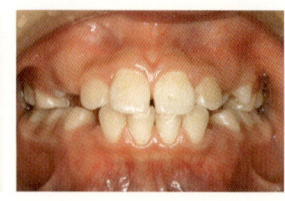

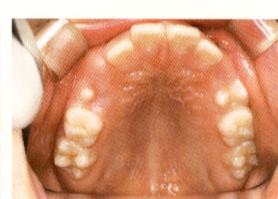

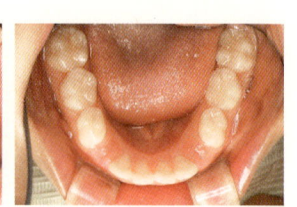

Case 2　親の意識が高い子供のカリエスフリー達成だが、今後もメンテナンスは重要

11歳

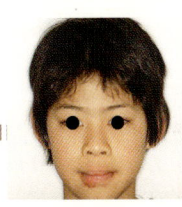

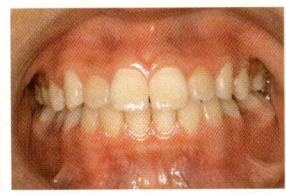

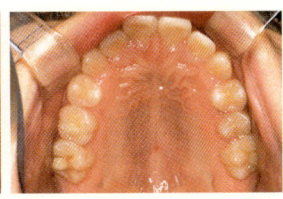

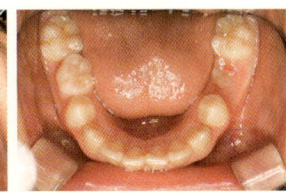

12歳

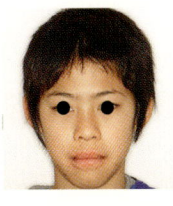

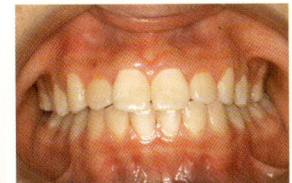

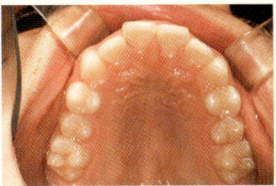

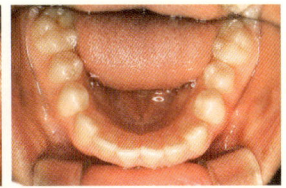

13歳

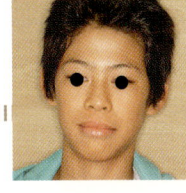

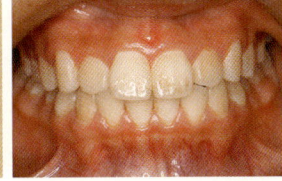

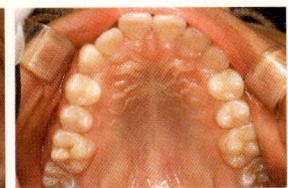

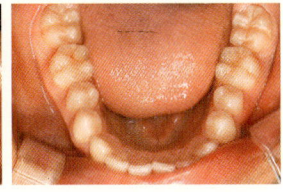

| 着眼点 | 思春期を迎えても隣接面う蝕に目を光らせている |

17歳

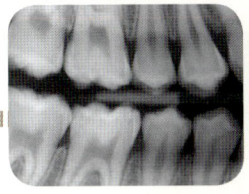

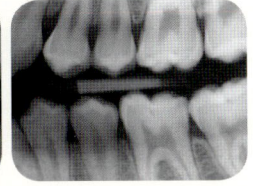

18歳

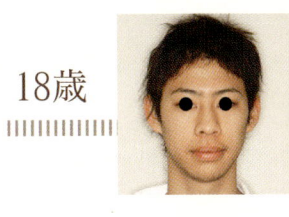

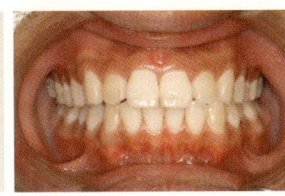

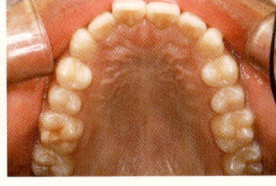

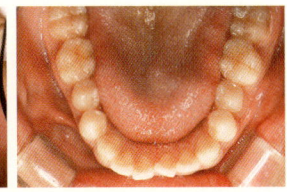

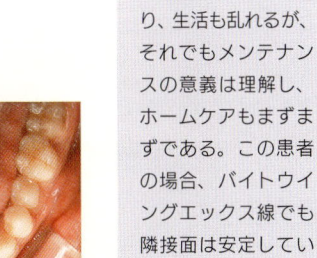

19歳

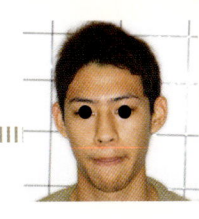

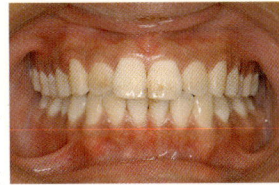

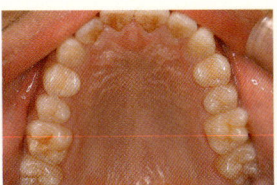

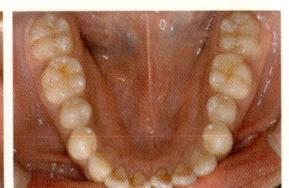

Story 読み解く鍵

思春期になると部活や受験で忙しくなり、生活も乱れるが、それでもメンテナンスの意義は理解し、ホームケアもまずまずである。この患者の場合、バイトウイングエックス線でも隣接面は安定している。

Case 3

【患者データ】
初診日：1999.3.29
生年月日：1993.8.11
初診時年齢：5歳
性別：女
主訴：「A̲が抜けないのに
　　　1̲が萌えてきた」

ホームケアとプロフェッショナルケアの大切さが兄弟4人に理解されている

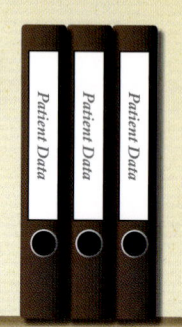

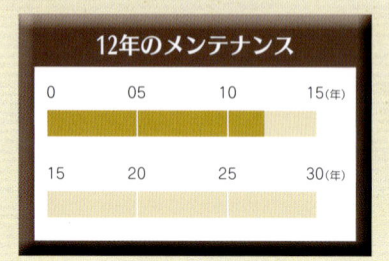

12年のメンテナンス

| 0 | 05 | 10 | 15(年) |
| 15 | 20 | 25 | 30(年) |

AUTHOR'S COMMENT

初診時5歳。4人兄弟の長女で12年メンテナンスしている。現在、長男は21歳、次男19歳、長女16歳、三男は15歳であるが、全員乳歯列からメンテナンスに来院し、カリエスフリーに育っている。父親と祖父母も来院しているが、たくさんのカリエスや修復があり、口腔内状態は悪い。生活環境としては危険なケースである。にもかかわらず、この兄弟全員がホームケアとプロフェッショナルケアの大切さを理解していたことはカリエスフリー達成において非常に有意義であったと思う。

着眼点　三世代同居、生活環境のリスク高

5歳

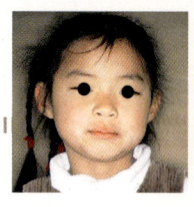

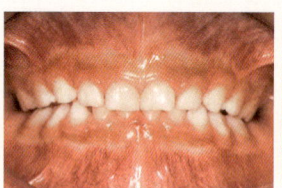

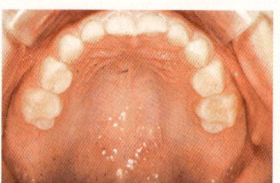

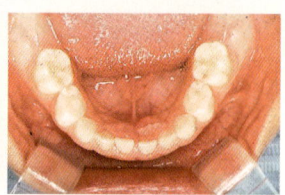

Story 読み解く鍵
古い地主の家の子供で三世代同居（ちなみに自宅は100年前のわらぶき屋根を今も保存している）。両親、祖父母はカリエスを多発している。生活環境としては危険なケースである。

着眼点　顎骨の成長も順調

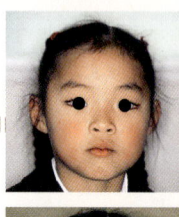

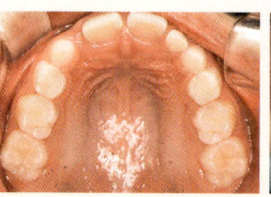

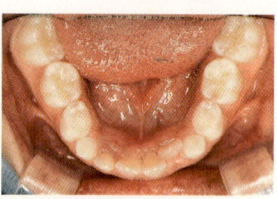

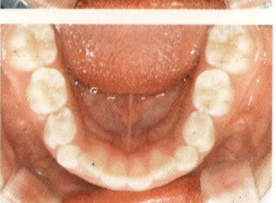

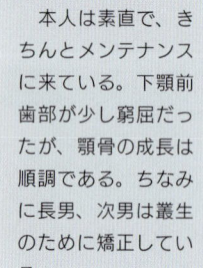

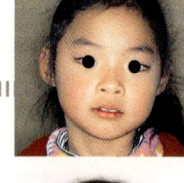

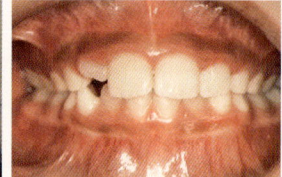

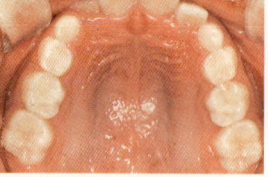

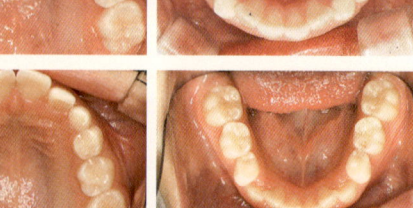

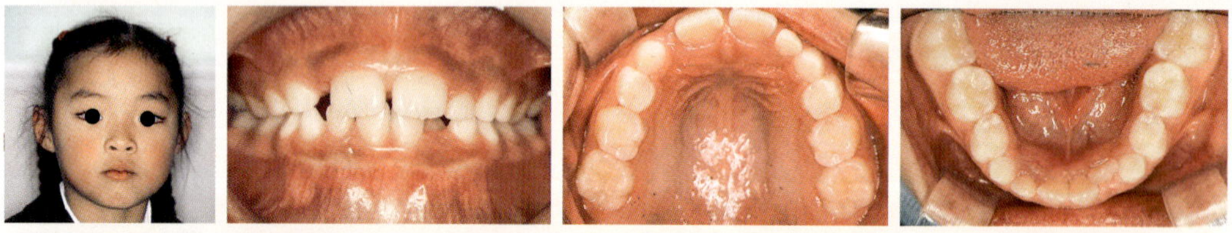

7歳
8歳
9歳 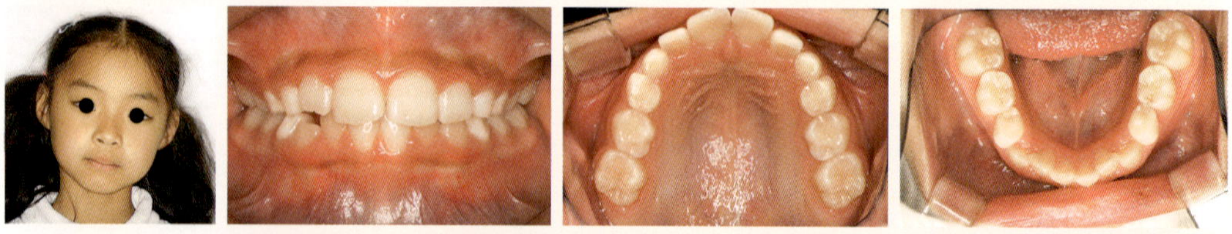
10歳

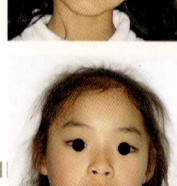

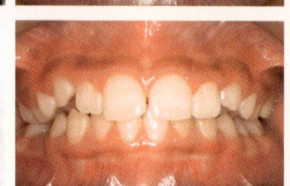

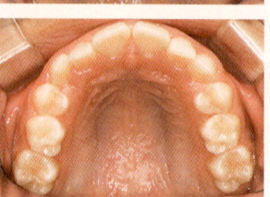

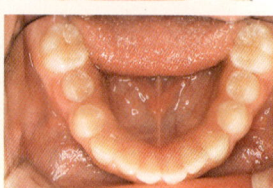

Science 読み解く鍵
本人は素直で、きちんとメンテナンスに来ている。下顎前歯部が少し窮屈だったが、顎骨の成長は順調である。ちなみに長男、次男は叢生のために矯正している。

Case3　ホームケアとプロフェッショナルケアの大切さが兄弟4人に理解されている

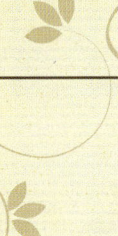

| 着眼点 | この子、兄弟全員にとって今やメンテナンスはあたり前 |

11歳

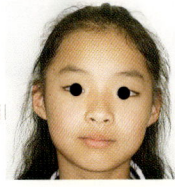

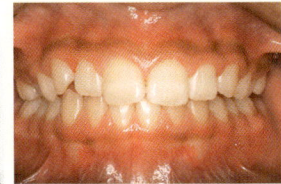

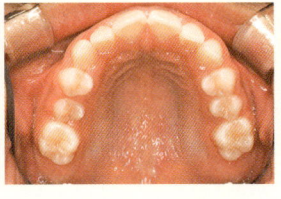

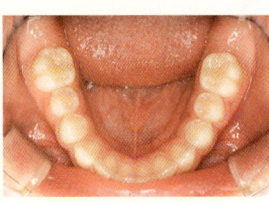

12歳

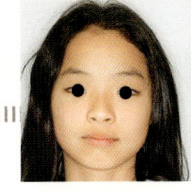

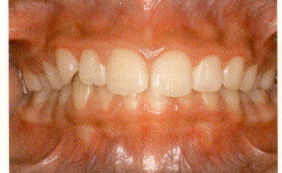

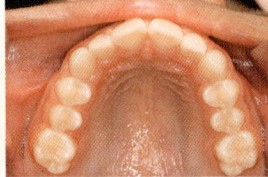

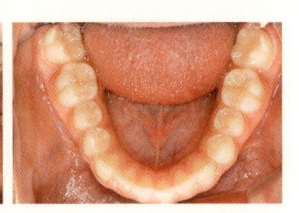

13歳

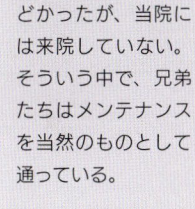

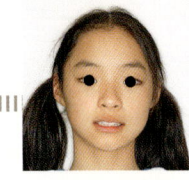

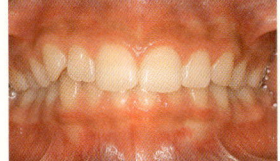

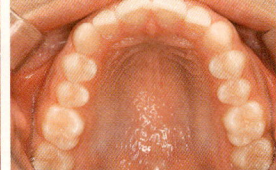

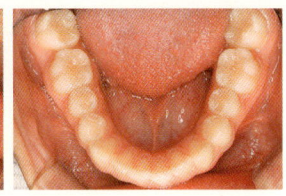

14歳

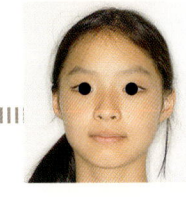

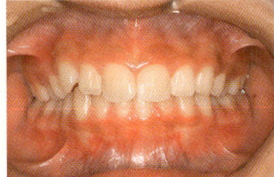

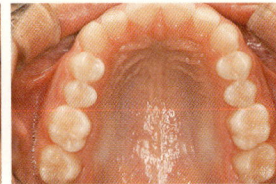

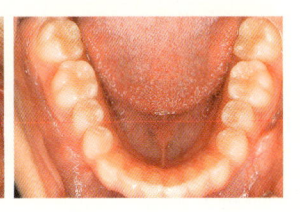

Story 読み解く鍵

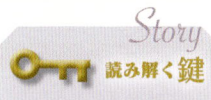

祖父は口腔内が崩壊し続けている。祖母はメンテナンスに来院しているために28年間安定している。父親は脱離などの時にだけ来院している。母親は見るからにう蝕と歯周病がひどかったが、当院には来院していない。そういう中で、兄弟たちはメンテナンスを当然のものとして通っている。

| 着眼点 | 第一、二世代の口腔内からすると、第三世代の健全な口腔がうれしい |

15歳

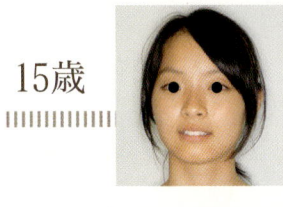

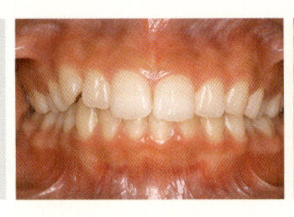

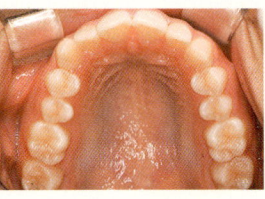

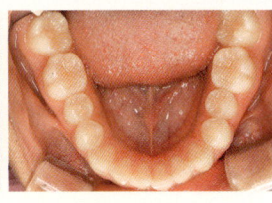

17歳

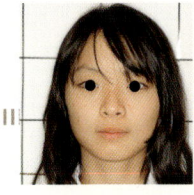

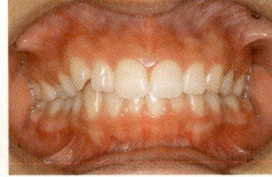

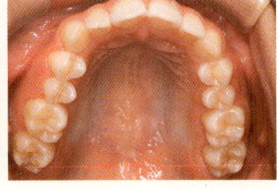

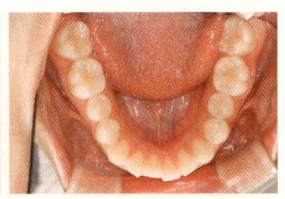

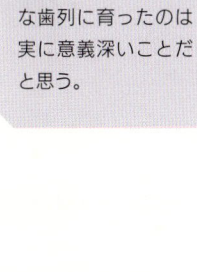

18歳

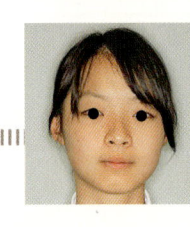

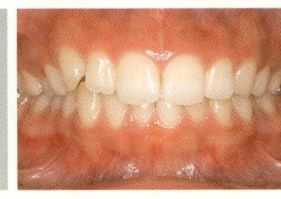

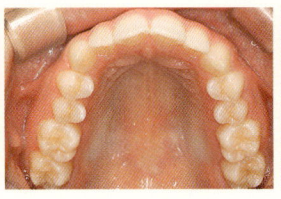

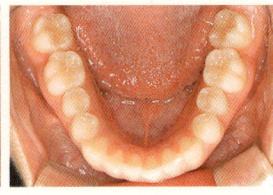

Story 読み解く鍵

このように三世代を見ていると、この子を含めて4人兄弟がカリエスフリー、歯周病フリー、健全な歯列に育ったのは実に意義深いことだと思う。

45

Case 4

【患者データ】
初診日：1995.11.4
生年月日：1991.3.12
初診時年齢：4歳
性別：男
主訴：検診希望

親子代々メンテナンス、親の意識が確実に子供に受け継がれた

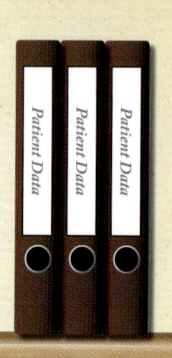

16年のメンテナンス

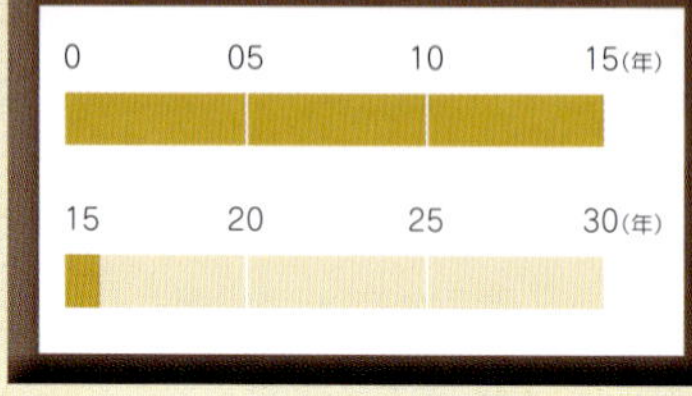

| 0 | 05 | 10 | 15(年) |
| 15 | 20 | 25 | 30(年) |

AUTHOR'S COMMENT

初診時4歳、男児。男児の母親を高校生の時から当院でメンテナンスをしてきた。母親の結婚出産後、住まいが遠方になったが、子供を4歳の時からメンテナンスに連れてくるようになり、16年が経過した。カリエスフリーである。父親はランパントカリエス、母親も初診の高校の時点で臼歯部に失活歯があり、後年根尖病巣の悪化や破折などで臼歯部欠損を生じている。大学生になってもメンテナンスに通院しているが、将来就職してからどうなるかはわからない。が、健康観が確立しているので安心はしている。

着眼点 親子二世代にわたっての受診である

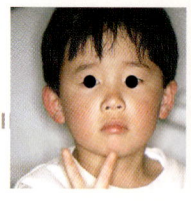

4歳

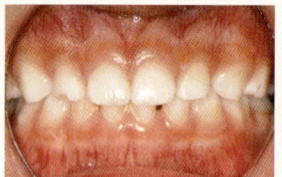

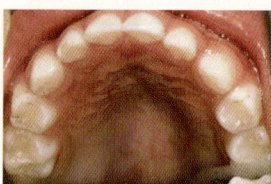

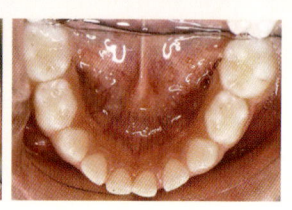

> **Story 読み解く鍵**
> とても怖がりの子供であった。母親を高校の時から診ているので、受診した時には感慨深いものがあった。

着眼点 父親はランパントカリエス、スモーカー。メンテナンスも中断

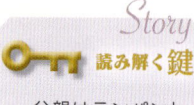

5歳

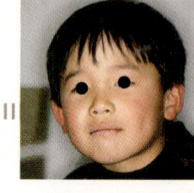

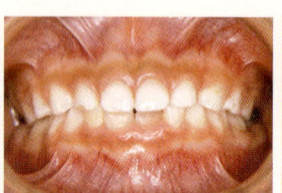

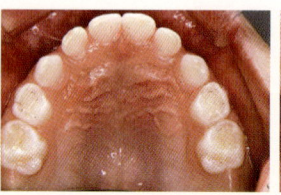

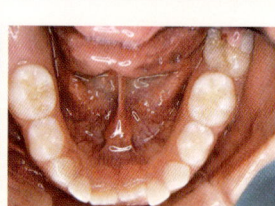

6歳

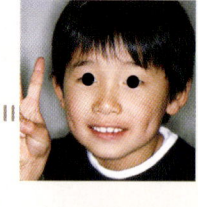

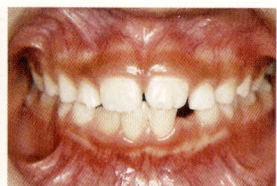

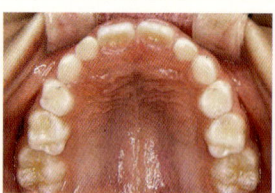

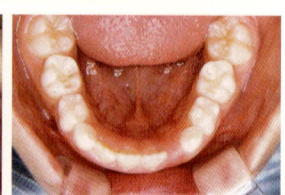

7歳

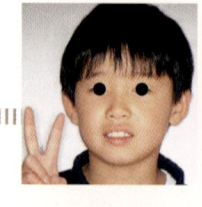

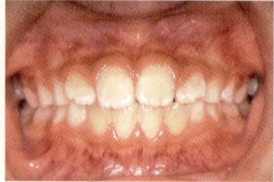

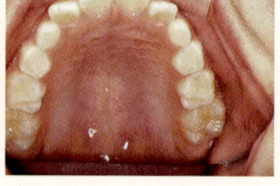

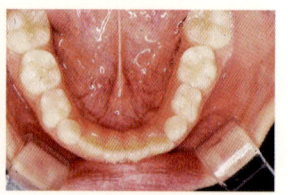

8歳

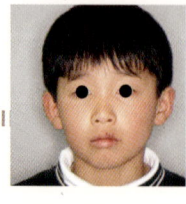

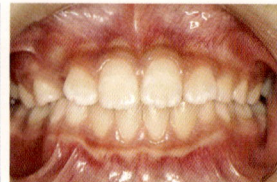

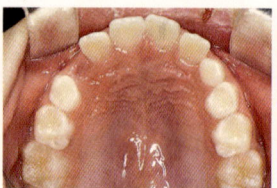

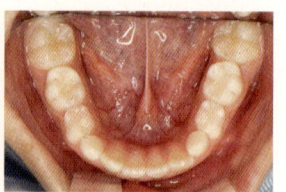

> **Story 読み解く鍵**
> 父親はランパントカリエスでスモーカーで多数の処置を行っている。しかし、メンテナンスには途中で来院しなくなった。

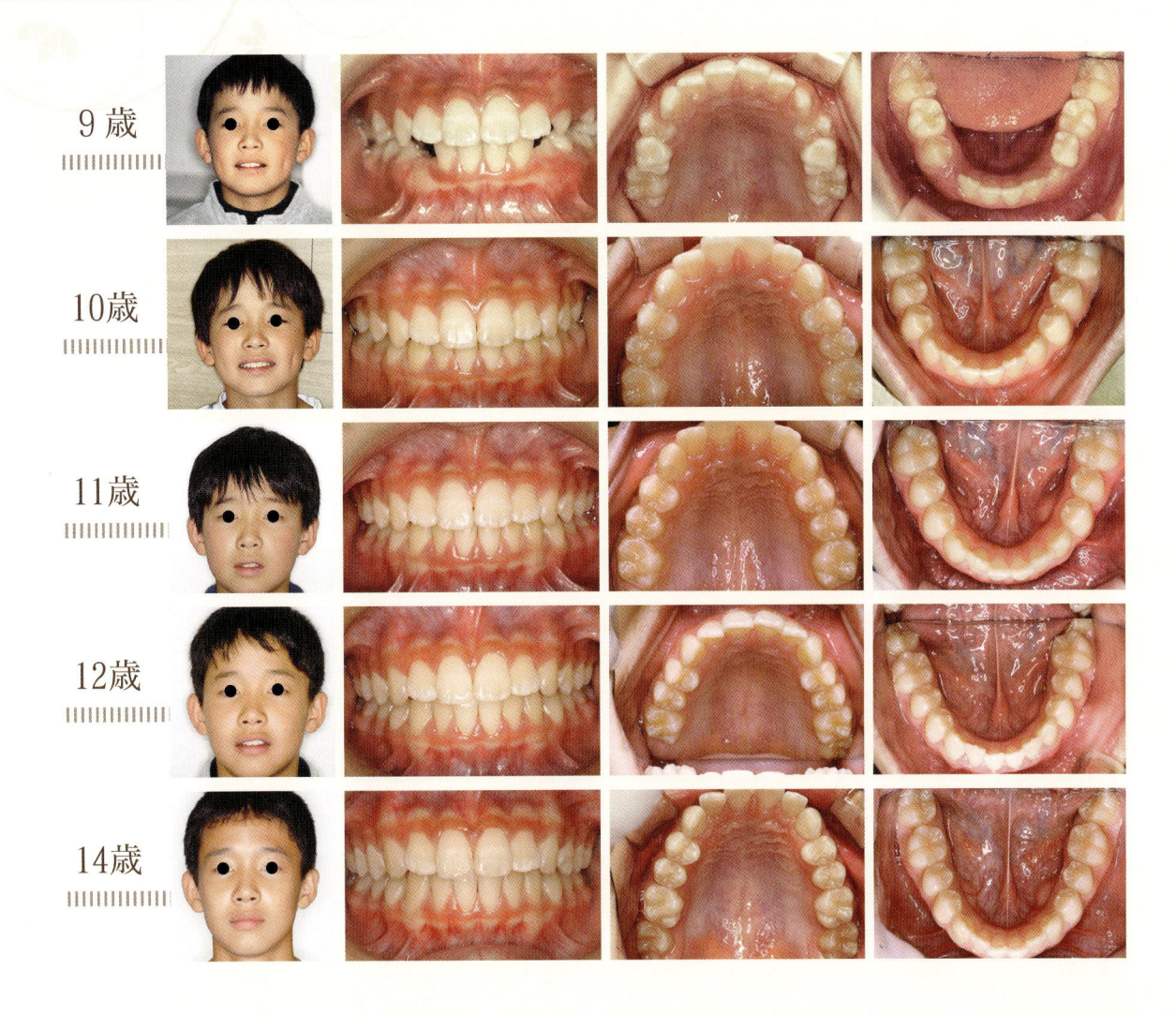

Case 4　親子代々メンテナンス、親の意識が確実に子供に受け継がれた

9歳

10歳

11歳

12歳

14歳

| 着眼点 | 本人は大学生になっても通院中 |

16歳

17歳

19歳

20歳

Story 読み解く鍵

通院に1時間半以上かかるため、メンテナンスが続くか心配していたが、15年間来院している。この間、母親が乳がんで闘病し、大変な時期があった。体も大きくなり、幼児の時に比べて自信に満ちあふれた好青年となった。

47

Case 5

家族全員がメンテナンスに来院、家庭環境という強力な要素

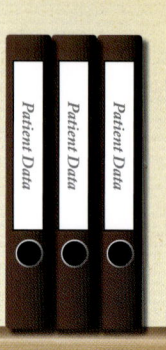

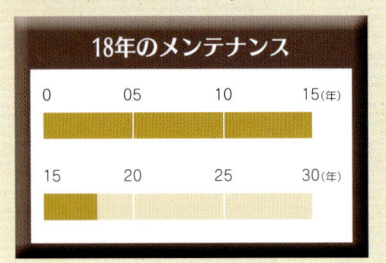

【患者データ】
初診日：1992.5.20
生年月日：1985.9.11
初診時年齢：6歳
性別：男
主訴：ステイン除去、口臭

18年のメンテナンス

| 0 | 05 | 10 | 15(年) |
| 15 | 20 | 25 | 30(年) |

AUTHOR'S COMMENT

男児。主訴はステイン除去と口臭。自宅は少し遠いが4ヵ月に一度のメンテナンスに18年来院している。プラークコントロールは十分ではなく、毎回歯肉炎が認められるが付着の喪失は生じる傾向はない。5人家族であるが全員が18年のメンテナンスに来院している。子供3人はカリエスフリーで育っている。家庭環境の威力は大きい。

着眼点　カリエスリスクは低い

8歳

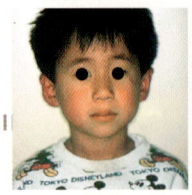

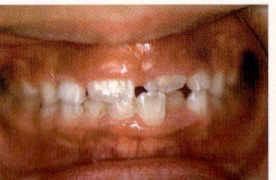

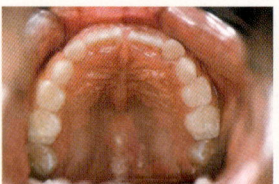

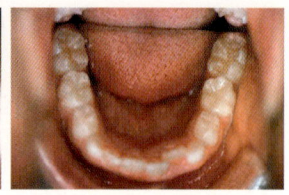

9歳

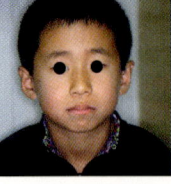

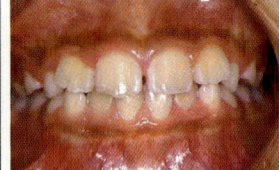

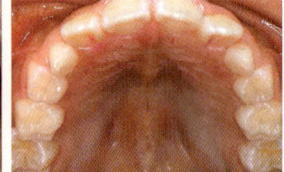

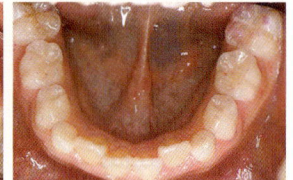

Science 読み解く鍵
6歳臼歯萌出、前歯部交換の時期に来院した。これでももう少し早く来院してもらいたいところだ。当院では、現在、1歳半くらいから予防とメンテナンスをスタートしている。カリエスリスクは低いため、メンテナンスでは順調にいくと思われた。

着眼点　生活、家族環境も恵まれている

11歳

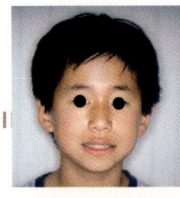

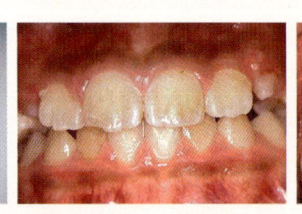

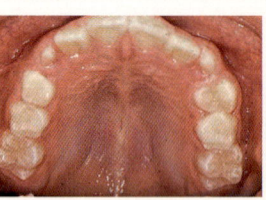

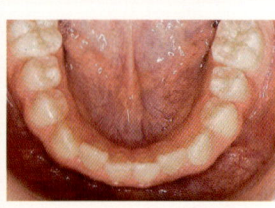

12歳

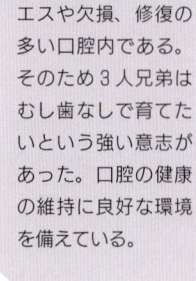

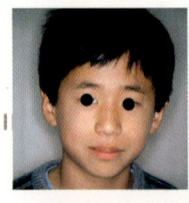

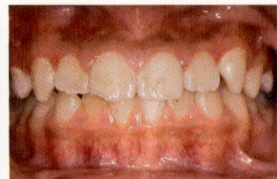

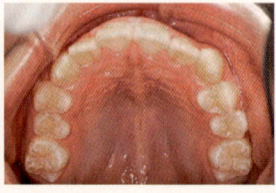

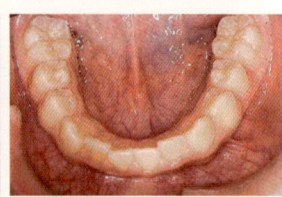

13歳

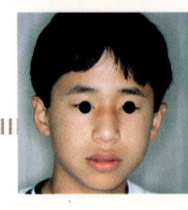

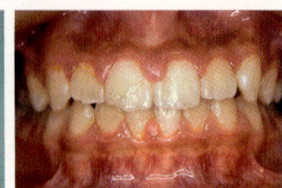

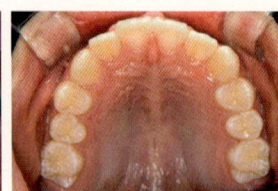

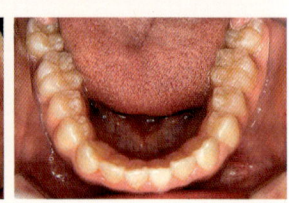

Story 読み解く鍵
父親も母親もカリエスや欠損、修復の多い口腔内である。そのため3人兄弟はむし歯なしで育てたいという強い意志があった。口腔の健康の維持に良好な環境を備えている。

Case 5 　家族全員がメンテナンスに来院、家庭環境という強力な要素

14歳

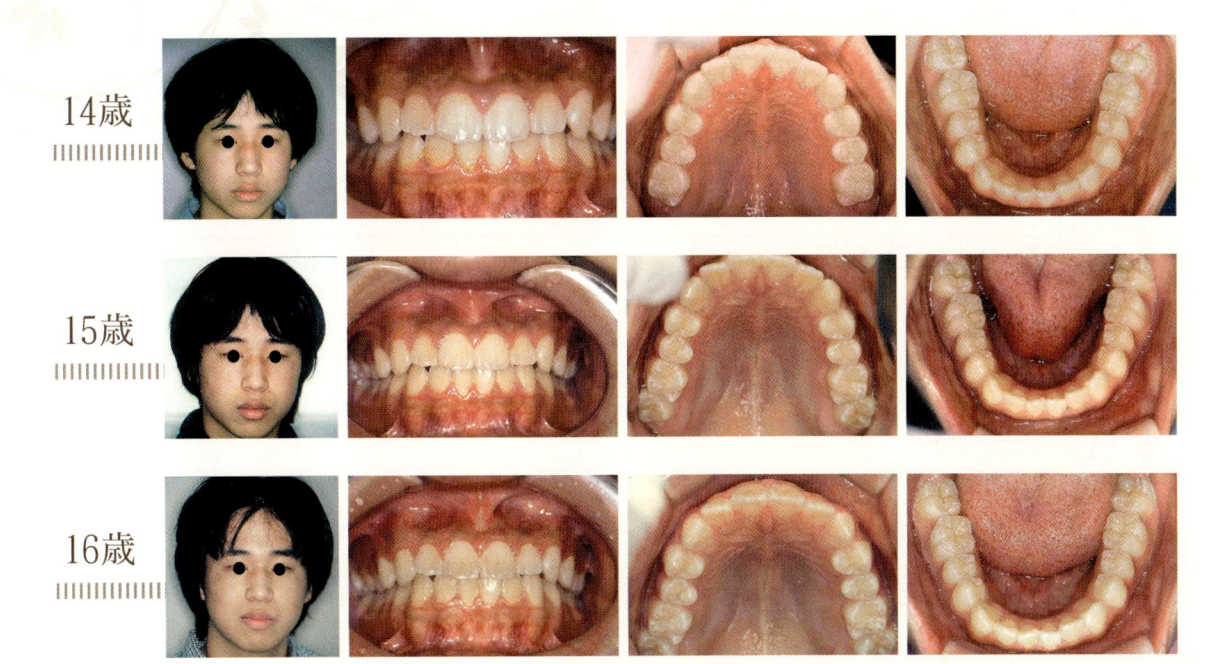

15歳

16歳

着眼点　カリエスフリーだが、今後は歯周病などにも注意

17歳

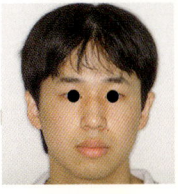

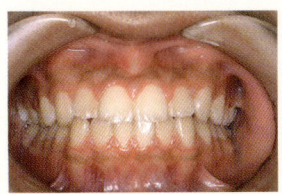

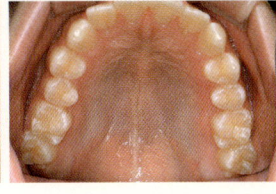

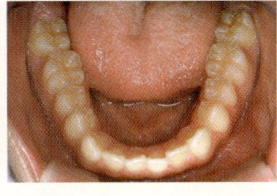

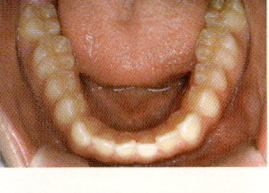

18歳

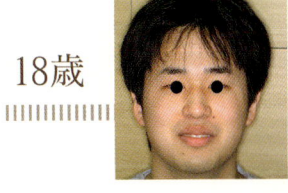

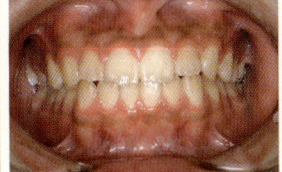

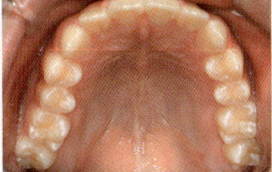

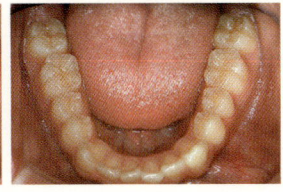

Science 読み解く鍵

カリエスフリーに育ったが、今は隣接面カリエス、歯肉炎に注意を払うことが重要。右上臼歯部がやや舌側に押されている傾向が見られる。プラークコントロールは不十分である。

着眼点　成人後もメンテナンスにきちんと来院

24歳

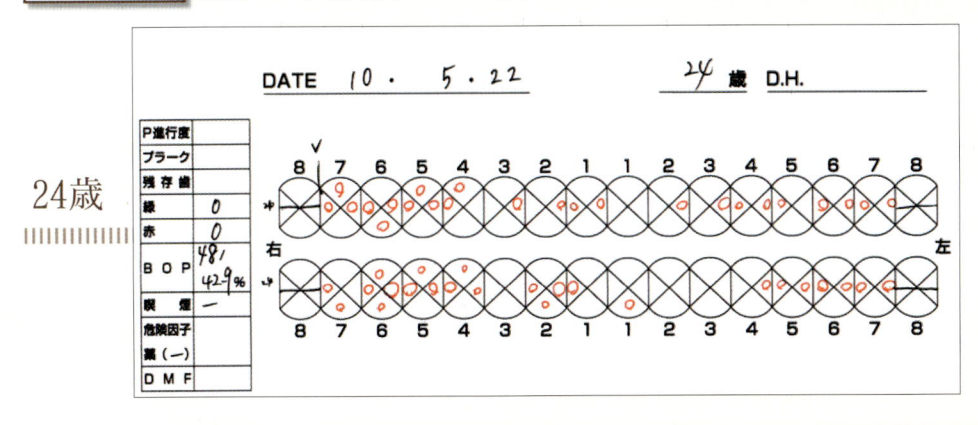

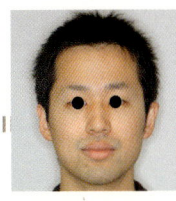

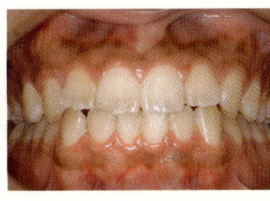

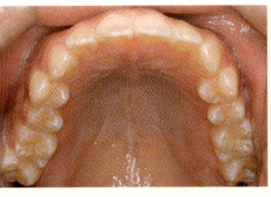

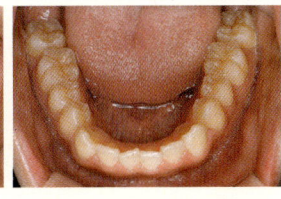

Science 読み解く鍵

大学を卒業し、就職もしたが、真面目にメンテナンスに通っている。まだプラークコントロールは十分ではないが、まずまず健康な口腔内を維持している。3人の子供は皆成人したが、すべてカリエスフリーで育ち、メンテナンスにきちんと来院している。

25歳

Case 6 学校の歯科検診という障害

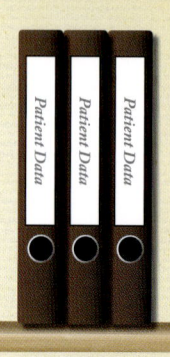

【患者データ】
- 初診日：1987.6.3
- 生年月日：1984.4.4
- 初診時年齢：3歳
- 性別：女
- 主訴：むし歯の治療をしてほしい

23年のメンテナンス

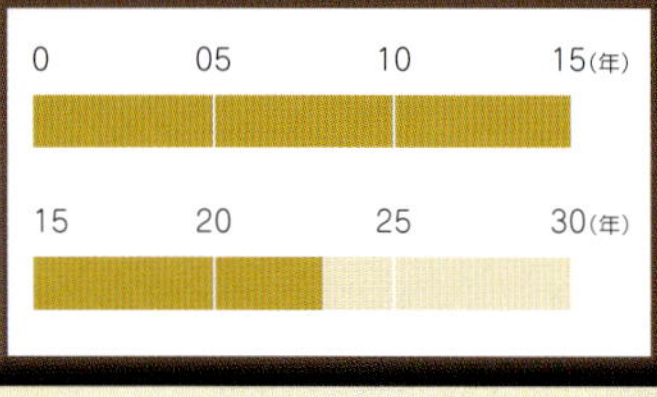

AUTHOR'S COMMENT

初診時3歳、女児。主訴はう蝕の治療。乳歯列ではいくつかう蝕を発症したが、永久歯はカリエスフリーで育っている。しかし、学校検診では、毎年 7 6|6 7、7 6|6 7 の裂溝の着色をう蝕と判定され治療勧告書がでていた。歯科検診の基準はCOの導入や探針の使用基準の変更により変化してきたが、そもそもカリオロジーについて、いまだに歯科医師の理解不足と思われるような事例が見られるのは残念である。

着眼点　乳歯列でカリエスあり

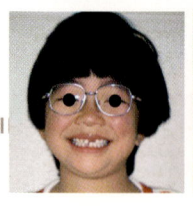

7歳

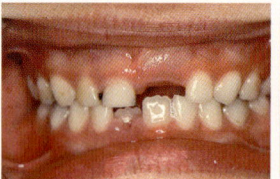

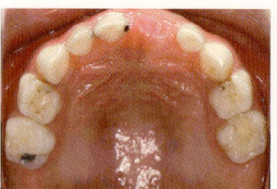

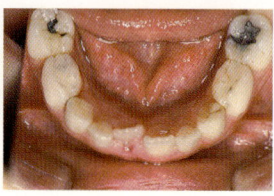

Science 読み解く鍵
初診は3歳だが、写真は7歳からである。乳歯列ではカリエスがあった。この時点ですでに父親は歯周病とう蝕で総義歯に近い状態だった。

着眼点　治療勧告をのりこえカリエスフリー達成

8歳

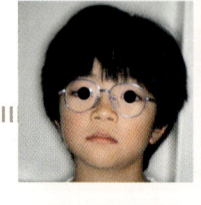

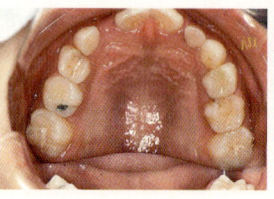

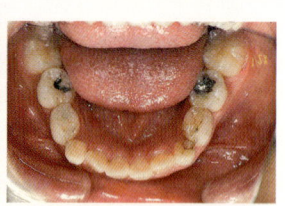

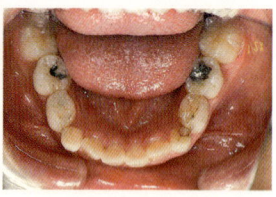

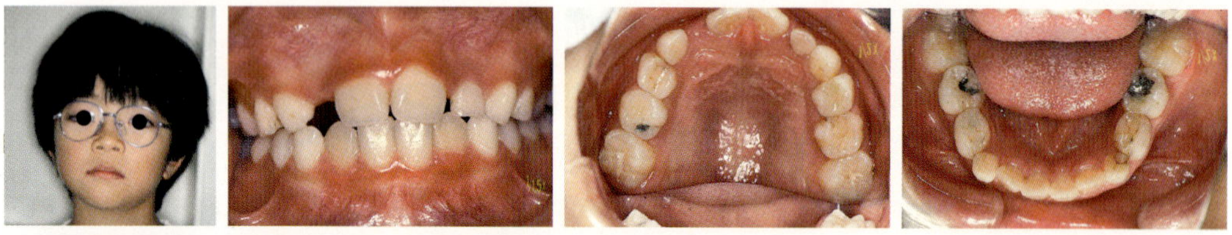

11歳

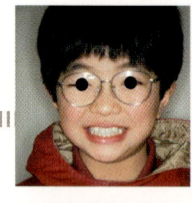

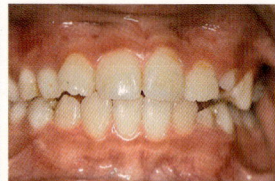

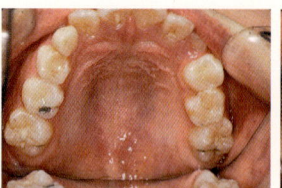

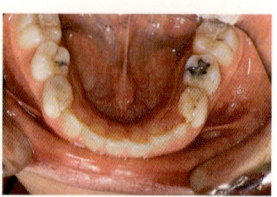

12歳

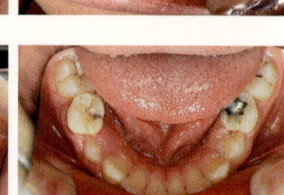

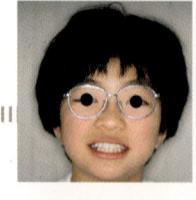

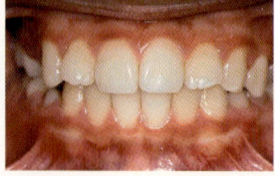

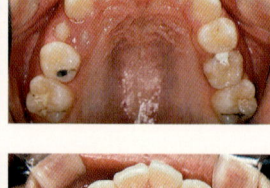

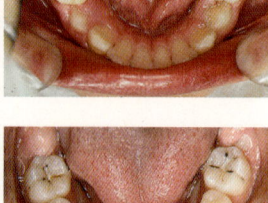

13歳

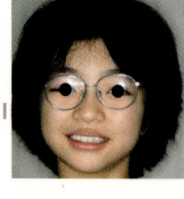

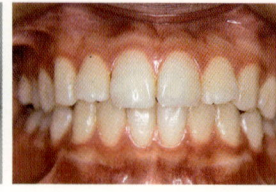

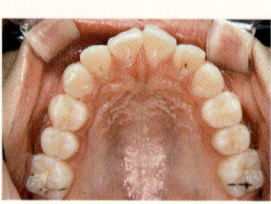

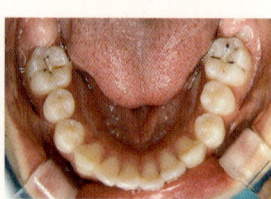

Science 読み解く鍵
カリエスフリーに育ってきているが、毎年学校検診でう蝕治療の勧告を受け続けている。当時はカリオロジーの理解が十分ではなく、COという基準もまだなかったのでやむを得ないかもしれないが、残念である。筆者の医院では初期う蝕は進行停止させることができると考えている。そもそもこの着色は初期う蝕ですらない。

Case 6　学校の歯科検診という障害

14歳

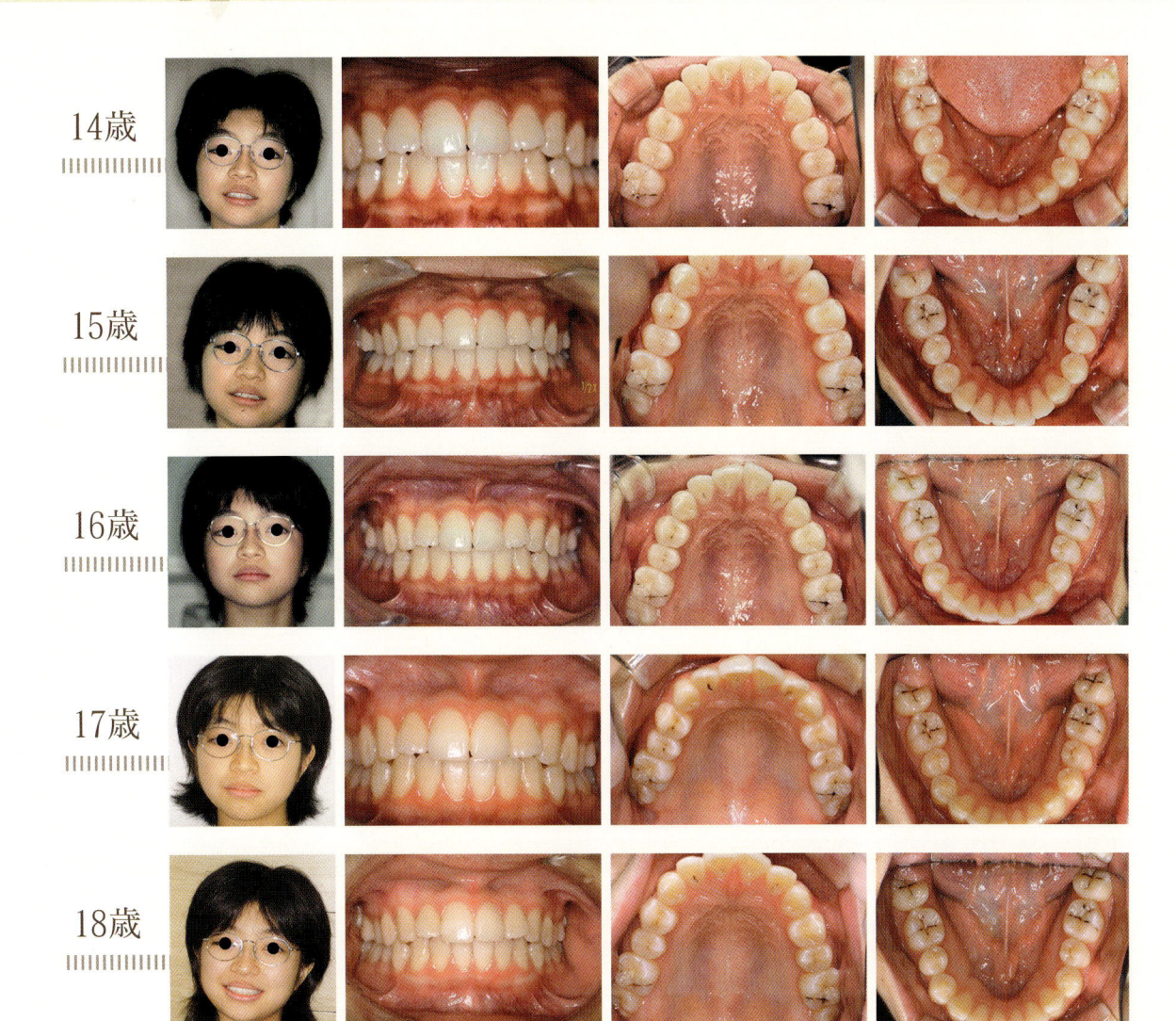

15歳

16歳

17歳

18歳

| 着眼点 | 現在ではCOと判定されるべきものが要治療勧告される場合が多かった |

26歳

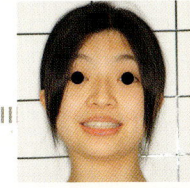

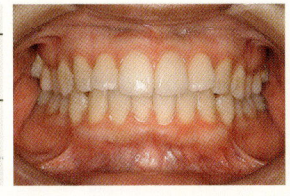

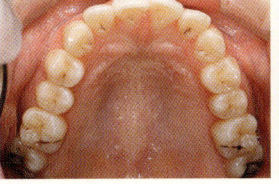

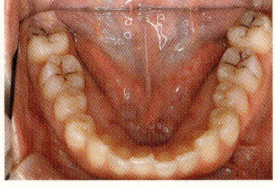

26歳

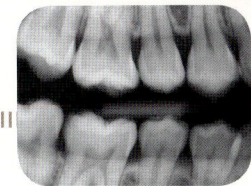

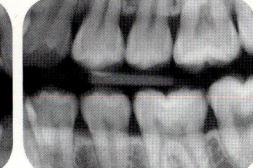

Story 読み解く鍵

兄もカリエスフリーに育ったが、現在他府県に就職しておりメンテナンスには来ていない。父親と母親も23年間メンテナンスに来院している。父親の状態（ほぼ総義歯に近い）を見ていると、子供二人がカリエスフリーで健全な歯列に育ったことがうれしい。

Case 7

学校検診の問題と口唇癖に要注意

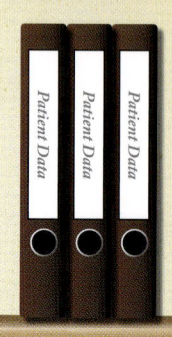

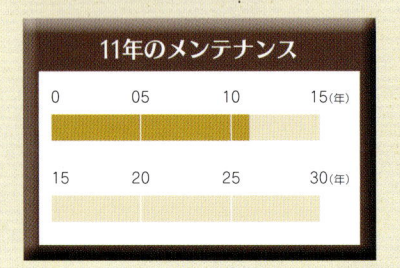

【患者データ】
- 初診日：1999.1.13
- 生年月日：1992.12.23
- 初診時年齢：6歳
- 性別：女
- 主訴：D|の痛み

11年のメンテナンス

| 0 | 05 | 10 | 15(年) |
| 15 | 20 | 25 | 30(年) |

AUTHOR'S COMMENT

初診時6歳、女児。主訴はカリエス治療。乳歯列ではわりとむし歯を作ったが、永久歯はカリエスフリー、ブラッシングも良好。しかし、学校検診でいつも咬合面の着色が要治療と判定されてきた。再石灰化しているため、治療不要と検診用紙に毎年記入して返却してきた。口唇巻き込み癖あり、口蓋に骨隆起大きく、クレンチングが疑われる。今後は、口唇癖のチェックと指導が重要である。

着眼点 カリエスリスクは低くても隣接面に注意

6歳

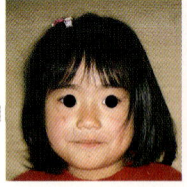

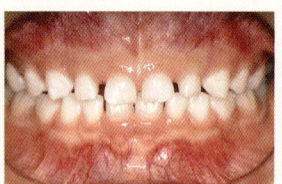

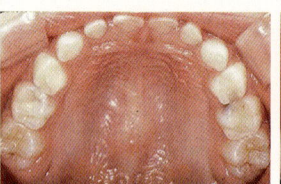

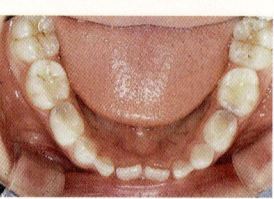

Science 読み解く鍵
乳歯列には初診後も時々う蝕を作ってきた。この年齢では保育者がフロスを使ってあげないと、カリエスリスクが低くても乳臼歯の隣接面にう蝕ができやすい。

着眼点 学校検診の判定がカリエスフリー達成後の注意事項

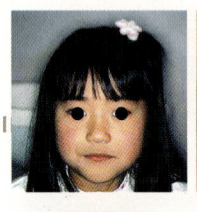

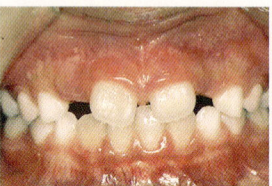

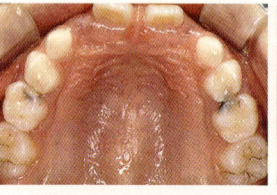

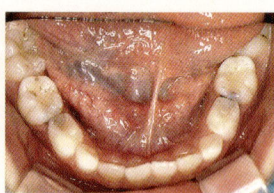

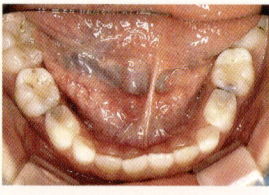

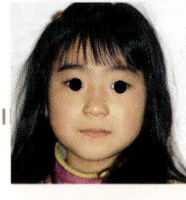

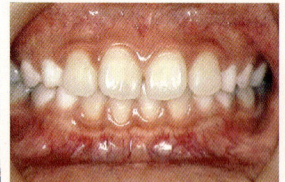

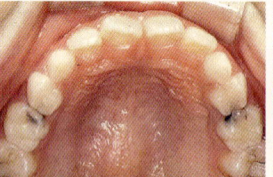

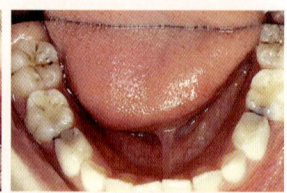

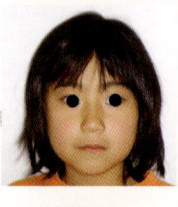

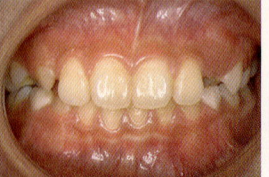

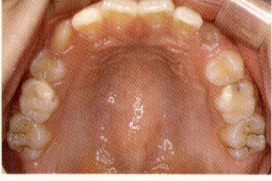

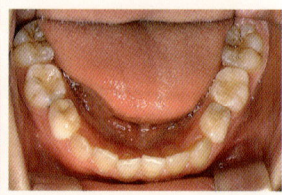

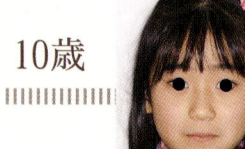

7歳
8歳
9歳
10歳

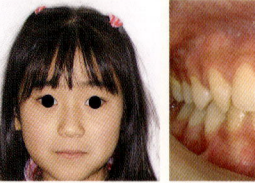

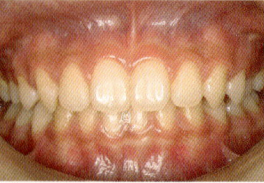

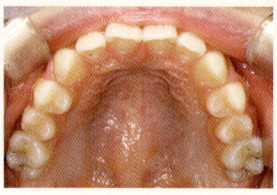

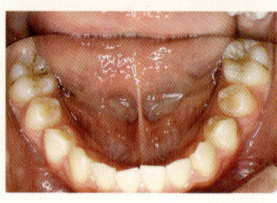

Story 読み解く鍵
カリエスフリーの永久歯列が完成したが、ずっと毎年学校検診で大臼歯の着色を要治療と判定されてきた。そのつど、治療不要と検診用紙に記載してきた。このような誤った判定は過去に比べて減ってはいるが、いまだになくならない。カリオロジーという分野がなおざりにされ、生じてしまったう窩や欠損をどう治すかに偏った教育が原因の1つだろう。

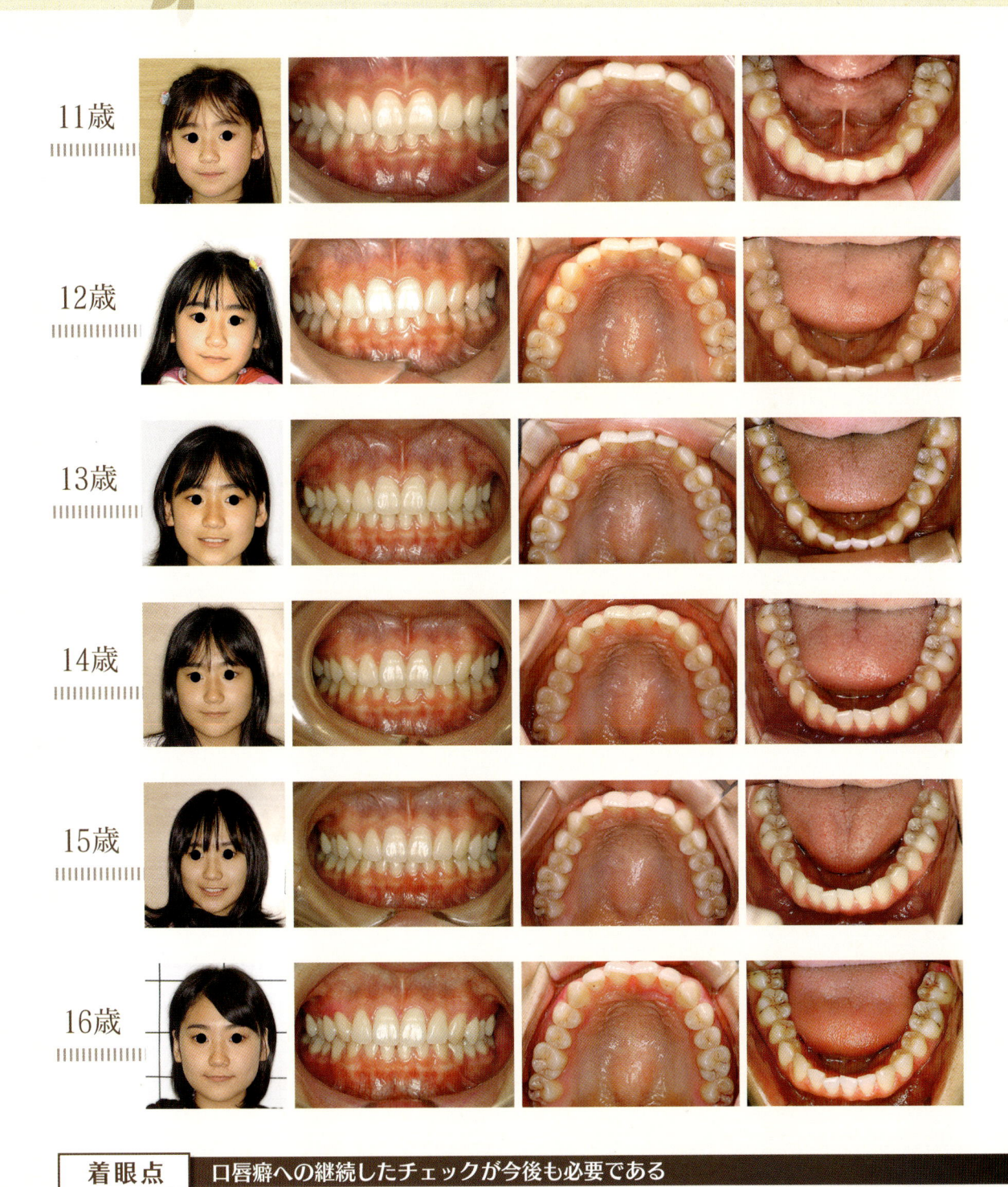

Case 7　学校検診の問題と口唇癖に要注意

11歳

12歳

13歳

14歳

15歳

16歳

着眼点　口唇癖への継続したチェックが今後も必要である

17歳

Science 読み解く鍵

美しい歯列を維持しているが、口唇巻き込み癖があり、注意が必要である。

症例アーカイブス

カリエスフリーと構音指導

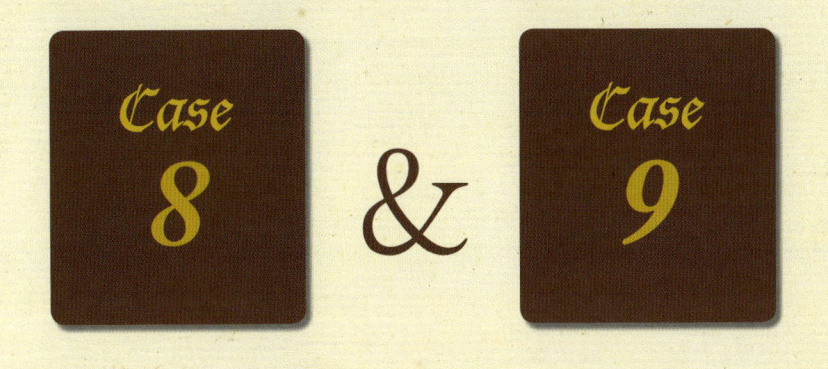

Case 8 & Case 9

カリエスだけではなく注意すべき点は他にも多い。ここでは発音や嚥下に注意を払った症例を示している。

Case 8

【患者データ】
- 初診日：1999.3.13
- 生年月日：1999.4.4
- 初診時年齢：5歳
- 性別：男
- 主訴：検診希望

構音障害に対する小帯切除と構音指導

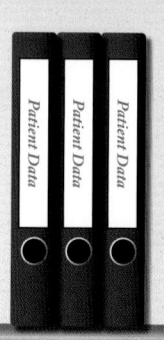

7年のメンテナンス

AUTHOR'S COMMENT

初診時5歳、男児。歯科検診希望で来院。だが、「話が聞きとれない、お話がうまくできない、友だちにも笑われるのでしゃべらなくなっている。そのせいですべてに引っ込み思案になっているのでそれを治したい」というのが親の主訴だった。

会話しながらしゃべり方に聞き耳をたてたところ、親の言うとおり話の内容がほとんど通じない。

舌小帯付着異常が原因と思われた。舌小帯を切除し原因除去の後、毎月1回の指導を続けると会話もぐんぐん聞き取れるようになっていった。本人も幼いなりに効果を実感。積極的におしゃべりもするようになり、性格も明るくなってきた。けれどもカ行の側音化が容易には治らなかった。母親にその点を指摘したところ、本格的な言語治療を希望された。方々にリサーチ。幸いなことに在住する吹田市では拠点校を設け言葉の教室を運営していることがわかった。そこで残る構音障害の治療に取り組み、3ヵ月ほどで完治した。

その後きちんと継続してメンテナンスにきており、本人は直接言葉にしては言わないが、過去のあの取り組みがあったからこそ、自分の今があると思ってくれているようだ。低年齢の受診者にときどき構音障害が認められることがある。カリエス予防だけでなく発音にも注意を払い適切な処置、指導を行うようにしていきたい。

Case 8　構音障害に対する小帯切除と構音指導

着眼点　お話しできないというコンプレックス

5歳

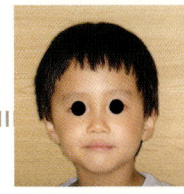

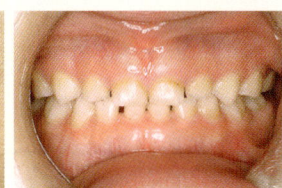

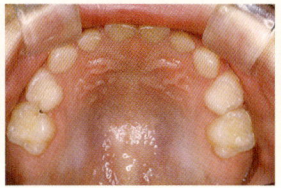

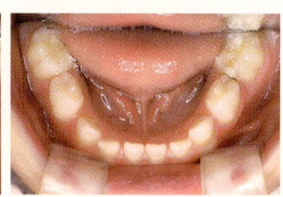

8歳

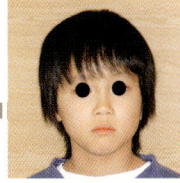

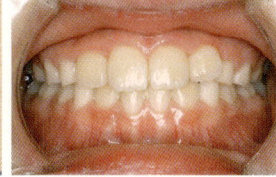

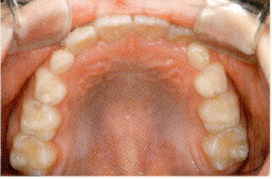

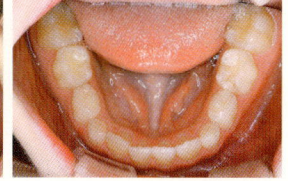

9歳

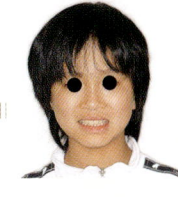

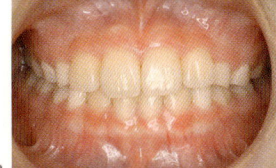

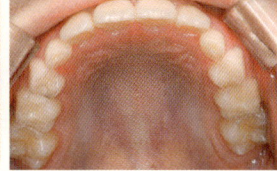

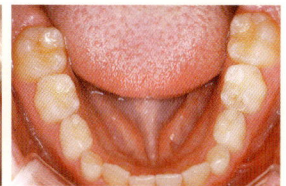

10歳

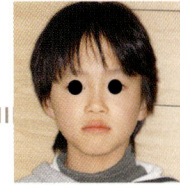

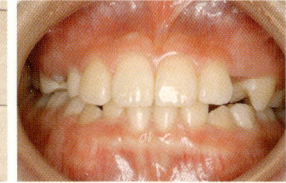

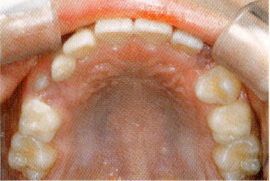

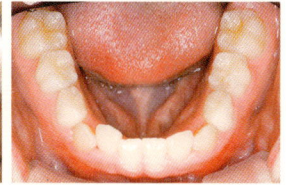

11歳

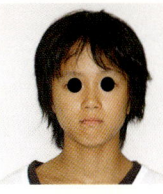

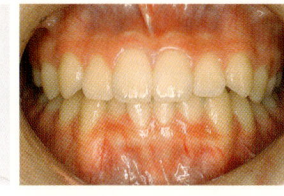

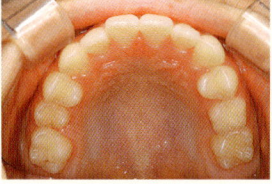

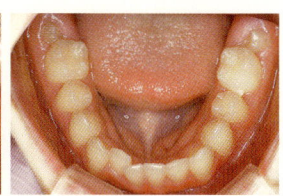

12歳

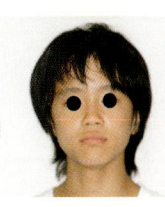

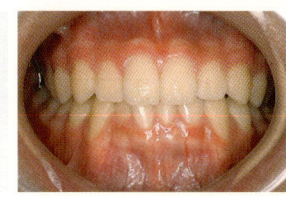

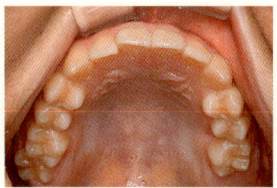

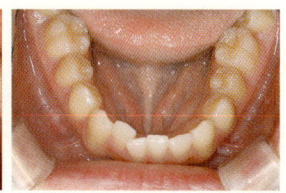

Science 読み解く鍵

主訴は検診だったが、母親の悩みは「話が聞き取れない」というものであった。舌小帯の異常は比較的多いが見逃されやすいものである。
　舌小帯異常があると低位舌になり、舌癖のみならず、舌の可動域に制限が生じることから嚥下や下顎歯列弓の発育にも問題が出てくることがある。この子の場合は、舌小帯の切除、構音指導により改善が見られた。この子の人生にとって非常に重要なことであったと思う。もちろんカリエスフリーに育っている。

Case 9 構音障害と飲み込みの問題への対応

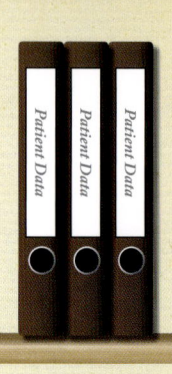

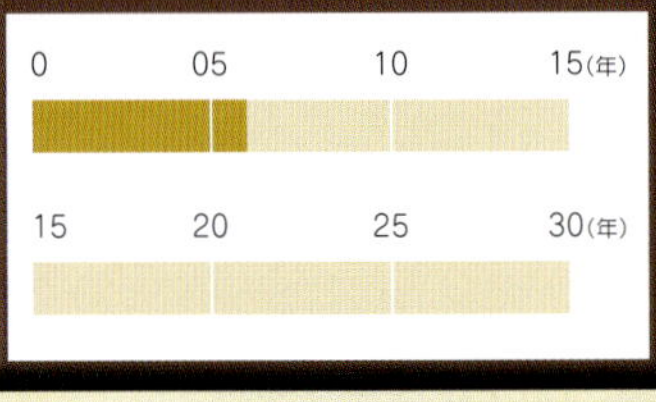

【患者データ】
初診日：2005.3.11
生年月日：2003.6.12
初診時年齢：1歳
性別：男
主訴：検診

6年のメンテナンス

| 0 | 05 | 10 | 15(年) |
| 15 | 20 | 25 | 30(年) |

AUTHOR'S COMMENT

初診時1歳、男児。主訴は検診。4ヵ月ごとのメンテナンスに来院している。幼児の場合、口腔内写真が撮れないことが多いため、最初は顔写真や母親との写真を撮るようにしている。現在8歳でカリエスフリーで経過しているが、サ行の発音が苦手なために発音指導と飲み込み指導も行ってきた。小学校に入学する直前からは構音についてSTの指導を受け現在は改善している。

着眼点　サ行の発音がうまくできない

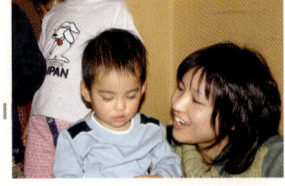

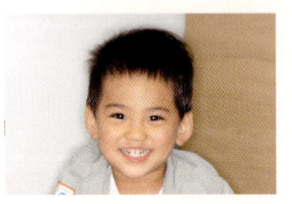

1歳

2歳

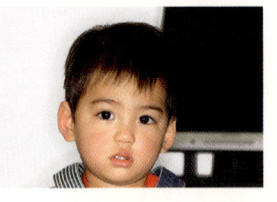

3歳

4歳

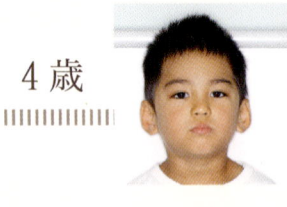

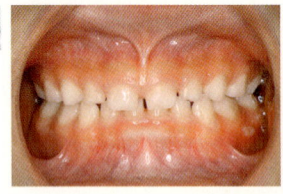

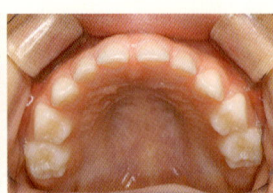

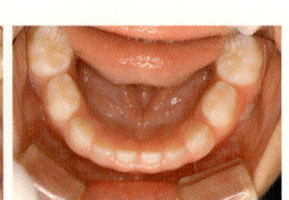

5歳

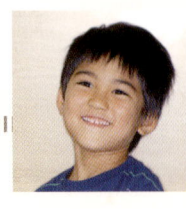

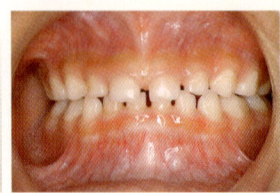

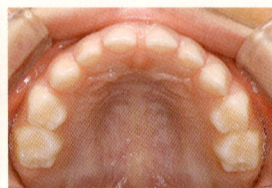

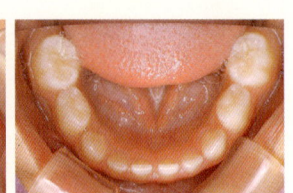

Story 読み解く鍵

診療室の雰囲気に慣れるまではなかなか幼児は口腔内写真が撮れない。しかし、このような顔写真があると、成長の様子がよくわかるとともに、母親や本人へのメンテナンスの動機づけにもなる。写真を通して会話が弾むことが多い。

Case 9　構音障害と飲み込みの問題への対応

| 着眼点 | 飲み込みには今後も要注意 |

6歳

7歳

8歳

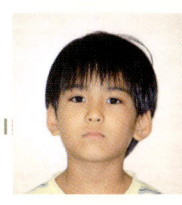

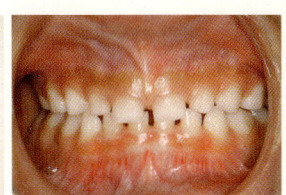

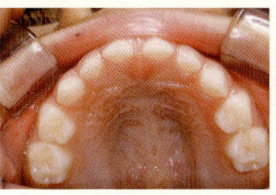

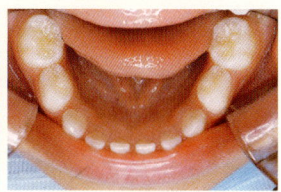

Science 読み解く鍵

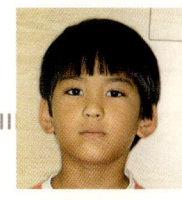

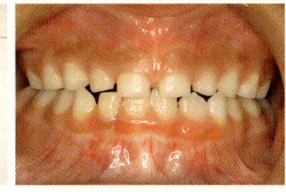

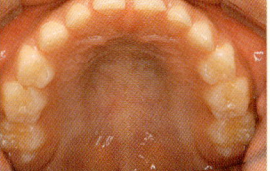

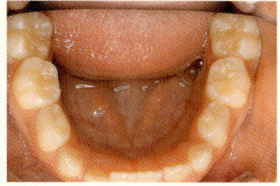

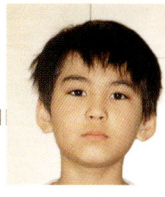

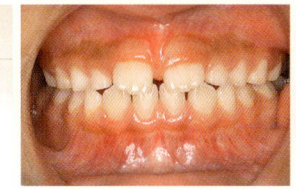

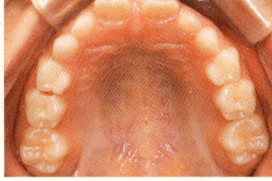

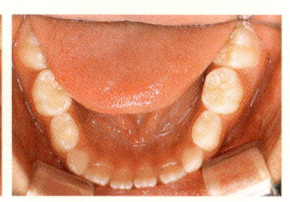

この子の場合、サ行の発音がタ行になるという幼児期の癖がなかなか直らなかった。

また、飲み込みがうまくいかず、口の中にずっと食べ物を入れたままにすることがあった。飲み込みは徐々に治り、発音についてはSTの指導を受け改善した。飲み込みについては今後も注意が必要である。

症例アーカイブス

カリエスフリーと悪習癖

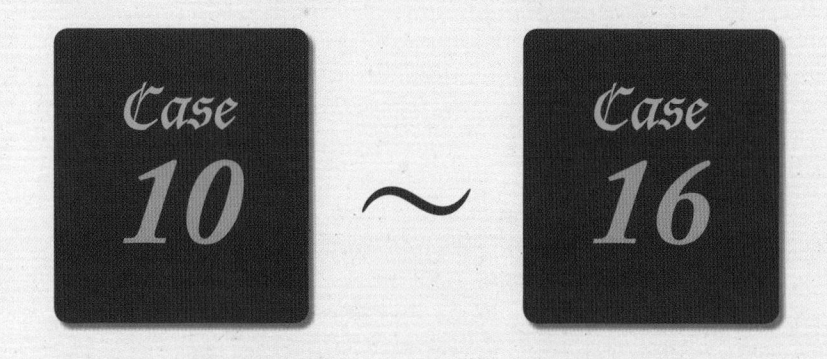

Case 10 ～ Case 16

　カリエスフリーは達成されたが、悪習癖のために歯列が乱れてきている症例を示す。舌癖や口唇癖やそれ以外の悪習癖によりいかに歯列が影響を受けるかを長期経過症例から学びたい。

Case 10

指しゃぶりによる乳歯列の開咬

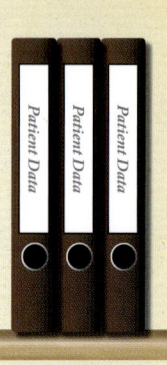

【患者データ】
初診日：2003年1月
生年月日：
初診時年齢：1歳
性別：男
主訴：

7年のメンテナンス

| 0 | 05 | 10 | 15(年) |
| 15 | 20 | 25 | 30(年) |

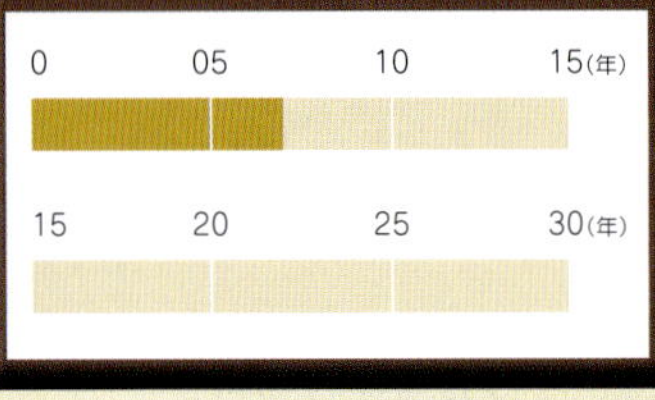

AUTHOR'S COMMENT

初診時1歳、男児。初診時より指しゃぶりがあり、乳歯列でも開咬を示していた。いろいろな指導にもかかわらず、指しゃぶりは続いたが6歳頃にやめることができた。それに伴い急速に開咬は改善していった。現在、$\underline{2|2}$、$\overline{2|2}$の萌出スペースがないため慎重に見守っている。

着眼点　初診から指しゃぶり、なかなかやめられない

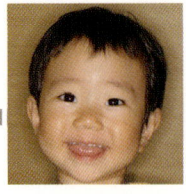

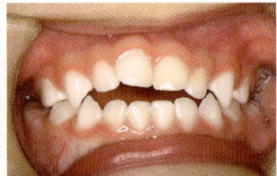

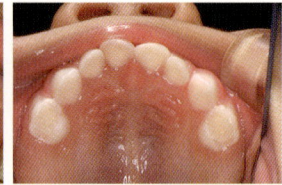

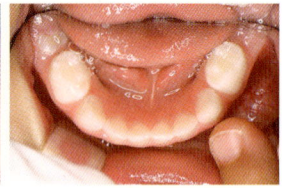

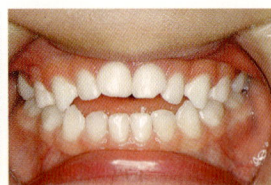

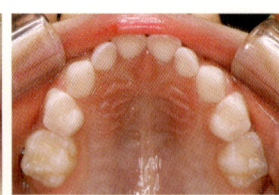

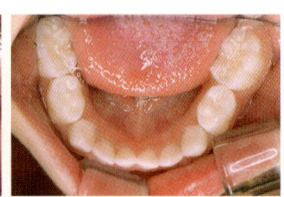

1歳 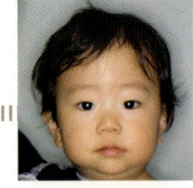
2歳
3歳 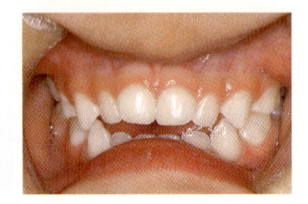
4歳
5歳

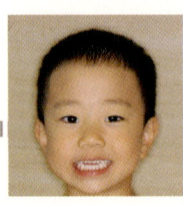

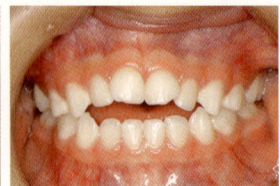

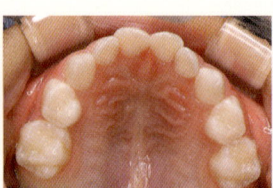

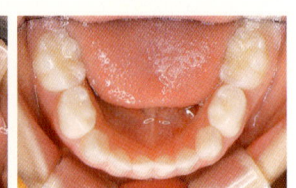

Story 読み解く鍵

幼児はその時の機嫌によって口腔内写真を撮らせてくれない時もあるが、顔写真は必ず撮っておく。指しゃぶりがひどく、開咬が著しいが、注意してもなかなか無理である。特に睡眠時には必ず指しゃぶりしている。

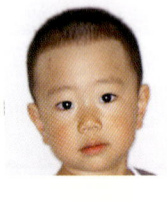

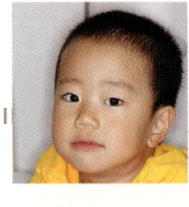

Case 10　指しゃぶりによる乳歯列の開咬

6歳

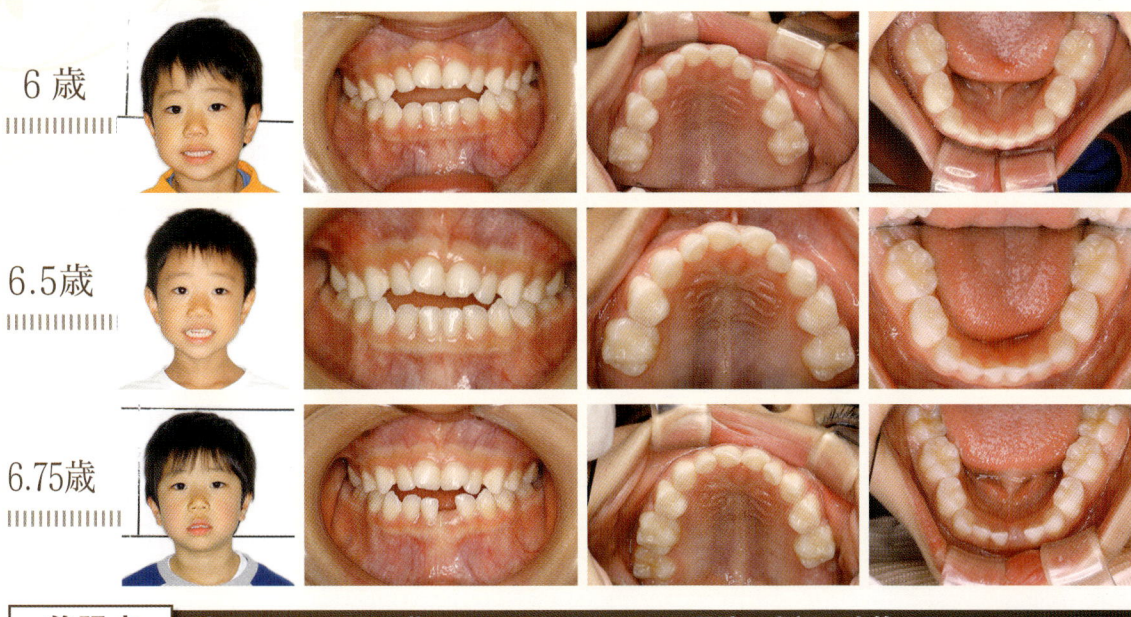

6.5歳

6.75歳

| 着眼点 | 友だちにつられて指しゃぶりをやめてから開咬は大幅に改善 |

7歳

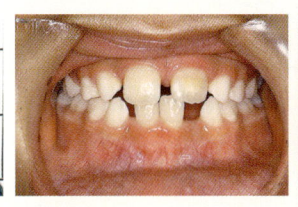

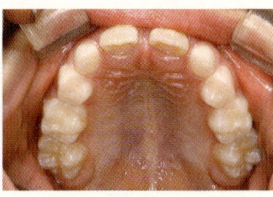

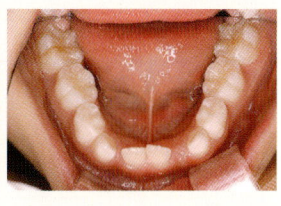

8歳

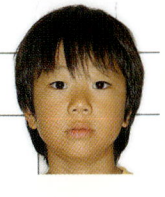

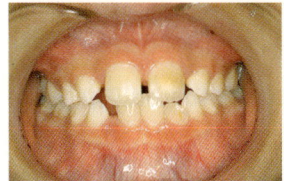

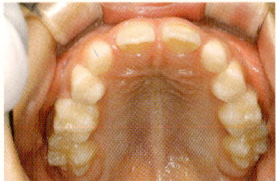

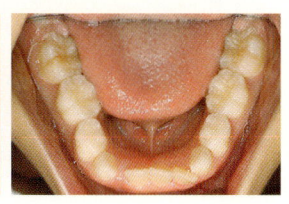

8.07歳

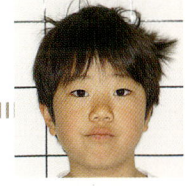

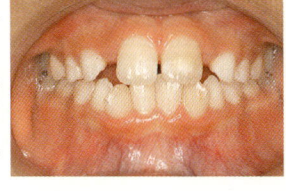

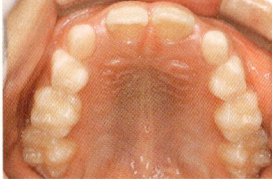

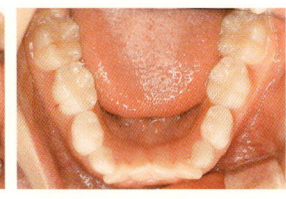

Science 読み解く鍵

同じ保育園で指しゃぶりをしていた友だちがやめたことをきっかけに、突然自分も就学前にやめた。その効果は大きく、開咬はどんどん改善された。しかし、2|2、2|2 の萌出スペースがないため、発育を慎重に見守っている。このような場合の口腔内写真は矯正と同じ扱いになり、次ページのように7枚撮影している。

指しゃぶりのためにずっと開咬

なかなかやめられなかったが、小学校に入る直前にいきなりやめた。

やめた直後　　1ヵ月後

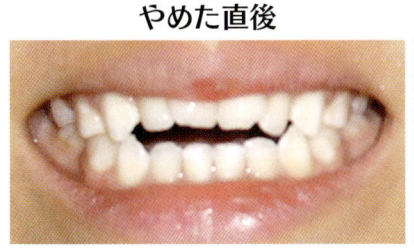

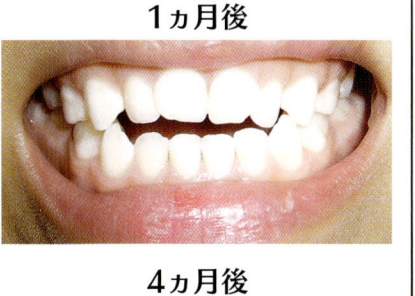

3ヵ月後 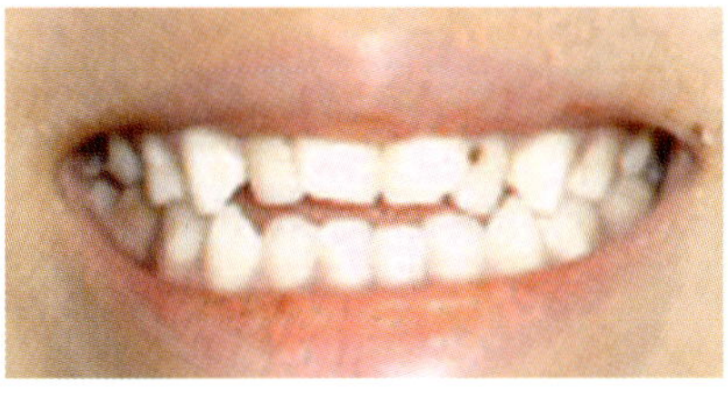　　4ヵ月後

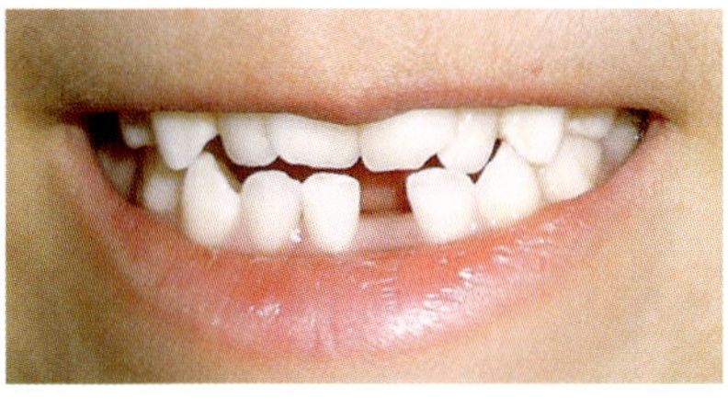

Story 読み解く鍵

画像が不鮮明だが、これは母親が指吸いをやめてからの経過を自宅でデジカメで撮影したものである。開咬が改善していく様子がよくわかる。貴重な記録である。

63

Case 10　指しゃぶりによる乳歯列の開咬

5歳　指しゃぶりをやめる直前の状態

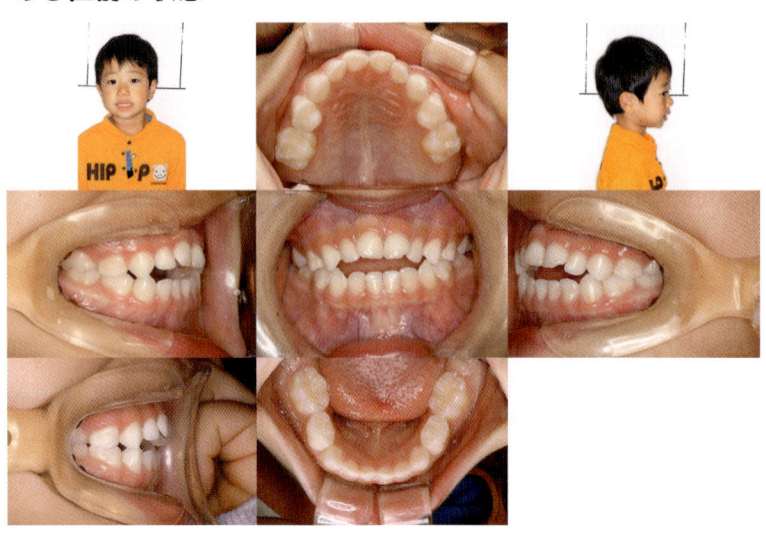

6歳　開咬は自然にぐんぐん改善

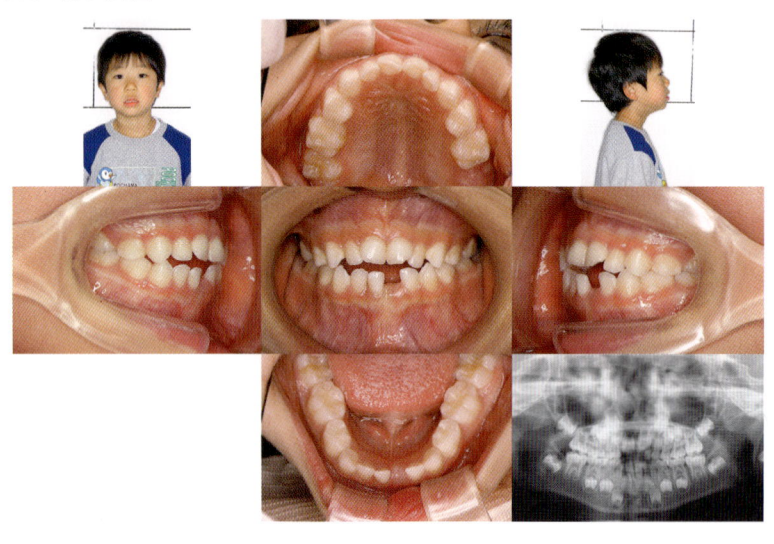

7歳　$\overline{2|2}$，$2|2$のスペースがないため慎重に見守っている

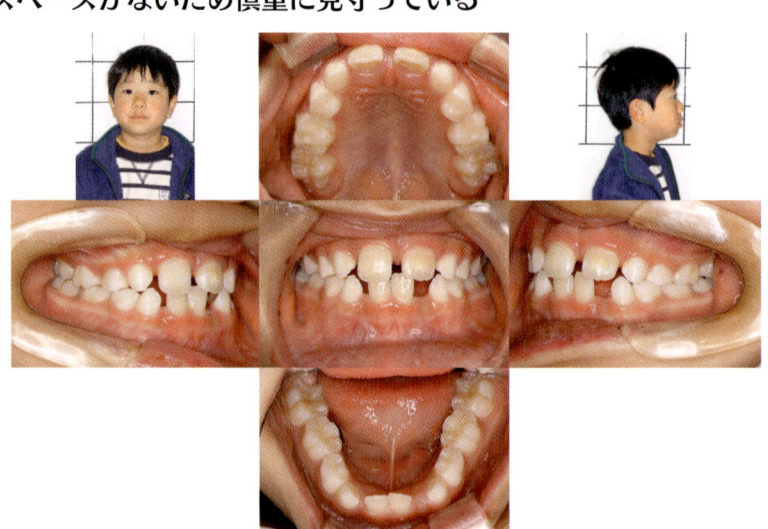

Case 10 指しゃぶりによる乳歯列の開咬

8歳　そろそろ一期矯正を考えている

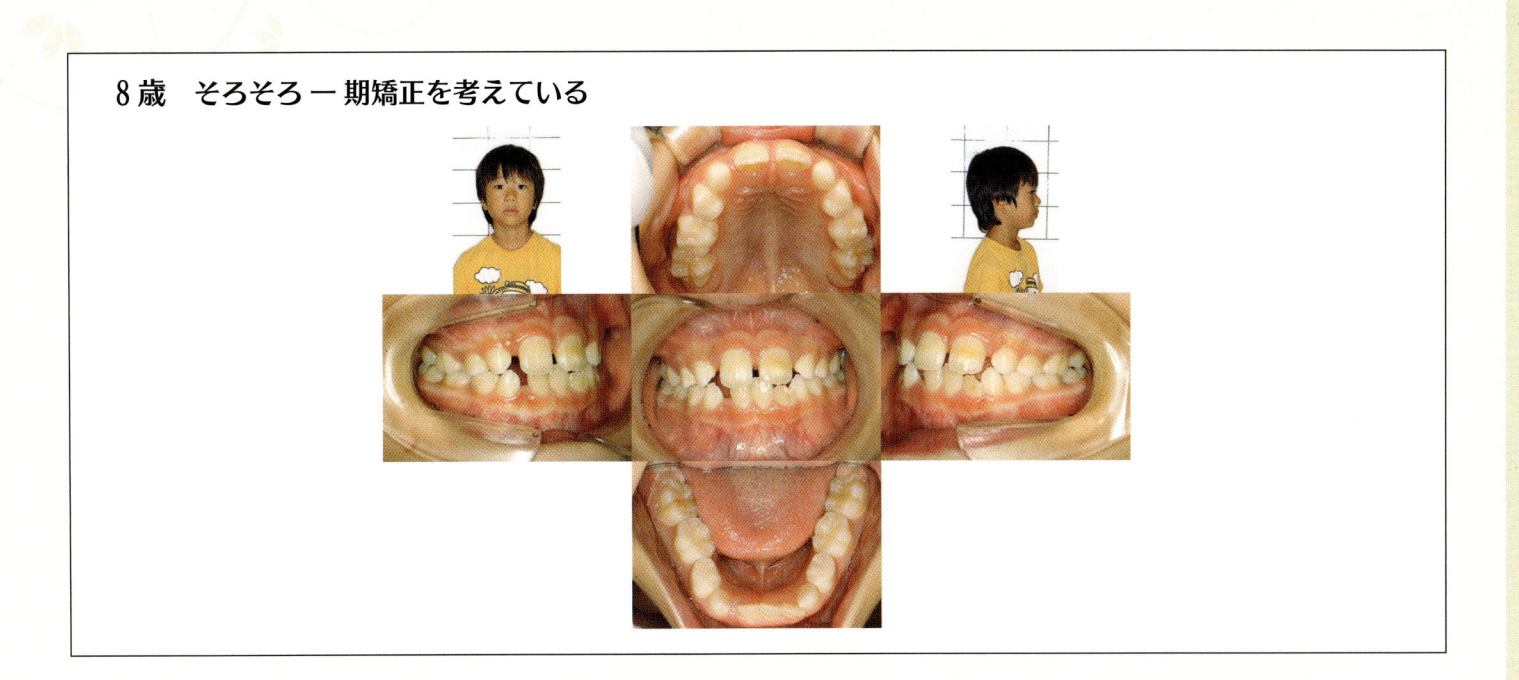

8歳　一期矯正開始直前

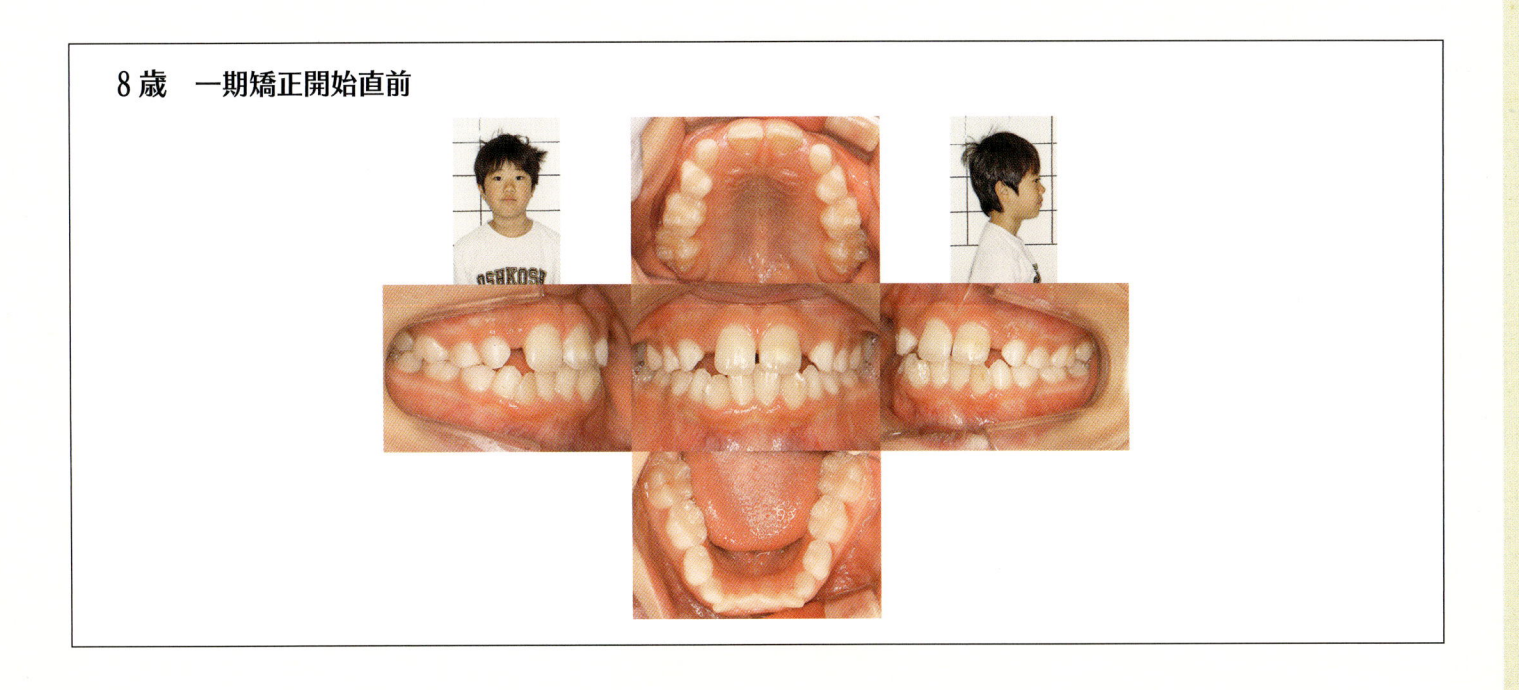

65

Case 11

【患者データ】
初診日：2002.7.27
生年月日：2001.3.11
初診時年齢：1歳
性別：女
主訴：検診

舌突出癖による開咬にMFTで対応

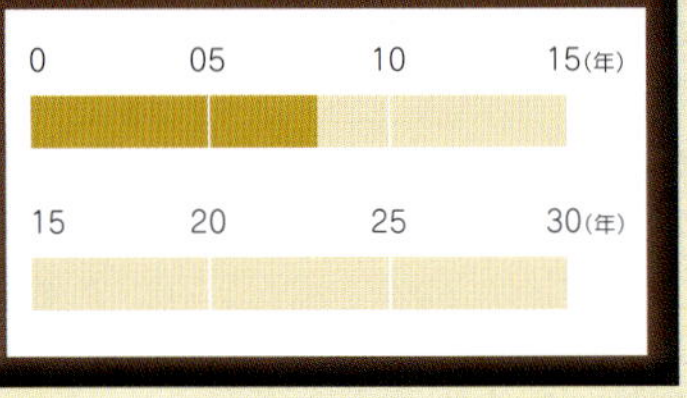

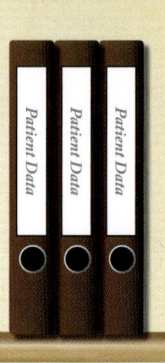

8年のメンテナンス

AUTHOR'S COMMENT

初診時1歳、女児。4ヵ月ごとのメンテナンスに来院している。乳歯列では正常咬合だったが、永久歯交換中に舌突出癖が生じて開咬となる。そのためMFTを行い、やや改善傾向を示している。このように子供たちはちょっとした癖で歯列が乱れることが多い。う蝕予防だけでなく、舌癖や態癖がないか十分に注意をする必要がある。このような時にこそ規格化された写真が非常に有効である。

着眼点　予防は1歳過ぎてからスタートした

0歳

1歳

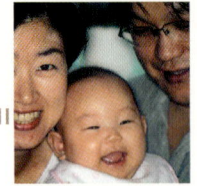

Science 読み解く鍵
まれに0歳児から来院する乳児もいるが、基本的には1歳過ぎてから予防をスタートすることが多い。

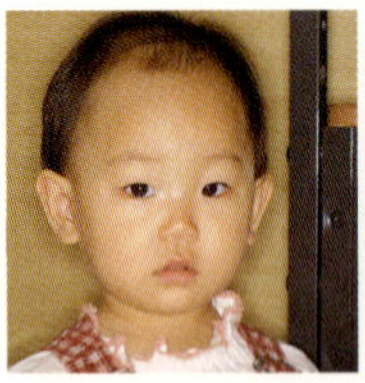

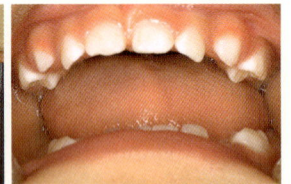

Case 11 舌突出癖による開咬にMFTで対応

| 着眼点 | 前歯部空隙から嚥下癖の徴候あり |

2歳

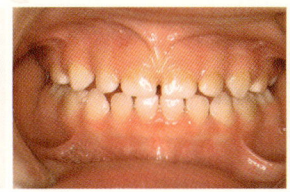

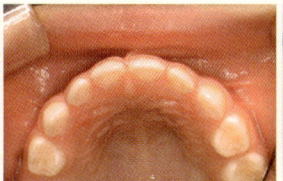

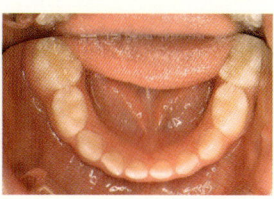

3歳

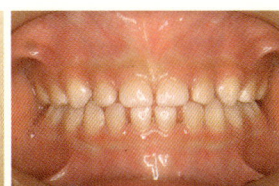

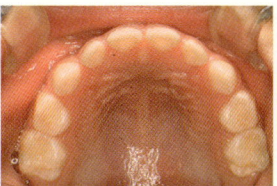

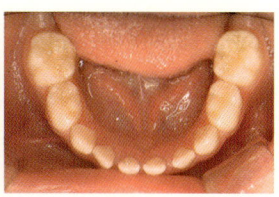

4歳

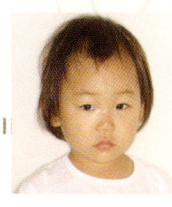

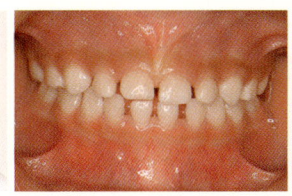

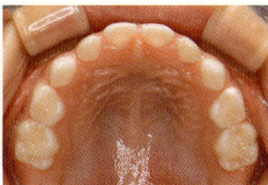

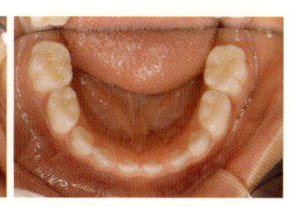

Science 読み解く鍵

4歳時点で前歯部が空隙歯列になっている。嚥下癖が疑われる。

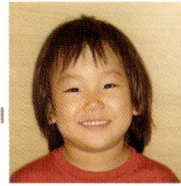

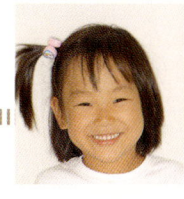

Case 11　舌突出癖による開咬にMFTで対応

着眼点　舌突出癖が顕在化、MFTに重点

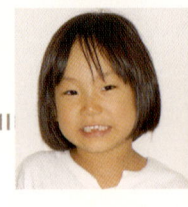

5歳

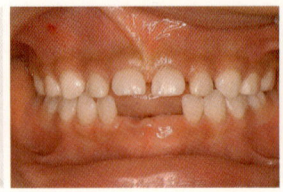

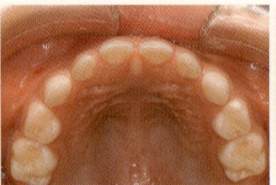

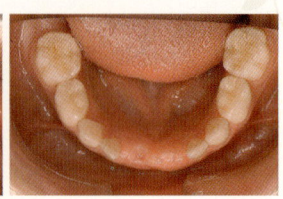

6歳

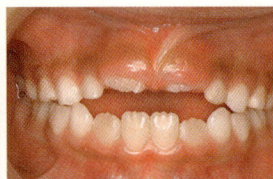

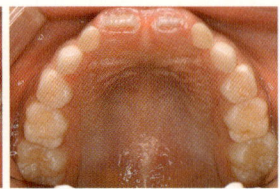

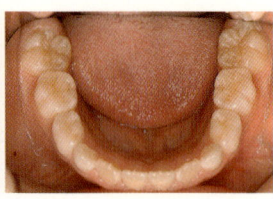

7歳

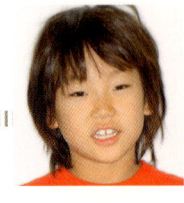

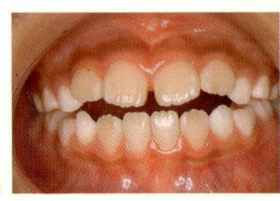

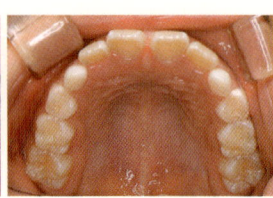

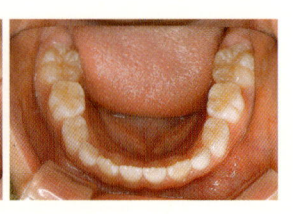

Science 読み解く鍵

案の定、上下前歯部の交換時に舌突出癖が顕在化してきた。MFTはこの前から行っているが、最重要課題として本人と保護者に注意をしている。

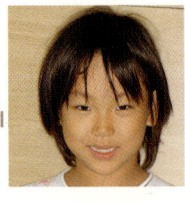

Case 11　舌突出癖による開咬にMFTで対応

| 着眼点 | 開咬の改善、カリエスにもまだ注意 |

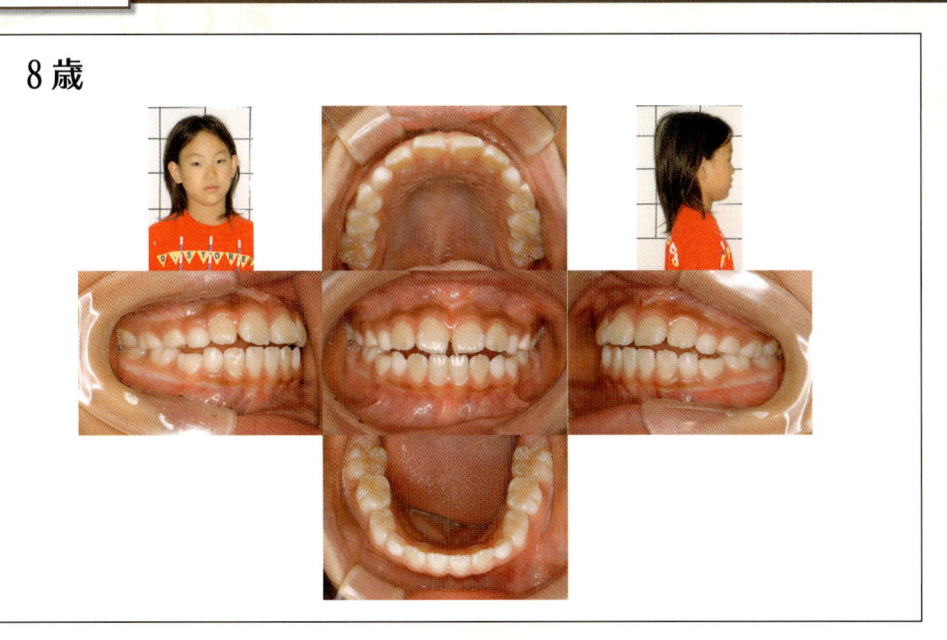

8歳

9歳

10歳

Science 読み解く鍵

徐々に開咬は改善しているがまだ十分ではない。引き続きMFTを継続している。もちろんカリエスフリーも目指さねばならない。

最近爪を噛む癖が出てきたため注意している

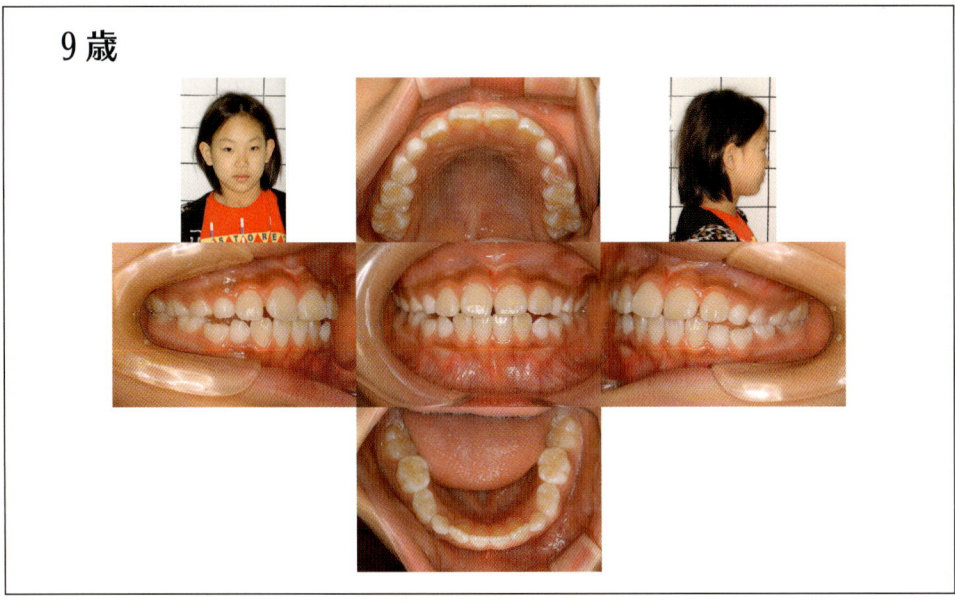

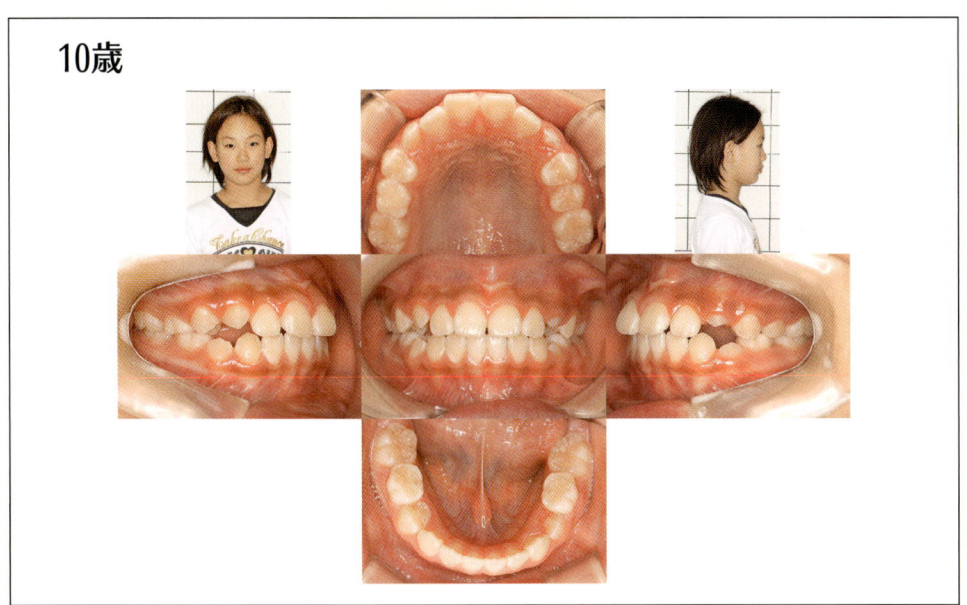

Case 12

爪噛みという小さな悪習癖

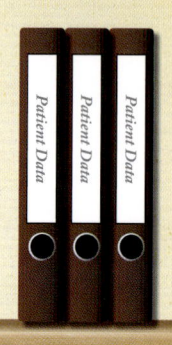

【患者データ】
- 初診日：2000.6.9
- 生年月日：1998.10.11
- 初診時年齢：1歳
- 性別：男
- 主訴：検診

11年のメンテナンス

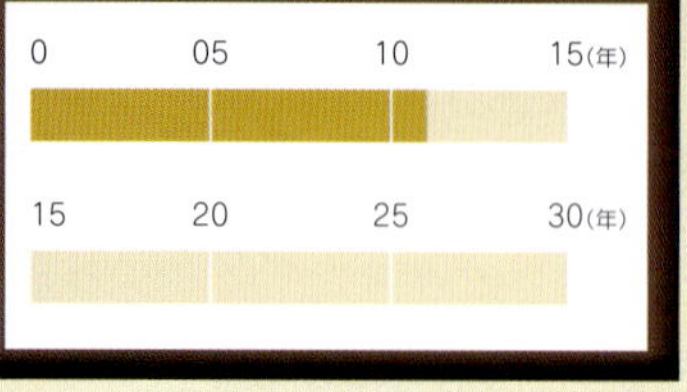

| 0 | 05 | 10 | 15(年) |
| 15 | 20 | 25 | 30(年) |

AUTHOR'S COMMENT

初診時0歳、男児。主訴は検診。3ヵ月ごとのメンテナンスを11年している。まだ混合歯列期であるがカリエスフリーに育っている。しかし、プラークコントロールは非常に悪い。少しずつ指導を強化している。10～11歳頃爪噛みがあり2|、|2が咬合していない時があった。こういう小さな悪習癖にも注意を払う必要がある。現在は、2|、|2は咬合している。

着眼点　0歳からスタート

- 0歳 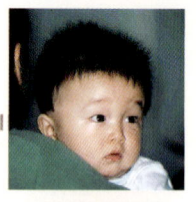
- 5ヵ月 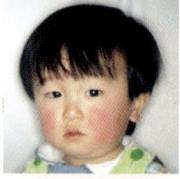
- 8ヵ月 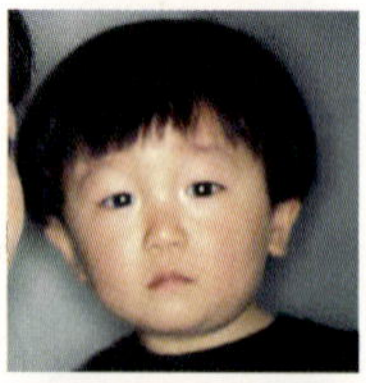
- 1歳

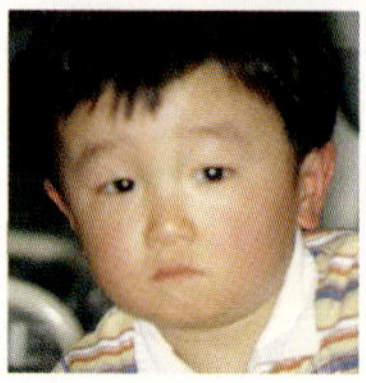

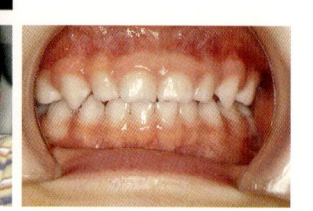

Science 読み解く鍵
この症例も0歳の乳児期から来院している。

着眼点　心を開いてくれることがメンテナンスのスタート

- 3歳 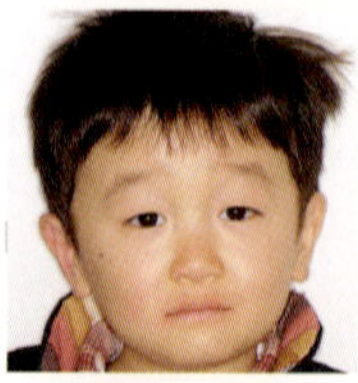 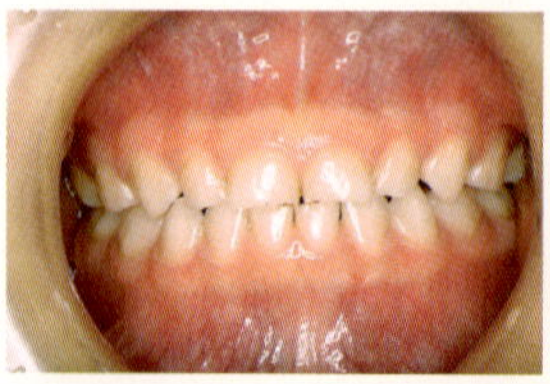 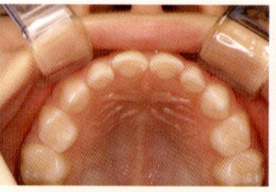 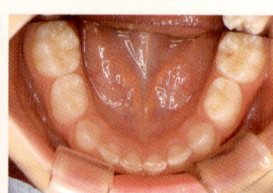 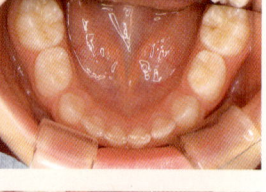
- 5歳

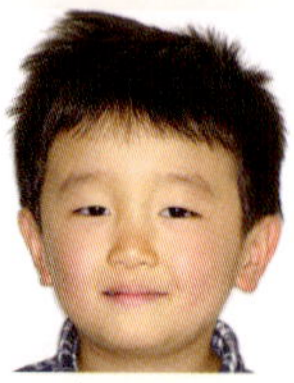

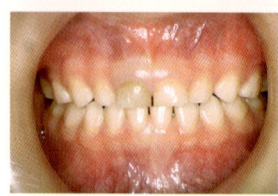

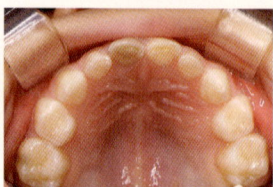

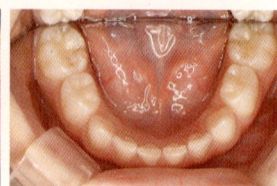

Story 読み解く鍵
とても恐がりの男児だが、お気に入りの慣れた歯科衛生士に、徐々にメンテナンスメニューをさせてくれるようになってきた。

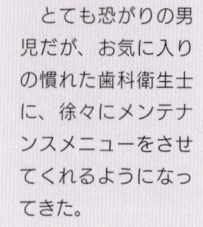

Case 12　爪噛みという小さな悪習癖

| 着眼点 | 母親は8歳まで仕上げ磨きを行うほど熱心 |

6歳

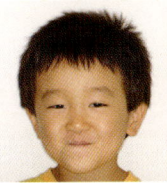

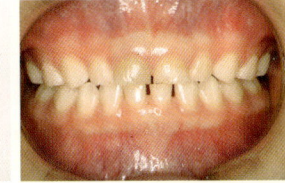

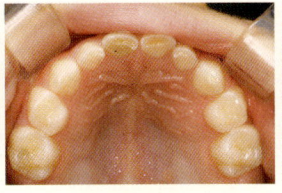

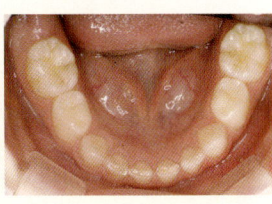

7歳

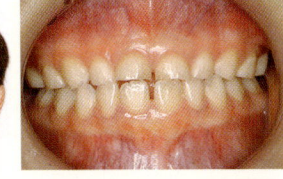

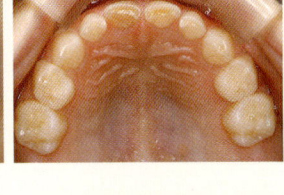

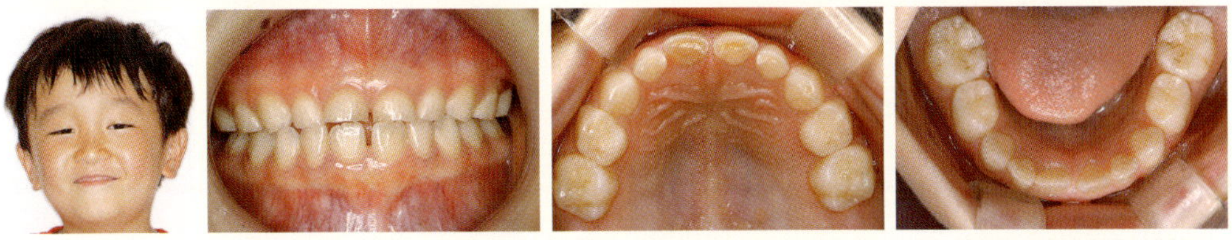

8歳

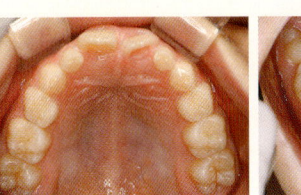

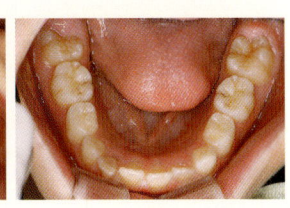

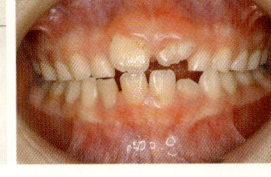

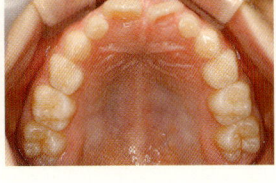

Science 読み解く鍵

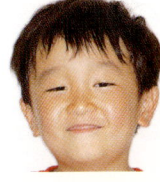

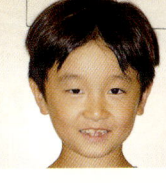

上下前歯部の交換が始まり6歳臼歯も萌出している。この年齢までは母親が仕上げ磨きをしているので、メンテナンス来院時にはそれほどプラークが多いわけではなかった。

| 着眼点 | 本人によるホームケアと爪噛みへの注意が必要である |

9歳

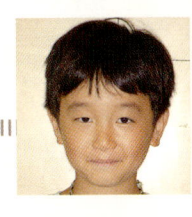

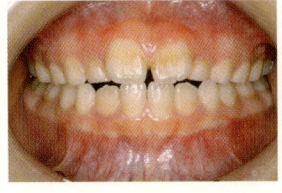

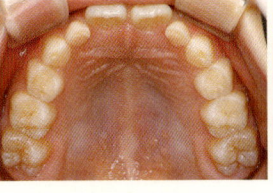

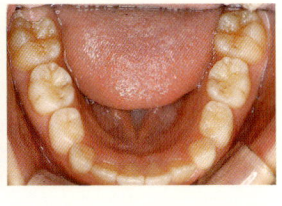

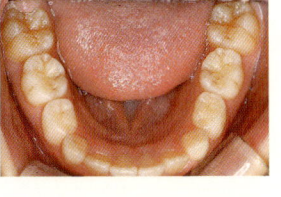

10歳

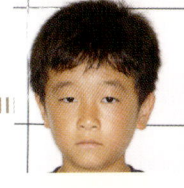

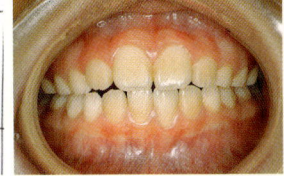

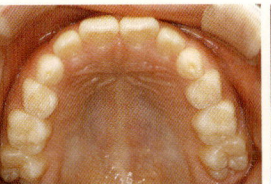

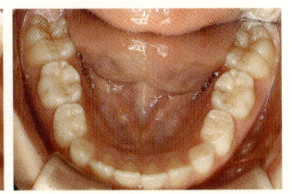

11歳

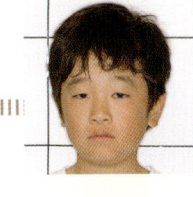

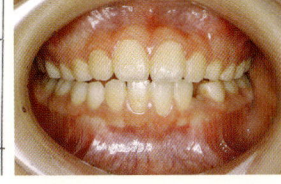

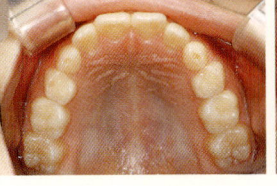

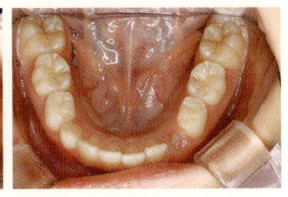

11.5歳

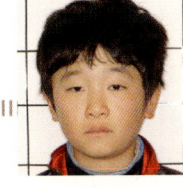

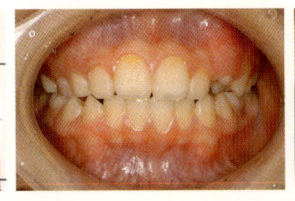

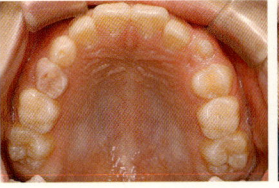

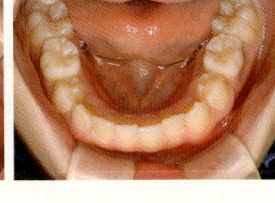

12歳

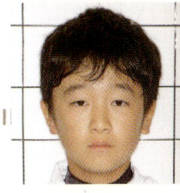

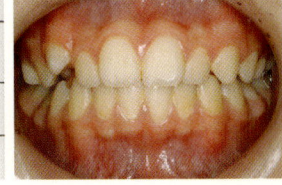

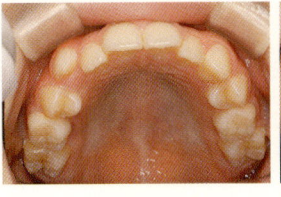

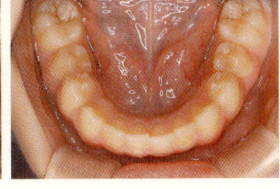

Science 読み解く鍵

母親の仕上げ磨きから本人にまかせる時期になり、まったくプラークコントロールができない状態が続いている。この時期を乗り越えねばならないが容易ではない。この男児の場合は、爪噛みにより右上下2番が咬合していない時期があったが、注意を続けることにより改善している。

71

Case 13

適切な時期に適切な矯正治療を

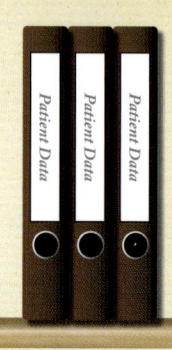

【患者データ】
- 初診日：2002.11.2
- 生年月日：1997.10.18
- 初診時年齢：5歳
- 性別：女
- 主訴：検診

8年のメンテナンス

| 0 | 05 | 10 | 15(年) |
| 15 | 20 | 25 | 30(年) |

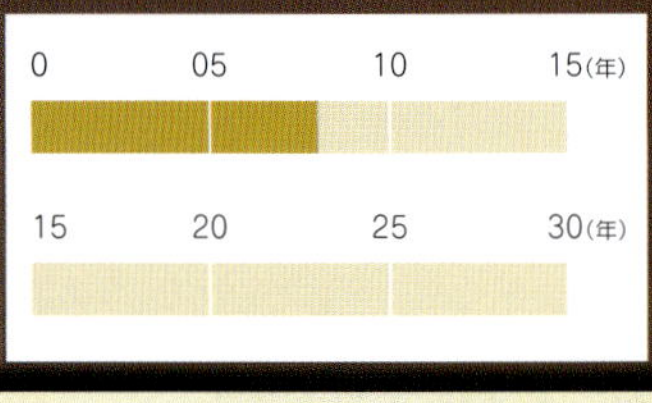

AUTHOR'S COMMENT

初診時5歳、女児。永久歯交換が始まってから叢生傾向を示したため、一期矯正を行い改善した。しかし、その後爪噛みと下唇巻き込み癖のために上顎前突傾向を示した。二期矯正を開始してカリエスフリーで美しい歯列となっている。このように低年齢からメンテナンスを行っていると適切な時期に矯正を行うことができるために、患者の負担も少なく良い結果が得られる。

着眼点　7歳を過ぎ上下前歯の叢生が目立ち始めた

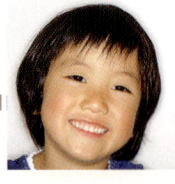

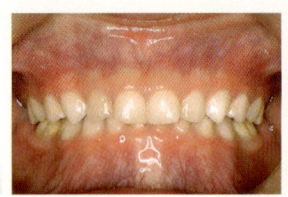

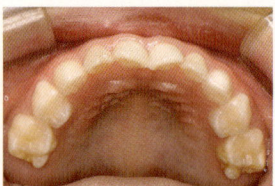

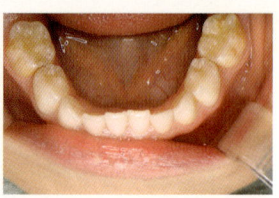

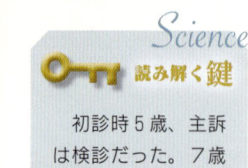

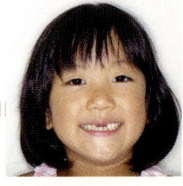

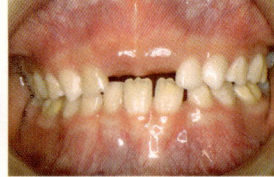

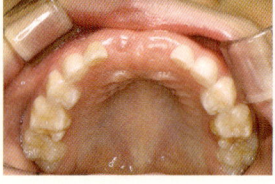

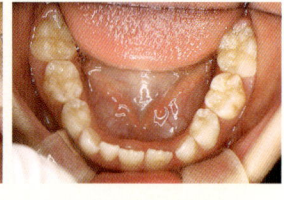

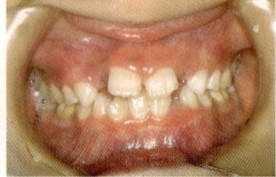

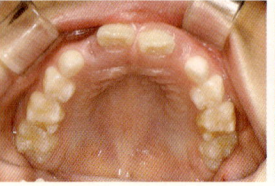

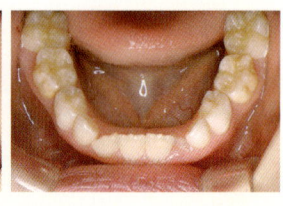

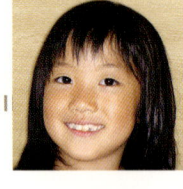

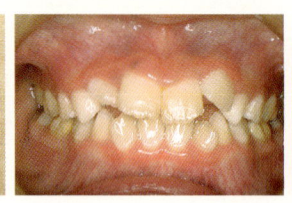

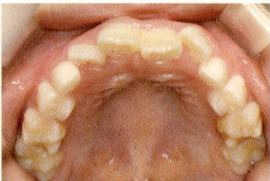

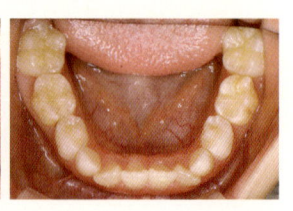

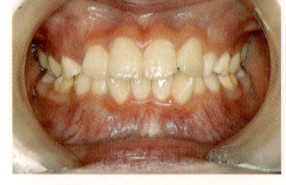

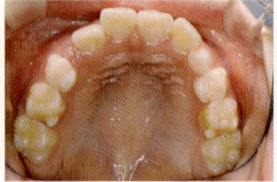

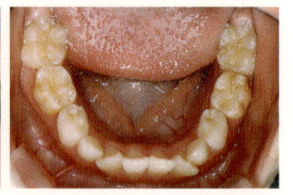

- 5歳
- 6歳
- 7歳
- 7.5歳
- 8歳
- 9歳

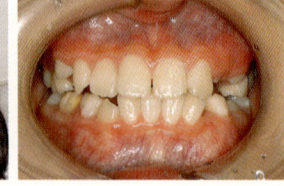

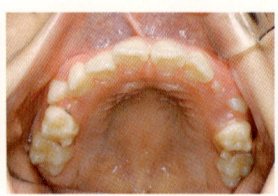

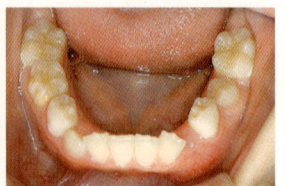

Science 読み解く鍵

初診時5歳、主訴は検診だった。7歳を過ぎると上下前歯の叢生が目立つようになってきたため、拡大床装置を使用して第一期の矯正を行っている。低年齢からきちんとメンテナンスに来院していると、適切な時期に必要な矯正を行え患者の負担も少ない。

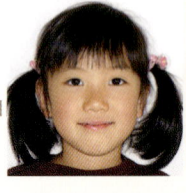

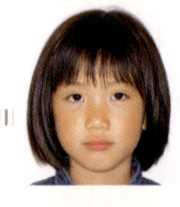

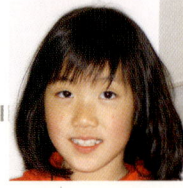

Case 13　適切な時期に適切な矯正治療を

10歳

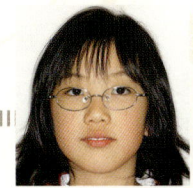

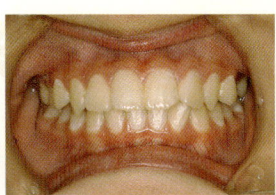

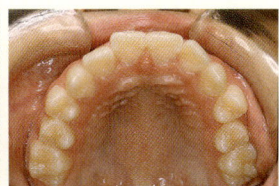

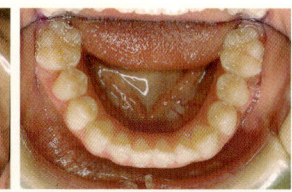

| 着眼点 | 下口唇の巻き込みと爪噛み癖 |

10.5歳

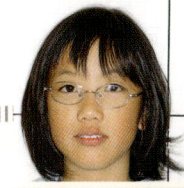

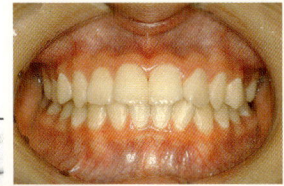

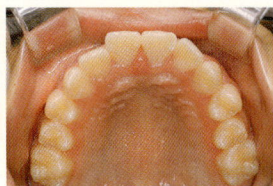

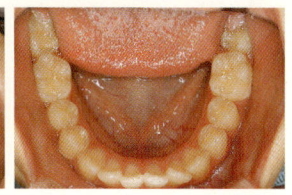

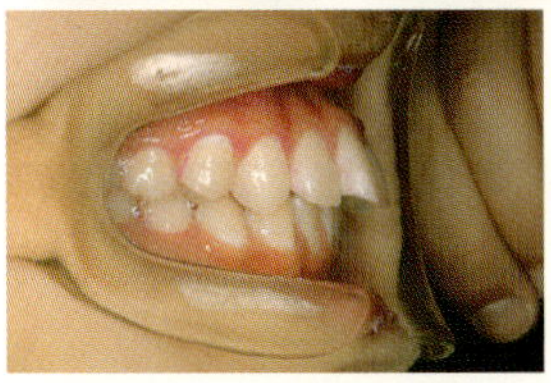

> **Science 読み解く鍵**
> 拡大によってきれいな歯列になったが、10.5歳になると、下口唇巻き込みと爪かみの癖が生じて、上顎前歯の唇側傾斜と下顎前歯の舌側傾斜が起こってきた。そこで二期矯正を開始した。

| 着眼点 | 美しい歯列が完成 |

11歳

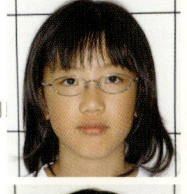

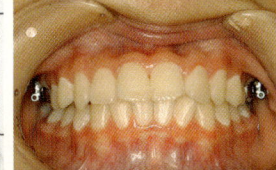

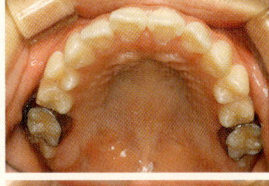

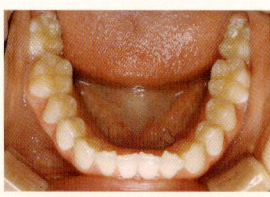

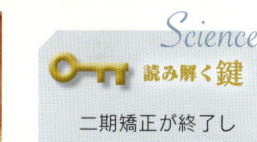

11.5歳

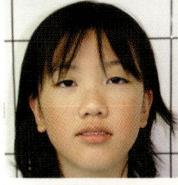

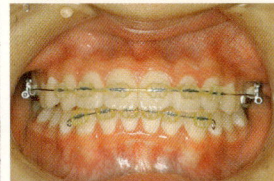

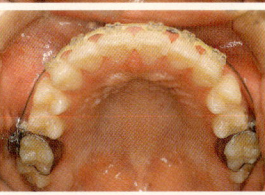

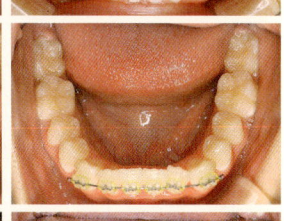

12歳

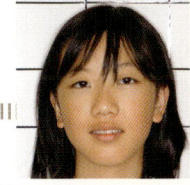

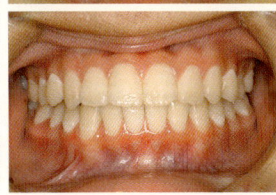

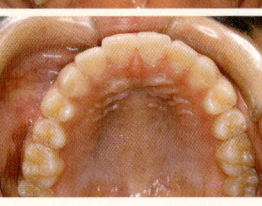

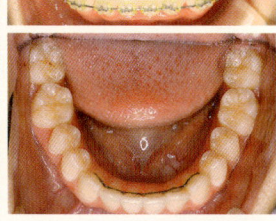

> **Science 読み解く鍵**
> 二期矯正が終了して、大きくてゆったりしたきれいな歯列弓となり、前歯部の被蓋も改善された。

| 着眼点 | 乳歯列からのメンテナンスで適切な時期に適切な介入が可能となる |

13歳

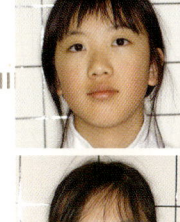

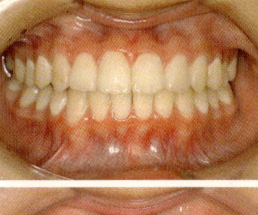

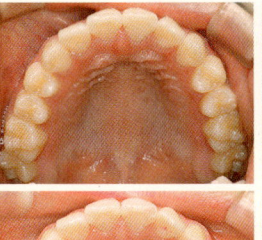

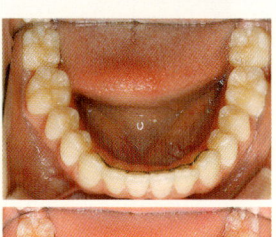

13歳

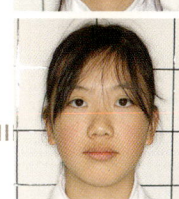

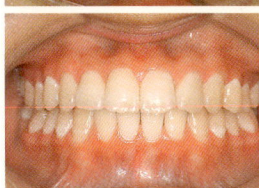

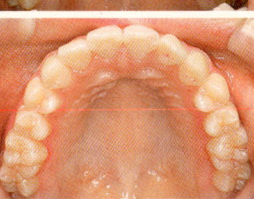

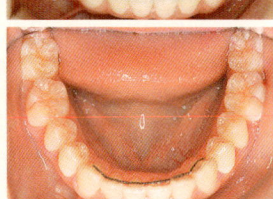

> **Science 読み解く鍵**
> このように乳歯列からメンテナンスをすることにより、永久歯の交換、顎骨の発育、悪習癖のチェックができるために、必要な場合には適切な時期に矯正介入が行える。このことにより、患者の負担も少なく、良好な結果を得ることができる。そのプロセスでカリエスフリーも達成されるだろう。

Case 14

【患者データ】
初診日：1998.7.31
生年月日：1990.8.25
初診時年齢：7歳
性別：女
主訴：永久歯が黄色いのが気になる

カリエスフリーで、矯正治療の希望がなくても態癖を軽視してはならない

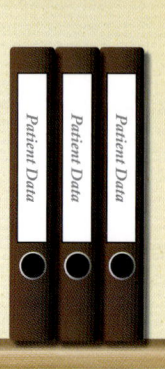

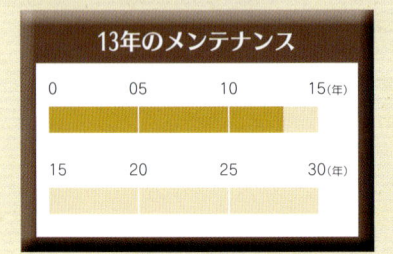

13年のメンテナンス

| 0 | 05 | 10 | 15(年) |
| 15 | 20 | 25 | 30(年) |

AUTHOR'S COMMENT

ステイン除去をし、メンテナンスを13年行っている。矯正の希望はなかったので歯列のチェックは十分にできていなかった。改めて記録を見直してみると、右からの力による態癖により、右の歯列が大きく内側へゆがんできていることがわかる。カリエスフリーに育っても、たとえ矯正の希望がなくても、もっと態癖に注意をするべきだったと反省している。その意味でも規格化された資料と、それを即座に比較できるウィステリアというソフトの重要性を痛感している。今後は、このようなことがないようにしていきたい。

着眼点　年齢相応の歯列弓であったが…

7歳

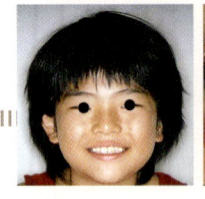

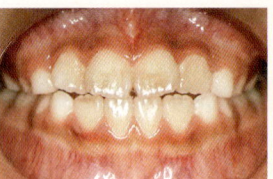

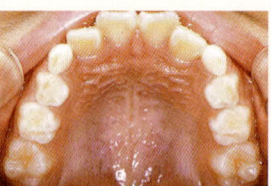

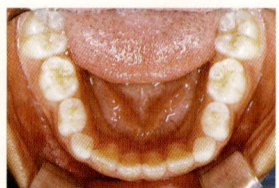

Science 読み解く鍵
主訴は永久歯の着色であった。この年齢では歯列弓は適切な大きさをしている。これが12年後に大きく変形するとは思いもしなかった。

着眼点　歯列へのチェックが不十分であったと反省

8歳

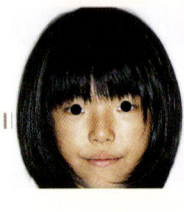

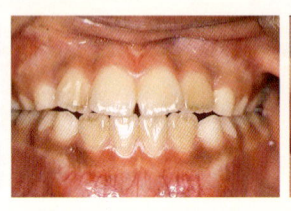

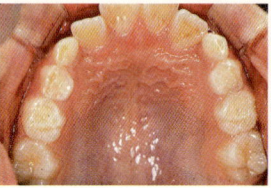

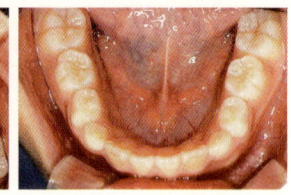

Science 読み解く鍵
上顎前歯部に叢生が生じているが、矯正は希望されなかった。メンテナンスには確実に来られている。

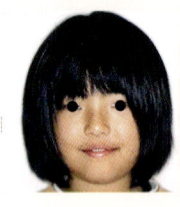

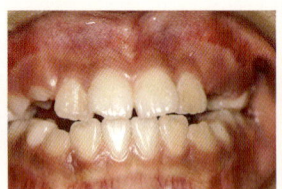

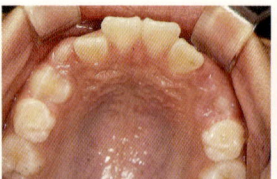

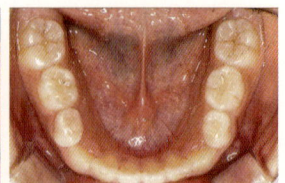

9歳

10歳

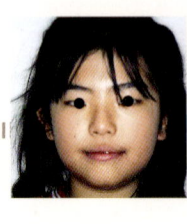

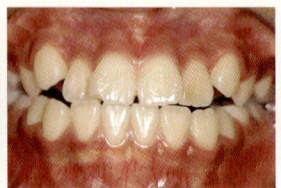

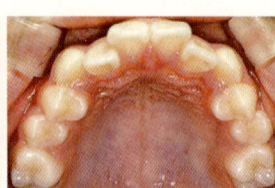

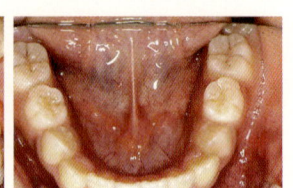

Case 14　カリエスフリーで、矯正治療の希望がなくても態癖を軽視してはならない

| 着眼点 | この時点で臼歯部歯列にひずみはなかった |

11歳

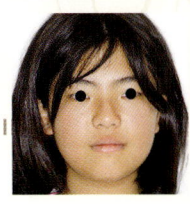

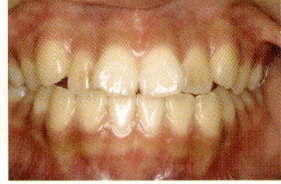

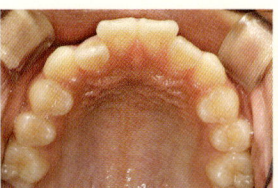

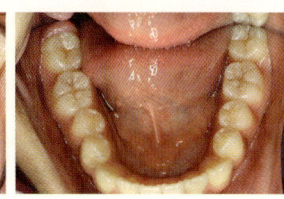

> Science 読み解く鍵
>
> この時点では、上顎前歯の叢生はあるものの、臼歯部の歯列弓に大きなひずみはない。

| 着眼点 | 態癖への注意不足で右側臼歯部・前歯部の舌側傾斜が悪化 |

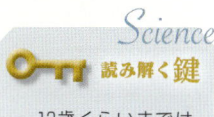

12歳

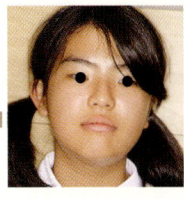

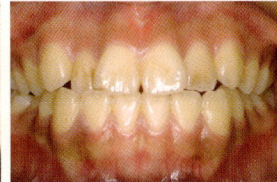

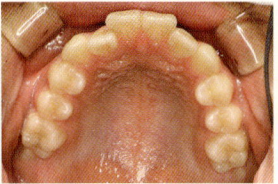

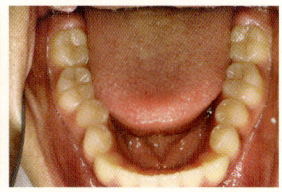

13歳

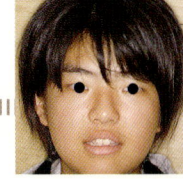

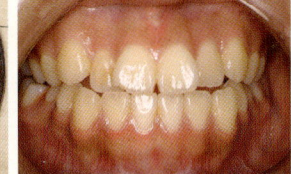

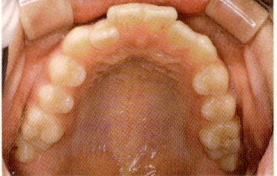

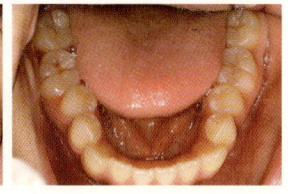

14歳

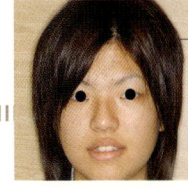

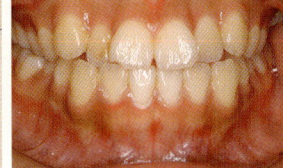

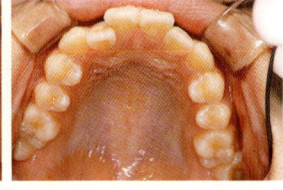

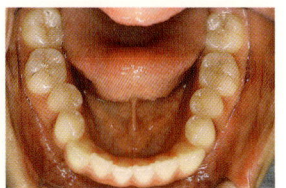

15歳

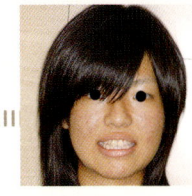

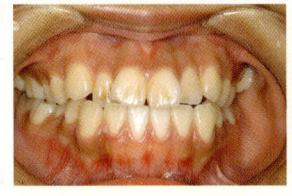

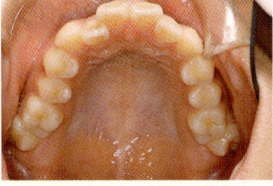

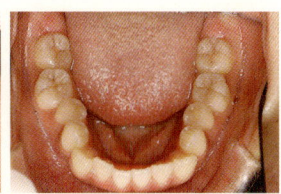

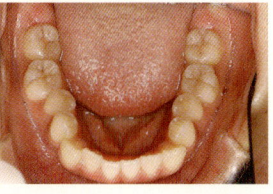

19歳

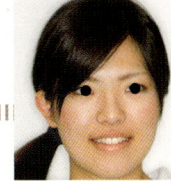

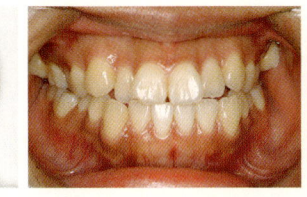

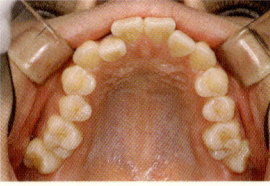

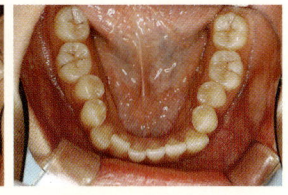

20歳

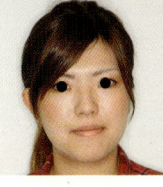

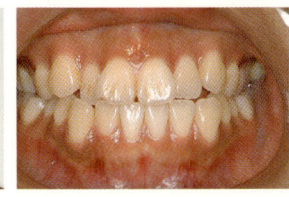

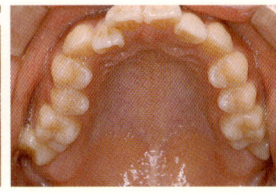

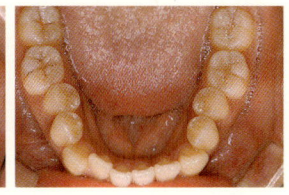

> Science 読み解く鍵
>
> 13歳くらいまでは臼歯部歯列弓はおおむね良好だが、14歳くらいから右側臼歯部の舌側傾斜がひどくなってきた。それにともない、2|舌側傾斜も悪化している。右からの態癖のせいと考えられる。矯正希望はなかったのだが、13年間メンテナンスしていたにもかかわらず、このような歯列弓の変形をきたしてしまったことに反省をしている。写真は撮影していても、比較をしなければ気がつかないものである。引っ越しして遠くに住まいが移ったが、ずっとメンテナンスに来院し、カリエスフリーである。

Case 15

【患者データ】
初診日：1996.4.23
生年月日：1987.2.4
初診時年齢：9歳
性別：女
主訴：歯の着色がとれない

過蓋咬合と態癖による舌側傾斜

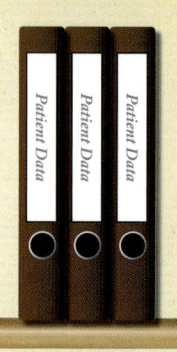

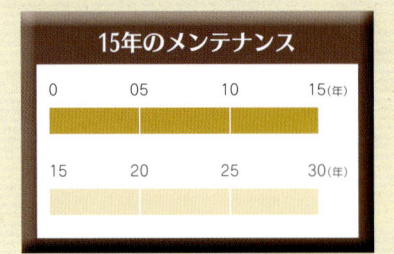

15年のメンテナンス

| 0 | 05 | 10 | 15(年) |
| 15 | 20 | 25 | 30(年) |

AUTHOR'S COMMENT

初診時9歳、女児。主訴は歯の着色がとれないとのことだった。初診時より過蓋咬合があり、右からの態癖で右上下白歯が舌側に押されており、2の舌側傾斜をまねいている。ステインを除去し、メンテナンスを15年行っている。カリエスフリーで育っている。

着眼点　過蓋咬合への対応がこの時点で必要だった

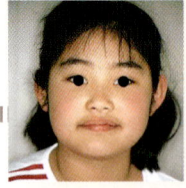

9歳

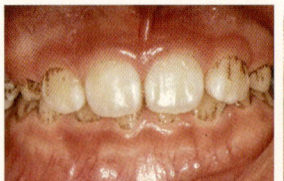

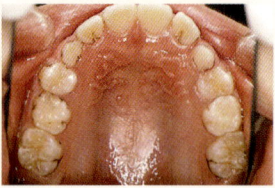

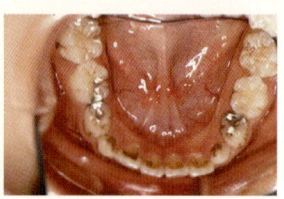

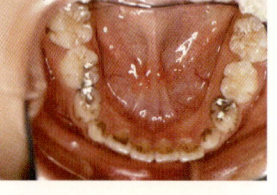

10歳

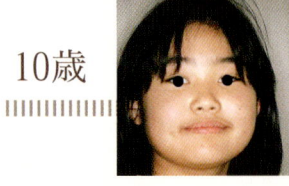

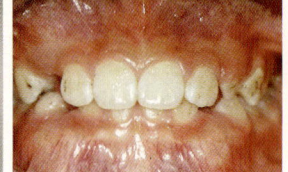

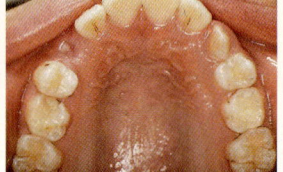

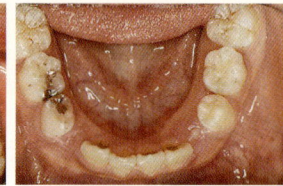

Science 読み解く鍵

側方歯群の交換前の状態で来院した。主訴は着色であり、母親からカリエスフリーに育ててほしいという希望があったため予防に重きを置いてメンテナンスしていった。しかし今見返してみると、初診時から過蓋咬合であり、この時点で矯正担当医と相談すべきであったと反省している。

着眼点　過蓋咬合や態癖を見逃すことの恐さを実感

11歳

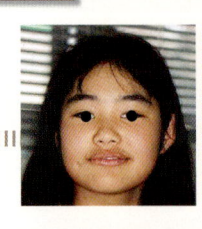

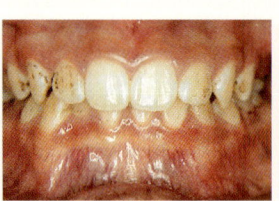

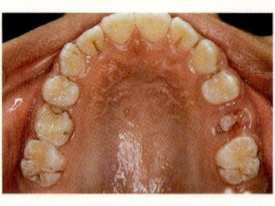

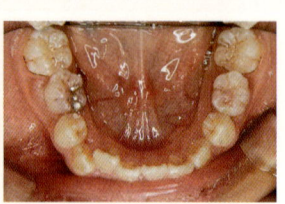

12歳

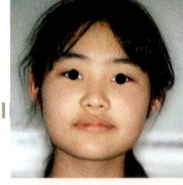

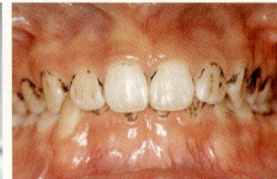

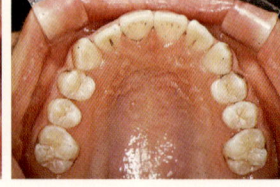

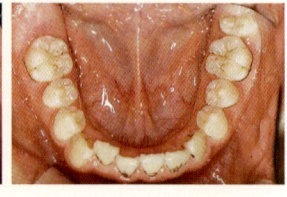

13歳

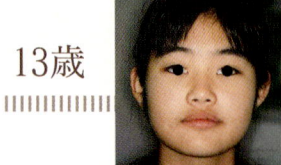

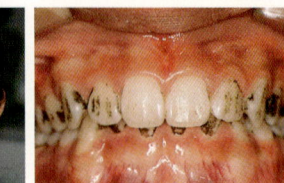

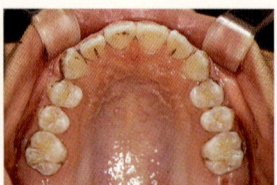

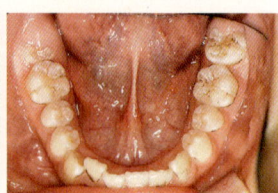

Science 読み解く鍵

案の定、11歳くらいから下顎前歯の歯列が乱れ始めている。それが徐々にひどくなっていく様子が写真からよくわかる。これは防げたことである。また13歳くらいから右からの態癖による歯列弓の狭窄も始まっている。15年間メンテナンスを行い、本人もカリエスフリーで健康だが、過蓋咬合や態癖を見逃すことの怖さを感じた症例である。

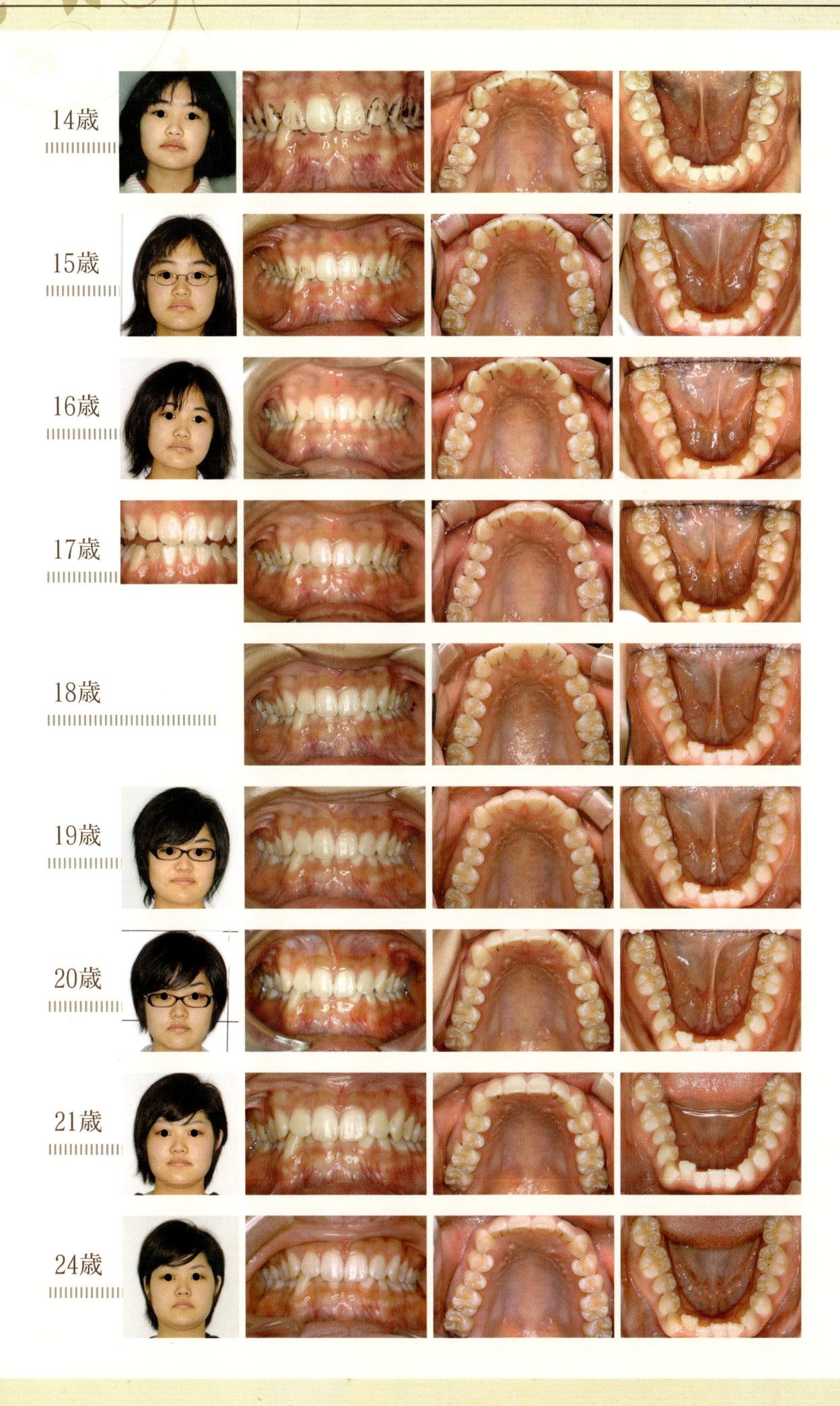

Case 15　過蓋咬合と態癖による舌側傾斜

14歳

15歳

16歳

17歳

18歳

19歳

20歳

21歳

24歳

Case 16

【患者データ】
初診日：1996.7.16
生年月日：1992.4.23
初診時年齢：4歳
性別：男
主訴：検診希望

思春期というリスク、態癖というリスク

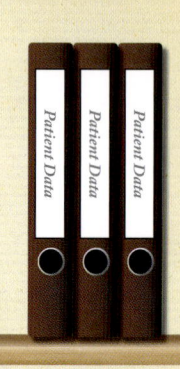

14年のメンテナンス

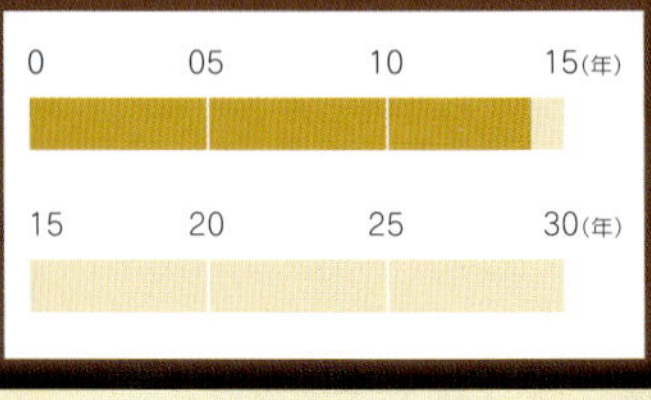

| 0 | 05 | 10 | 15(年) |
| 15 | 20 | 25 | 30(年) |

AUTHOR'S COMMENT

初診時4歳、男児。主訴は検診。3カ月ごとのメンテナンスを14年行っているが、15歳から1年あまりメンテナンスをさぼった時期があり、生活も乱れていたことが想像される。17歳時点のバイトウィングで6|近心にう窩を形成してしまったことが判明。さらに他の隣接面も脱灰傾向を示した。それ以降は再びメンテナンスに来院している。態癖のため臼歯部のアーチの狭窄が著しい。

着眼点　母親はカリエスフリーを強く希望し、環境はよい

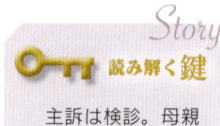

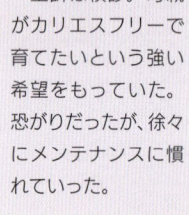

4歳
5歳
6歳

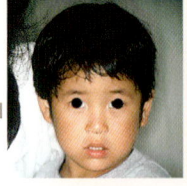

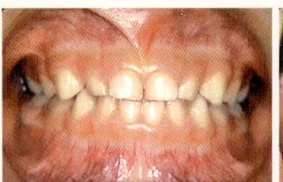

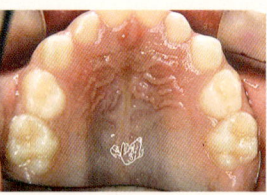

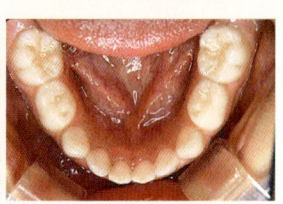

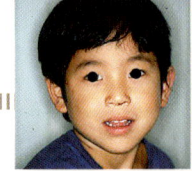

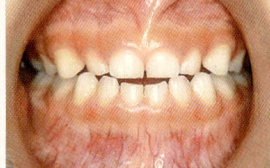

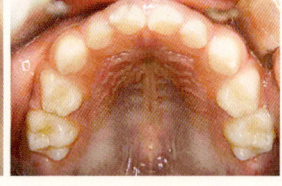

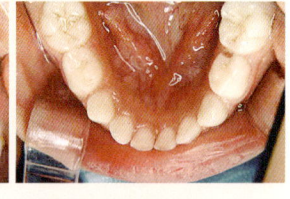

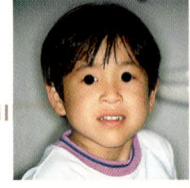

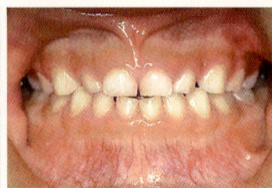

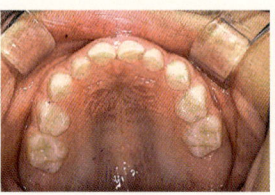

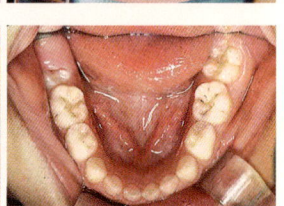

Story 読み解く鍵
主訴は検診。母親がカリエスフリーで育てたいという強い希望をもっていた。恐がりだったが、徐々にメンテナンスに慣れていった。

着眼点　1|1萌出までの時期は舌突出癖に注意

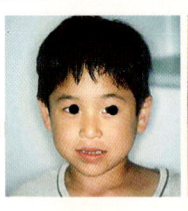

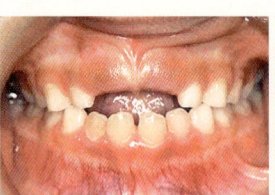

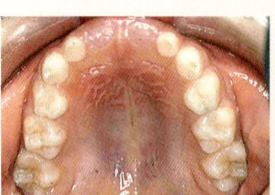

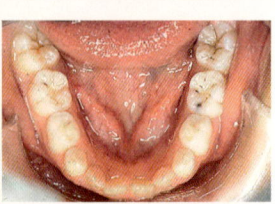

7歳
8歳
9歳

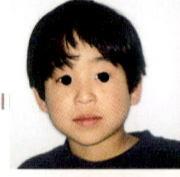

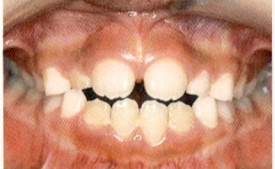

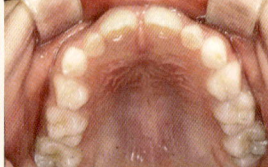

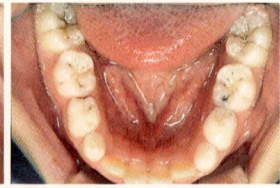

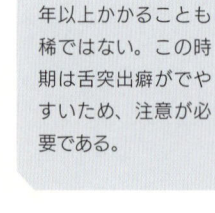

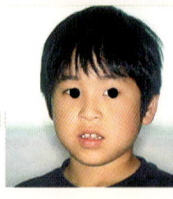

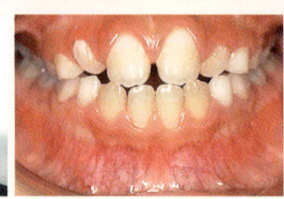

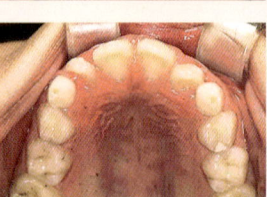

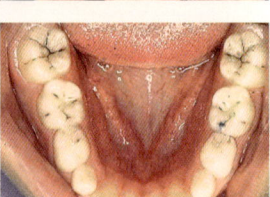

Science 読み解く鍵
A|A が抜けて 1|1 が萌出するまでに1年以上かかることも稀ではない。この時期は舌突出癖がでやすいため、注意が必要である。

Case 16　思春期というリスク、態癖というリスク

| 着眼点 | 態癖の影響がすさまじい |

10歳

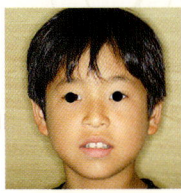

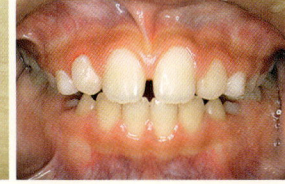

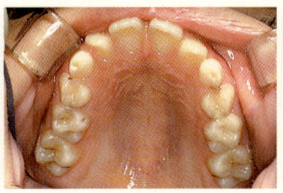

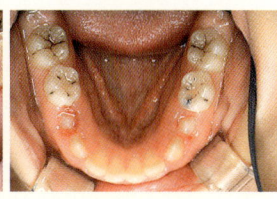

11歳

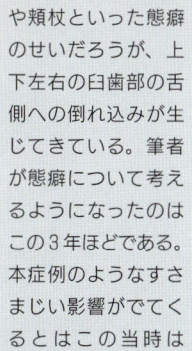

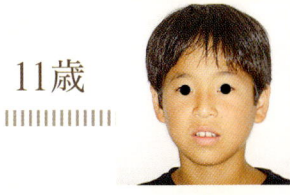

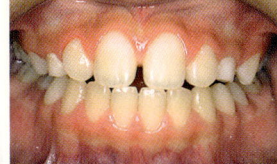

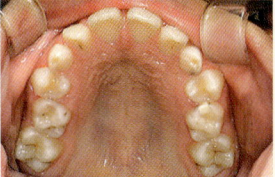

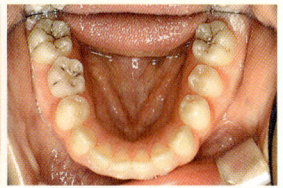

12歳

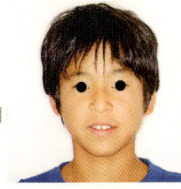

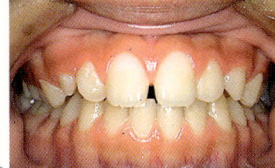

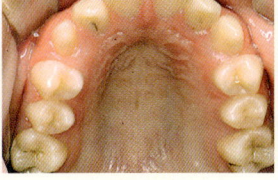

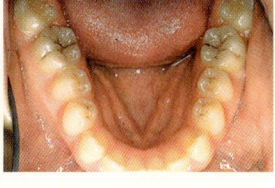

13歳

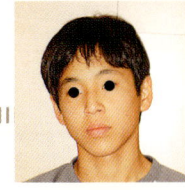

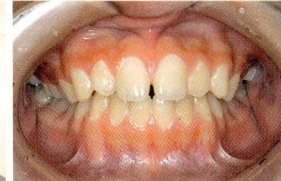

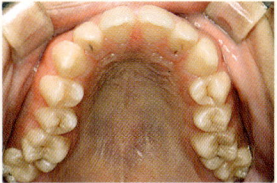

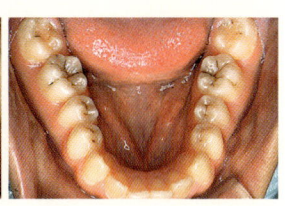

> **Science 読み解く鍵**
> おそらく睡眠態癖や頬杖といった態癖のせいだろうが、上下左右の臼歯部の舌側への倒れ込みが生じてきている。筆者が態癖について考えるようになったのはこの3年ほどである。本症例のようなすさまじい影響がでてくるとはこの当時は思ってもいなかった。

| 着眼点 | カリエスフリーだが歯列はますます狭窄 |

14歳

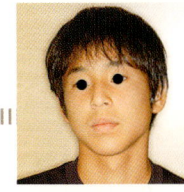

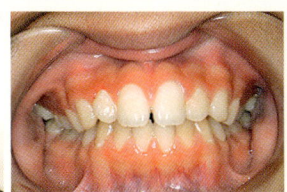

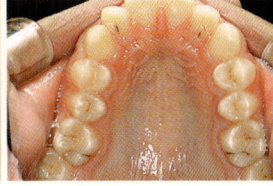

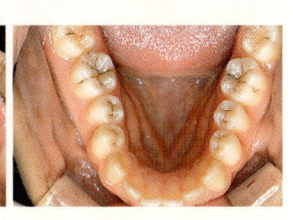

15歳

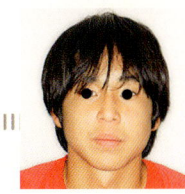

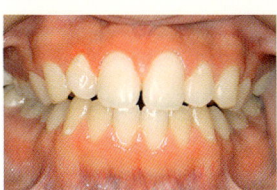

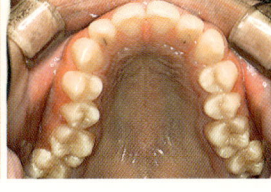

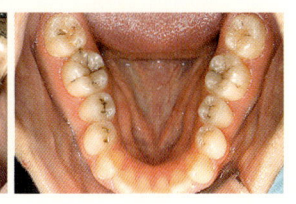

> **Science 読み解く鍵**
> 舌癖もあり、正中離開がまだ残っている。歯列弓はますます狭窄している。カリエスフリーには育っている。

79

Case 16　思春期というリスク、態癖というリスク

着眼点　メンテナンスが途絶えた間にカリエス発生

16歳

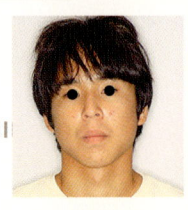

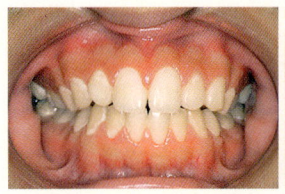

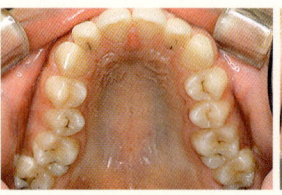

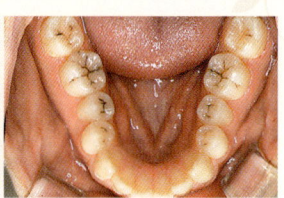

17歳

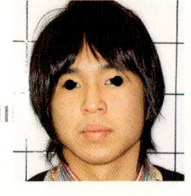

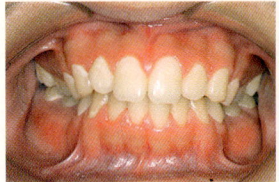

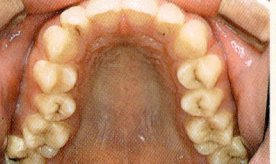

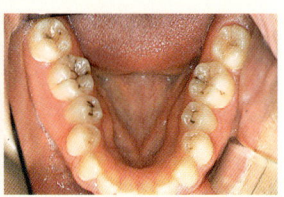

17歳

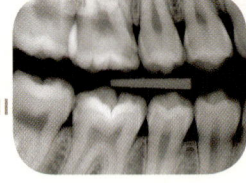

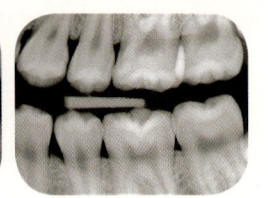

Science 読み解く鍵

この年齢になると概して男の子は親には無口になり、生活も乱れがちでプラークコントロールも不十分なことが多い。この子の場合も親がメンテナンスに行くように言っても聞きいれないことが、15歳から1年ほどあった。そしてメンテナンスをさぼっていた間に6近心にカリエス発症、他も隣接面は危険な状態である。

母親の落胆ぶりは大きかった。その後はメンテナンスに来ている。しかし、ホームケアが十分でないこと、態癖の指導もしているがなかなか改善しないことなど課題は多い。

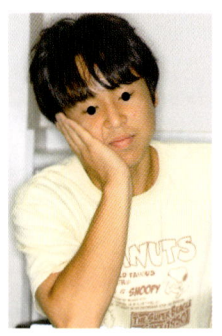

2008.9.17
頬杖睡眠姿勢の態癖のため、上下臼歯部歯列弓のゆがみ大

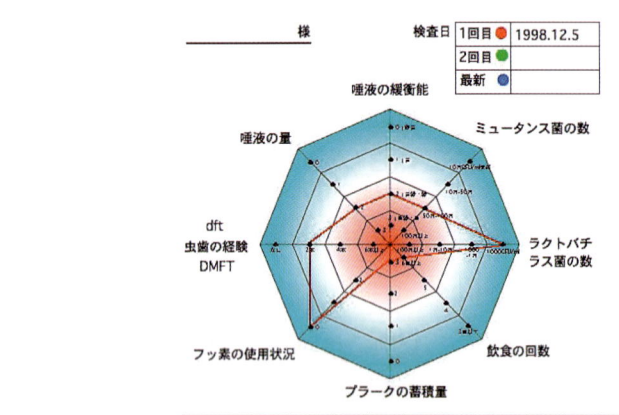

検査日	プラーク	SM	LB	飲食	唾液量	緩衝能	フッ素家庭	フッ素診療所	虫歯の経験 dft, DMFT	残存歯
1998.12.5	6歳 3	2	0	6	5 ml	緑	○	○	1	
	歳				ml					
	歳				ml					

80

症例アーカイブス

カリエスフリー失敗例

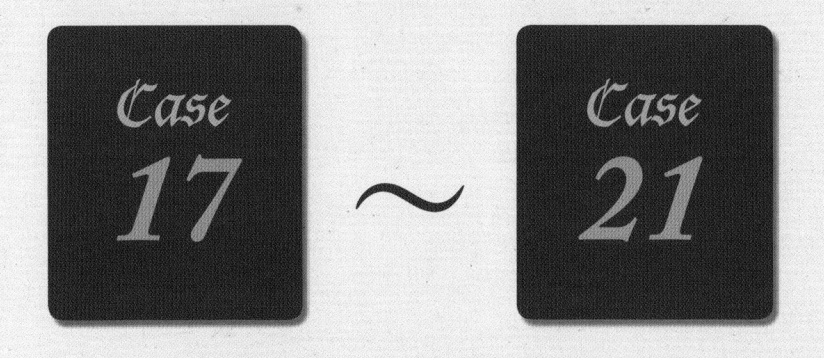

Case 17 ～ Case 21

　努力をしても患者や家族を変えることができない場合もある。それも謙虚に受け止めねばならない。通常の予防教育やメンテナンスでは防ぎきれない症例があることも臨床の現実である。

Case 17

メンテナンスには来ず、急患で主訴のみ治療を求めてくる患者

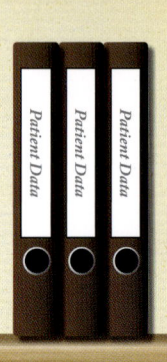

【患者データ】
- 初診日：1996.9.13
- 生年月日：1959.1.22
- 初診時年齢：37歳
- 性別：男
- 主訴：上顎前歯部歯肉疼痛

メンテナンス ×

AUTHOR'S COMMENT

Case18、19の父親である。初診時の状態も悲惨であるが、有名外食産業に勤務しており、継続的な来院が困難。いつも急患で応急処置しかできていない。初診より14年経過するがいかに崩壊していくかがよくわかる。Case18、19の息子たちもこのようにならないようメンテナンスしていかねばならない。

着眼点　Case18、19の父親。いつも急患で来院。応急処置のみ。

37歳

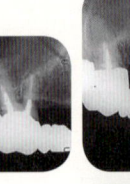

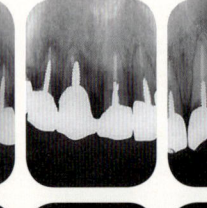

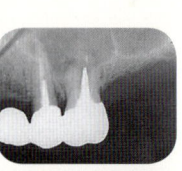

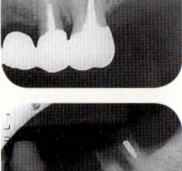

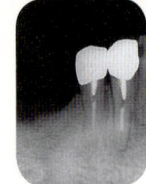

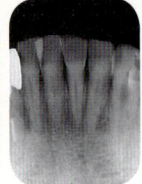

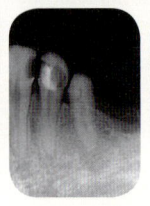

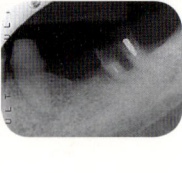

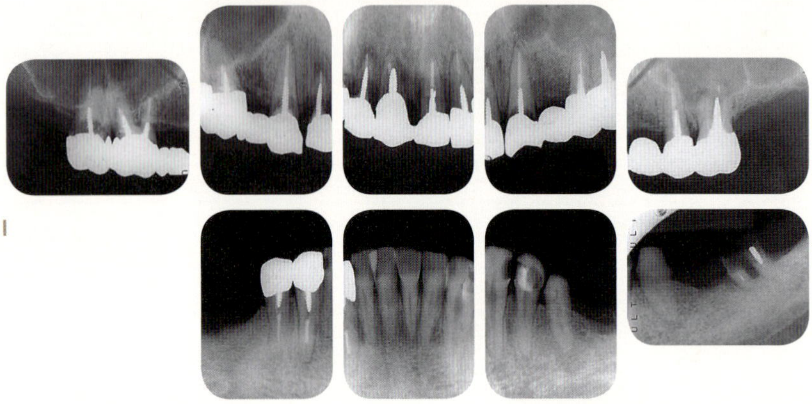

41歳

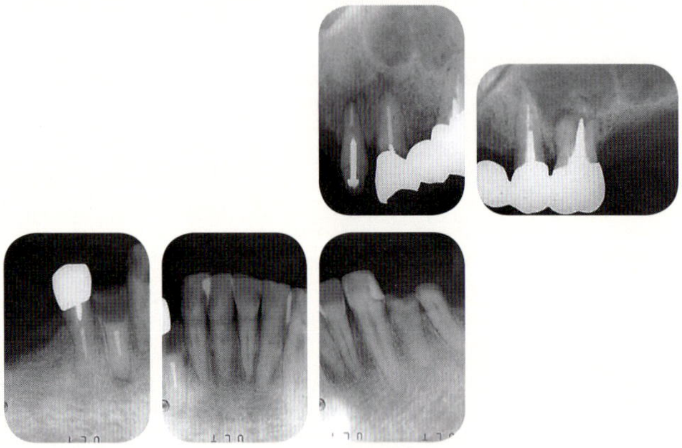

47歳

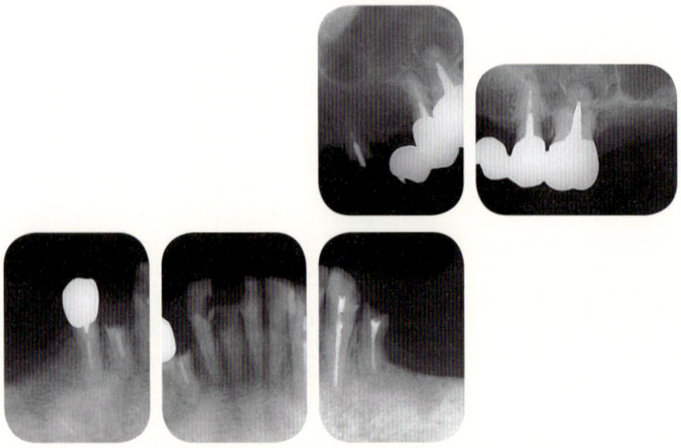

Story 読み解く鍵

超多忙で継続的な来院が不可能である。

37歳、多数の補綴物があるがほとんどhopelessの状態である。

41歳。崩壊が加速している。

47歳、う蝕にはなりにくい下顎前歯部にすら大きなう蝕を作ってきている。

Case 17　メンテナンスには来ず、急患で主訴のみ治療を求めてくる患者

| 着眼点 | 患者は競争の厳しい外食産業勤務 |

51歳

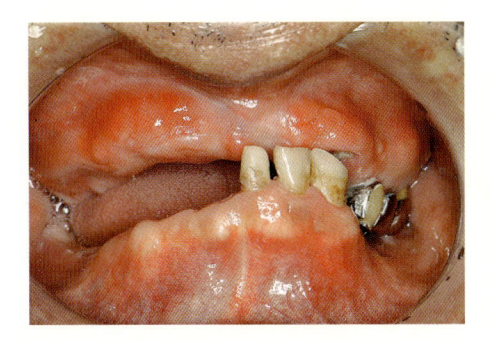

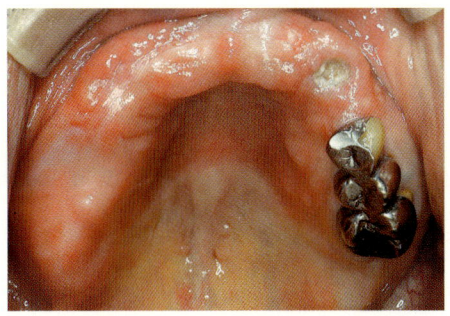

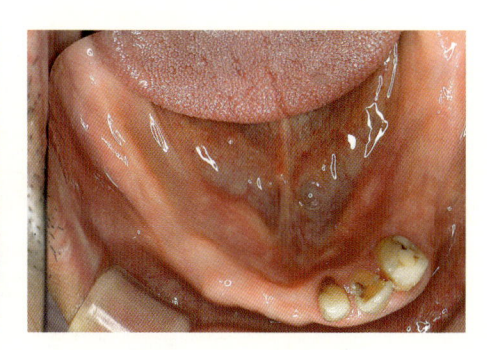

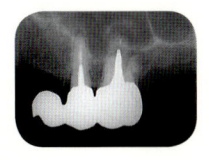

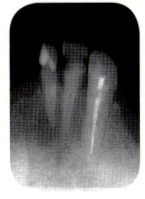

Story 読み解く鍵

2010年、もやは総義歯目前である。

過剰な競争社会の中、有名外食産業に勤めるこの患者は、継続的な来院ができずにおり、主訴のみの治療をそのつど行ってきた。急患としての来院ばかりで初診の写真はない。来院のたびに崩壊は著しく、14年後の口腔内写真とエックス線写真を見ると歯科医療従事者としては何ともやりきれない思いがする。しかし、他にもこのような患者がたくさんいるだろう。これからの超高齢化時代には、根面う蝕や二次う蝕や未治療の歯周疾患の悪化などで崩壊してくる人が多くなるだろう。だからこそ、この患者の息子たち(Case18、19)にはそうなってほしくない。

Case 18

不安定なホームケア、食生活というリスク・Case17の次男

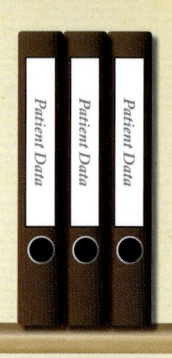

【患者データ】
- 初診日：1996.10.18
- 生年月日：1993.08.03
- 初診時年齢：3歳
- 性別：男
- 主訴：むし歯の治療をしてほしい

13年のメンテナンス

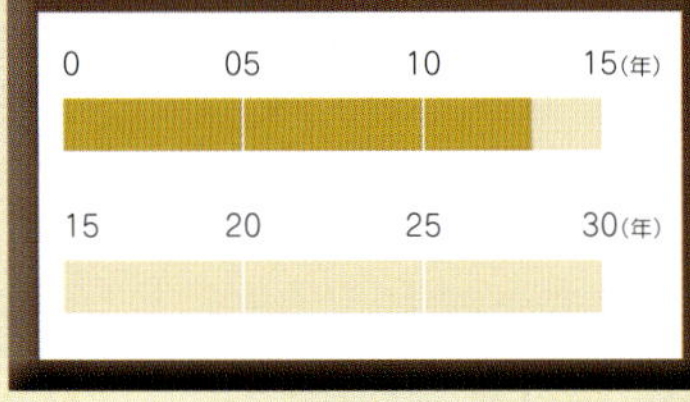

| 0 | 05 | 10 | 15(年) |
| 15 | 20 | 25 | 30(年) |

AUTHOR'S COMMENT

Case17の次男でCase19の弟である。メンテナンスには来院しているがプラークコントロールは悪く、非常に危なっかしい状態である。初診時、3歳男児。主訴はう蝕治療。乳歯のランパントカリエスからカリエスフリーの永久歯列を獲得したが、ホームケアや食生活が安定しないため、|6 7 隣接面に初期の脱灰が認められ、非常に危険な状態である。あまり厳しく指導しても逆効果であり、患者との距離感、指導力が問われる。

着眼点　父親と同様ランパントカリエスで来院

3歳

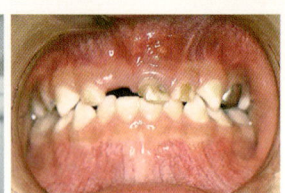

4歳

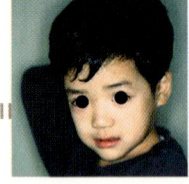

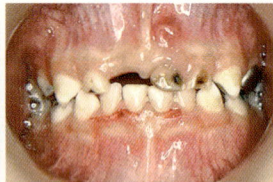

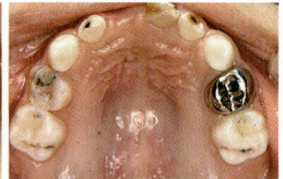

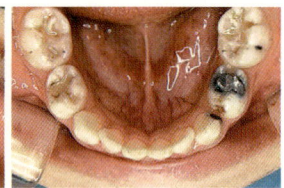

5歳

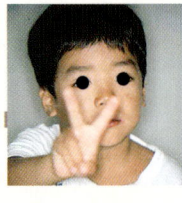

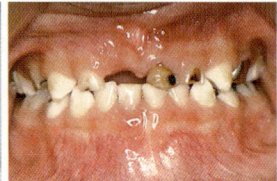

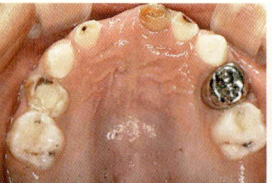

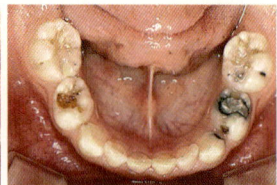

6歳

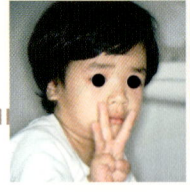

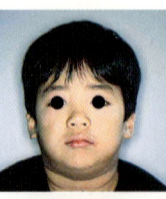

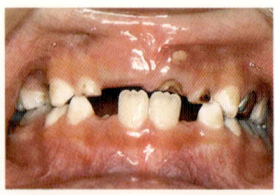

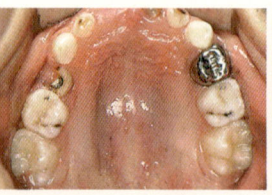

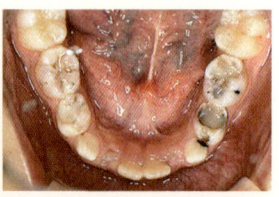

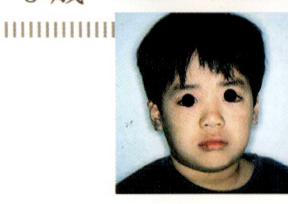

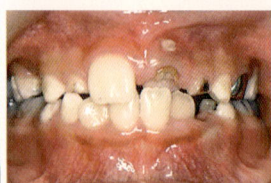

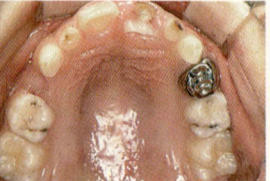

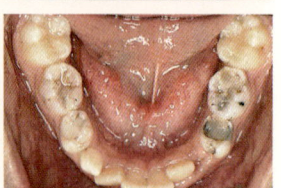

Science 読み解く鍵

う蝕治療を主訴として来院した。ランパントカリエスである。Case17の父親もランパントカリエスでどんどん崩壊していっている。母親は多数の修復のある口腔内だったが、メンテナンスに14年来院していて安定している。母親は子供をカリエスフリーで育てたいという強い希望をもっていた。

Case 18　不安定なホームケア、食生活というリスク・Case17の次男

7歳

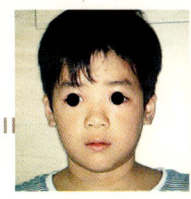

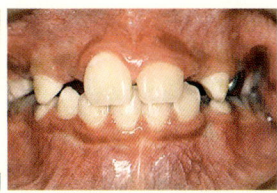

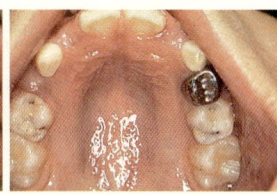

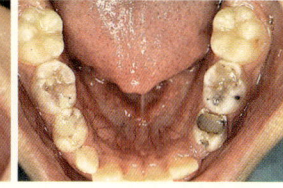

8歳

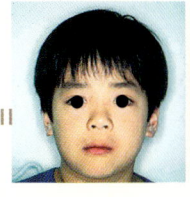

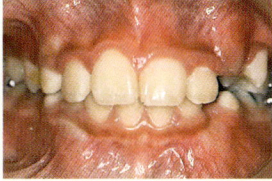

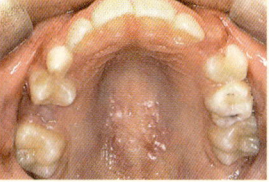

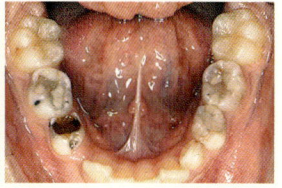

9歳

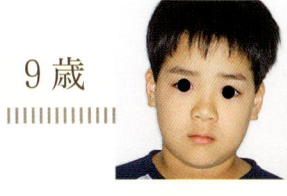

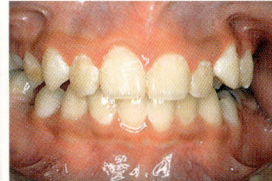

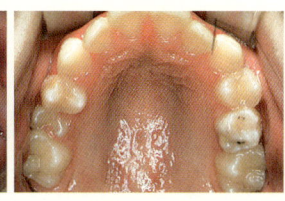

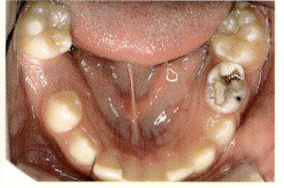

| 着眼点 | カリエスフリーは達成したが健康観・食生活に問題あり |

10歳

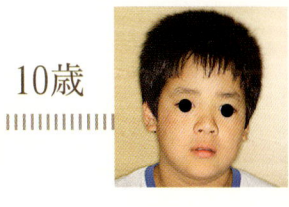

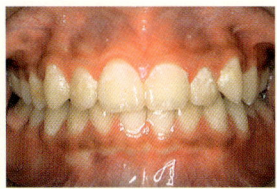

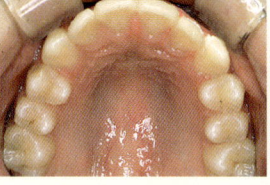

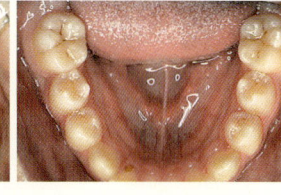

11歳

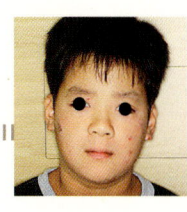

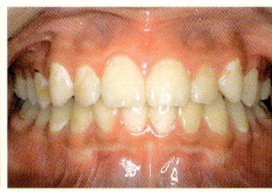

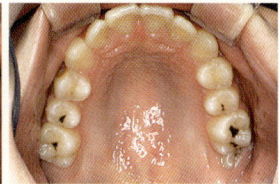

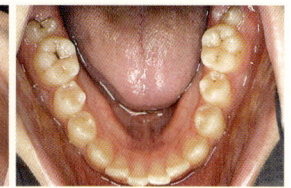

12歳

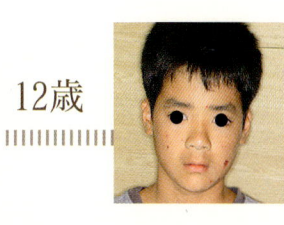

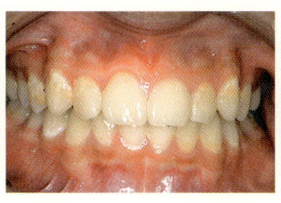

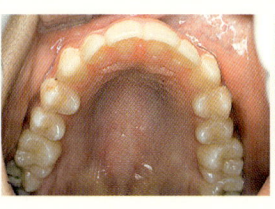

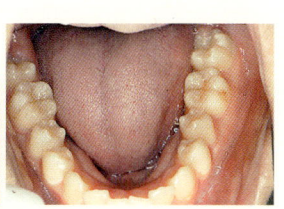

Science 読み解く鍵

プラークコントロールは非常に悪いが、カリエスフリーの永久歯列になった。しかし、健康観は低く、食生活も良くない。本当に危なっかしい状態である。

Case 18　不安定なホームケア、食生活というリスク・Case17の次男

| 着眼点 | メンテナンスだけが救い。リスク高 |

13歳

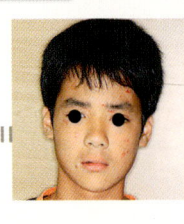

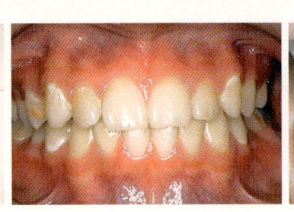

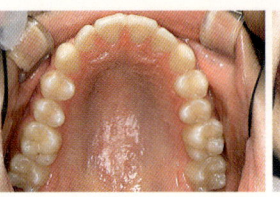

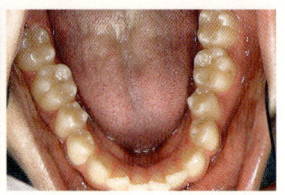

14歳

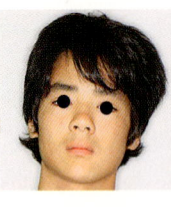

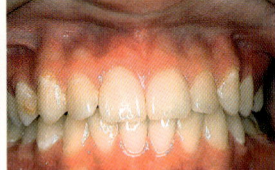

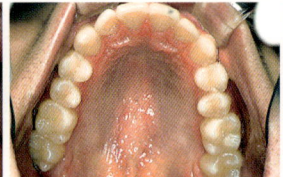

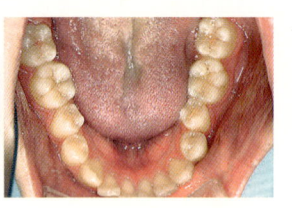

15歳

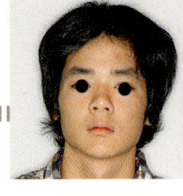

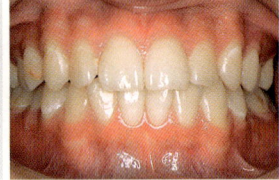

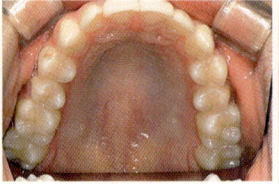

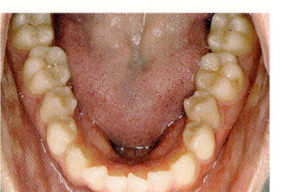

16歳

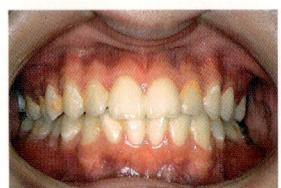

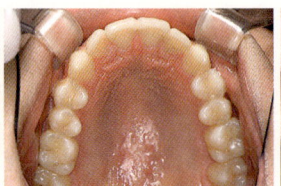

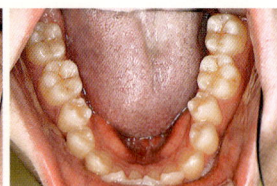

Science 読み解く鍵

　思春期を迎え、難しい時期だが、何とかメンテナンスには来ている。しかし、うまくいっているのはその1点だけであり、ホームケアも食生活も健康観も改善はない。6 7の隣接面に初期う蝕が生じてきている。まだ介入は必要ないが、この13年間は何だったのだろうかと思う。これでメンテナンスが途絶えれば多数のう蝕を生じてくるであろうことは想像できる。この子の場合、母親の注意をまだ聞くだけが救いである。あまり厳しくしてもだめだが、きちんとした指導をせねばならない。患者との距離感、指導力が問われる。

86

Case 18　不安定なホームケア、食生活というリスク・Case17の次男

| 着眼点 | やはりカリエス発生の可能性あり |

14歳

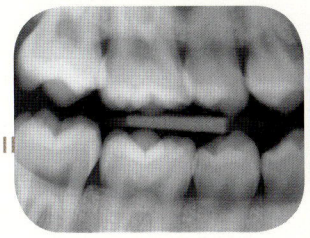

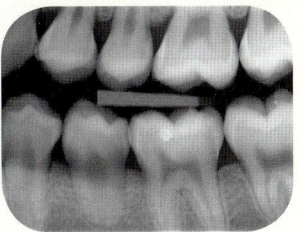

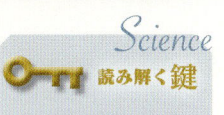

16歳

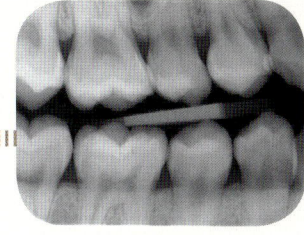

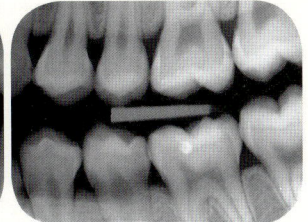

Science 読み解く鍵

6 7 の隣接面に初期う蝕の発生が見られる。

Case 19

【患者データ】
初診日：1996.08.31
生年月日：1989.10.29
初診時年齢：6歳
性別：男
主訴：むし歯の治療をしてほしい

メンテナンスの途切れがまねいた損失・Case17の長男

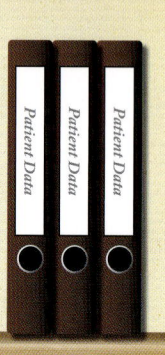

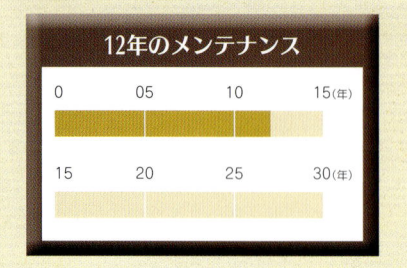

12年のメンテナンス

| 0 | 05 | 10 | 15(年) |
| 15 | 20 | 25 | 30(年) |

AUTHOR'S COMMENT

初診時6歳、男児。主訴はう蝕治療、母親はカリエスフリーに育てたいという強い希望をもっていた。11年間メンテナンスに来院し、カリエスフリーの永久歯列を獲得していた。だが、1年メンテナンスを中断した18歳時にカリエスを2ヵ所作ってきた。治療後1年間はメンテナンスに来ていたが、現在1年以上メンテナンスに来ていない。現在20歳であり、6歳から14年間のうち12年はメンテナンスに通っていたことになる。

着眼点 Case18の兄、弟同様ランパントカリエスで来院

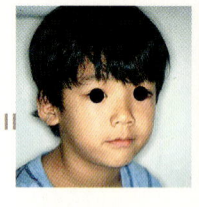

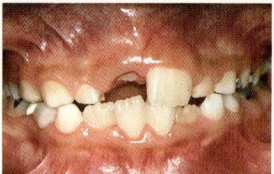

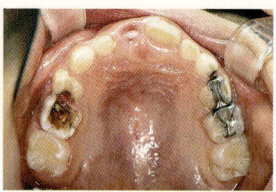

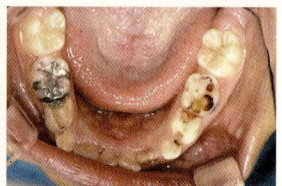

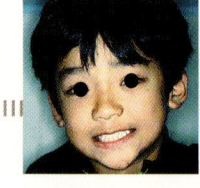

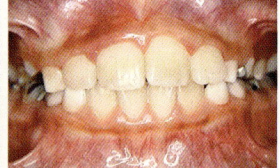

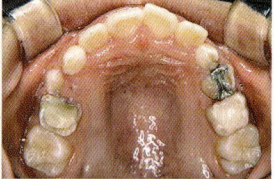

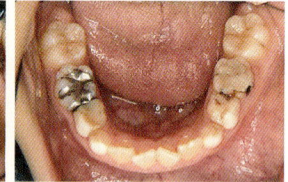

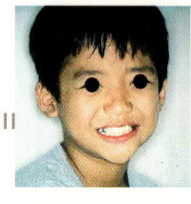

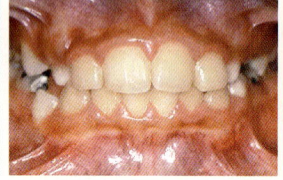

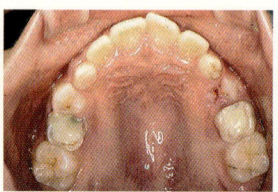

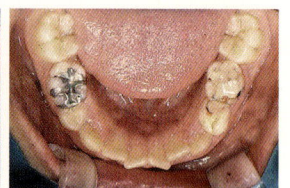

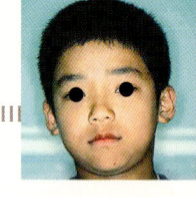

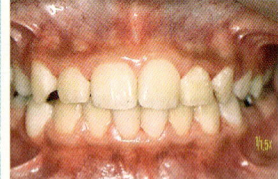

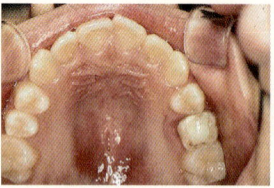

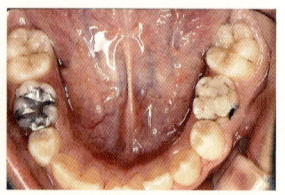

6歳
7歳
8歳
9歳
10歳

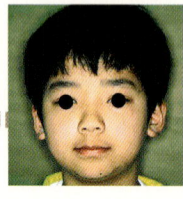

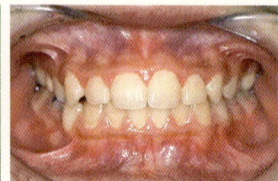

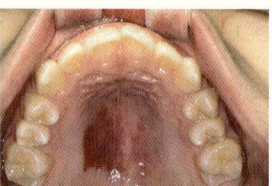

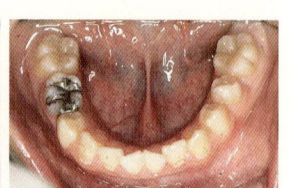

Story 読み解く鍵

Case18の兄である。母親はカリエスフリーに育てたいという強い希望をもっていたが、初診時は弟と同様にランパントカリエスである。

Case 19 メンテナンスの途切れがまねいた損失・Case17の長男

| 着眼点 | カリエスフリー目前だが本人の意識はない |

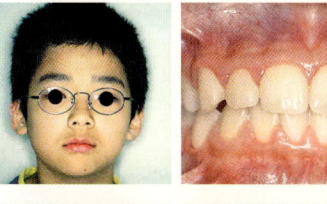

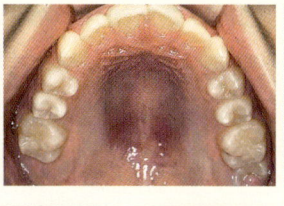

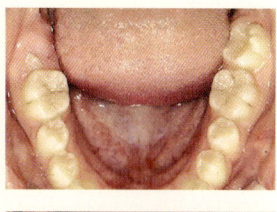

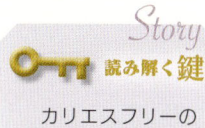

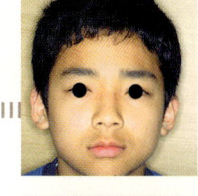

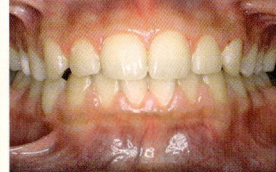

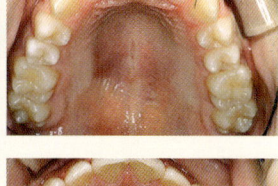

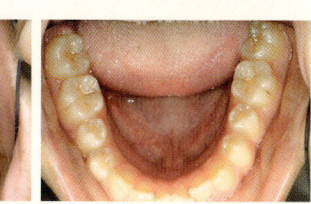

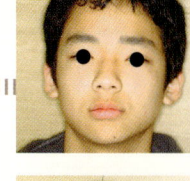

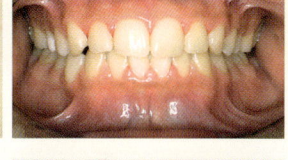

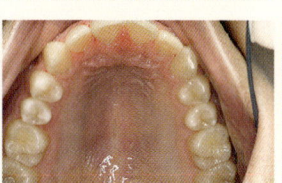

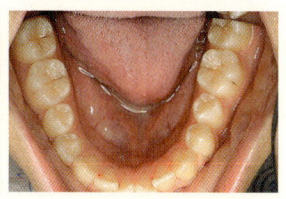

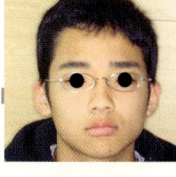

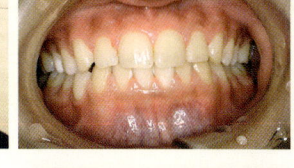

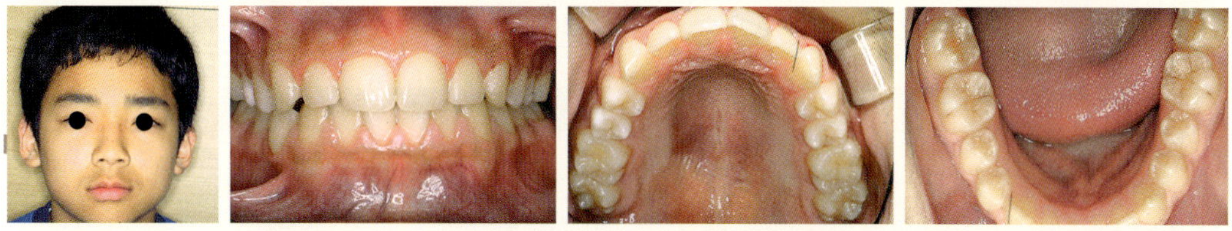

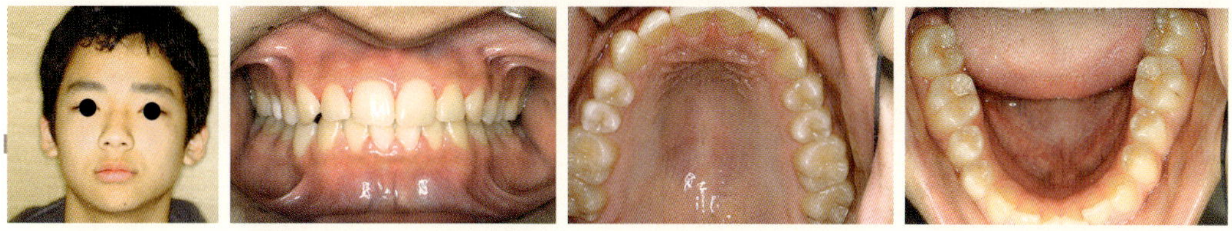

11歳
12歳
13歳
14歳
15歳

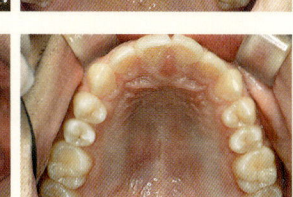

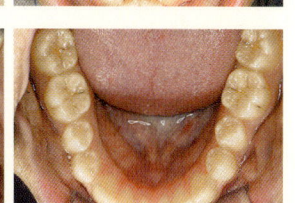

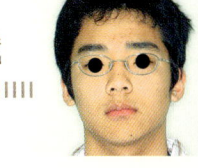

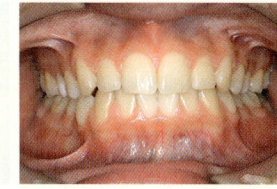

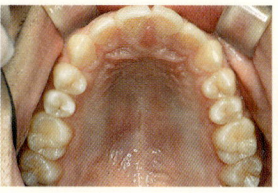

Story 読み解く鍵
カリエスフリーの永久歯列になったが、ホームケアは悪く、健康観は高まらない。親に言われて渋々来院している。

| 着眼点 | ついに健康観を高めることはできなかった |

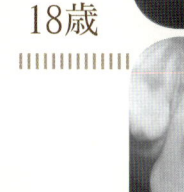

18歳

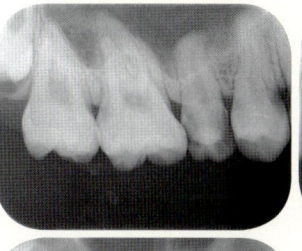

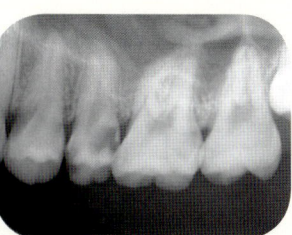

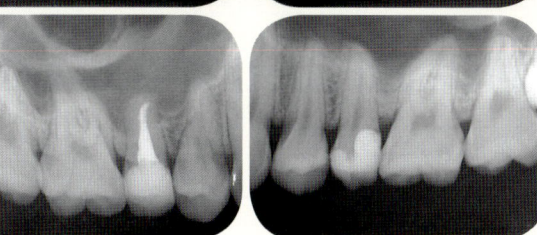

Story 読み解く鍵
6歳から17歳までメンテナンスに来院していたが、その後1年間メンテナンスをさぼった後、18歳の時に5|5に大きなう蝕を作ってきた。その後メンテナンスに来るようになったが、また最近1年ほどメンテナンスに来ていない。6歳から20歳の現在までの14年間のうち12年間メンテナンスに来たことになるが、健康観を高めることはできなかった。おそらくまたどこかにう蝕を作っているだろう。本書では多数のカリエスフリー症例を供覧しているが、それは何もせずに得られたのではなく、このような苦労の中から生まれたものだということを述べておきたい。

89

Case 20 家庭環境というリスク・カリエスができ続ける

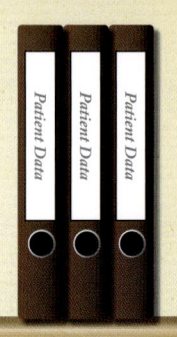

【患者データ】
初診日：2001.9.8
生年月日：1997.11.1
初診時年齢：3歳
性別：女
主訴：精密検査希望

10年のメンテナンス

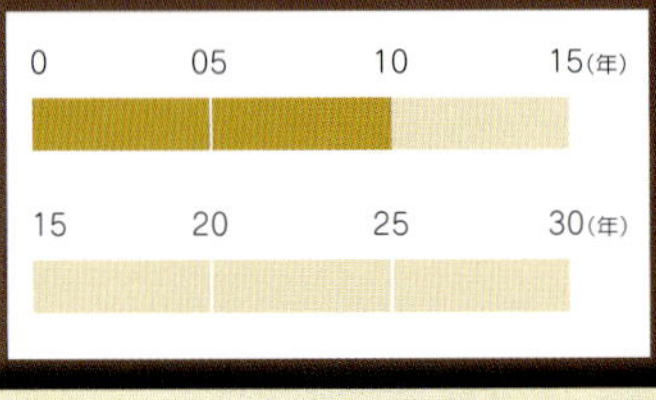

| 0 | 05 | 10 | 15(年) |
| 15 | 20 | 25 | 30(年) |

AUTHOR'S COMMENT

初診時3歳、女児。主訴は精密検査希望。3ヵ月ごとのメンテナンスには欠かさず来院しているが、家族全員がプラークコントロールが悪く、食生活も乱れている。最近は歯面の白濁が多く、隣接面う蝕も多発していて、メンテナンスのたびに治療が必要な状態である。今のメンテナンスと指導では防ぐことのできない状態である。2人の弟、母親も同じ状態である。う蝕の病因論や予防は進歩しているが、このようなハイリスクの患者はなかなか改善することは難しい。今後の課題である。

着眼点　後にこれが難症例になるとは思わなかった

3歳
4歳
5歳
6歳
7歳

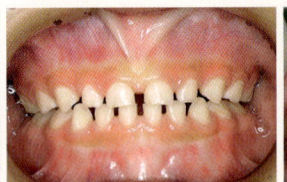

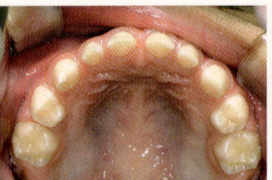

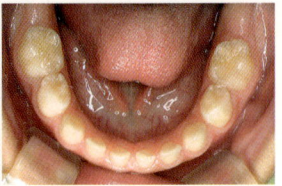

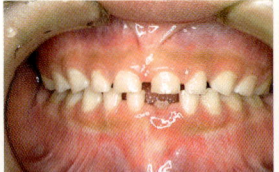

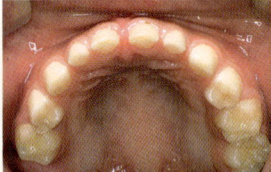

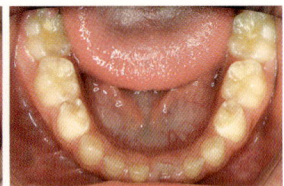

Science 読み解く鍵

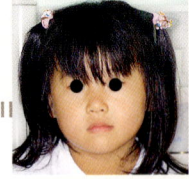

主訴は精密検査、初診時にう蝕はない。これが後に難症例となるとは予想もできなかった。

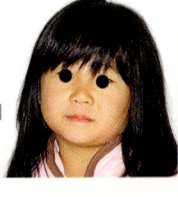

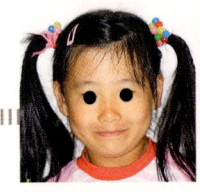

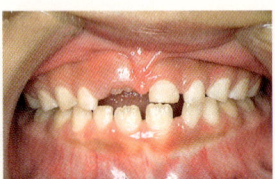

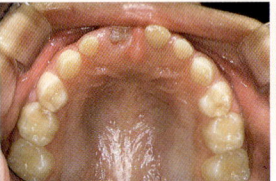

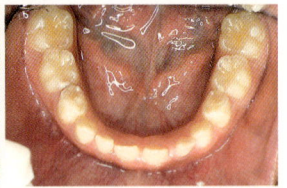

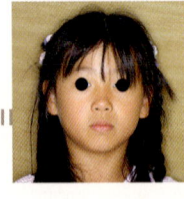

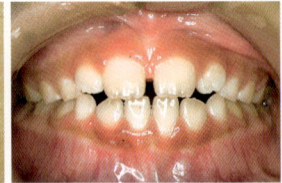

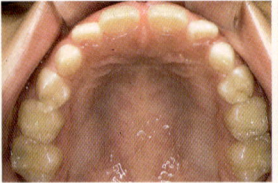

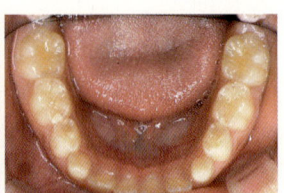

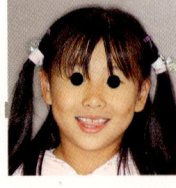

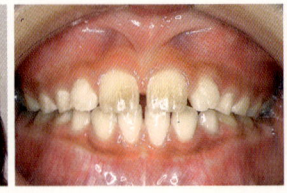

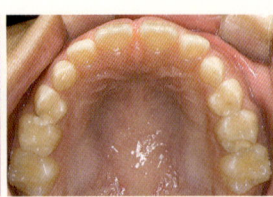

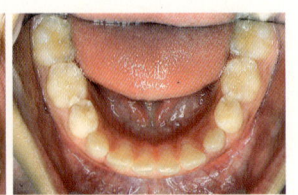

Case 20　家庭環境というリスク・カリエスができ続ける

| 着眼点 | カリエスフリーでも、ホームケア、食生活は乱れたまま |

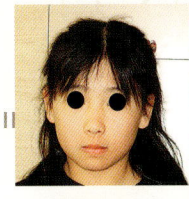

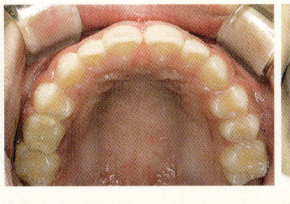

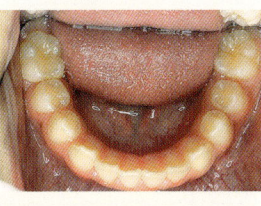

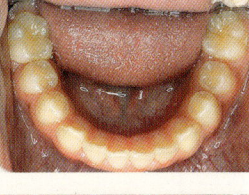

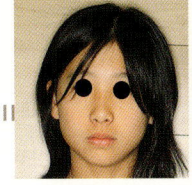

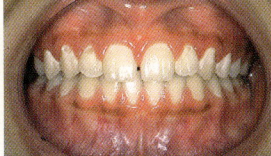

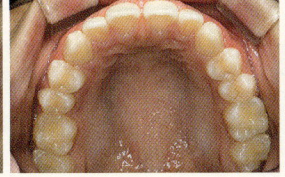

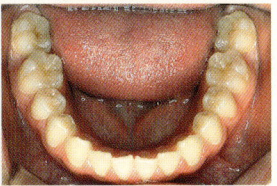

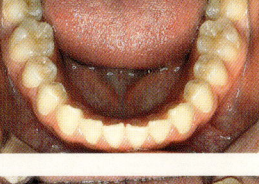

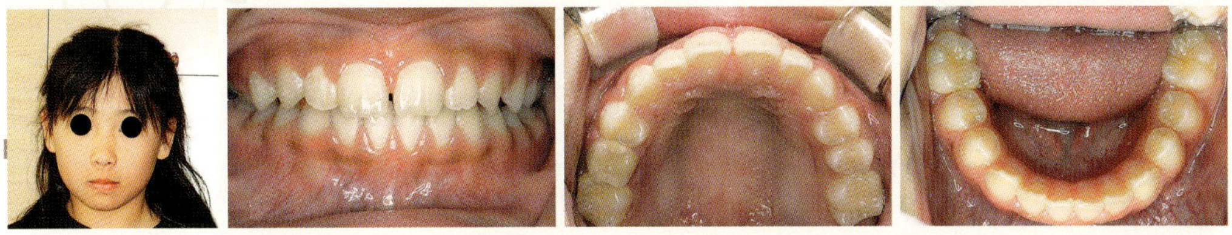

9歳
10歳 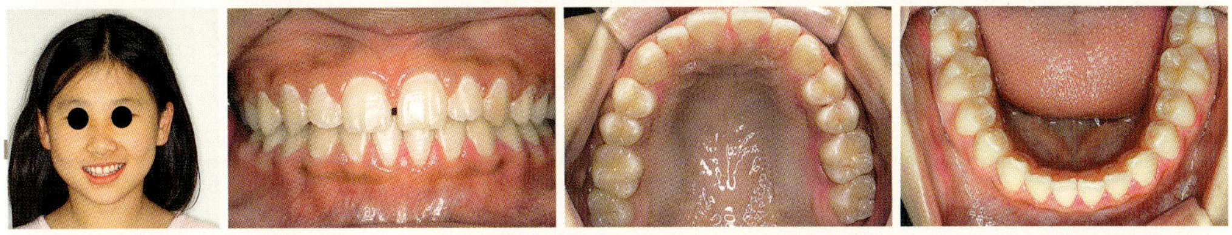
11歳
12歳

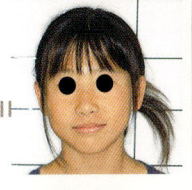

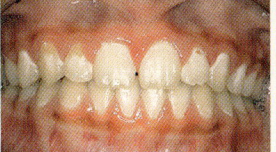

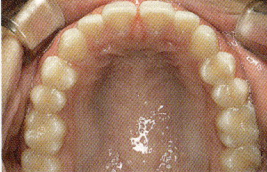

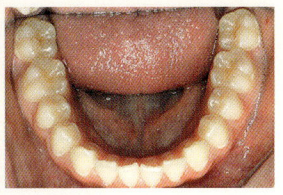

8歳 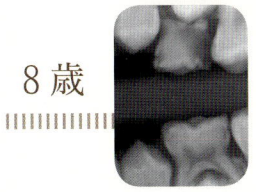
9歳

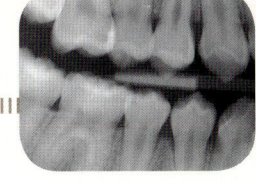

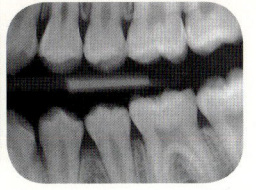

Science 読み解く鍵

この時点でもカリエスフリーで3ヵ月ごとにメンテナンスのためにきちんと来院している。しかし、好き嫌いが激しく、味に敏感で、歯科医院のフッ化物はどれも使えない。自宅での歯磨剤もいろいろ試したが使えない。歯磨剤なしで、しかもブラッシングはまったく不十分である。食生活も乱れている。つまりエナメル質が成熟する機会がほとんどない状況である。

| 着眼点 | 10歳以降はメンテナンスのたびに要治療 |

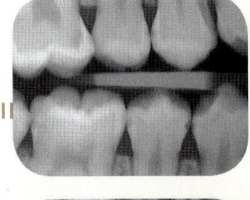

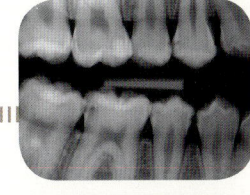

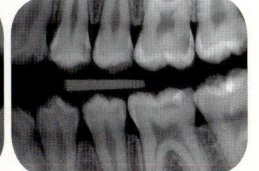

10歳 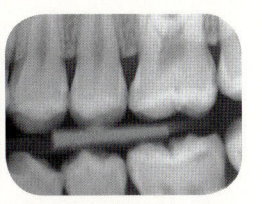
11歳
12歳

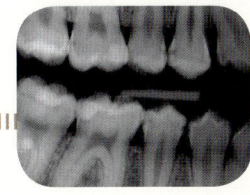

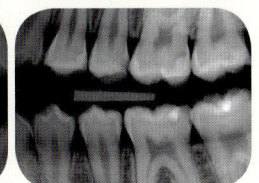

Science 読み解く鍵

10歳くらいから、あちこち白濁が生じてきただけでなく、堰を切ったようにう蝕が発生してきた。それからはメンテナンスのたびにどこかの治療をすることが続いている。2人の弟、母親も同じ状態である。生活習慣、食生活など家庭生活全般の問題が深く関わっている。
多くのカリエスフリーの症例を供覧してきた。苦労する症例もあるが、たいていはほどほどの生活習慣とホームケア、プロフェッショナルケアで十分に達成できる。この症例は特に難しい稀なケースといえよう。

Case 21 隣接面カリエスの発症

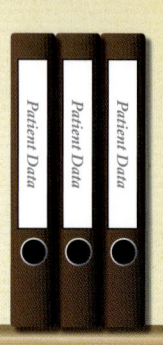

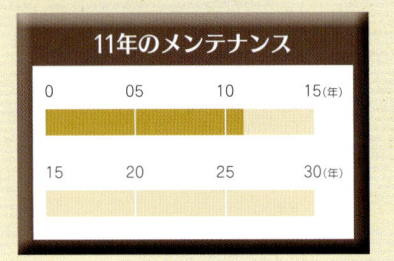

【患者データ】
初診日：1999.8.24
生年月日：1990.12.2
初診時年齢：8歳
性別：女
主訴：歯並びを治したい

11年のメンテナンス

AUTHOR'S COMMENT

初診時8歳、女児。主訴は歯並びを治したい。矯正治療とともに予防とメンテナンスを開始した。9年間はカリエスフリーだったが、視診で見つからないような隣接面のコンタクト部分から発生したカリエスがこの2年間で5カ所発生した。非常にショックである。問診すると受験などで食生活が乱れていたとのことであった。

着眼点　主訴の解決と同時に予防をスタート

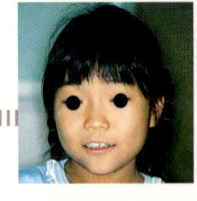

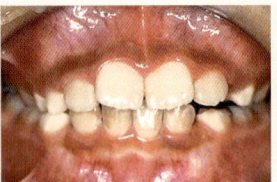

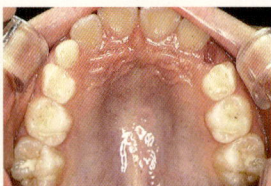

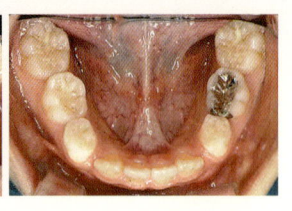

8歳
9歳
10歳
11歳
12歳

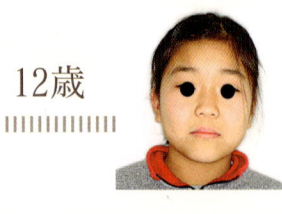

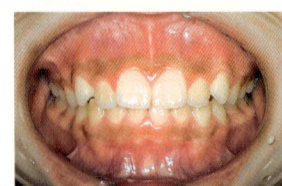

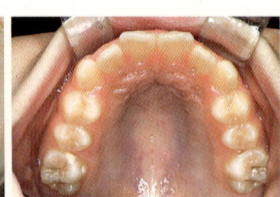

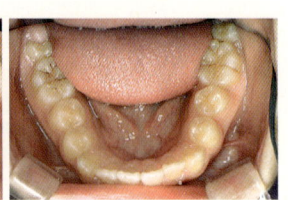

Science 読み解く鍵

主訴は歯並びを治したいとのことだった。3|3、|3の萌出スペースがなく、正中もずれている。予防とメンテナンスプログラムもスタートした。

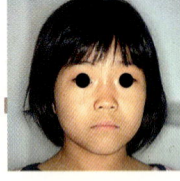

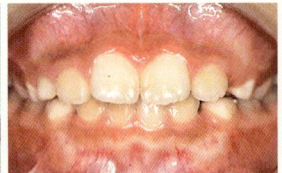

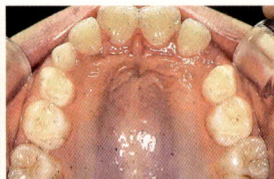

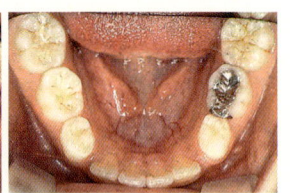

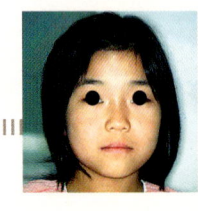

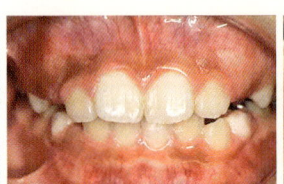

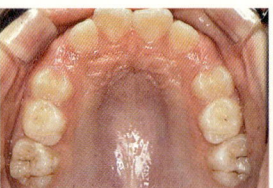

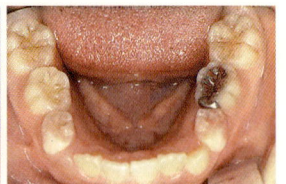

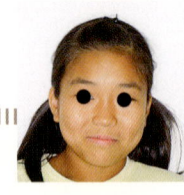

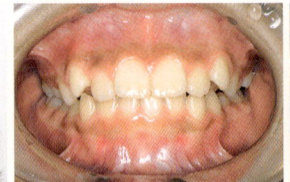

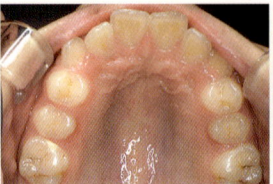

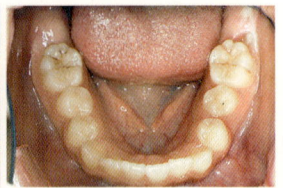

Case 21　隣接面カリエスの発症

着眼点　健康観が高いので安心していた

13歳

15歳

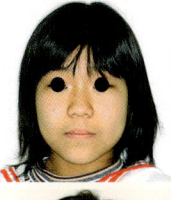

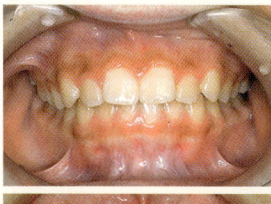

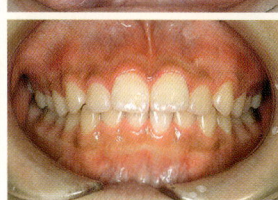

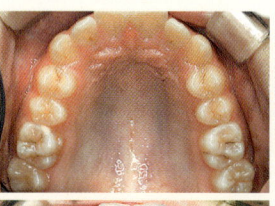

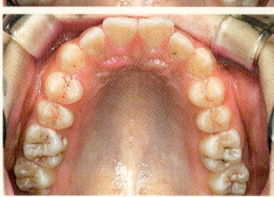

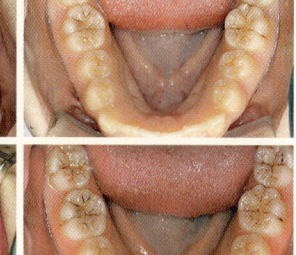

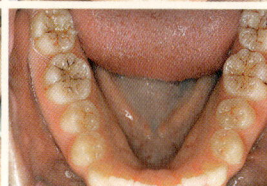

Story 読み解く鍵

カリエスフリーでまずまずの健康な永久歯列を獲得した。メンテナンスにはきちんと来院するし、健康観も高いと感じていたため、その後問題が生じるとは思っていなかった。

着眼点　隣接面う蝕が発生し始める

17歳

19歳

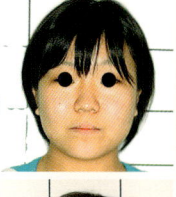

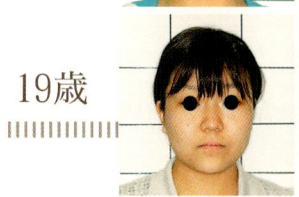

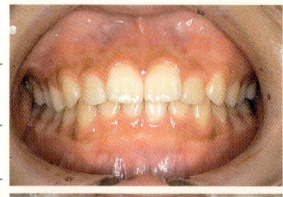

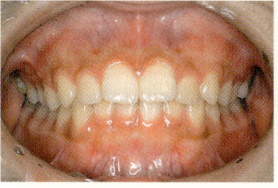

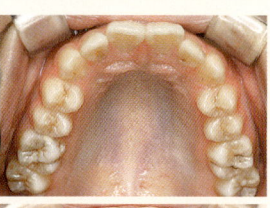

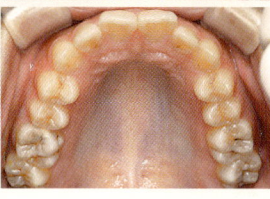

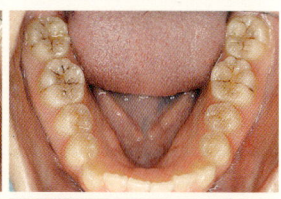

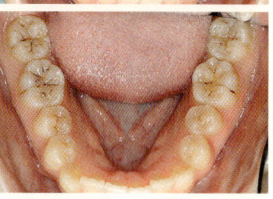

Science 読み解く鍵

17歳くらいから19歳にかけて隣接面う蝕が5ヵ所発生した。よくよく問診してみると本人はちゃんとしているというが、受験などで食生活が乱れていたと母親から話が聞けた。いつも診療時間の最後に来院するために、メンテナンスメニューに追われて見逃していた部分があった。油断せずにバイトウィングを撮ることも重要である。

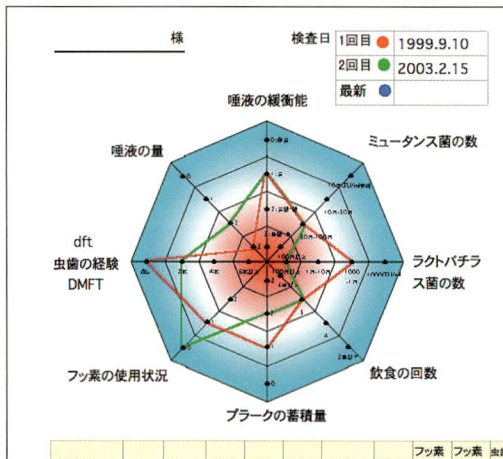

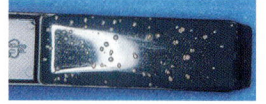

検査日		プラーク	SM	LB	飲食	唾液量	緩衝能	フッ素家庭	フッ素診療所	虫歯の経験 dft, DMFT	残存歯
1999.9.10	8歳	1	2	1	5	1 ml	青	○	×	0	
2003.2.15	12歳	2	2	3	5	4 ml	青	○	○	1	24
	歳					ml					

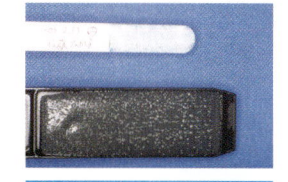

刺激唾液を用いた唾液検査を当院では15年間3,000症例以上行ってきた。しかし、結論として臨床には必ずしも十分に役立つとはいえず、その時間があればもっとすべきことがあると感じ、数年前より行っていない。

16歳　　18歳 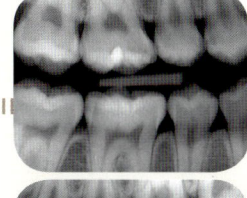 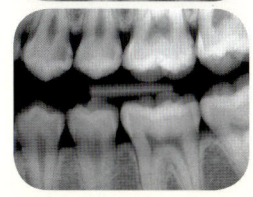　　19歳

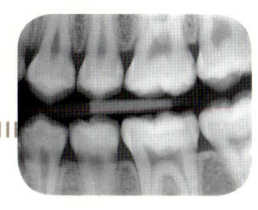

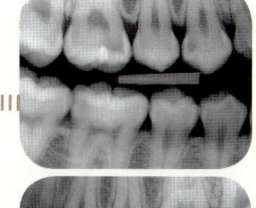

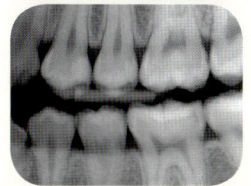

Science 読み解く鍵

この2年間で5ヵ所のう蝕が発生した。

症例アーカイブス

こんなカリエスフリー

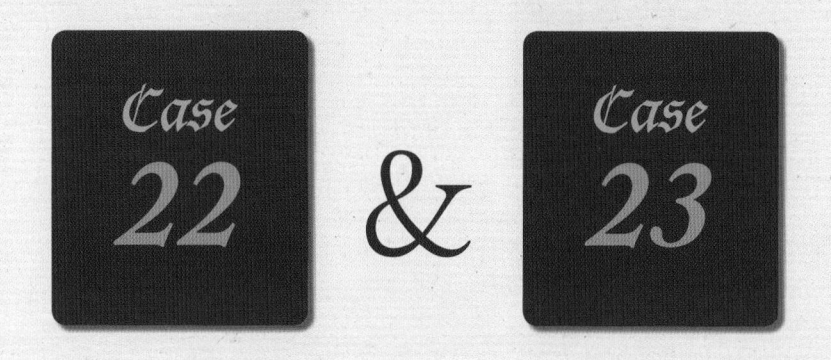

Case 22 & Case 23

人にはさまざまな背景がある。障害をもった子供の症例を通して見てみよう。

Case 22

【患者データ】
初診日：1998.11.14
生年月日：1996.9.10
初診時年齢：2歳
性別：女
主訴：虫歯がある

舌癖、開咬という悪条件を乗り越えて・Case23の姉

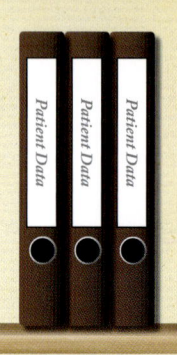

12年のメンテナンス

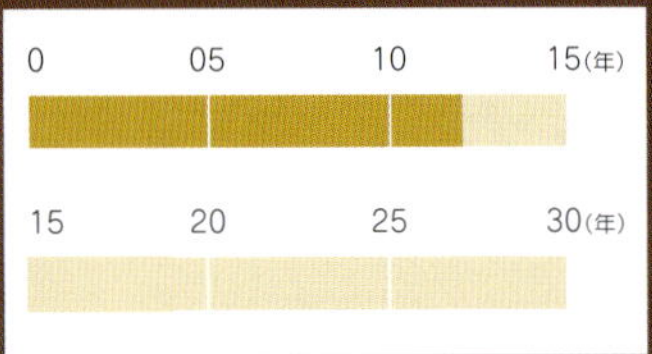

AUTHOR'S COMMENT

初診時2歳、女児。主訴はむし歯があるとのこと。メンテナンスを開始してすぐに他府県へ引っ越ししたが、12年間メンテナンスに来院し、カリエスフリーに育っている。MFTを来院のたびに行ってきたが、舌癖のため2|23に開咬が認められる。そこが残念である。

着眼点 4歳の頃からあった舌小帯異常に早くから着眼すべきであった

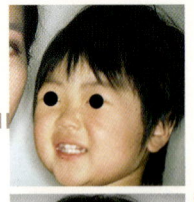

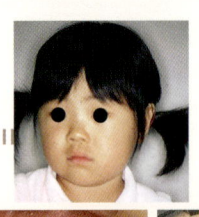

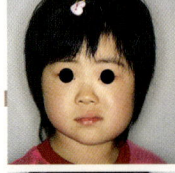

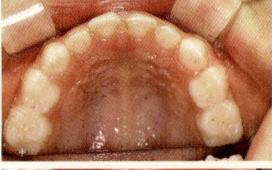

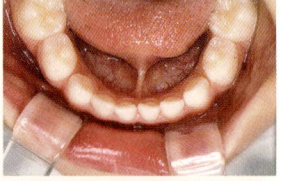

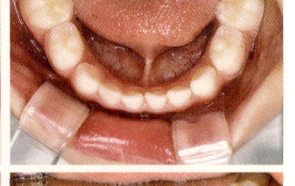

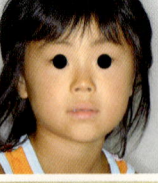

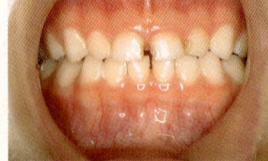

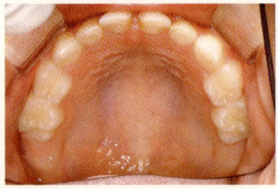

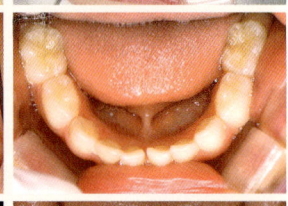

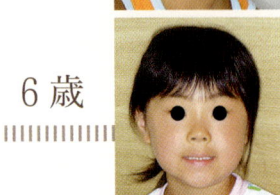

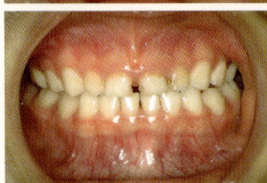

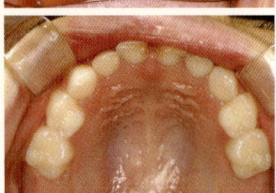

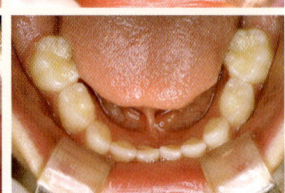

2歳 / 3歳 / 4歳 / 5歳 / 6歳

Science 読み解く鍵

この女児には嚥下癖がありMFTを行っているが、4歳の時の写真を見れば、この時点で舌小帯異常であることがわかる。臨床では規格性のある資料を撮り続けることでこそ見えてくるものがあると痛感する。

着眼点 永久歯列で2|2に開咬が始まる

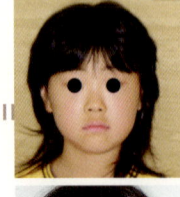

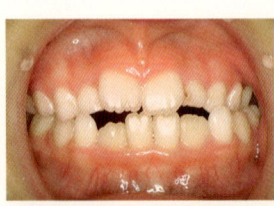

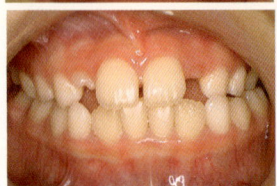

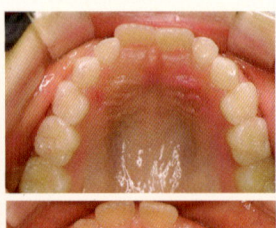

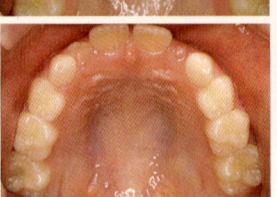

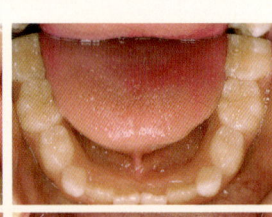

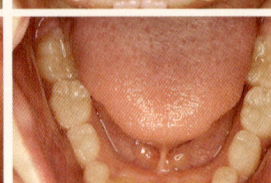

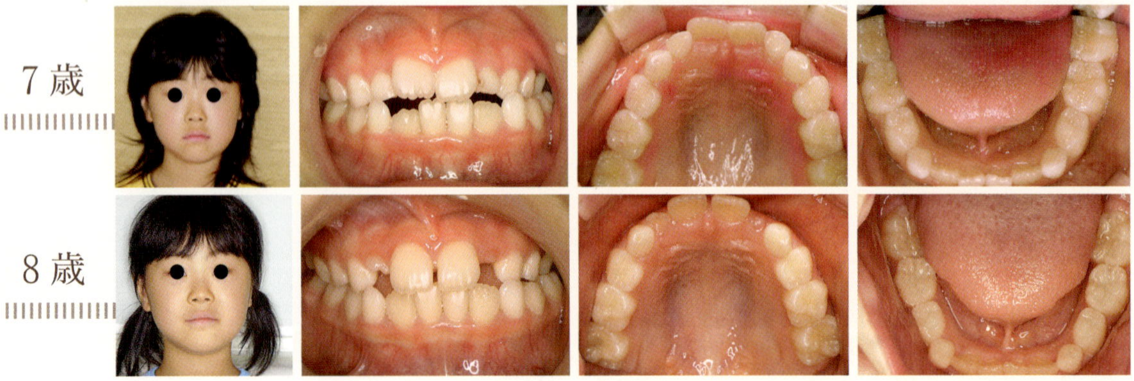

7歳 / 8歳

Science 読み解く鍵

永久歯列になり、2|2の開咬を認めるようになった。MFTは毎回行っている。
初診からすぐに他府県へ引っ越ししたため、毎回のメンテナンスではMFTとメンテナンスメニューをこなすのが精一杯だった。

Case22　舌癖、開咬という悪条件を乗り越えて・Case23の姉

9歳

10歳

12歳

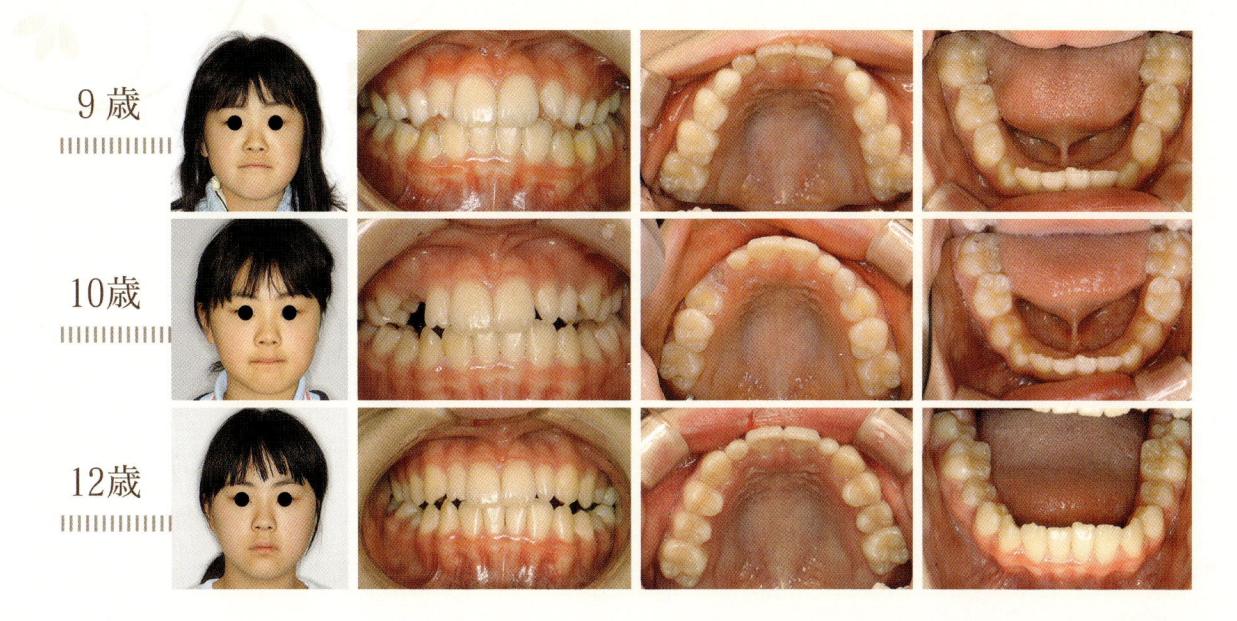

| 着眼点 | カリエスフリーだが、早期の舌小帯切除を行うべきであった |

13歳

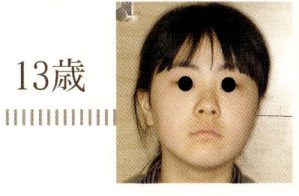

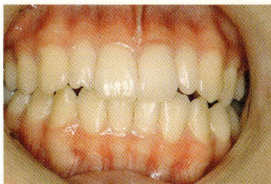

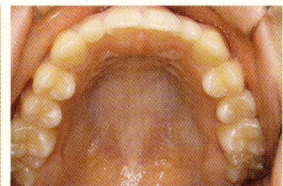

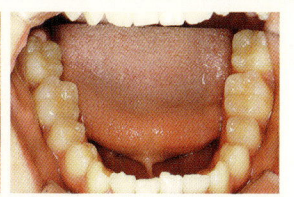

Science 読み解く鍵

13歳となり側方歯群の交換も終わり、2|2 3 に開咬があるが、カリエスフリーに育った。今こ の一連の写真を眺めていて舌小帯異常が改善されずに続いているのに気がついた。もっと早くに 舌小帯切除術を行うべきであった。だからこれでもましな歯列になってくれている方だと思う。

| 着眼点 | 母親はずっと熱心である |

14歳

15歳

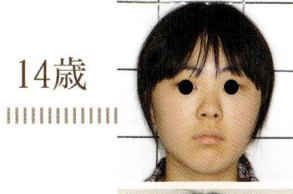

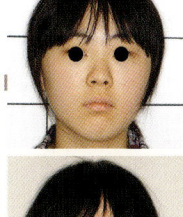

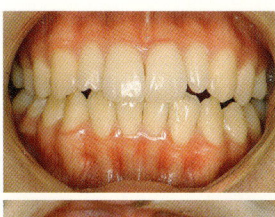

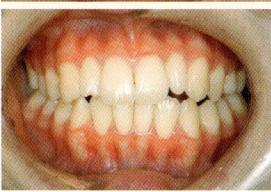

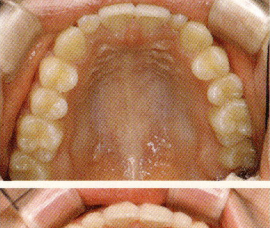

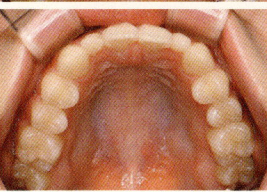

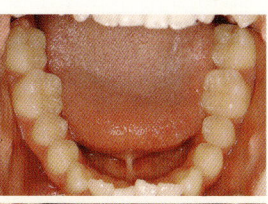

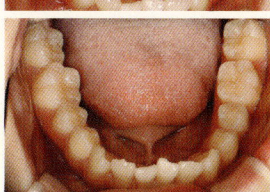

Story 読み解く鍵

他府県よりの来院であること、Case23の6歳年下の弟が障害をもっており、時間的にも矯正的な介入は行えなかった。そのような状況下で他府県からメンテナンスに来られる母親の熱意には頭が下がる。多くの症例を供覧しているが、それぞれに家庭環境や通院距離など異なる事情があり語りだせばきりがない。ある意味開業診療所の醍醐味でもある。

Case 23

高度難聴という障害とともに・Case22の弟

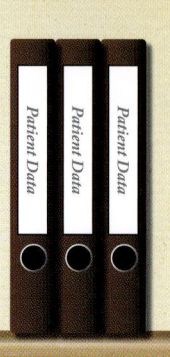

【患者データ】
- 初診日：2005.12.20
- 生年月日：2002.12.7
- 初診時年齢：3歳
- 性別：男
- 主訴：検診希望

5年のメンテナンス

| 0 | 05 | 10 | 15(年) |
| 15 | 20 | 25 | 30(年) |

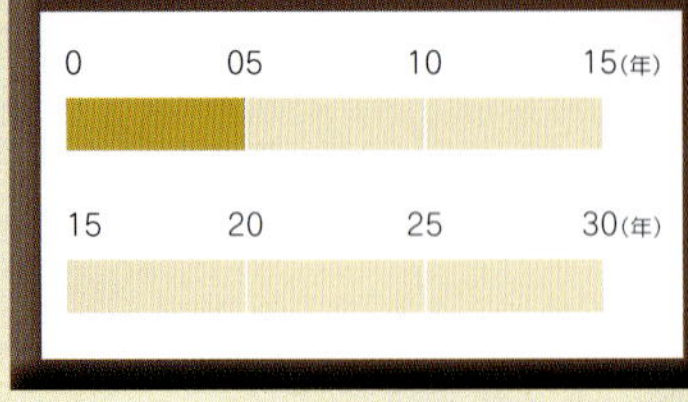

AUTHOR'S COMMENT

初診時3歳、男児。主訴は検診。初診の時は自閉症と診断されていて、診療室を動き回り暴れていた。しかしその後高度難聴であると診断され、人工内耳を装着し、少しずつ落ち着きを見せてきた。Case22の姉とともに他府県からメンテナンスに来院されている。

着眼点 初診時にはまだ自閉症と誤診され、診療室で暴れていた

5歳

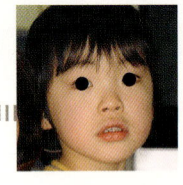

Story 読み解く鍵
初診から2年後の5歳でようやく顔写真だけだが撮れるようになった。

着眼点 高度難聴とわかり、人工内耳を装着後、徐々に落ち着く

7歳

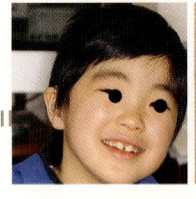

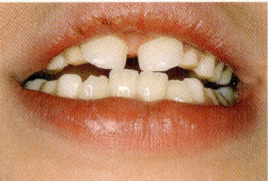

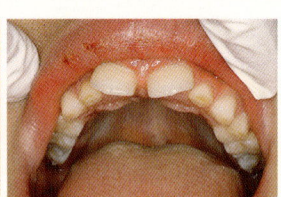

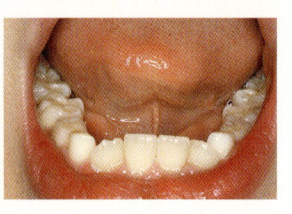

Story 読み解く鍵
7歳では笑顔も見られるようになり、十分ではないが口腔内の写真も撮れるようになった。自閉症と考えられていた子供が、高度難聴とわかり人工内耳を装着し、聾学校に通い、徐々に成長してきている。母親の努力には本当に頭が下がる思いである。

着眼点 言語訓練の成果も上がり、カリエスフリーの状態が続いている

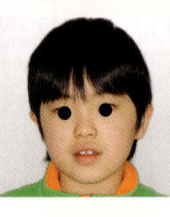

8歳

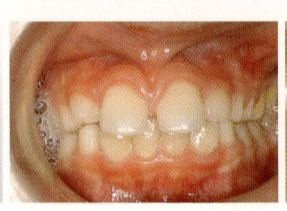

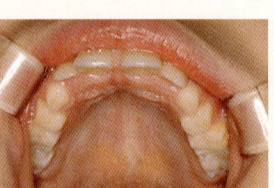

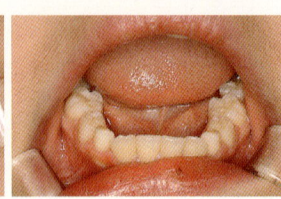

Story 読み解く鍵
8歳になったこの頃からは、言語訓練も進み、「こんにちは」、「さようなら」としゃべってくれるようになった。この時点までカリエスフリーである。

Case 23　高度難聴という障害とともに・Case23の弟

| 着眼点 | いつも同じ場所、同じ歯科衛生士がこの子を見守る |

初診より 3 年後
患者の母親が撮影

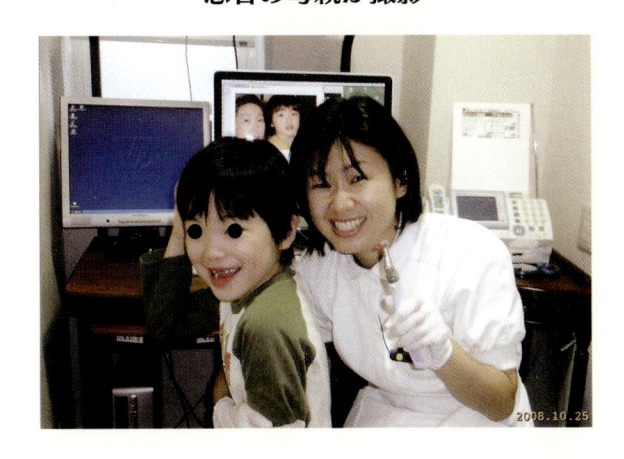

2010 年

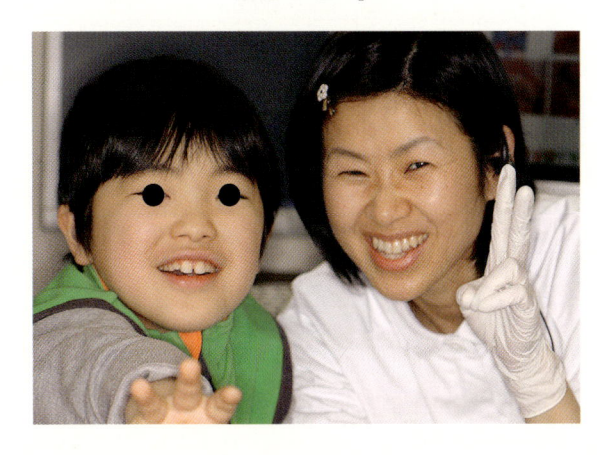

Story 読み解く鍵

　最初は自閉症と考えられていたため、母親が担当歯科衛生士と一緒にいるところの写真を撮り、来院の前にはそれを見せて落ち着かせていたそうである。いつも同じ場所で、同じ歯科衛生士が注意深くメンテナンスしてきた。今はとても上手にメンテナンスを受けることができている。この男児との5年のお付き合いは医院にとってとても勉強になった。

症例アーカイブス

咬合育成

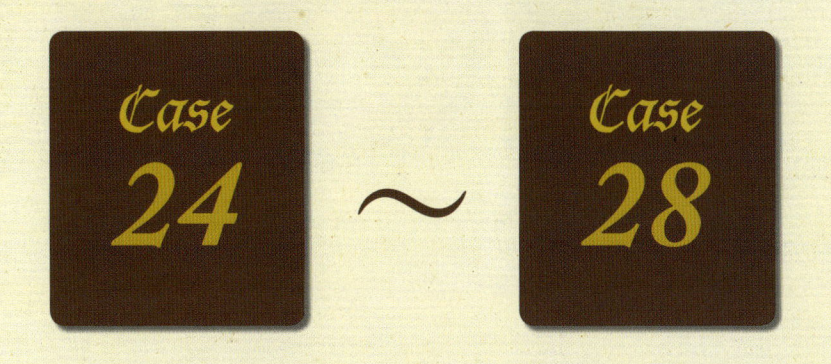

Case 24 ～ Case 28

カリエスフリーを目標としている途中で歯列不正が生じてくることがある。メンテナンスしていれば、適切な時期に最小限の介入で良好な結果を得ることができる。

Case 24

【患者データ】
初診日：1997.12.12
生年月日：1993.7.3
初診時年齢：4歳
性別：女
主訴：むし歯がないか見てほしい、全体に茶色い気がする

早期に叢生傾向

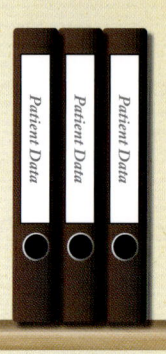

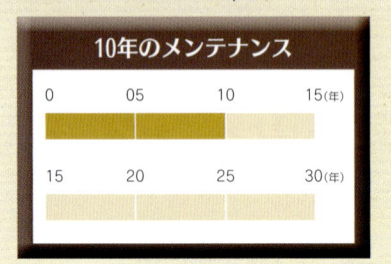

10年のメンテナンス

| 0 | 05 | 10 | 15(年) |
| 15 | 20 | 25 | 30(年) |

AUTHOR'S COMMENT

初診時4歳、女児。主訴はむし歯がないか見てほしい、カリエスフリーに育てたい。両親が健康な歯と歯列で育てたいという希望が強く、真面目にメンテナンスに来院、叢生傾向がはっきりしたため矯正治療をした。初診から10年経過したところで転勤となった。こういう別れはよくあるが寂しいものである。

着眼点 母親はむし歯で苦労した人

4歳

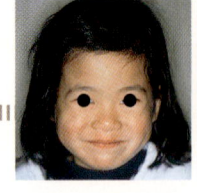

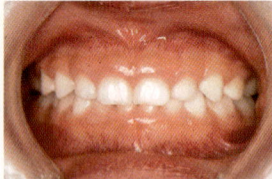

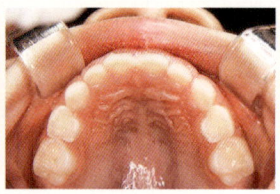

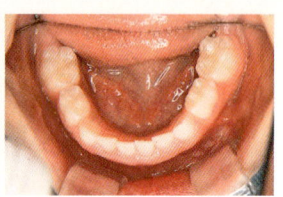

Story 読み解く鍵
両親がむし歯で苦労したため、この女児と弟の2人をカリエスフリーで育てたいということで 少し遠方から来院した。医院の近所の人は当院の予防システムを当たり前と思っているが、少し遠方の人たちは予防や治療内容を聞き、このような主訴で来院することが多い。

着眼点 明らかに叢生傾向強し

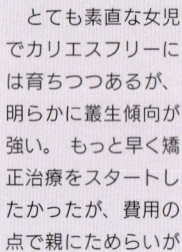

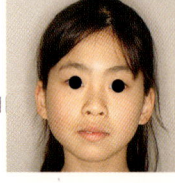

5歳

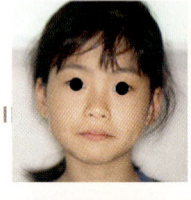

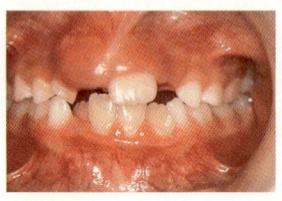

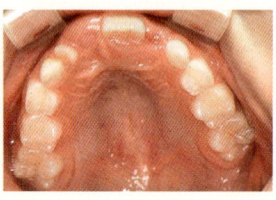

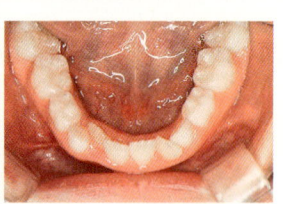

6歳

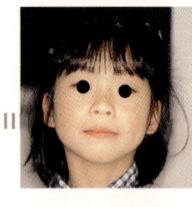

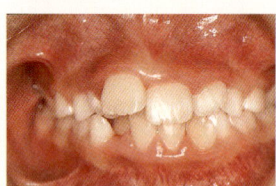

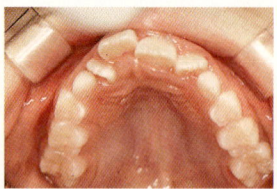

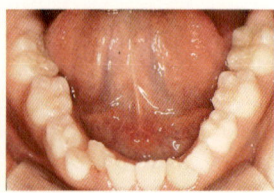

7歳

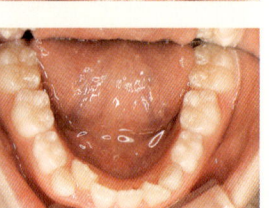

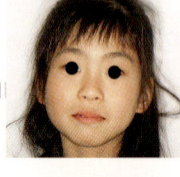

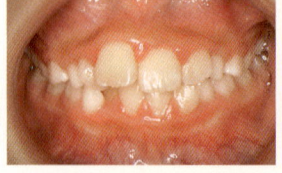

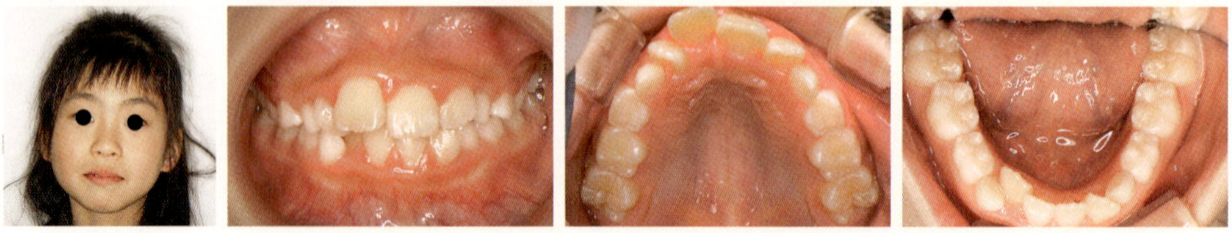

8歳

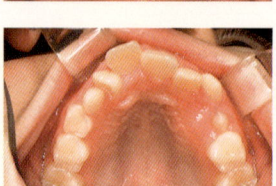

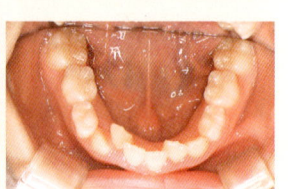

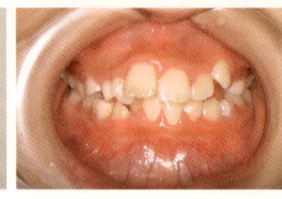

Story 読み解く鍵
とても素直な女児でカリエスフリーには育ちつつあるが、明らかに叢生傾向が強い。もっと早く矯正治療をスタートしたかったが、費用の点で親にためらいがあった。

Case 24　早期に叢生傾向

| 着眼点 | 時期は遅れたが矯正治療で改善 |

10歳

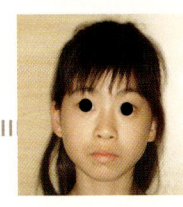

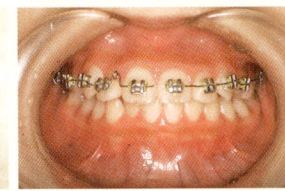

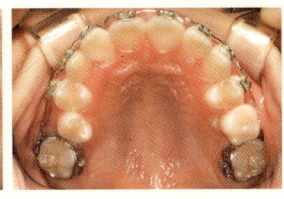

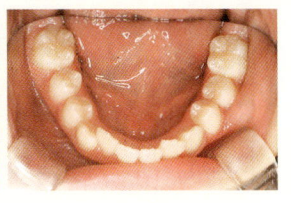

11歳

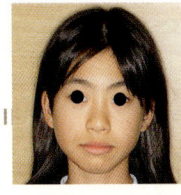

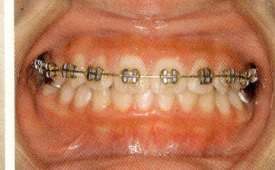

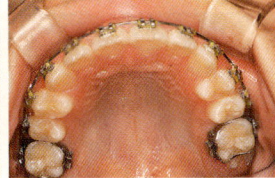

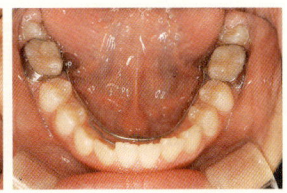

12歳

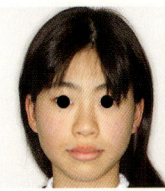

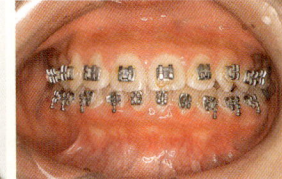

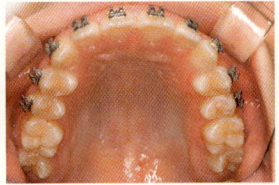

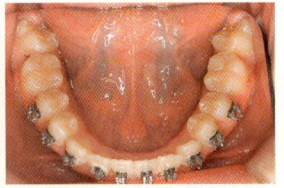

Science 読み解く鍵

10歳から12歳にかけて矯正治療を行い、カリエスフリーの美しい歯列となった。

| 着眼点 | カリエスフリーの美しい歯列完成 |

14歳

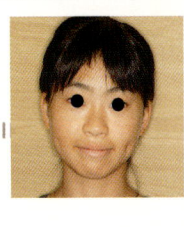

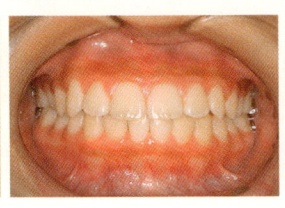

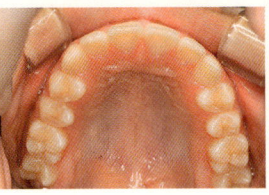

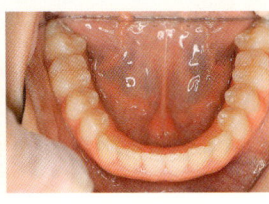

Story 読み解く鍵

メンテナンスにはきちんと来られていたが、転勤のため14歳でお別れとなった。「先生のことを忘れないでいてね」と言うと母親は涙、この子は照れていた。
　幸い転勤先の近くに信頼できる友人がいたため安心して送り出すことができたが、ほとんどの引っ越し患者に、紹介先がないのが残念である。

103

Case 25

正中離開のために矯正治療・Case56の次女

【患者データ】
- 初診日：1998.6.9
- 生年月日：1991.11.15
- 初診時年齢：3歳
- 性別：女児
- 主訴：検診とカリエスフリーに育てたい

13年のメンテナンス

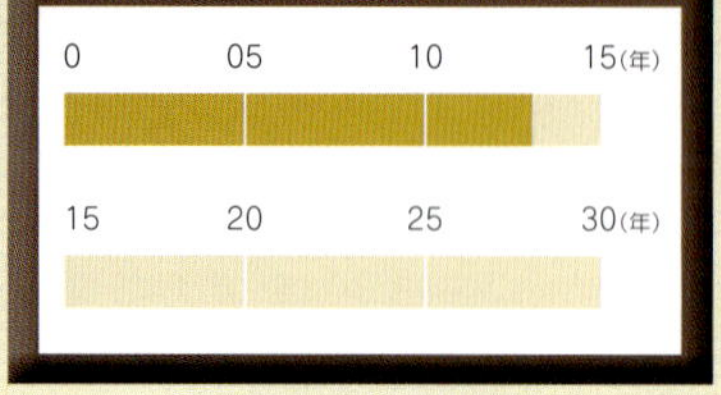

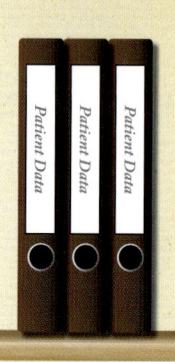

AUTHOR'S COMMENT

初診時4歳、女児。主訴は検診とカリエスフリーに育てたいとのこと。4年後に他県へ引っ越ししたが、メンテナンスにずっと来院していた。途中で正中離開のため矯正を行っている。高校進学などで来院が3年あいたが、健康観が高く安定した状態である。

着眼点 両親ともに歯で苦労、子供たちをカリエスフリーにしたいという熱意

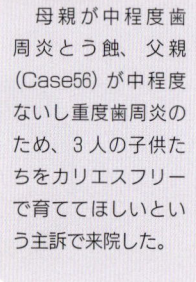

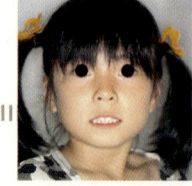

4歳／5歳／6歳

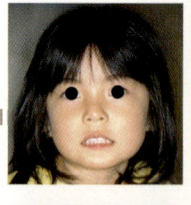

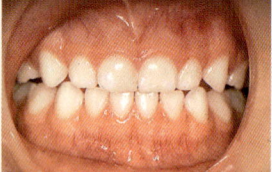

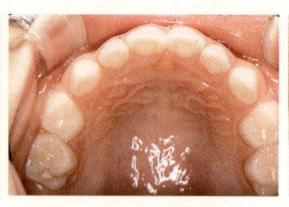

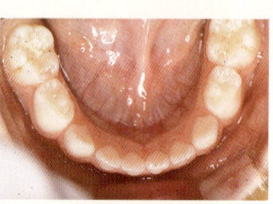

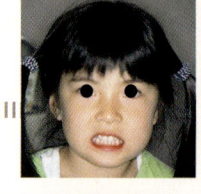

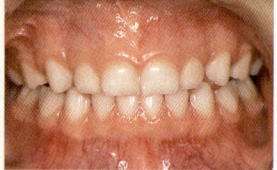

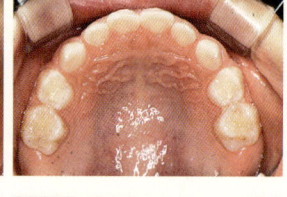

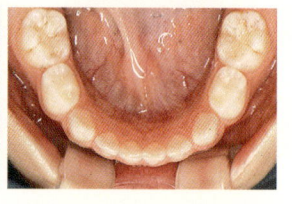

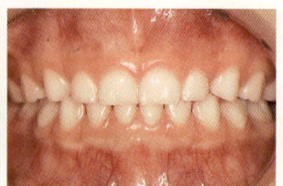

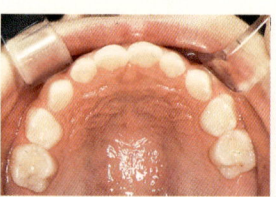

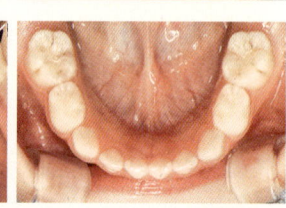

Story 読み解く鍵

母親が中程度歯周炎とう蝕、父親（Case56）が中程度ないし重度歯周炎のため、3人の子供たちをカリエスフリーで育ててほしいという主訴で来院した。

着眼点 正中離開・実は本人が気にしていた

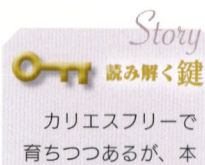

7歳／8歳／9歳

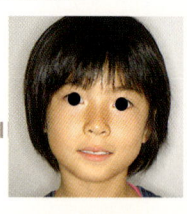

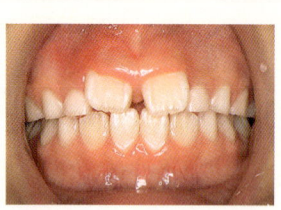

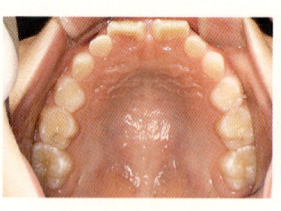

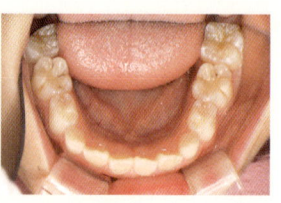

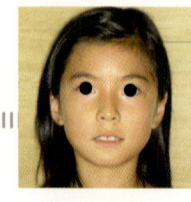

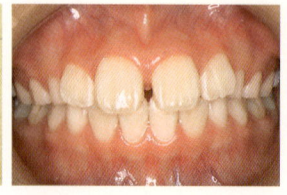

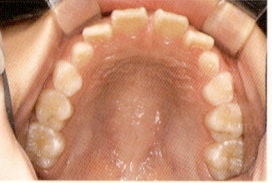

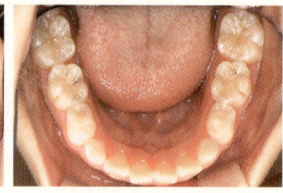

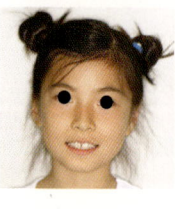

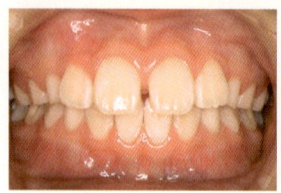

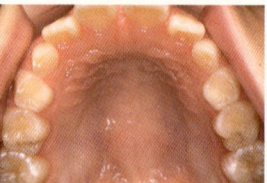

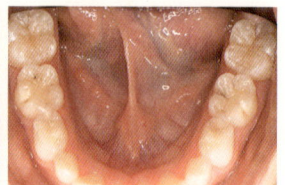

Story 読み解く鍵

カリエスフリーで育ちつつあるが、本人は 1|1 の正中離開をコンプレックスと感じていたようである。本人はこの時は私たちに言わなかった。

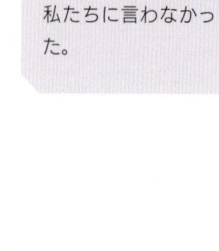

Case 25　正中離開のために矯正治療・Case56の次女

10歳

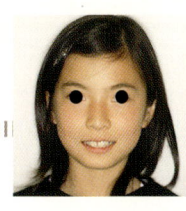

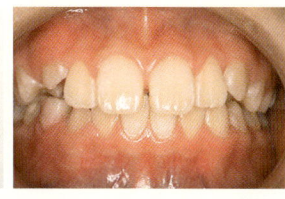

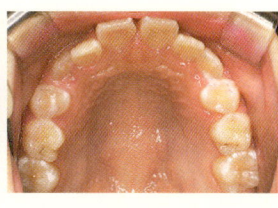

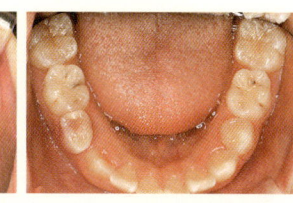

| 着眼点 | 矯正により正中離開が解決し、大満足 |

11歳

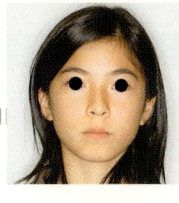

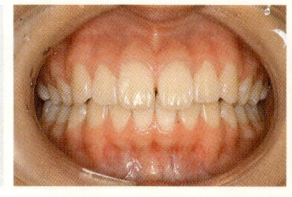

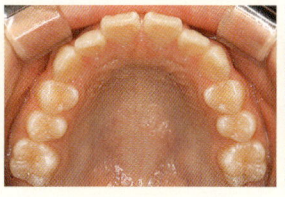

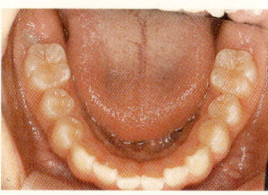

12歳

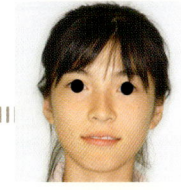

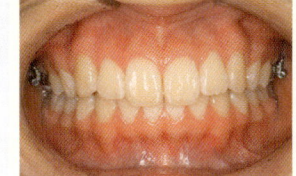

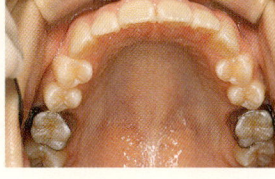

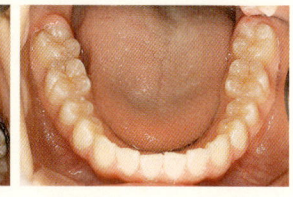

13歳

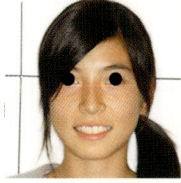

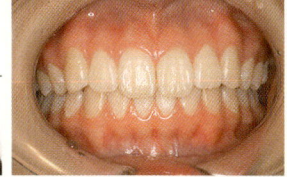

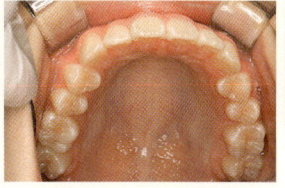

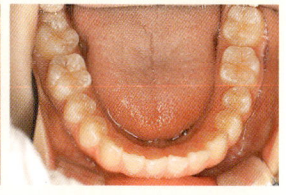

14歳

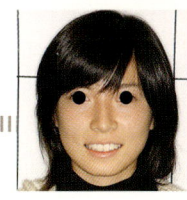

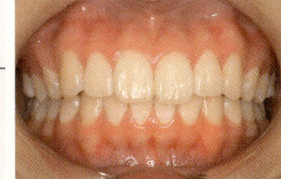

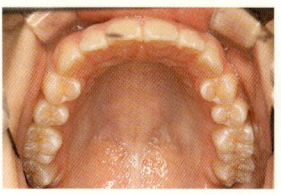

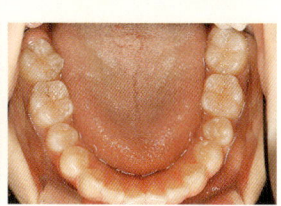

Story 読み解く鍵

11歳になり、正中離開の悩みを訴え矯正をスタートした。主訴が改善されるととても明るくなった。友だちにも矯正治療を勧めているそうである。

| 着眼点 | 3年ほどメンテナンス中断だが、心配なし |

17歳

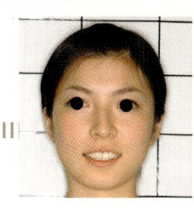

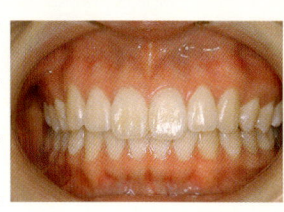

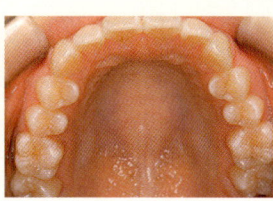

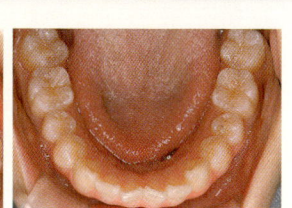

Story 読み解く鍵

他府県からのメンテナンスの来院はなかなか難しい。高校進学や勉強・部活と忙しくしており、3年ほど中断していた。本人のホームケアは完璧で健康観も高い。3年ぶりに来院したが非常に美しい口腔内であった。母親が介護におわれて忙しく来れなかったとのことである。兄、姉もカリエスフリーで育った。

Case 26

12歳から上顎前突・下顎前歯叢生で矯正治療開始

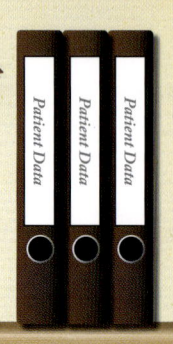

【患者データ】
- 初診日：1998.12.14
- 生年月日：1991.11.15
- 初診時年齢：7歳
- 性別：男
- 主訴：検診希望

12年のメンテナンス

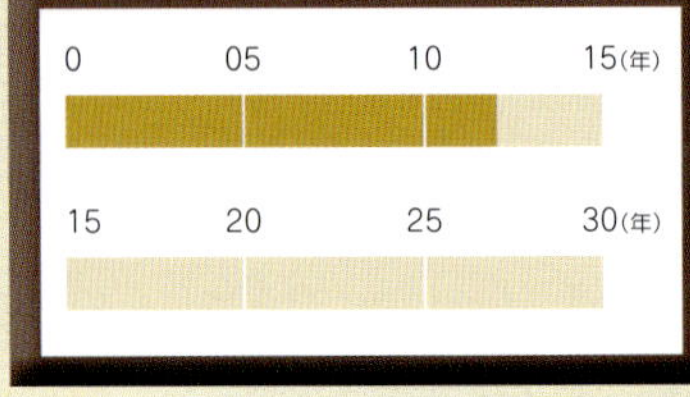

| 0 | 05 | 10 | 15(年) |
| 15 | 20 | 25 | 30(年) |

AUTHOR'S COMMENT

初診時7歳、男児。検診希望。12歳から上顎前突、下顎前歯叢生のために矯正治療を開始している。カリエスフリーに育っている。

着眼点　今では大半の患者がメンテナンスに従ってくれる

7歳
8歳
9歳
10歳
11歳

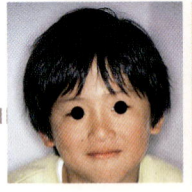

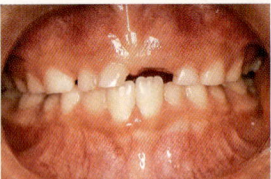

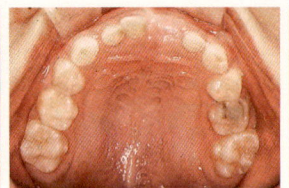

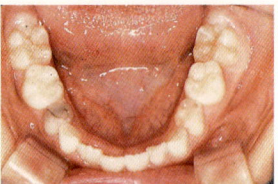

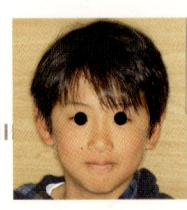

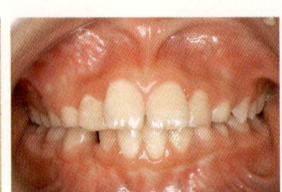

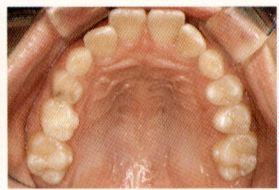

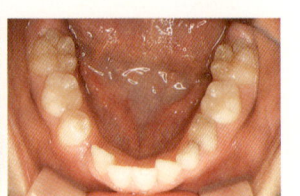

Science 読み解く鍵

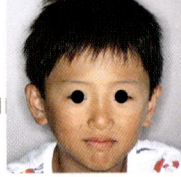

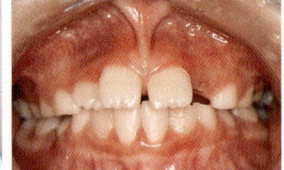

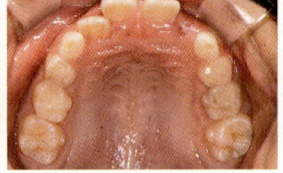

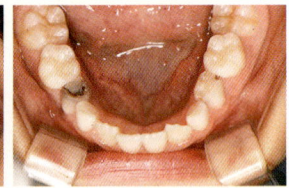

検診希望で来院した。このような場合でも永久歯エナメル質の成熟やメンテナンスの重要性を伝える。今ではほとんどの患者がメンテナンスの指示に従うようになった。25年くらい前には主訴のみ希望という患者も多かったことを思うと、隔世の感がある。

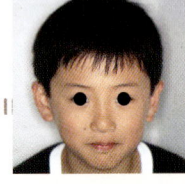

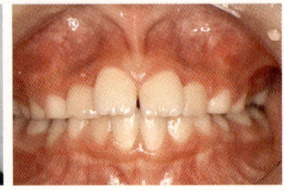

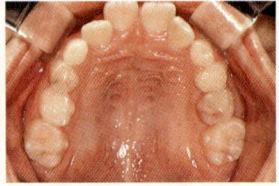

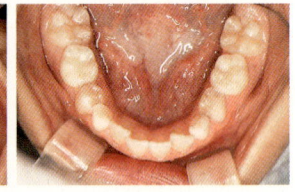

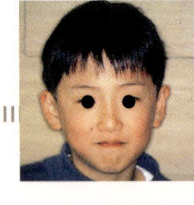

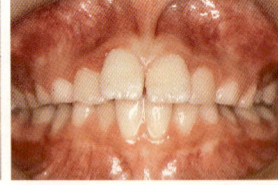

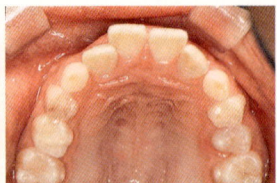

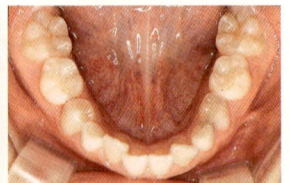

Case 26　12歳から上顎前突・下顎前歯叢生で矯正治療開始

| 着眼点 | 上顎前突、下顎前歯の叢生傾向 |

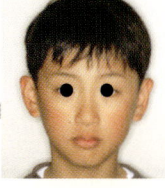

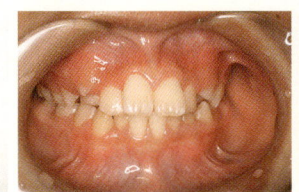

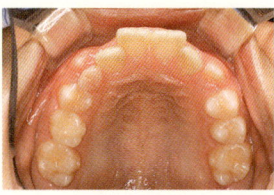

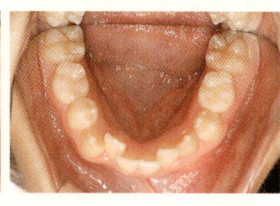

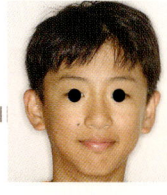

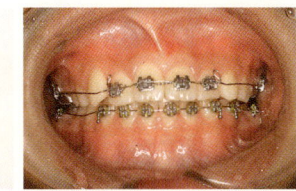

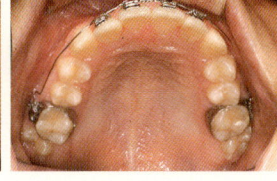

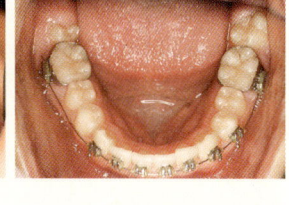

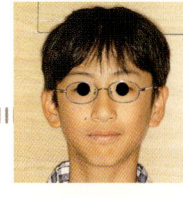

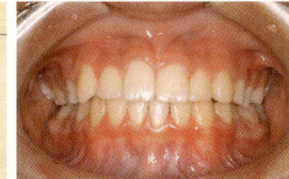

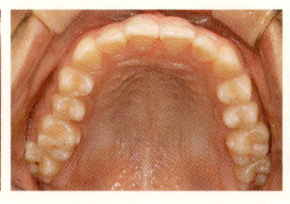

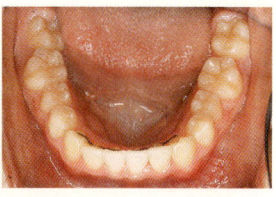

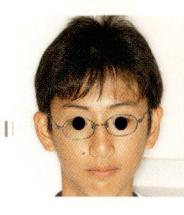

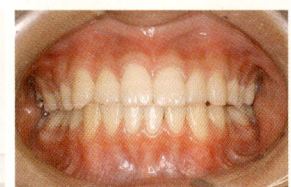

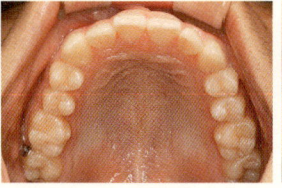

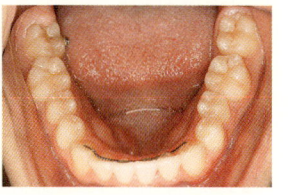

12歳
13歳
14歳
15歳
16歳

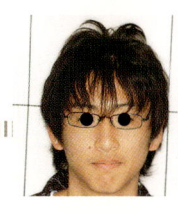

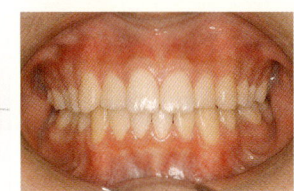

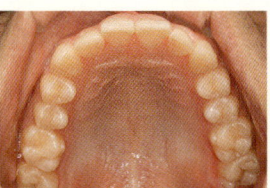

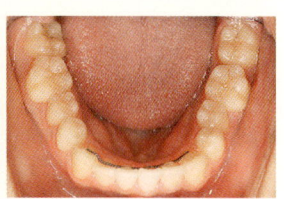

Science 読み解く鍵

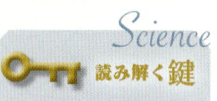

この男児の場合は上顎前突、下顎前歯の叢生傾向が顕著になり、矯正を開始した。狭い狭小な歯列弓から大きな歯列弓へと改善された。カリエスフリーである。

| 着眼点 | これからも油断は禁物、それが歯科疾患である |

18歳

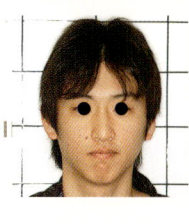

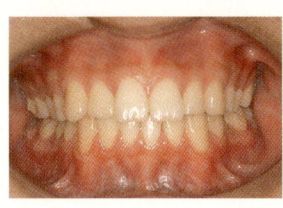

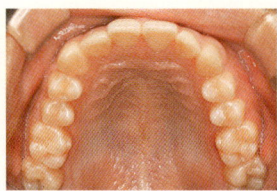

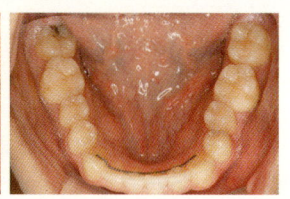

Science 読み解く鍵

　ここまでくると患者は、むし歯がなくきれいな歯列であることを当たり前と思い、時として油断してしまうことがある。しかしCase21のように思わぬカリエスを生じることもある。う蝕も歯周病もバイオフィルム感染症であり、生涯適切なホームケアとプロフェッショナルケアが必要なことを忘れてはならない。

107

Case 27

【患者データ】
初診日：1994.8.7
生年月日：1993.1.15
初診時年齢：1歳
性別：女
主訴：フッ化物塗布希望

1歳で初診、カリエスフリー、8～9歳で叢生

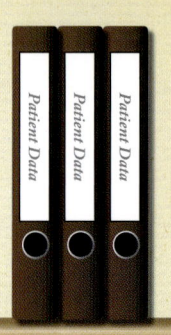

17年のメンテナンス

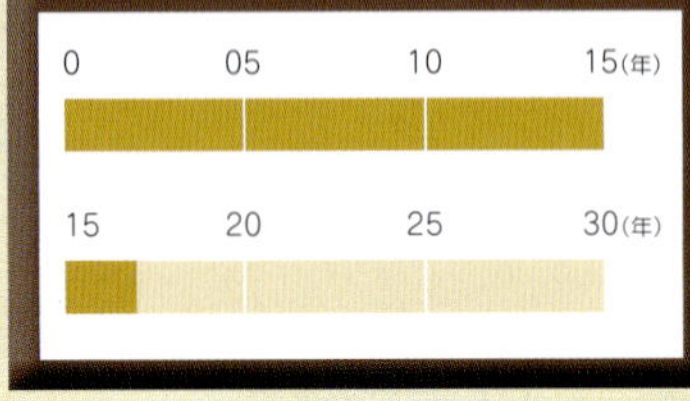

AUTHOR'S COMMENT

初診時1歳、女児。主訴はフッ化物塗布希望。8～9歳ごろに叢生が生じてきたので矯正治療している。中学より東京に引っ越ししている。大阪に家があるので、春休み、夏休み、冬休みのたびにメンテナンスを継続している。兄2人もカリエスフリーで育った。

着眼点　幼少頃からの来院が予防の効率を上げる

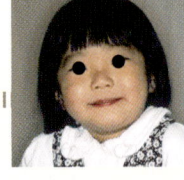

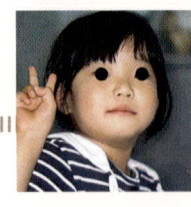

1歳

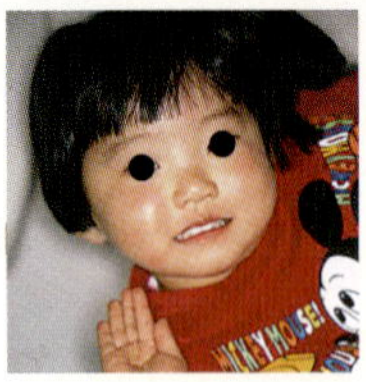

2歳

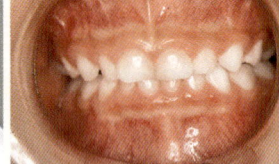

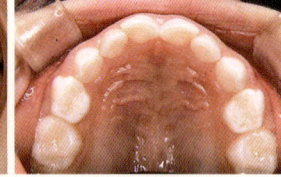

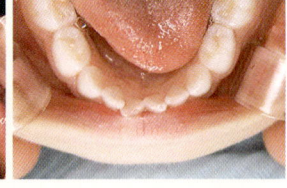

3歳

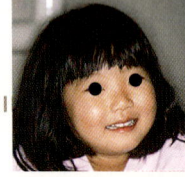

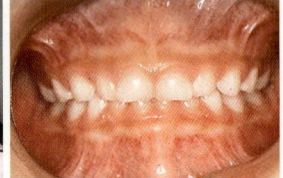

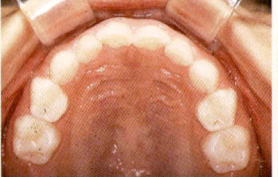

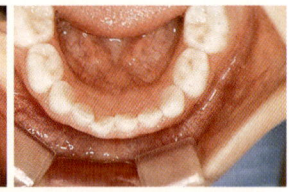

4歳

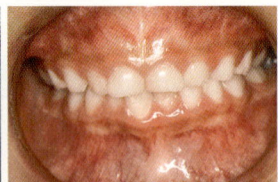

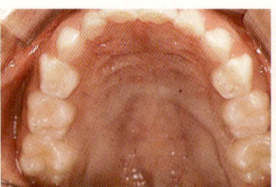

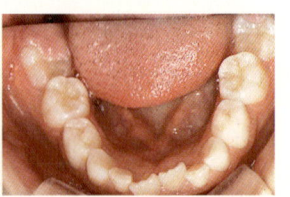

5歳

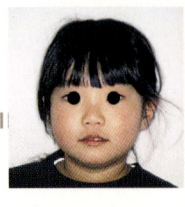

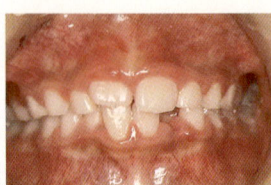

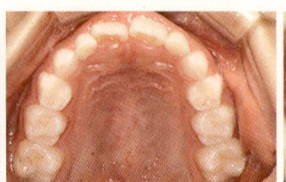

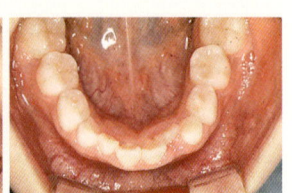

Story 読み解く鍵

母親が子供たちをカリエスフリーに育てたい、自分と同じような苦労を味あわせたくないということで来院した。小さい時から連れてきてもらうと医院に慣れるのも早く、メンテナンスが十分にできるようになる時期も早い。たまに就学前後に歯科医院を初めて受診する患者に遭遇するが、このような場合、親も子供も医院のやり方になかなか慣れてくれない。

Case 27　1歳で初診、カリエスフリー、8〜9歳で叢生

| 着眼点 | 家族ぐるみで成長を見守る |

6歳

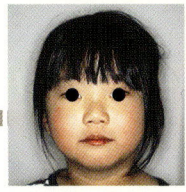

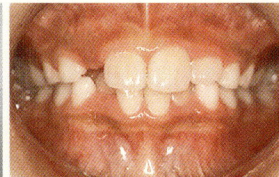

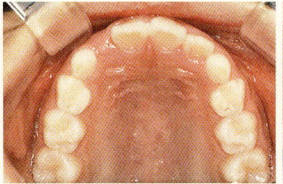

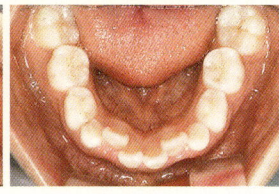

7歳

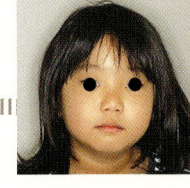

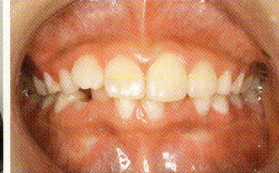

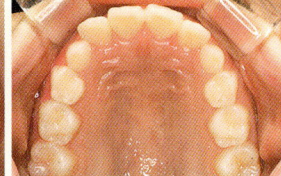

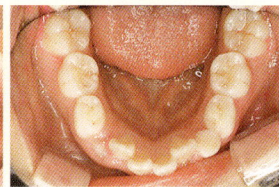

Story 読み解く鍵
この頃から患者には、口腔内写真を貼り付けた手帳を渡している。患者も母親も写真が1年1年増えていくのを楽しみにしている。

| 着眼点 | 叢生のため矯正スタート |

8歳

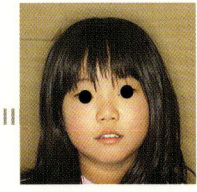

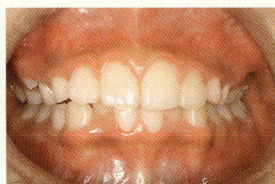

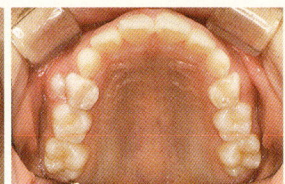

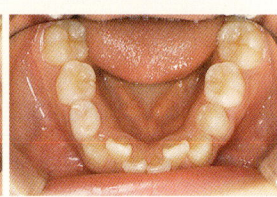

9歳

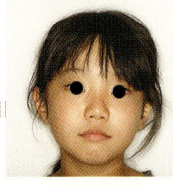

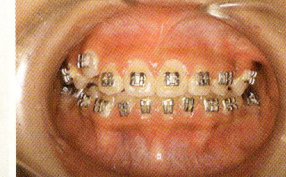

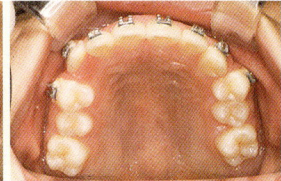

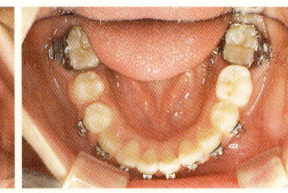

10歳

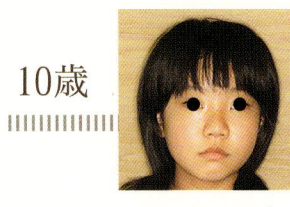

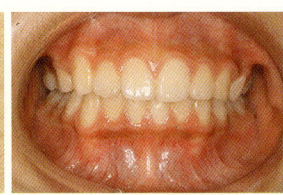

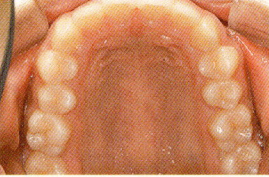

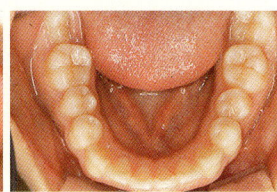

Science 読み解く鍵
8歳時点で、叢生傾向が認められたため矯正をスタートした。

Case 27　1歳で初診、カリエスフリー、8〜9歳で叢生

着眼点　カリエスフリーは養育者の努力あってこそ

13歳

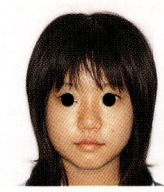

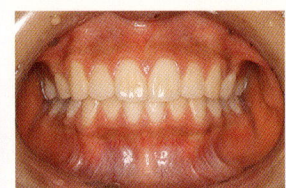

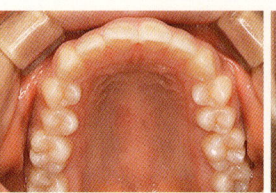

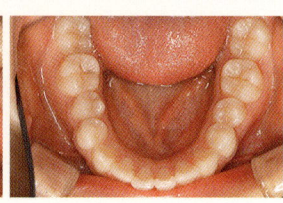

15歳

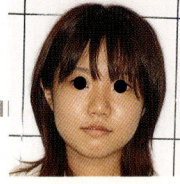

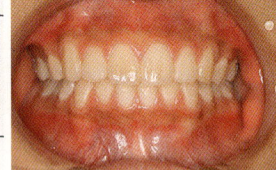

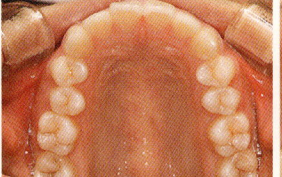

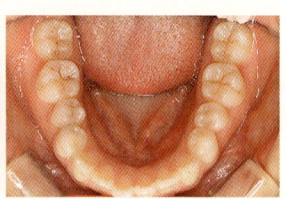

17歳

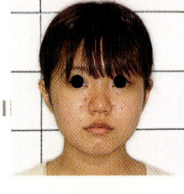

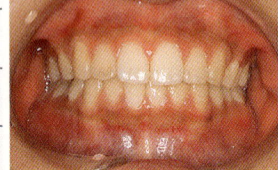

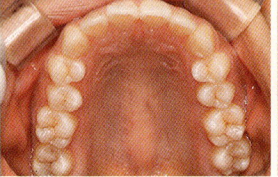

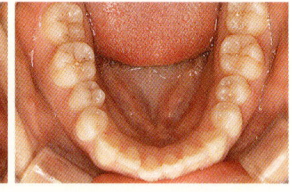

Story 読み解く鍵

東京に引っ越したが、休みのたびにメンテナンスにきちんと来院している。担当歯科衛生士も1歳の初診の時から変わらないため、東京での生活のことをいろいろおしゃべりしてくれる。この年齢になると女の子はぐんときれいになり別人のようになる。すっかり雰囲気が変わったが、相変わらずよくおしゃべりをしてくれる。兄2名もカリエスフリーで育った。3人の子供がカリエスフリーに育ったのは、養育者特に母親の熱意によるところが大きい。

Case 27　1歳で初診、カリエスフリー、8～9歳で叢生

| 着眼点 | 隣接面う蝕のチェックにバイトウイングは必須 |

18歳

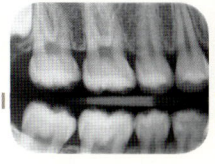

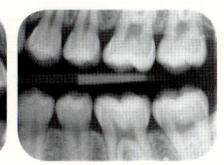

18歳

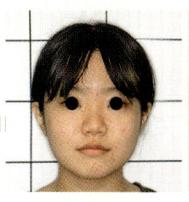

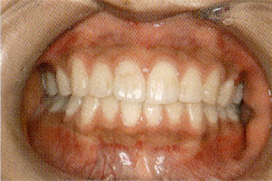

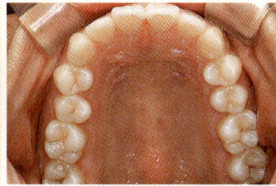

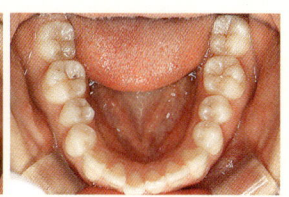

Science 読み解く鍵

ずっとメンテナンスを受けているためエナメル質は十分に石灰化しているが、時としてコンタクト部分にのみう蝕が発生することがある。バイトウイングは必須である。

Case 28 親から受け継いだ受け口傾向

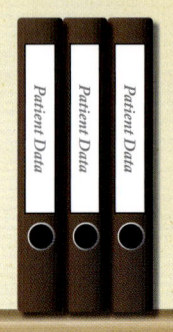

【患者データ】
- 初診日：1994.1.18
- 生年月日：1991.3.20
- 初診時年齢：2歳
- 性別：女
- 主訴：むし歯を治したい

17年のメンテナンス

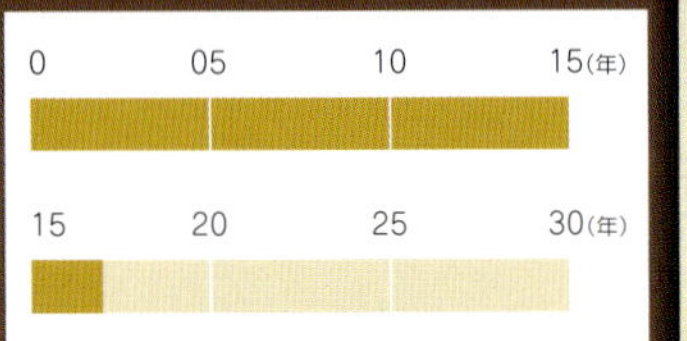

| 0 | 05 | 10 | 15(年) |
| 15 | 20 | 25 | 30(年) |

AUTHOR'S COMMENT

初診時2歳、女児。主訴はカリエス治療。両親は修復治療多数、父親は骨格性の強い受口であった。本人はカリエスフリーで育っている。しかし、受け口傾向が生じてきたため乳歯列期からリンガルアーチで前歯部矯正をし、永久歯との交換の時もリンガルアーチをしている。その後、12歳頃から下顎の成長を認めたが、歯の被蓋は正常に維持できている。両親の状態からみて、受け口を防ぐことができ、カリエスフリーでここまで来たことはすばらしいと思う。弟もカリエスフリーで育った。

着眼点　父親の受け口傾向を受け継いでいる兆しあり

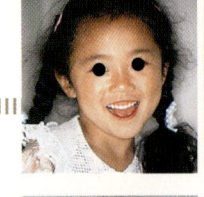

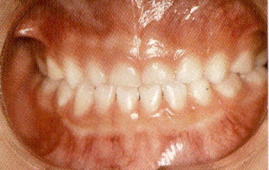

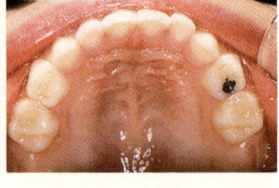

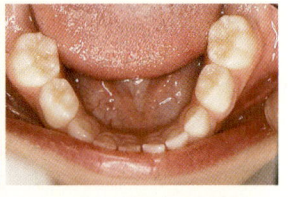

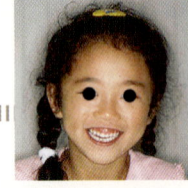

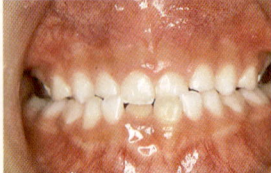

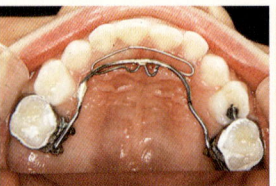

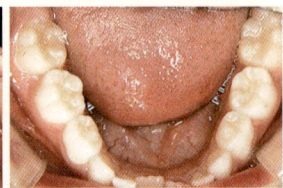

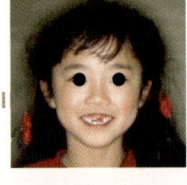

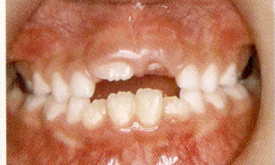

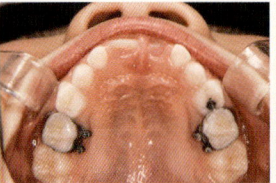

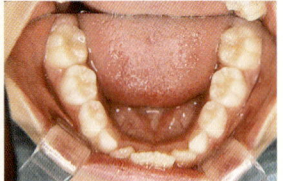

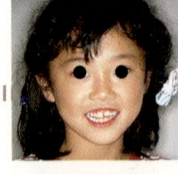

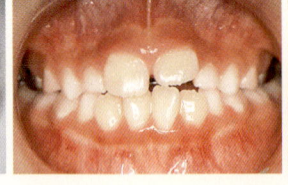

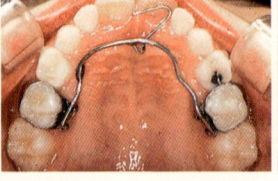

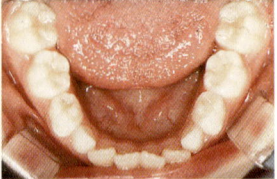

- 3歳
- 4歳
- 5歳
- 6歳1ヶ月
- 6歳11ヶ月
- 7歳

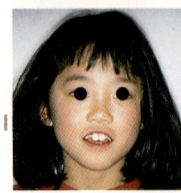

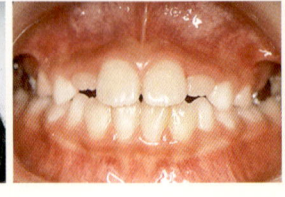

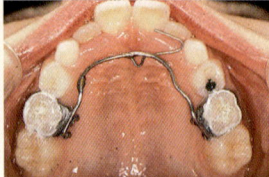

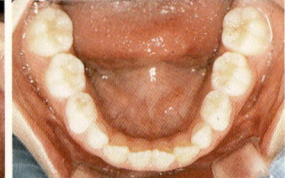

Story 読み解く鍵

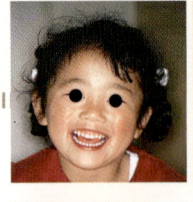

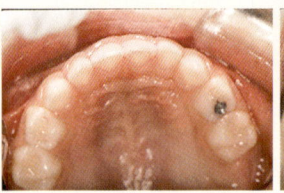

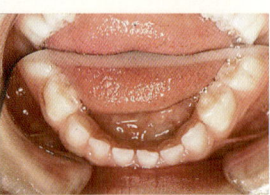

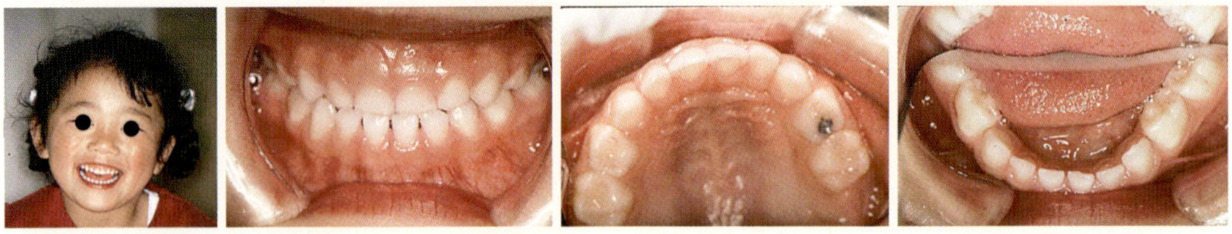

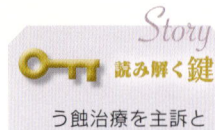

う蝕治療を主訴として来院した。母親は若くして補綴の多い口腔内で、現在もメンテナンスに来院している。父親は、骨格性の強い受け口でランパントカリエスであったが、治療を中断して来院していない。弟とはメンテナンスにずっと来院している。

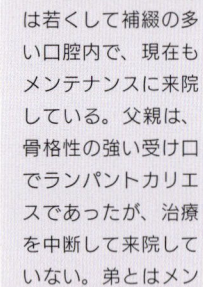

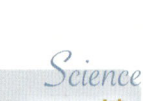

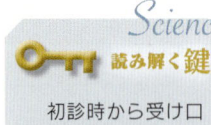

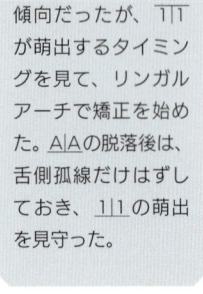

Science 読み解く鍵

初診時から受け口傾向だったが、7|7が萌出するタイミングを見て、リンガルアーチで矯正を始めた。A|Aの脱落後は、舌側弧線だけはずしておき、1|1の萌出を見守った。

Case 28　親から受け継いだ受け口傾向

着眼点　簡単な介入で正常な歯列に育ったのはメンテナンスがあるがゆえである

7歳
8歳
9歳
10歳

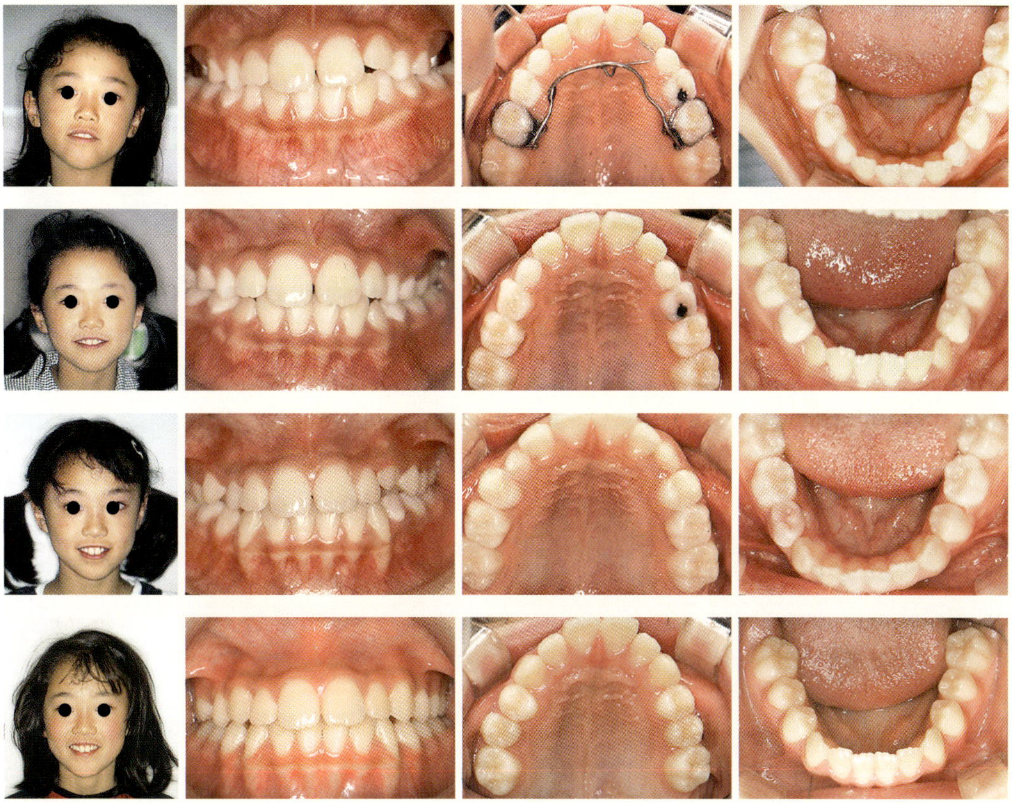

Science 読み解く鍵

1|1 を正常被蓋にするように再び舌側弧線をかけた。その後 2|2 も舌側に萌出してきたため、舌側弧線を利用して唇側に動かしている。メンテナンスに来ているがゆえに、このような簡単な介入で正常な歯列に育ったと言える。

着眼点　11～12歳　下顎の成長が著しい

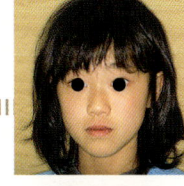

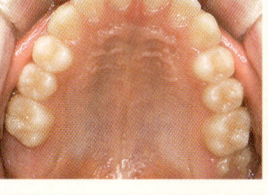

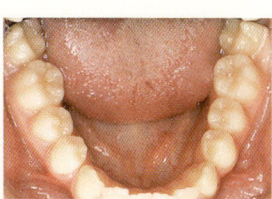

11歳
12歳
13歳

Story 読み解く鍵

11歳から12歳にかけての写真を見比べると下顎の成長が著しいことがわかる。本人も意識しているのか、この頃から顔写真を撮るのを少し嫌がるようになった。しかし、幸いなことに歯牙的には正常被蓋であるために救われている。

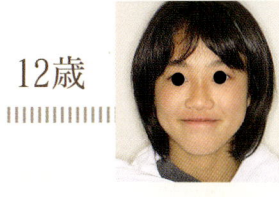

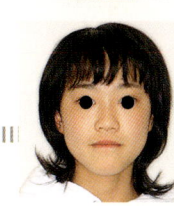

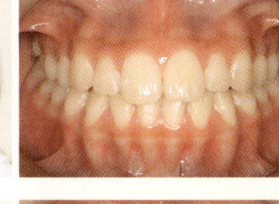

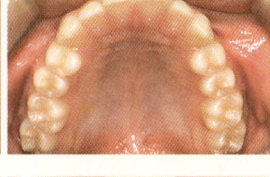

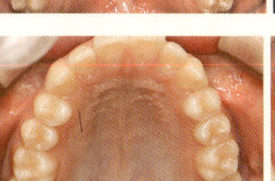

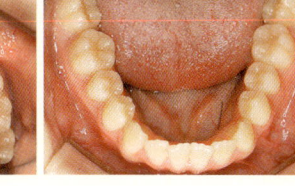

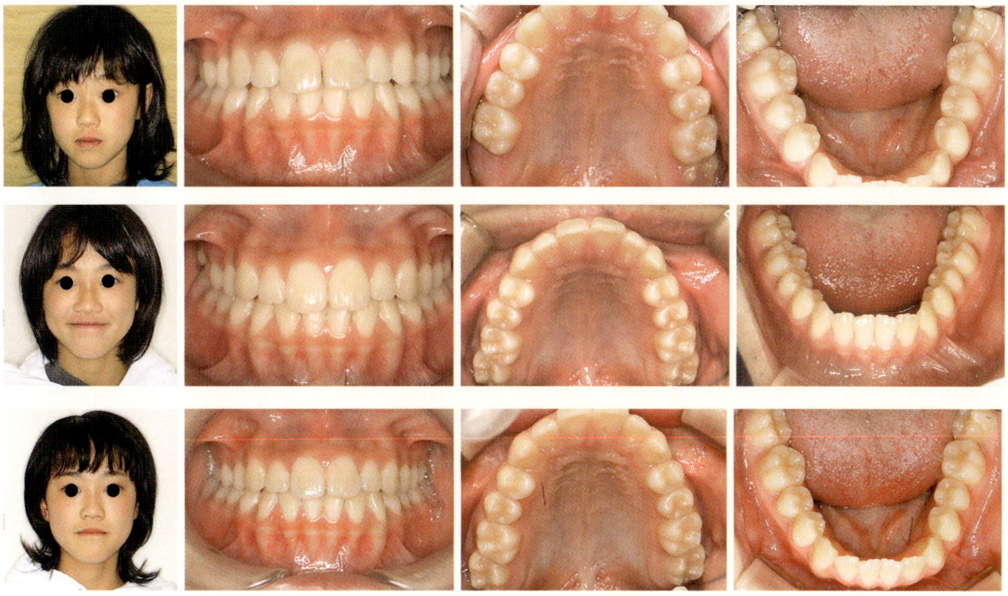

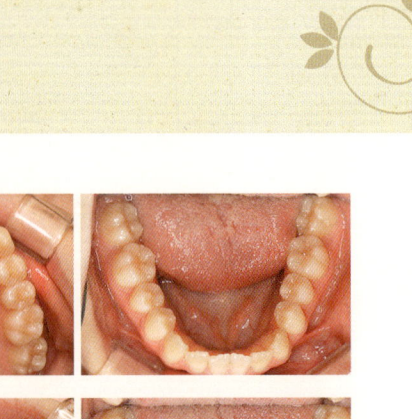

Case 28　親から受け継いだ受け口傾向

14歳

15歳

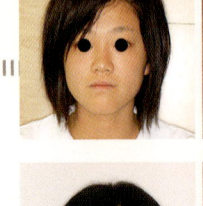

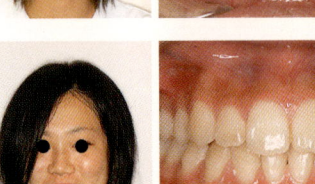

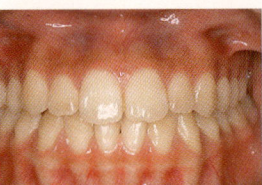

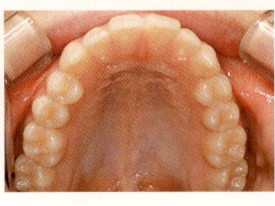

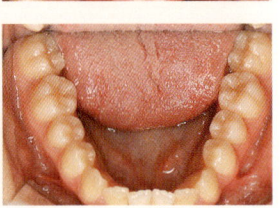

着眼点　両親の状態を思うと感慨深い口腔内である

19歳

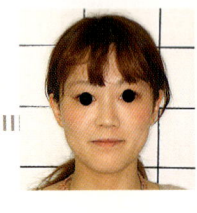

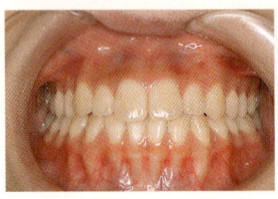

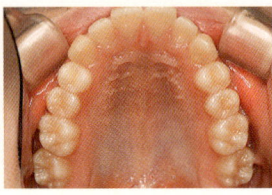

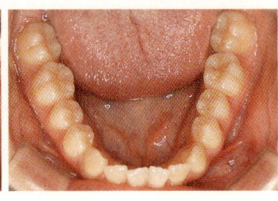

Story 読み解く鍵

19歳の写真を見てみるとすっかり大人になった感じである。カリエスフリー、健康な歯列が維持されている。弟もカリエスフリーで育っている。両親の状態を見ていると子供たちがこのように育ったのは非常に意義深いことだと思う。

症例アーカイブス

咬合育成と後戻り

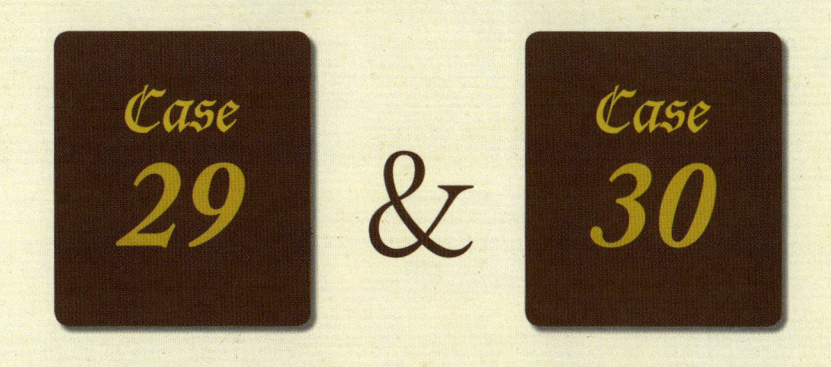

Case 29 & Case 30

咬合育成によって良好な結果を得られたとしても、悪習癖があると後戻りをする。こういうことは長い時間軸で見ないとわからない。

Case 29

【患者データ】
初診日：1996.06.12
生年月日：1990.01.19
初診時年齢：6歳
性別：女
主訴：むし歯の治療をしてほしい

頬杖、右向き寝、うつぶせ寝という態癖の影響

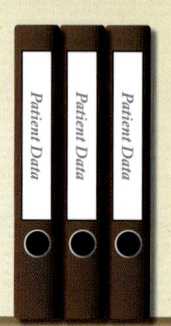

15年のメンテナンス

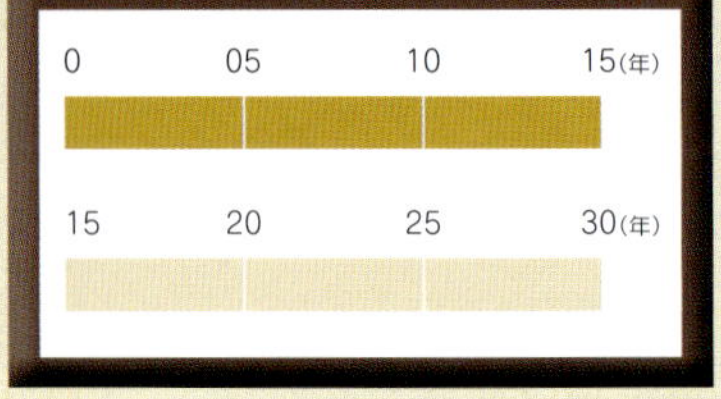

AUTHOR'S COMMENT

初診時6歳、女児。主訴はカリエス治療。永久歯に交換して徐々に歯列弓の狭窄とⅡ級傾向を示すようになったため、矯正治療を行った。しかし、右からの頬杖、右向き寝・うつぶせ寝の癖があるため、1̄が後戻りの傾向を示した。再度の矯正を望まなかったため、態癖に注意して経過観察している。少し遠方から真面目にメンテナンスに通い続けており、健康観はしっかり確立している。

着眼点 筆者の目がカリエスフリーにしか向いていなかった頃

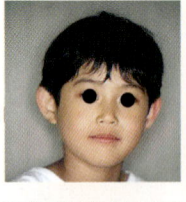

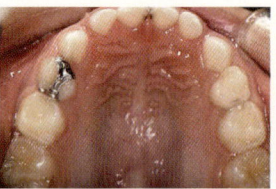

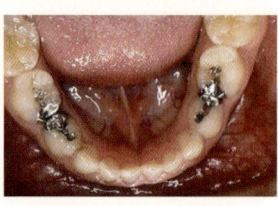

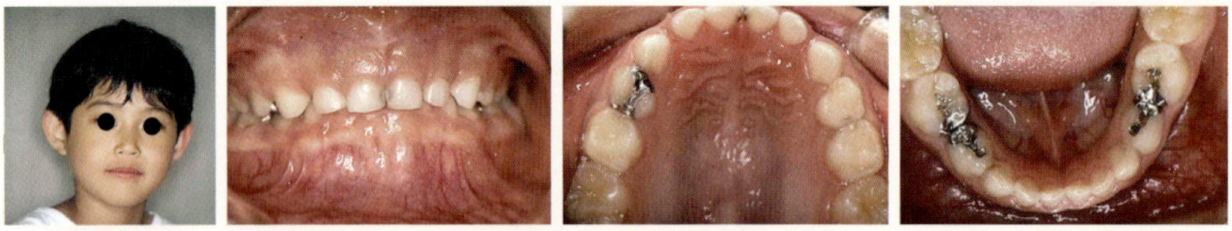

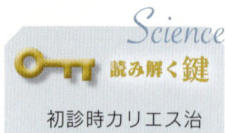

6歳
7歳
8歳

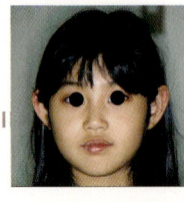

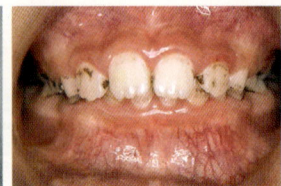

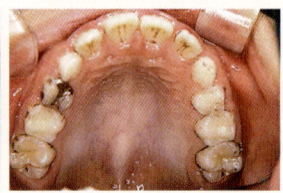

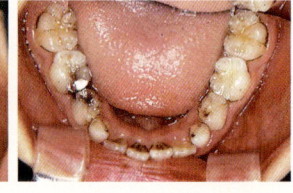

Science 読み解く鍵
初診時カリエス治療が主訴であった。筆者はこの時期、カリオロジーを学び、永久歯をカリエスフリーにすることに力を注いでいた。6歳の初診時に過蓋咬合であり、矯正担当医の意見を仰ぐべきだったが、う蝕治療と予防にしか目が向いていなかった。

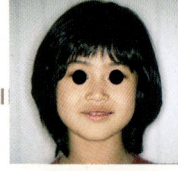

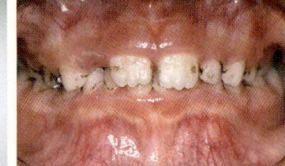

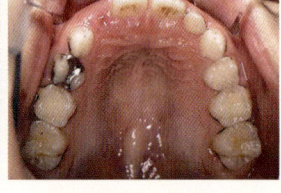

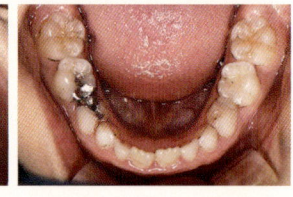

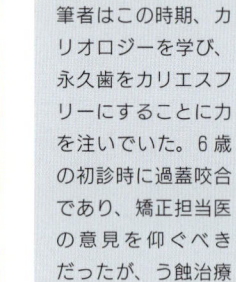

着眼点 カリエスフリー達成。しかし、顕著であった態癖を見逃していた

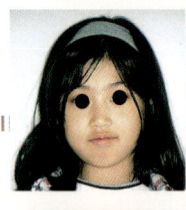

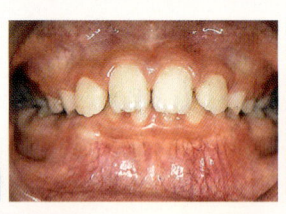

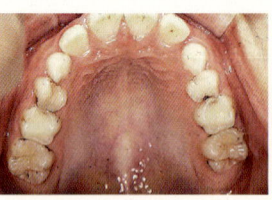

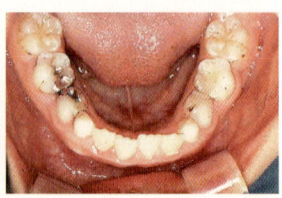

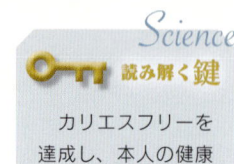

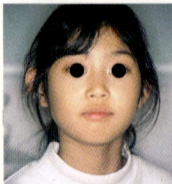

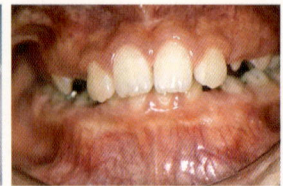

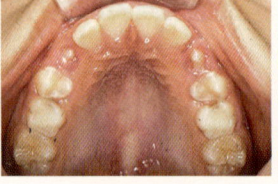

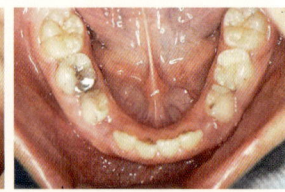

9歳
10歳
11歳

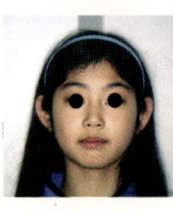

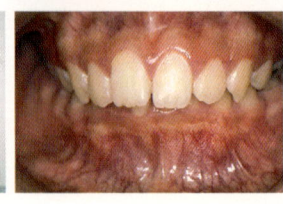

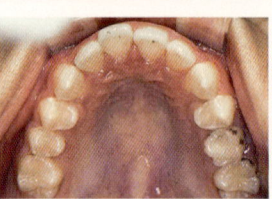

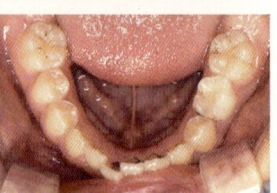

Science 読み解く鍵
カリエスフリーを達成し、本人の健康観も十分である。しかし態癖により過蓋咬合と歯列弓の狭窄が進んでいる。写真を比較して初めてこの変化に愕然とする。

Case29　頬杖、右向き寝、うつぶせ寝という態癖の影響

12歳

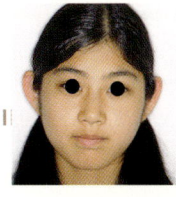

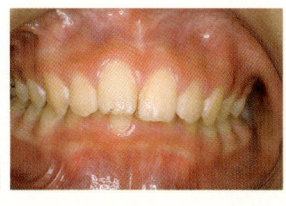

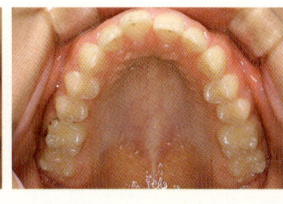

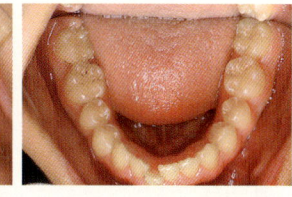

着眼点　矯正後、態癖の改善が不十分で後戻り傾向

13歳

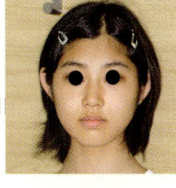

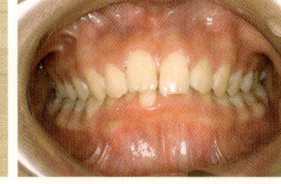

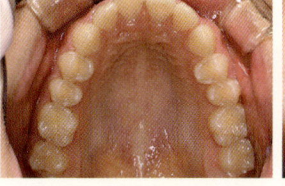

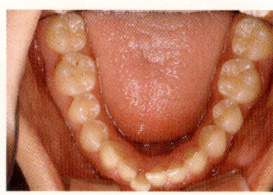

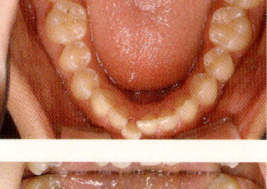

14歳

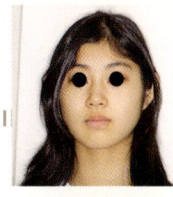

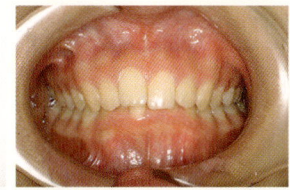

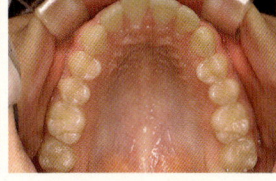

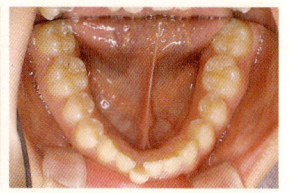

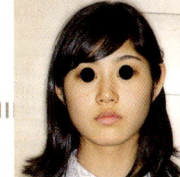

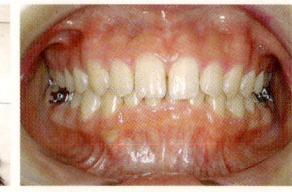

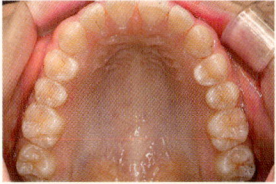

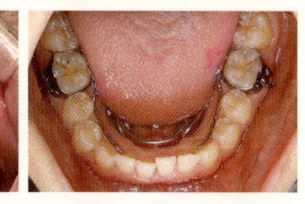

15歳

16歳

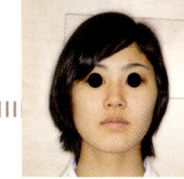

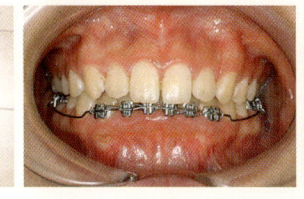

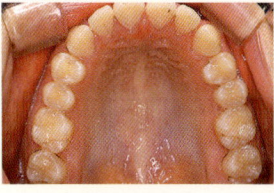

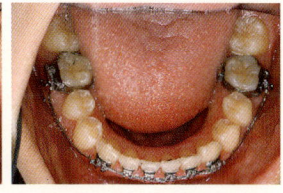

17歳

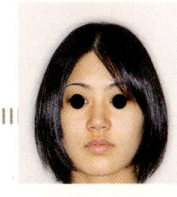

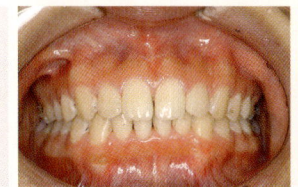

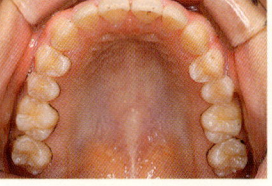

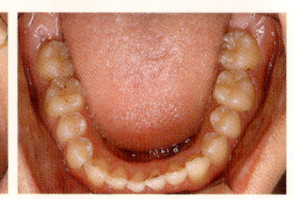

18歳

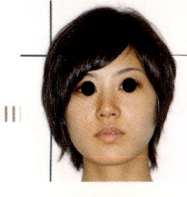

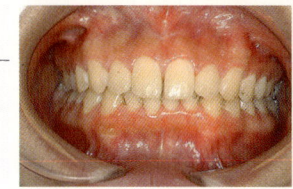

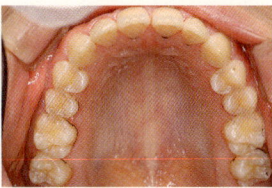

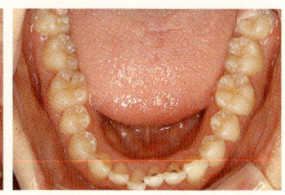

21歳

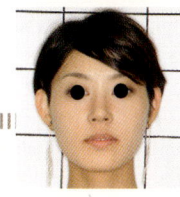

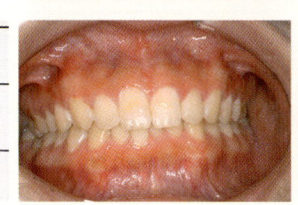

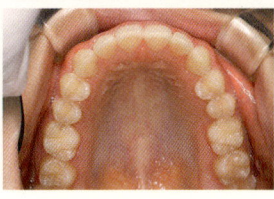

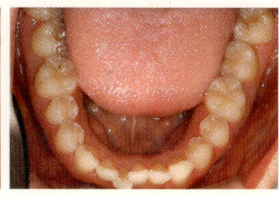

Story 読み解く鍵

15〜16歳にかけてようやく矯正治療を行い、歯列弓の拡大、過蓋咬合の改善が得られた。しかし、態癖の改善が十分でなかったために、1｜が少し後戻りしてきている。本人が再度の矯正を望まなかったために態癖に十分に注意しながら経過観察している。遠方からだが真面目にメンテナンスに来院している。

Case 30 態癖のコントロールがメンテナンスの重要課題

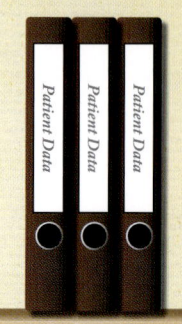

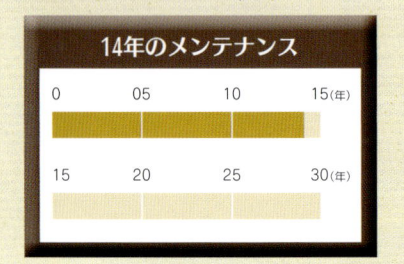

【患者データ】
初診日：1996.4.8
生年月日：1994.8.20
初診時年齢：1歳
性別：女
主訴：下顎前歯部の着色

14年のメンテナンス

| 0 | 05 | 10 | 15(年) |
| 15 | 20 | 25 | 30(年) |

AUTHOR'S COMMENT

初診時1歳、女児。主訴は歯の着色。叢生傾向が生じてきたため9歳より矯正開始、11歳で保定に移行した。非抜歯による矯正治療を切望した。その後4年間で右からの力のため、右上下白歯歯列が舌側へ倒れてきている。メンテナンスのたびに指導しているが、態癖のコントロールは容易ではない。

着眼点　顔写真は親にとってもうれしい記録

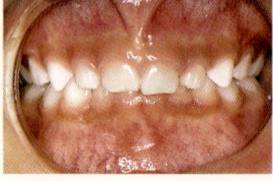

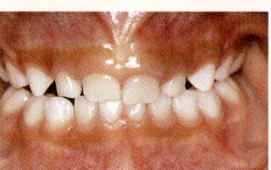

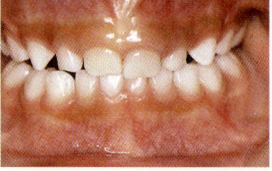

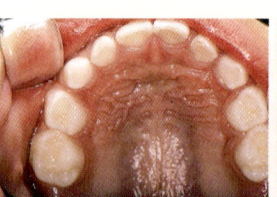

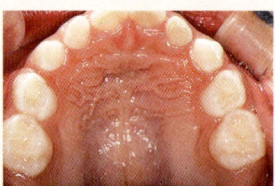

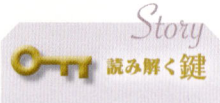

1歳 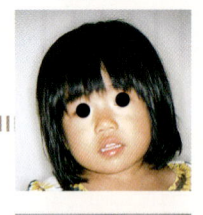
2歳 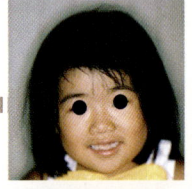
3歳
4歳
5歳

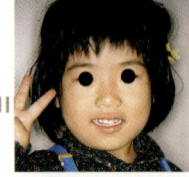

Story 読み解く鍵
予防・メンテナンスは1歳くらいから行っている。最初は顔写真のみだが、撮れるようになってから口腔内写真を撮るようにしている。親にとっては顔写真だけでも見せてあげるととても喜ぶ。メンテナンスで成長の変化を見ることは受診の動機づけにもなるようである。

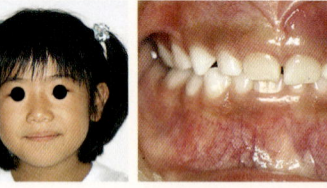

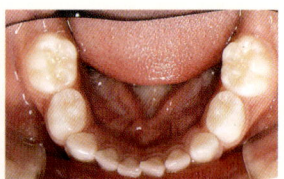

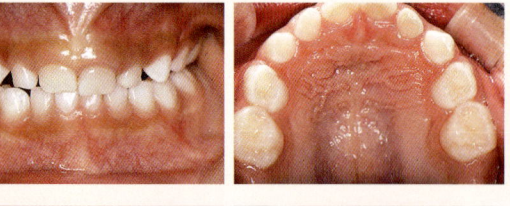

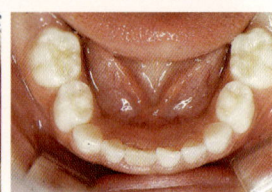

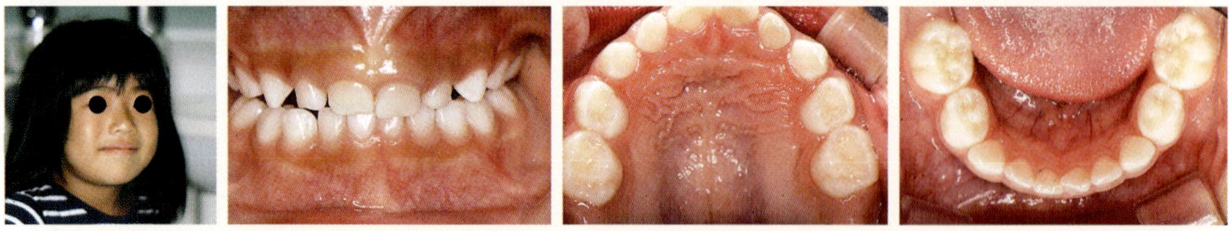

着眼点　舌癖、叢生が問題

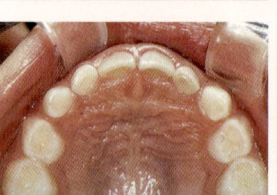

6歳

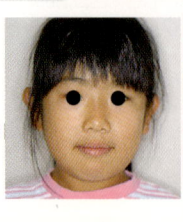

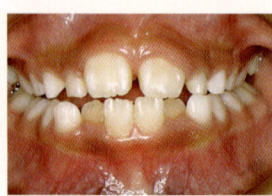

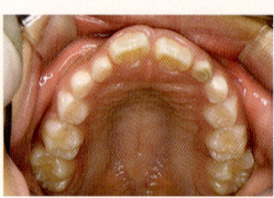

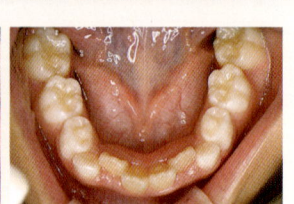

Science 読み解く鍵
6歳時点では、舌癖(嚥下癖)があり、下顎前歯の叢生もある。

Case30 態癖のコントロールがメンテナンスの重要課題

7歳

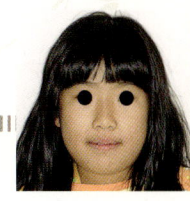

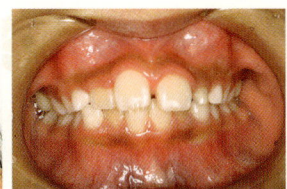

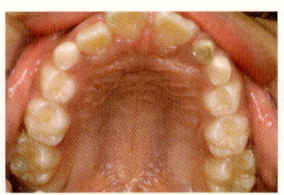

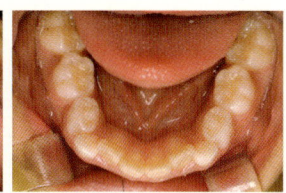

着眼点 経済的な理由でようやく9歳から矯正スタート

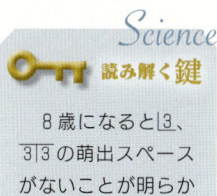

8歳

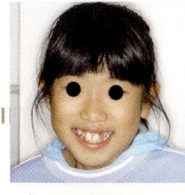

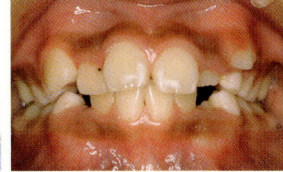

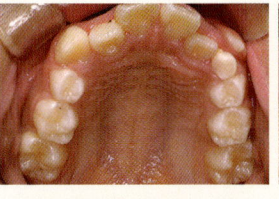

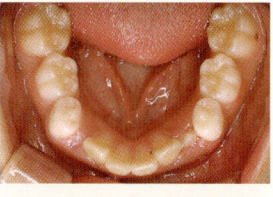

9歳

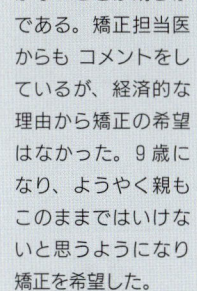

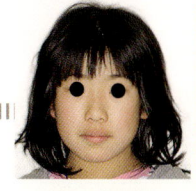

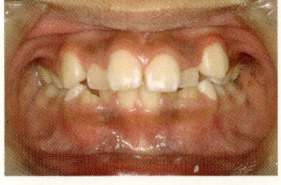

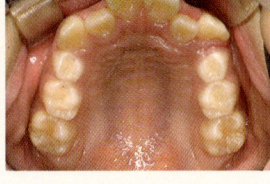

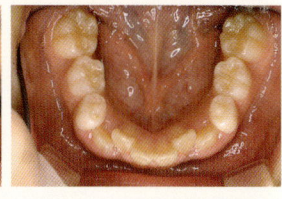

10歳

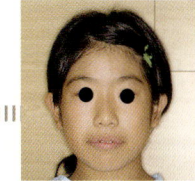

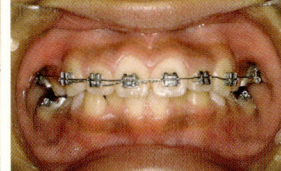

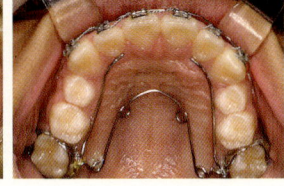

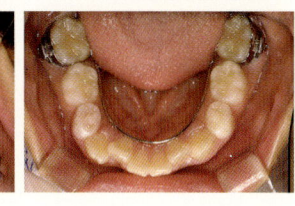

Science 読み解く鍵

8歳になると⎿3、3⎾3 の萌出スペースがないことが明らかである。矯正担当医からもコメントをしているが、経済的な理由から矯正の希望はなかった。9歳になり、ようやく親もこのままではいけないと思うようになり矯正を希望した。

着眼点 態癖のコントロールは容易ではない

11歳

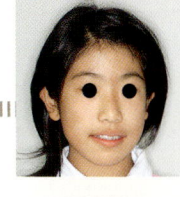

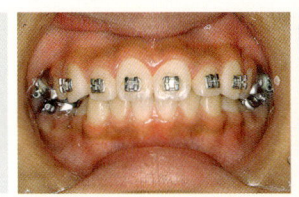

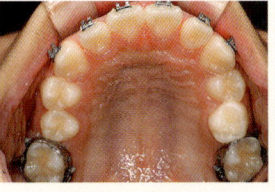

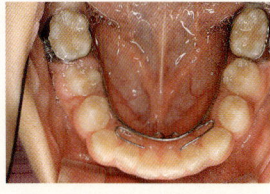

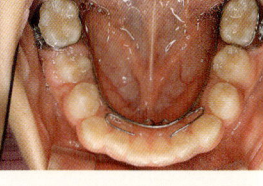

12歳

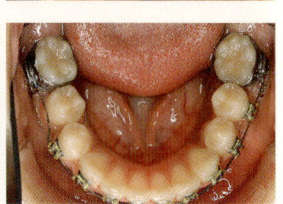

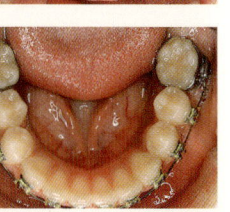

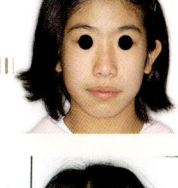

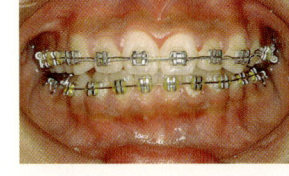

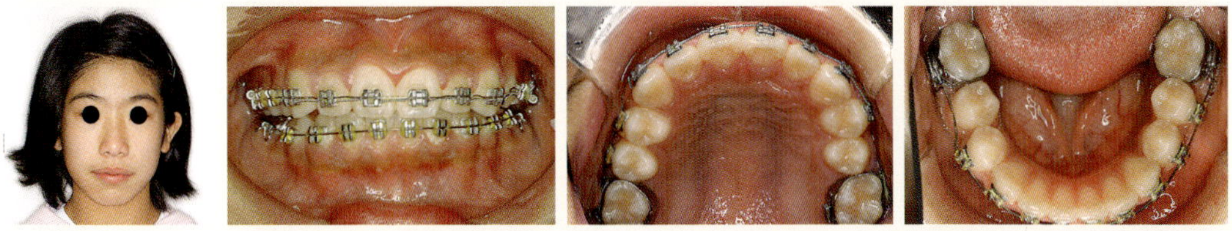

13歳

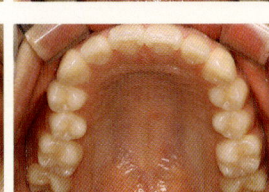

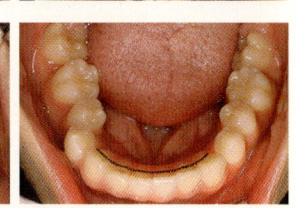

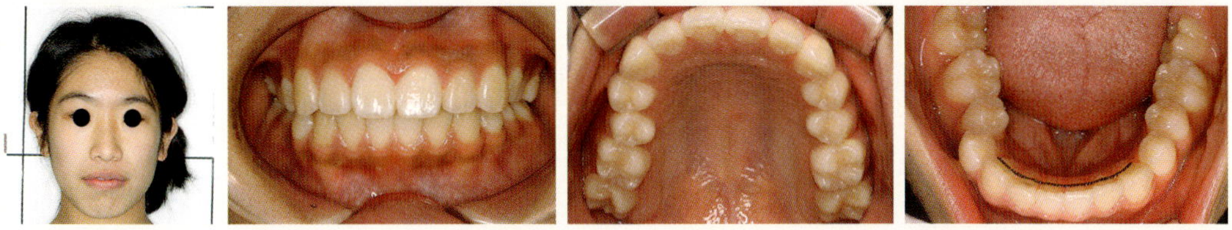

17歳

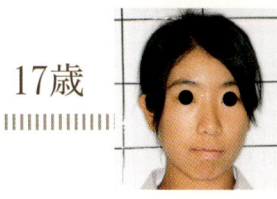

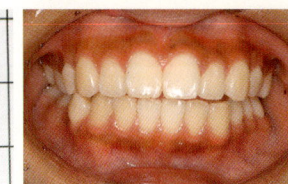

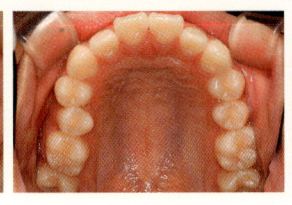

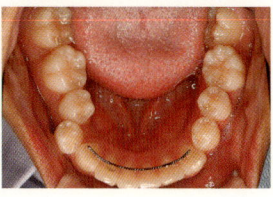

Story 読み解く鍵

11歳の時の5 4の舌側傾斜が示すように、右からの態癖がある。12歳で保定に移行したが、本人も親も前歯部がきれいになったことで態癖を改善しようという意識が乏しい。右上下臼歯歯列が舌側へ大きく倒れてきている。態癖のコントロールは実に難しい。

119

症例アーカイブス

防ぎきれないう蝕

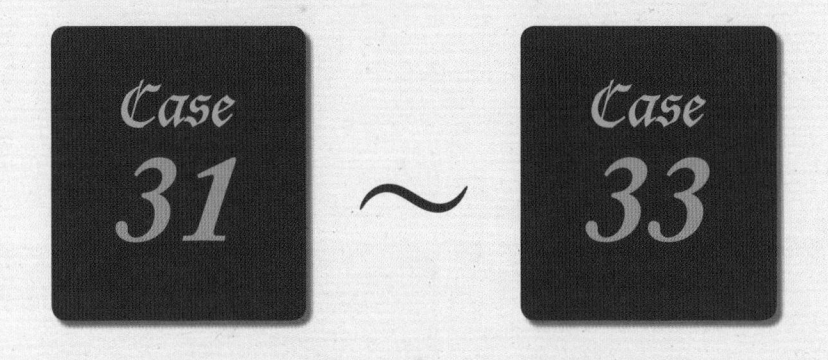

Case 31 ～ Case 33

全身疾患や多数の服薬による唾液減少症のためにう蝕の発症を防ぐことが困難な症例を見てみよう。超高齢化する社会において、これから私たちが正面から向き合わねばならない症例である。

Case 31

【患者データ】
初診日：2000.11.25
生年月日：1941.05.01
初診時年齢：59歳
性別：男
主訴：入れ歯を希望
う蝕による崩壊

毎回、新たなう蝕が発生してう蝕による崩壊が止まらない

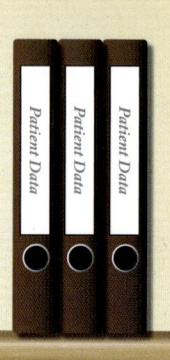

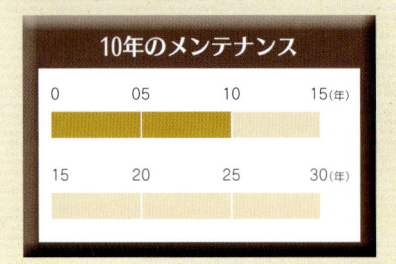

10年のメンテナンス

| 0 | 05 | 10 | 15(年) |
| 15 | 20 | 25 | 30(年) |

AUTHOR'S COMMENT

初診時59歳、男性。主訴は入れ歯を入れてほしい。アルコール性肝炎がある。初診時、ランパントカリエスであり、抜歯、修復、義歯装着し、歯周治療も行った。メンテナンス10年になるが、毎回新たなう蝕を作ってきて、どんどん崩壊が進み止まる傾向が見られない。

着眼点　本人に危機感なし

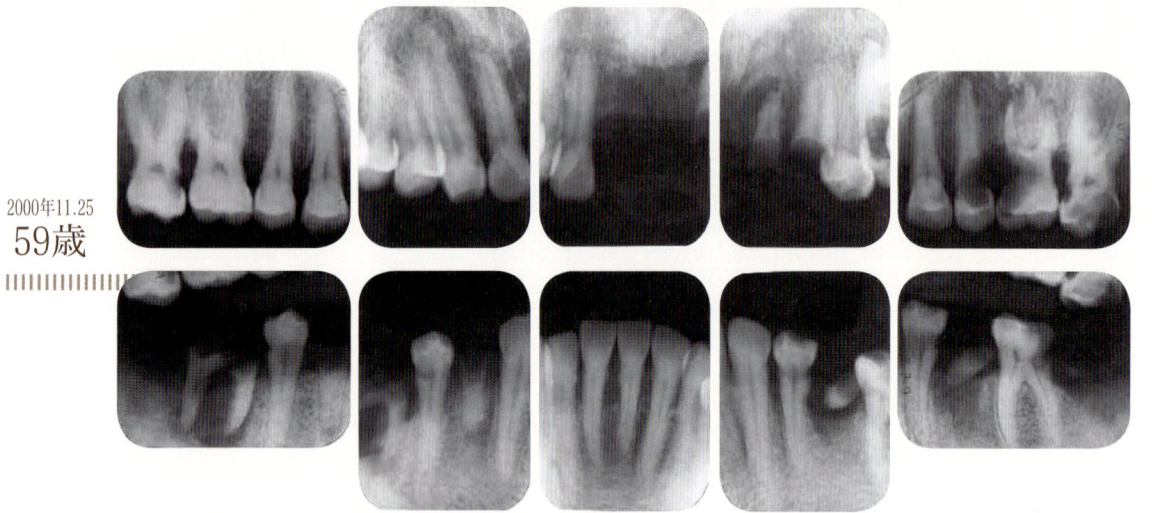

2000年11.25
59歳

初診時、要抜歯の歯が多く、肝炎もあったため、口腔外科へ紹介

Story 読み解く鍵

本人は、このような状態でもいたって平気で来院した。この危機感のなさが後々の問題となってきた。当院の患者には現代的なサラリーマン所帯も多いが、江戸時代から続く村の出身者も時々いる。後者の場合、半世紀前にタイムスリップしたかのような口腔内状態が多く、健康観も低い。

着眼点　60年近くの生活習慣を改善できずにいる

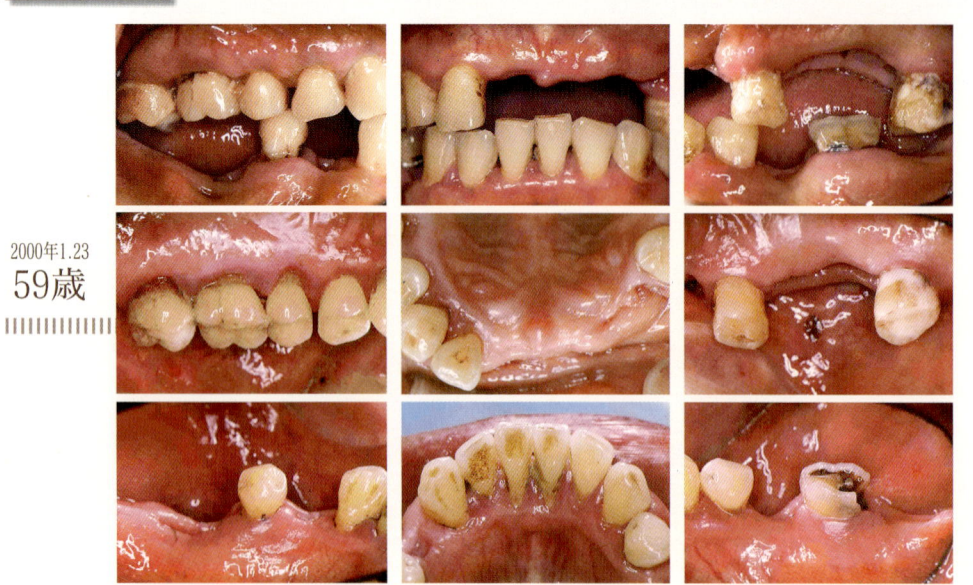

2000年1.23
59歳

口腔外科で抜歯後の口腔内写真

Story 読み解く鍵

う蝕治療や歯周基本治療を行い始める。アポイントにはきちんと来て指示には従うが、ホームケアは完全にはうまくいかない。甘いものを頻繁に摂取していることがメンテナンスの途中でわかるのだが、そういう生活を60年続けてきた人に生活改善を実行させるのは困難である。

Case 31 毎回、新たなう蝕が発生してう蝕による崩壊が止まらない

60歳

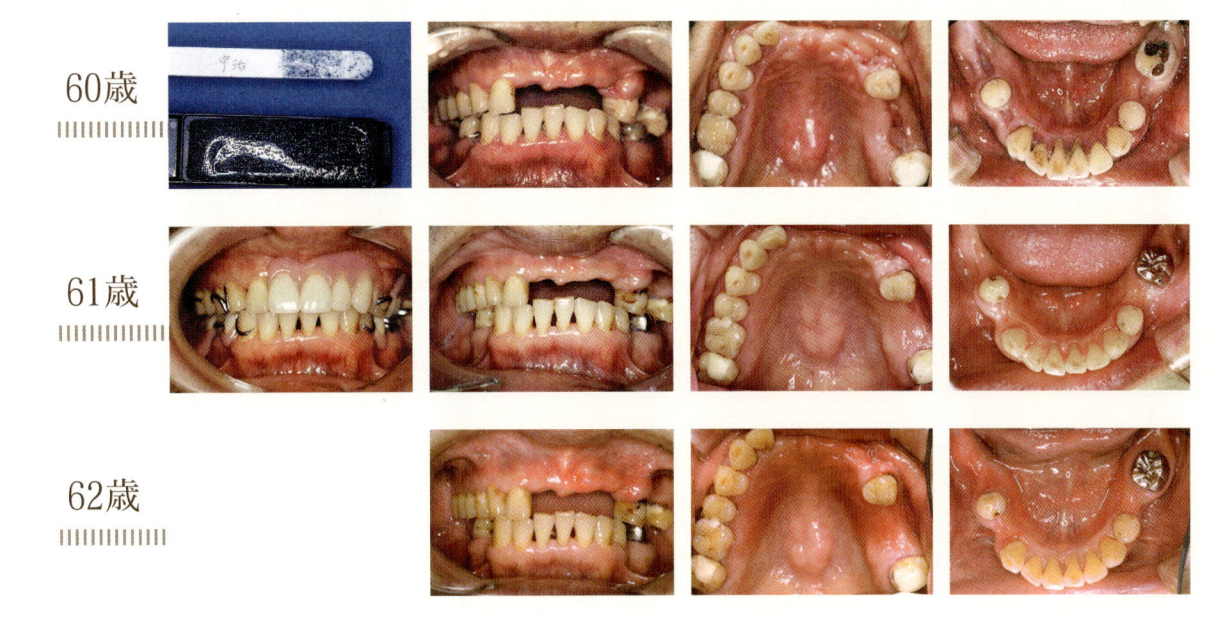

61歳

62歳

着眼点 プロケアによるカバーもむなしく、根面う蝕が発症し続ける

68歳

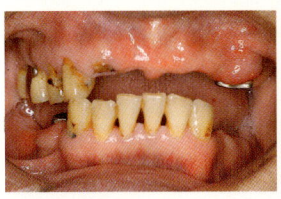

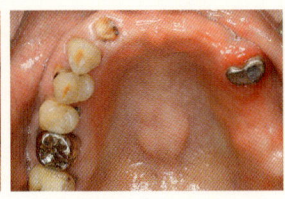

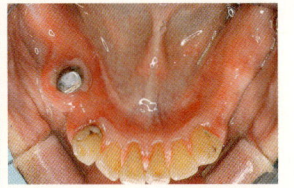

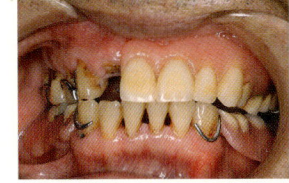

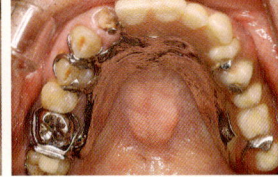

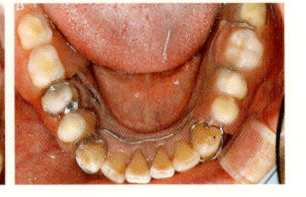

Science 読み解く鍵

メンテナンスでは通常のメニュー以外に毎回トレー法でクロルヘキシジンを塗布している。セルフケア不足と糖分の摂取がやめられず、唾液減少症もあり咬頭や舌面や根面にカリエスを発症してくる。この人は歯を口腔に維持することは、もはや困難と考えるべきかもしれない。

Case 32

健康だった口腔内がシェーグレン症候群によりたくさんの問題を抱え始める

【患者データ】
- 初診日：1986.08.02
- 生年月日：1963.08.31
- 初診時年齢：22歳
- 性別：女
- 主訴：7┘の痛み

24年のメンテナンス

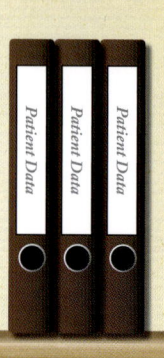

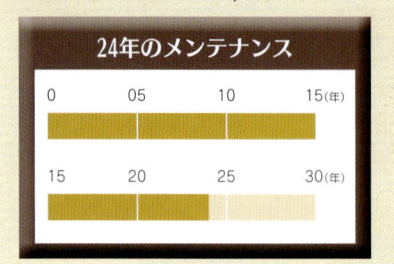

AUTHOR'S COMMENT

初診時22歳、女性。主訴は7┘の痛み。歯周病のリスクはなく、新たなう蝕の発生もなく定期的なメンテナンスを行ってきた。15年目くらいから口渇を訴えるようになり、16年目にシェーグレン症候群と診断された。唾液による再石灰化が期待できないため、徐々に隣接面の脱灰が進行している。フッ化物の使用などできるだけ歯質を強化し、短期メンテナンスで乗り切っていきたい。10年ほど前に他府県へ引っ越しされてからもメンテナンスに欠かさず来院されている。

着眼点　口腔内は歯周病学的に安定している

32歳　DATE '96.11.26　D.H.

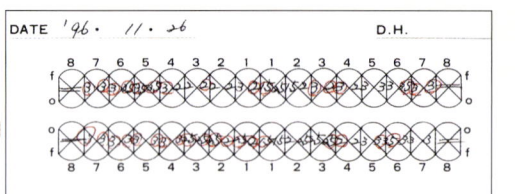

Science 読み解く鍵
初診時の口腔内写真もエックス線写真も紛失している。10年後であるが、特に問題なく歯周チャートも安定している。

着眼点　う蝕の発生もなく、歯周組織。修復後も安定中

34〜35歳

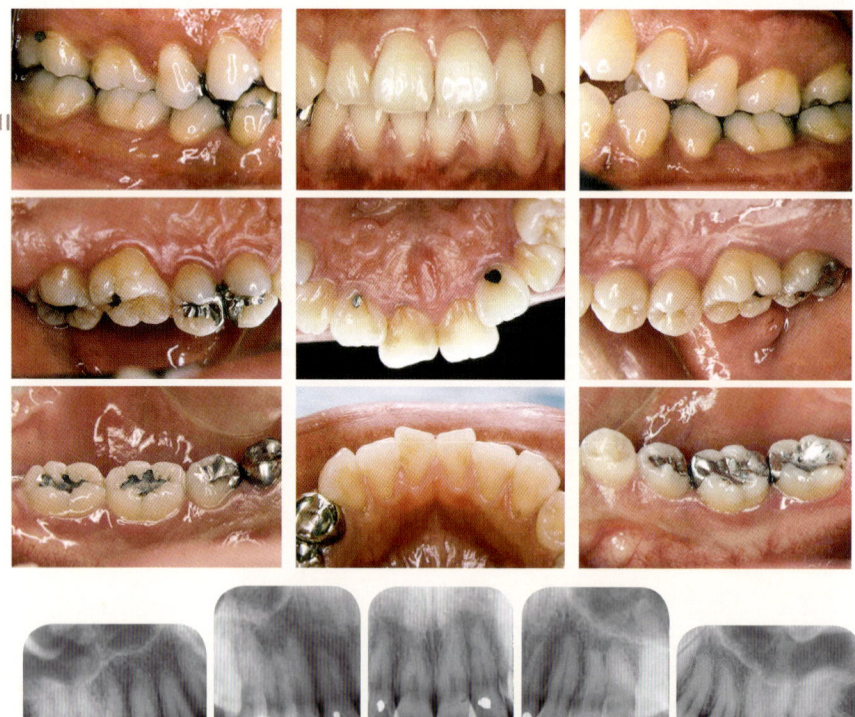

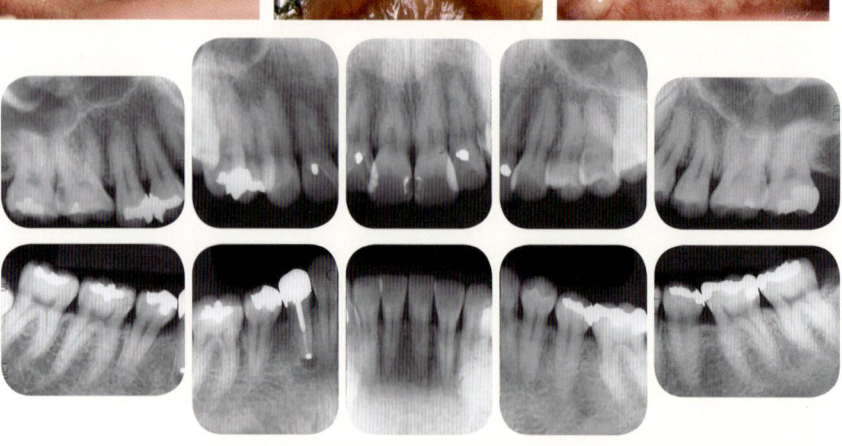

Science 読み解く鍵
34歳、口渇を訴える3年前の口腔内写真である。新たなう蝕の発生もなくずっと安定した経過である。

35歳、エックス線的にも安定している。ちなみに4┘は、根尖で2根に分岐しており、抜歯して、アマルガムで側枝の逆根管充填再植をしている。11年経過するが問題はない。

Case 32　健康だった口腔内がシェーグレン症候群によりたくさんの問題を抱え始める

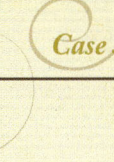

| 着眼点 | 患者はメンテナンスのたびに口渇を訴え始めた |

37歳

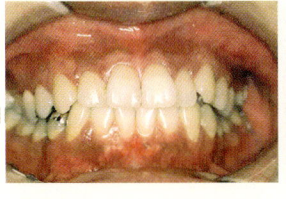

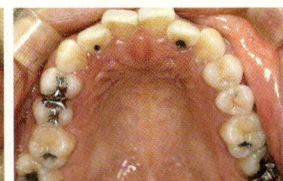

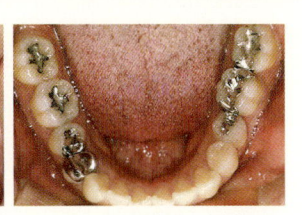

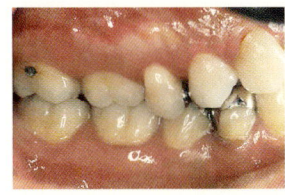

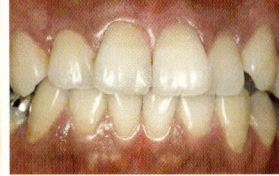

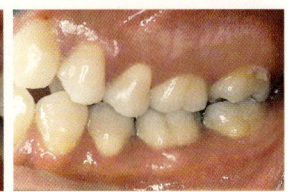

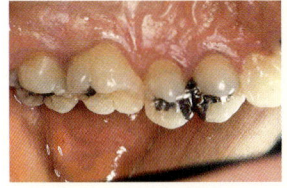

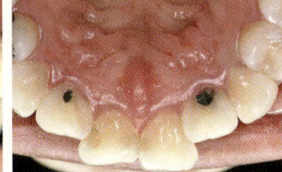

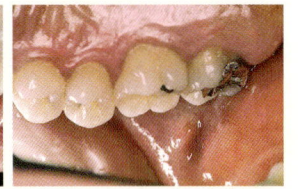

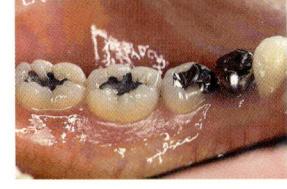

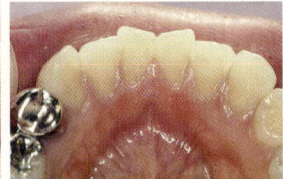

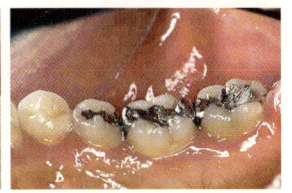

Science 読み解く鍵

この頃から口渇を訴えるようになってきた。シェーグレン症候群の診断前である。ビスケットが食べられないなどと言っていた。筆者がカリオロジーを学び始め唾液の問題に注意をするようになったのは1990年頃からである。したがって患者には、内科などを受診するように説明していた。

Case 32　健康だった口腔内がシェーグレン症候群によりたくさんの問題を抱え始める

着眼点　唾液の分泌の減少は明らか。保湿剤を使用し始める。

38歳

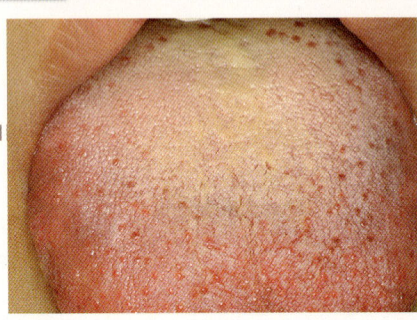

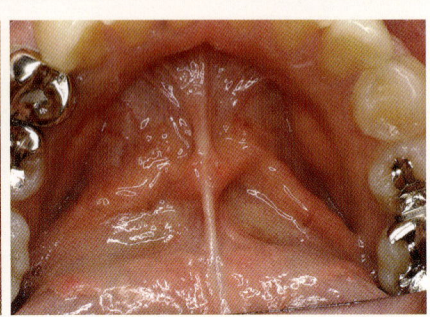

16年後、シェーグレン症候群の診断を受ける。

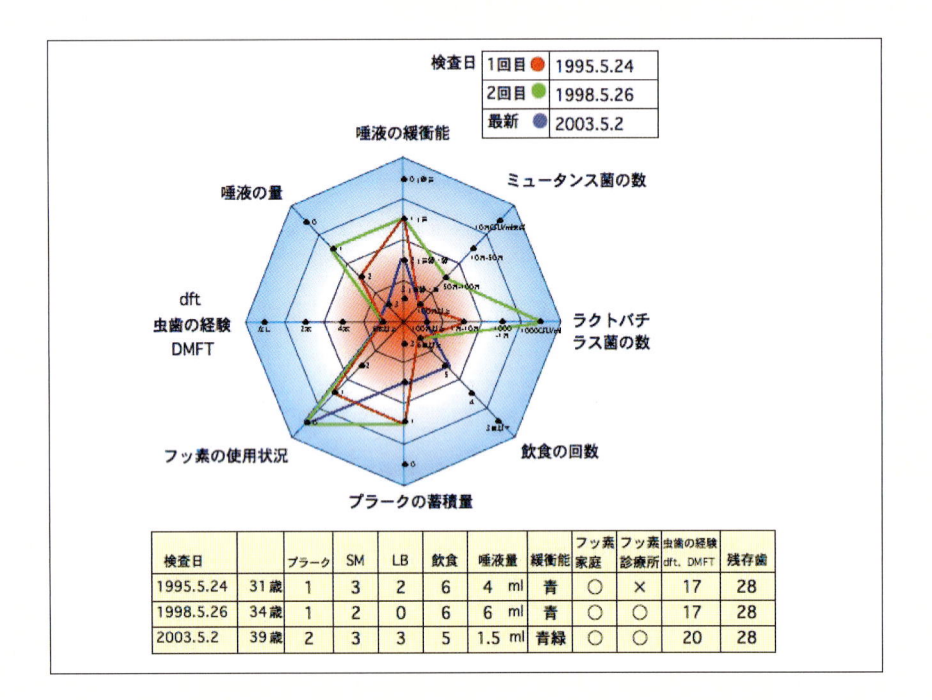

Science 読み解く鍵

初診より16年目で、市民病院でシェーグレン症候群と診断された。刺激唾液は0.4ml/分である。図の1995年0.8ml/分、1998年1.2ml/分と比べて明らかに減少している。大学病院や市民病院などで、腺分泌剤(エポザック)を処方されたが効果はなかった。現在オーラルウェットを使用している。

検査日		プラーク	SM	LB	飲食	唾液量	緩衝能	フッ素家庭	フッ素診療所	虫歯の経験 dft, DMFT	残存歯
1995.5.24	31歳	1	3	2	6	4 ml	青	○	×	17	28
1998.5.26	34歳	1	2	0	6	6 ml	青	○	○	17	28
2003.5.2	39歳	2	3	3	5	1.5 ml	青緑	○	○	20	28

シェーグレン症候群とは？

自己免疫疾患の一種
90%以上の人に口渇の症状がみられる

→ **大学病院に紹介**
＊エポザック(腺分泌促進剤)の処方
＊オーラルウェットの使用

Case 32　健康だった口腔内がシェーグレン症候群によりたくさんの問題を抱え始める

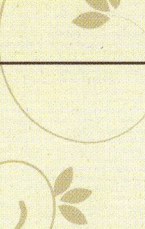

着眼点　フッ化物などで歯質を強化しメンテナンスの間隔を短くして対応

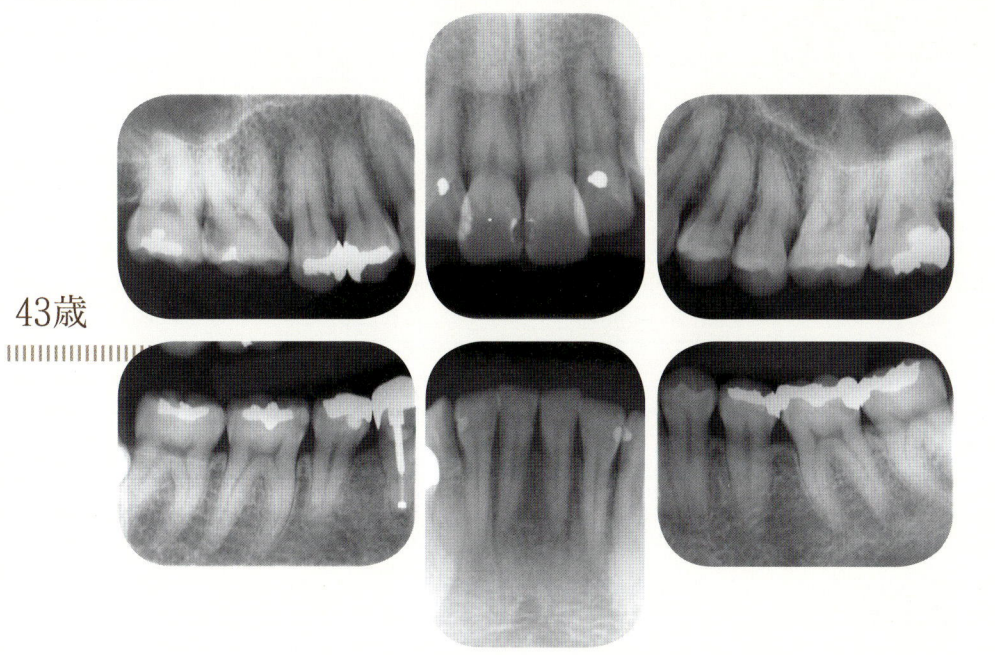

43歳

Science 読み解く鍵

メンテナンスを強化してきているが、唾液による再石灰化が期待できないため徐々に隣接面の脱灰が進行している（6 3｜,6 2｜2 3 など）。フッ化物の使用などできるだけ歯質を強化し、短期メンテナンスで乗り切っていきたい。

着眼点　どこまで進行した時点で介入すべきかに悩む日々

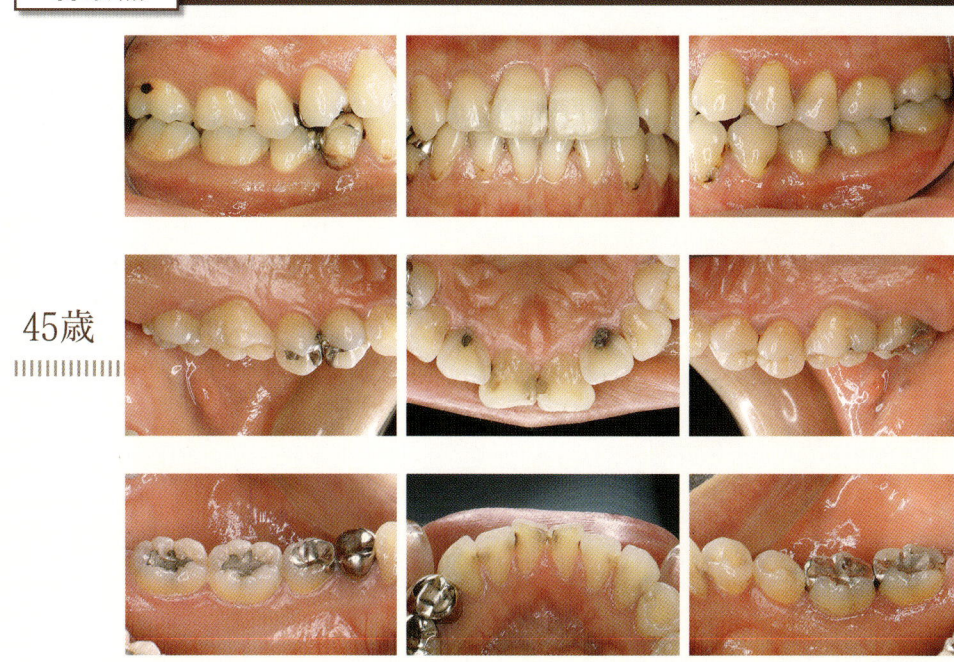

45歳

Science 読み解く鍵

さらに隣接面の脱灰があちこちで進んでいるが、短期リコールとフッ化物の使用で何とか大きな進行は食い止められている。10年ほど前に他府県に引っ越されたが、真面目にメンテナンスに通われている。どこまで進行したら介入すべきか判断が難しい。さらに介入するとしたら慎重に充填をしなければならないと考えている。

127

Case 33

【患者データ】
初診日：1982.7.4
生年月日：1927.2.24
初診時年齢：55歳
性別：男
主訴：継続管理

現在、84歳。現在の課題は急激な根面二次カリエス

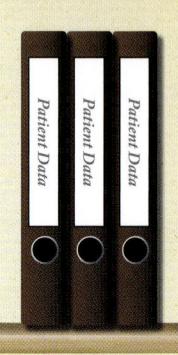

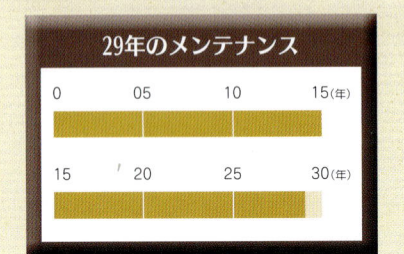

29年のメンテナンス

| 0 | 05 | 10 | 15(年) |
| 15 | 20 | 25 | 30(年) |

AUTHOR'S COMMENT

初診時55歳、男性。筆者が大学勤務時代のアルバイト先の患者さんで、開業後、当院を捜して継続的な管理も希望して来院された。55歳から84歳の現在まで拝見している。古い補綴物の歯根の劣化も目立つがQOLは維持されている。

継続的なメンテナンスには29年来られている。一度のキャンセルもない。医院開業直後は基本資料採取もできない頃があり、この症例では、デンタルは23年前、口腔内写真は19年前よりある。不良補綴物も多い状態でできるだけそのままメンテナンスしていたが、上下前歯部ブリッジは再製している。また1988年には7┐が歯根破折してきたため、抜歯後、8┐を7┐へ自家歯牙移植を行っている。

当院では、手術や補綴物の写真は例外を除き撮っていない。初診、再評価、メンテナンスと規格化した全顎の写真を撮影するのが基本である。70代になった時に心筋梗塞を患い、冠動脈にステントを装着し、強い抗凝固剤や血圧降下剤などを服用している。80代になり、健康だが、時として7┐のようにメンテナンスではみつけられないような急激な根面二次カリエスを生じるようになっている。今後は劣化した根面をさらにしっかり管理していきたい。

着眼点　歯周組織は問題なしだがほとんどの歯に補綴がある

60歳

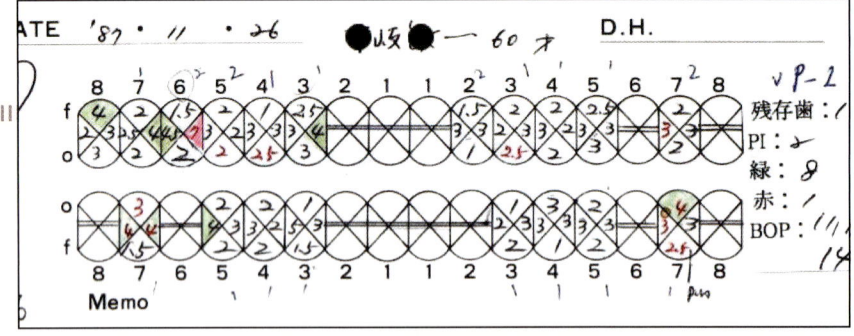

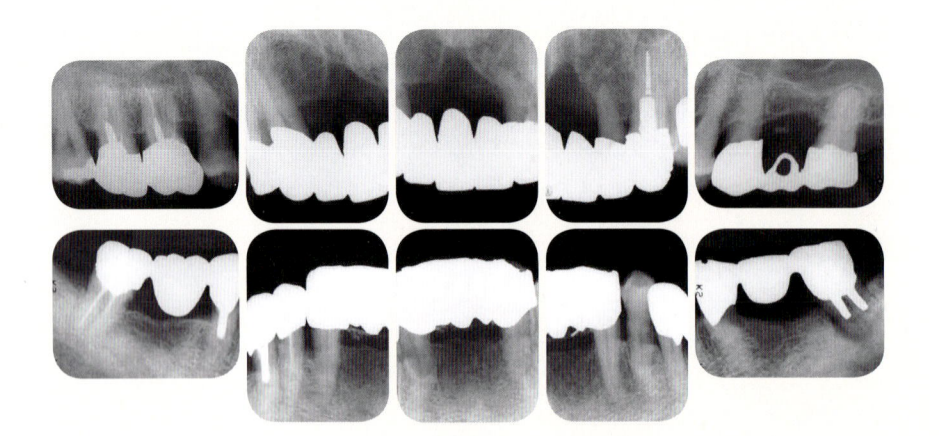

Science 読み解く鍵

筆者が大学時代から拝見している患者さんである。開業後、当院を捜して来院された。開業当初はスタッフもおらず、カメラはあったが写真はコンスタントには撮れていなかった。

開業後5年目の歯周チャートとエックス線写真である。歯周組織に問題はない。

その他、いわゆるバンド冠のブリッジが上下前歯部に装着されている。ほとんどの歯が補綴されており、歯根の状態も弱い。

Case 33 現在、84歳。現在の課題は急激な根面二次カリエス

61歳

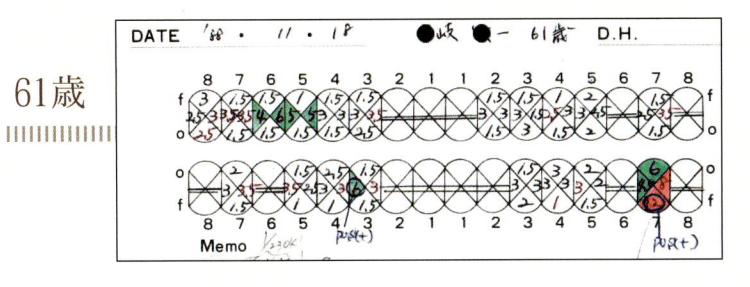

着眼点 移植歯は安定、補綴は限界に近づきつつある

64歳

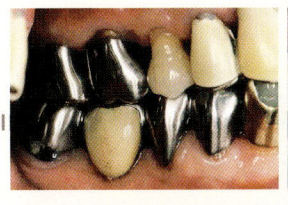

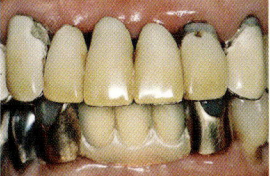

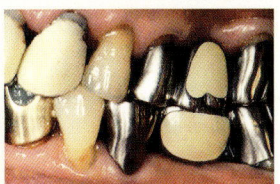

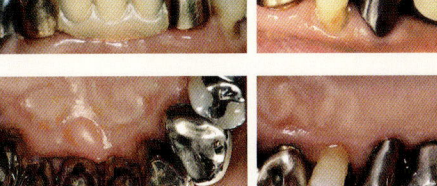

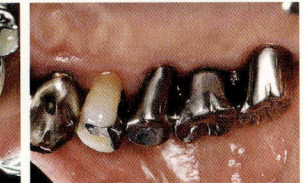

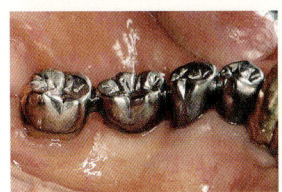

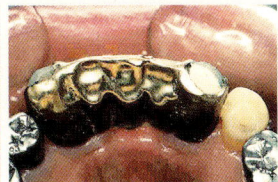

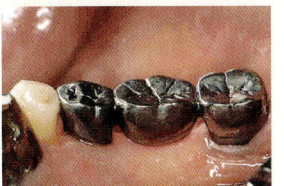

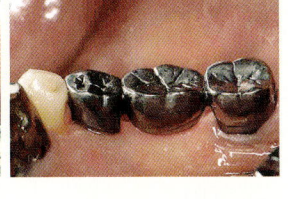

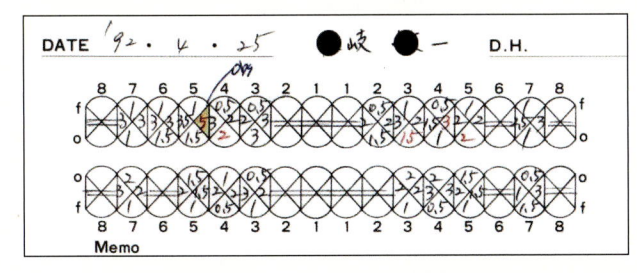

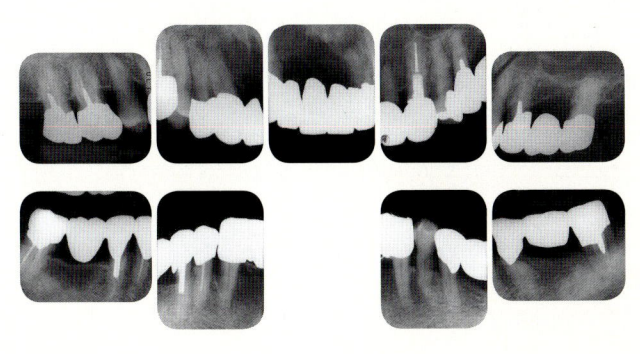

Science 読み解く鍵

6年後、`7`が歯根破折してきたため、抜歯後`8`を`7`部に自家歯牙移植している。23年経過するが安定している。

Science 読み解く鍵

初診より9年後だが、移植した`7`のところへ`567`ブリッジを入れた以外はメンテナンスのみである。
`7`部へ自家歯牙移植して3年目である。幸い歯周チャートでも問題はない。しかしいつ壊れてもおかしくない補綴が多い。

129

Case 33　現在、84歳。現在の課題は急激な根面二次カリエス

着眼点　補綴の摩耗や劣化がさらに目立ち始める

66歳

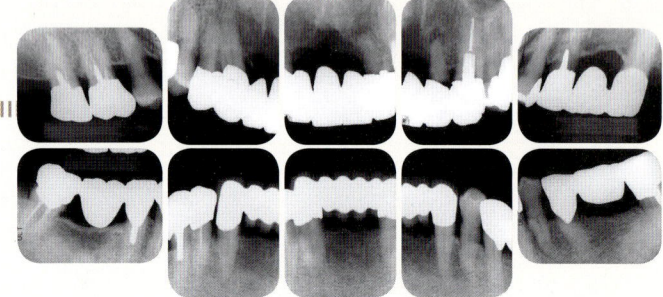

Science 読み解く鍵
初診より11年後、下顎前歯部のバンド冠のブリッジの摩耗や劣化が著しく、やむを得ずブリッジを再製している。

着眼点　やむを得ない部位のみ補綴再治療

69歳

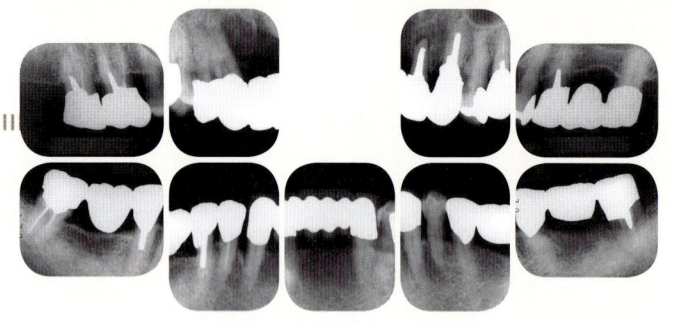

Science 読み解く鍵
初診より14年後、上顎のバンド冠のブリッジもやむを得ず再製している。しかし2|3はホープレスであることは伝えている。

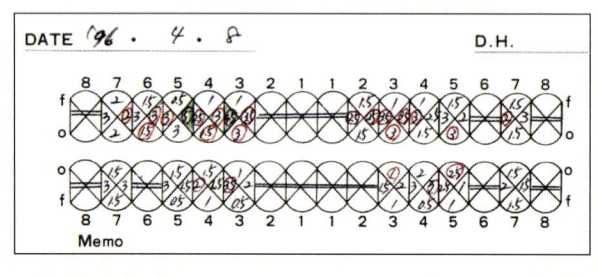

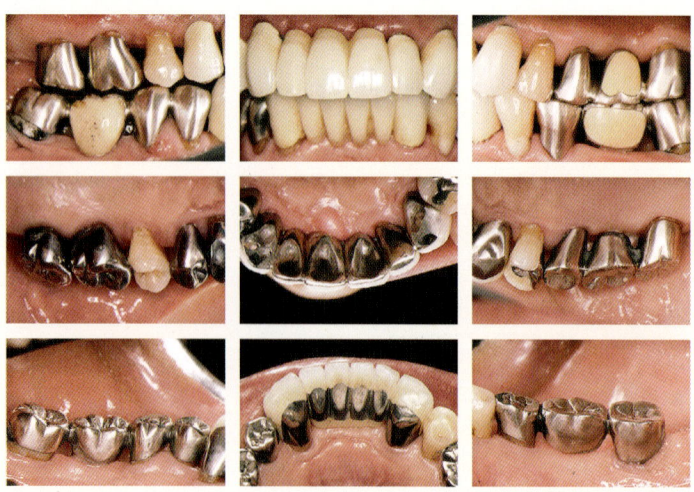

Case 33 現在、84歳。現在の課題は急激な根面二次カリエス

着眼点　初診より17年後、心筋梗塞により身体的変化が起きてきた

72歳

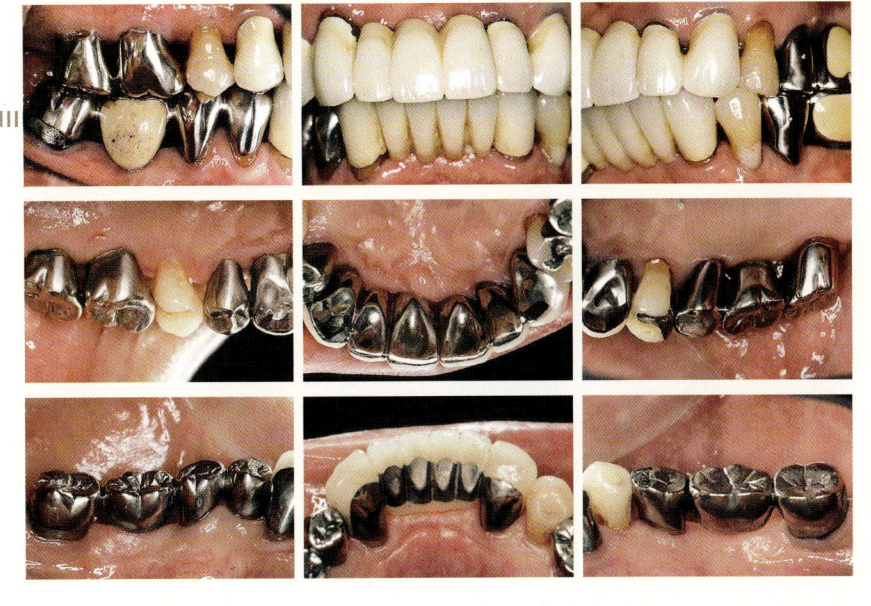

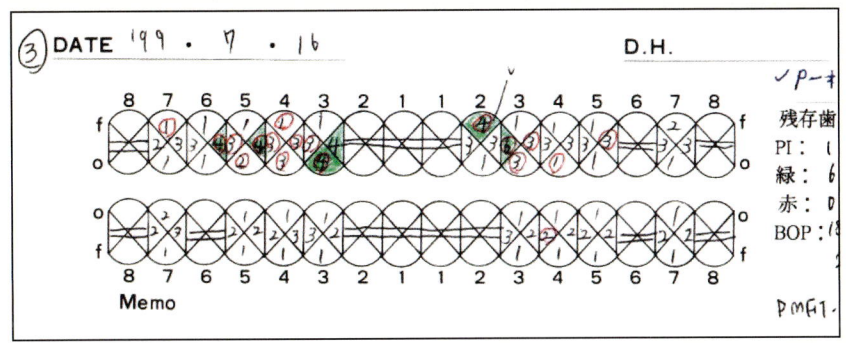

Science 読み解く鍵

初診より17年後、72歳である。なんとか維持している。この頃心筋梗塞を患い、冠動脈にステントを入れている。抗凝固剤も服用しており、観血的な処置はできない。

着眼点　初診より18年後、あえて再製しなかった補綴部位もそろそろ限界に

73歳

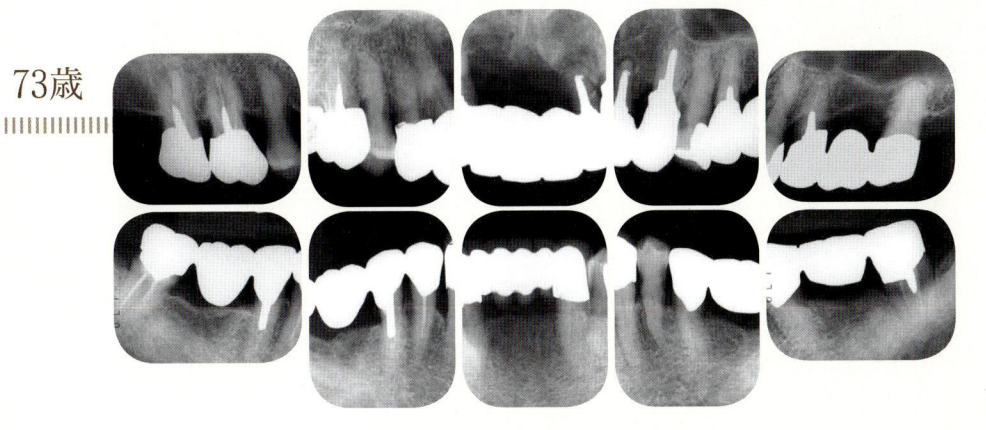

Science 読み解く鍵

初診より18年後、73歳である。|2 3、5|などいつ壊れてもおかしくない。自家歯牙移植した|7は安定している。

131

Case 33　現在、84歳。現在の課題は急激な根面二次カリエス

着眼点　初診より19年後、メンテナンスとホームケアで口腔内はきわめて良好

74歳

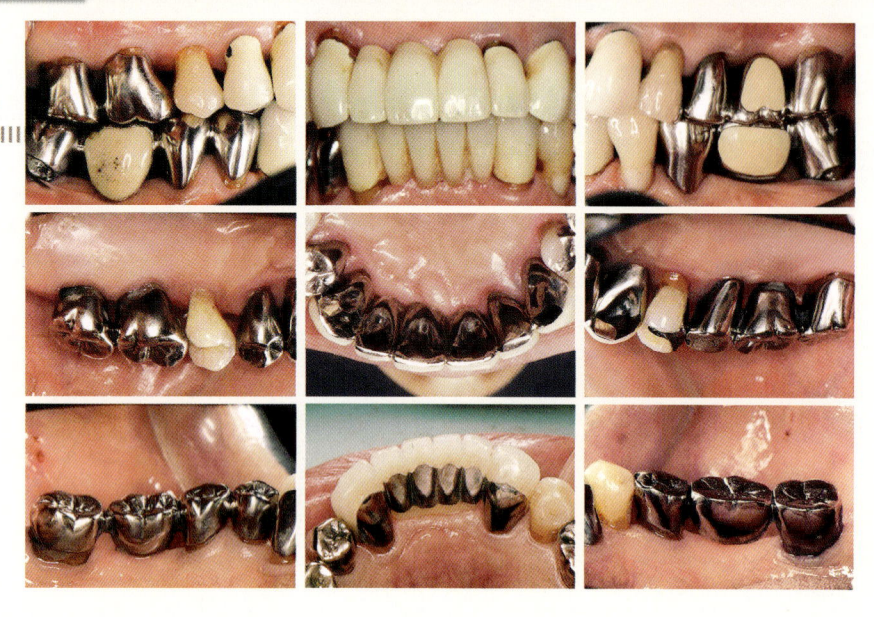

> **Story 読み解く鍵**
> ホームケアはしっかりされていて、3ヵ月ごとのメンテナンスも欠かしたことがない。30分くらいかけて歩いてこられている。

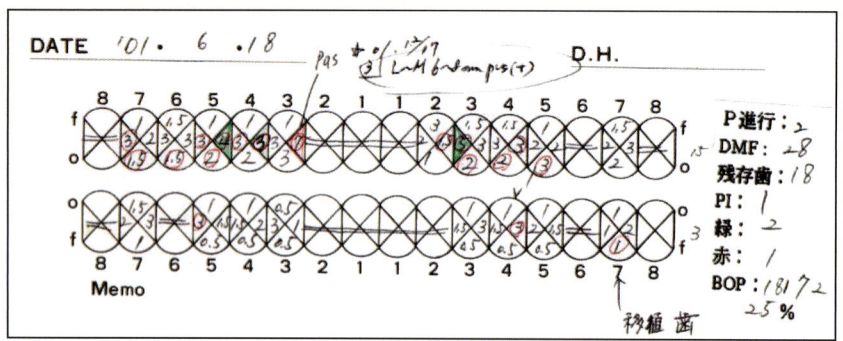

着眼点　初診より21年後、口腔内は変わらず良好

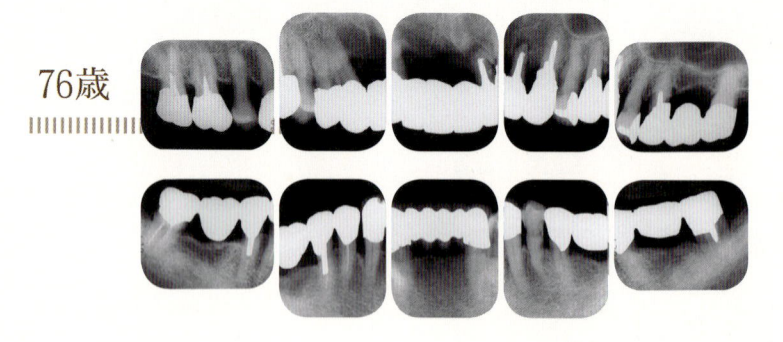

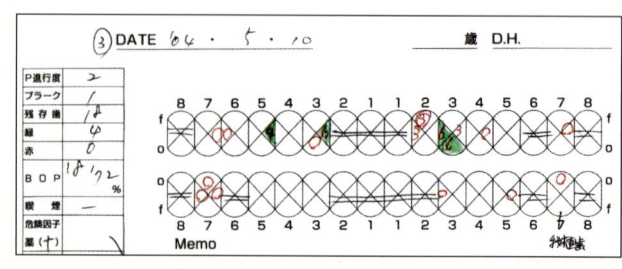

76歳

Case 33　現在、84歳。現在の課題は急激な根面二次カリエス

| 着眼点 | 初診より23年後、7⏌に急速な二次う蝕が突然発生 |

78歳

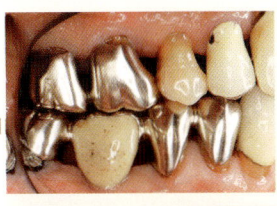

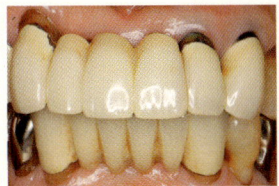

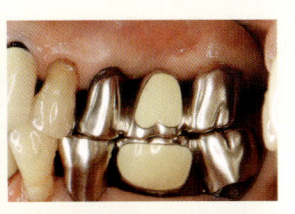

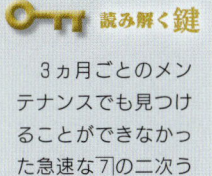

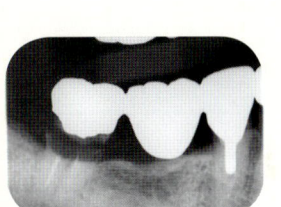

Science 読み解く鍵

3ヵ月ごとのメンテナンスでも見つけることができなかった急速な7⏌の二次う蝕。高齢者によく見られる。

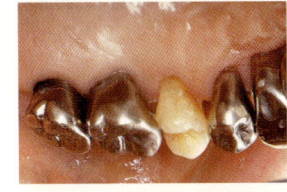

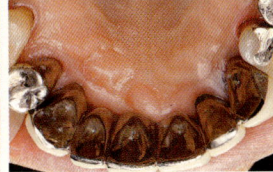

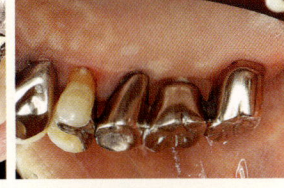

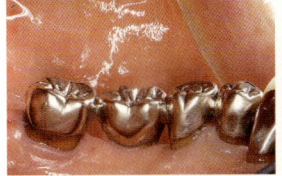

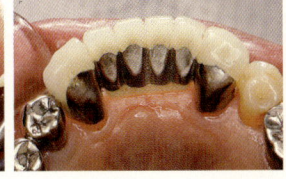

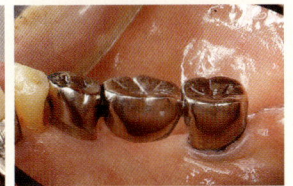

| 着眼点 | 初診より27年後、今後も全力を挙げてメンテナンスしていく予定 |

82歳

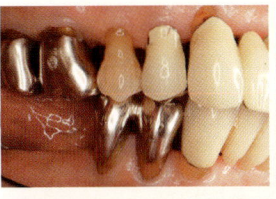

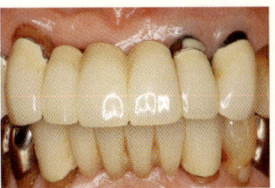

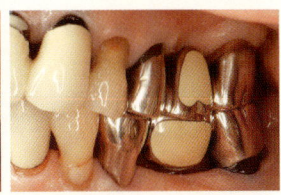

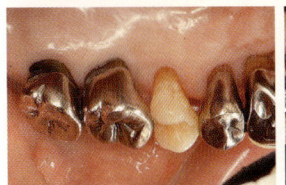

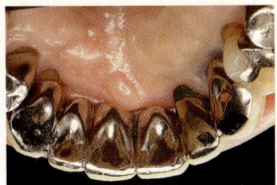

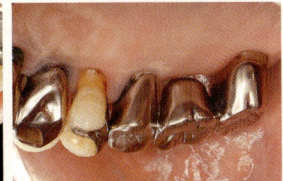

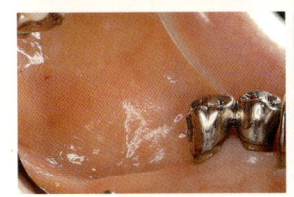

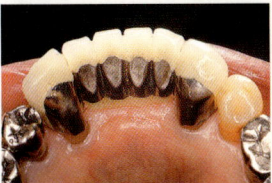

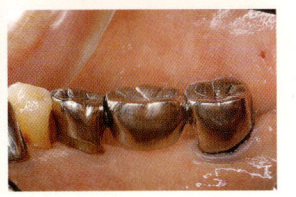

Science 読み解く鍵

7⏌の急激な二次う蝕のため、口腔外科で全身管理の下に抜歯を行い、その後、部分床義歯を装着している。現在は84歳となっている。お元気であるが持病も抱えているためにできるだけ安定した状態で過ごしていただくようにメンテナンスに全力を挙げている。このように長く拝見できた症例からは学ぶことが非常に多い。

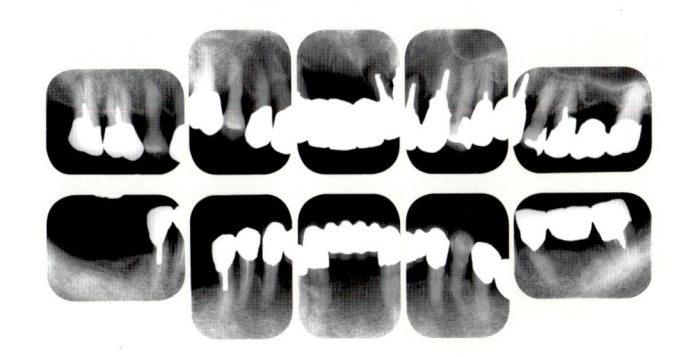

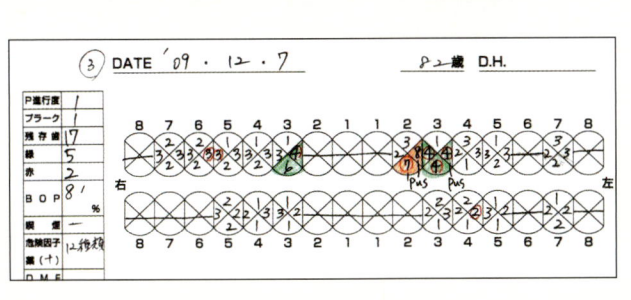

Case 33 現在、84歳。現在の課題は急激な根面二次カリエス

64歳

69歳

74歳

77歳

82歳

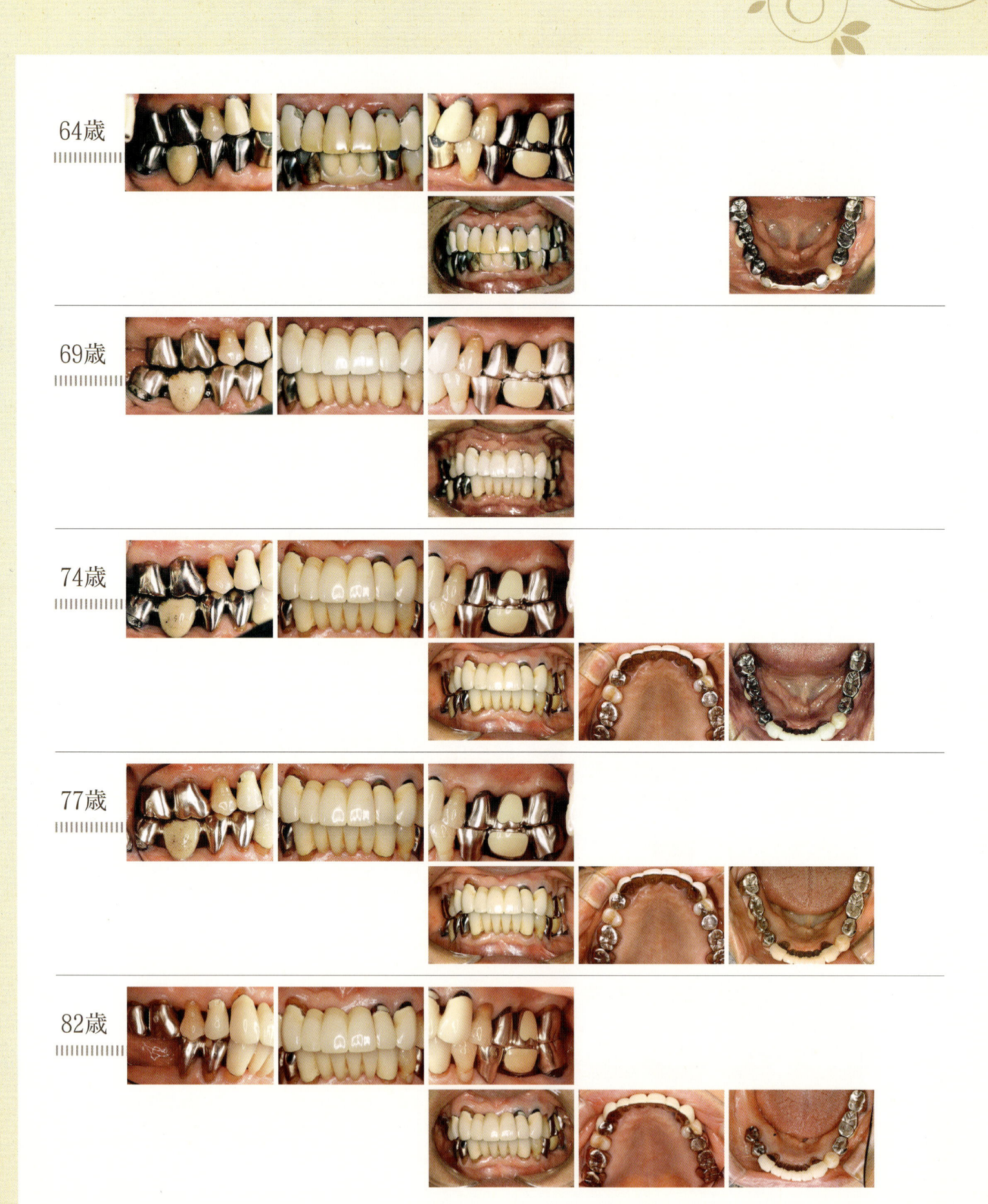

Case 33 現在、84歳。現在の課題は急激な根面二次カリエス

60歳

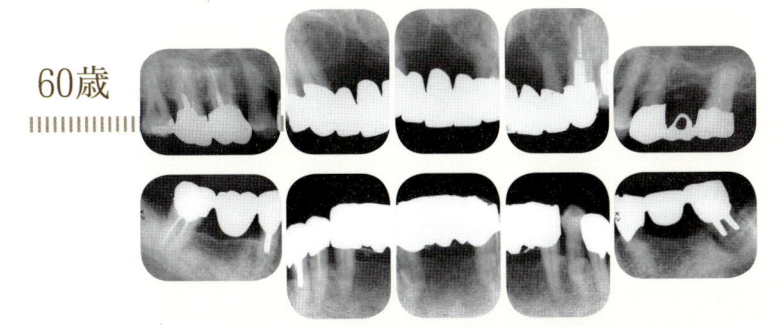

64歳

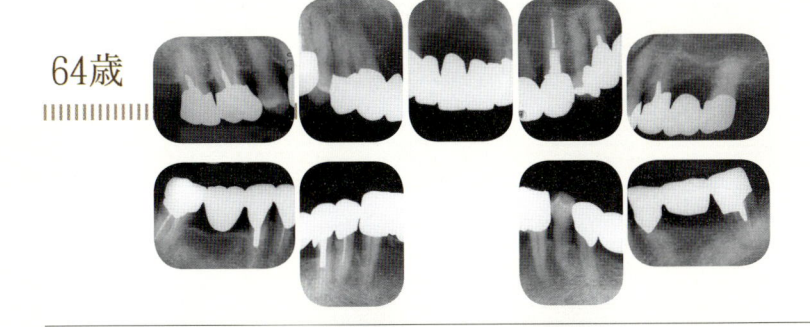

69歳

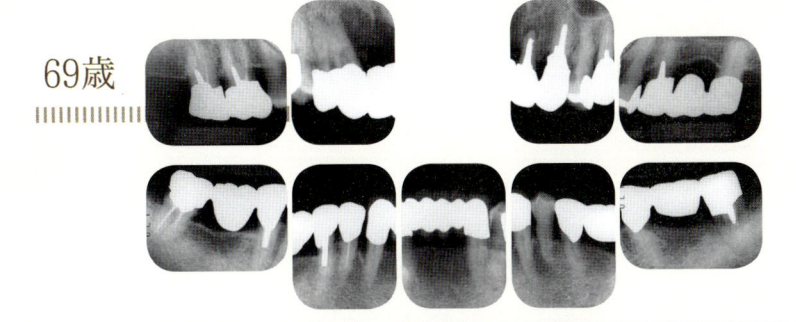

76歳

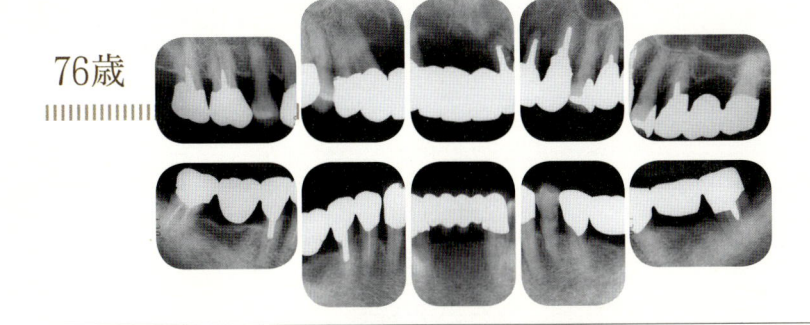

82歳

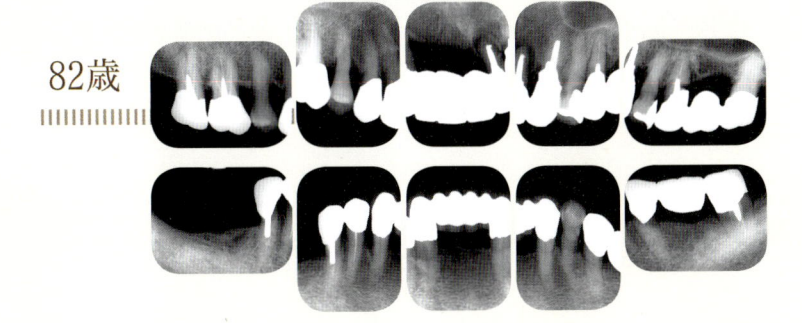

135

症例アーカイブス

自家歯牙移植

Case 34

ドナーがある限り自家歯牙移植は非常に優れた手段である。

Case 34

主訴の矯正治療から始まる
6⏌へのレジン充填と
自家歯牙移植による対応

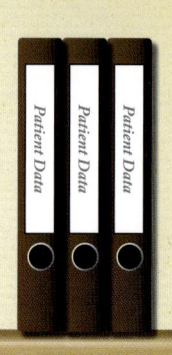

【患者データ】
初診日：1998.9.12
生年月日：1985.1.11
初診時年齢：13歳
性別：女
主訴：矯正治療

12年のメンテナンス

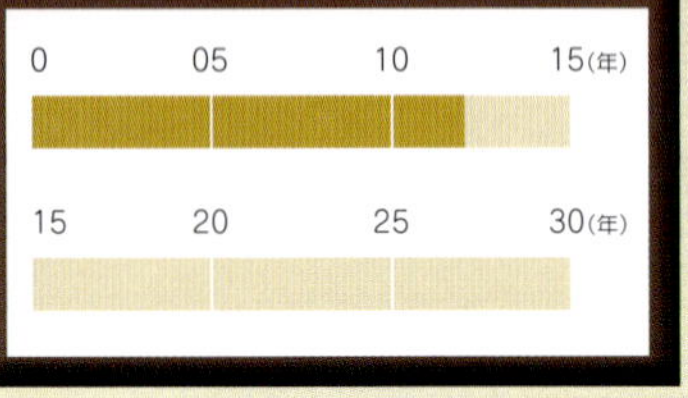

| 0 | 05 | 10 | 15(年) |
| 15 | 20 | 25 | 30(年) |

AUTHOR'S COMMENT

初診時13歳、女児。主訴は矯正治療。矯正治療開始時にすでに6⏌は遠心根が歯根吸収していたが、妥協的にレジン充填で維持してきた。10年目に歯冠の崩壊が生じ限界となったため、11年目に6⏌抜歯をして8⏌埋伏歯を自家歯牙移植した。8⏌はCTにて事前に根管の形態を把握していたため、難しい根管治療をスムーズに行えた。移植後、安定したところでレジン充填をしている。

着眼点　6⏌の遠心根の外部吸収

13歳
14歳
15歳 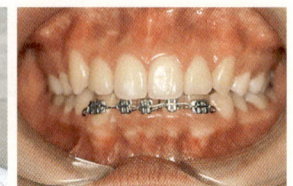
17歳
18歳
19歳

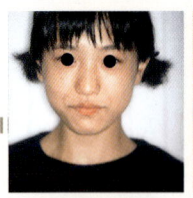

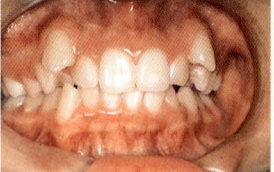

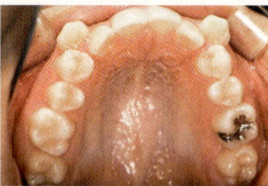

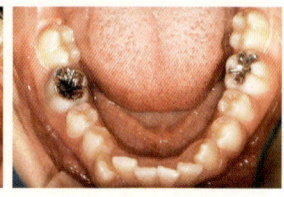

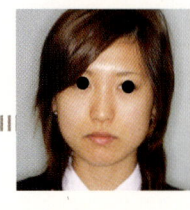

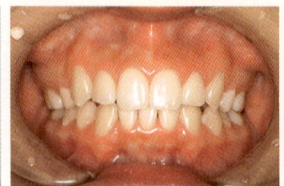

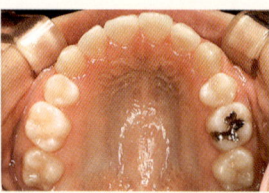

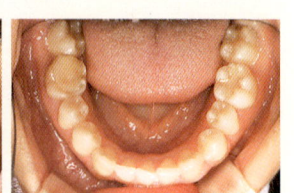

Science 読み解く鍵

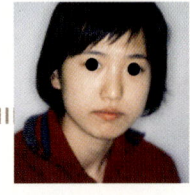

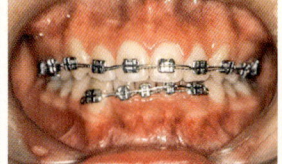

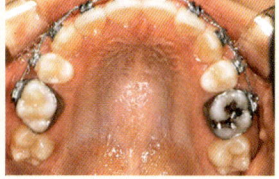

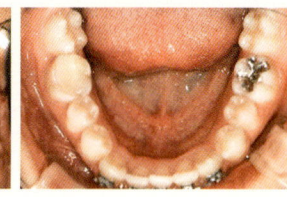

初診時から6⏌の遠心根は外部吸収が進んでおり、保存不可能な状態であった。妥協的にレジン充填をして主訴の矯正治療を進めた。

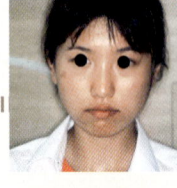

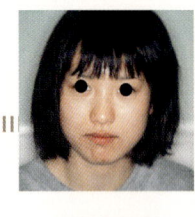

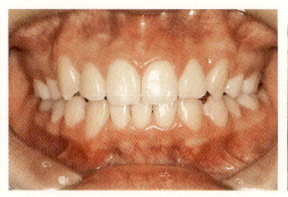

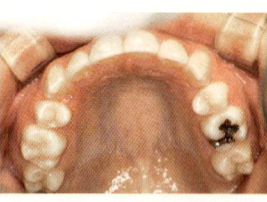

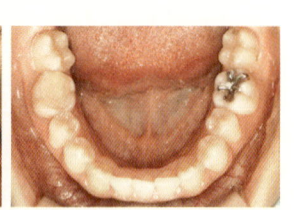

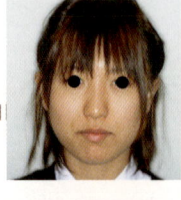

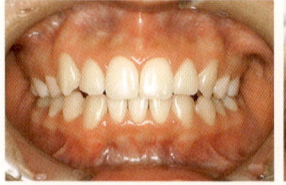

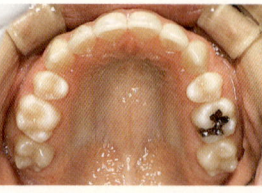

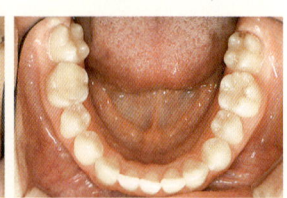

Case 34　主訴の矯正治療から始まる6┃へのレジン充填と自家歯牙移植による対応

着眼点　初診より10年目、22歳。徐々に歯冠が崩壊した6┃の抜歯に踏み切る

22歳

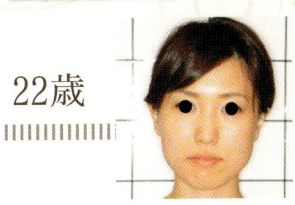

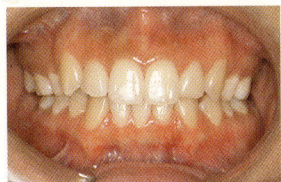

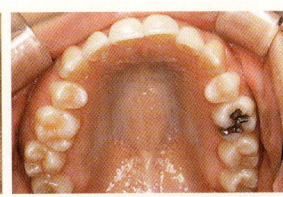

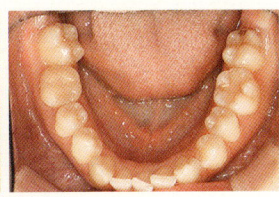

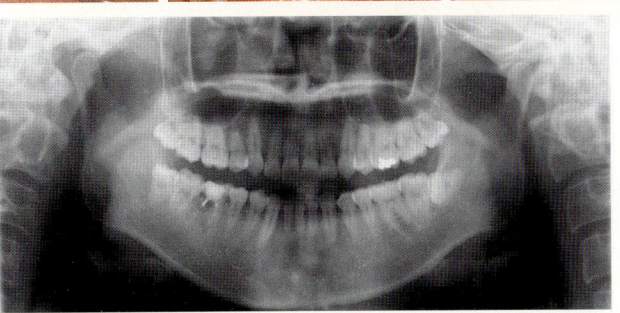

Science 読み解く鍵

6┃は10年目には歯冠が崩壊し、妥協的な処置も無理になったため抜歯を行い、8┃の埋伏歯を自家歯牙移植している。

着眼点　6┃の経過

22歳

Science 読み解く鍵

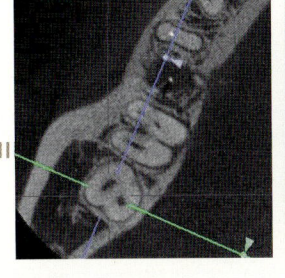

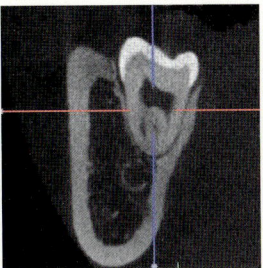

6┃は初診時より遠心根歯根吸収があったが、徐々に歯冠が崩壊し抜歯に踏み切ることにした。患者と相談のうえ、6┃の抜歯後には8┃を自家歯牙移植することにした。この場合 4本の8┃があるが、歯根の形態から8┃をドナーとすることにした。

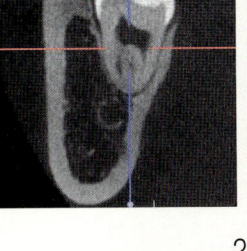

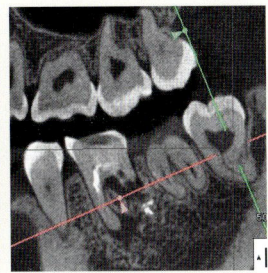

2008.22歳　　2009.23歳　　2011.25歳

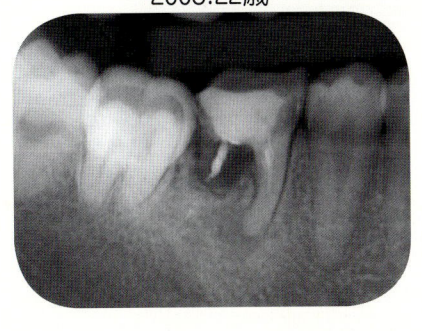

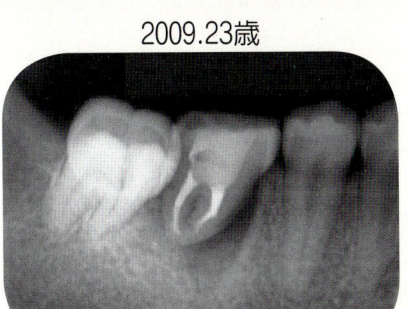

8┃を6┃へ移植、根充　　2年後

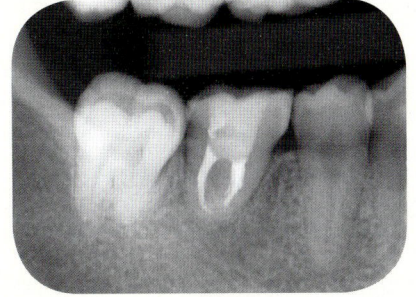

2003.17歳　　2009.23歳

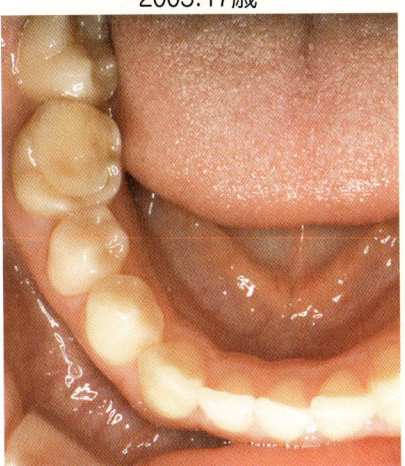

6┃抜歯の6年前の状態　　自家歯牙移植後、レジン充填

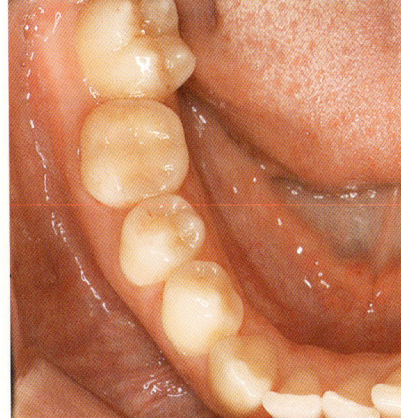

Science 読み解く鍵

自家歯牙移植は術後経過は優れているが、時として歯内療法で苦労することがある。移植する8┃の根管形態をCTで3次元的に事前に把握しておくことが役に立つ。

139

症例アーカイブス

カリエスフリーと外傷

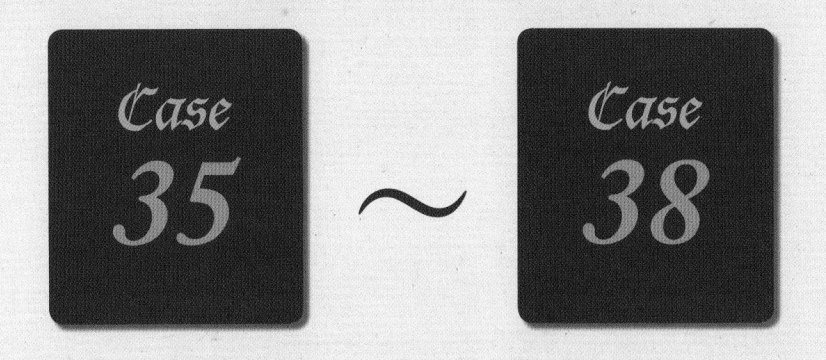

Case 35 〜 Case 38

　メンテナンス中に外傷を生じてきたもの、初診時に外傷の既往が認められたものなど、外傷の症例を呈示する。外傷は予想以上に多いものであり、歯科医院では避けて通れない分野である。

Case 35

【患者データ】
初診日：1996.7.22
生年月日：1987.2.3
初診時年齢：9歳
性別：女
主訴：Ｅの咬合痛

カリエスフリー・メンテナンス12年目で、運動中に1⏌を外傷脱落により再植

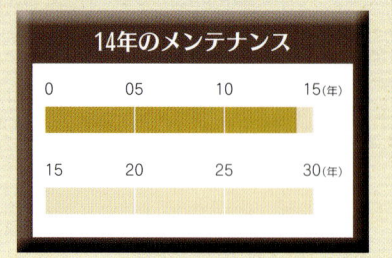

14年のメンテナンス

AUTHOR'S COMMENT

初診時9歳、女児。主訴はＥの痛み。カリエスフリーで育っている。
メンテナンス12年目にあたる21歳時に、運動中に1⏌を強打して脱落した歯をポケットに入れて1時間後に来院。歯根は乾燥した状態であったが再植した。1年半後の経過では、歯の変色とアンキローシスの傾向が認められる。

着眼点 カリエスフリーに育った

9歳

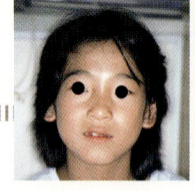

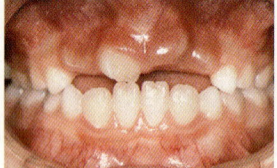

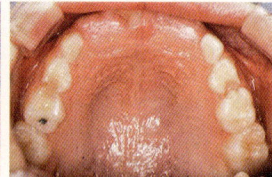

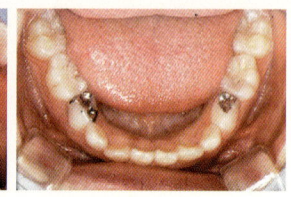

10歳

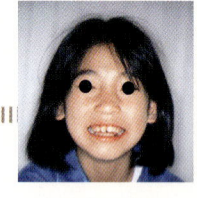

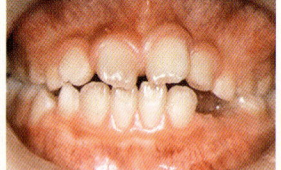

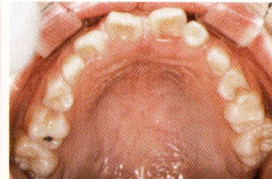

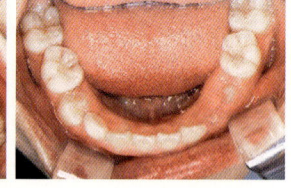

11歳

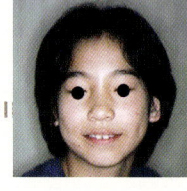

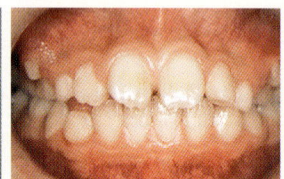

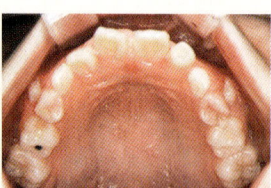

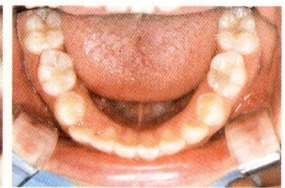

12歳

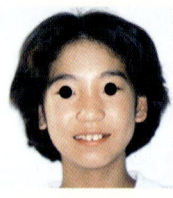

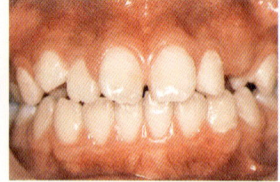

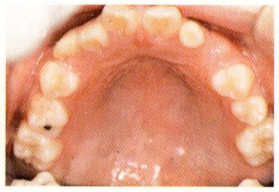

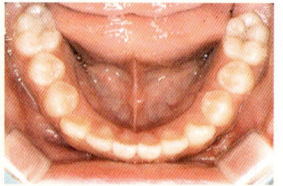

13歳

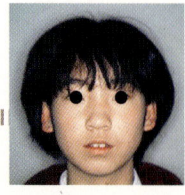

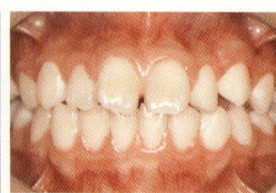

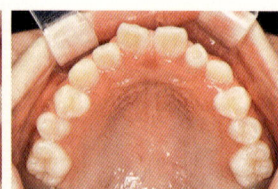

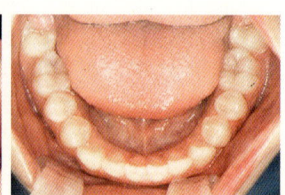

Case 35　カリエスフリー・メンテナンス12年目で、運動中に1⏌を外傷脱落により再植

14歳

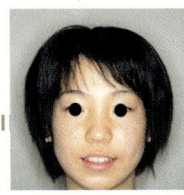

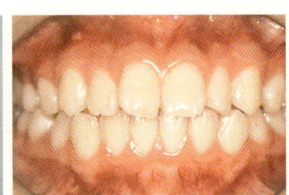

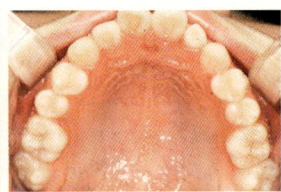

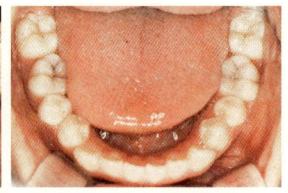

15歳

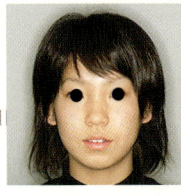

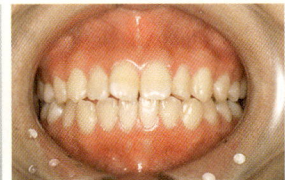

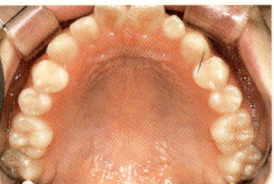

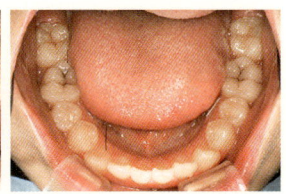

18歳

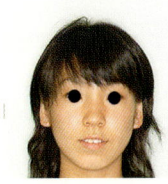

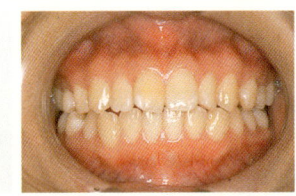

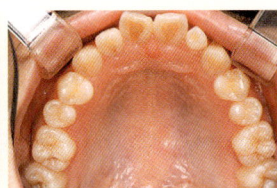

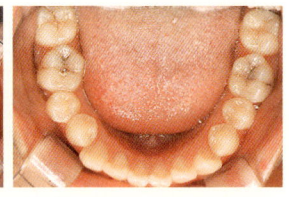

| 着眼点 | 初診より12年後、1⏌脱落で来院：再植を行う |

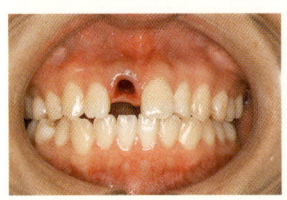

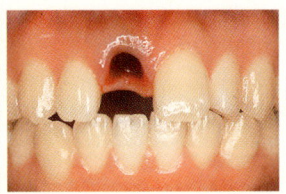

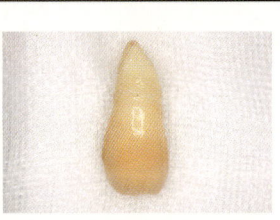

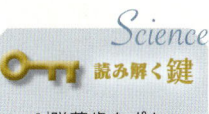

21歳

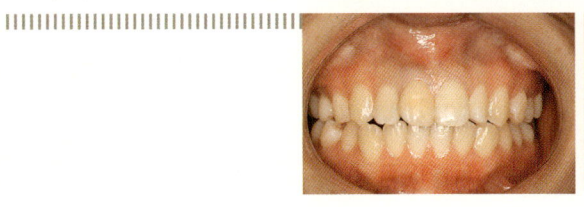

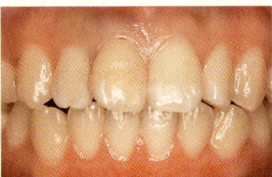

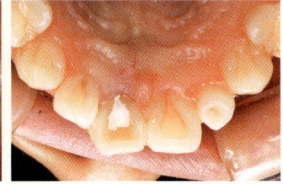

Science 読み解く鍵

1⏌脱落歯をポケットに入れて来院、歯は乾燥していたが再植。抜髄根充を行っている。外吸収、アンキローシスの可能性を説明している。

143

Case 35　カリエスフリー・メンテナンス12年目で、運動中に1|を外傷脱落により再植

着眼点　21歳の時に歯牙脱臼、遅延型移植で時間を稼いだ

23歳

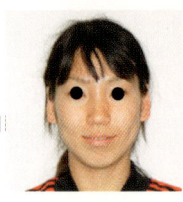

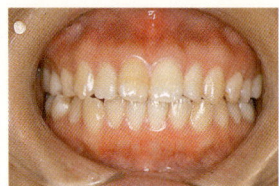

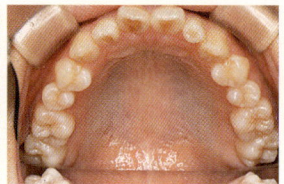

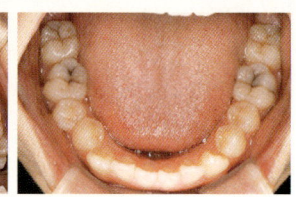

24歳

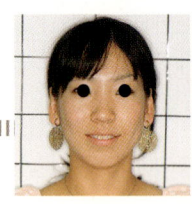

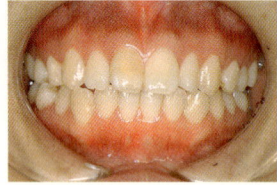

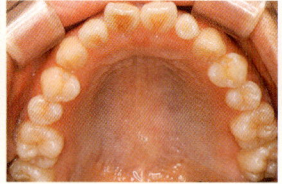

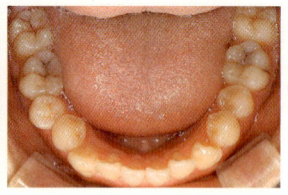

Science　読み解く鍵

　カリエスフリーで育ったが、3年前の歯牙脱臼再植後、1|には、やや着色と歯根吸収が生じてきている。しかし、歯根吸収のスピードは遅いであろうから時間は稼げると思っている。ちなみに父親は進行した歯周炎である。

Case 35　カリエスフリー・メンテナンス12年目で、運動中に1|を外傷脱落により再植

着眼点 再植より1年3ヵ月後、やや歯根吸収が生じてきている

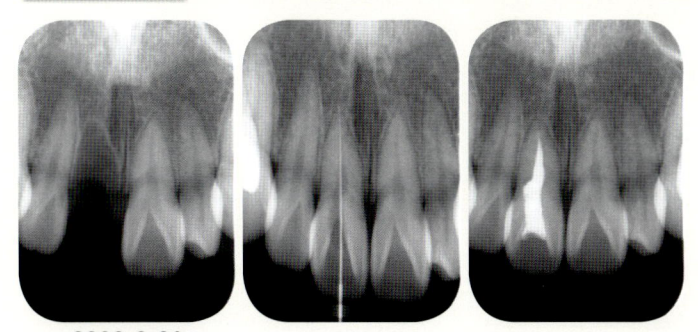

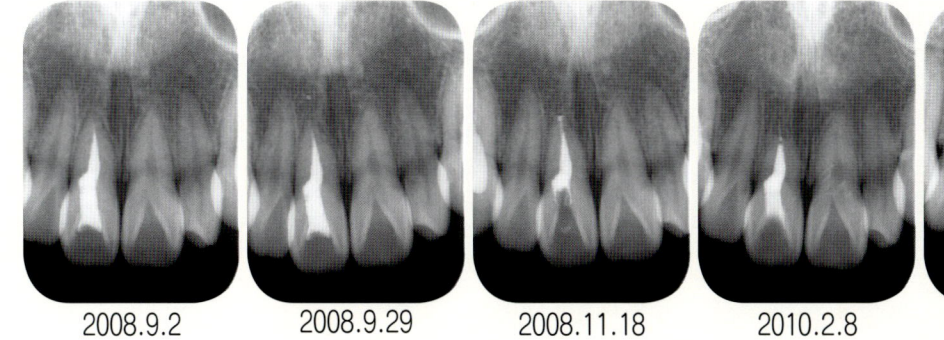

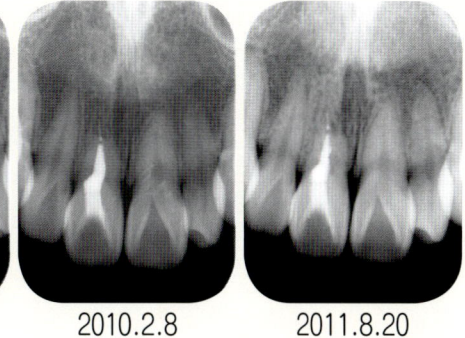

2008.8.26

2008.9.2　　2008.9.29　　2008.11.18　　2010.2.8　　2011.8.20

Science 読み解く鍵

脱落後1時間ほどしてから来院したが、完全に歯根は乾燥した状態であった。再植後、水酸化カルシウム製剤（ビタペックス）を貼薬し、3ヵ月後にガッタパーチャで最終根充している。1年3ヵ月後にはやや歯根吸収が生じてきている。今後、歯根吸収の程度を見守りながらメンテナンスを行っていくことになる。

Case 36

【患者データ】
初診日：1990.8.18
生年月日：1988.9.6
初診時年齢：1歳
性別：男
主訴：検診

カリエスフリー・初診から9年後に ⌊1 を外傷により水平破折

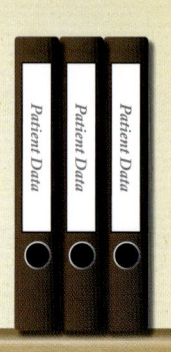

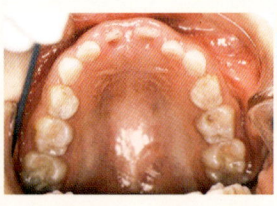

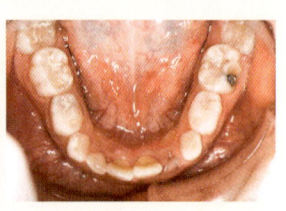

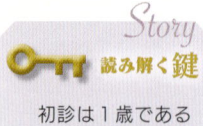

20年のメンテナンス

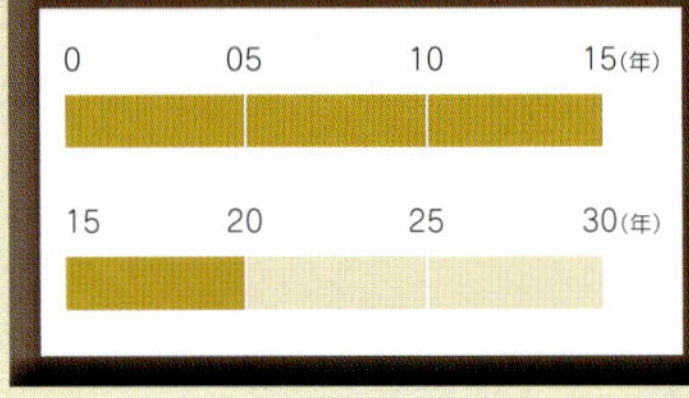

| 0 | 05 | 10 | 15(年) |
| 15 | 20 | 25 | 30(年) |

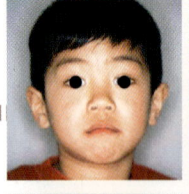

AUTHOR'S COMMENT

初診時1歳、男児。主訴は検診、カリエスフリーに育ててほしいと母親より強い希望があった。初診から9年目に野球のバットがあたり ⌊1 を歯頸部直下で水平に破折してしまった。エックス線写真では水平破折の部位は確認できない。破折部位から予後不良と思われたが暫間固定を行い、その後11年経過するが正常に機能している。アンキローシスは起こしていないが、何らかの態癖のせいか初診より18年目くらいから 1⌋⌊1 の切端の位置がずれてきている。今後も注意が必要である。

着眼点　1歳から通院

7歳
8歳
9歳
10歳

Story 読み解く鍵
初診は1歳であるが、写真は7歳からである。メンテナンスは現在で20年となる。

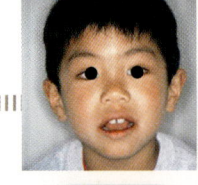

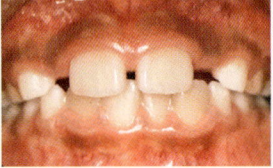

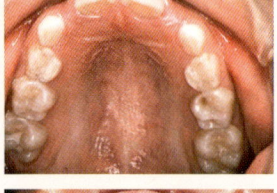

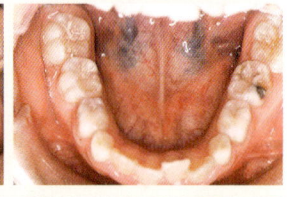

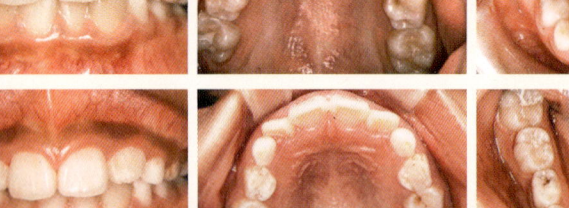

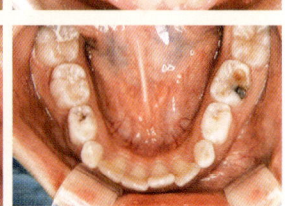

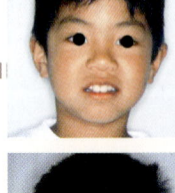

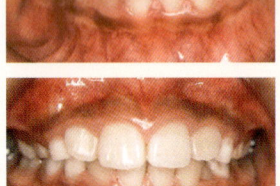

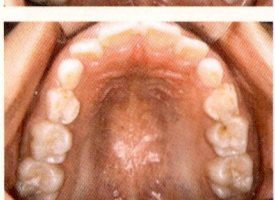

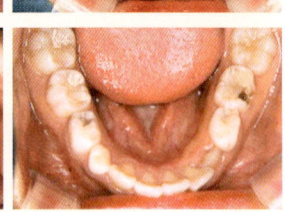

着眼点　⌊1 の事故による水平破折

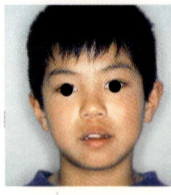

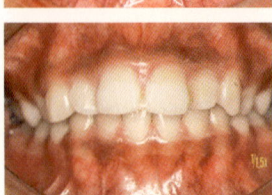

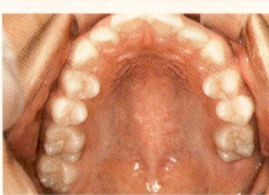

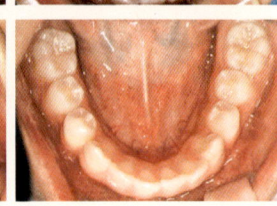

11歳
12歳

Science 読み解く鍵
11歳、初診より9年目でバットがあたり ⌊1 を歯頸部直下で水平に破折している。エックス線写真では破折線は認められないが、事故直後の触診で破折は水平で歯

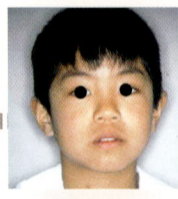

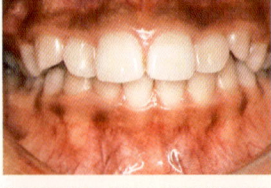

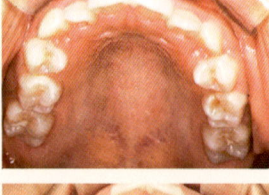

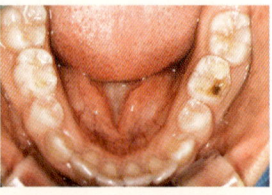

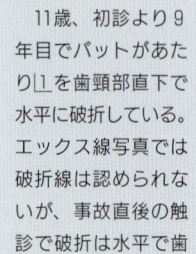

Case 36 カリエスフリー・初診から9年後に|1を外傷により水平破折

13歳

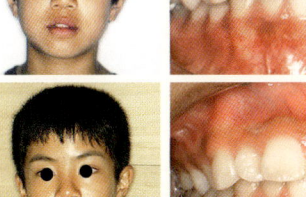

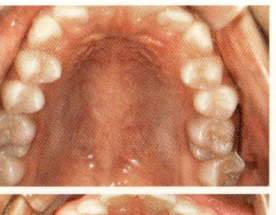

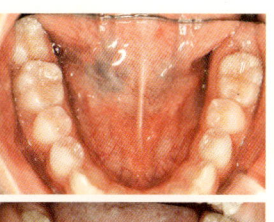

14歳

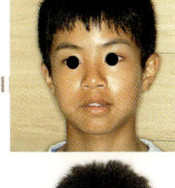

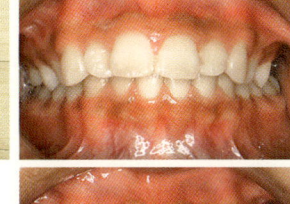

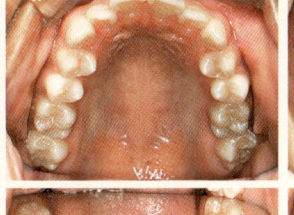

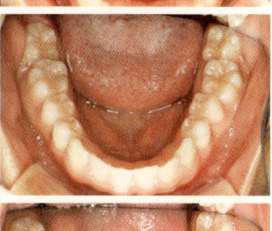

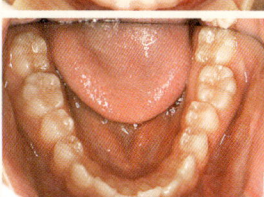

15歳

|1の歯根破折は肉縁直下であることを確認している。

着眼点 |1は正常に機能中

17歳

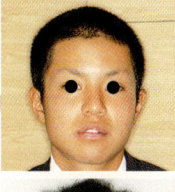

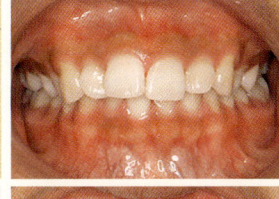

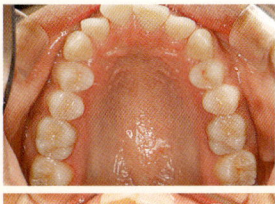

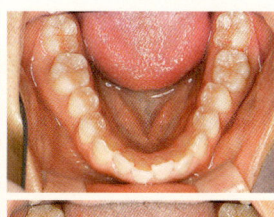

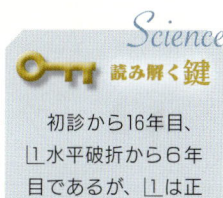

18歳

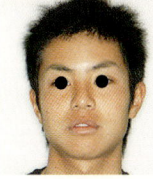

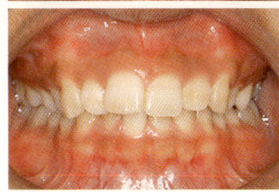

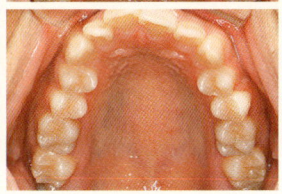

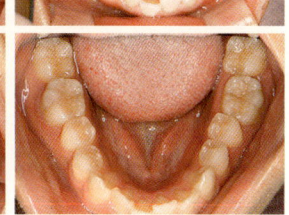

Science 読み解く鍵

初診から16年目、|1水平破折から6年目であるが、|1は正常に機能しており歯の動揺もない。

着眼点 1|1の切端の不揃いが気になる

19歳

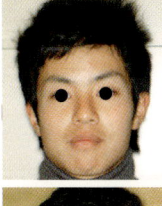

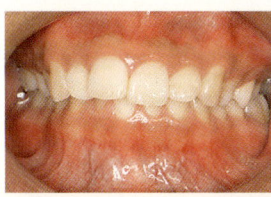

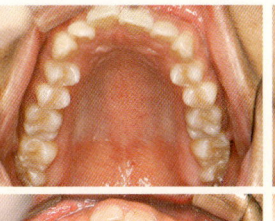

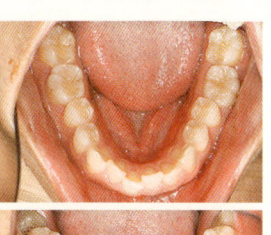

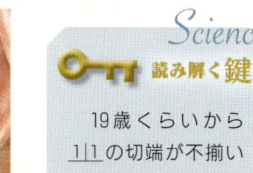

22歳

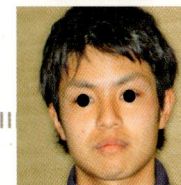

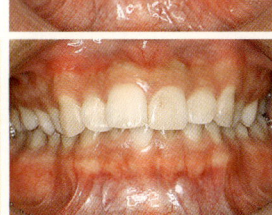

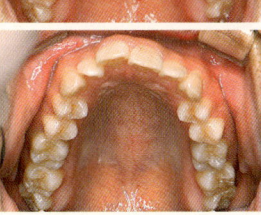

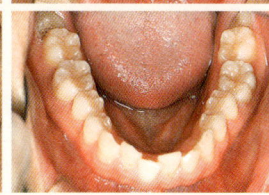

Science 読み解く鍵

19歳くらいから1|1の切端が不揃いになってきている。現在22歳で学生生活が忙しいがメンテナンスには来院している。

着眼点 |1は11年正常に機能しているが今後も注意深く観察中

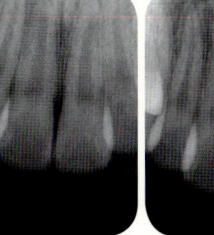

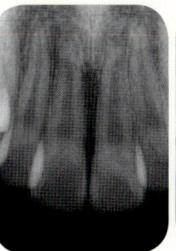

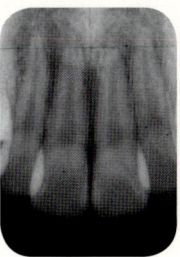

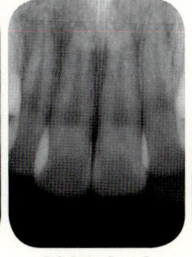

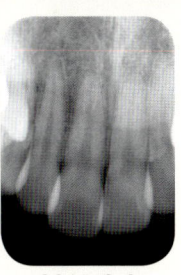

1999.11.6　2000.8.23　2001.8.7　2005.2.18　2011.2.2

Science 読み解く鍵

|1の水平破折直後、1年後、2年後、6年後、11年後、いずれのエックス線写真でも破折線は認められず|1はバイタルである。6年後までは1|1の切端は揃っているが、その後1|1が不揃いになってきているので注意が必要。しかし、このような外傷ですら歯が維持できていることは、感染さえ起こらねば、生体の治癒能力がいかに高いかを示していると思われる。

Case 37

高2で|2 を強打、
20歳時に異変あり

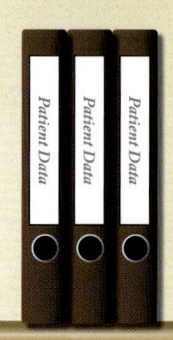

【患者データ】
初診日：1991.2.23
生年月日：1989.7.3
初診時年齢：3歳
性別：男
主訴：検診

20年のメンテナンス

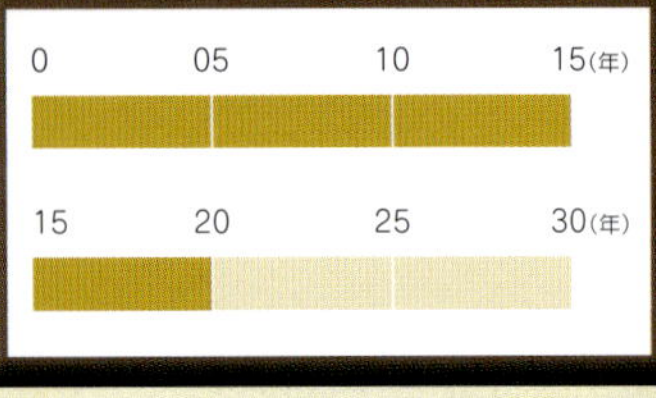

| 0 | 05 | 10 | 15(年) |
| 15 | 20 | 25 | 30(年) |

AUTHOR'S COMMENT

初診時3歳、男児。主訴は検診。18年メンテナンスをしている。10歳から13歳まで矯正治療を行っている。高校2年生の時、バスケットボール中に|2 を強打したが、メンテナンスではその事実の報告はなく、私たちが異変に気づくことはなかった。20歳のときに|2 部の腫脹を訴えてきた。エックス線では|1 2 3 に大きな骨吸収が認められ、CTでは鼻腔底に達するほどであった。当初、エナメル上皮腫を疑ったが、口腔外科で手術後、組織検査で歯根嚢胞と診断された。手術後5ヵ月後には治癒傾向を示している

着眼点　11歳～13歳にかけて矯正治療

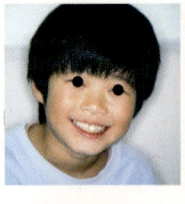

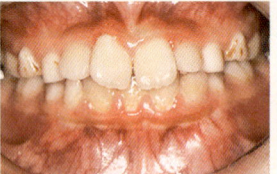

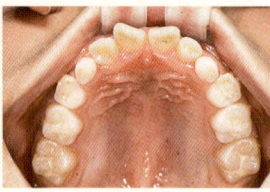

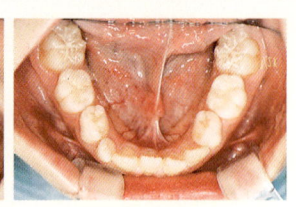

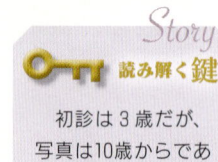

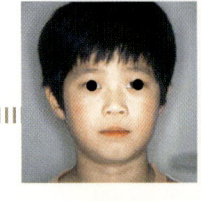

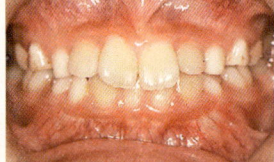

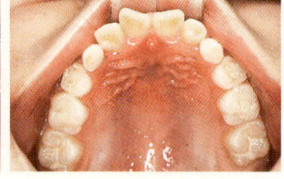

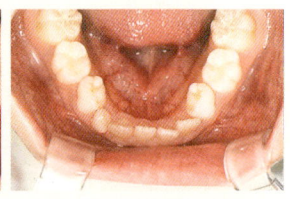

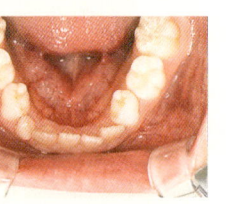

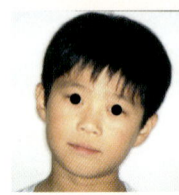

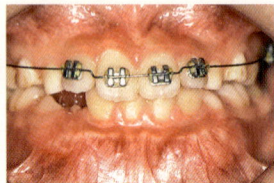

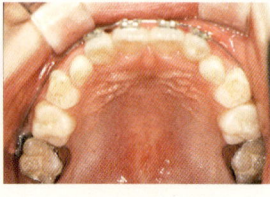

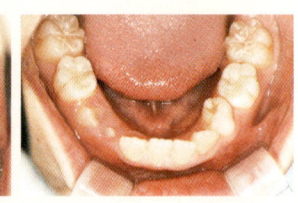

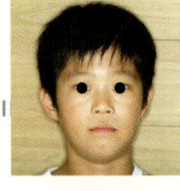

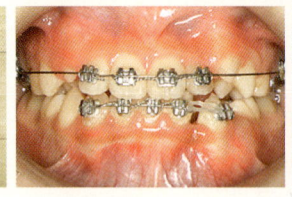

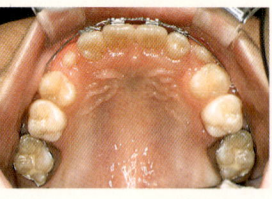

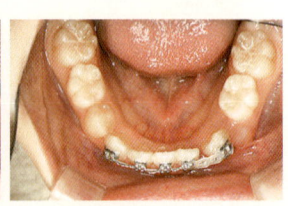

10歳
11歳 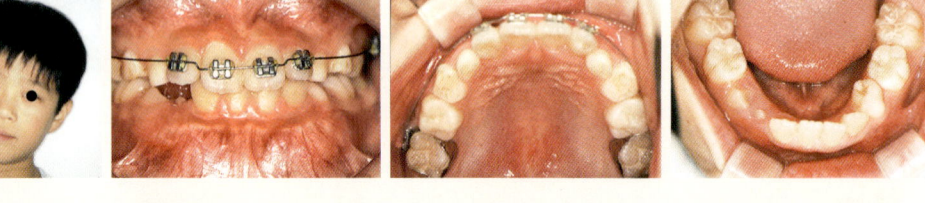
12歳
13歳

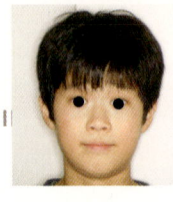

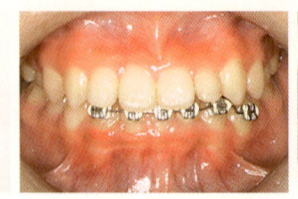

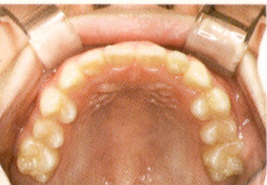

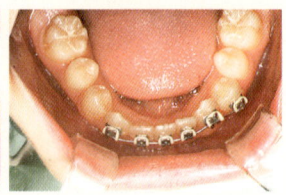

Story 読み解く鍵

初診は3歳だが、写真は10歳からである。現在ではほぼすべての患者の写真を撮っているが、ときどき撮り忘れたり、記録を紛失したりすることも臨床現場では起こりうる。11歳から13歳にかけて矯正治療を行っている。

Case 37　高2で|2を強打、20歳時に異変あり

14歳

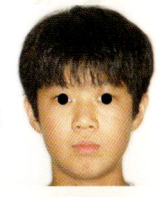

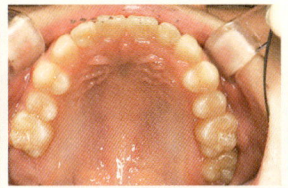

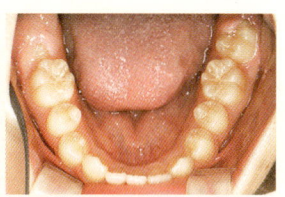

15歳

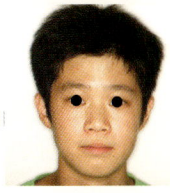

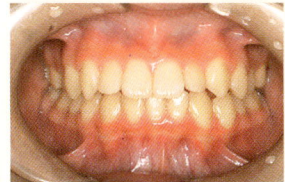

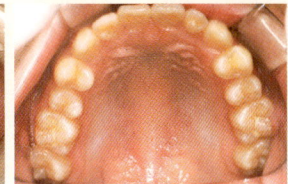

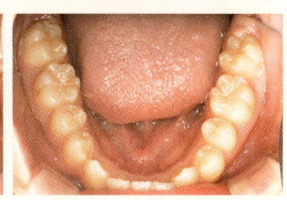

着眼点　16歳時のパノラマでは何の異常も認められない

16歳

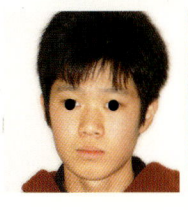

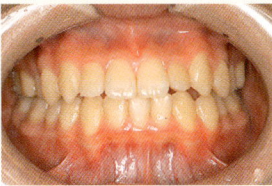

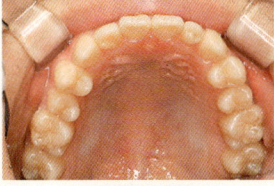

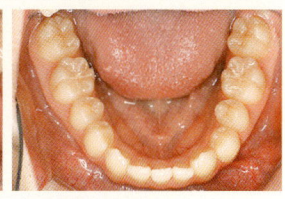

> **Story 読み解く鍵**
> たまたま受傷の1年前のパノラマエックス線写真があったが、エナメル上皮腫のような病変は認められなかった。もともとカリエスリスクは低く、カリエスフリーに育っている。

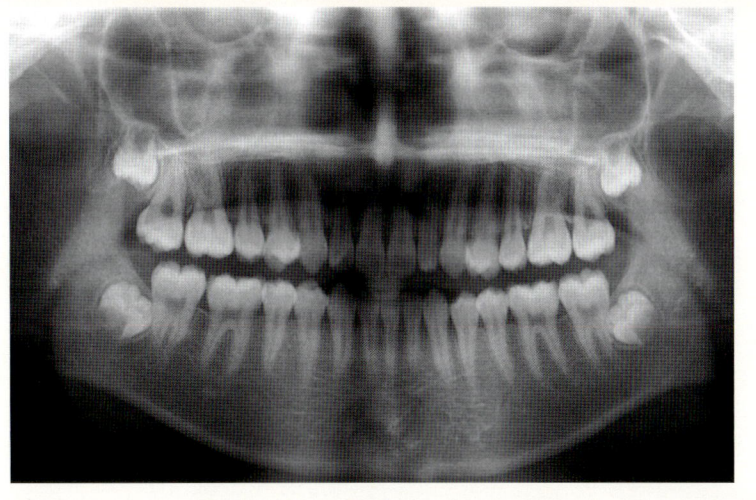

着眼点　17歳で強打した|2 の異変が20歳から出現

20歳

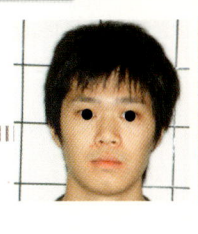

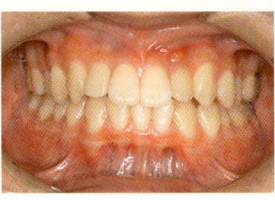

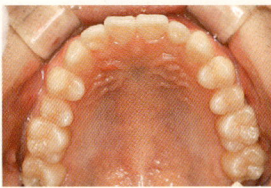

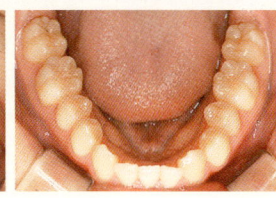

> **Story 読み解く鍵**
> 17歳の時、|2をバスケットボール中に強打しているが、本人からの訴えもなく、私たちが異変に気づくこともなかった。
> 20歳の時に、|2の腫脹を訴えてきた。触診では|1 2に骨がまったくふれず、外傷のことを聞いていなかったためエナメル上皮腫を疑った。

149

Case 37　高2で|2を強打、20歳時に異変あり

着眼点　初診より17年目、20歳。|2 に腫脹と排膿を認める

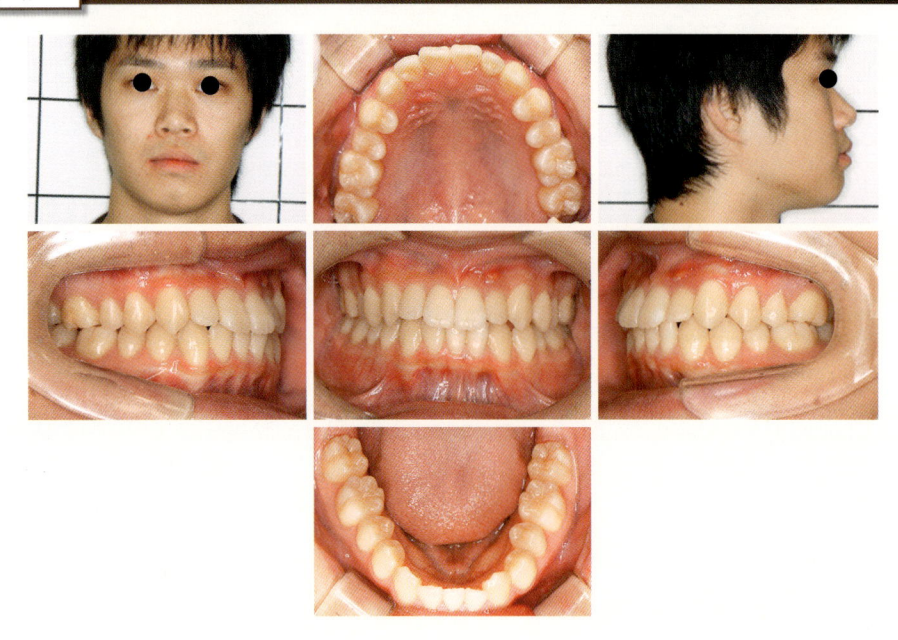

着眼点　20歳、3年前のバスケットボール中の外傷が発覚

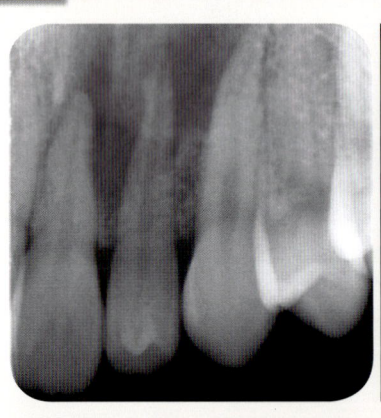

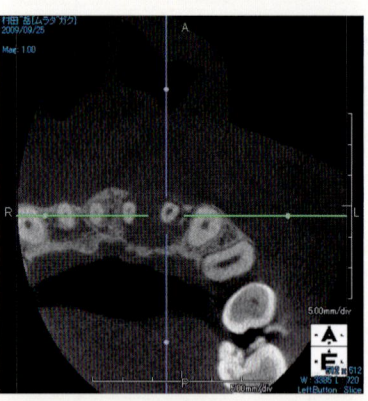

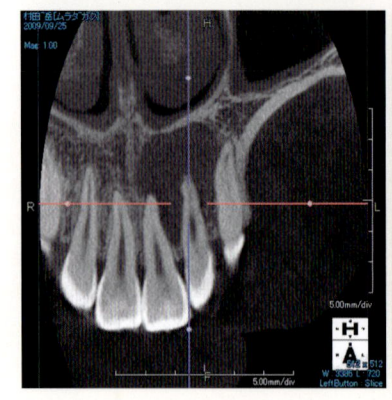

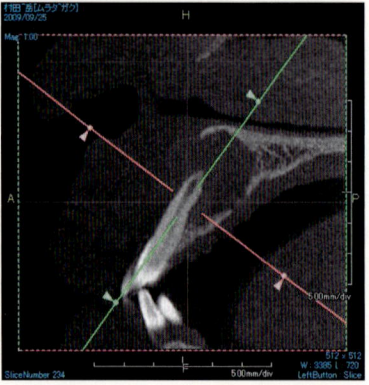

Science 読み解く鍵

20歳、|2の腫脹を訴えてきた時には、エックス線写真とCT画像から、う蝕もなく根尖病変の大きさからも、エナメル上皮腫を疑った。しかし、よく問診してみると「そういえば17歳の時にバスケットボール中に|2を強打したことがある」とのことであった。すぐに口腔外科へ紹介した。

Case 37　高2で|2を強打、20歳時に異変あり

着眼点　歯根嚢胞摘出から1年半後、21歳

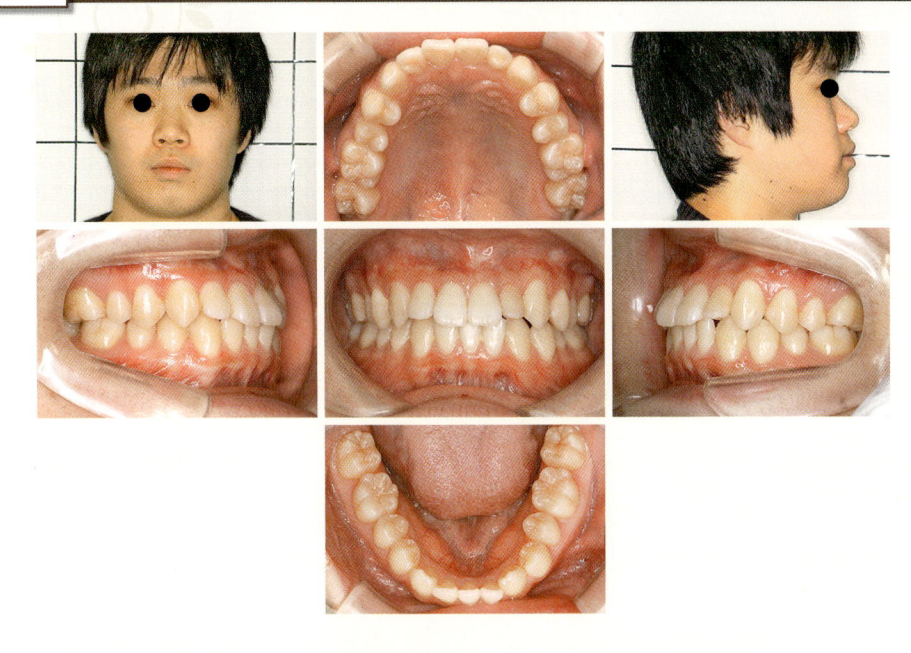

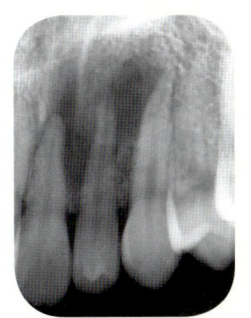

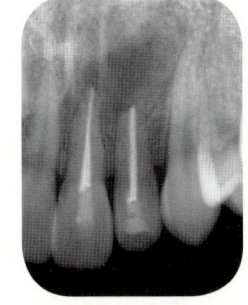

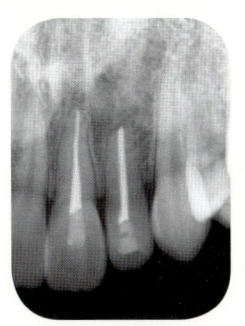

2009.9.5　　　2010.3.2　　　2011.2.5

着眼点　骨は順調に回復

2009.9.25

2010.3.2

2010.8.9

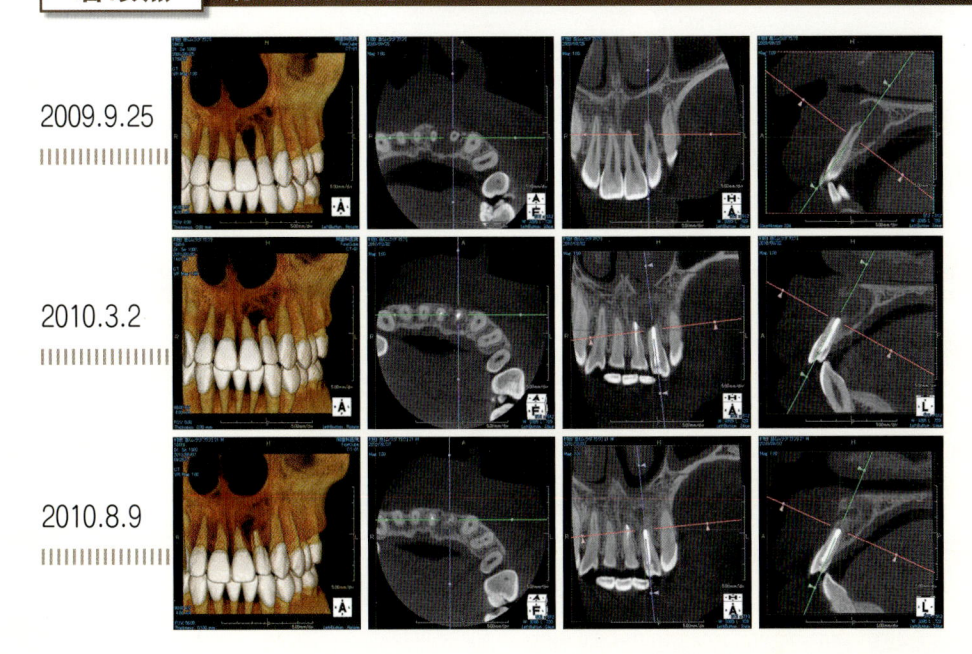

Science 読み解く鍵

口腔外科での全身麻酔下による手術、事前に|1 2の根管治療を依頼された。|2からは多量の排膿があった。手術後の病理組織検査は歯根嚢胞であった。デンタルエックス線写真とCTで骨がどんどん回復していることがわかる。ちなみに過去29年間でエナメル上皮腫の患者は1名だけである。

Case 38 外傷歯である前歯 1|1 への アペキシフィケーション

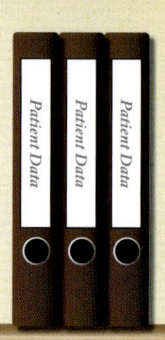

【患者データ】
- 初診日：1998.1.24
- 生年月日：1987.6.25
- 初診時年齢：10歳
- 性別：男
- 主訴：歯並びを治したい

10年のメンテナンス

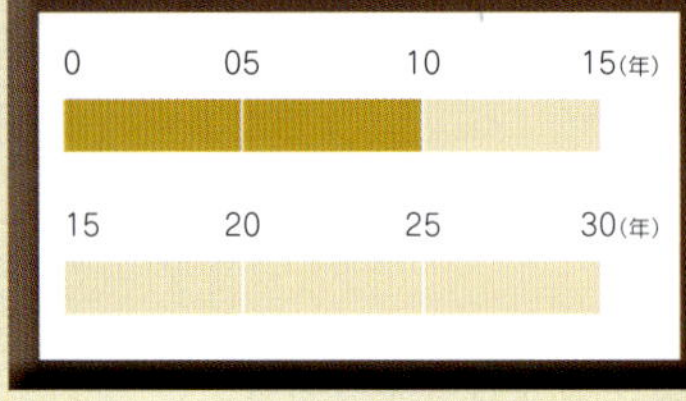

| 0 | 05 | 10 | 15(年) |
| 15 | 20 | 25 | 30(年) |

AUTHOR'S COMMENT

初診時10歳、男児。主訴は歯並びを治したい。1|1が外傷のため根尖病巣があり、根尖も未完成だったため、アペキシフィケーションを行った。その後矯正治療し、メンテナンスに10年来院していたが、大学生となりこの2年間は未来院である。カリエスリスクは高かったがカリエスフリーで育った。

着眼点　1|1の根尖病変にまずは対応

10歳

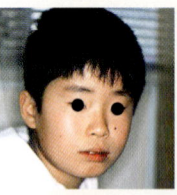

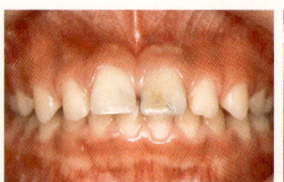

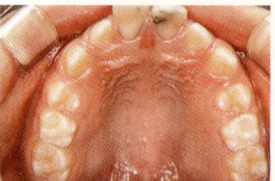

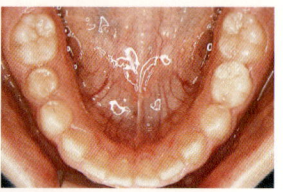

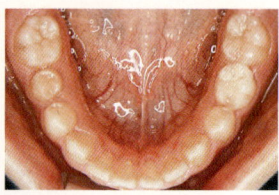

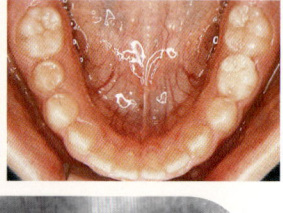

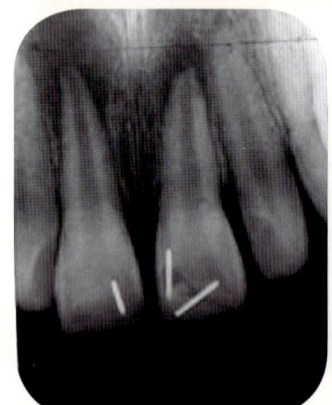

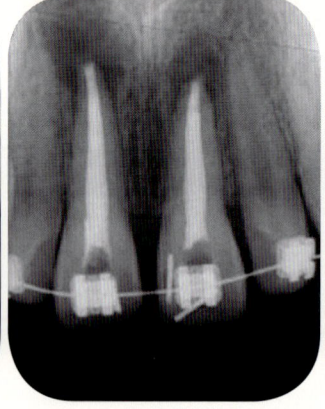

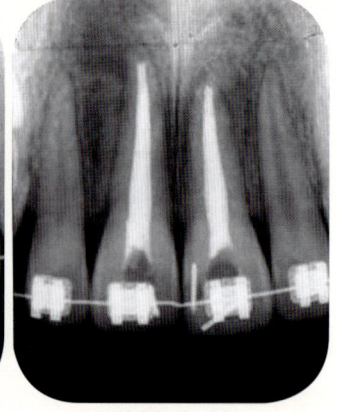

1998.1.24　　1998.5.2　　1998.8.28

Science 読み解く鍵

主訴は矯正治療であったが、1|1には根尖病変があり、歯根も未完成であった。そのため水酸化カルシウム製剤（ビタペックス）を貼薬し、数ヵ月後には根尖の閉鎖が見られ最終根充をした。

着眼点　カリエスフリーだが、カリエスリスクは高い

11歳

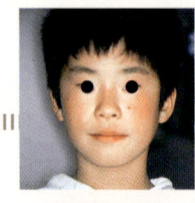

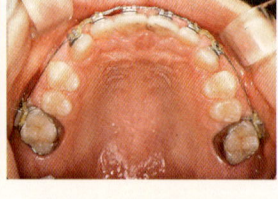

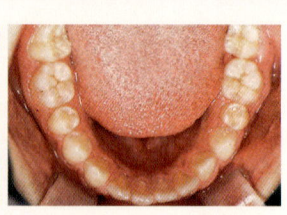

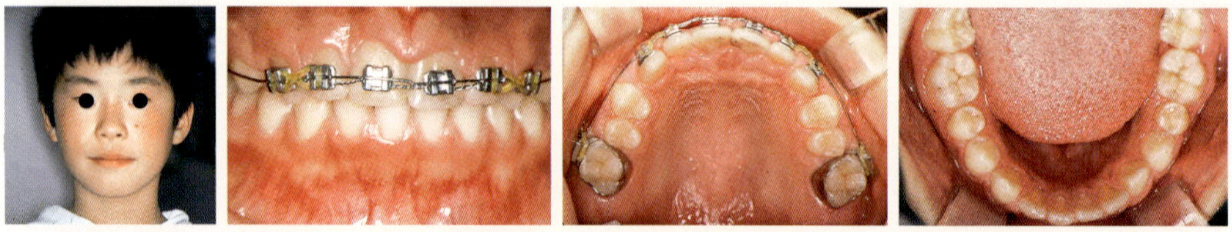

12歳

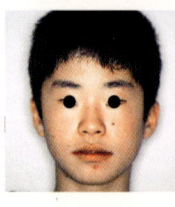

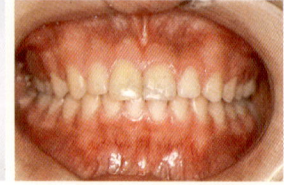

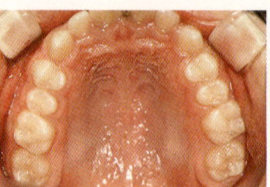

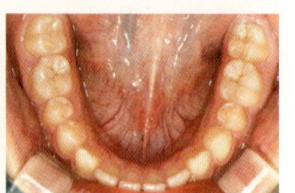

Case 38　外傷歯である前歯 1|1 へのアペキシフィケーション

13歳

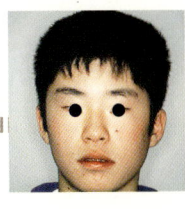

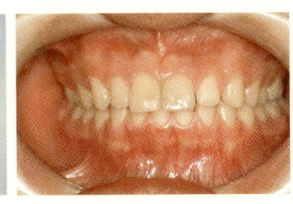

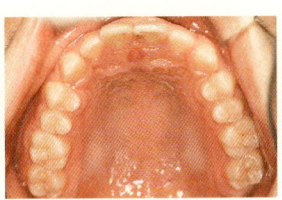

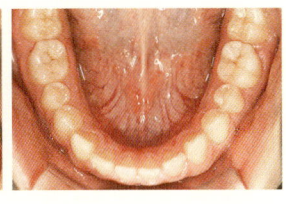

14歳

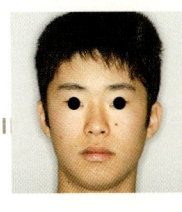

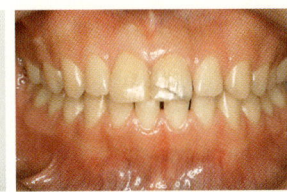

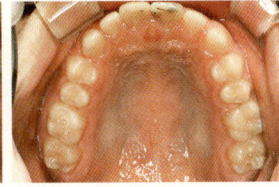

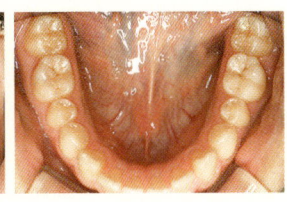

15歳

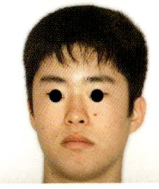

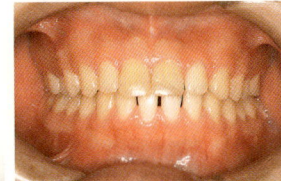

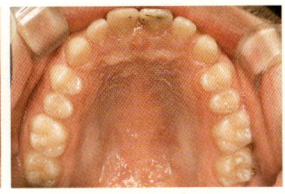

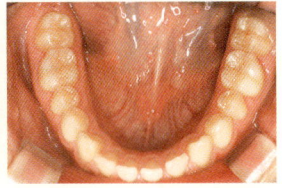

16歳

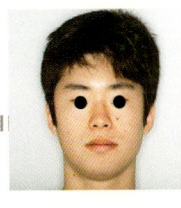

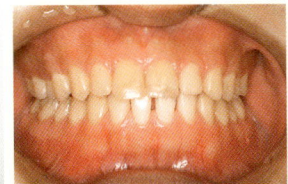

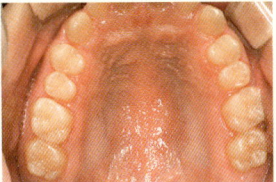

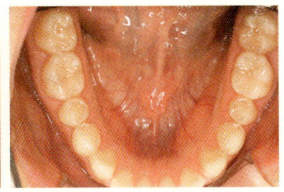

17歳

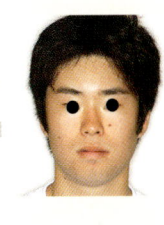

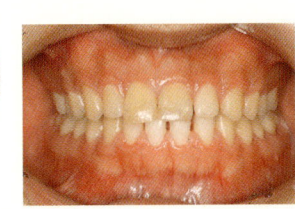

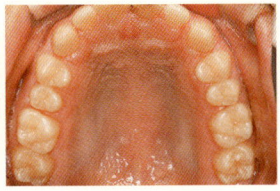

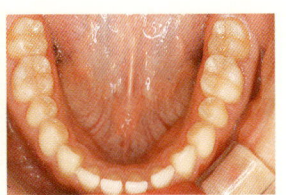

18歳

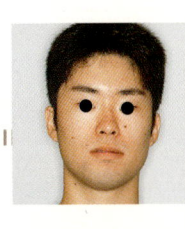

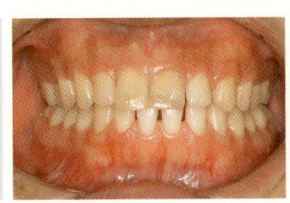

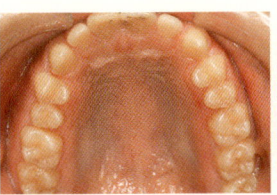

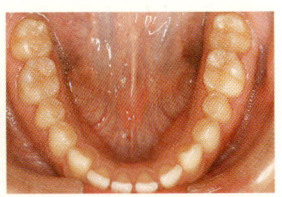

Science 読み解く鍵

カリエスリスクは高いが、カリエスフリーに育っている。しかし、大学生となると通学などの関係から通院が困難になり、現在メンテナンスが中断している。

症例アーカイブス

歯内療法

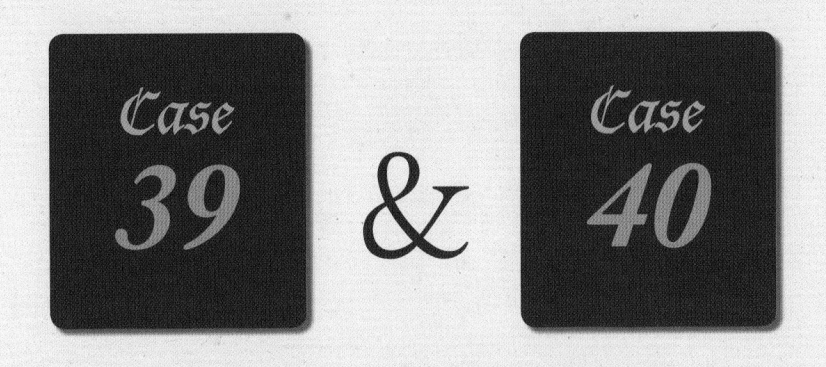

Case 39 & Case 40

　歯内療法の近年の進歩は著しい。器具器材を整えて、病因論を踏まえて治療に臨まねばならない時代である。長期経過の症例と最近の症例を見ていただく。

Case 39

【患者データ】
初診日：1983.11.18
生年月日：1948.2.10
初診時年齢：35歳
性別：女
主訴：3｜疼痛、歯肉出血

27年前、6｜の根管治療を行った患者のその後

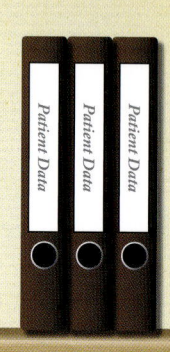

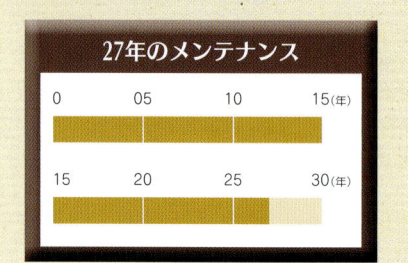

27年のメンテナンス

| 0 | 05 | 10 | 15(年) |
| 15 | 20 | 25 | 30(年) |

AUTHOR'S COMMENT

初診時35歳、女性。主訴は3｜の痛みと歯肉出血。全顎的に炎症が著しく、5 4｜はクラウン脱離、｜6には根尖病変が認められた。開業して2年目に来院したが、カメラはあったものの人手が足りず、初診時のデンタルエックス線も口腔内写真も撮影していない。

当時は口腔全体を見るのではなく｜6の根尖病変や5 4｜の骨欠損など局所にしか目が向いていなかった。幸い歯周病は炎症は強かったが治療に応答し、ホームケアも良好で、27年間メンテナンスを行っている。上顎前歯部の前装鋳造冠の変色や摩耗で時間の経過がうかがえる。こういう長期症例からは学ぶことが多い。

着眼点　筆者がまだ局所にとらわれた治療をしていた時期に来院

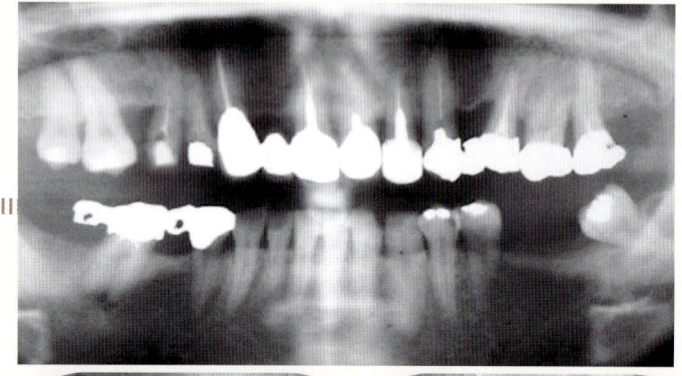

35歳

Story　読み解く鍵

開業して2年目に初診。う蝕や全顎的な歯肉の強い炎症を主訴として来院した。この時期は人手が足りず、口腔内写真やデンタルも撮影していない。主訴対応の処置であった。特にこの頃は、局所にばかり目がいっていた。この症例では｜6 5の骨吸収、｜6のエンドペリオ病変を思わせる画像にとらわれていた。もちろん歯肉の炎症には歯周基本治療を行い、こちらは軽快している。

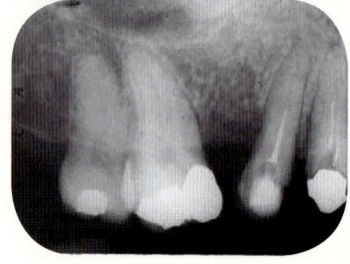

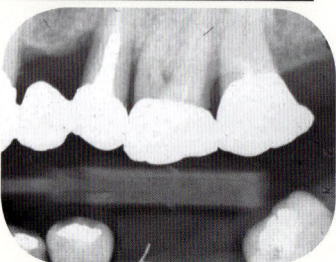

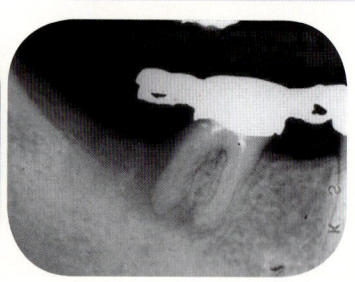

着眼点　22年後を振り返ると……

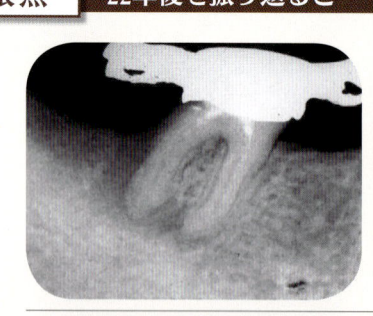

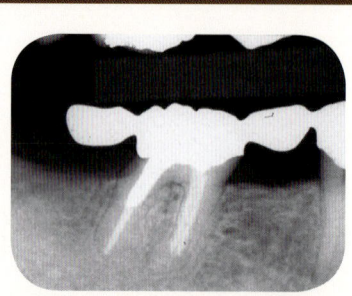

57歳

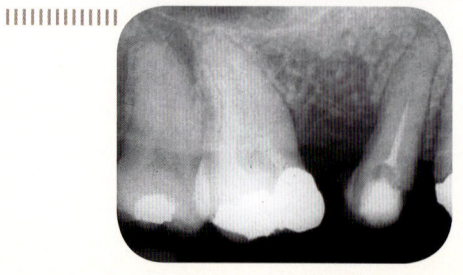

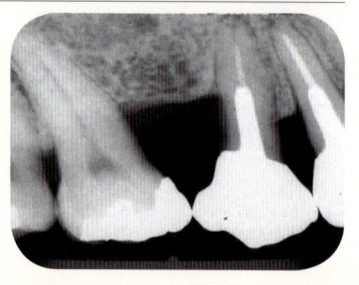

Science　読み解く鍵

｜6の病変はエンド由来のため、歯内療法を行って、22年後。

Science　読み解く鍵

｜6 5の間は、歯周外科を行った。今となればそれほど意味のある処置ではなかった。

Case 39　27年前、6̄|の根管治療を行った患者のその後

着眼点　ホームケアとメンテナンスで口腔内全体は良好

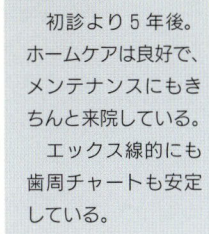

40歳

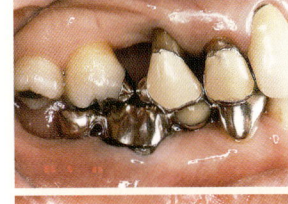

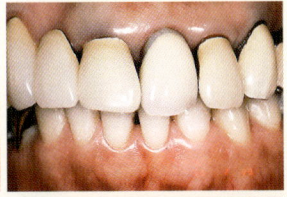

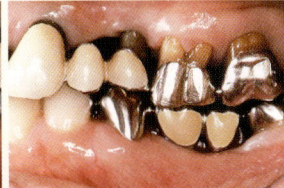

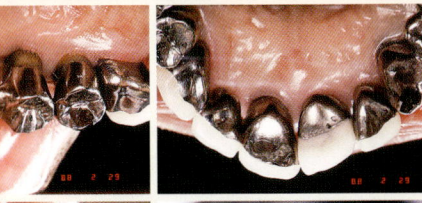

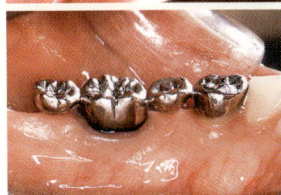

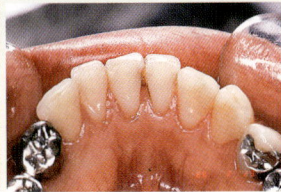

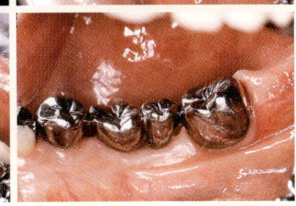

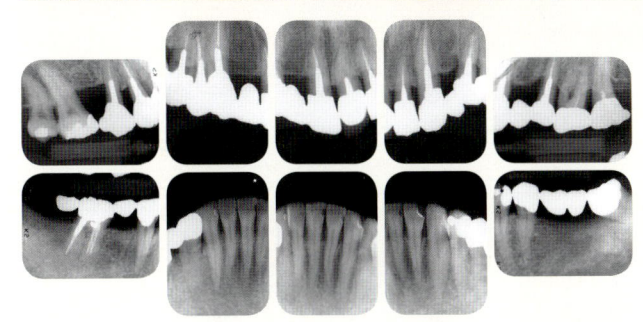

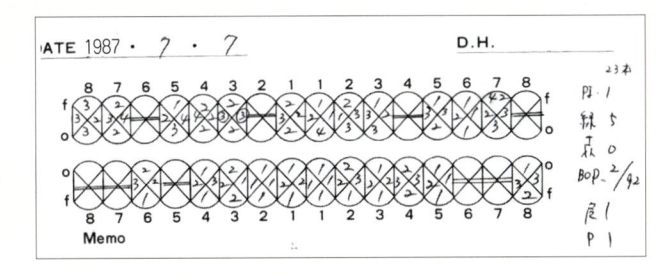

Science 読み解く鍵
初診より5年後。ホームケアは良好で、メンテナンスにもきちんと来院している。エックス線的にも歯周チャートも安定している。

着眼点　必要な部分のみ補綴を再製

43歳

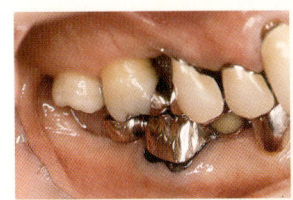

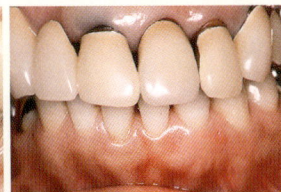

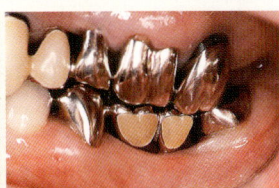

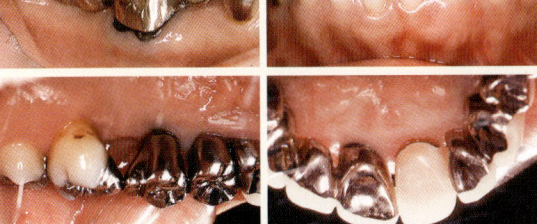

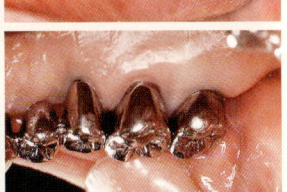

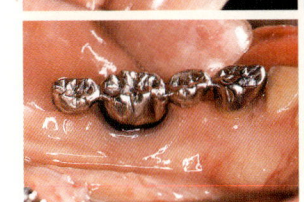

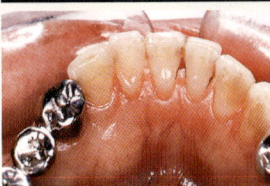

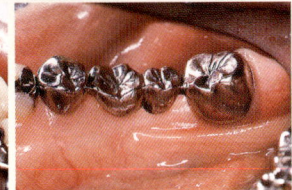

Science 読み解く鍵
初診より8年後、1|③④⑤と|6は再製している。

Case 39　27年前、6⏋の根管治療を行った患者のその後

48歳

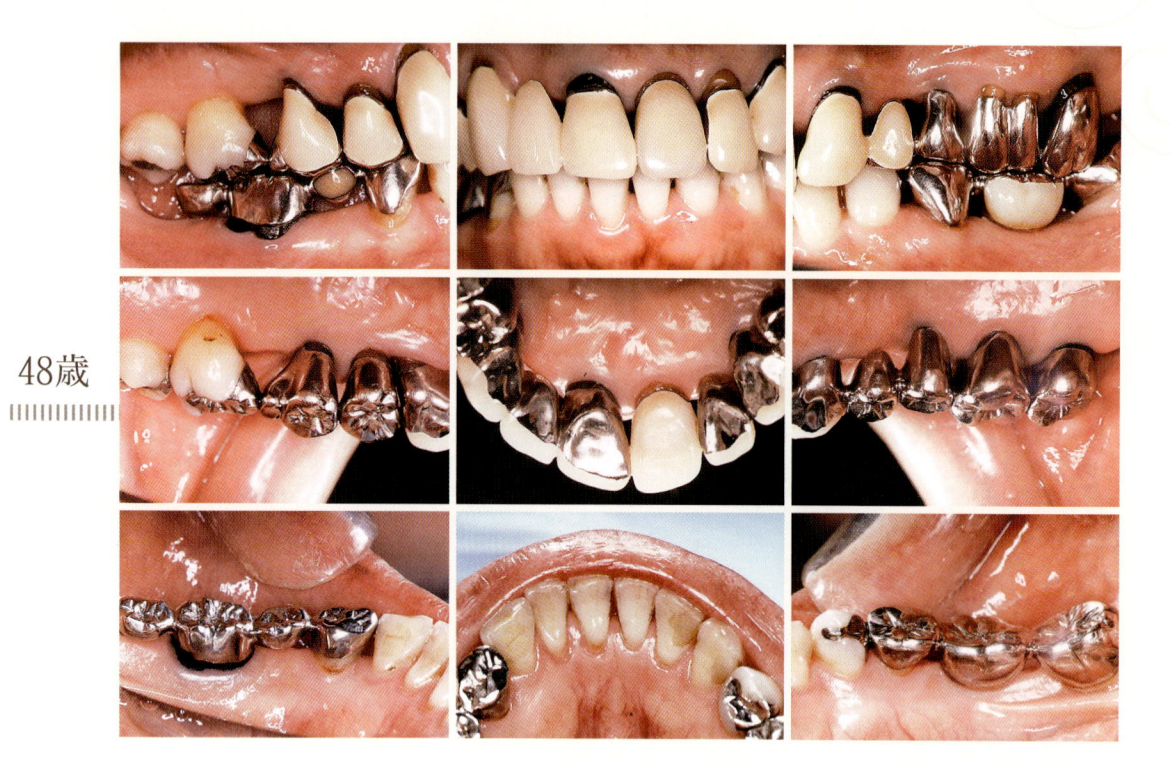

51歳

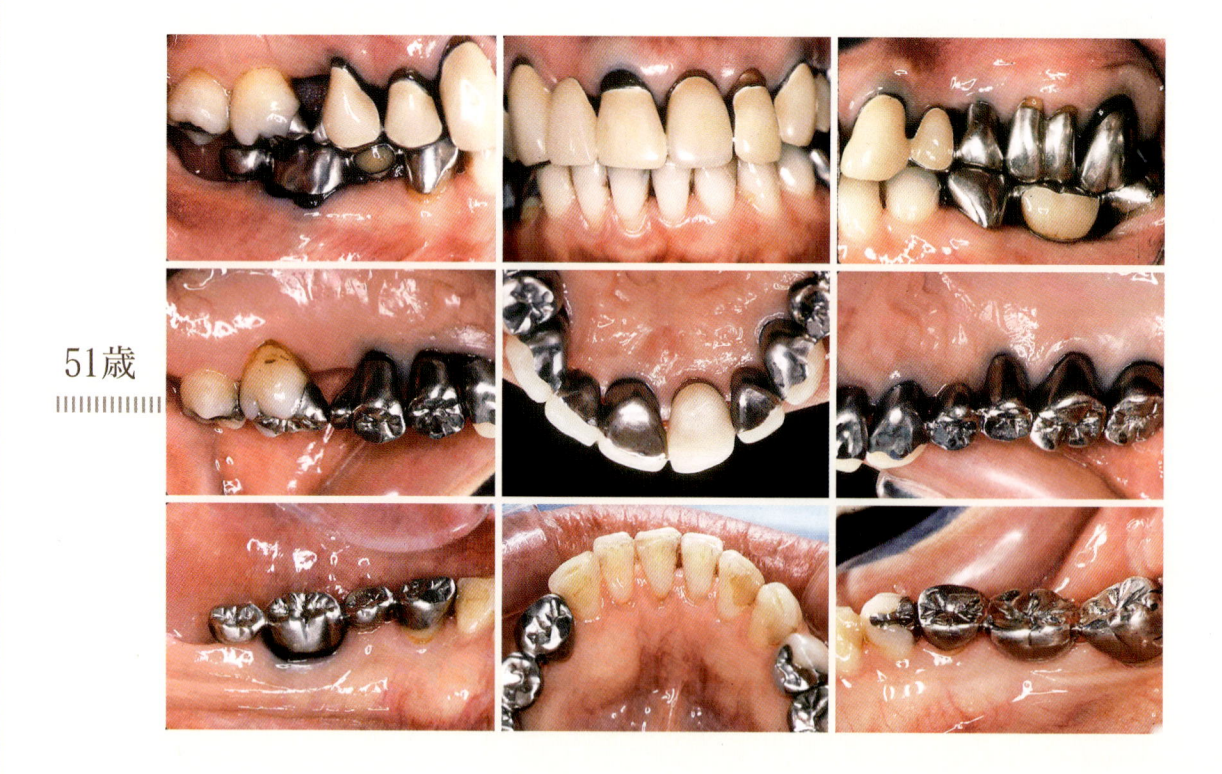

158

Case 39　27年前、6⌋の根管治療を行った患者のその後

54歳

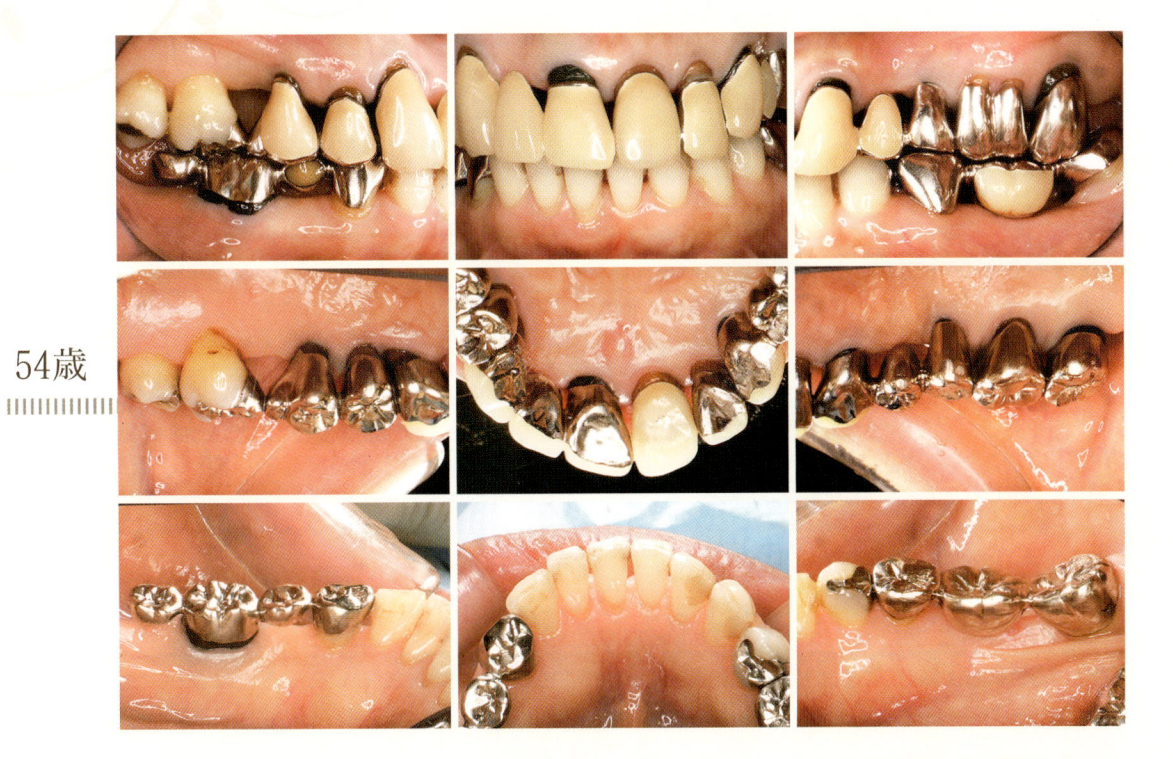

着眼点　メンテナンスを継続し、新たなう蝕、歯周病の発生なし

61歳

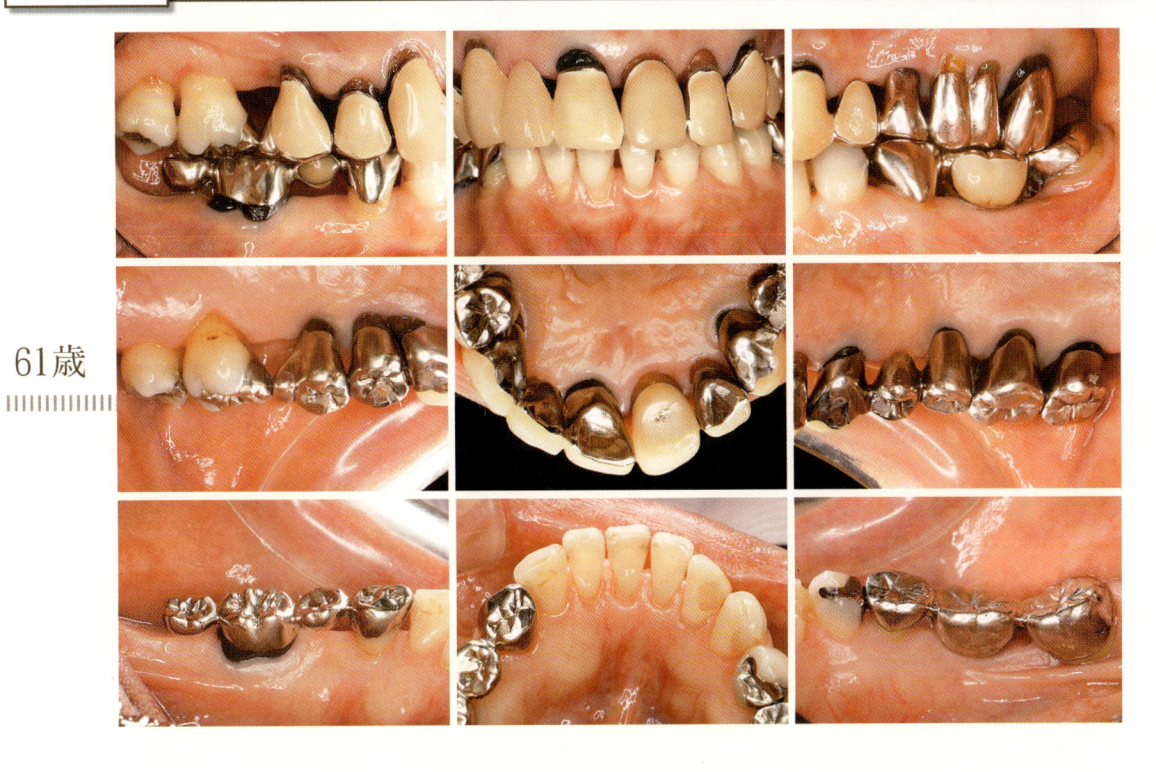

Story 読み解く鍵

その後、メンテナンスを欠かさず来院し、新たなう蝕の発生や歯周炎の発症はない。

上顎の前装鋳造冠の変色や摩耗が27年間の時間を感じさせてくれる。

この患者はノンスモーカーである。ご主人は同じ時期に治療をしたが、スモーカーで禁煙できず、同じ治療をしているにもかかわらず歯周炎が進行し、来院が途絶えてしまった。そして数年前に肺ガンで死去された。ご冥福をお祈りする。

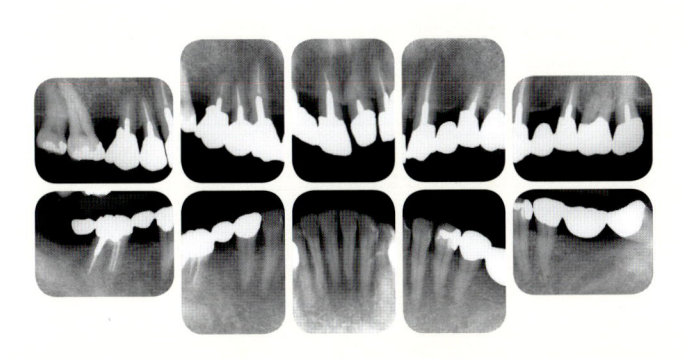

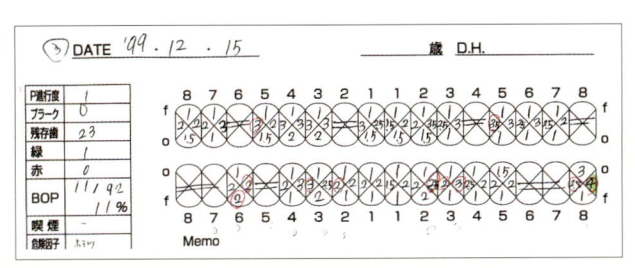

159

Case 40

不定愁訴による来院から6年、1|への根管治療

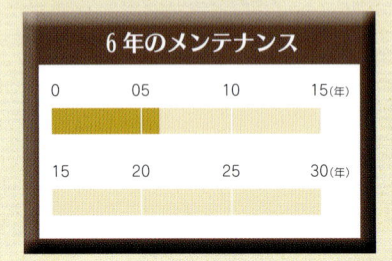

【患者データ】
初診日：2004.7.8
生年月日：1996.5.28
初診時年齢：38歳
性別：女
主訴：1|が痛い
（紹介患者）

6年のメンテナンス

| 0 | 05 | 10 | 15(年) |
| 15 | 20 | 25 | 30(年) |

AUTHOR'S COMMENT

初診時38歳、女性。主訴は左上奥歯が痛い。高名な診療所に長く通院していたが、うまくいかず、紹介で来院した。経過を書いた長文の文章を事前に紹介者から送ってもらっていた。訴えが多いため、休診日にアポイントを取り、長い時間をかけて十分に説明して主訴の部位の治療をゆっくり進めた。

回数はかかったが、1年ほど経過すると徐々に不定愁訴は少なくなっていき、メンテナンスに移行した。6年目になり、エックス線写真で1|に根尖病変と内部吸収が認められたためCTを撮影し根管治療を行った。3次元的に根管を事前に把握することにより、舌側に2ヵ所の側枝を確認し、根治根充を行った。CTなしではこのような根管治療は非常に困難で、術後の状態の把握もできない。

着眼点　前医での治療がうまくいかずナーバスな状態で来院

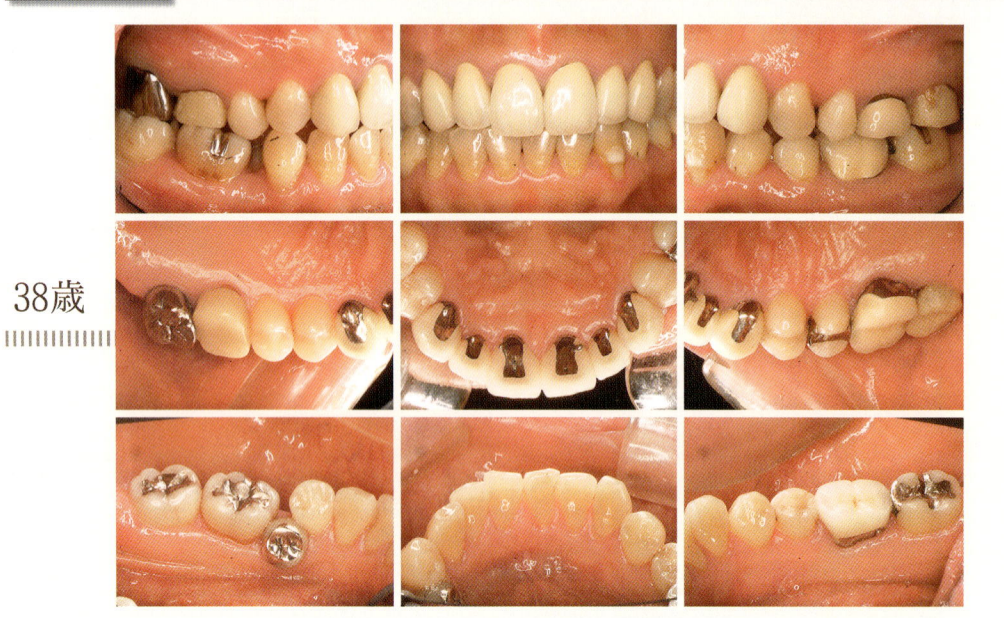

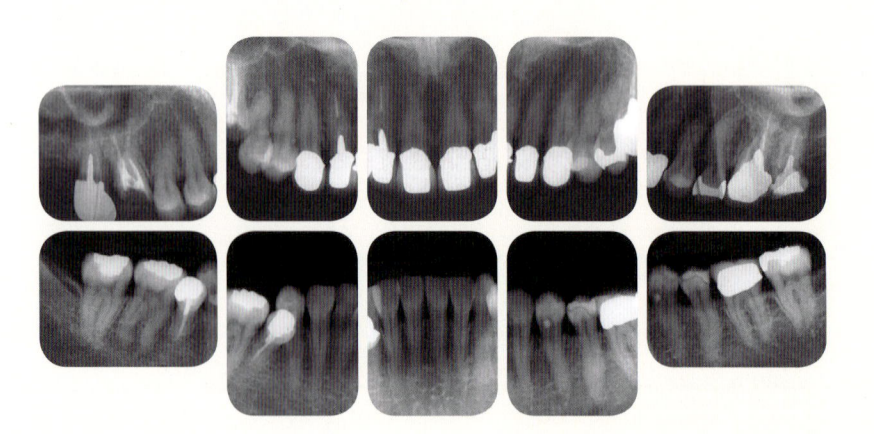

38歳

Story 読み解く鍵

医療ジャーナリストに相談、紹介された高名な歯科医院に6年あまり通院していた患者である。しかし、治療がうまくいかず、非常にナーバスになり、再び医療ジャーナリストに相談、筆者の医院を受診した。びっしりと書かれた5枚のファクスを見るだけでぐったりするケースであった。美しい補綴はされているが、患者の訴えが続くために6|7はテックのまま2年ほど放置されている。7|も非常にシビアである。

Case 40　不定愁訴による来院から6年、1|への根管治療

着眼点　患者の心をほぐす作業に半年。ごく普通の人であった

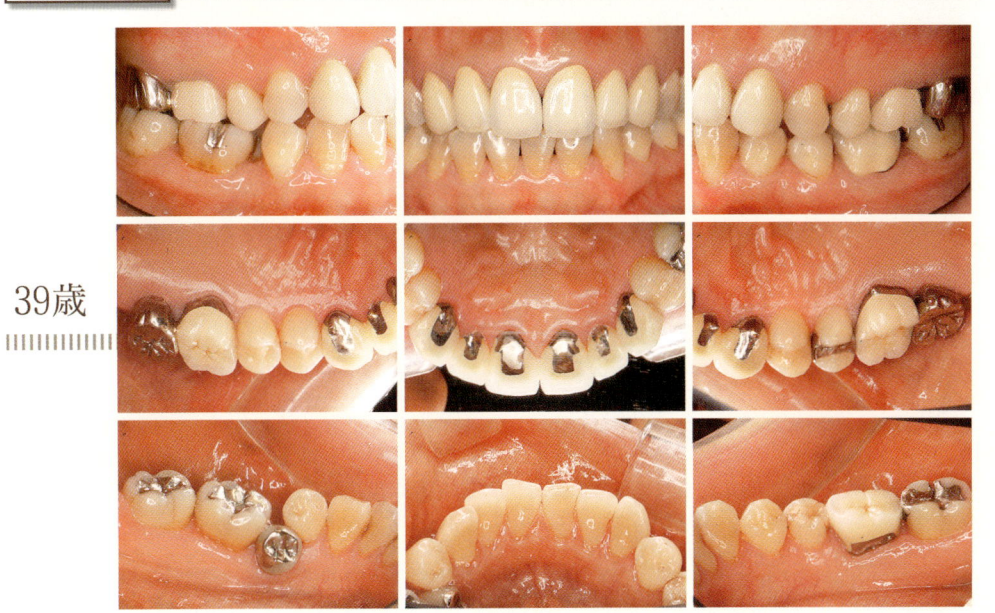

39歳

Story 読み解く鍵

初診より8カ月後、あまりに訴えが多いため、休日を半日あけて、担当歯科衛生士とともに患者の心をほぐしながら、ゆっくりと治療を行ってきた。ようやく主訴が減少しメンテナンスに移行できるようになった。筆者も担当歯科衛生士も毎回ぐったりする半年だった。しかし、患者はヒステリーでもなく、やや神経質だがふつうの患者であることが最後にわかった。

着眼点　1|に内部吸収を伴う根尖病変が認められた：不定愁訴は消失

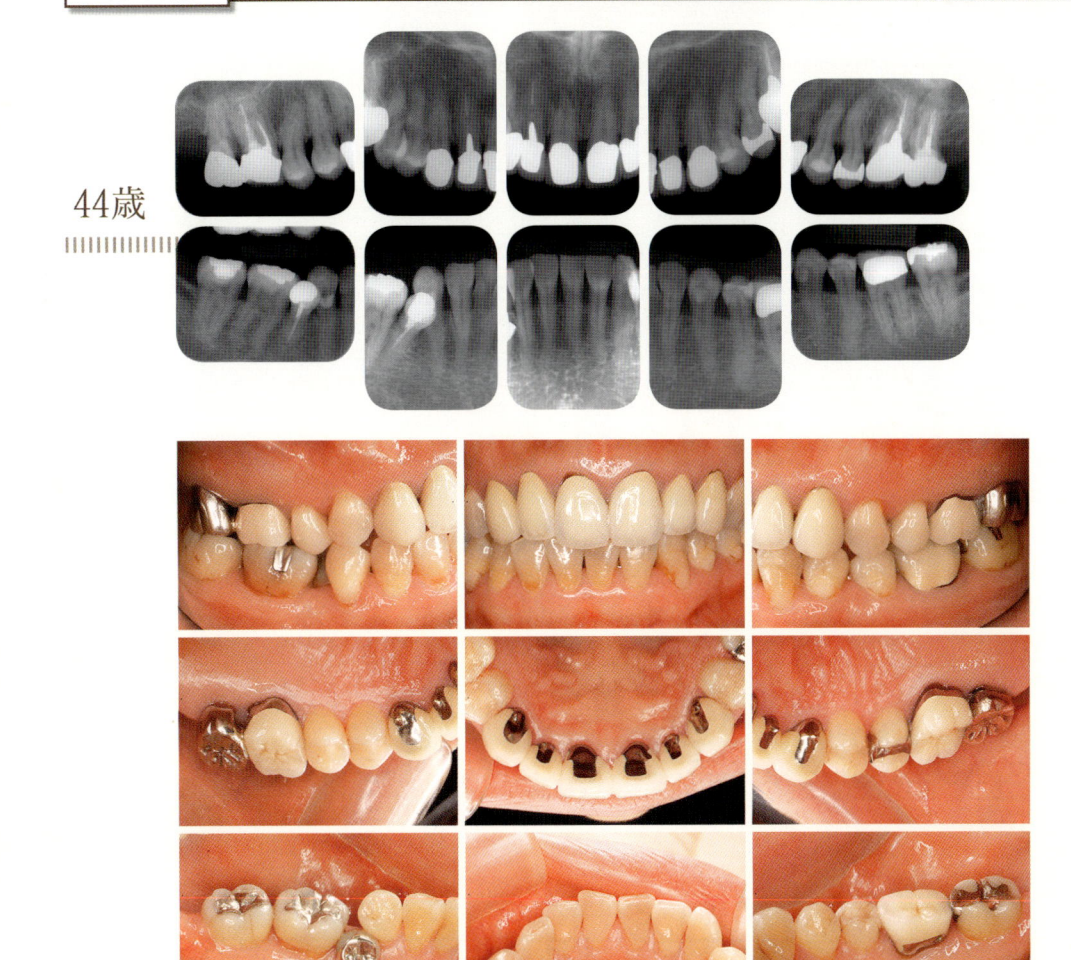

44歳

Science 読み解く鍵

初診より6年後に、症状はないが、1|に内部吸収と根尖病変が認められた。このころには患者の不定愁訴はすっかり消え、ふつうのメンテナンスに移行していた。

161

Case 40　不定愁訴による来院から6年、1|への根管治療

着眼点　根管治療開始、難易度の高い根尖である

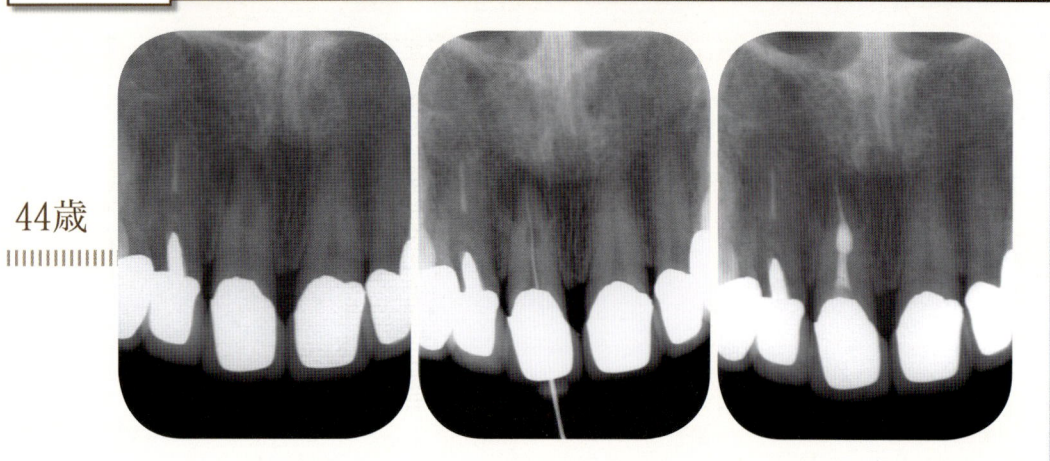

44歳

Science　読み解く鍵

通常の根尖病巣とは異なり、歯根と透化像が重なり合っている。内部吸収があるため穿通には注意をして、作業長は電気診だけでは断定できないためリーマを挿入してデンタルを撮影している。拡大後、超音波チップと薬剤(スメアクリーンとネオクリーナー)で十分に洗浄した。シングルポイントや側方加圧根充ではこの内部吸収を緊密に閉鎖できないので、シーラーとサーモメカニカルコンパクション法で根充している。

着眼点　CT画像により根治前、病変は舌側にあることを確認した

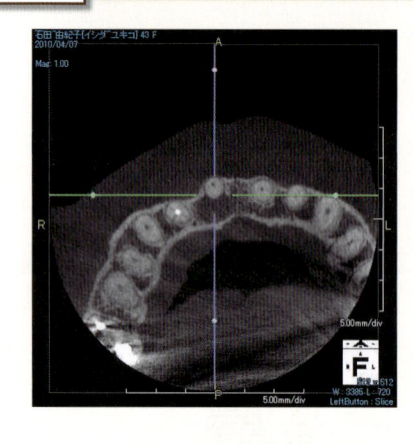

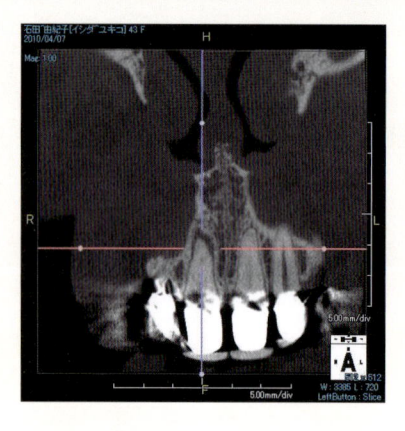

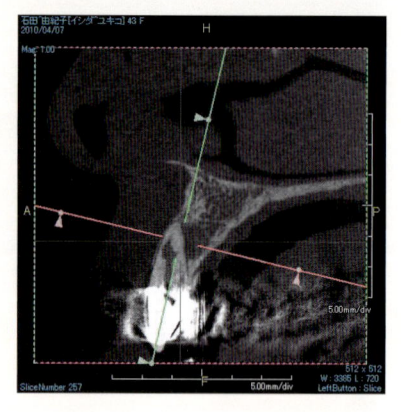

Case 40　不定愁訴による来院から6年、1|への根管治療

| 着眼点 | 根充後、舌側の2つの側枝にも根充がされている。CTなしにはなしえないことである |

| 着眼点 | サーモメカニカルコンパクション法の適応は慎重に |

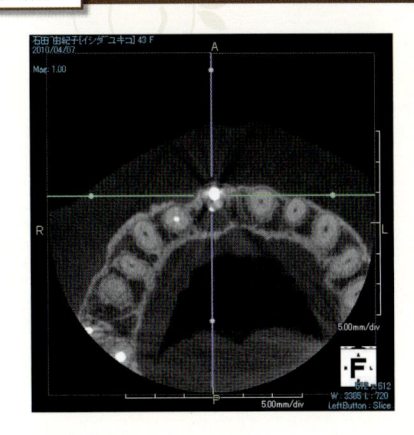

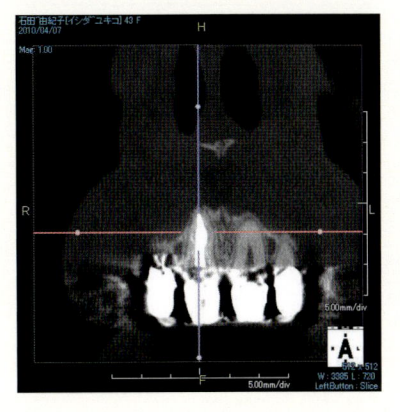

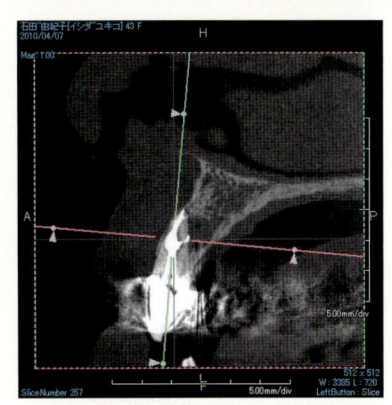

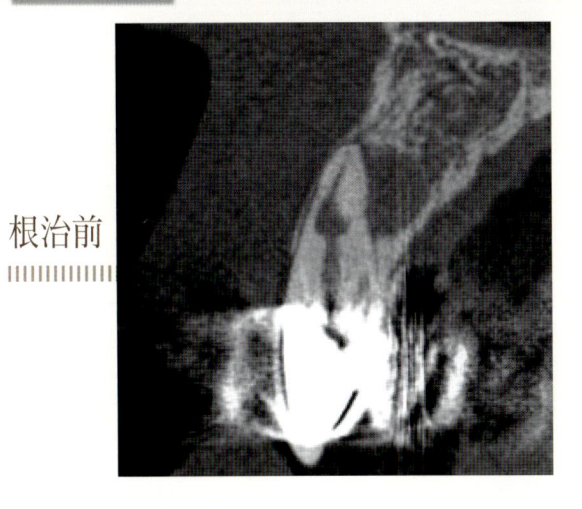

根治前

根充後

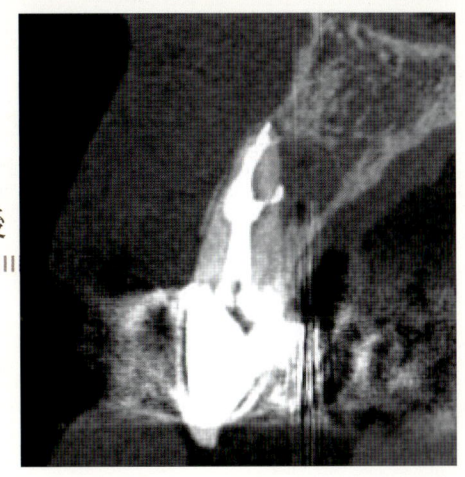

Science 読み解く鍵

2本の側枝にも緊密に根充できているが、サーモメカニカルコンパクション法では、ともすればガッタパーチャやシーラーが根尖から漏出することがあるため慎重に適応を選択せねばならない。

症例アーカイブス

顎関節症と咬合と不定愁訴

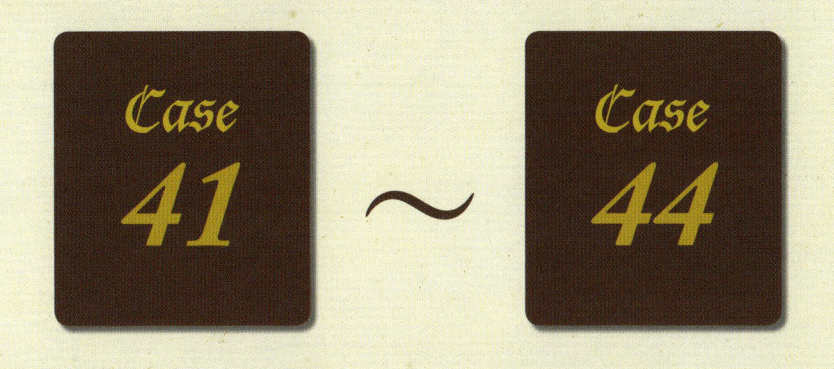

Case 41 〜 Case 44

　顎関節症や咬合については臨床家の間には多様な対応が見られる。どこに真実があるのだろうか考えてみたい。米国口腔顔面痛学会のTMDの分類ではⅠ軸（身体疾患）として1.咀嚼筋障害、2.顎関節障害、Ⅱ軸（精神疾患）として1.不安障害、2.気分障害、3.身体表現性障害、4.虚偽性障害、5.詐病（仮病）となっている。ここでは歯周治療と咬合のドグマの犠牲者（Case41）、詐病の疑い（Case42）、鎮痛剤の乱用による疼痛、心気症（Case43）、統合性失調症（Case44）の症例を供覧する。

Case 41

【患者データ】
初診日：2009.4.17
生年月日：1946.7.18
初診時年齢：62歳
性別：女
主訴：インプラント治療途中

他医院のリカバリー

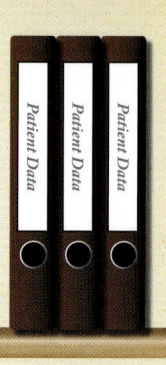

2年のメンテナンス

| 0 | 05 | 10 | 15(年) |
| 15 | 20 | 25 | 30(年) |

AUTHOR'S COMMENT

初診時62歳、女性。主訴は他医院での治療の続きをしてほしい。他府県から半日かけて前医には20年通い治療を受けてきた。歯周外科手術を何回も受け、歯肉移植は3回行ったとのこと。当院で25年メンテナンスしている患者と長年の友人であり、その紹介で来院した。しかし2|1インプラントで⑥⑤4③②1①TEKが装着されており、使用インプラントが当院のものと異なるために、前医に戻るように説得した。しかし1年半あまり治療にかかり、遠方から通っているにもかかわらず、歯科医院の方から直前にキャンセルがよくあってもう行きたくないとのこと。そこで自宅に少しでも近い同じインプラントを使用している歯科医院を紹介した。そこに6回通ったが、毎回TEKの調整だけだったとのことで再度来院した（患者の言うことをすべて鵜呑みにはしないが、このケースでは資料からあながち嘘は言っていないと思う）。

やむを得ず、治療を引き受けて、補綴を行ったのちメンテナンスをしている。他府県で非常に遠いにもかかわらず、きちんと来院している。短期間ではあるが患者と話した感じ、ホームケアの様子、メンテナンスへの来院などから、ごくふつうの患者さんだと思う。前医は最高の治療技術を求めて治療されていたと思うが、歯科疾患の実態からは、この人の場合（う蝕リスクも歯周病リスクも低い）にはもう少し現実的でてきぱきとした治療が望ましかったように思う。

着眼点 前医に不信を抱き、インプラント治療が中途なまま来院

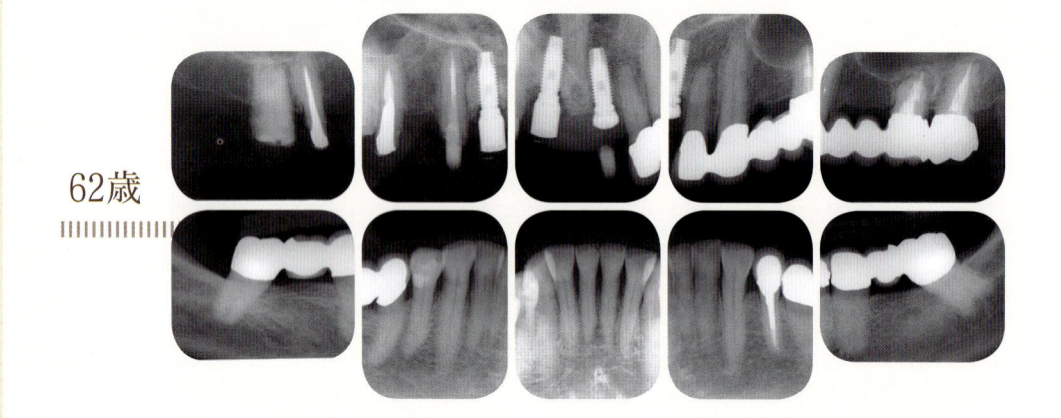

62歳

Science 読み解く鍵

Case40のように紹介で来院する患者が時々いる。この患者は、他府県でしかも非常に遠方から来院された。⑥⑤4③②1①のテックの入った状態で2|1はインプラントであった。

20年間通っていた前医への不信から当院での治療を希望されたが、使用インプラントが当院とは異なること、あまりに遠方からの来院であることなどから、少しでも近い診療所を紹介した。

Case41 他医院のリカバリー

着眼点 4ヵ月後、TEK調整しか受けられずに再度来院、当院で治療開始前の状態

62歳

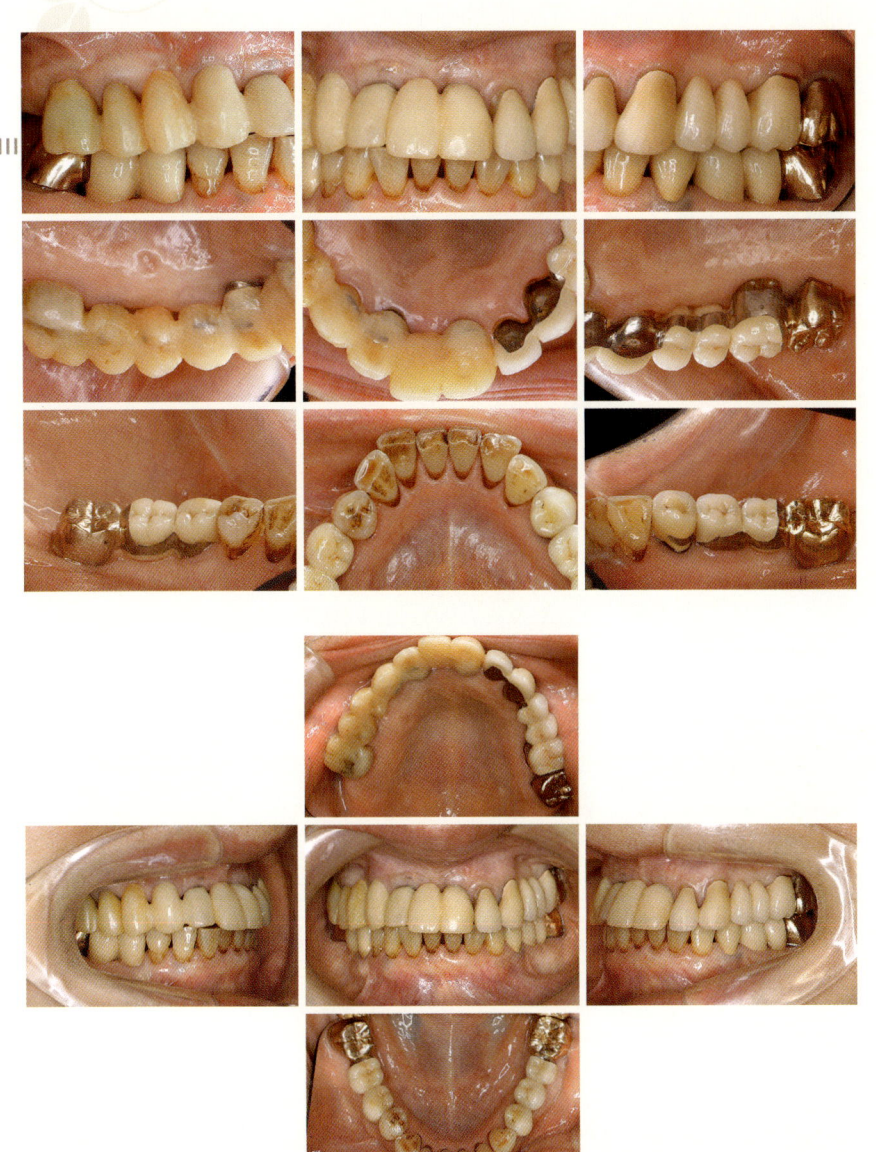

Story 読み解く鍵

4ヵ月後、その医院に6回通ったが、テックの調整しか受けられなかった、どうしても当院での治療を希望するとのことであった。筆者も心ならずも患者と行き違いを生じることは、あるわけで、自分の患者も誰かのお世話になっていることと思う。臨床をしていると時として避けられないことがあるものである。この時点で治療を引き継ぐことを決心した。

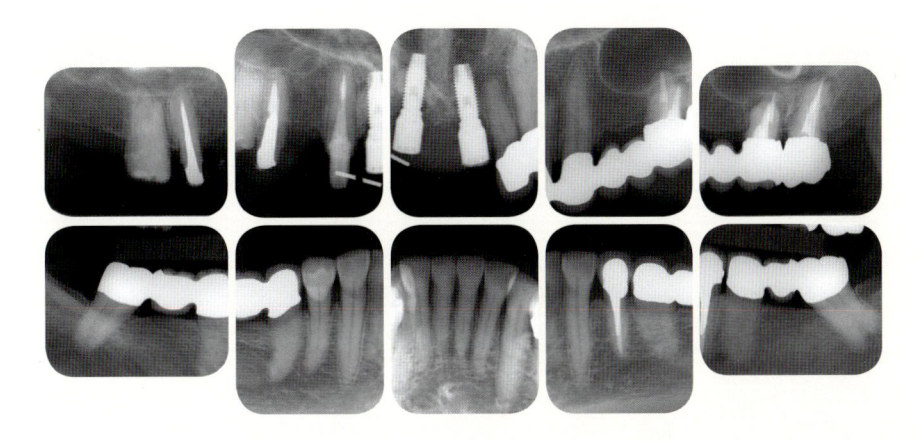

Science 読み解く鍵

再来院時のエックス線写真。問診により、20年間通った前医では、歯周外科手術を何度も受け、歯肉移植も3回行ったとのことである。筆者の印象では、う蝕も歯周炎もリスクは低いと考えられた。

167

Case41 他医院のリカバリー

着眼点 初診より5ヵ月後、とにかくインプラント治療を終了させた

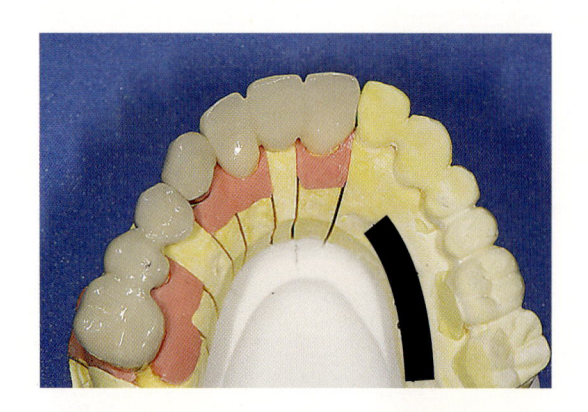

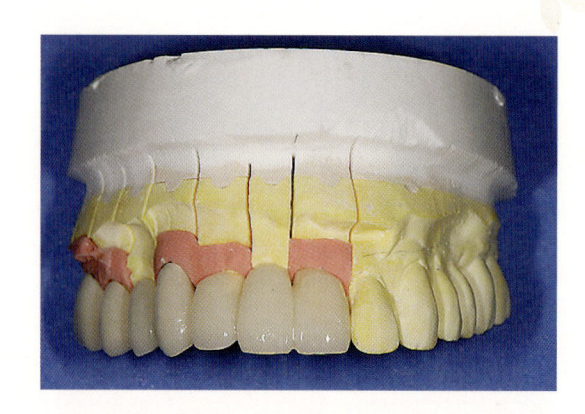

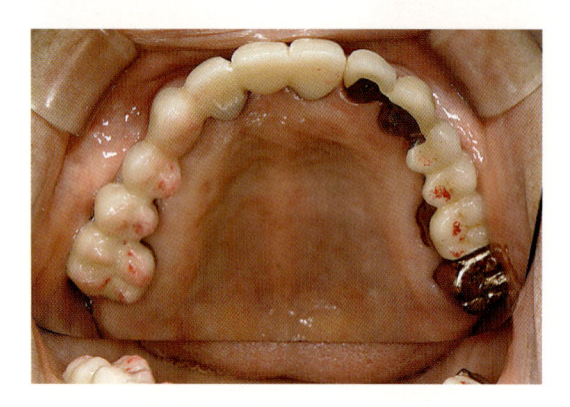

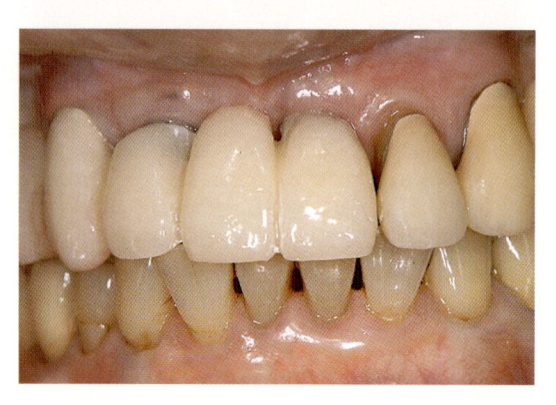

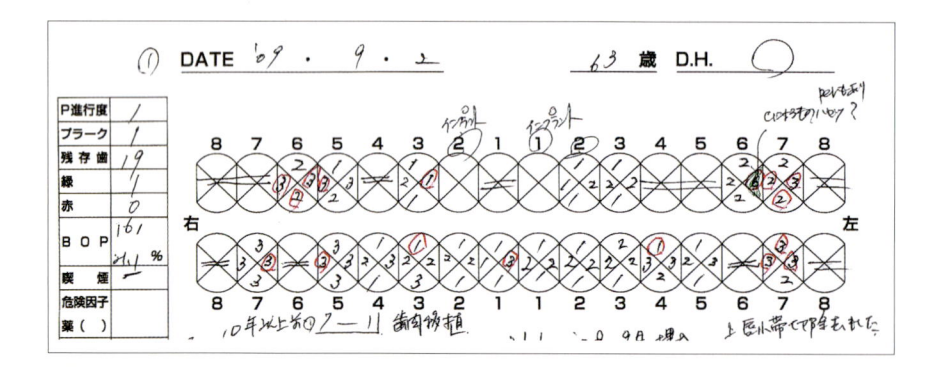

2009.4.17 初診時
2009.8.21 再来院時
2009.10.28 上部構造装着時

Science 読み解く鍵

すぐにプロビジョナルブリッジを作製し、審美性や支台歯の状態をチェック。インプラントメーカーから部品を取り寄せて、最終補綴まで2ヵ月ほどで進んだ。

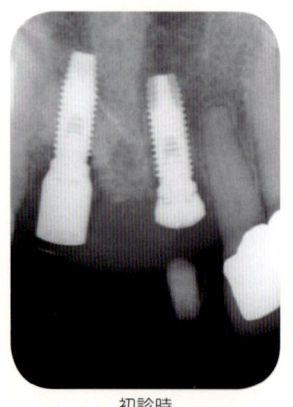

Case41　他医院のリカバリー

着眼点　初診より6ヵ月後最終補綴物セット。患者は審美、機能に満足

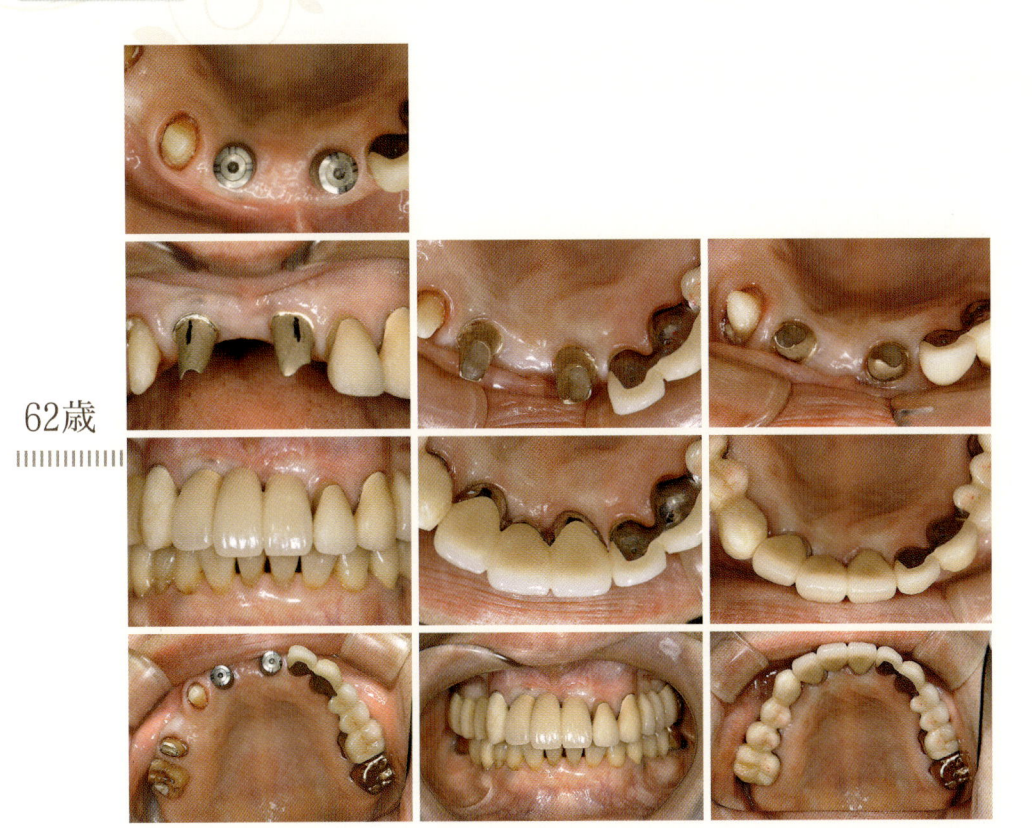

62歳

Science 読み解く鍵

上部構造の装着など慣れないインプラント治療にあたっては、とまどうことが多かった。2⏌の埋入ポジションのせいで2⏌1⏌の形態がとりにくかったが、患者は審美的・機能的に満足している。

着眼点　初めてのメンテナンス。最終的にはう蝕も歯周病リスクも低い人であった

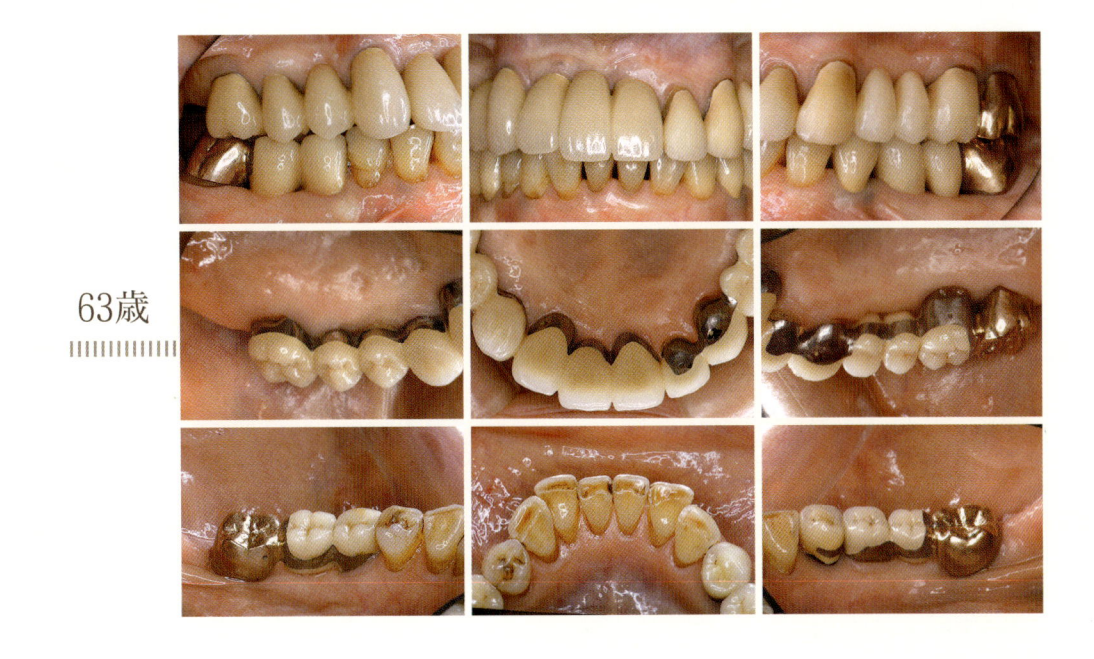

63歳

Story 読み解く鍵

この患者を紹介してきたのは、当院で25年メンテナンスしている患者である。この患者はカリエスの発症も歯周病の発症もない。自分もそうなりたいとこの患者は、2ヵ月に一度のリコールを希望した。半日もかかる遠方にもかかわらずきちんと来院している。
その経過の中で、この患者が特別な患者ではなくごく普通の人であることを感じ、またう蝕や歯周病のリスクも低いと判断した。今後はもう少しメンテナンス間隔を延ばし、できれば自宅近くの医院でメンテナンスが受けられるようにしたいと考えている。

169

Case 42

【患者データ】
初診日：2006.6.6
生年月日：1971.2.22
初診時年齢：35歳
性別：男
主訴：舌の違和感

パニック障害（背景に詐病が疑われる）

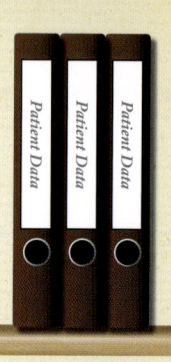

メンテナンス ×

AUTHOR'S COMMENT

初診時35歳、男性。主訴は舌の違和感、多数の歯の違和感。他の医院で治療中だが治らないので診てほしいということで来院した。不定愁訴が多く、口腔内は確かに崩壊し治療途中の歯もあり、歯科的な治療は必要だがとても治療できる精神状態とは思えなかった。そこで前医に戻るように懇切丁寧に説明した。このような患者は、程度の違いはあれ、どの歯科医院にも来院するが、治療に入るかどうかは歯科医の知識や経験、人を見る目、そして咬合に対する考え方によって異なるだろう。しかし、表2の米国口腔顔面疼痛学会のTMDの分類のII軸の患者もいることを忘れてはならない。

1年後、再び来院した。自分の主訴に対応してくれる医院で矯正をしたり、下顎前歯部にレジンを盛り上げたりしてきた。今回はそのレジンの臭いがして耐えられない、パニック障害を何度も起こして救急車で搬送された。何とかしてほしいと妻と子供と一緒に来院して泣き出した。

時間をかけて状況を説明し、主訴のレジン部の研磨など可逆的な処置にとどめ、気持ちが落ち着く可能性を探った。しかし、当院に来院しながらも前医に行ってみたりと行動が不可解であった。歯の治療や咬合の再構成が必要な状態だが、歯科的な問題が中心ではないと考えた。エックス線を見ていると前医は、1年間何をしていたのだろうかと思わざるを得ない。

そこで心療内科医への受診を勧めた。歯科的なことを思い詰めている患者なので受診には抵抗を示した。心療内科医の方でも指示に従わずやっかいな患者だったが、2年ほどかけてようやく落ち着きを見せてきたそうである。診療内科医からは、継続的に情報を得ている。診断は、表面的にはパニック障害だが、背景には詐病があるとのことだった。いまだに歯科的な問題は解決していないようだが、介入時期やその程度は心療内科医と協調して決めねばならない。

表1．顎関節症の病型分類（日本顎関節学会2001年改変）（参考文献28より）

1. 顎関節症 I 型：咀嚼筋障害
   咀嚼筋障害を主徴候としたもの
2. 顎関節症 II 型：関節包・靱帯障害
   円板後部組織・関節包・靱帯の慢性外傷性病変を主徴候としたもの
3. 顎関節症 III 型：関節円板障害
   関節円板の異常を主徴候としたもの
      a．復位を伴うもの、b．復位を伴わないもの
4. 顎関節症 IV 型：変形性関節症
   退行性病変を主徴候としたもの
5. 顎関節症 V 型；I〜IV型に該当しないもの

表2．米国口腔顔面痛学会のTMDの分類（参考文献28より）

I 軸（身体疾患）	II 軸（精神疾患）
1．咀嚼筋障害 　1）筋・筋膜痛、2）筋炎、3）筋スパズム、 　4）局所性筋痛（他に分類不可能なもの）、5）筋線維性拘縮、 　6）新生物 2．顎関節障害 　1）先天性および発育障害、2）円板転位（復位性／非復位性）、 　3）顎関節脱臼、4）炎症性疾患（関節包炎／滑膜炎／多発性関節炎）、 　5）変形性顎関節症（一次性／二次性）、6）強直症、 　7）骨折（関節突起）	1．不安障害 　1）不安神経症、 　2）心的外傷後ストレス障害（PTSD） 2．気分障害 　1）うつ病、2）躁うつ病 3．身体表現性障害 　1）身体化障害、2）転換性障害、 　3）身体醜形障害 4．虚偽性障害 5．詐病（仮病）

Case 42　パニック障害（背景に詐病が疑われる）

着眼点　不定愁訴が多く、とても治療できる状態ではなかった

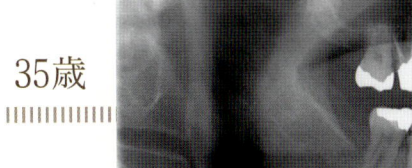

35歳

Story 読み解く鍵

舌、多数歯の違和感で来院、他院で治らなかったという。
前医へ戻るように説明した。

着眼点　1年後に再来院

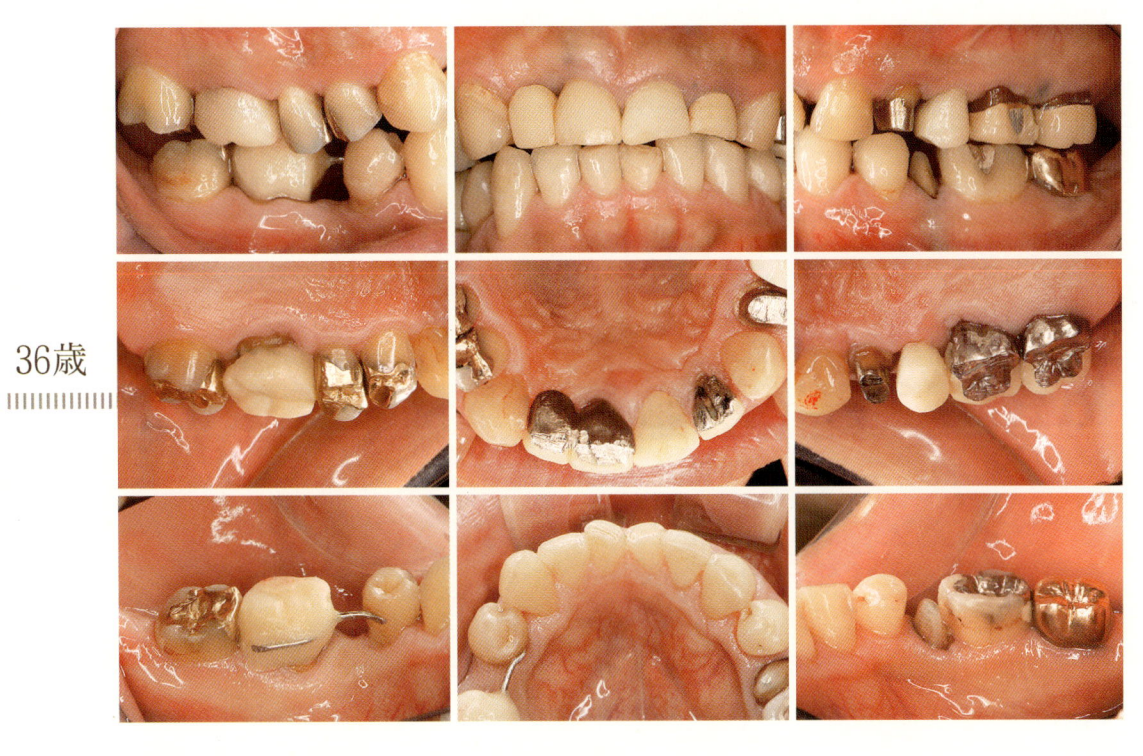

36歳

Story 読み解く鍵

前医で1年治療を受けてきたがとてもつらいと再来院した。途中、パニック障害を起こしたこともあったという

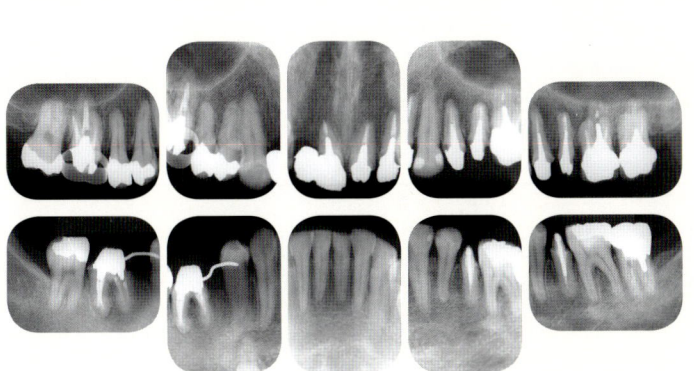

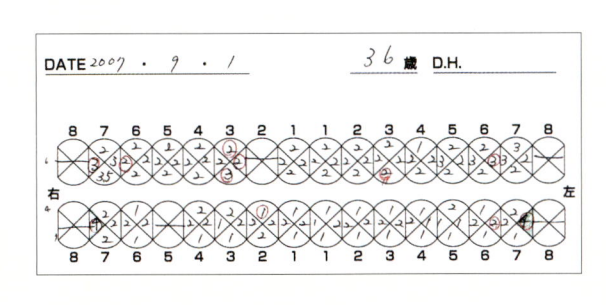

DATE 2007・9・1　　36歳　D.H.

Case 43

鎮痛剤乱用による疼痛

【患者データ】
初診日：2008.7.5
生年月日：1970.1.23
初診時年齢：38歳
性別：女
主訴：左上白歯部の歯肉が痛い。6年前から左奥が痛い、激痛である。6年ほど前に歯学部付属病院に通院したが原因不明であった、最近痛みがひどくて眠れない。

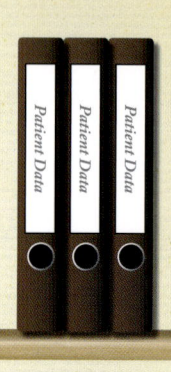

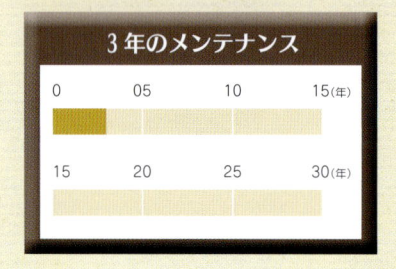

3年のメンテナンス

AUTHOR'S COMMENT

初診時38歳、女性。主訴は、左上奥歯の歯肉が痛いということであった。6年ほど前から左奥が痛くて歯学部付属病院に通ったが原因不明だった。最近痛みがひどくて眠れないとのことだった。エックス線もチャートも異常なく、不可解であったが患者と十分に相談して |4 感染根治、|6 抜髄を行った。

しかし、何か処置すると当日は楽になったというが、次回はまた同じ訴えをするということが続いた。心気症の疑いもあったので心療内科への受診を勧めてようやく通院するようになった。

診断は鎮痛剤乱用による疼痛とのことだった。しかし、患者は心療内科医の指導にもかかわらず、鎮痛剤を服用したり整骨医院に行ったりペインクリニックに通ったりしていた。ようやく診療内科医の指示に従い症状はだいぶ軽くなっている。咬合圧は375Nと小さかったが口蓋に大きな骨隆起もあるためクレンチングの可能性も考えられたので、夜間はスプリントを使用してもらっている。メンテナンスには2年間来院している。

着眼点　不定愁訴で来院。処置をしてもまた同じ症状を訴える

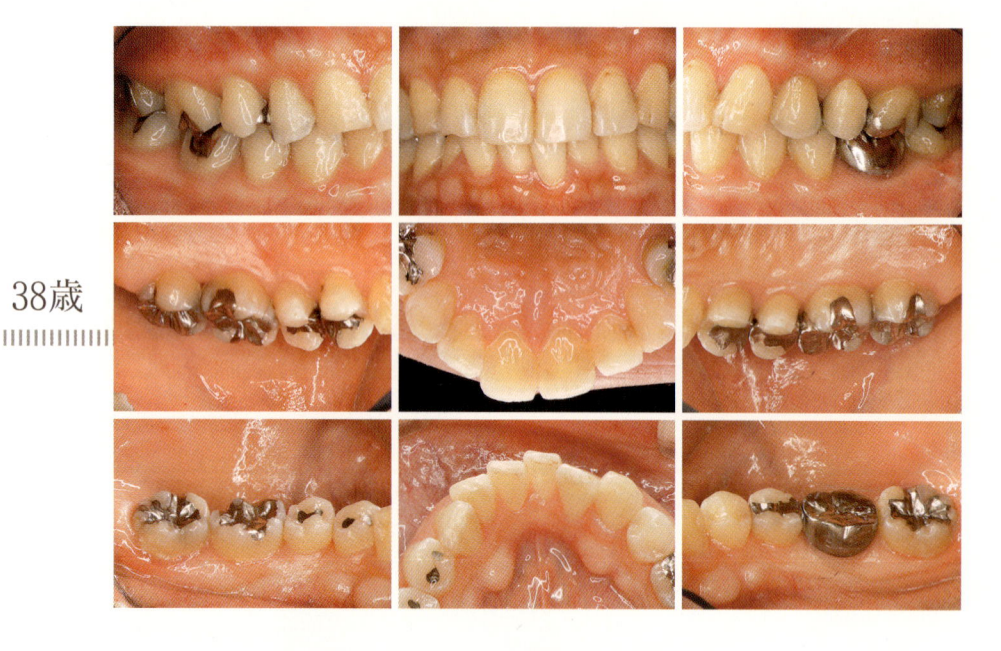

38歳

Story 読み解く鍵

6年ほど前から左上奥歯（歯肉）が痛くて夜も眠れないほどということだが、エックス線的にも歯周チャートでも視診でも異常は見られない。やむを得ず |4 の再根管治療をした。しかし、何か処置をすると当日は楽になったが、次回はまた同じ訴えをするということが続いた。|6 の歯髄炎も疑い抜髄もしたが状況は変わらなかった。

この時点で心気症を疑い、心療内科へ紹介した。診断は鎮痛剤乱用による疼痛とのことであった。服薬を続けることにより、口腔内の症状は一進一退であったが、現在はほぼ消失している。

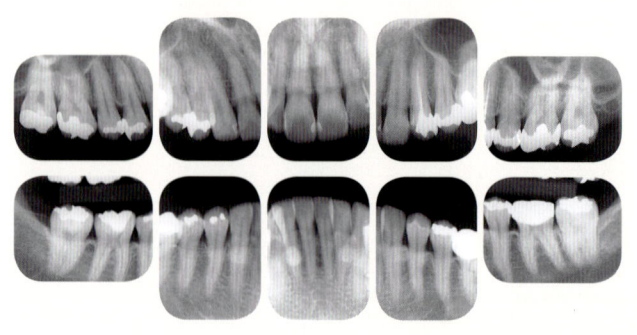

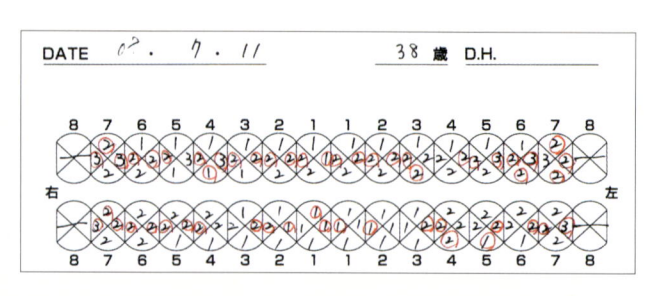

Case 43 鎮痛剤乱用による疼痛

2008.7.5

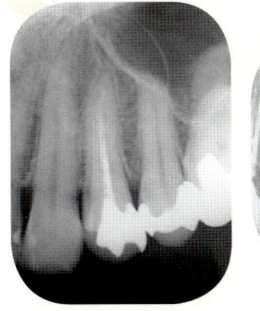

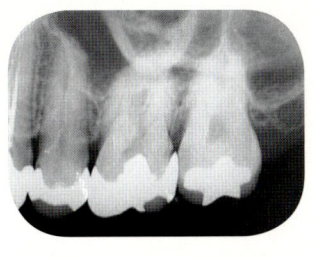

2008.9.12

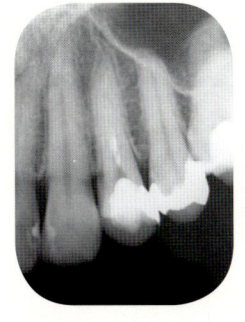

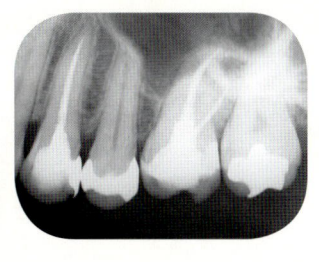

| 着眼点 | 初診より1年後、口腔内の症状はほぼなくなった |

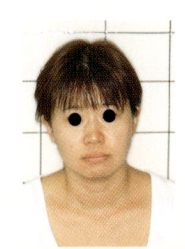

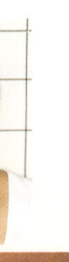

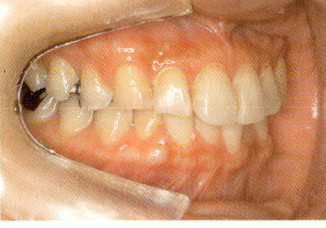

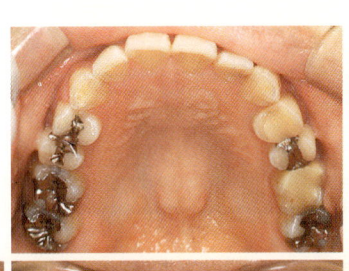

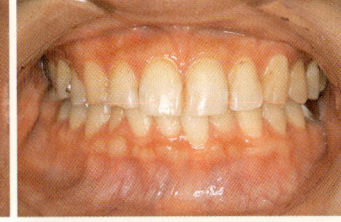

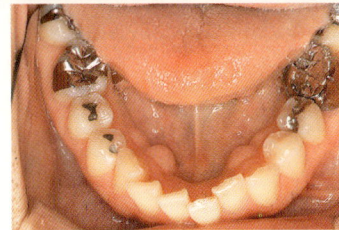

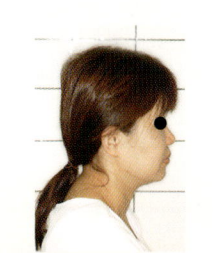

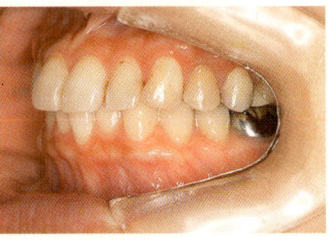

39歳

Story 読み解く鍵

スプリントは毎日使用している。咬合圧は375Nと高くはないが、口蓋の骨隆起から、筆者はクレンチングの可能性を排除するために使用している。服用薬は現在ジェイゾロフト50mg/日である。現在、口腔内の症状はなくなったが、左の頭痛が少しある。メンテナンスにはきちんと来院している。

Case 44

【患者データ】
初診日：2004.2.13
生年月日：1951.7.4
初診時年齢：52歳
性別：女
主訴：1 2 疼痛と腫脹

妄想　統合失調症

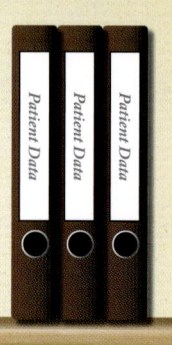

メンテナンス　×

AUTHOR'S COMMENT

初診時52歳、女性。主訴は1 2 疼痛と腫脹。初診時、訴えが執拗であり、また2 は歯根破折であり、バイトも深く、そのころ当院ではインプラントを導入する前であったために大学病院を紹介した。大学病院では2 インプラントをするためにオトガイ部から骨ブロックを採取し、2 部へベニヤグラフトを行いインプラントを埋入している。

1年後、再度来院した。大学病院での治療後、顎顔面の違和感、しびれ、疼痛が続いていて日常生活も困難であるとのことであった。再来院については、当院の患者で友人の方が、彼女がひどく困っているので何とか診てほしいと泣いて訴えたため来ていただいた。

オトガイ部から骨を切除し移植する場合、下顎前歯部の疼痛やしびれや違和感があることは報告されているが、訴えが非常に強く執拗であり、心療内科医への受診を勧めた。病識がないために受診には抵抗を示し、受診した後もいくつかの心療内科医を渡り歩いたりしたが、ようやく通院が定着した。診断名は統合失調症、訴えは妄想であり、説明や説得に応じることはないとのことであった。通常の人なら立っていられないような統合失調症の薬を投薬してから、劇的に症状が緩和されたとのことであった。しかし大学病院に通院するたびに症状が増悪するために、その時は服薬を増量しているとのことであった。当院にはメンテナンスで来院していたが現在は中断している。心療内科医には継続して通院していて社会生活は送っている。

着眼点　大学病院での治療後、顎顔面の違和感、しびれなどを訴えて再来院

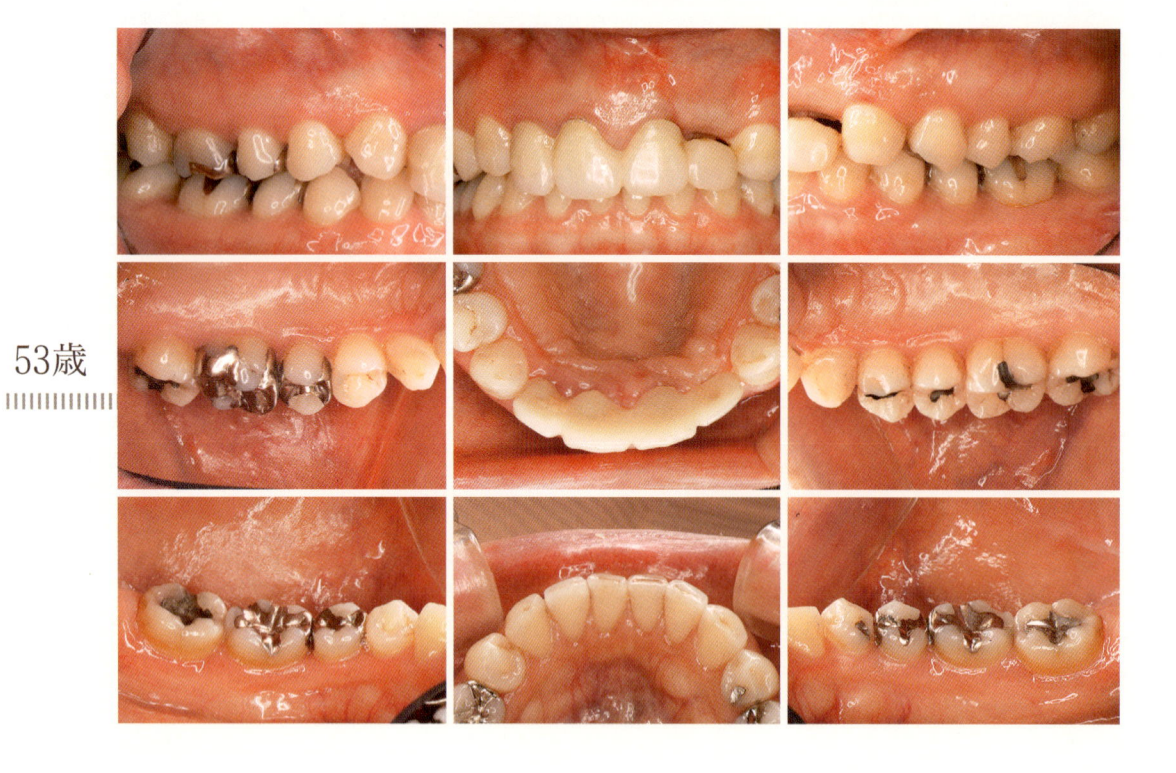

53歳

Case 44　妄想　統合失調症

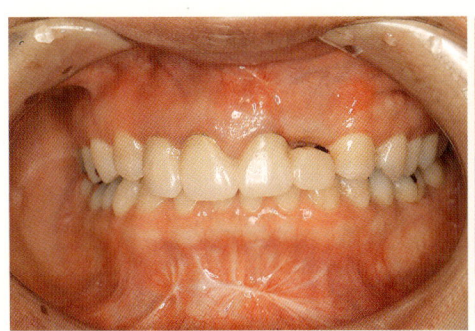

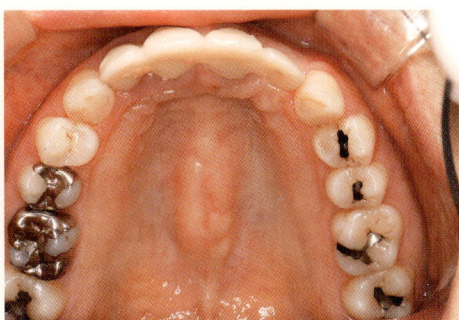

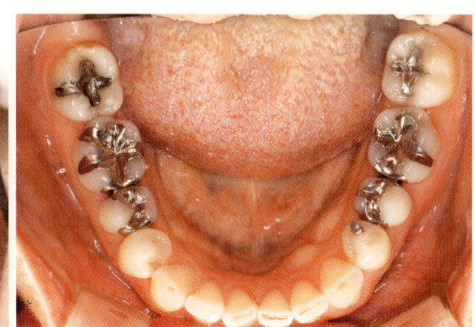

Story　読み解く鍵

　初診はこの写真の1年半前。主訴は|1 2の疼痛と腫脹であった。|2歯根破折があった。|2はインプラントの適応と思われたが、当時はインプラントを当院では行っておらず、また訴えが執拗で心の問題も感じられたため大学病院の受診を勧めた。
　大学病院でオトガイ部からブロック骨を採取、|2部にベニアグラフトをしてインプラントを埋入している。
　1年半後、大学病院の治療後、顎顔面の違和感、しびれ、疼痛が続き日常生活も困難になっていると来院した。訴えは強く執拗で、対応に苦慮した。たしかにオトガイ部からのブロック骨移植はかなりの比率でしびれ、疼痛、違和感を生じるものであるが、それだけとは思えなかったので心療内科を紹介した。通院には抵抗を示し、いったん通い出すと違う心療内科を受診したりしてなかなかやっかいであった。ようやく筆者の紹介先に継続的に通院するようになり、結局、診断は統合失調症であった。
　訴えは妄想であり、説明や説得には応じないことを知らされた。その後大学病院では、最終補綴まで進んだが、上部構造の咬み心地が悪いということでテックのままである。大学病院受診のたびに精神状態が悪化するため服薬量を増やすように調整されている。
　筆者は心療内科医と密接に連絡をとっているが、大学病院の主治医には状況をは伝わっていないようだ。このような患者が通常の患者と混在して来院しているのが歯科医院の実態であり、器質的なものか精神的なものかの鑑別だけは行わねば診療所が混乱してしまう。

着眼点　メンタルな要素のある患者への骨移植に疑問

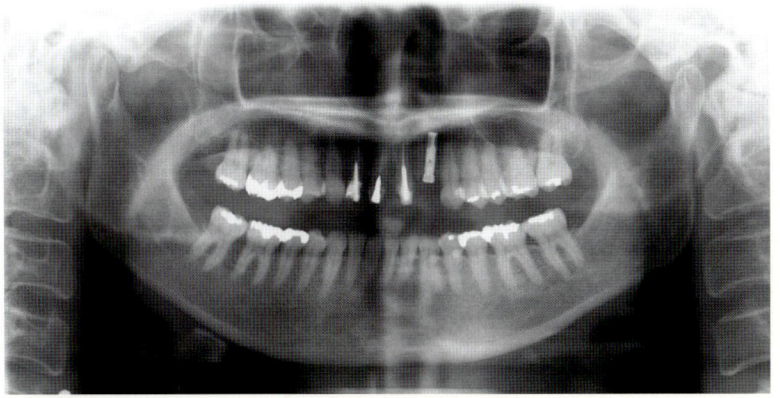

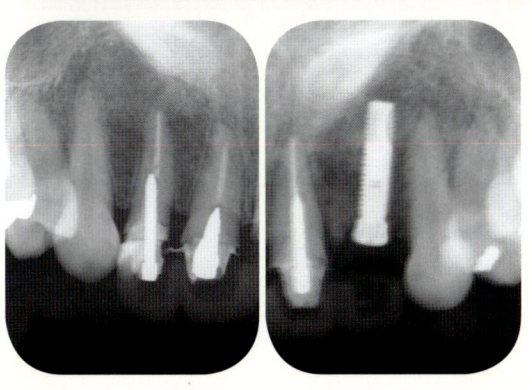

Science　読み解く鍵

　オトガイ部の骨採取後から下顎前歯の知覚異常、疼痛などが生じている。
　インプラントの骨造成についてはいろいろな考え方があるだろうが、この患者のように初診時で明らかにメンタルな要素があると考えられる場合は、骨移植(特にオトガイ部からの骨移植)はできるだけ避けたいものである。

175

症例アーカイブス

一般的な歯周治療症例

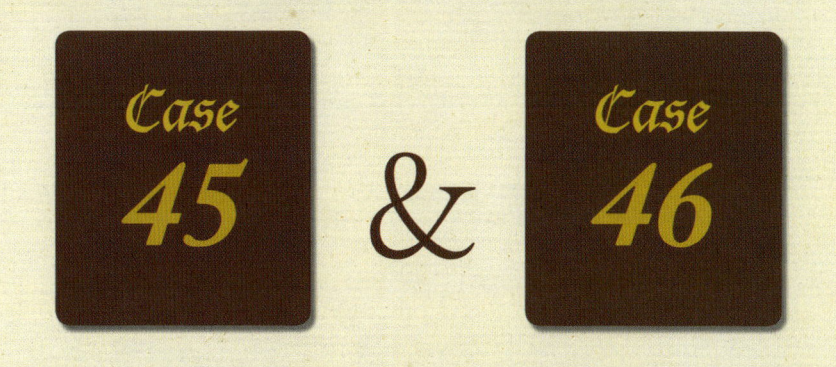

Case 45 & **Case 46**

一般的な歯周炎の症例を見てみよう。

Case 45

【患者データ】
- 初診日：1993.4.2
- 生年月日：1954.12.14
- 初診時年齢：38歳
- 性別：男
- 主訴：左下奥歯欠けた

歯肉炎～初期歯周炎
リスク低

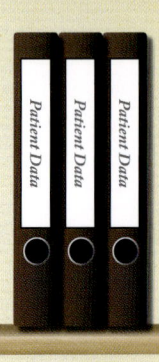

17年のメンテナンス

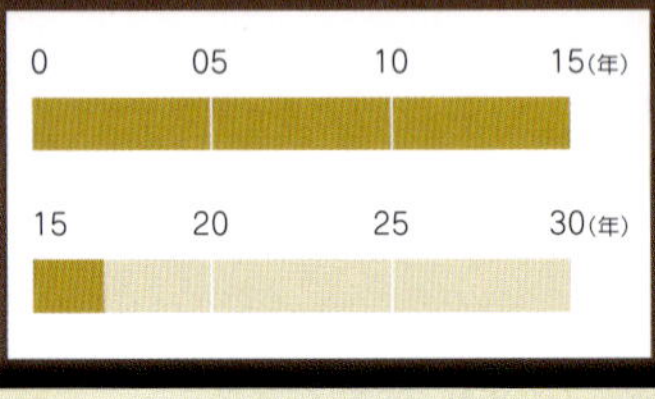

AUTHOR'S COMMENT

初診時38歳、男性。主訴は左下奥歯が欠けた。記録は初診時のものはなく5年後からある。歯肉炎～初期歯周炎でリスクの少ない症例である。半年に1回のメンテナンスを17年続けている。こういう簡単な症例をてきぱきと処置をし、状況に応じたメンテナンスを受けるように動機づけをすることが歯周治療の基本になる。

着眼点　リスクの低い人のメンテナンスほどクオリティが要求される

44歳

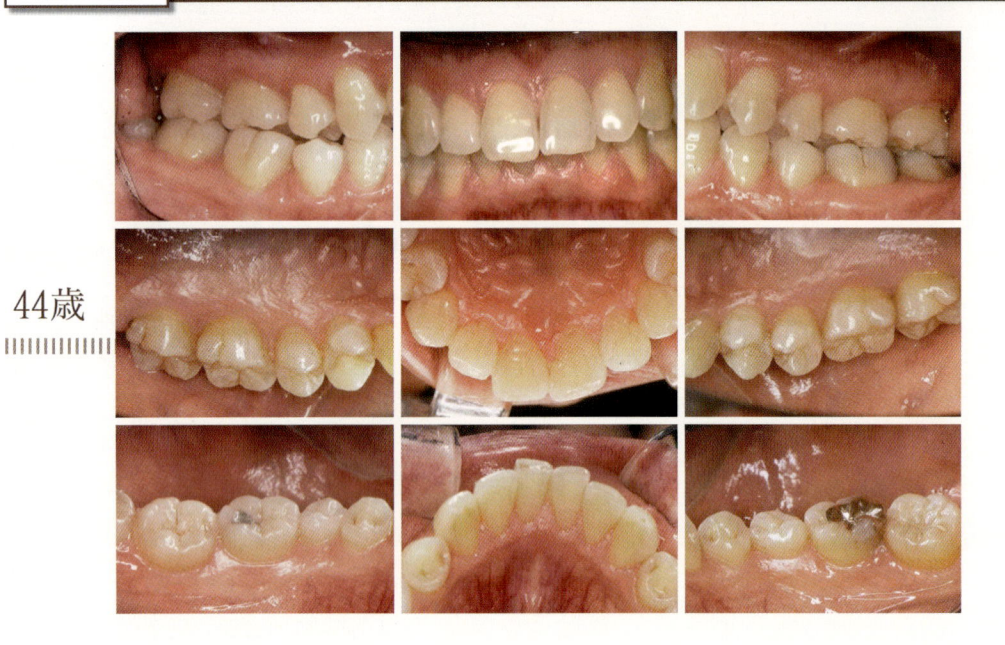

Science 読み解く鍵

5年前の初診時に「6」が欠けてインレーを装着している。歯周組織の状態は歯肉炎から初期歯周炎だった。半年に1度のメンテナンスに来院している。このようなリスクの低い症例でも、通い続ける価値があると思えるメンテナンスを提供できねばならない。予防やメンテナンスはシステムの問題だと考える人も多いだろう。しかし、予防や歯周基本治療やメンテナンスは実は非常にクオリティが要求されるということを力説しておきたい（Case52、53）。

初診より5年後　　　　　　　　　　　同再評価時

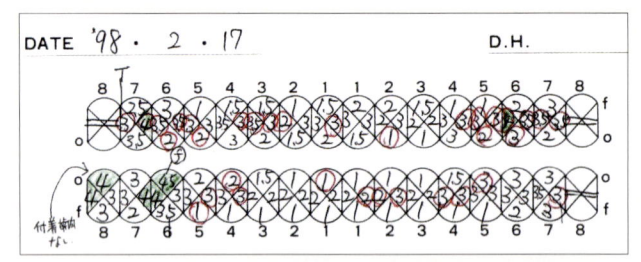

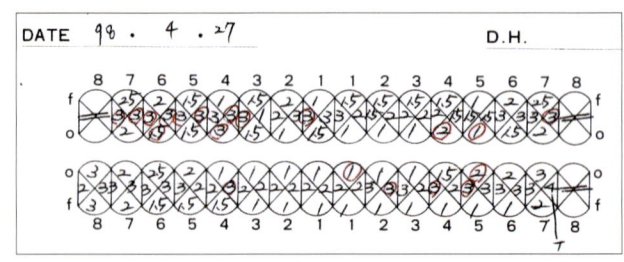

45歳

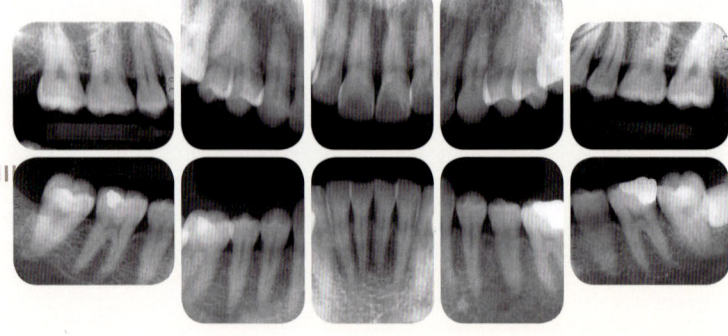

Case 45　歯肉炎〜初期歯周炎　リスク低

47歳

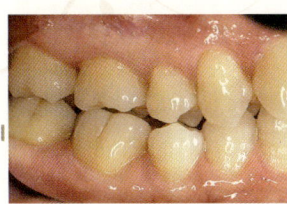

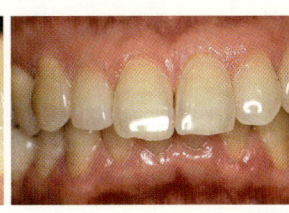

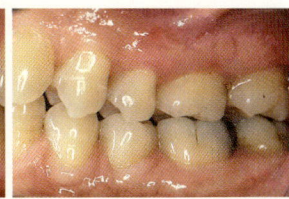

着眼点　17年間、う蝕も歯周病も生じていない

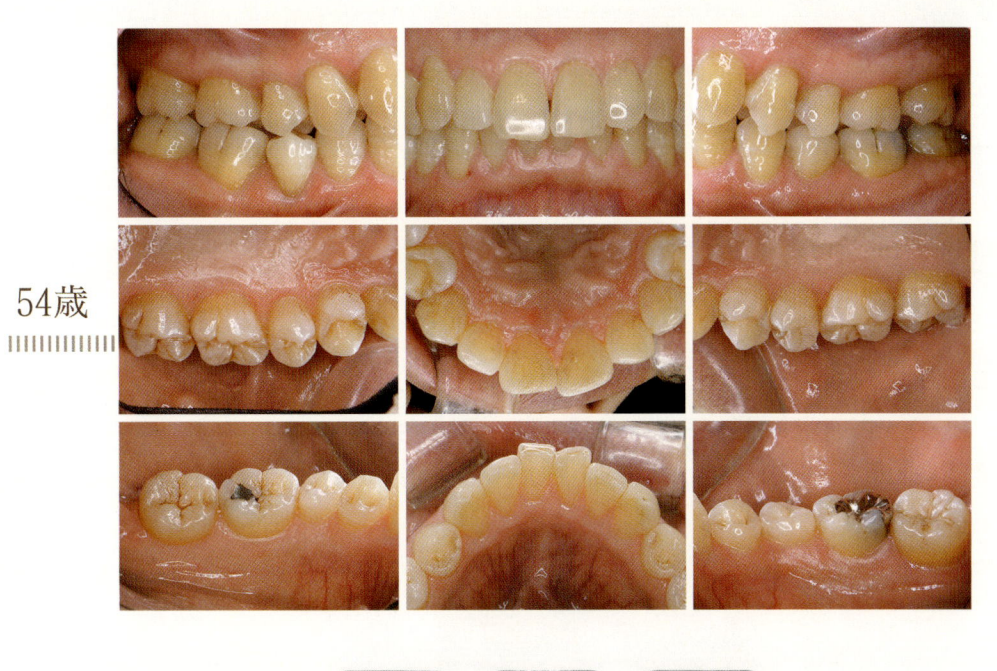

54歳

Story 読み解く鍵

17年間、う蝕も歯周炎も発症していない。この当たり前のことを、日々淡々と行い続けることに価値を感じたいものである。難症例ではなく、このような症例が日常の多数であることに目を向けたい。

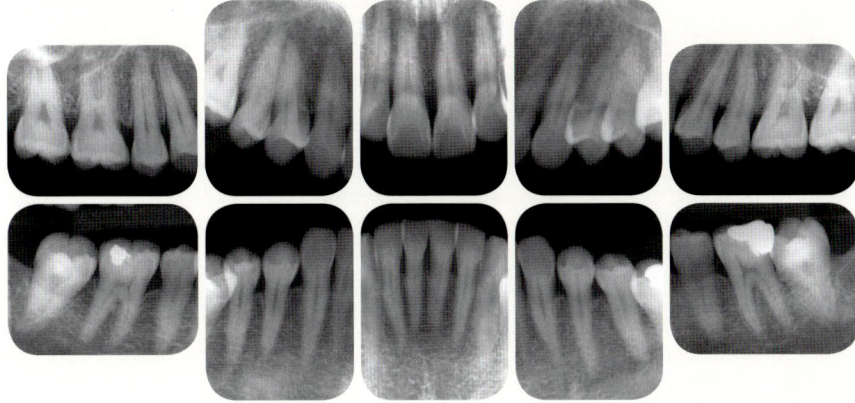

着眼点　健康な口腔内を維持中

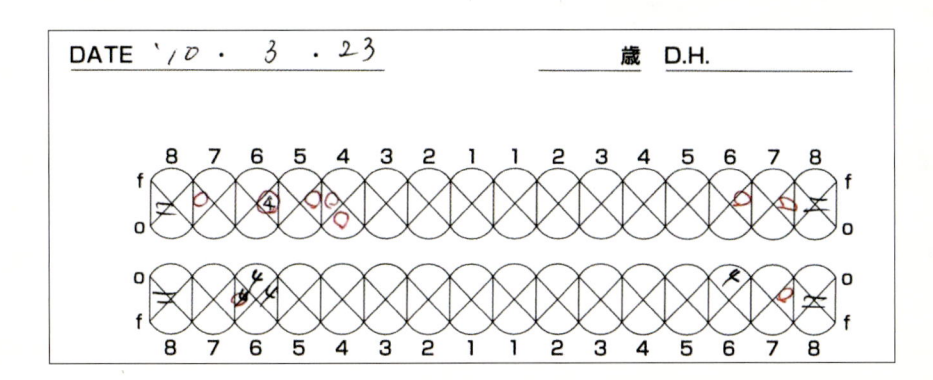

DATE '10・3・23　　　歳　D.H.

Case 46

【患者データ】
初診日：1989.6.20
生年月日：1945.4.18
初診時年齢：44歳
性別：女
主訴：むし歯の治療をしてほしい

初期ないし中程度歯周炎
メンテナンスにより再発なし

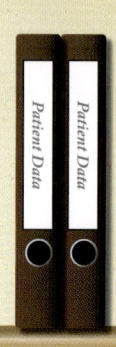

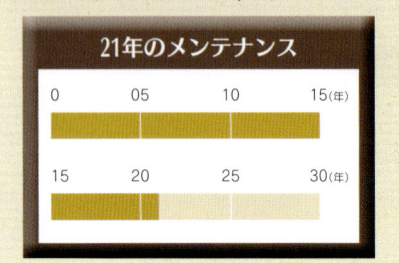

21年のメンテナンス

AUTHOR'S COMMENT

初診時44歳、女性。主訴はむし歯治療。初期ないし一部中程度の歯周炎があった。初診より21年が経過するが、歯周炎の再発はなく、う蝕の発生もない（6は歯牙破折による歯髄炎で抜髄・レジン充填している）。歯科疾患実態調査を見ていると、中年以降の20年間に5〜10本の歯牙を失うと考えられる。こういう症例をきちんと治療する技術力、メンテナンスに来院し続けるような医院の能力が非常に重要である。歯肉縁下のSRPを的確に受けた経験のある初診患者はいまでも皆無である。

着眼点　簡単そうな症例にこそ確実なSRPが必須である

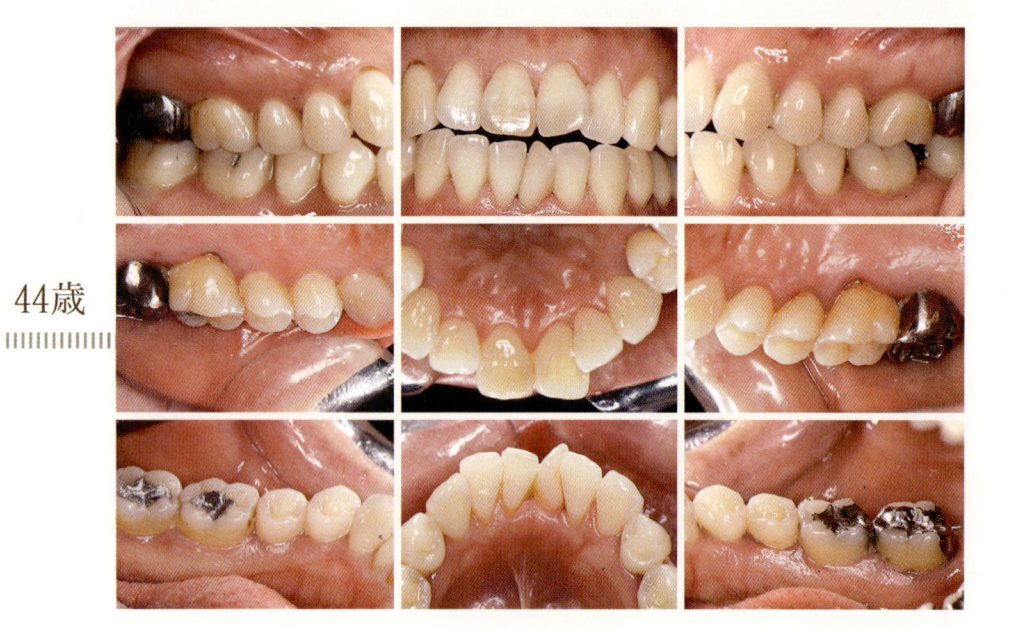

44歳

Science 読み解く鍵

初診時の主訴はむし歯治療であった。歯肉縁下に沈着物が多く見られ、初期から一部中程度の歯周炎であった。主訴の治療とともに、その現状を伝え歯周治療を行った。簡単そうであるが、実はこのような症例をきちんとSRPするのは容易ではない。筆者は、歯科衛生士が一定のレベルでSRPできるようになるには5年程度かかると考えている。

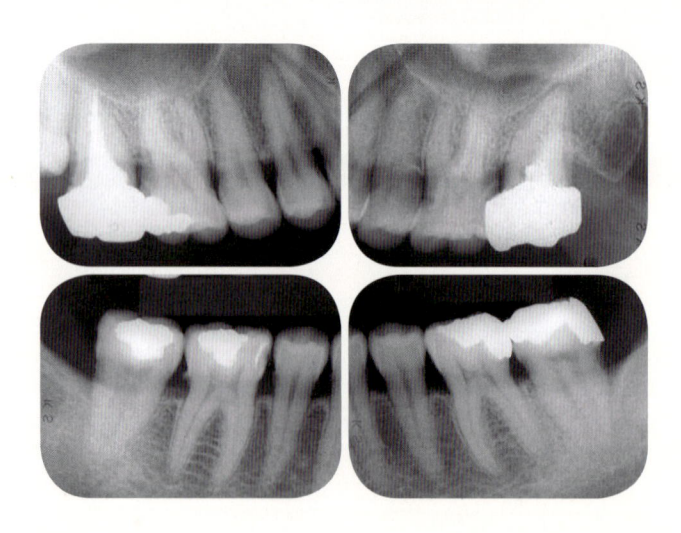

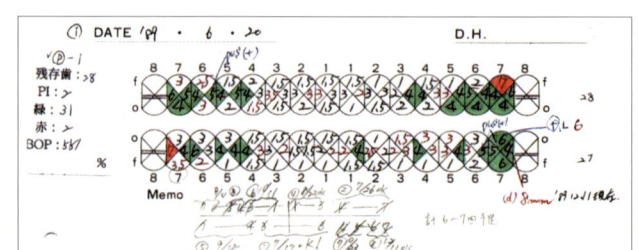

Case 46 初期ないし中程度歯周炎　メンテナンスにより再発なし

| 着眼点 | 医院力が問われるのが歯周治療 |

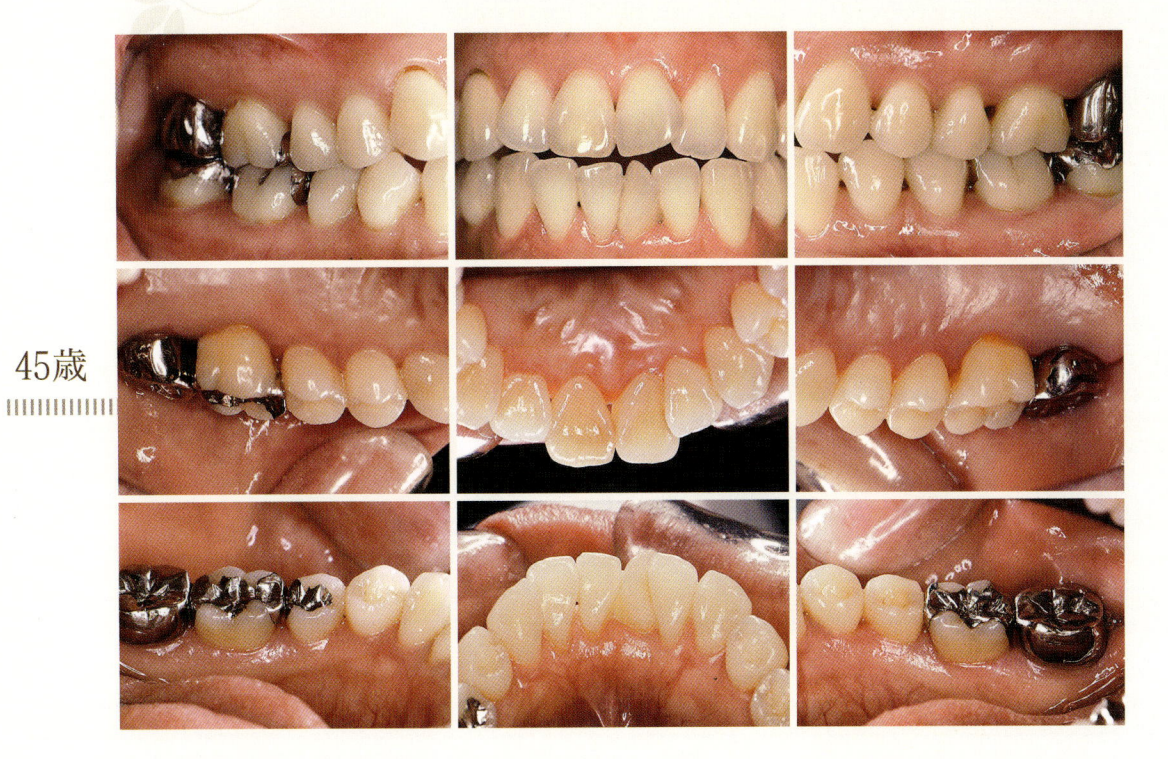

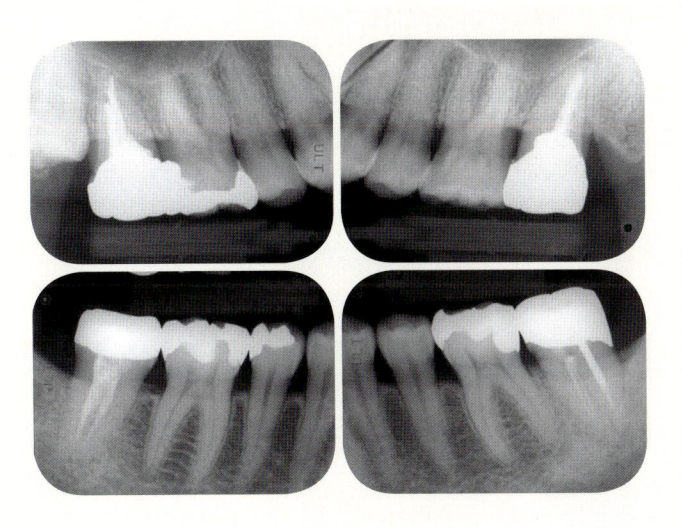

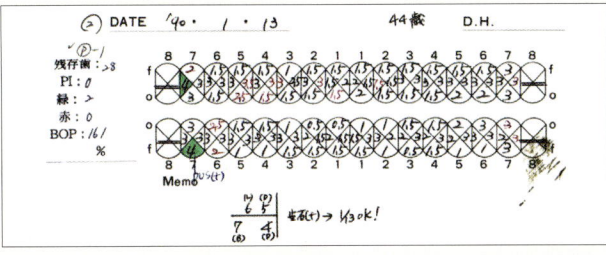

45歳

Story 読み解く鍵

初診より1年後。再評価時。
　美しい歯肉になっているのがわかる。主訴でないにもかかわらず歯周治療を行い、患者にその価値をわかってもらい、メンテナンスに来院してもらうようになるには、担当歯科衛生士の能力はもちろんのこと、医院全体の雰囲気・総合力が問われるのである。こういう症例をこつこつ積み上げていかねば歯周治療を語ることはできないと思う。

Case 46　初期ないし中程度歯周炎　メンテナンスにより再発なし

48歳

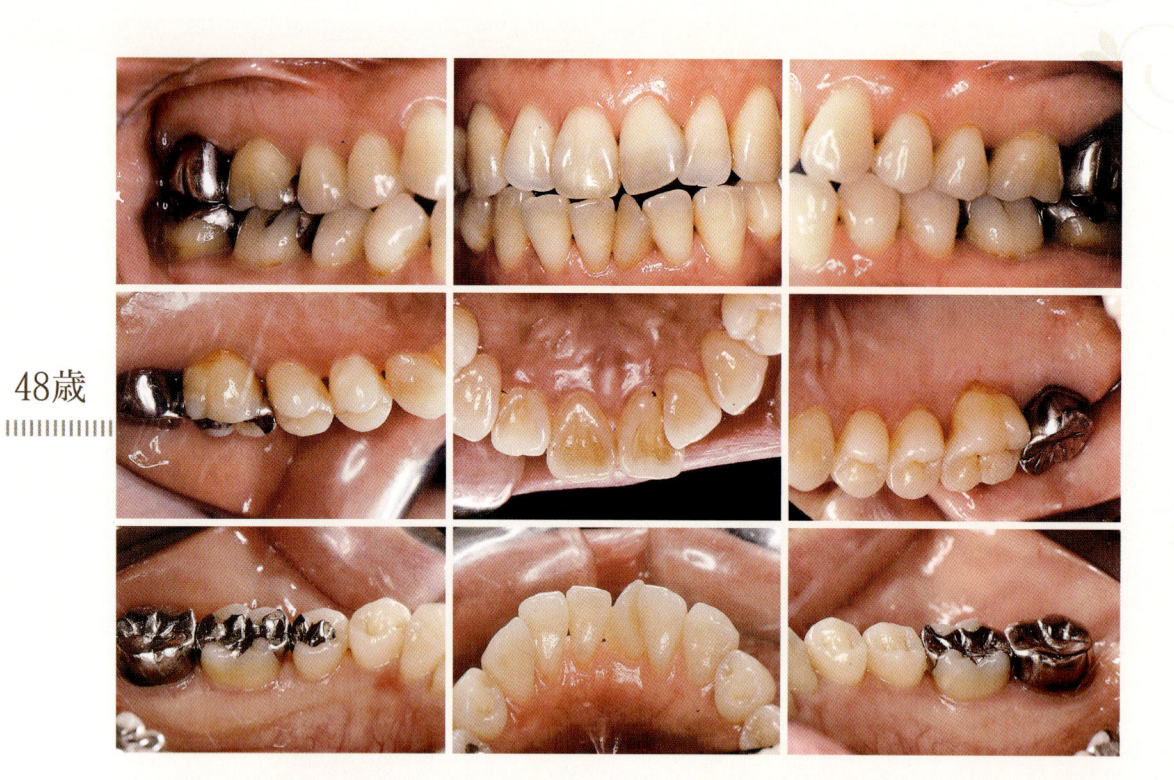

着眼点　適度のホームケアとメンテナンスで十分に経過良好

50歳

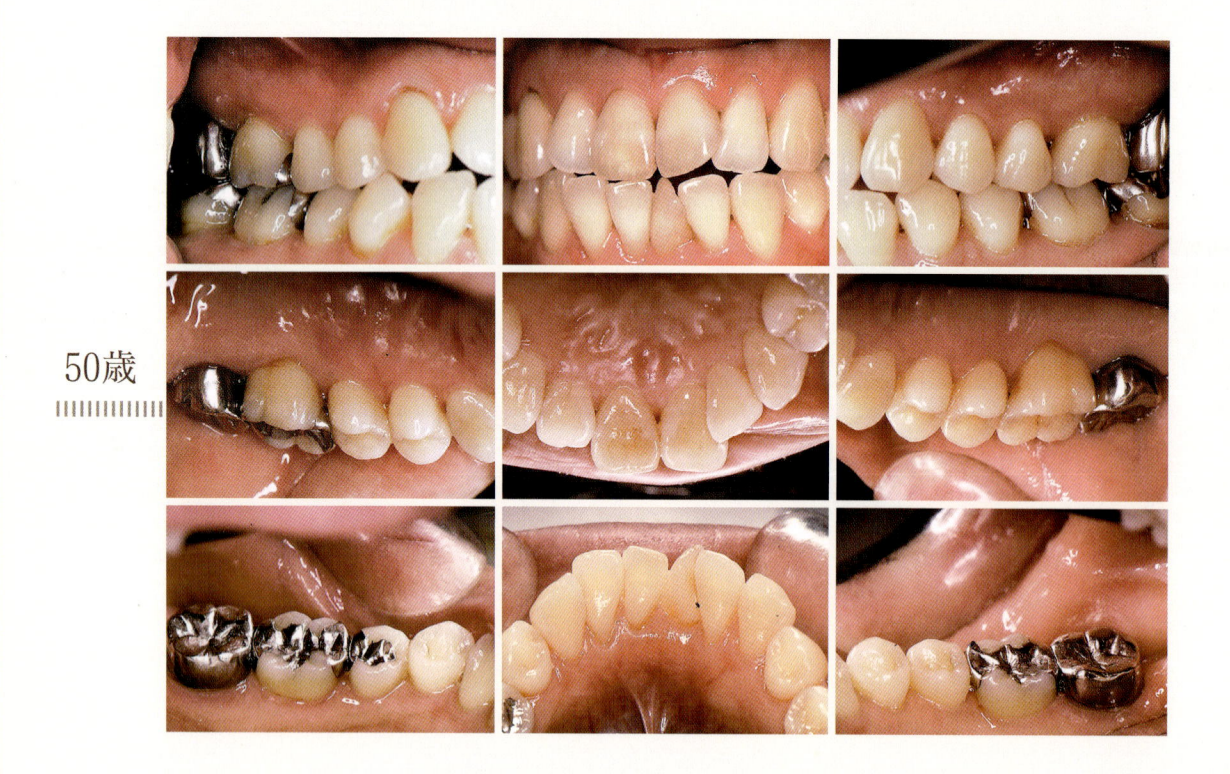

Science 読み解く鍵

ほどほどのホームケアとメンテナンスで何の変化もない。2 1|1 2 が開咬であるが、特に咬合については何もしていない。当院では、もともとある咬合を変えることはない。フレミタスをふれる接触部位をほんの少し咬合調整するくらいである。分岐部病変や垂直性骨吸収が咬合によって引き起こされると考えている臨床家も多いが、筆者はけっしてそうは思わない。これから多くの歯周炎の症例を供覧するが、いずれも咬合は同じ考え方で特別にさわったりはしていない。

Case 46　初期ないし中程度歯周炎　メンテナンスにより再発なし

| 着眼点 | 時折生じる問題にもデブライドメントで対応可能 |

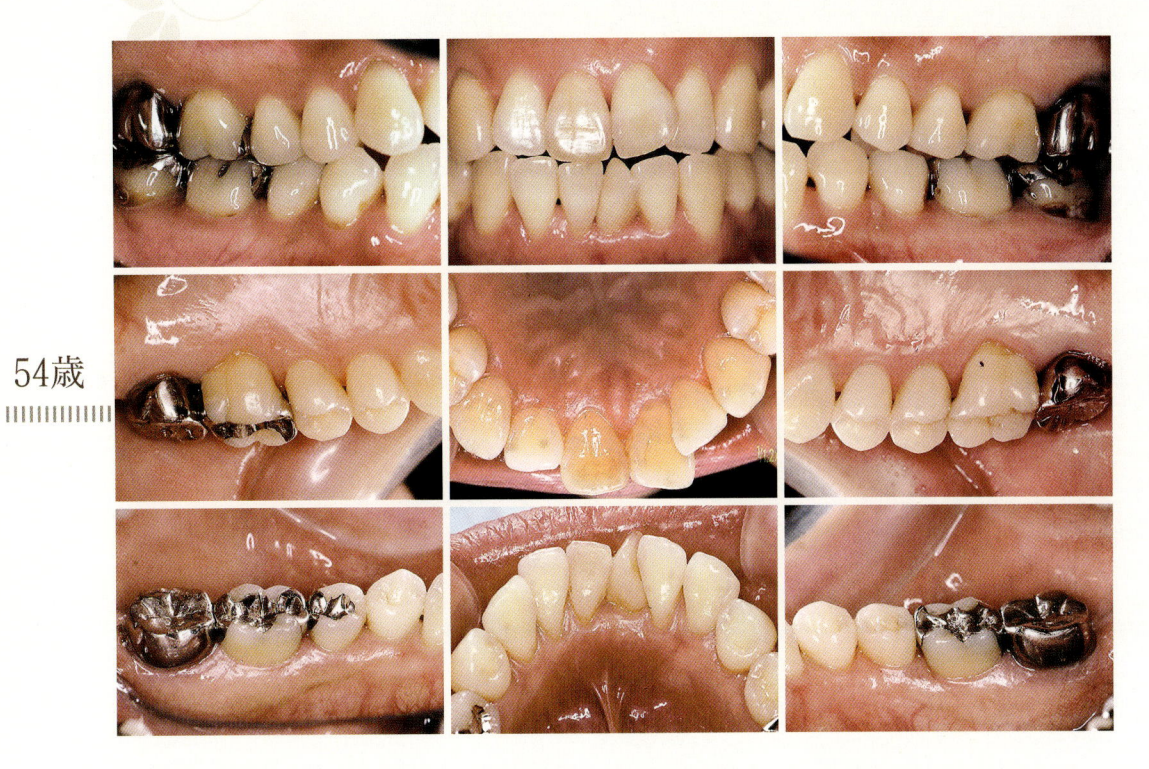

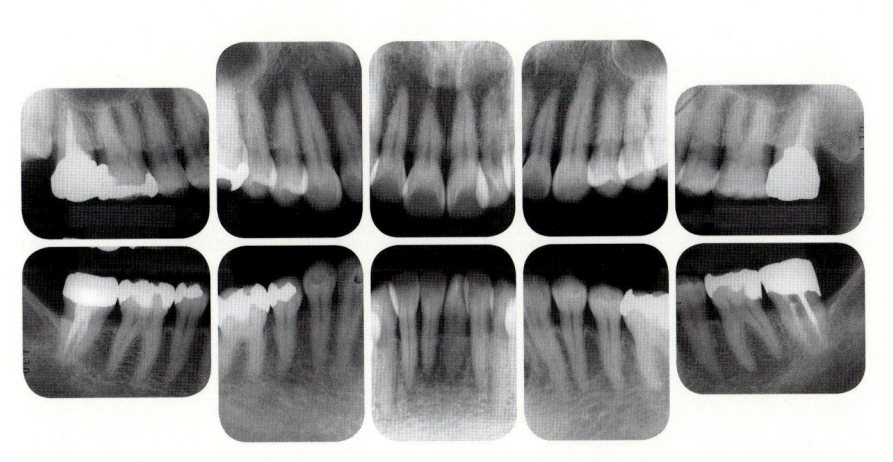

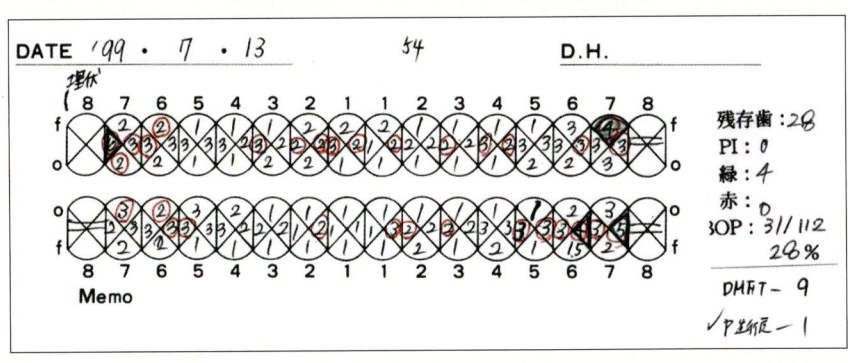

54歳

Science 読み解く鍵

初診より10年後。ときどき臼歯部の歯肉形態もあって4mm以上の歯周ポケットが見られるが、縁下のデブライドメントを軽く行うだけである。

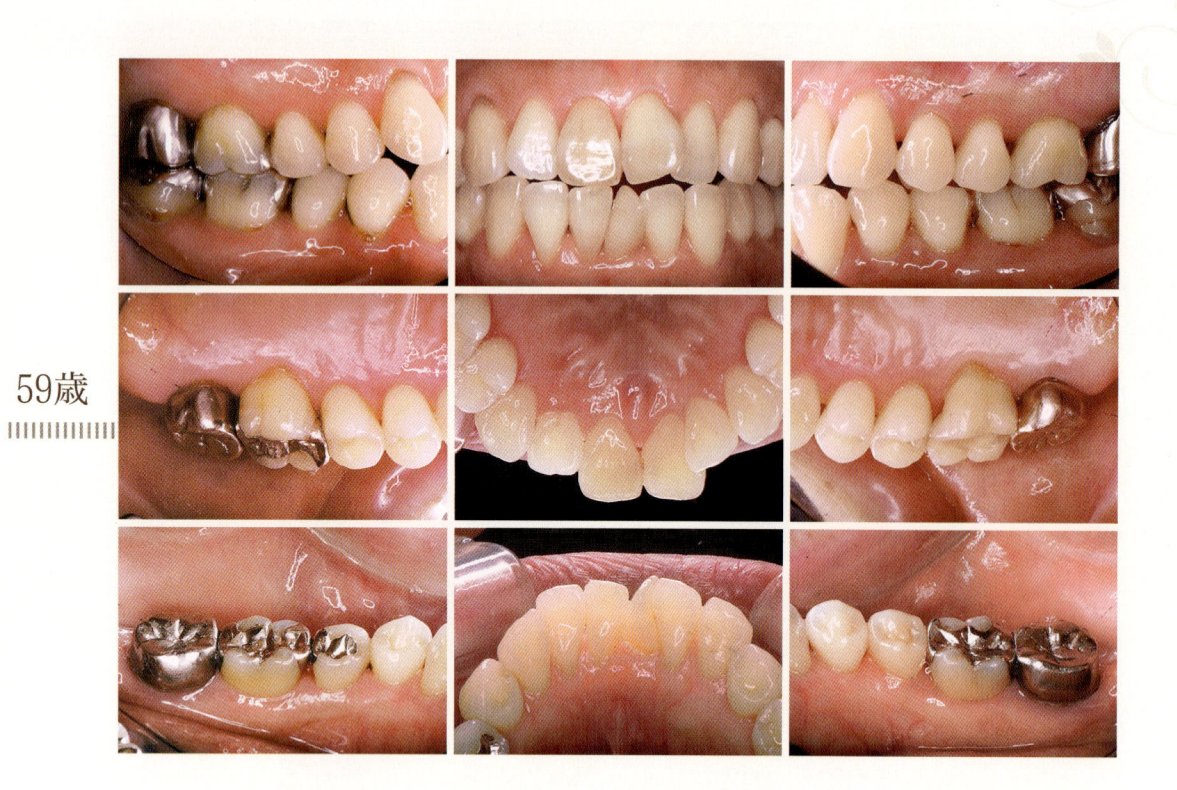

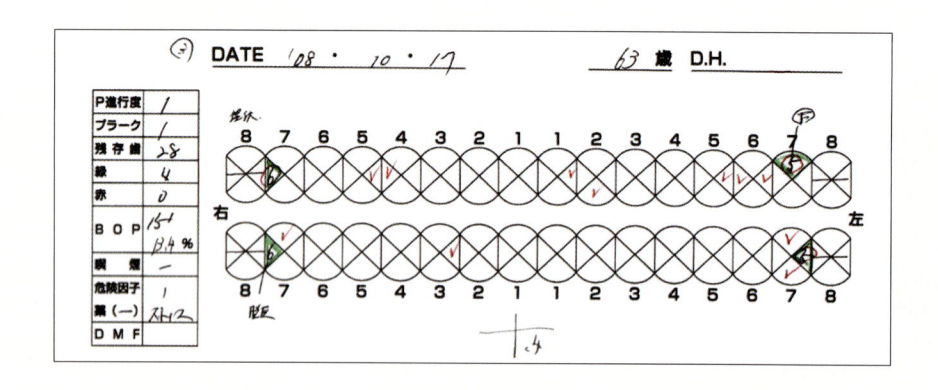

Case 46　初期ないし中程度歯周炎　メンテナンスにより再発なし

59歳

Case 46　初期ないし中程度歯周炎　メンテナンスにより再発なし

| 着眼点 | 加齢と共に起きてくる生理的変化に着眼 |

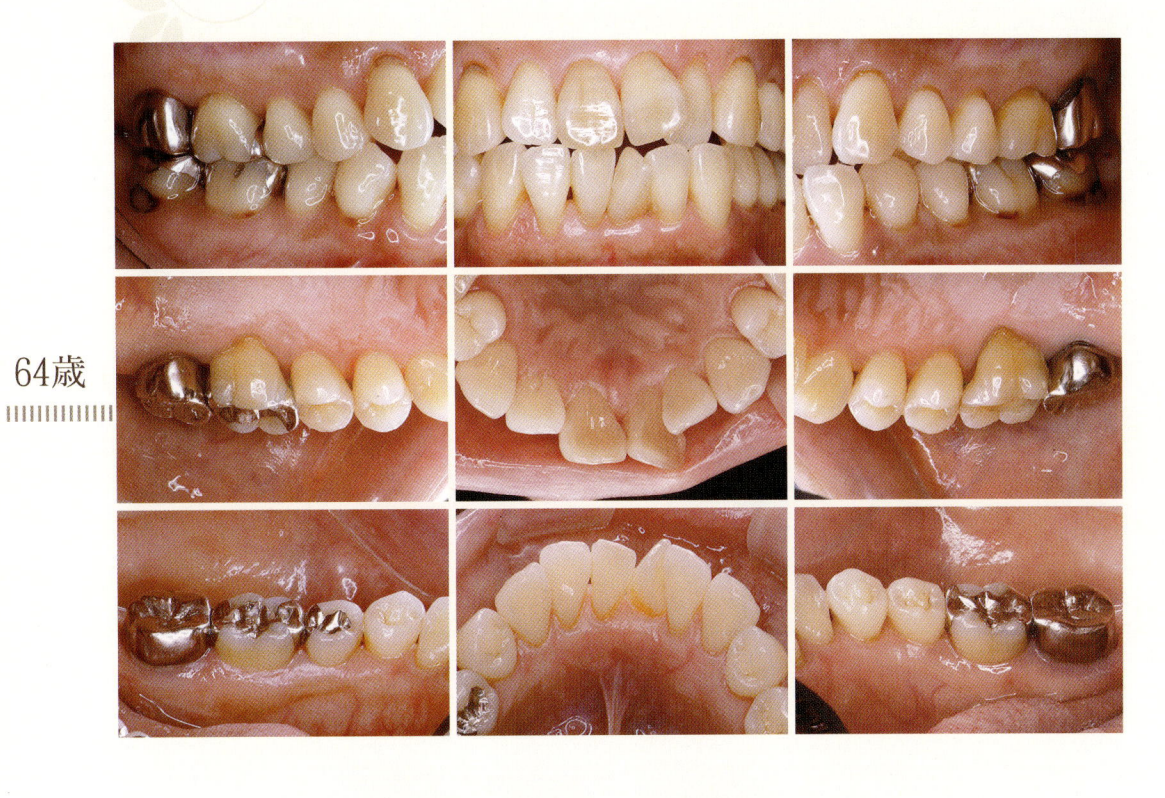

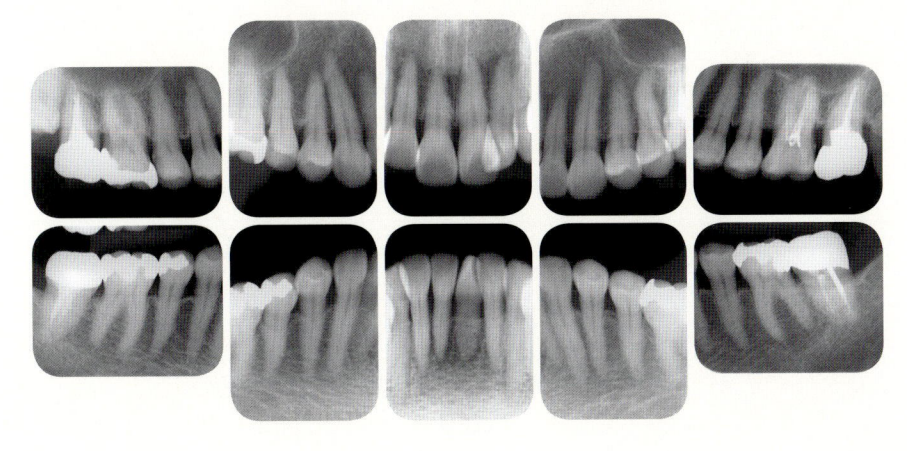

64歳

Story 読み解く鍵

|6は歯牙破折により抜髄しレジン充塡している。20年経過していると、成人でも前歯部の被蓋などが変わっていることがわかる。このように歯や歯列や歯周組織は絶えず変化しているのである。

夫は重度歯周炎で、26年メンテナンスしている。子供2名はカリエスフリー、歯周病フリーで育ち成人している。こうしたことを医院の励みにしていきたいものである。

185

症例アーカイブス

中程度から重度歯周炎症例

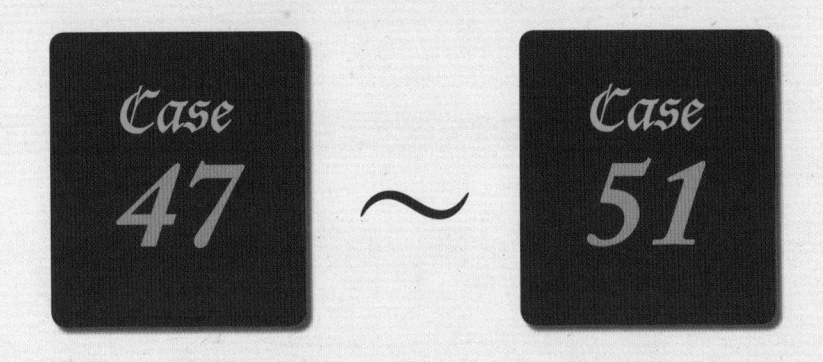

Case 47 〜 Case 51

　中程度から重度の歯周炎を長期経過から見てみよう。これは一般的な歯周治療をコンスタントに行えるようになって初めてできるものである。

Case 47

中程度〜重度歯周炎 前医でのメンテナンスのはてに

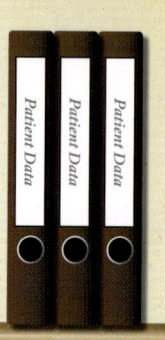

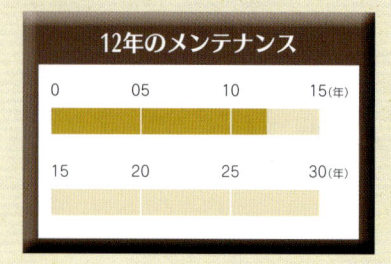

【患者データ】
初診日：1994.3.19
生年月日：1948.4.2
初診時年齢：45歳
性別：男
主訴：歯肉出血

12年のメンテナンス

AUTHOR'S COMMENT

初診時45歳、男性。主訴は歯肉出血。初診時シカゴ在住で一時帰国時に来院した。時間的にPMTCしか行えず、4年後帰国した時に資料をとって歯周治療を始めた。米国では3ヵ月ごとのメンテナンスをずっと受けていたとのことでだったが、歯肉の炎症はひどく、歯肉縁下はまったく処置されていない状態であった。不良肉芽組織も多く、縁下歯石も硬く、麻酔下の大変なSRPを行った。5|には歯周外科をしている。

患者はずっと米国でメンテナンスに通っていたのに、なぜこんなにしんどい治療を受けねばならないかと不審気であった。それを丁寧に説明し、術後の疼痛（この場合は避けられない）を乗り切ってもらい、治療が終わった部位から楽になることを実感してもらい、何とか治療終了までこぎ着けた。7|7、7|7は中程度の歯周ポケットが残っているが、メンテナンスでフォローしていくこととした。患者の不信感というか無愛想さは少しずつ軽減したが、なかなか難しいものであった。数年前に他府県に引っ越し、転職もされたが、メンテナンスにはきちんと来られている。

着眼点　米国で3ヵ月ごとのメンテナンスを受けていたというが……

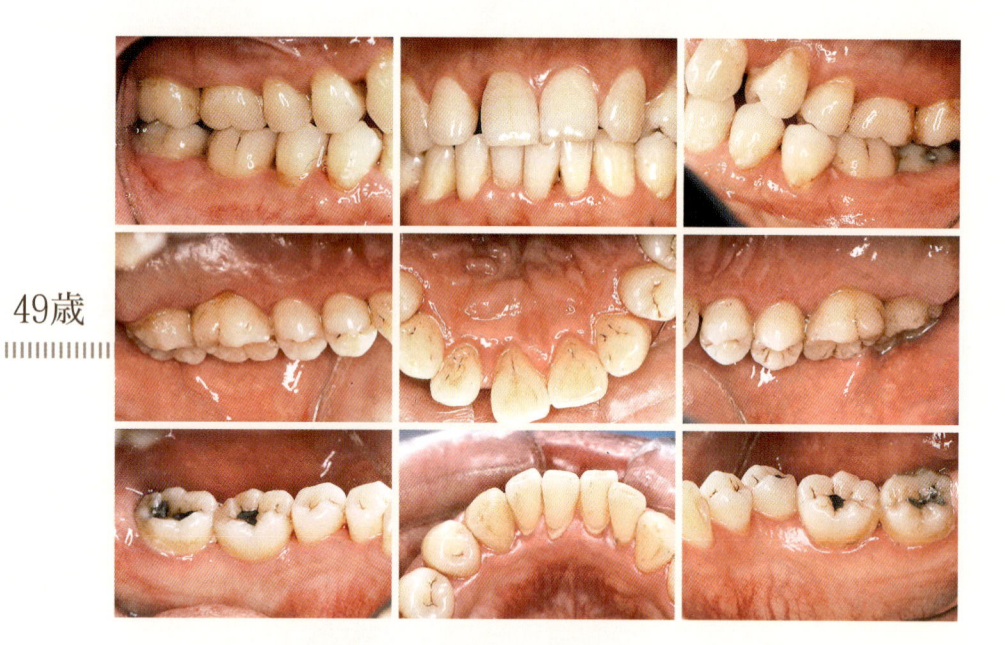

49歳

Science 読み解く鍵

治療開始時、49歳、ノンスモーカーである。シカゴで4年間、3ヵ月に1度のメンテナンスを受けてきた口腔内である。歯肉の炎症は強く、骨吸収もあり、歯肉縁下はまったく処置されていない状態であった。

今でも来院する患者のほとんどはSRPを受けたことがない。しかし、歯科医療先進国の米国でもこのようなことがあるのかと愕然とした。

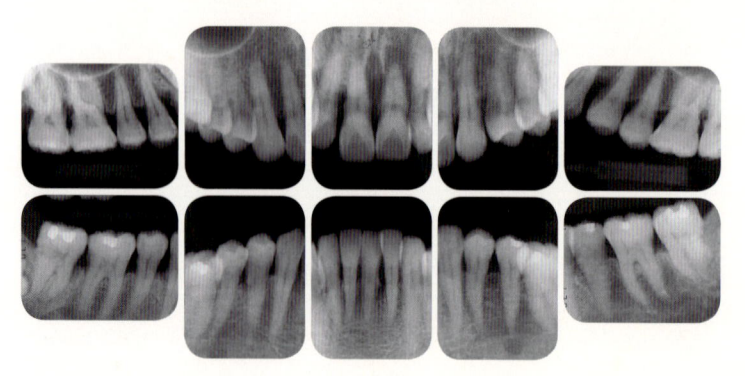

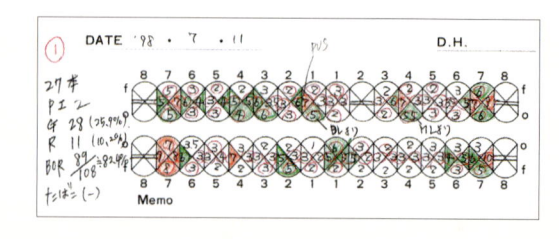

Case 47 中程度〜重度歯周炎 前医でのメンテナンスのはてに

着眼点 再評価時 治療に不審気だった患者もなんとかつらい治療を乗り切った

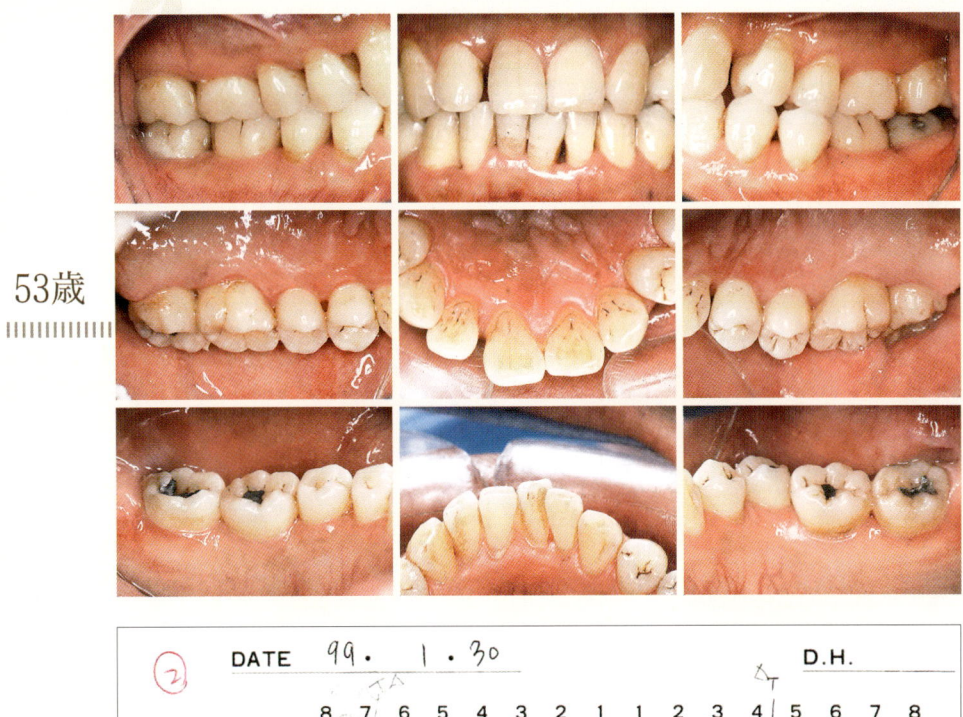

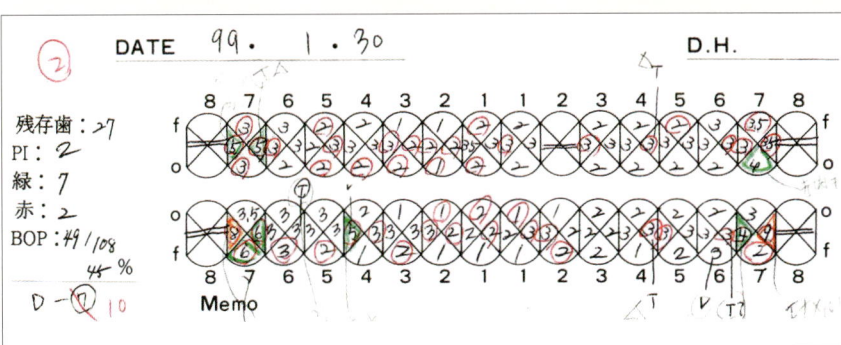

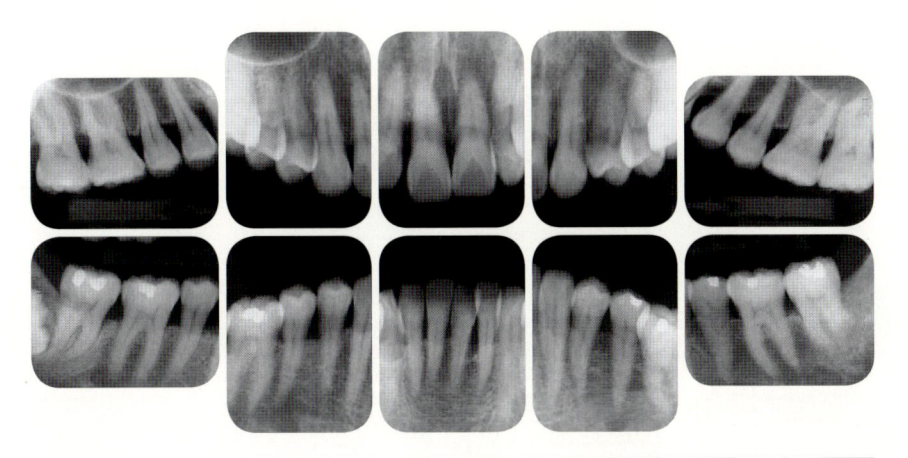

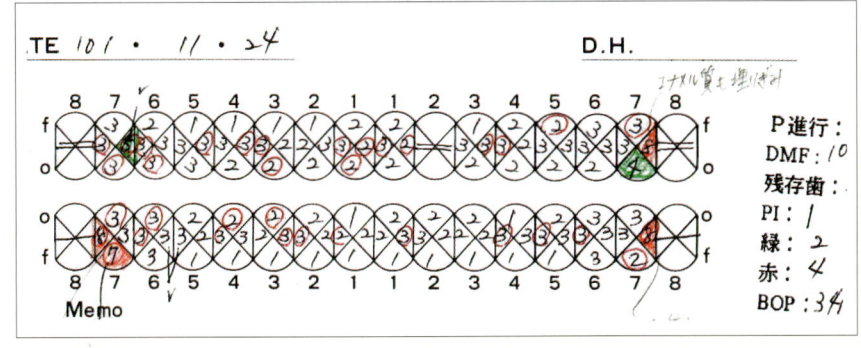

53歳

Story 読み解く鍵

不良肉芽組織が非常に多く、侵襲性歯周炎のカテゴリーに属するのではないかと感じた。患者はずっとメンテナンスを受けてきたにもかかわらず、なぜしんどいSRPを受けねばならないのかと不審気であった。

その不信感をなくすことは無理であるものの、説明を尽くして、SRP、部分的に歯周外科手術を行った。患者も大変だが、医院にとっても大変きわまりない治療であった。

Case 47　中程度〜重度歯周炎　前医でのメンテナンスのはてに

| 着眼点 | 歯周治療に不審気ではあるがメンテナンスは継続してくれる |

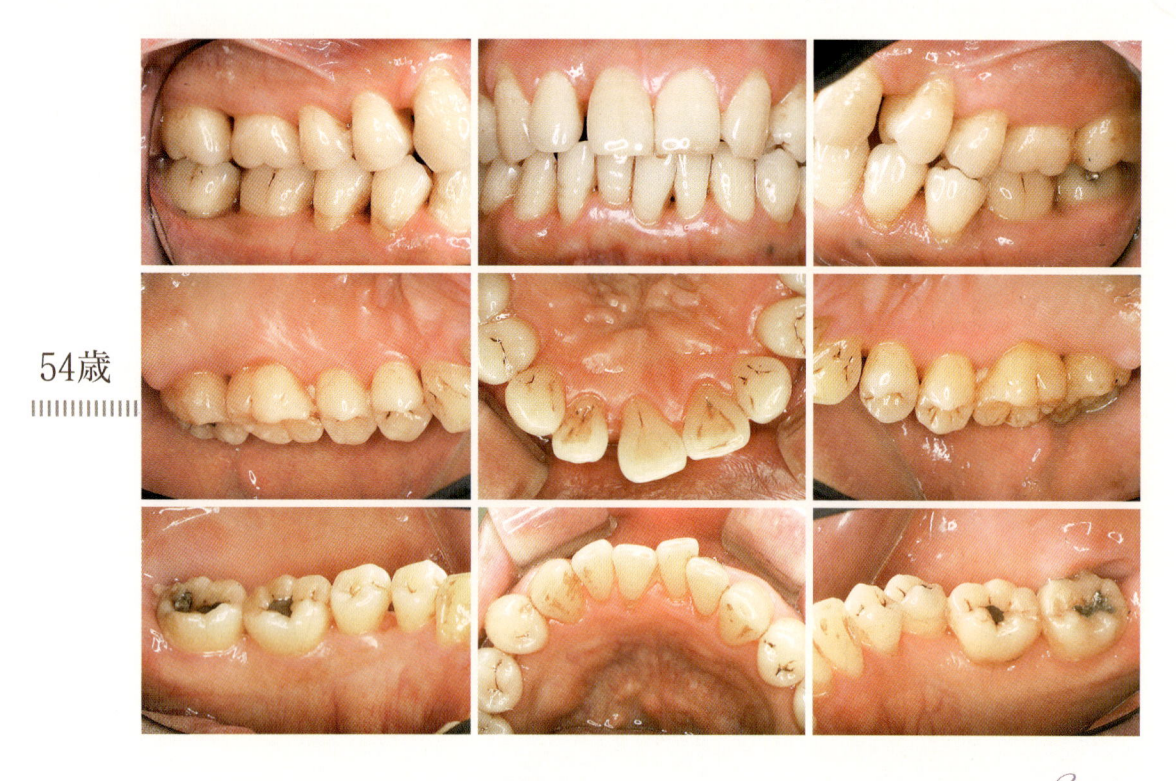

54歳

Story 読み解く鍵

不審気ではあったがメンテナンスにはきちんと来院し、この頃にはだいぶ歯周組織も落ち着いてきた。7|7、7|7に中程度の歯周ポケットがあるが歯肉の形態の関係もあり、これは定期的にバイオフィルムをデブライドメントすることで維持していく。

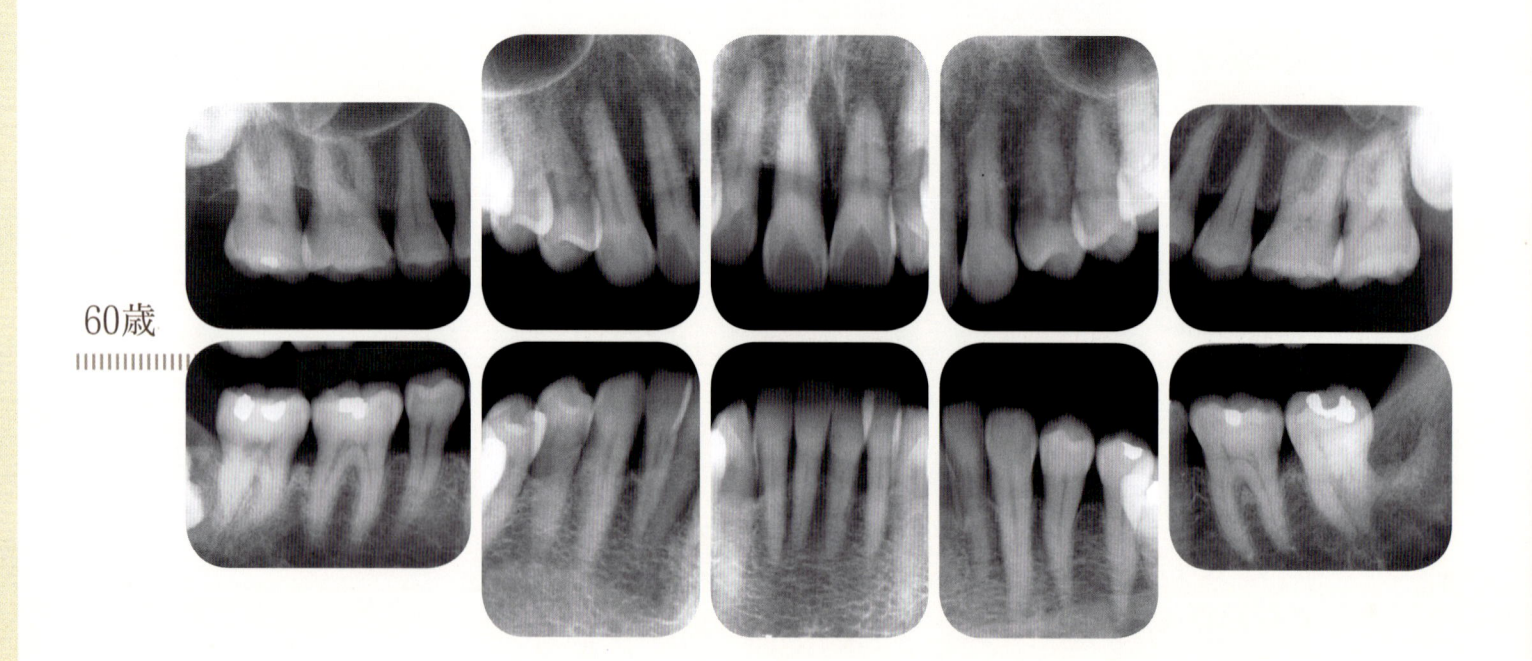

60歳

Case 47 中程度～重度歯周炎　前医でのメンテナンスのはてに

| 着眼点 | 帰国時のつらい治療を乗り越え患者はメンテナンス継続中 |

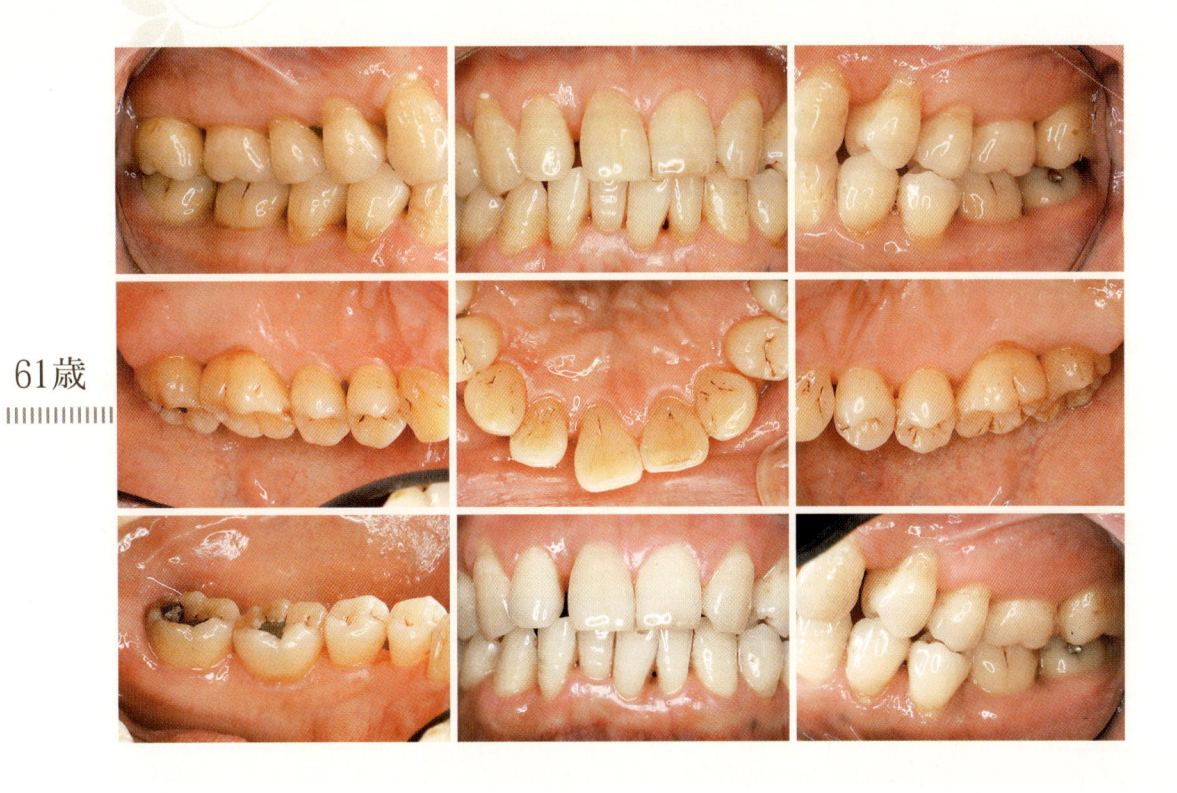

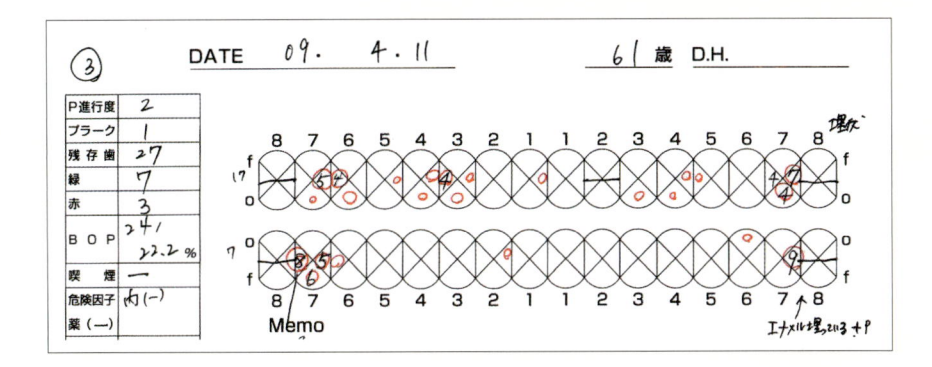

61歳

Story 読み解く鍵

　さらに落ち着いた歯肉の状況である。会社が吸収合併されて転職をし、他府県に引っ越しもされた。もし11年前に大変な歯周治療を行っていなければ、きっと進行した歯周炎になっていたであろう。患者は転職・引っ越しという変化にもかかわらずメンテナンスにはきちんと来院している。
　歯科医療先進国の米国であれ、保険診療で不採算の日本であれ、このような大変なSRPを行うことは、歯科医療従事者の使命感がないとできないのではないだろうか。そして技術と医院の総合力が必要なのはいうまでもない。

Case 48

【患者データ】
初診日：1992.2.15
生年月日：1955.7.21
初診時年齢：36歳
性別：女
主訴：1̲の出血と膿が出る

限局性侵襲性歯周炎、MTM 微妙な歯周ポケットの変化に要注意

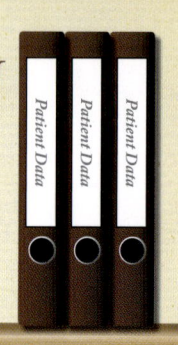

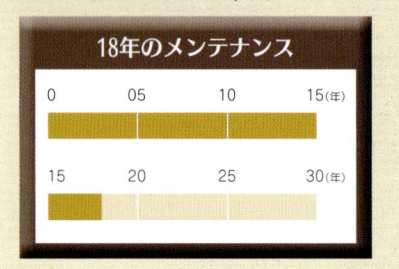

18年のメンテナンス

| 0 | 05 | 10 | 15(年) |
| 15 | 20 | 25 | 30(年) |

AUTHOR'S COMMENT

初診時36歳、女性。1̲ 2̲から出血と膿が出る。ずっと歯科医院に通っていたが改善しないために紹介で来院した。2̲は抜歯し全顎にSRPを行った。治療に対する応答は良好であった。患者は2̲抜歯後の隙間の閉鎖を含めた上下前歯部の矯正治療を希望したため、MTMを行った。

プラークコントロールは良好だが、部分的な骨吸収の著しさ、不良肉芽組織の多さから、活動的な歯周炎と考えた。ノンスモーカーであり、歯肉縁下の沈着物を除去・軽減し、不良肉芽組織を除去すれば（歯周炎の病原性細菌には軟組織に侵入するものがいる）治療に応答するだろうと考えた。予想通り、18年間良い状態を維持している。ときどき臼歯部に歯周ポケットが微妙に見られることがあるため、十分に今後も注意をしていきたい。侵襲性歯周炎であったと思われる。なお、子供2人（男性）は20代後半になっているが、カリエスフリー、歯周病フリーに育っている。

着眼点　ずっと歯科治療を受けていたというが、重度歯周炎である

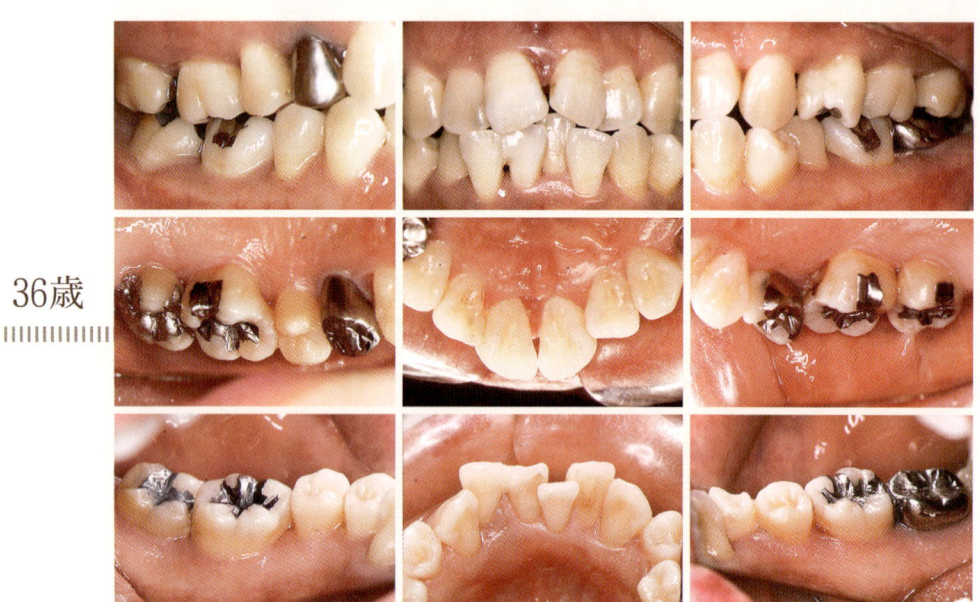

36歳

Science 読み解く鍵

歯科医院にずっと通っていたが、1̲ 2̲から出血と排膿が止まらないとのことで来院した。2̲は根尖まで、1̲も近心がかなり骨吸収しており、中程度から重度歯周炎であった。今なら限局性侵襲性歯周炎と診断されるだろう。ノンスモーカーである。

2̲は抜歯をしたが、隣接面の歯根の陥凹が強かった。この部分が感染すれば分岐部病変のようにSRPが困難となる。しかし、この症例の場合、歯石の沈着は思ったより少なく、多量の不良肉芽組織が認められた。1̲の歯肉のむくみ、発赤に注目したい。

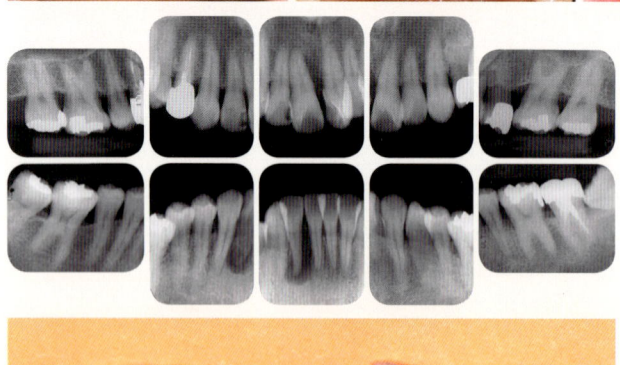

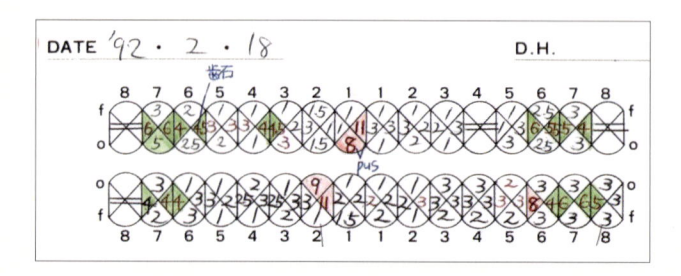

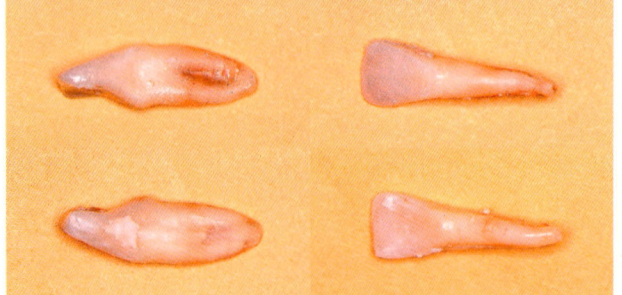

DATE '92・2・18　D.H.

2̲ 2根分岐に近いような陥凹があった

Case 48　限局性侵襲性歯周炎、MTM　微妙な歯周ポケットの変化に要注意

| 着眼点 | 治療に大変よく反応する口腔内であった |

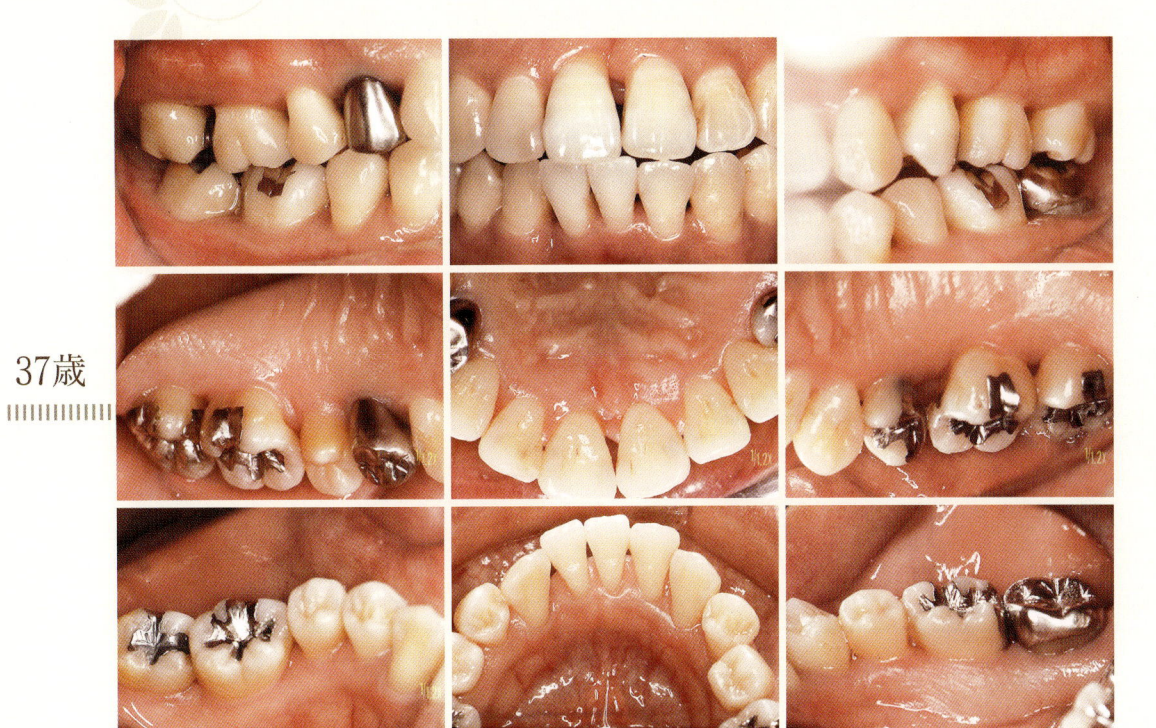

37歳

Science 読み解く鍵

初診より1年後、治療終了時。
　SRPによる歯周治療を行った後、患者の希望により上下前歯部にMTM（部分的な矯正治療）を行い、2|の抜歯により生じたスペースを閉じ叢生を解消した。
　上顎も捻転をある程度解消した。
　治療には良く応答していて、エックス線上の骨の状態も著しく改善している。

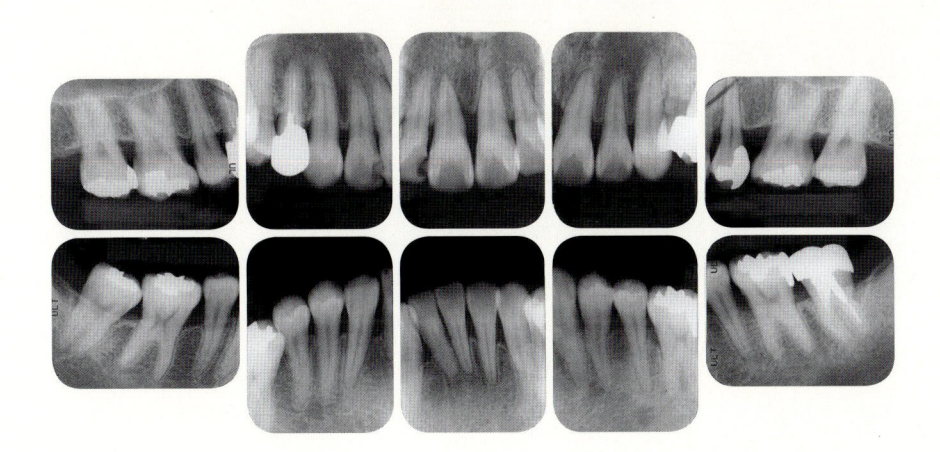

Case 48 限局性侵襲性歯周炎、MTM 微妙な歯周ポケットの変化に要注意

着眼点 3ヵ月ごとのメンテナンスに欠かさず来院

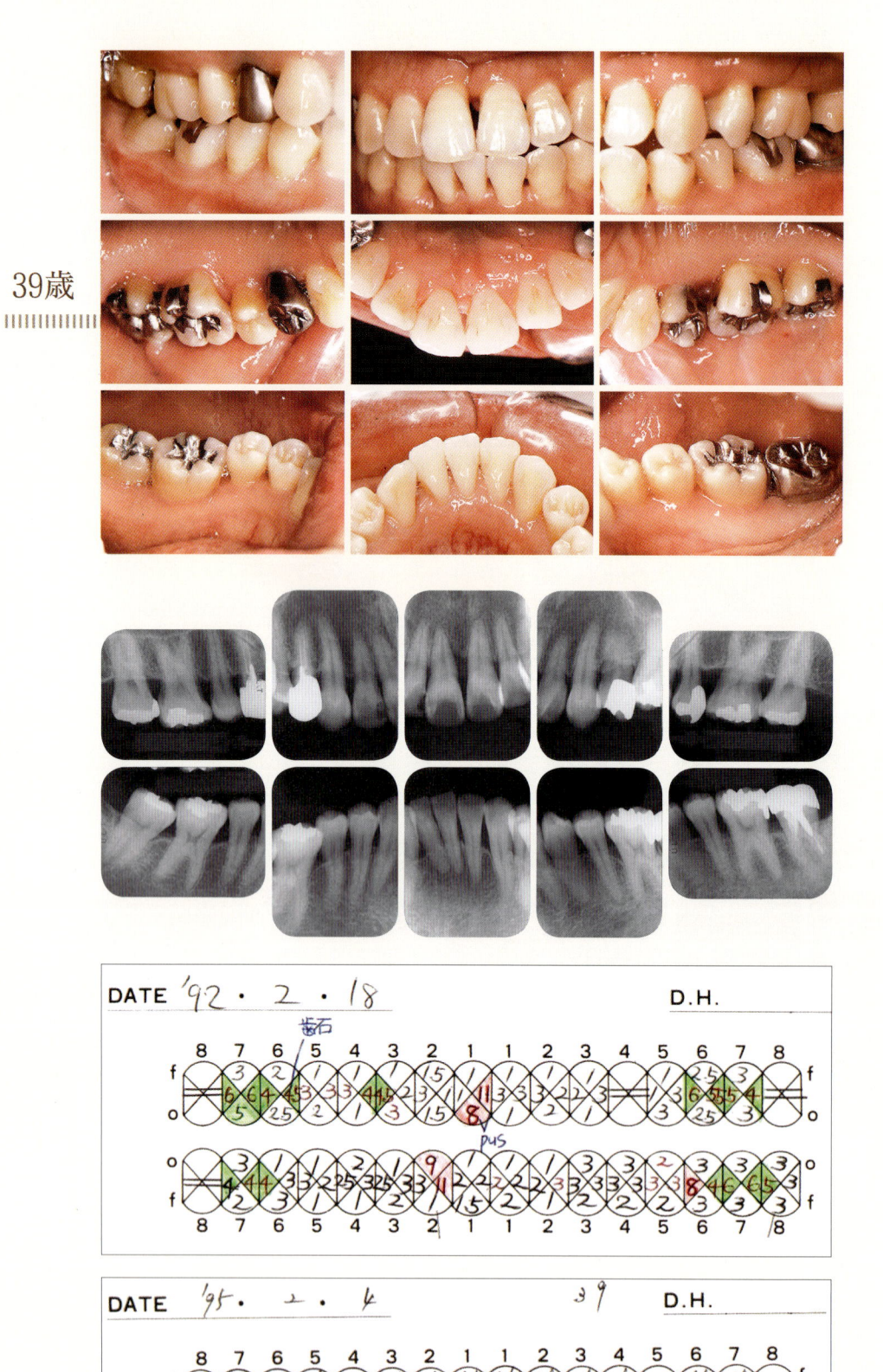

39歳

Science 読み解く鍵

初診から3年後の状態である。3ヵ月ごとのメンテナンスには欠かさず来院している。口腔内写真、エックス線写真、歯周チャートからも安定していることがわかる。

Case 48 限局性侵襲性歯周炎、MTM　微妙な歯周ポケットの変化に要注意

| 着眼点 | 問題なし |

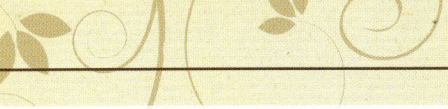

40歳

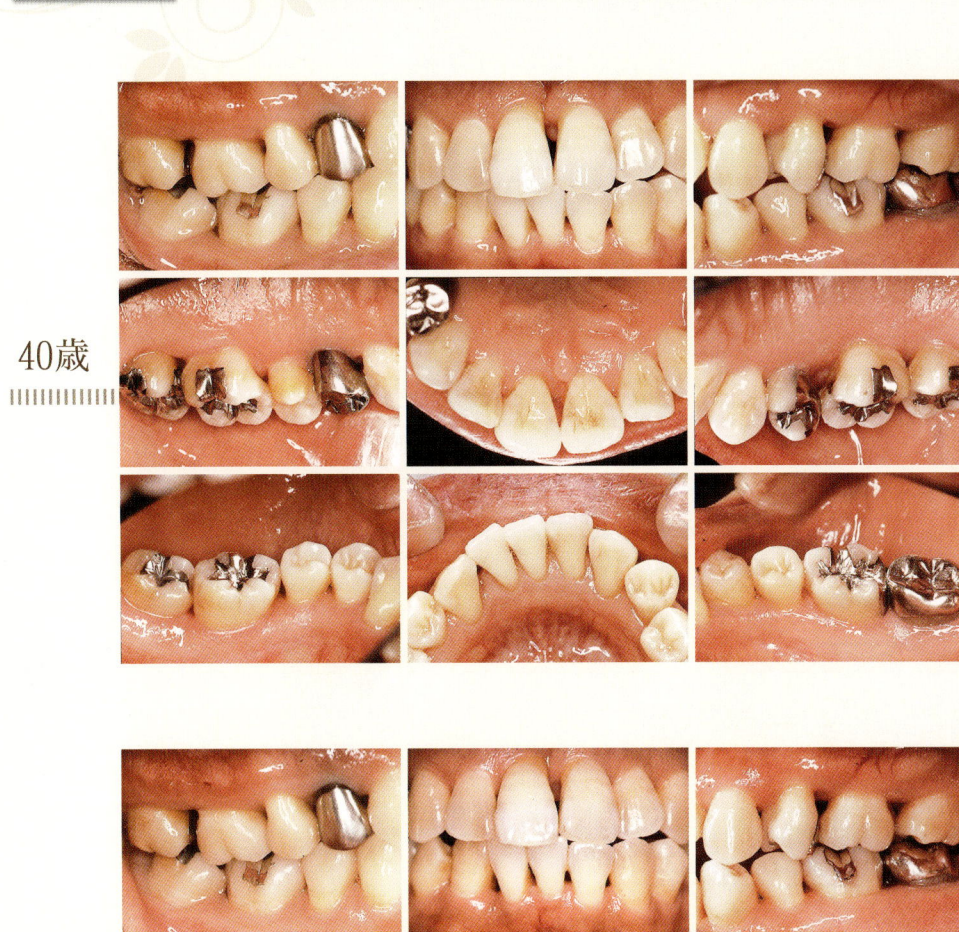

42歳

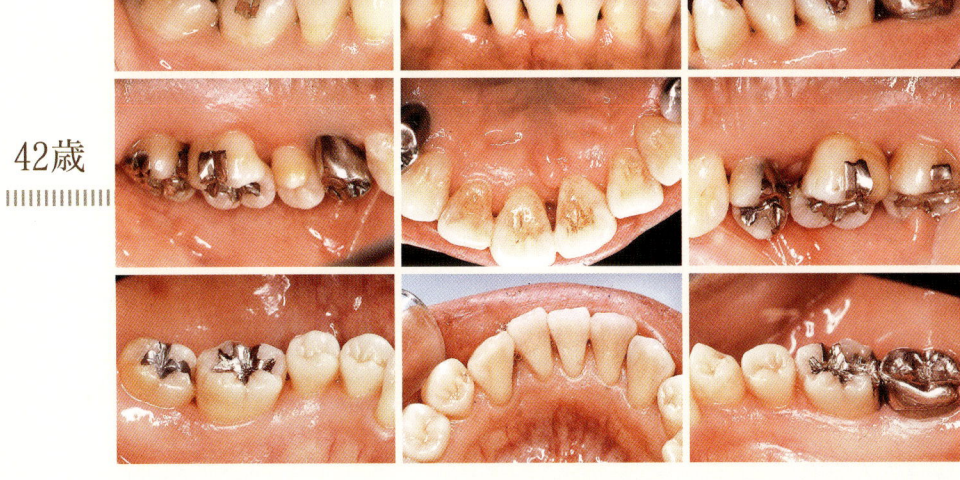

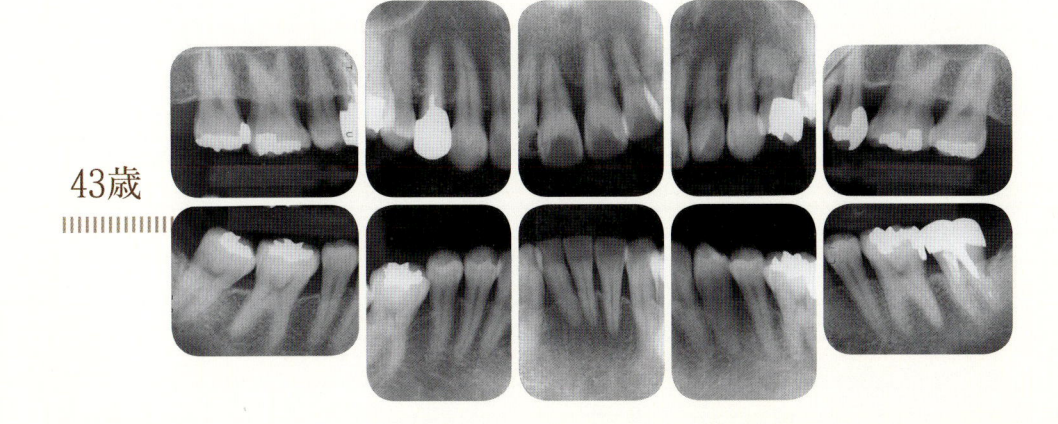

43歳

Case 48　限局性侵襲性歯周炎、MTM　微妙な歯周ポケットの変化に要注意

着眼点　大臼歯部に歯周ポケットはあるが、メンテナンス可能

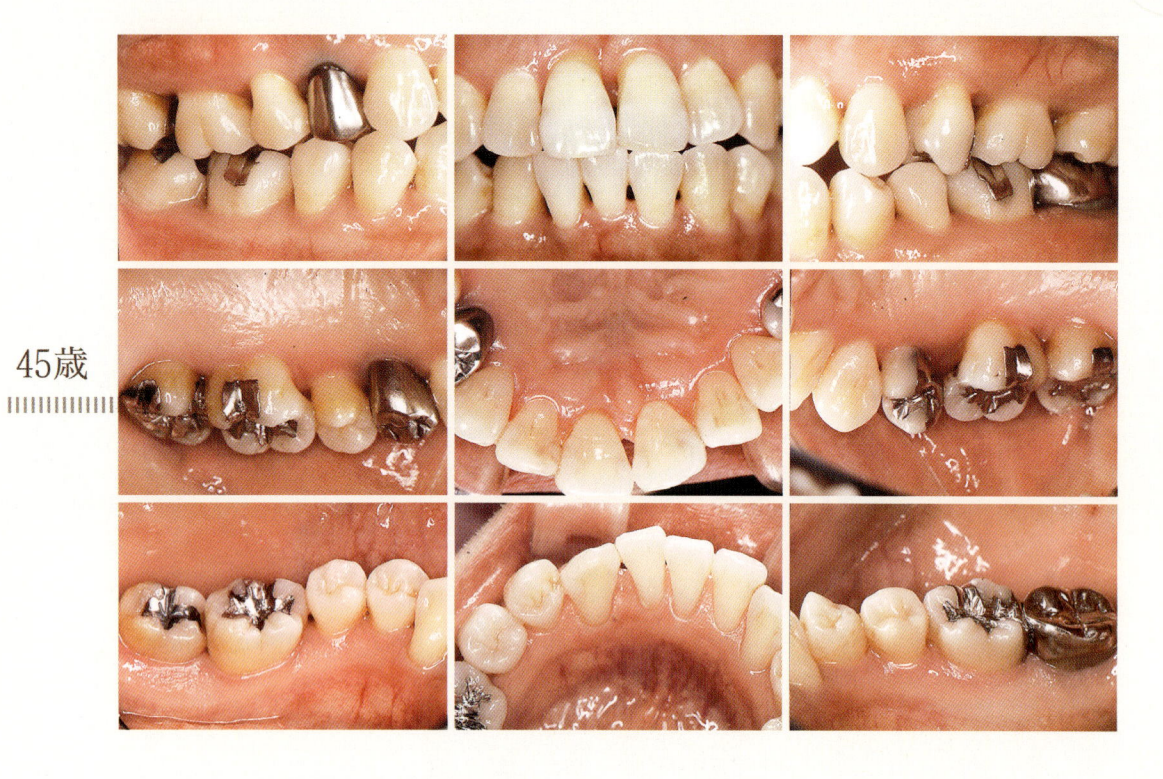

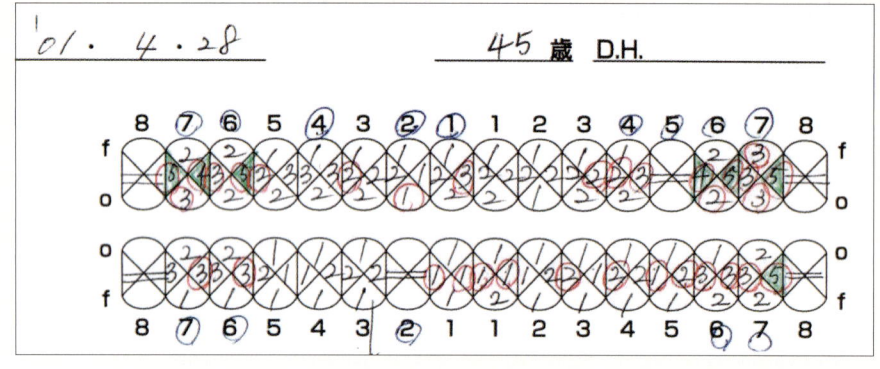

Case 48　限局性侵襲性歯周炎、MTM　微妙な歯周ポケットの変化に要注意

着眼点　活動的な侵襲性歯周炎でも適切な治療とメンテナンスでコントロール可能

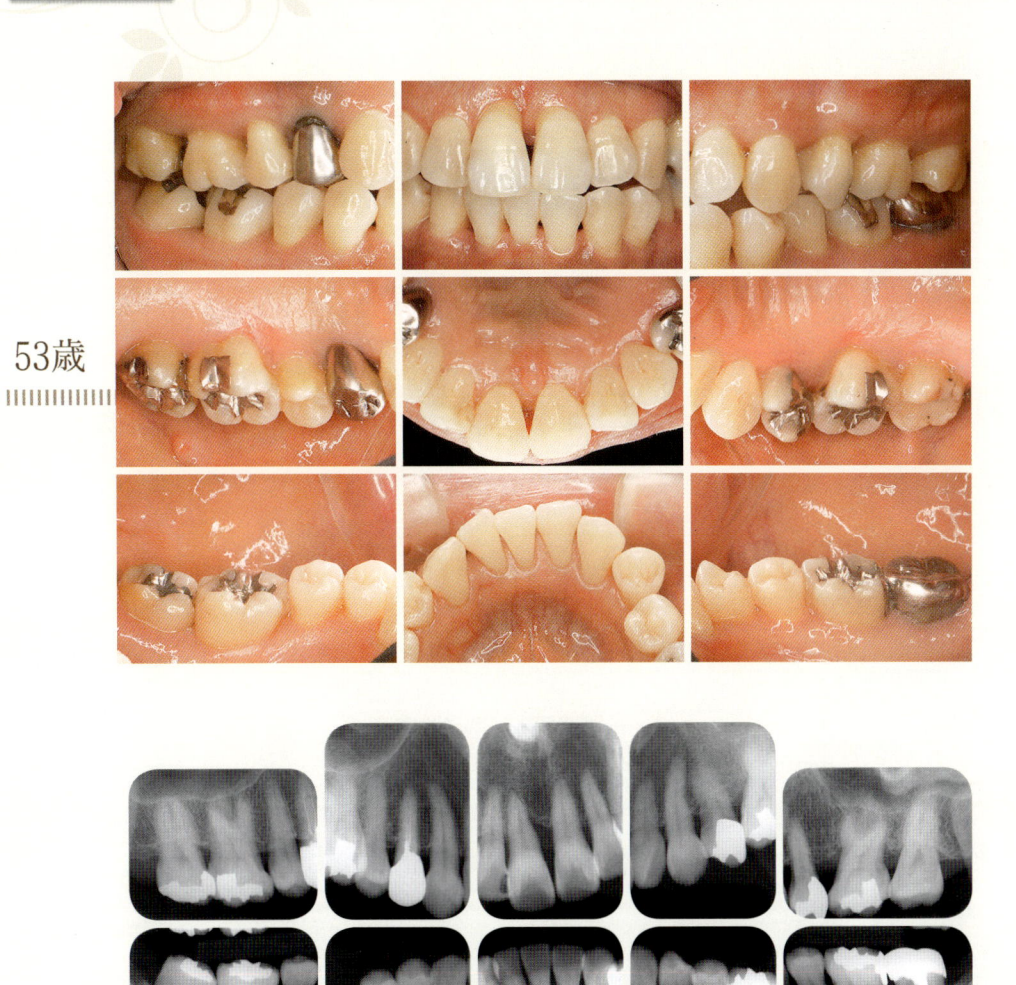

53歳

Science 読み解く鍵

17年後の状態。大臼歯部に時折少し歯周ポケットの形成があるが、問題なくメンテナンスできている。この間、子供2人もカリエスフリー、歯周病フリーで成人している。

このような非常に活動的な侵襲性歯周炎でも、適切な病因除去・軽減を行い、メンテナンスを行えば十分にコントロールできることを示している。(Case 56)と対照的な経過である。

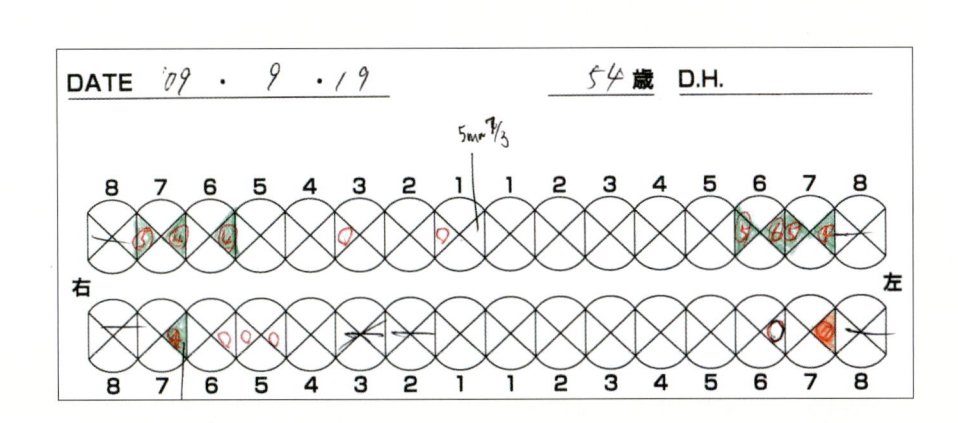

197

Case 48　限局性侵襲性歯周炎、MTM　微妙な歯周ポケットの変化に要注意

36歳

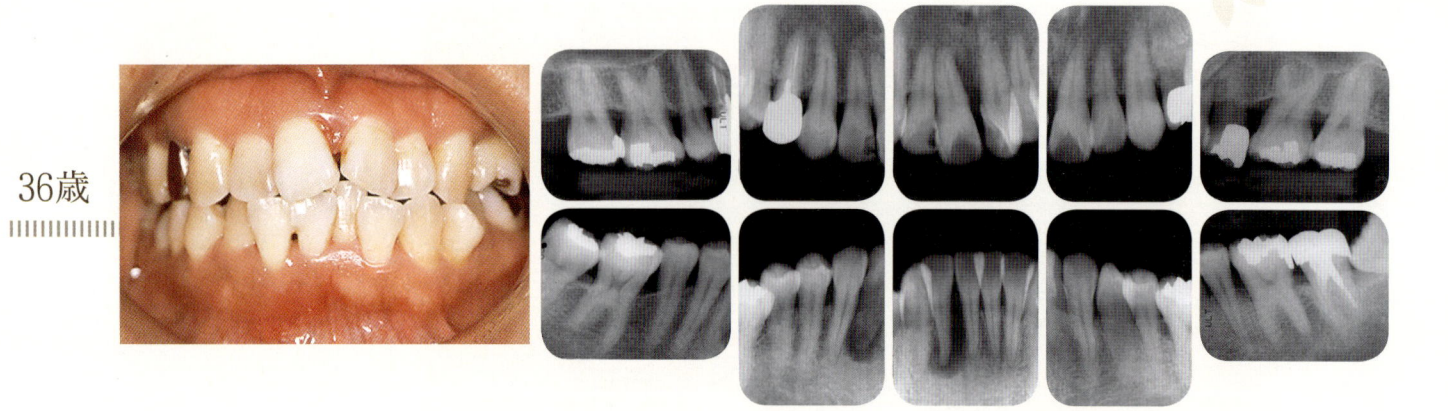

37歳

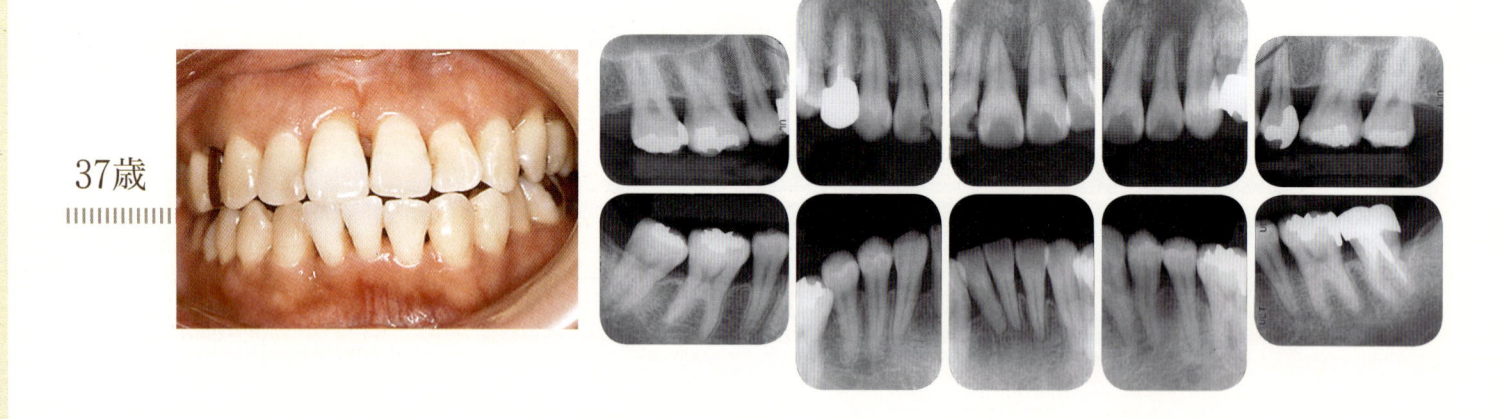

42歳

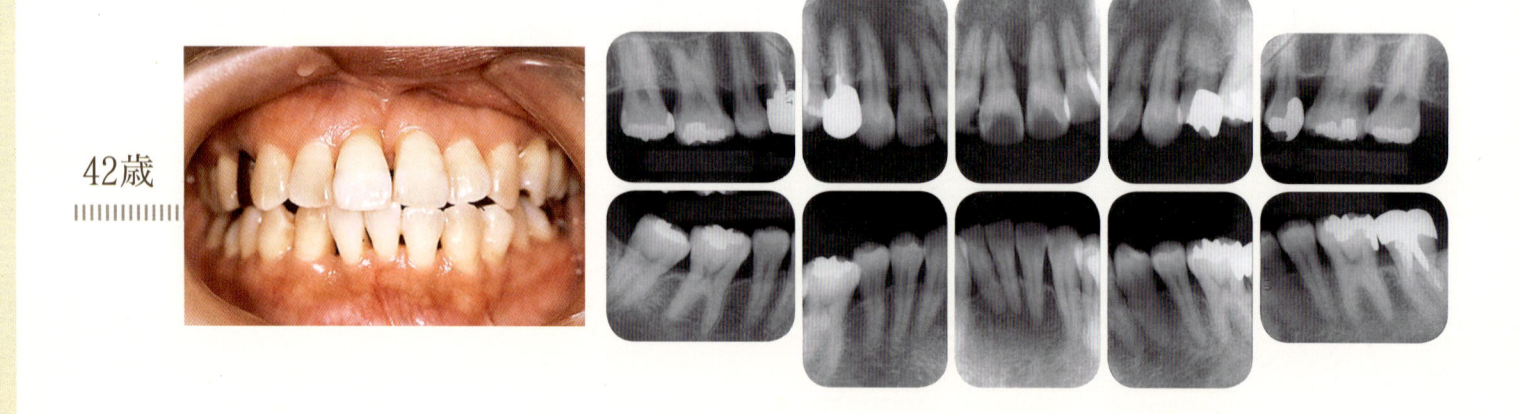

Case 48 限局性侵襲性歯周炎、MTM　微妙な歯周ポケットの変化に要注意

45歳

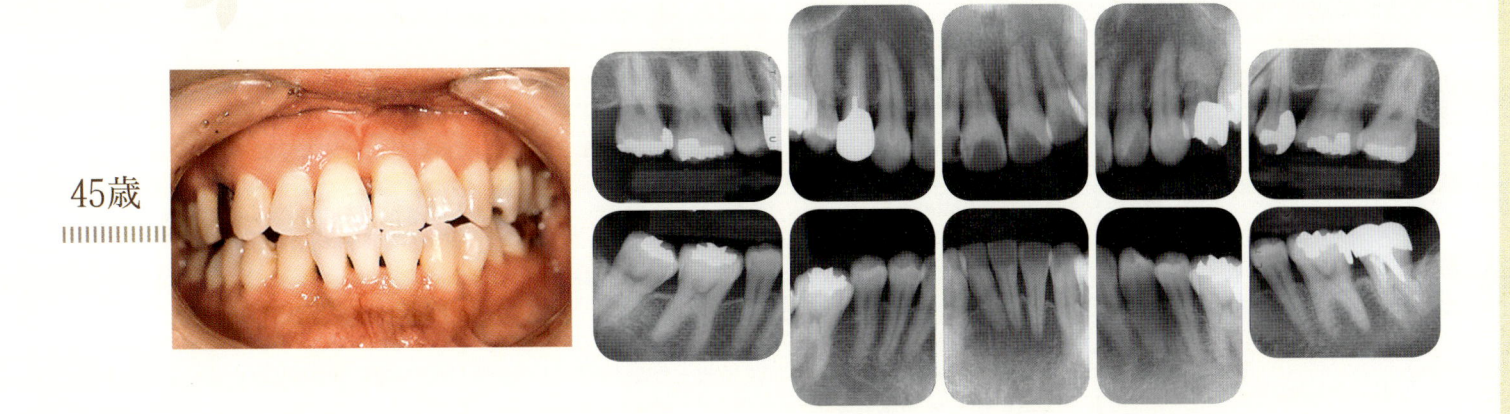

53歳

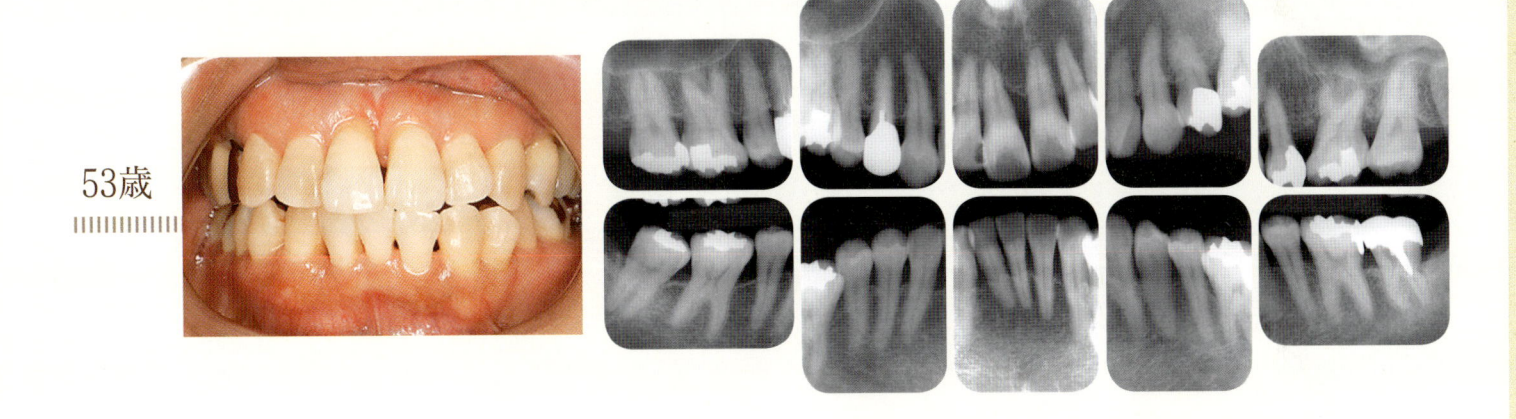

Case 49

【患者データ】
初診日：1991.1.7
生年月日：1954.2.17
初診時年齢：36歳
性別：女
主訴：上の臼歯部がしみる

広汎性侵襲性歯周炎
早期に適切な歯科医療が行われていれば…

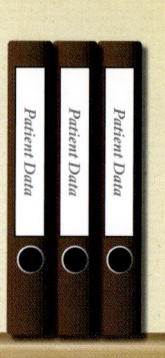

19年のメンテナンス

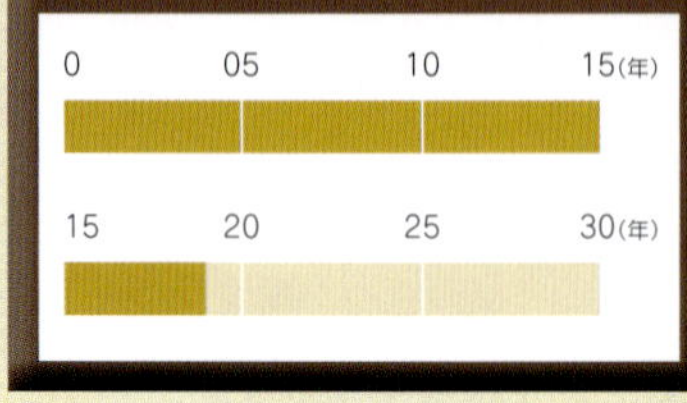

| 0 | 05 | 10 | 15(年) |
| 15 | 20 | 25 | 30(年) |

AUTHOR'S COMMENT

初診時36歳、女性。主訴は上の奥歯がしみる。エックス線からわかるように広範囲に重度に歯周炎が進行している。この患者もずっと歯科医院に通い続けていた。少し遠いところから来院した。非常に複雑な口腔内で歯周治療（SRPのみ）、抜歯、補綴を行った。非常に困難な治療で、6̄のようにリーマーが折れ込んでいて根治のできない歯もあった。

ホームケアは良好で3ヵ月ごとのメンテナンスを19年間一度のキャンセルもなく来院している。2010年に他府県に引っ越しをされたが、遠いところを来院されている。

こういう症例を見ていると、なぜもっと早く適切な歯科医療が行われなかったのかといつも残念に思う。来院する患者の多くは、十分ではない修復・補綴、不備な歯内療法に歯周炎を併せ持っており、対応に苦慮することも多い。これは歯周治療の教育不足、術後経過を疑似体験できる機会が不足していること、医療保険制度（困難な歯周治療はまったく採算がとれない）などが関係しているのであろう。がしかし、歯科医療従事者のみが歯周炎を治療する責任と資格があるのであり、謙虚に堅実に前を向いて進みたい。

着眼点　前医に通い続けたにもかかわらず…

36歳

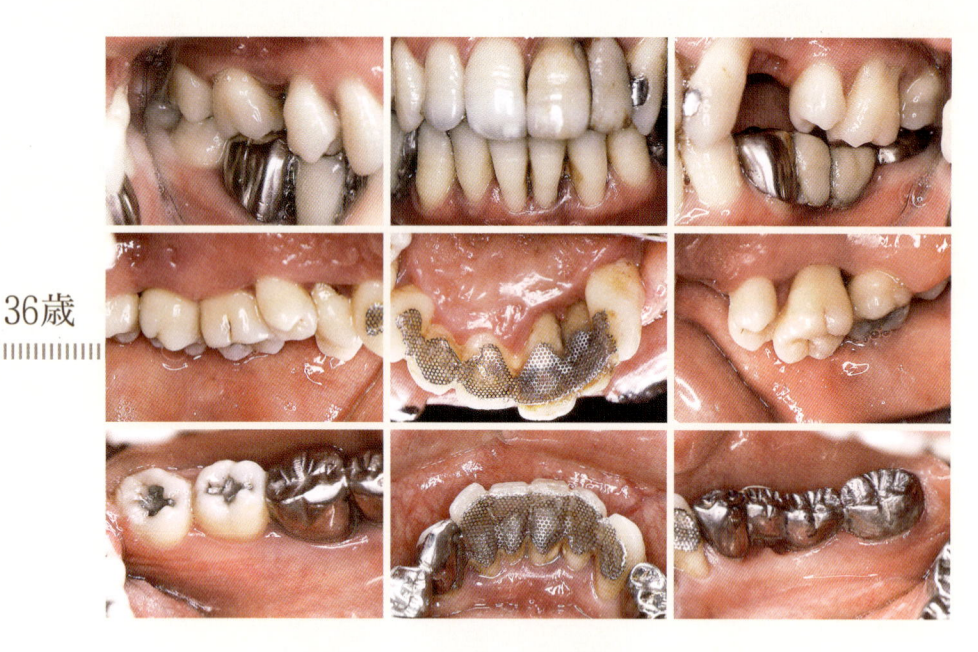

Science 読み解く鍵

36歳女性、ノンスモーカー。ずっと歯科医院に通い続けてきたそうである。状態から広汎性侵襲性歯周炎と考えられる。ほとんどの歯が動揺しており、どこを抜歯してどこを歯周治療するか判定に苦慮した。

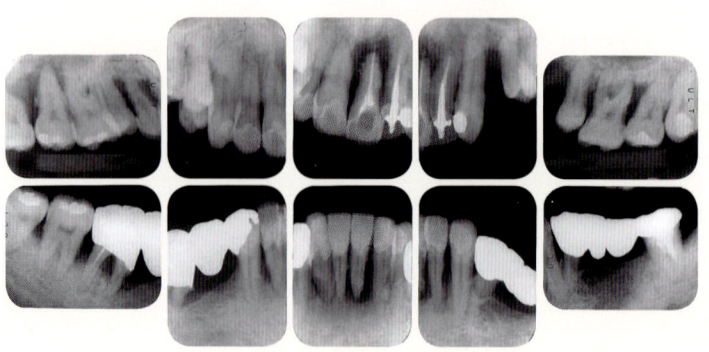

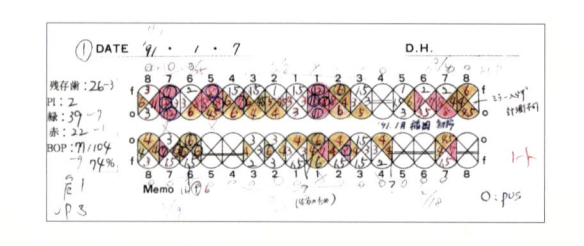

Case 49 広汎性侵襲性歯周炎　早期に適切な歯科医療が行われていれば…

着眼点　再評価時。歯周治療の応答は良好

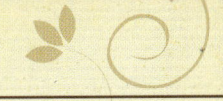

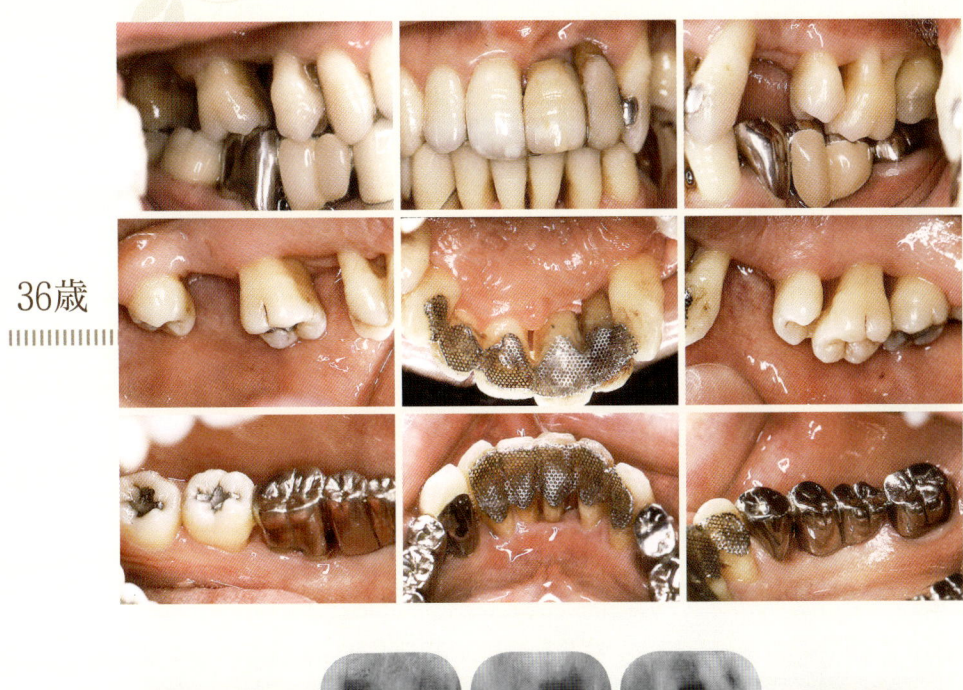

36歳

Science 読み解く鍵

|1、1|は歯根のみ抜歯している。⑥5 4 ③④5 6 ⑦にはすでに補綴をしている。歯周治療への応答は非常に良好であった。

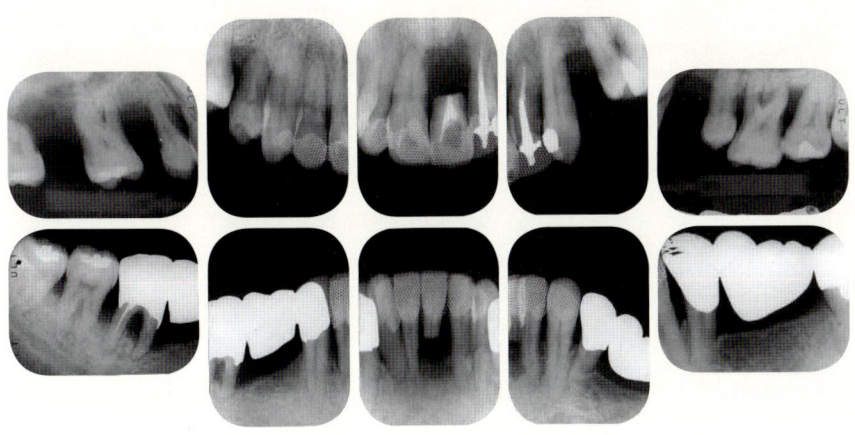

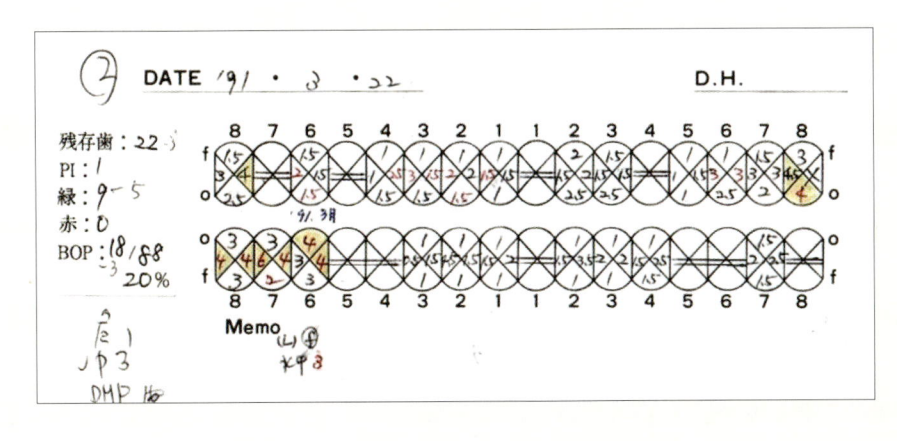

Case 49　広汎性侵襲性歯周炎　早期に適切な歯科医療が行われていれば…

着眼点　必要部位に補綴治療を行った

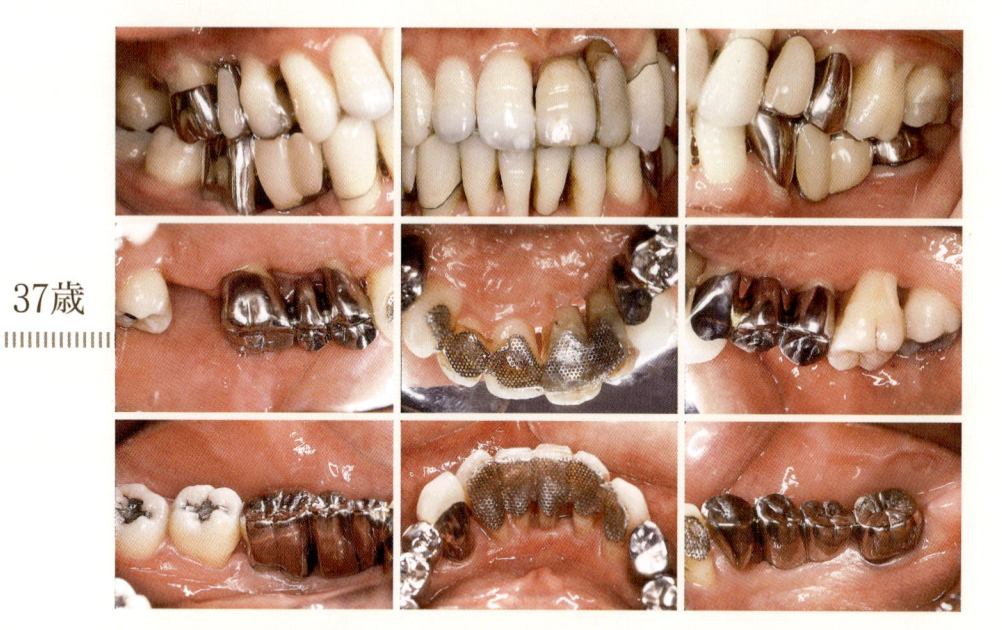

37歳

読み解く鍵
初診より1年後。⑥5④345にも補綴を行った。64は形成する時に指で押さえないとぐらぐらして形成できないほどだった。患者のホームケアも完璧で経過は良好である。

着眼点　分岐部の歯周ポケットがあってもメンテナンス可能

38歳

着眼点　局所の問題は多々あるが、バイオフィルムの除去で治癒に向かっている

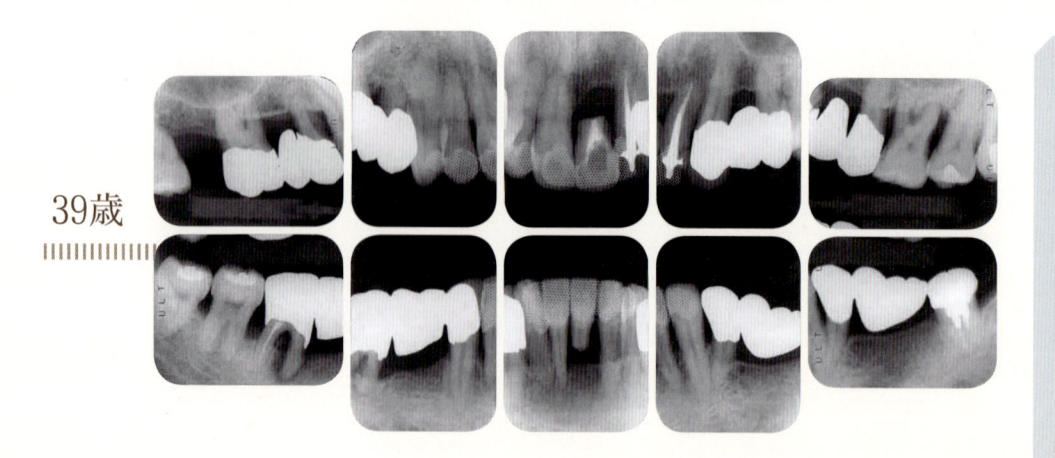

39歳

読み解く鍵
6は近心根にリーマーが折れ込んでおり、再根治不能であった。6など分岐部病変はあるが、メンテナンスのたびにしっかりデブライドメントを行っている。⑥5④は動揺もなく、全体的に骨も落ち着いてきている。
　生体は歯肉縁下のバイオフィルムを除去することで治癒に向かうことが示されている(Case 47)。不良肉芽組織が多量に存在していたが、これは軟組織に歯周病原菌が侵入していたのだと想像される。

Case 49　広汎性侵襲性歯周炎　早期に適切な歯科医療が行われていれば…

| 着眼点 | 問題なし |

40歳

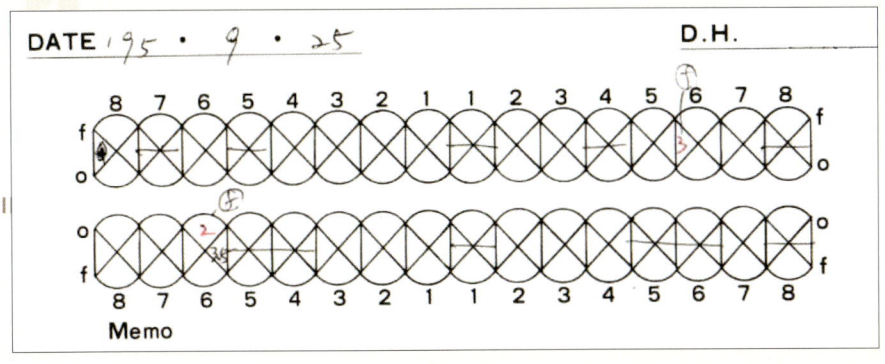

| 着眼点 | 患者の希望で前歯部にブリッジ作製 |

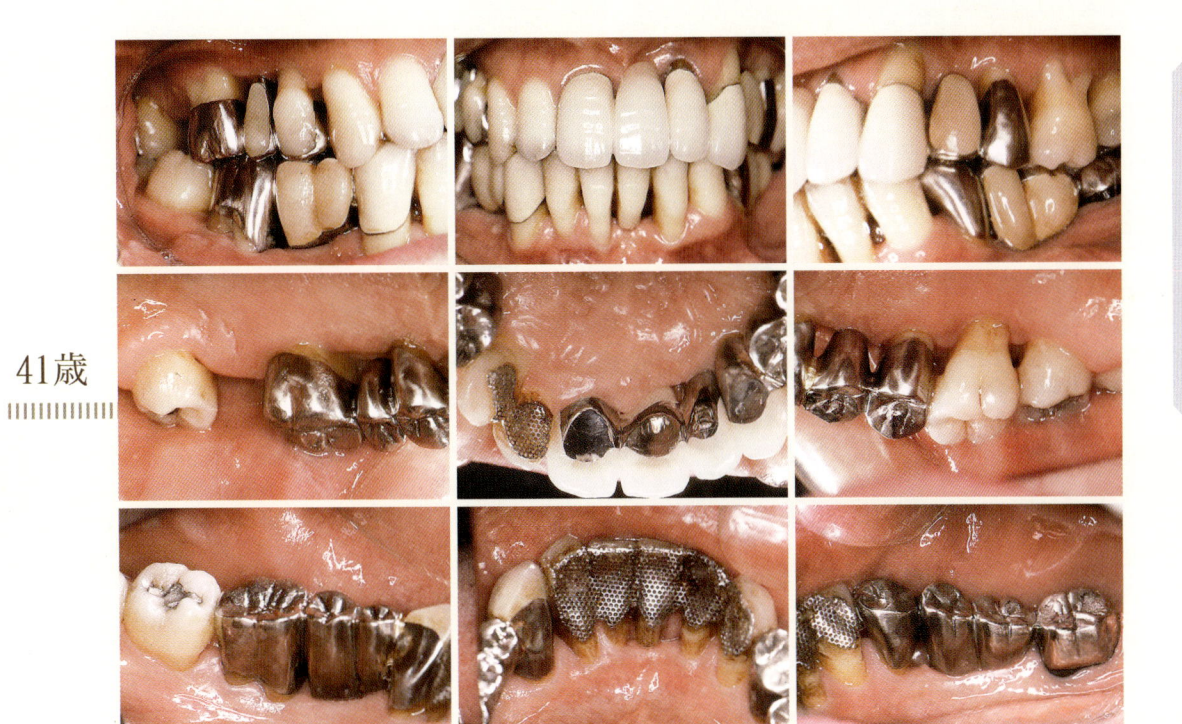

41歳

Story 読み解く鍵

患者の希望により ②1② にブリッジを装着している。⑥の頬側には、小さな膿瘍を形成することもあるが、疼痛や違和感はなく機能は維持されている。

203

Case 49　広汎性侵襲性歯周炎　早期に適切な歯科医療が行われていれば…

着眼点　分岐部病変はあえて歯周外科をせず生体許容範囲でメンテナンス中

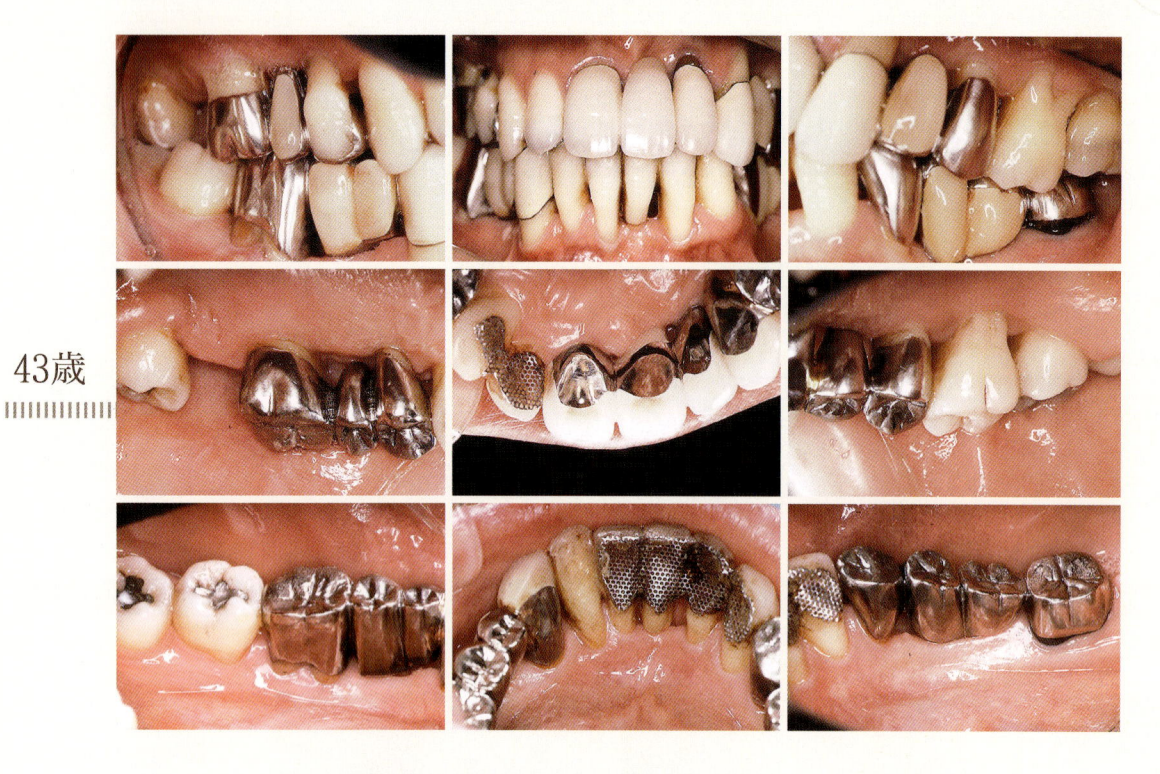

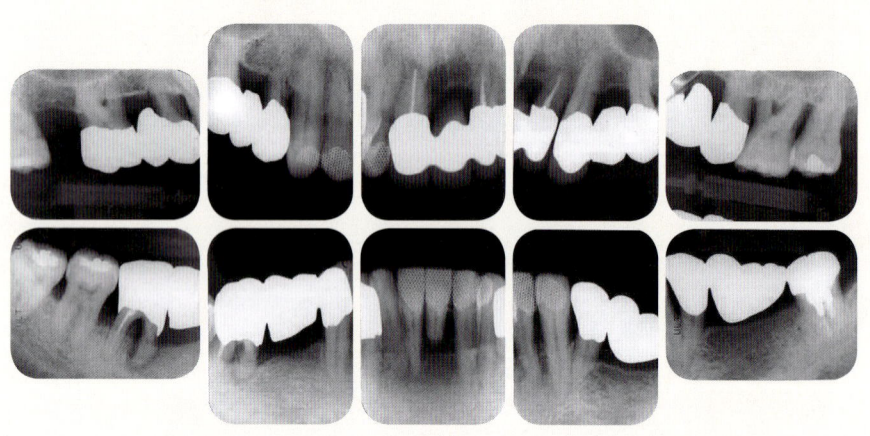

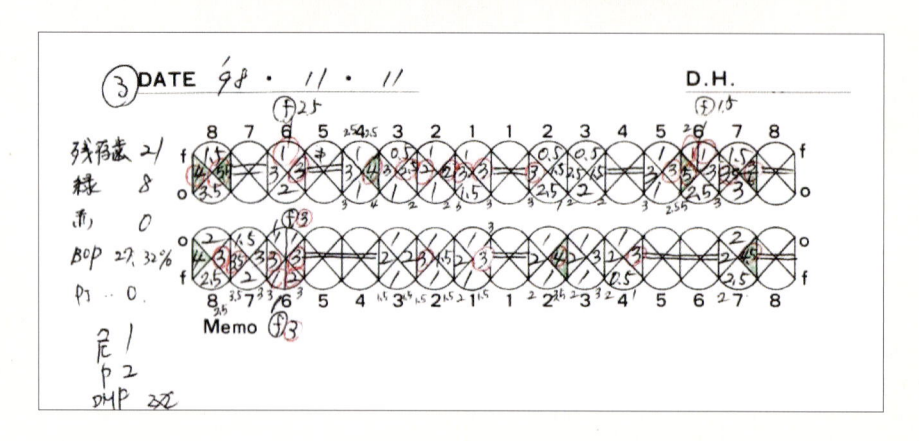

43歳

Science 読み解く鍵

　分岐部病変に対し、歯根分割、歯根切除、あるいは再生療法がよく試みられるようだが、分岐部の天井部分は抜歯し直視下でも器具すら入らない場合も多い。したがって歯周治療、特に分岐部治療は、完全な歯石やバイオフィルムの除去をゴールにするのは無理である。

　曖昧な言い方だが、生体の許容範囲内でバイオフィルムを軽減除去するという感じであろうか。もしこの歯根形態で歯根分割していたら、術後経過はかえって不良だったろう。

Case 49　広汎性侵襲性歯周炎　早期に適切な歯科医療が行われていれば…

| 着眼点 | 問題なし |

46歳

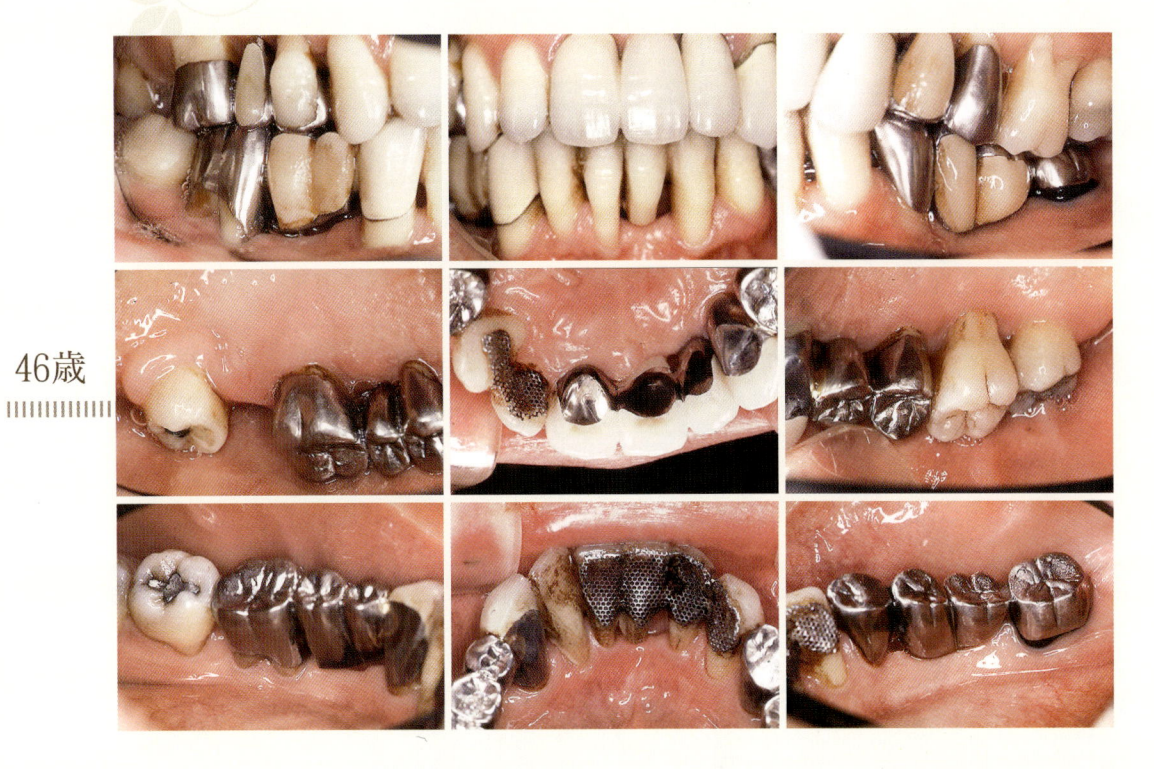

| 着眼点 | 歯周外科なしでもデブライドメントのみで全体を維持できている |

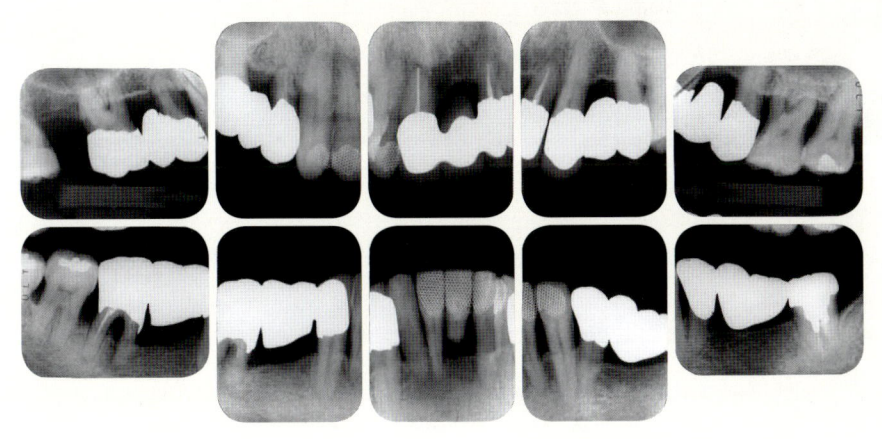

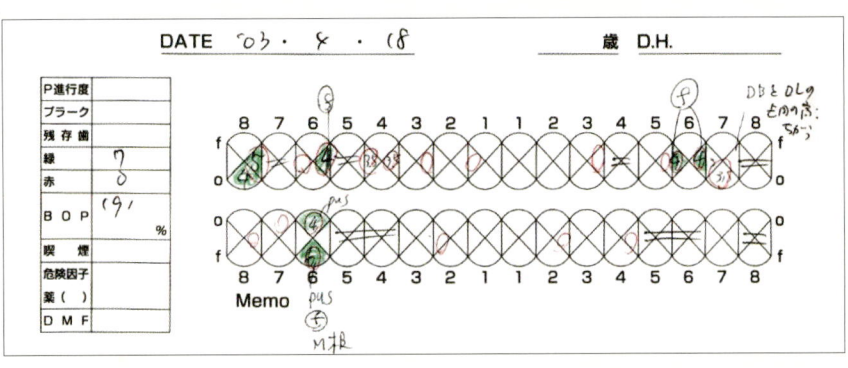

Science 読み解く鍵

この症例では歯周外科処置は行っていない。よって歯根面の完全なデブライドメントはできていないだろう。しかし、歯肉弁を開けて閉じるだけでも骨吸収が生じることを考えると、このような進行した歯周炎では致命的になる場合がある。また、前述のように歯肉弁を開けても完全なデブライドメントは分岐部では不可能である。

205

Case 49　広汎性侵襲性歯周炎　早期に適切な歯科医療が行われていれば…

| 着眼点 | 問題なし |

53歳

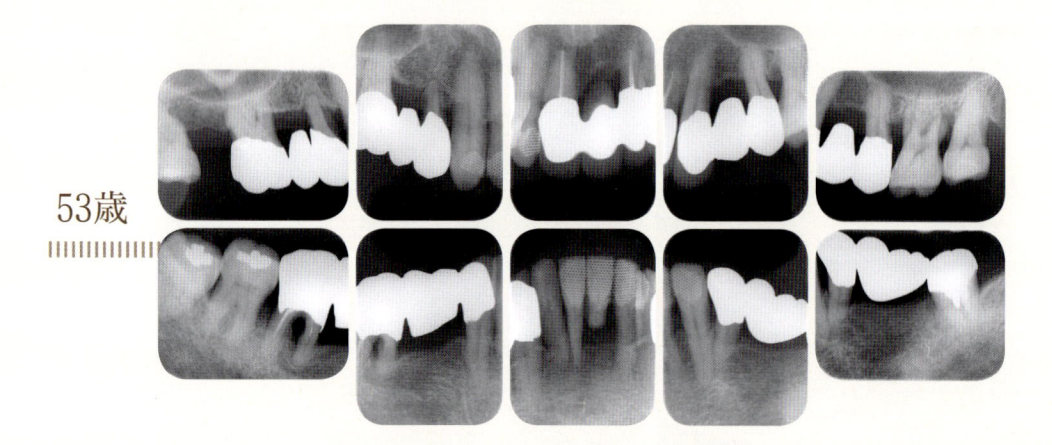

| 着眼点 | ホームケアとプロケアによる成果を実感 |

54歳

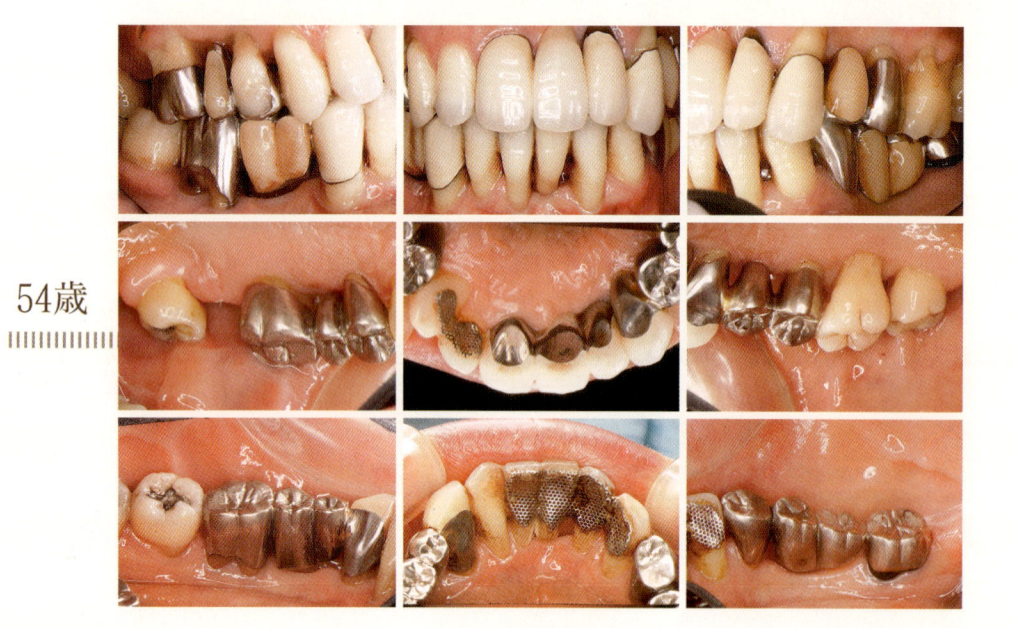

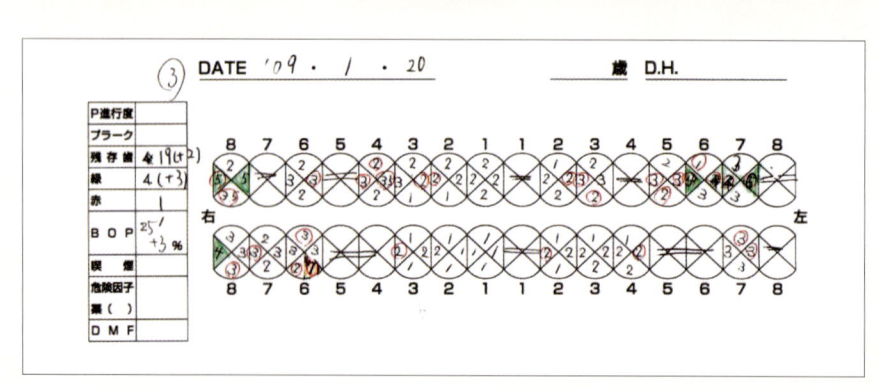

Story 読み解く鍵

術前の状態からは、想像できないような良好な経過をたどっている。これはホームケアとプロフェッショナルケアが車の両輪のようにかみ合ってきたからだと思う。2010年に他府県へ引っ越しされたがメンテナンスにはきちんと来院されている。

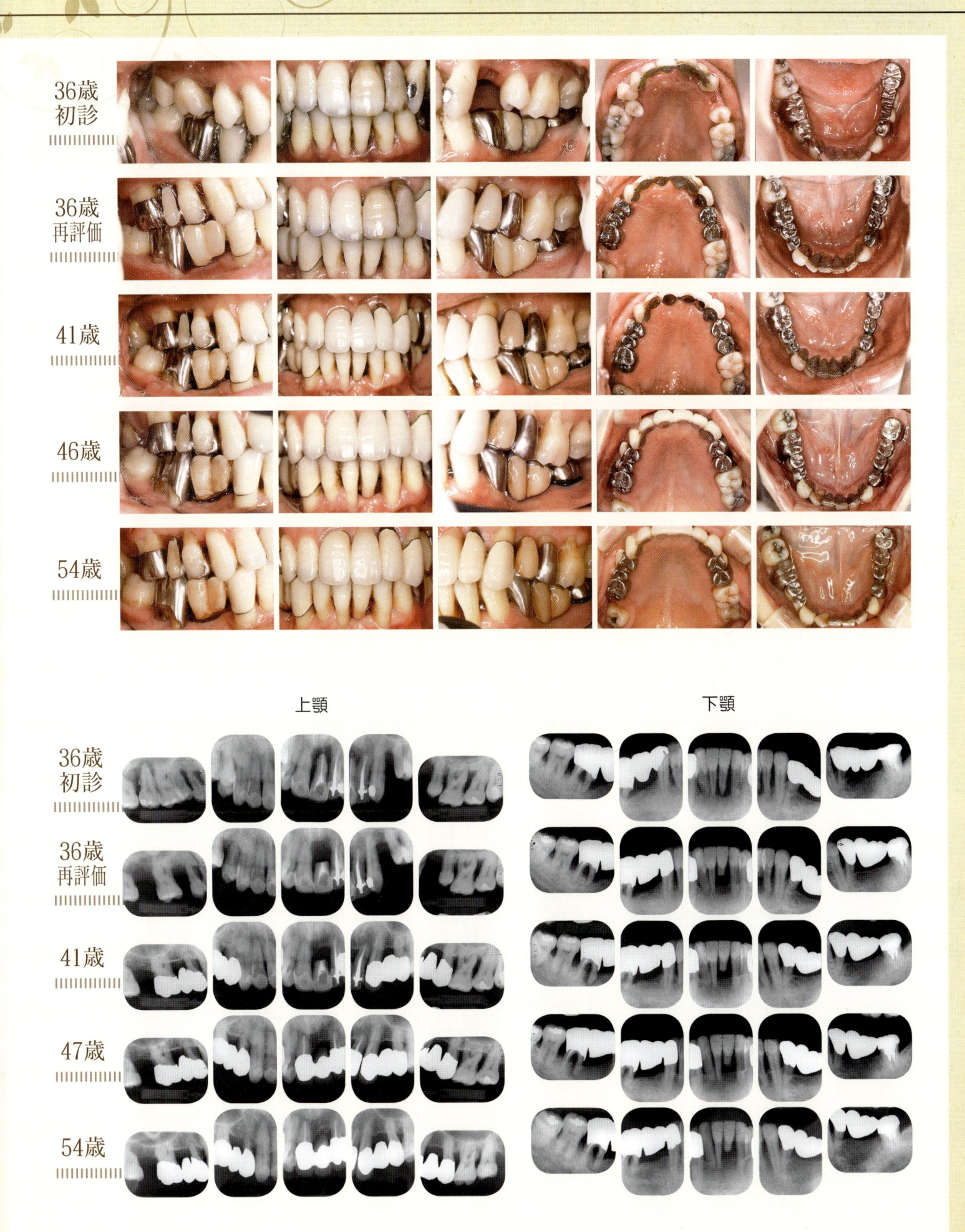

Case 49 広汎性侵襲性歯周炎　早期に適切な歯科医療が行われていれば…

36歳初診	
36歳再評価	
41歳	
46歳	
54歳	

上顎　　　　　　　　　　　　　　　下顎

36歳初診	
36歳再評価	
41歳	
47歳	
54歳	

Case 50

【患者データ】
初診日：1990.7.18
生年月日：1950.5.29
初診時年齢：40歳
性別：男
主訴：4|、|6|6 7の腫れと痛み

広汎性侵襲性歯周炎
安定しているが、咬合力に注意

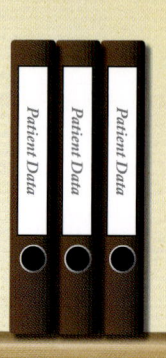

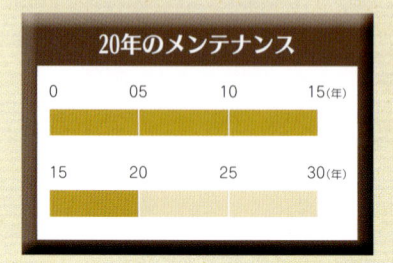

20年のメンテナンス

AUTHOR'S COMMENT

初診時40歳、男性。主訴は4|、|6|6 7の腫れと痛み。20代からあちこち歯肉の腫れで苦労してきた。紹介で来院。保存不可能な歯の抜歯、SRP、|6|7に歯周外科手術を行っている。

初診より10年ほど経過してから、沖縄に引っ越しされた。しかし1年に1回、ご夫妻でメンテナンスに来られている。|6|7は分岐部病変があるが、20年間歯周炎の進行はなく、とても安定した状態である。咬合力が強く歯の破折に注意が必要なため、ナイトガードを使用してもらっている。

着眼点　20代から歯周病で苦労してきた患者である

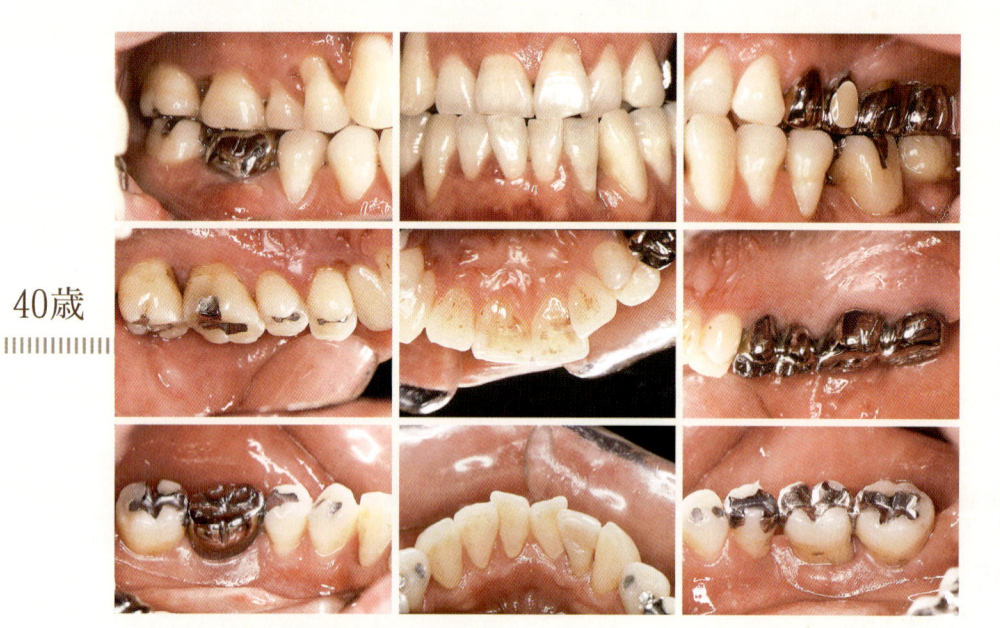

40歳

Science 読み解く鍵

初診時40歳、ノンスモーカー。初診の時に|6|6 7、4|に膿瘍を形成していた。20代から歯周炎で苦労してきたとのこと。当院に来院していた姉の紹介で来院したが、膿瘍が頻発して非常につらい様子だった。この人も歯科医院に継続的に通っていたとのこと。

初診の1990年には確かにこのような歯周炎についての情報は少なかったが、それでもこれまでに何とかならなかったのだろうかと思ってしまう。プラークコントロールはほぼできているが、歯肉縁下の感染への対応がなされていなかった。広範囲に重度の骨吸収が見られた。

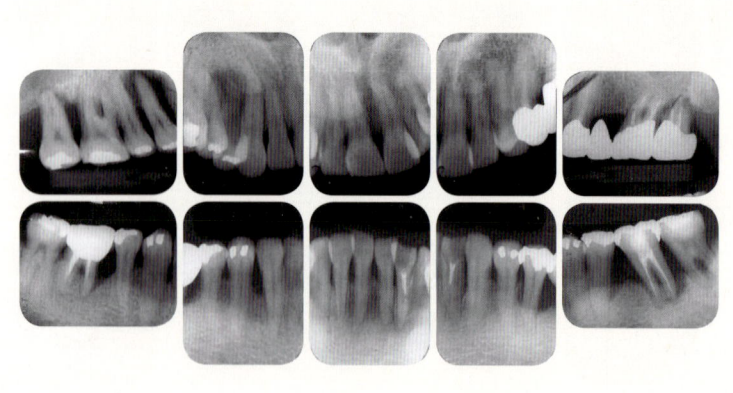

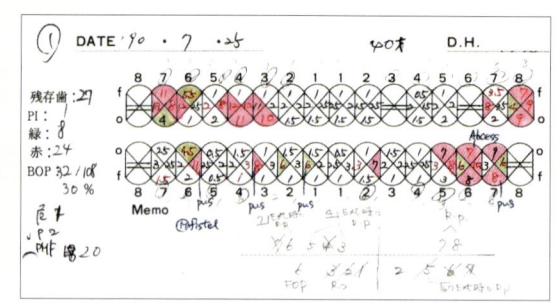

Case 50　広汎性侵襲性歯周炎　安定しているが、咬合力に注意

着眼点　自分の口腔内に患者は絶望していた

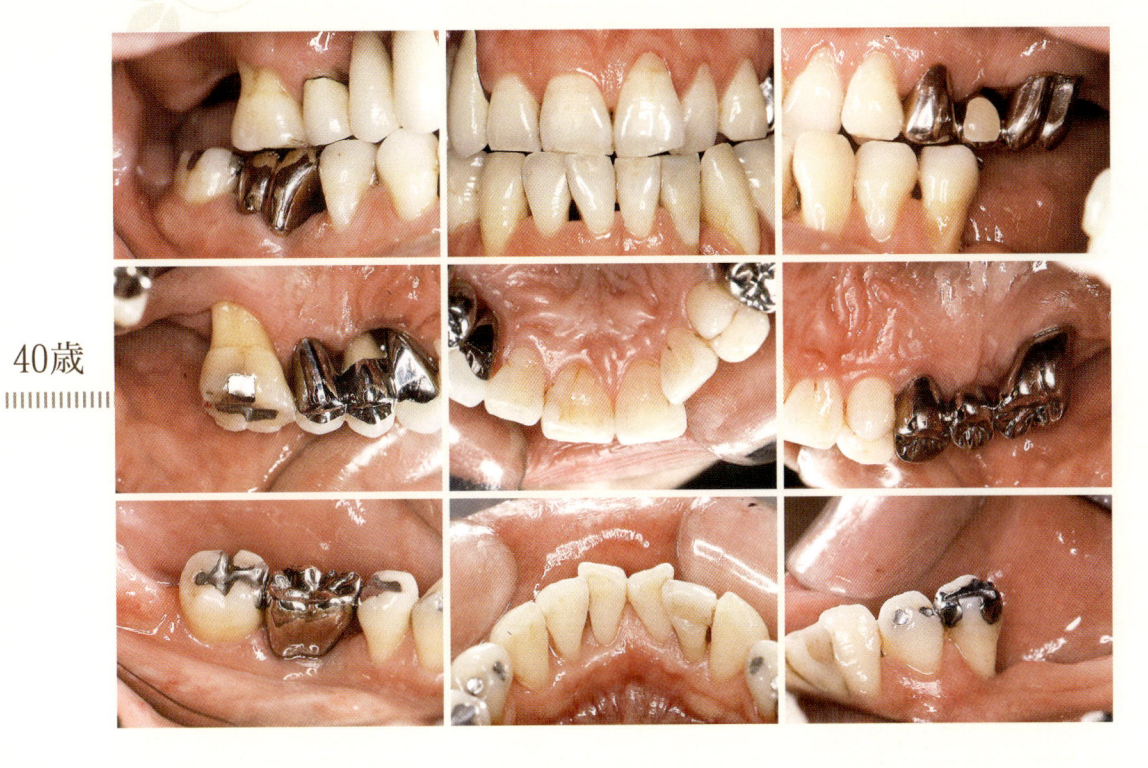

40歳

Science 読み解く鍵

患者は自分の口腔内に絶望を感じていた。7 4|8、|6 7 は抜歯、6|、|7 は歯周外科手術を行っている。6|は近心に2壁性骨欠損、|7は分岐部がすべて交通していた。不良肉芽組織が非常に多かった。十分に除去して歯根面のデブライドメントを行った。また、SRPはやはり高い技術力で行っている。3ヵ月後の歯周チャートでは見違えるほど改善している。⑤④③⑤⑥⑦ ブリッジも装着して初診から4ヵ月でメンテナンスに移行した。

着眼点　分岐部病変にはデブライドメントで対応

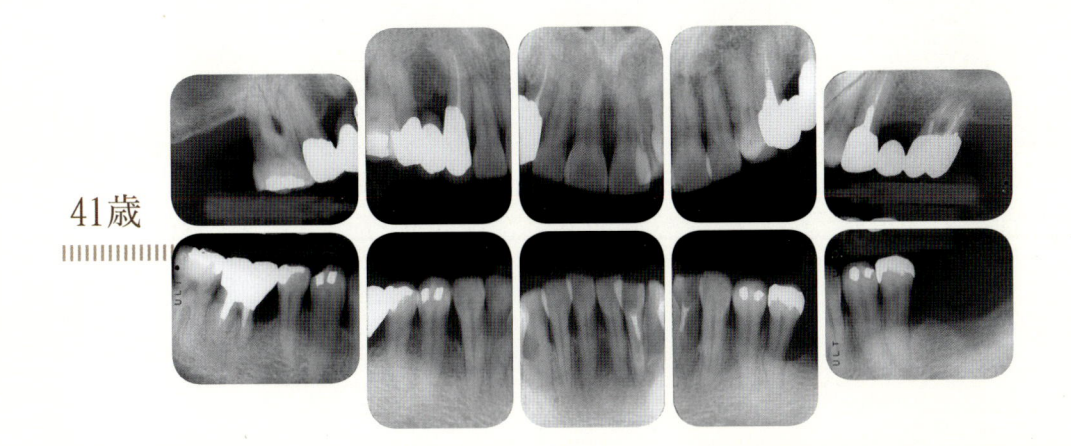

41歳

Science 読み解く鍵

6|7には分岐部病変があるが、メンテナンスのたびに超音波インスツルメントでデブライドメントを繰り返している。骨の状態は安定している。

Case 50　広汎性侵襲性歯周炎　安定しているが、咬合力に注意

| 着眼点 | 問題なし |

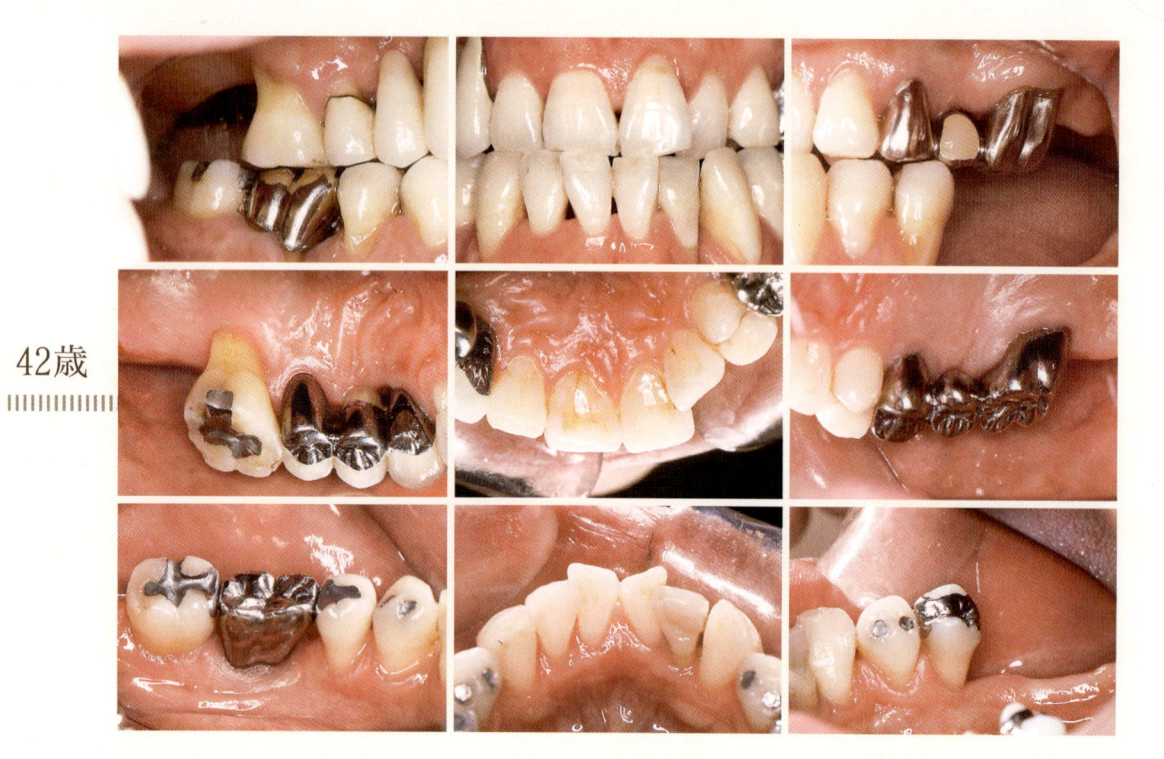

42歳

| 着眼点 | 分岐部病変は安定した状態 |

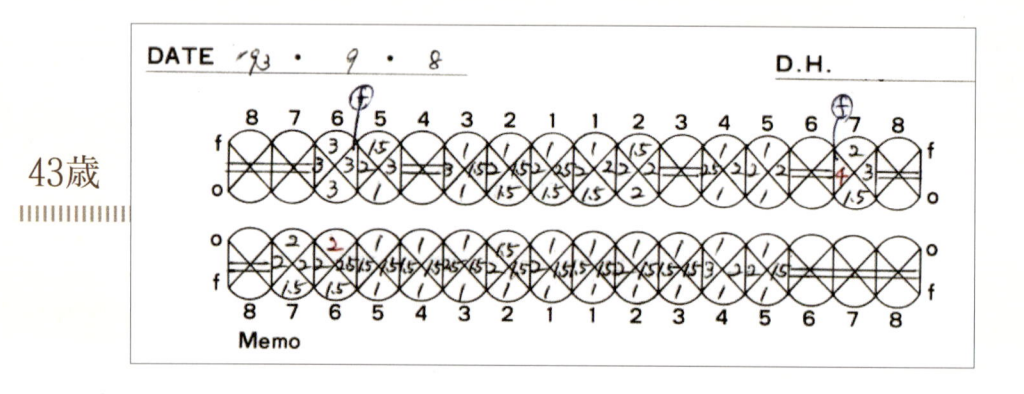

43歳

Science 読み解く鍵

歯周チャートも分岐部病変はあるが、非常に安定している。治療終了後3年間、あれほど苦しんできた膿瘍は生じていない。

Case 50　広汎性侵襲性歯周炎　安定しているが、咬合力に注意

| 着眼点 | 問題なし |

44歳

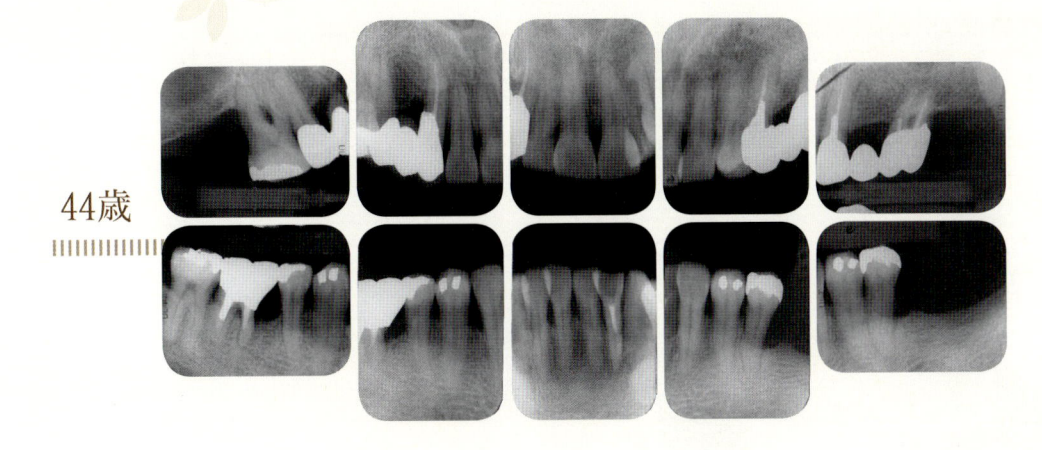

| 着眼点 | 初診時の状態が想像できないほど良好に維持 |

46歳

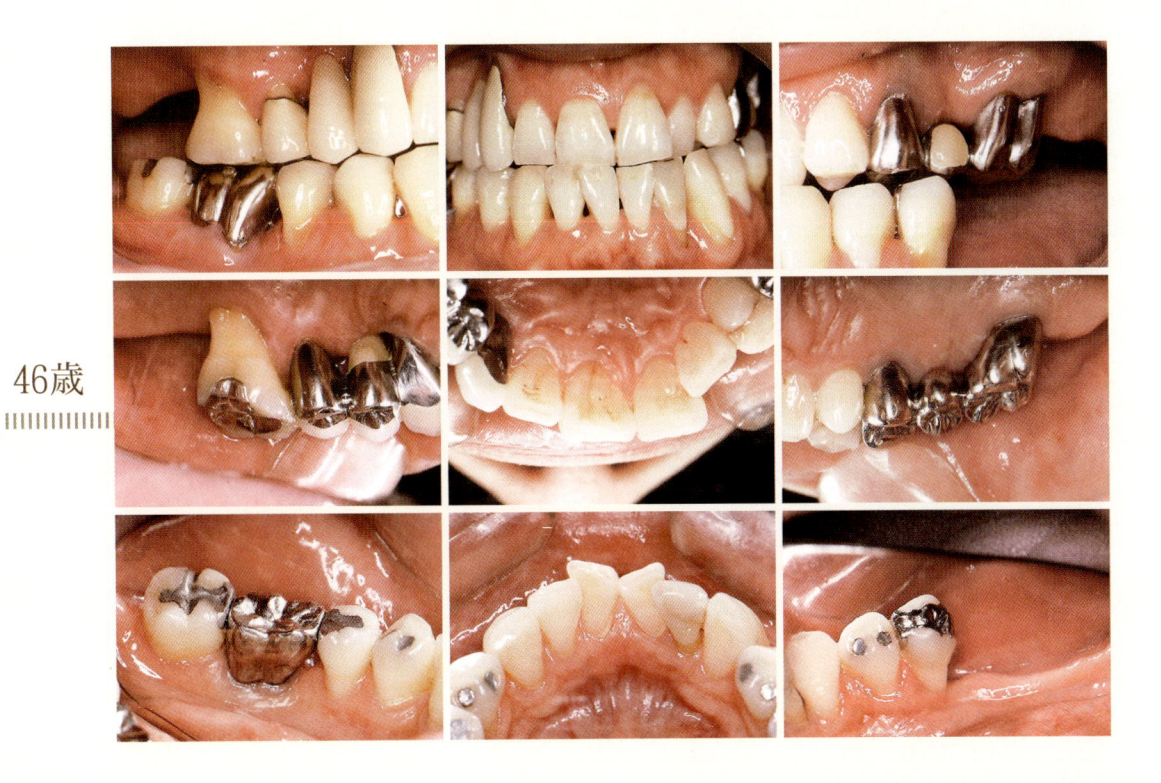

Science 読み解く鍵

4年後のエックス線と口腔内写真であるが、変わらず安定している。あれほどの重度歯周炎が安定し、う蝕の発症もない。分岐部以外はメンテナンスも容易になっている。このように分岐部病変であっても、歯肉縁下のバイオフィルム及び不良肉芽組織を除去・軽減できれば生体は応答してくれることを多く経験している。

211

Case 50　広汎性侵襲性歯周炎　安定しているが、咬合力に注意

着眼点　問題なく順調に経過

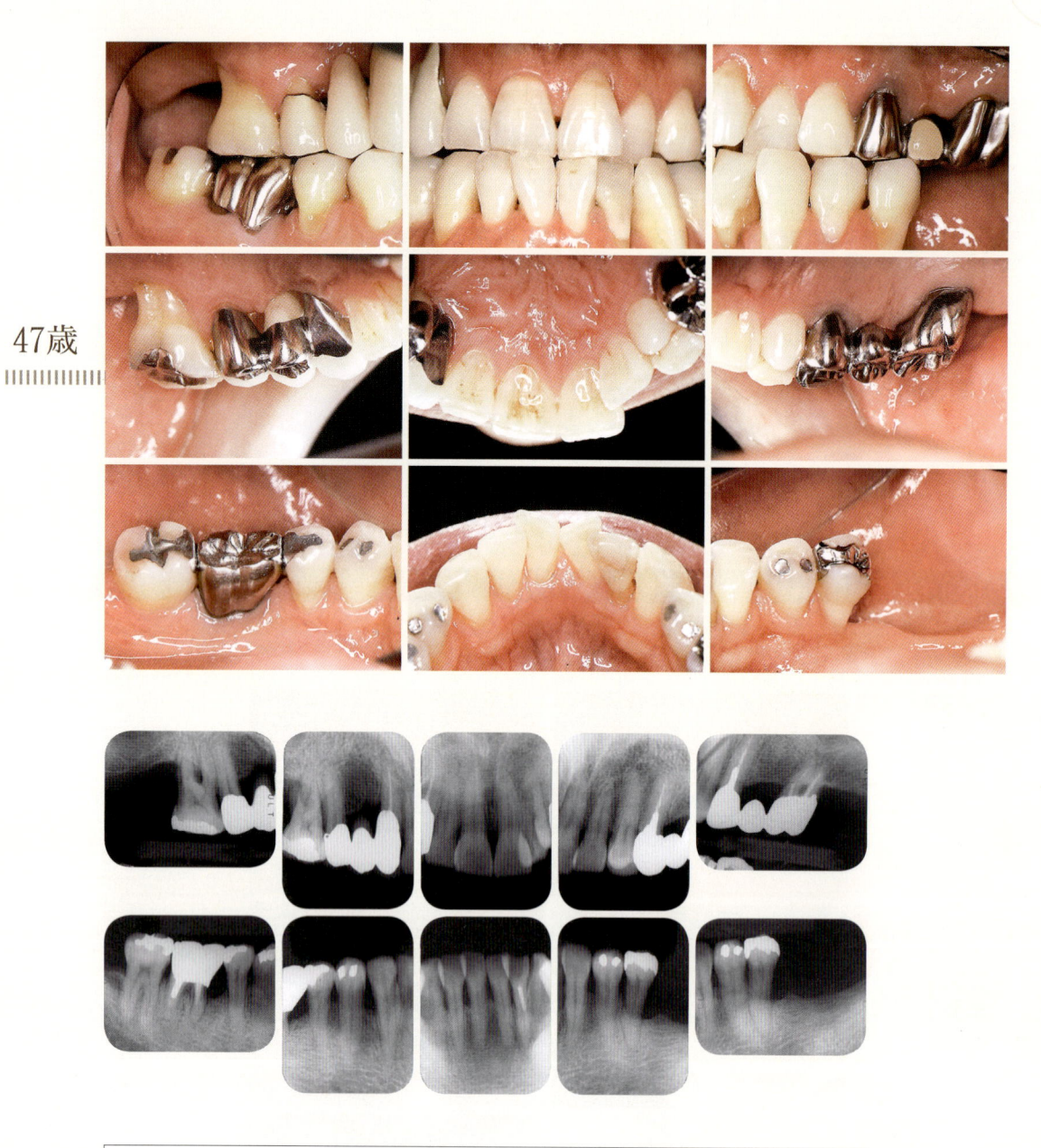

47歳

Science 読み解く鍵
7年後、変わりはなく、膿瘍の形成や歯肉の炎症すら生じていない。

Case 50 広汎性侵襲性歯周炎 安定しているが、咬合力に注意

着眼点 問題なし

50歳

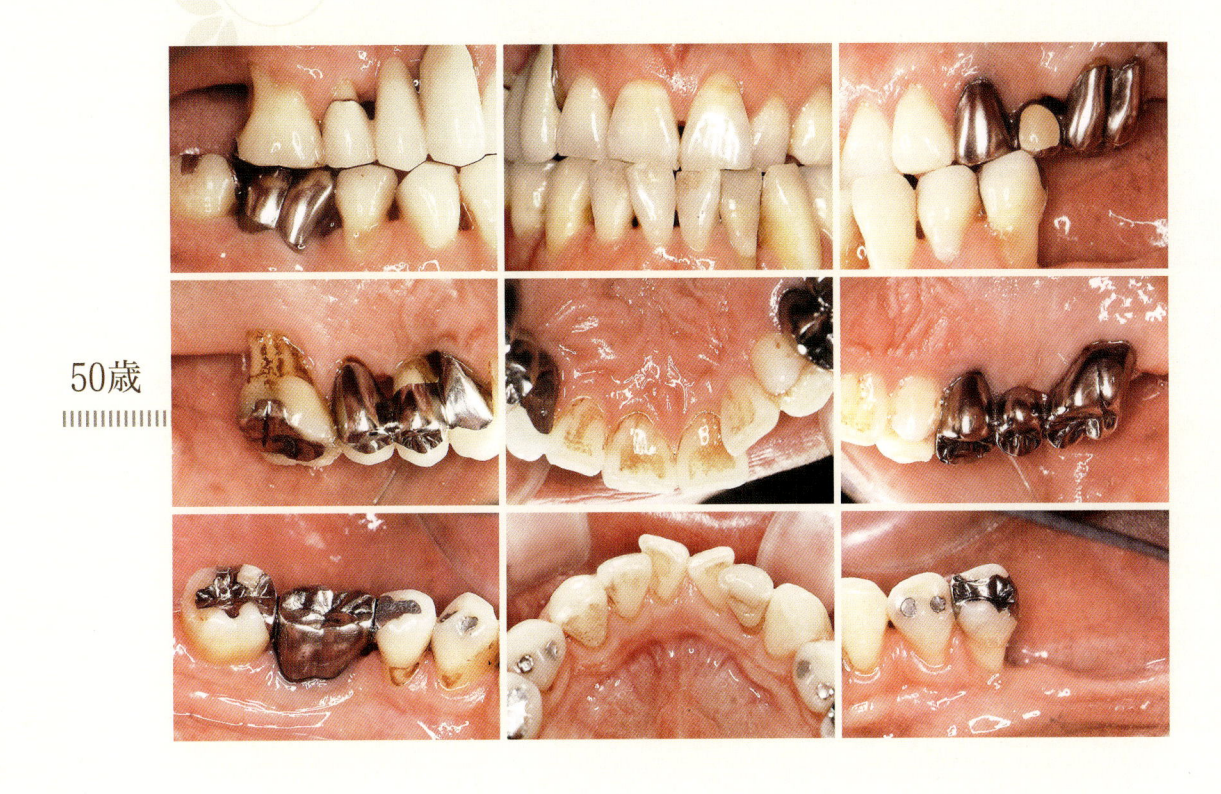

着眼点 姉の突然死が起き、会社を退職。沖縄へ移住。

52歳

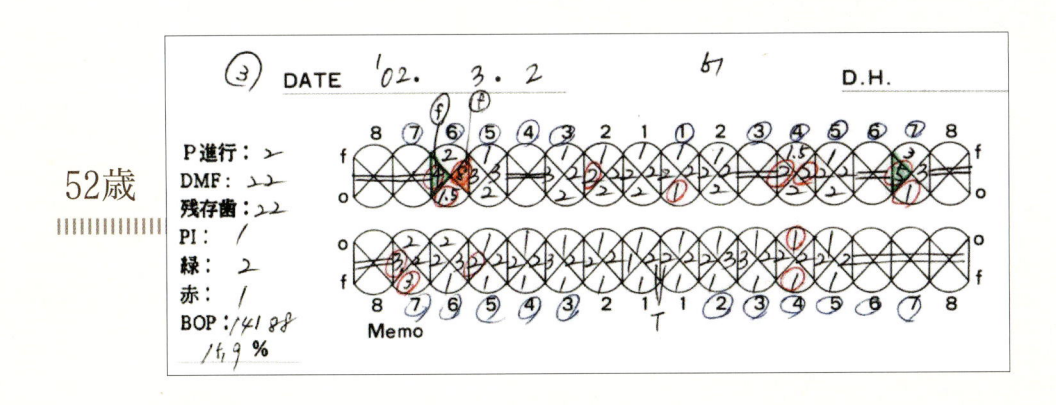

Story 読み解く鍵

紹介者の姉が脳卒中で突然死をされた。その後考えることがあったのであろう、会社を退職し、沖縄に移住されて第二の人生を歩み始められた。口腔内は変わらず安定している。

Case 50　広汎性侵襲性歯周炎　安定しているが、咬合力に注意

着眼点　沖縄移住後もメンテナンスに来院

59歳

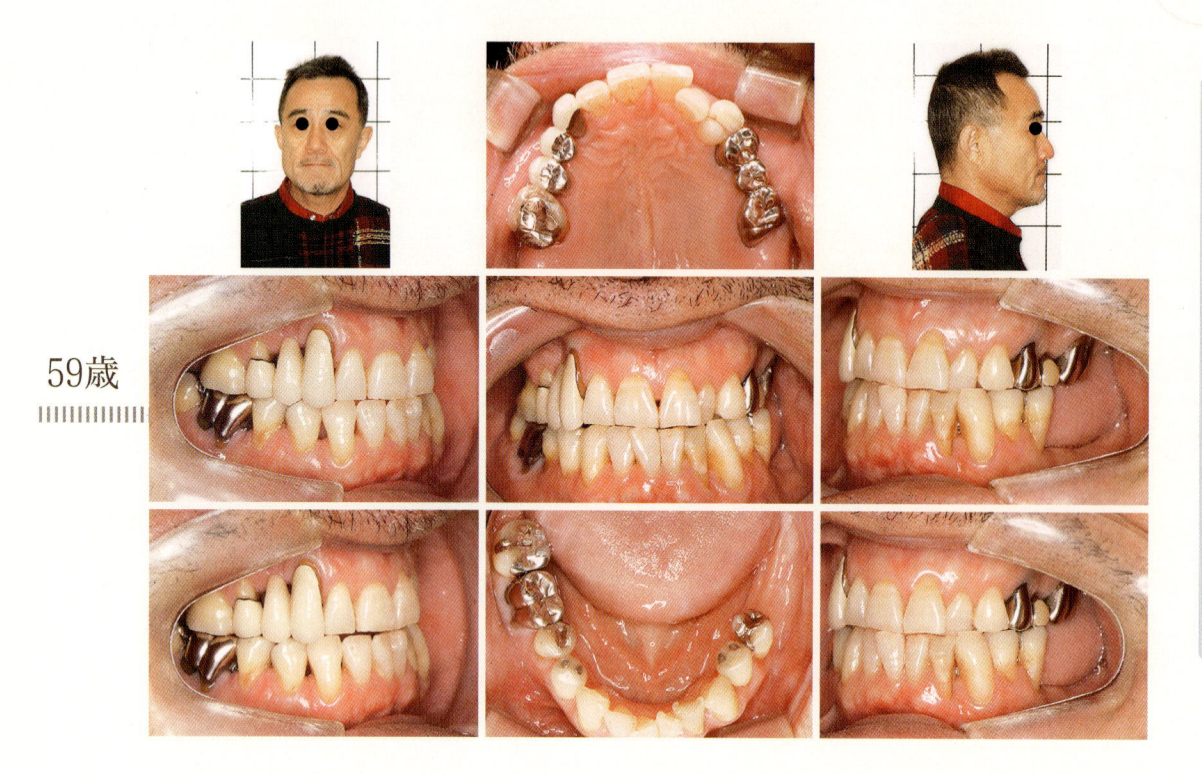

Science 読み解く鍵

沖縄からご夫妻で1年に1回はメンテナンスに来られている。ホームケアは問題なく、歯周組織は安定している。しかし、ときどき「5」のインレーが取れたりしていたそうで、咬合力を測定したところ「6 7」がないにもかかわらず869Nという高い値を示した。そこでナイトガードを作製している。

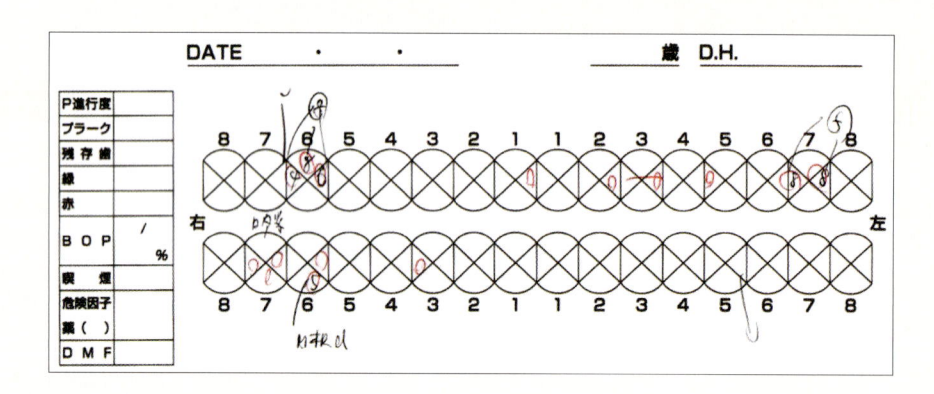

Case 50　広汎性侵襲性歯周炎　安定しているが、咬合力に注意

着眼点　20年経過しても安定

40歳

42歳

46歳

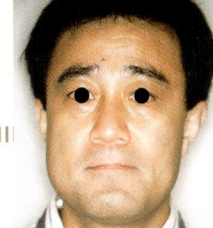

53歳

59歳

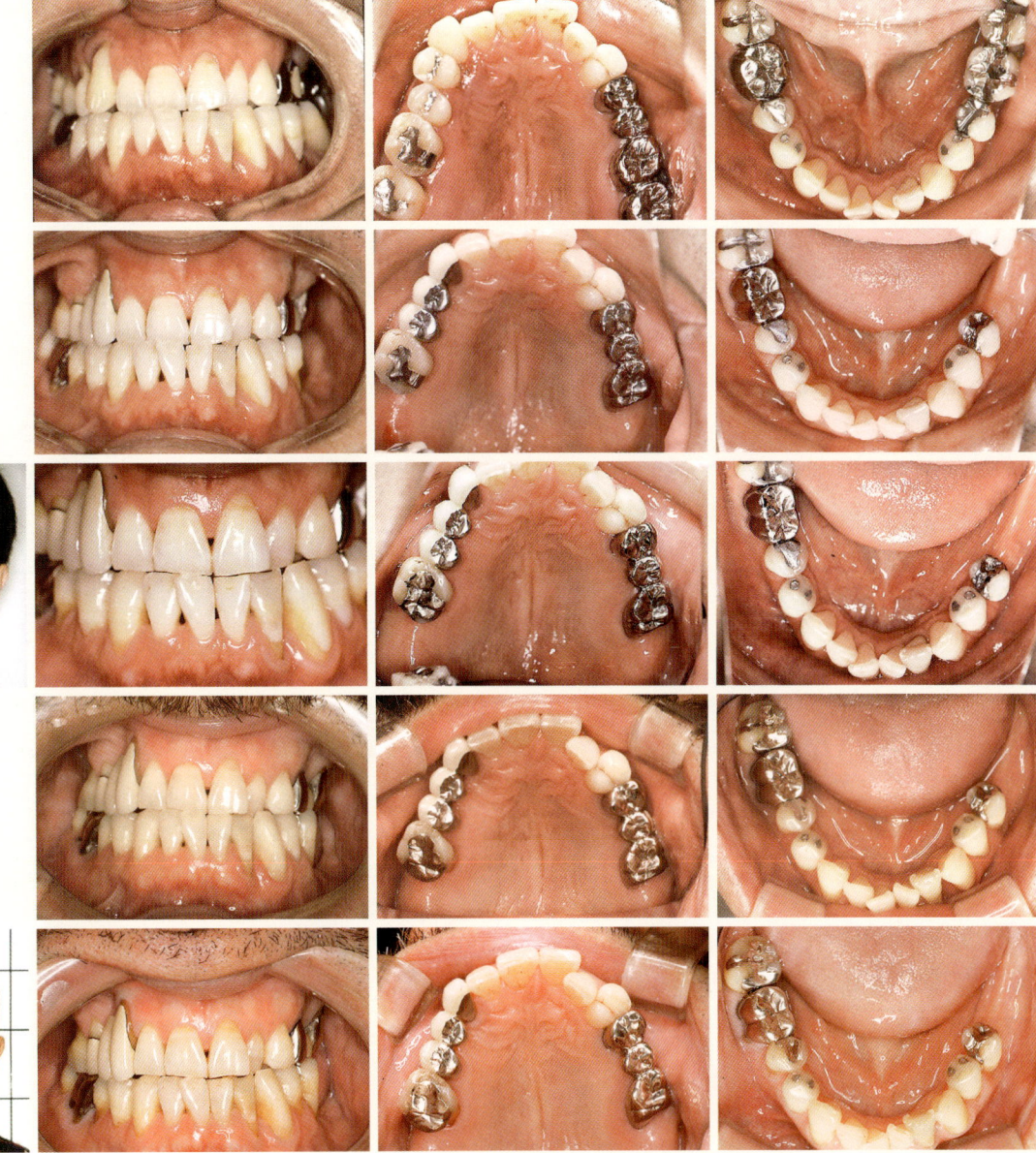

Story 読み解く鍵

2010年現在で20年経過するが安定した経過をたどっている。顔写真は成人ではあまり撮影しないが、あれば時間の経過を感じさせるものである。

Case 50　広汎性侵襲性歯周炎　安定しているが、咬合力に注意

| 着眼点 | 歯周組織の健全さに驚く |

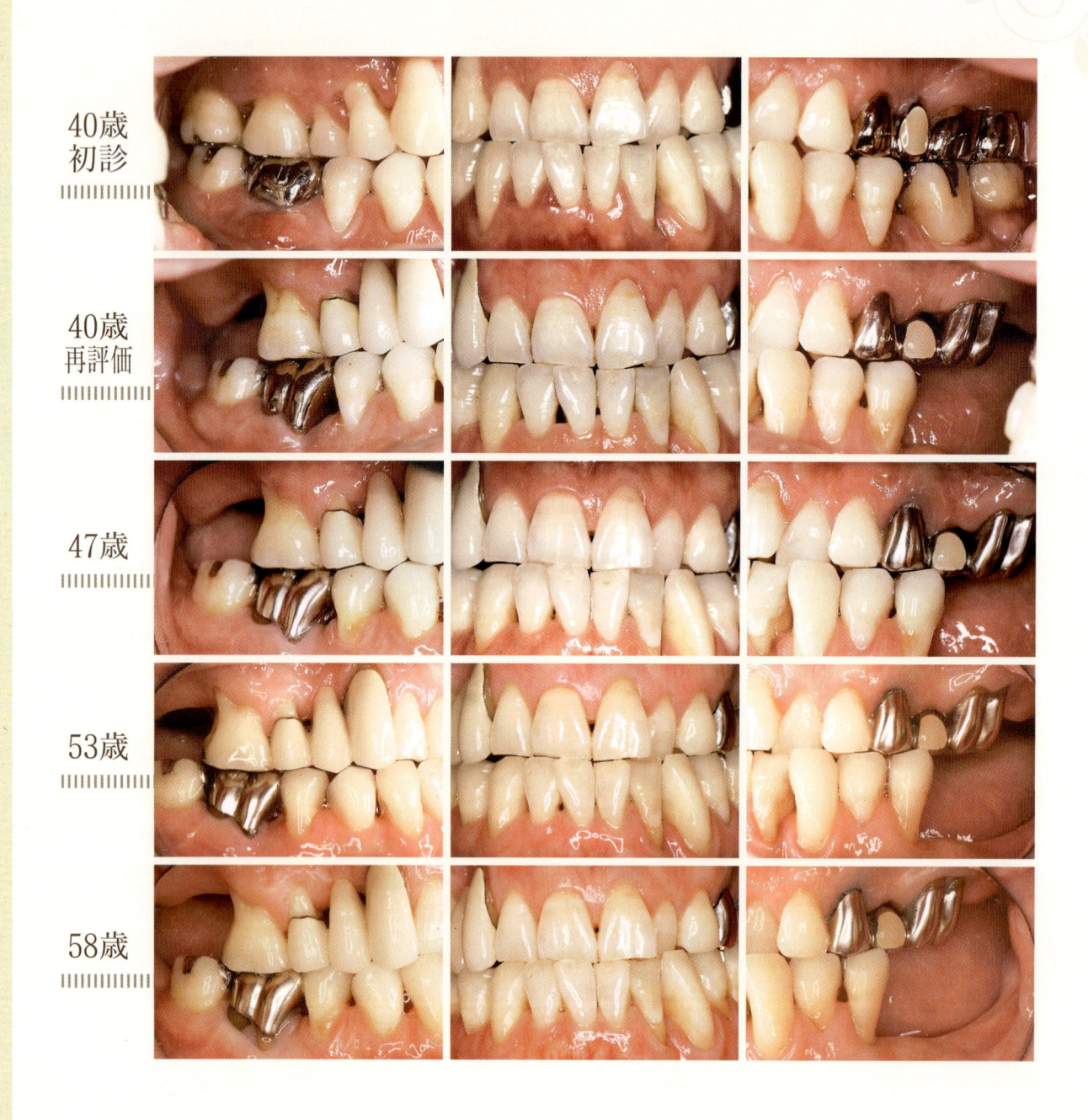

40歳 初診

40歳 再評価

47歳

53歳

58歳

Science 読み解く鍵

6⏋の近心根は破折傾向があり心配であるが、歯周組織は美しい。

Case 50 広汎性侵襲性歯周炎　安定しているが、咬合力に注意

| 着眼点 | ⑥はそろそろ限界だが、それ以外の問題は20年間なし |

40歳

44歳

47歳

51歳

55歳

59歳

Science 読み解く鍵

⑥は初診時に抜歯の適応に近かったがいよいよ心配である。それでも20年、歯周の問題、う蝕の問題に苦労をしなかったことは、本人にとって良かったが、医院にとっても貴重な経験になった。

217

Case 51

【患者データ】
初診日：1982.6.15
生年月日：1954.2.7
初診時年齢：28歳
性別：男、28年経過、最近はメンテナンスに来ていない
主訴：③4⑤ Br.の痛み

初診より28年経過　現在はメンテナンスに来院していない 若年に発症した限局性侵襲性歯周炎

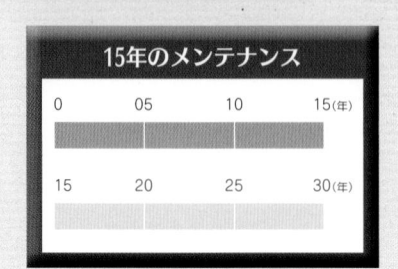

15年のメンテナンス

| 0 | 05 | 10 | 15(年) |
| 15 | 20 | 25 | 30(年) |

AUTHOR'S COMMENT

初診時28歳、男性。主訴は③4⑤ブリッジの痛み。開業直後の来院で、歯周病に対する知識も技術もなかった。主訴の対応のみしている。今では歯周治療の本はあふれるほどあるが、当時は歯周病の教科書すらなかった時代である。

5年後に再来院、主訴は2̄1̄の歯肉の腫れであった。この時点で、初診時のパノラマエックス線写真を見直すと、すでに6̄|4、2̄1̄に骨吸収が写っていた。当時は歯周病が20代で発症するとは思ってもいなかった。この時点から歯周治療を開始した。4は歯周外科手術、他部位はSRPを行った。歯周治療の応答は良く、ホームケアも完璧に行っていた。15年ほどメンテナンスに通院していたが、その後メンテナンスに来院しなくなった。

歯周治療後19年目（初診より24年目）に7̄|疼痛で来院した。7̄|は歯根破折で抜歯をした。補綴は希望しなかった。その後しばらくメンテナンスに来ていたが、再び中断、2年後に|7̄疼痛で来院、今度は|7̄歯根破折であった。2̄1̄、|4の歯周組織はずっと安定している。

本症例は、若年に発症する歯周炎としては初めての経験であり、その治療が24年間安定していることを見ることができたが、歯根破折で2本の歯を失った。患者は、現在56歳であり、今後も経過を見ていきたい。

着眼点　歯周病の知識が筆者に乏しく、歯周病の発症を見逃していた

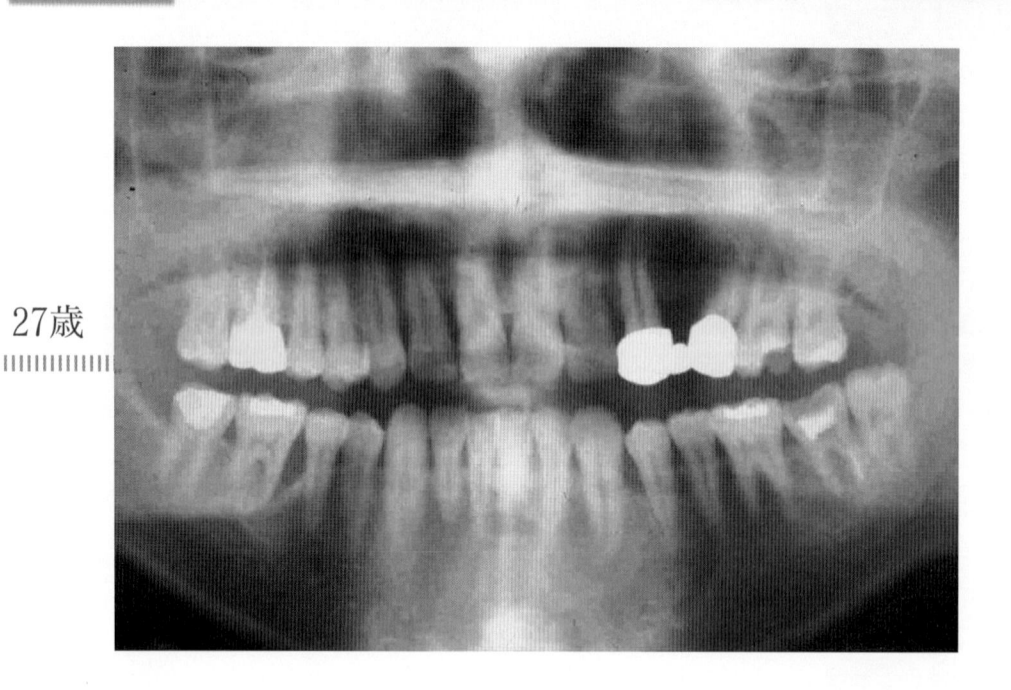

27歳

Science 読み解く鍵

初診時の記録はこのパノラマしかない。主訴は③4⑤ブリッジの痛みであった。1982年には歯周病学の教科書はほとんどなく、まして27歳で局所的な歯周炎が発症するとは考えていなかった。見直せば、6̄|4近心、2̄1̄|2の骨吸収がすでに始まっているのがわかる。しかし、知識がないと目の前にあっても見えないのである。ノンスモーカーである。

Case 51　初診より28年経過　現在はメンテナンスに来院していない若年に発症した限局性侵襲性歯周炎

着眼点　歯周炎が進行していたが、発症の早い歯周病と認識できていなかった

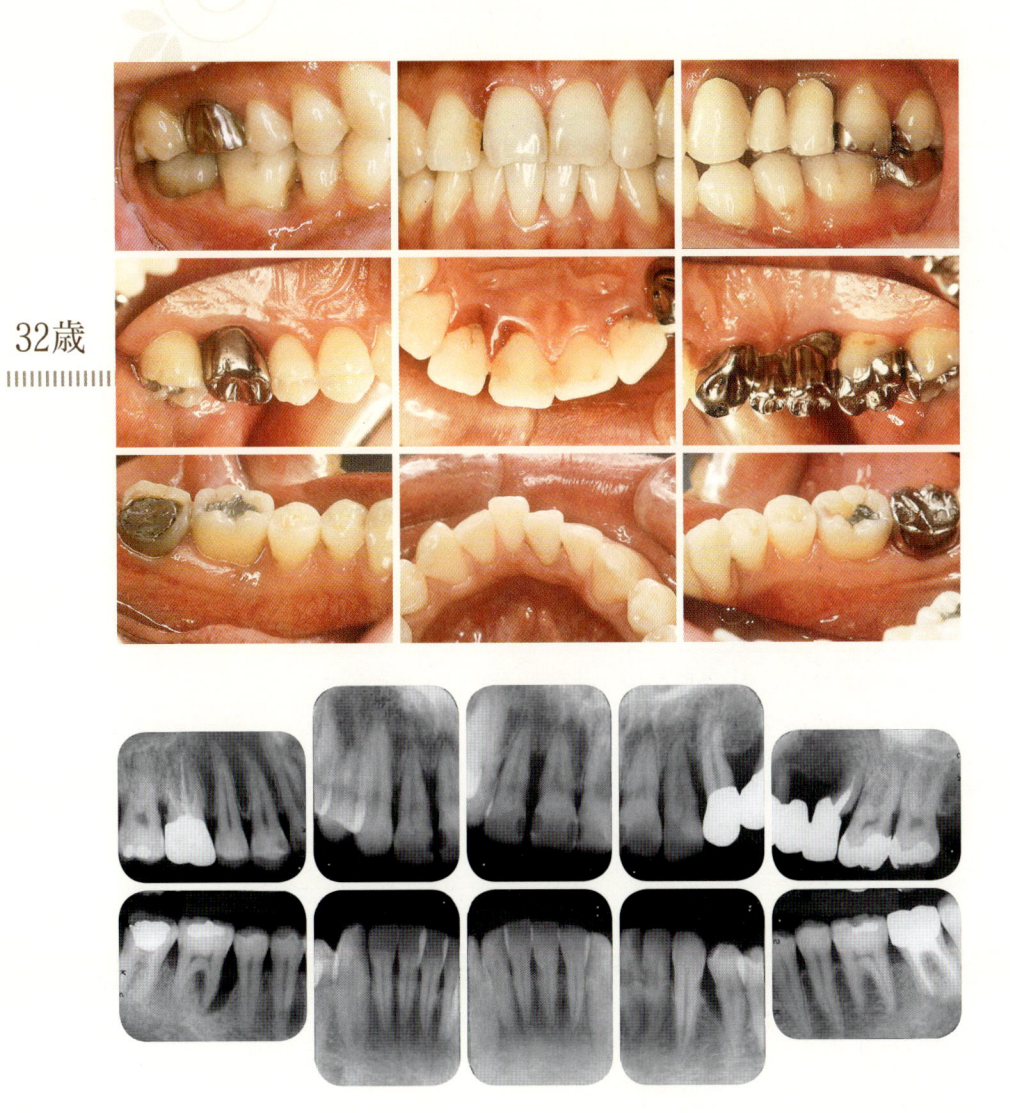

32歳

Science 読み解く鍵

5年後、2|1の歯肉腫脹を主訴として来院した。エックス線写真と歯周チャートから部分的に進行した歯周炎が認められた。6|4は肉眼的には歯周炎とはわからず、1987年時点でもとまどいと治療への不安を感じていた。今なら発症の早い限局性侵襲性歯周炎と診断するだろう。

着眼点　技術の高いSRPの結果を実感した

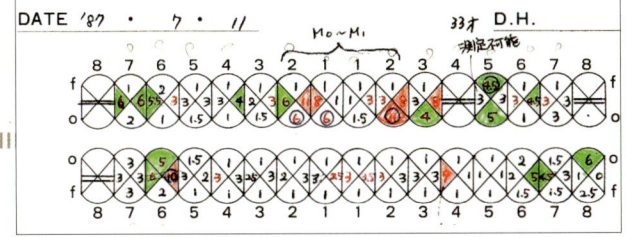

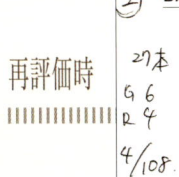

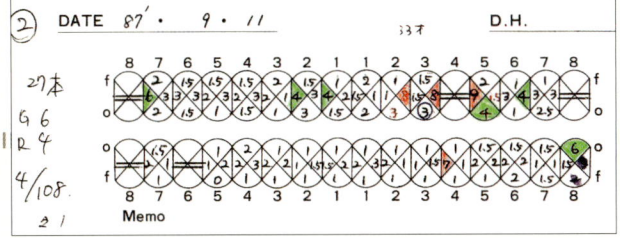

初診

再評価時

Science 読み解く鍵

2|1はSRPで十分に良い結果が得られている。技術の高いSRPの効果を目の当たりにし、医院の初期時代に得るところの多かった症例である。6|は抜歯している。|4はこの後歯周外科を行っている。今なら|4のような単根歯ではSRPだけで十分に対応できる。

219

Case 51　初診より28年経過　現在はメンテナンスに来院していない若年に発症した限局性侵襲性歯周炎

着眼点　侵襲性歯周炎でも適切な処置でコントロール可能

35歳

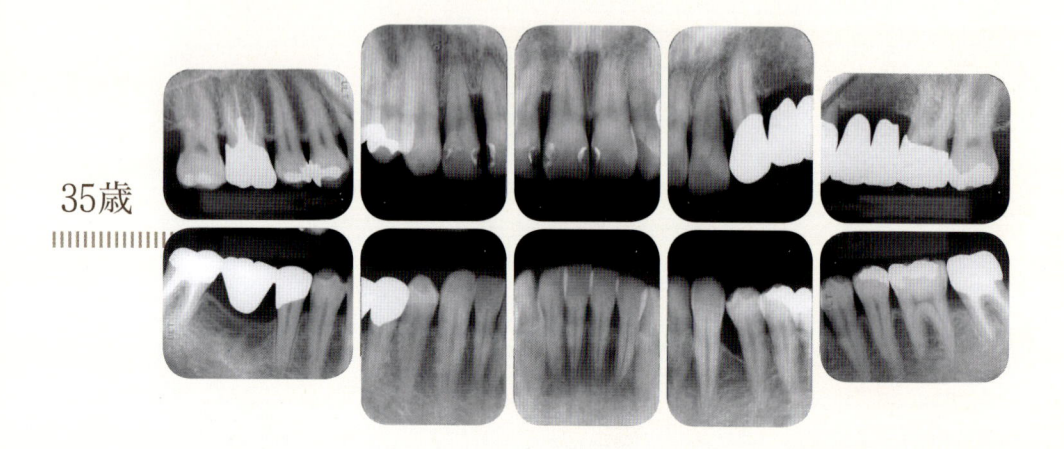

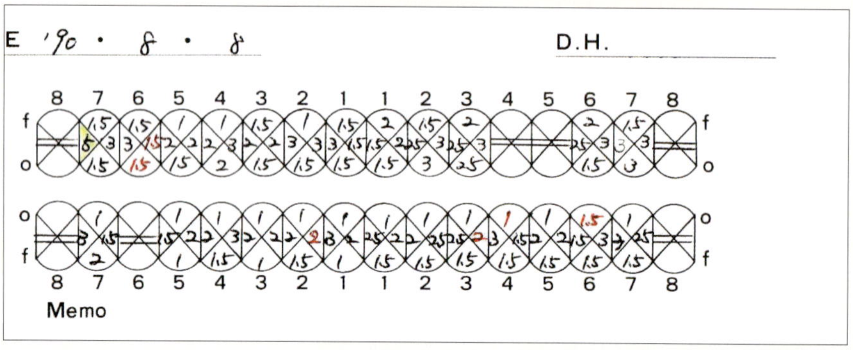

Science 読み解く鍵

歯周チャートも良い状態で、骨の状態も安定している。侵襲性歯周炎であっても適切な処置ができればほとんどの症例でこのような安定した結果が得られている。ノンスモーカーであることも大きな要素である。スモーカーの場合は治癒が悪く、長期経過を見ていると徐々に悪化していく。

着眼点　問題なし

40歳

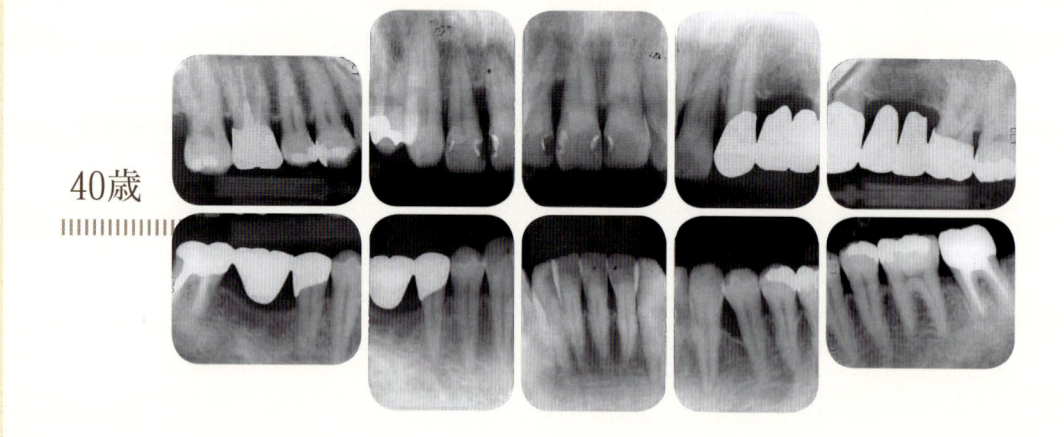

Case 51　初診より28年経過　現在はメンテナンスに来院していない若年に発症した限局性侵襲性歯周炎

着眼点　ホームケアとプロケアの賜物である

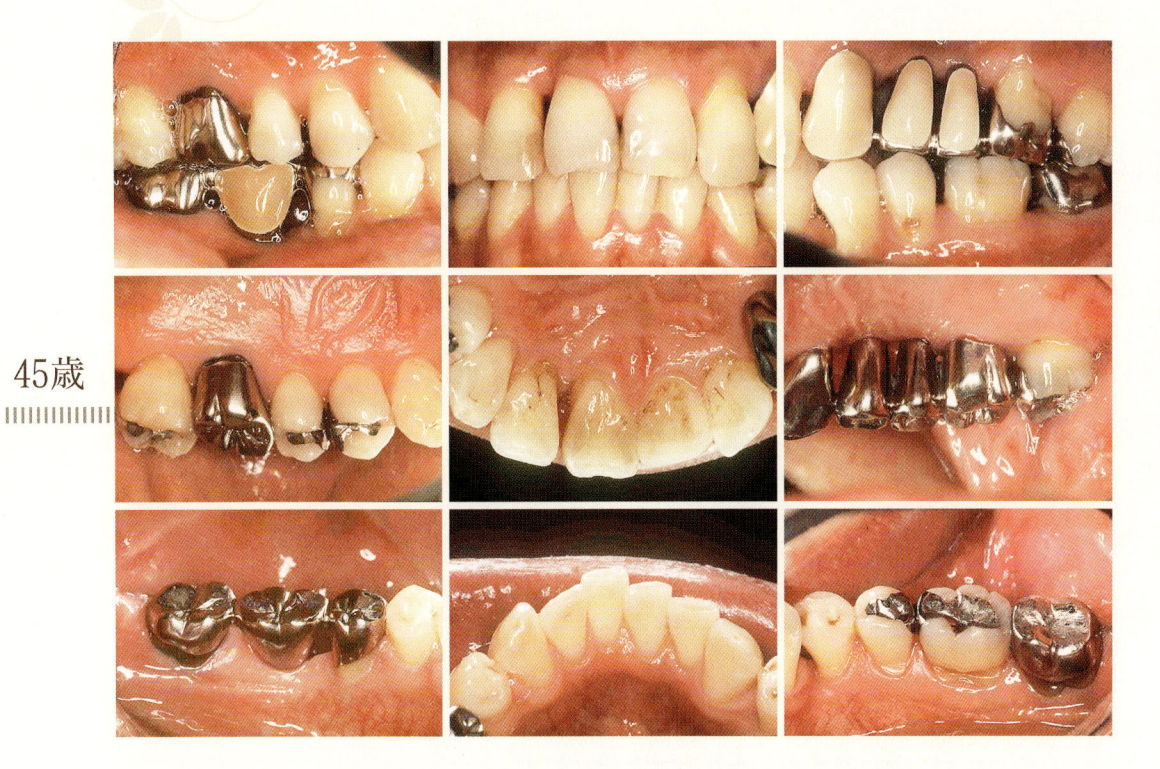

45歳

Story 読み解く鍵

いくぶん歯肉の退縮はあるが、ホームケアとプロフェッショナルケアがきちんとかみ合って良い状態が維持されている。15年ほどはメンテナンスに来院していたが、その後来院が遠ざかってしまった。

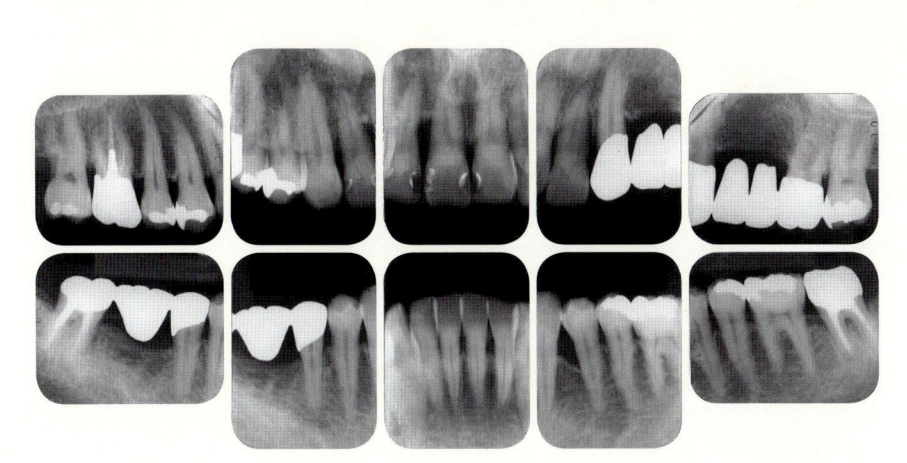

Case 51 初診より28年経過 現在はメンテナンスに来院していない若年に発症した限局性侵襲性歯周炎

着眼点 しばらくぶりの来院。7|歯根破折、本人の健康感も薄れている

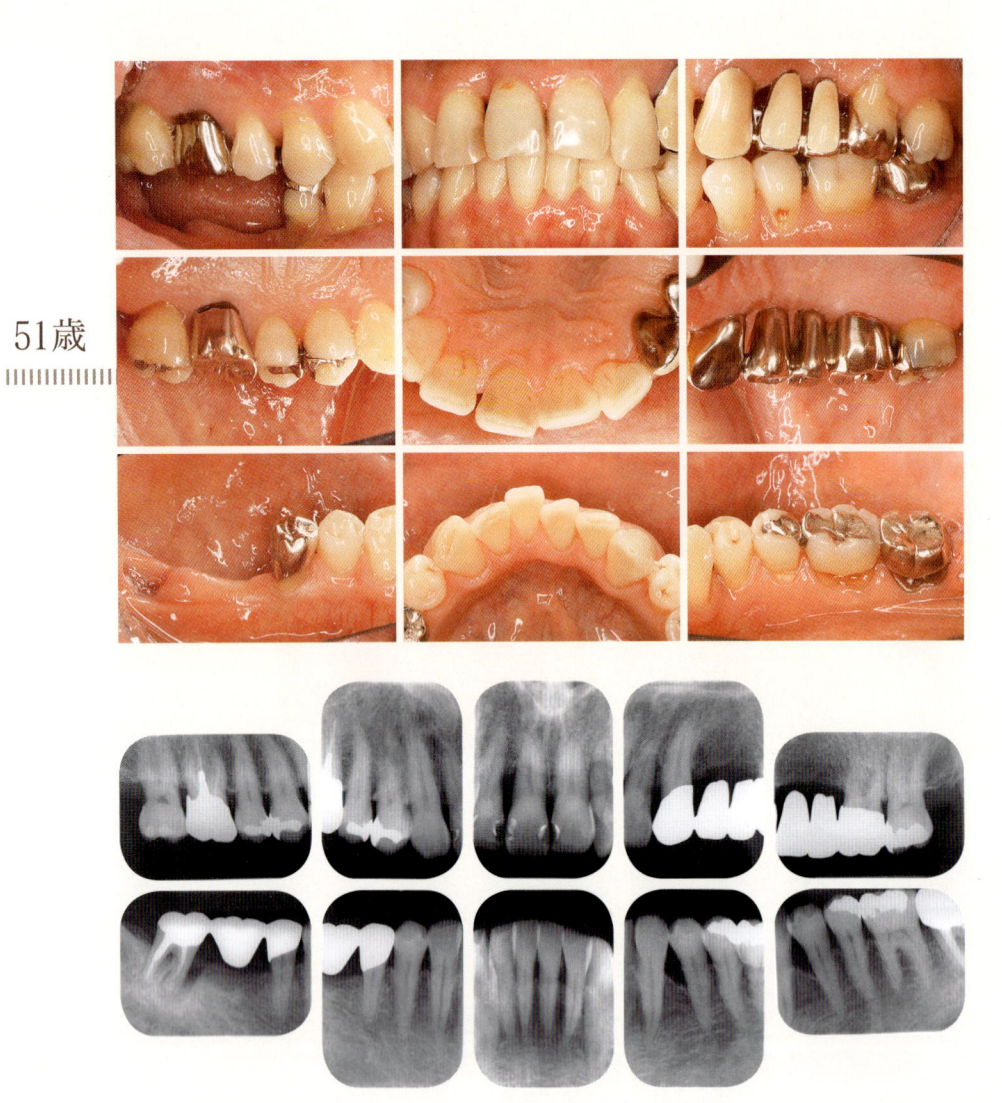

51歳

Science 読み解く鍵

歯周組織は安定しているが、7|の歯根破折を生じてきたため抜歯をした。欠損部の治療は希望しなかった。この2年後には|7が歯根破折してきたため抜歯している。

健康で口腔内も19年間問題がなかったため、本人の危機感が薄れてきている。ホームケアは完璧だが、咬合支持が減少しているため、今後注意が必要である。2 1|2は見事に安定した状態が続いている。

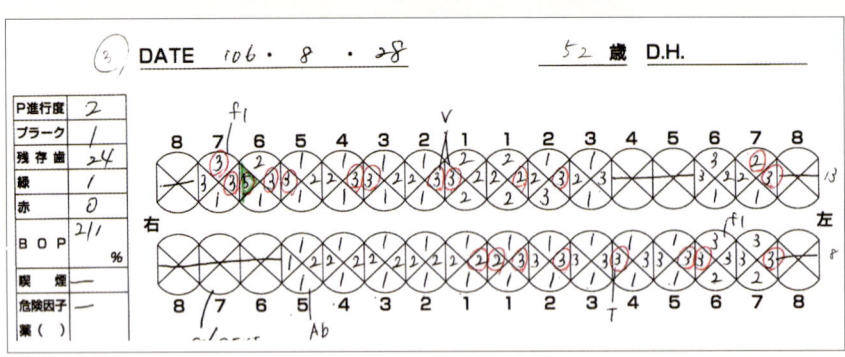

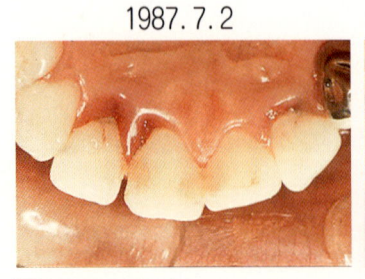

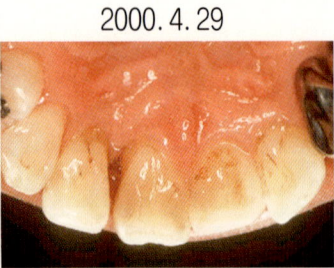

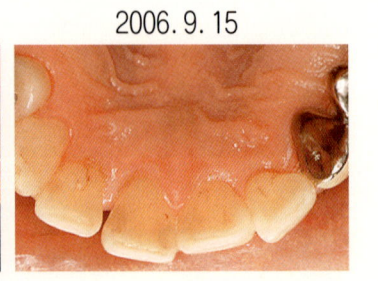

1987.7.2 2000.4.29 2006.9.15

7|歯根破折で来院した。

Case 51　初診より28年経過　現在はメンテナンスに来院していない若年に発症した限局性侵襲性歯周炎

上顎

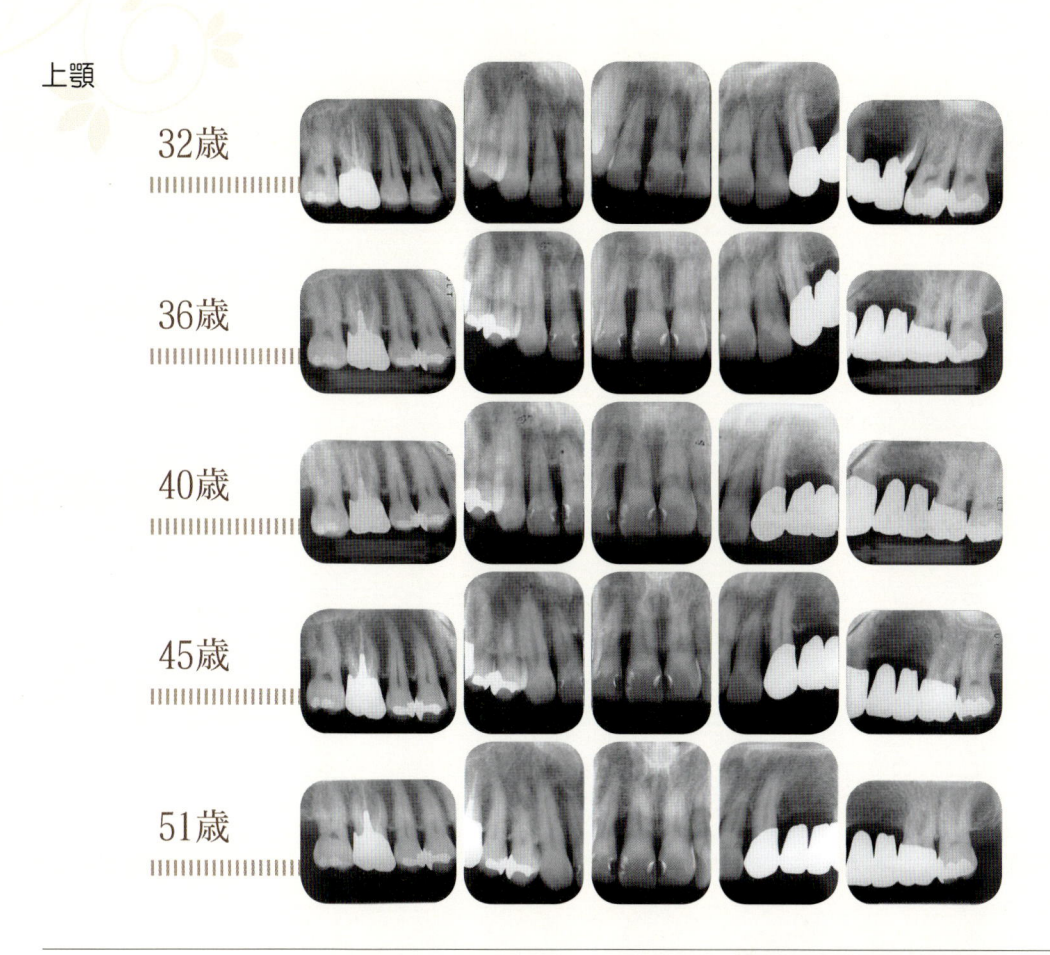

32歳

36歳

40歳

45歳

51歳

下顎

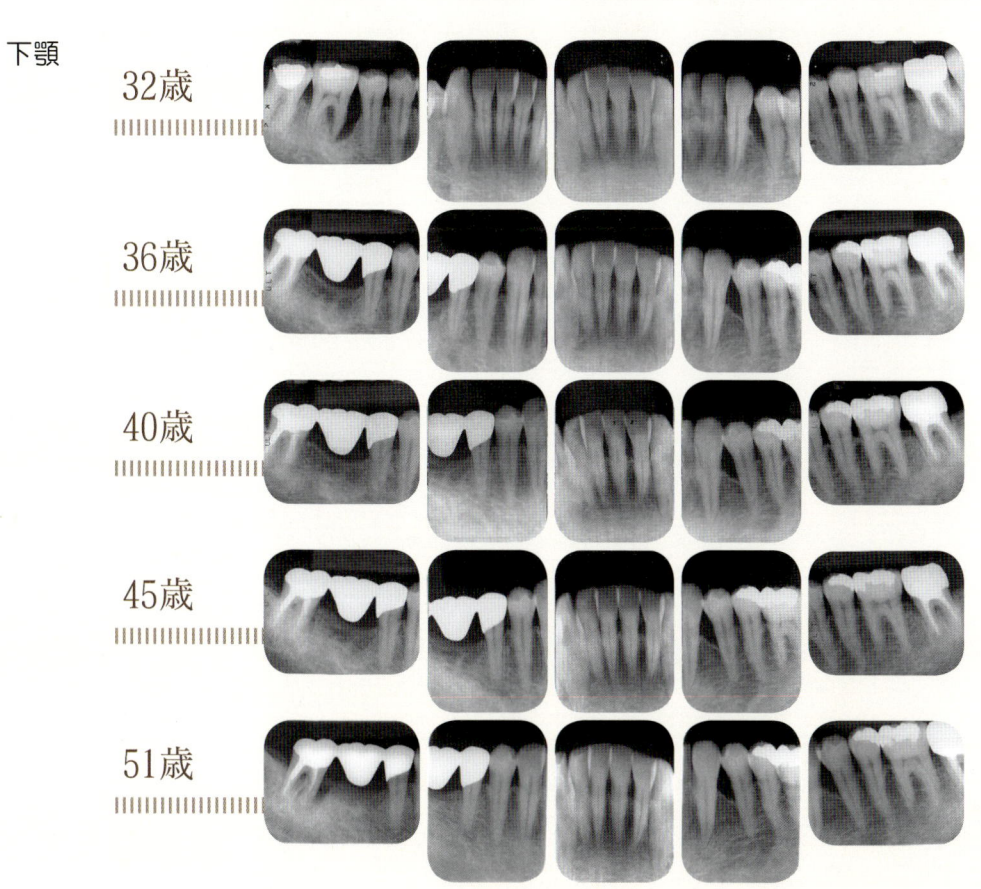

32歳

36歳

40歳

45歳

51歳

症例アーカイブス

治療技術の大切さを示す症例

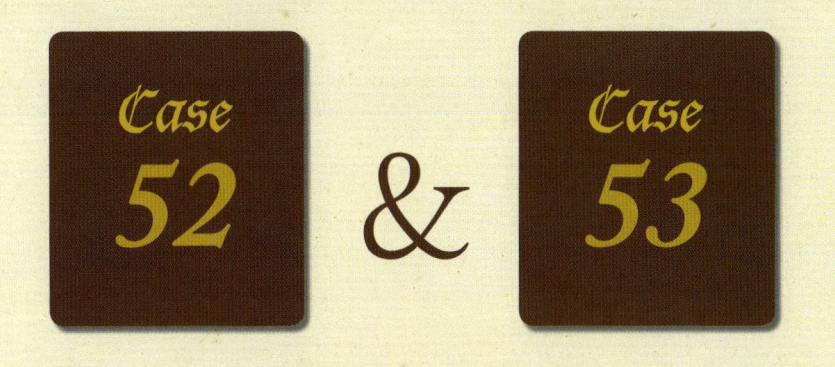

Case 52 & **Case 53**

盲目下でも明視下であろうとも、SRPの技術は非常に重要である。
適切に技術が発揮されればどんなことが可能かを症例から見てみよう。

Case 52

SRPの技術力が支えた中程度〜一部重度歯周炎

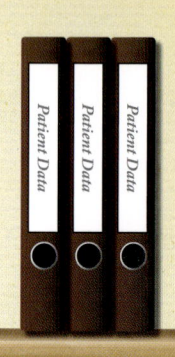

【患者データ】
初診日：1996.8.30
生年月日：1944.3.9
初診時年齢：52歳
性別：女
主訴：|1 がぐらぐら

12年のメンテナンス

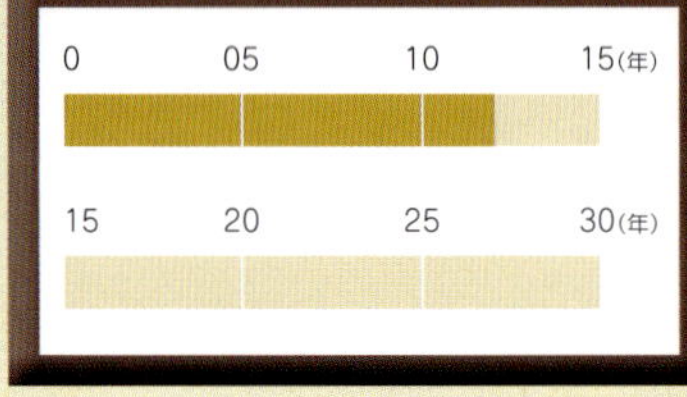

| 0 | 05 | 10 | 15(年) |
| 15 | 20 | 25 | 30(年) |

AUTHOR'S COMMENT

初診時52歳、女性。主訴は|1 がぐらぐらするとのこと。他府県より紹介で来られた。主訴の|1 は抜歯でもおかしくない状態であった。しかし隣在歯も弱く、抜歯をすれば抜髄を伴う6本ブリッジ程度にはなりそうであった。そこでまずSRPで歯肉縁下の感染の除去を試みた。SRPの時には歯の動揺のため指で押さえて施術をするほどであったが、術後経過は良好でSRPの技術力がよく示された例である。

12年後のメンテナンスでも安定している。歯周基本治療、SRPはよく聞く言葉であるが、施術の質によってどれほどの効果が得られるかを知る機会はほとんどない。このような症例を見てSRPの質の重要性を理解したい。

現在この患者は、股関節の置換手術をして通院が困難になって2年ほどメンテナンスが途切れている。歯周チャートに見られるように上顎大臼歯に中程度の歯周ポケットの再発傾向があり、メンテナンスは必要なので股関節の回復・リハビリ後、来院されるのを待っている状態である。

着眼点　動揺の大きい1|1に最低限の咬合調整とSRPで対応

52歳

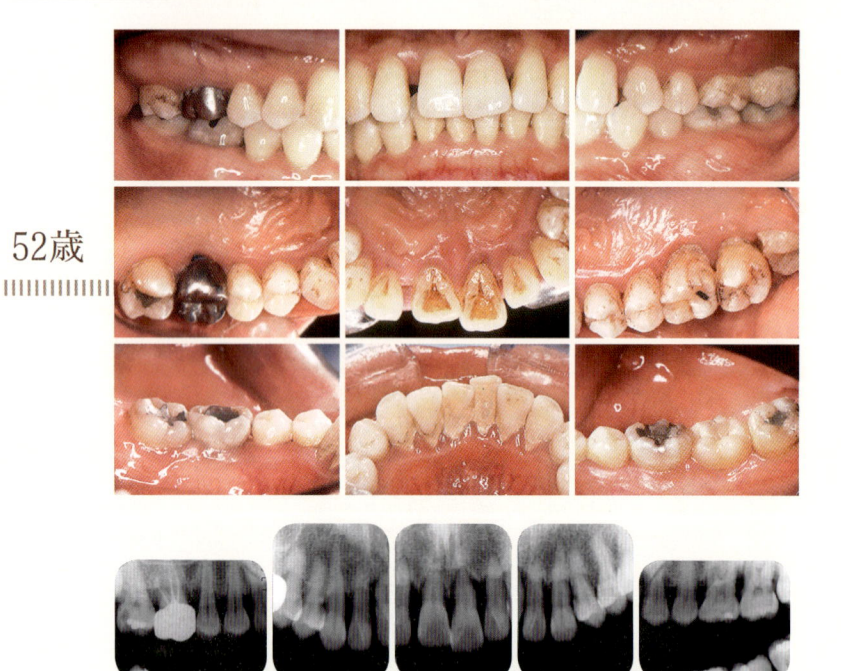

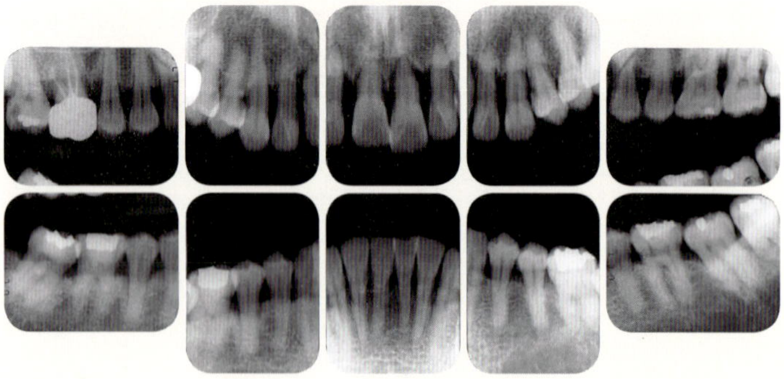

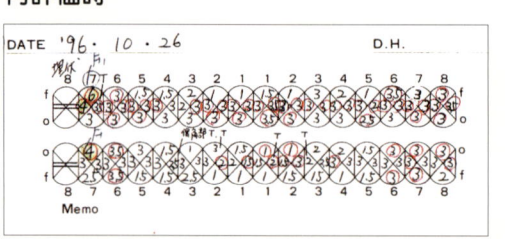

Science 読み解く鍵

初診時52歳、女性、ノンスモーカー。主訴は|1 がぐらぐらということであった。唇側は多少はブラッシングできているが、舌側はこれまで磨いたことがないとのことだった。1|1の動揺は大きかった。エックス線的には1|1は保存不可能である。

しかし、1|1を抜歯すると③②1|1②③のブリッジになりそうだったので、1|1のフレミタスを必要最小限の咬合調整で軽減させた後、SRPを行い5週間で歯周基本治療を終えた。歯周組織の経過は良好である。

しかしながら、52歳にして初めてブラッシング指導を受け、SRPを受けるというのは、やはり遅すぎる。歯科医療従事者すべてが反省すべきことだろう。

初診時

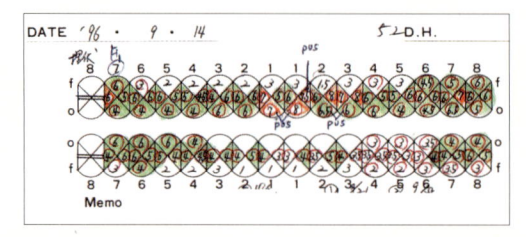

再評価時

Case 52　SRPの技術力が支えた　中程度～一部重度歯周炎

| 着眼点 | 適切なSRPの技術で歯肉退縮も最小限におさえられた |

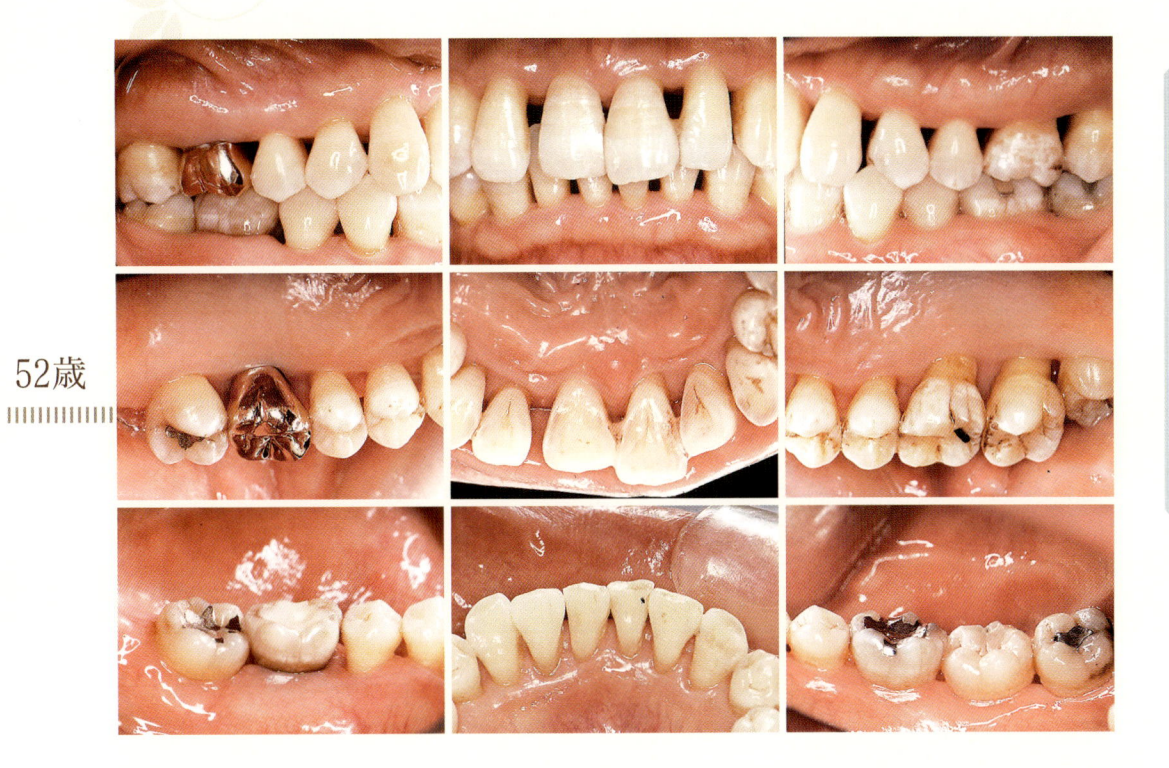

52歳

> Science
> 読み解く鍵
>
> 初診から4ヵ月後、修復補綴も終了したところである。1|1 2 はごくわずかにスーパーボンドで念のため暫間固定している。適切な技術のSRPの結果、歯肉の退縮も最小限におさえることができている。

| 着眼点 | SRPの技術により 1|1 もその後の咬合調整なしに安定 |

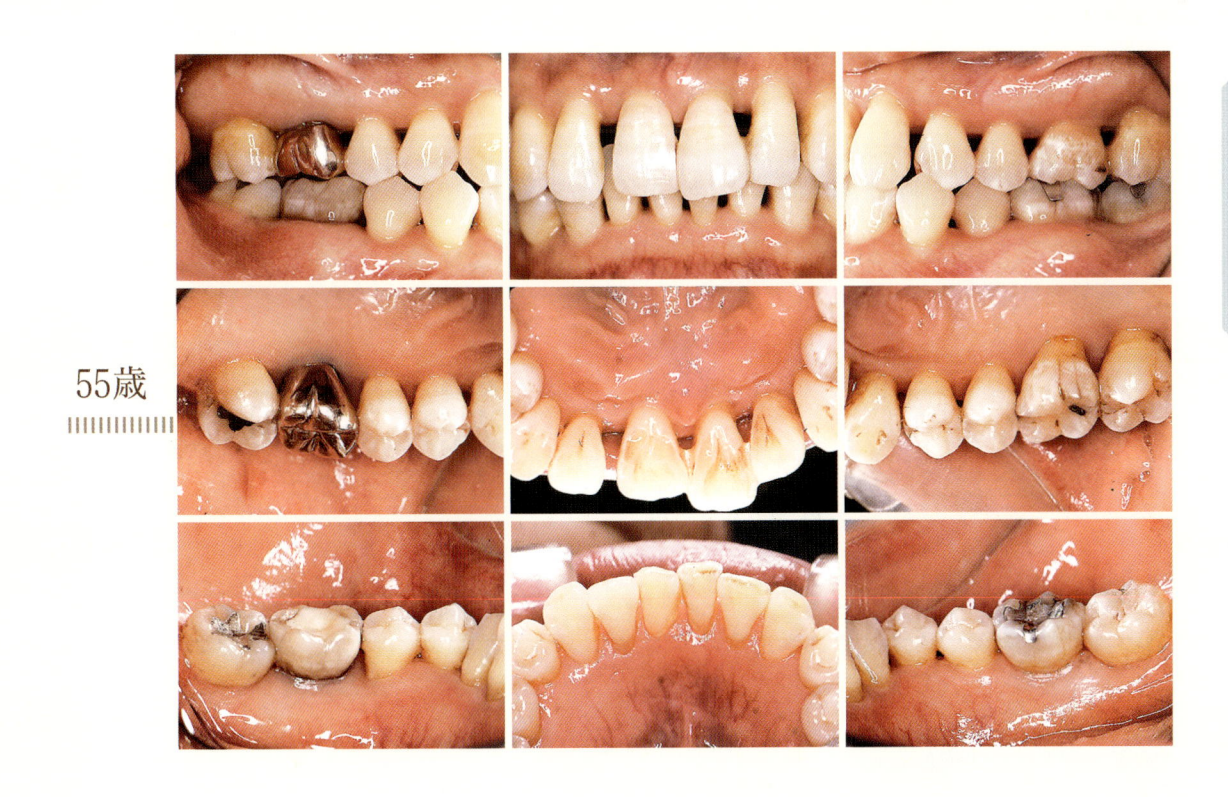

55歳

> Science
> 読み解く鍵
>
> 3年後、1|1 はまったく動揺もなく機能している。その後、咬合調整は行っていない。

227

Case 52　SRPの技術力が支えた　中程度〜一部重度歯周炎

着眼点　1|1や中程度の歯周ポケットも質の高いSRPで安定

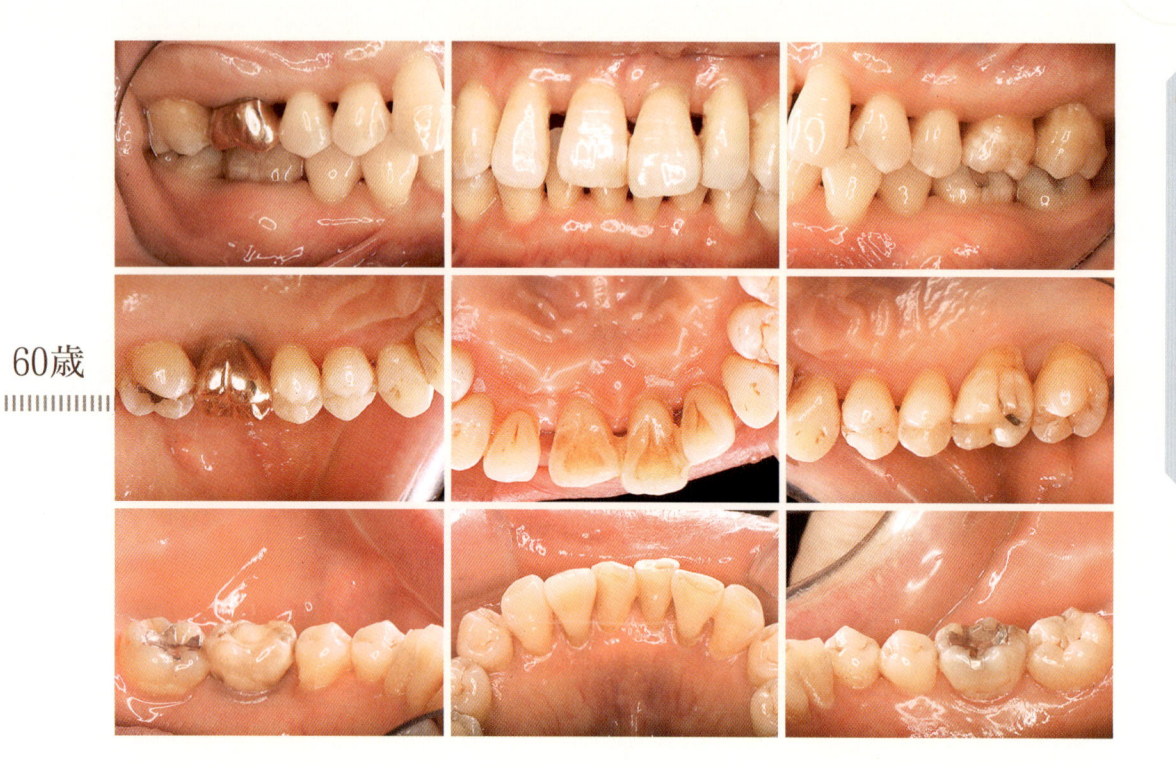

60歳

Science 読み解く鍵

8年後、変わらず良好な状態を維持している。ここでも1|1や臼歯部の中程度歯周ポケットが質の高い(これが重要である)SRP、そしてメンテナンスにより安定していることがよくわかる。

Case 52 SRPの技術力が支えた　中程度～一部重度歯周炎

| 着眼点 | その後、咬合治療をしなくても 1|1 は依然として安定 |

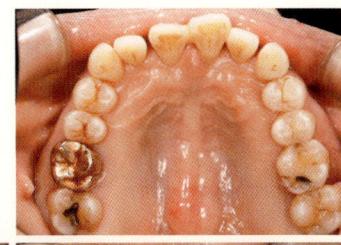

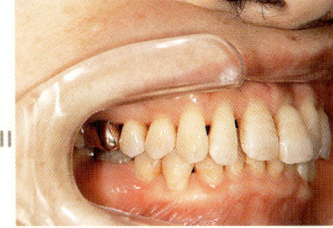

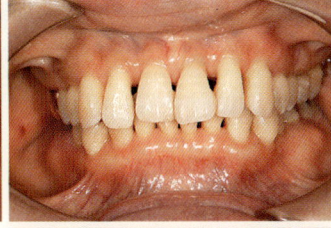

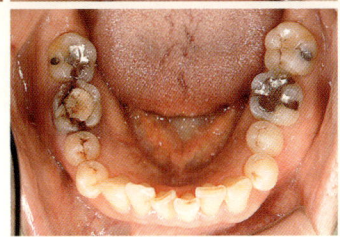

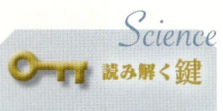

64歳

Science 読み解く鍵

初診より12年後、エックス線写真からも 1|1 の骨組織は安定している。口蓋隆起などからクレンチングの疑いもあるが、特に咬合に関する治療は行っていない。

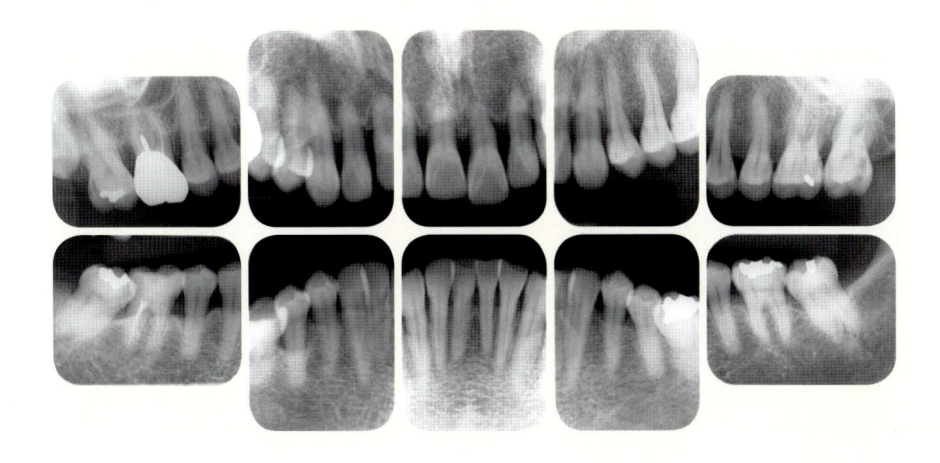

Case 52　SRPの技術力が支えた　中程度〜一部重度歯周炎

着眼点　経年的に歯肉の退縮が起きていない理由は、質の高いSRPが行われてきたことによる

52歳

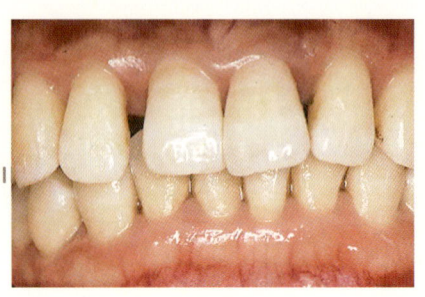

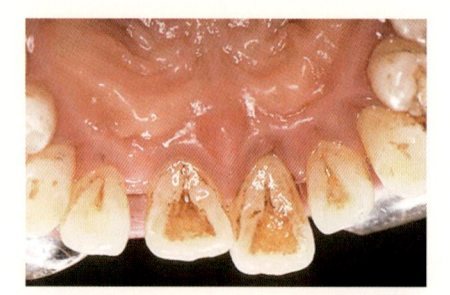

1996.10.12
3 2 1 | 1 2 3
SRP後

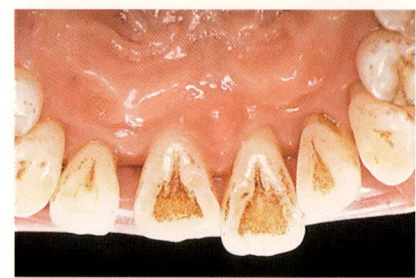

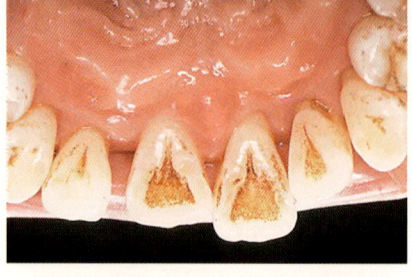

再評価

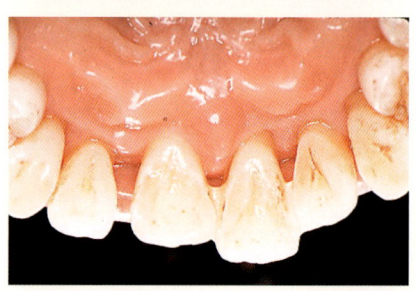

1996.12.14
再再評価

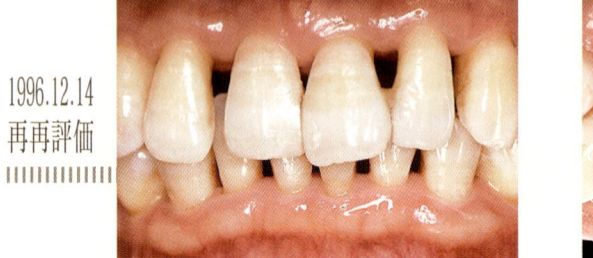

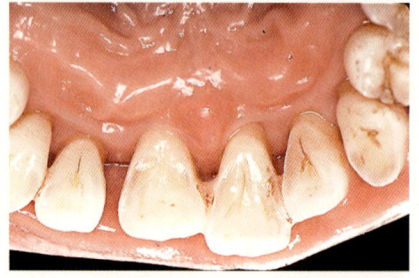

55歳

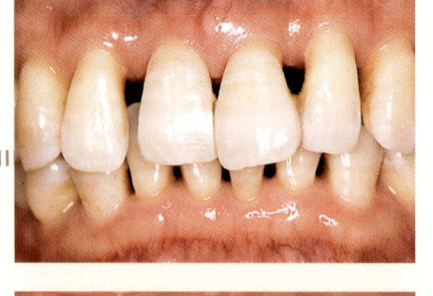

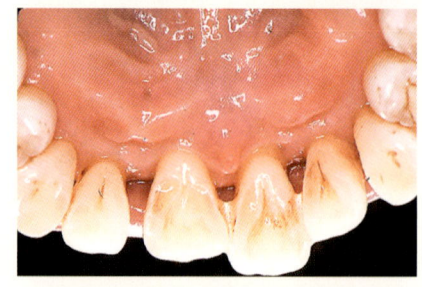

60歳

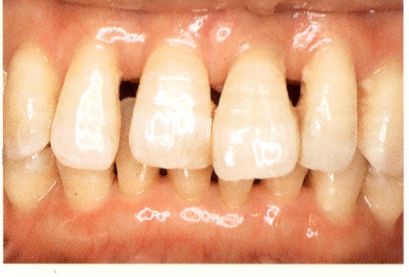

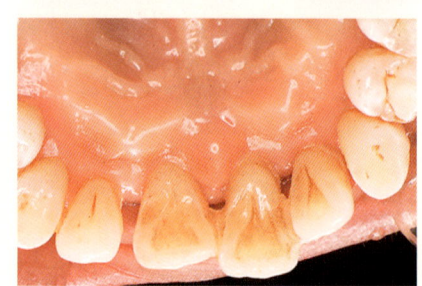

Science 読み解く鍵

初診時、3 2 1 | 1 2 3 SRP後、再評価、再再評価と細かく1|1を見てみると、大きな歯肉の退縮が生じていないことがわかる。SRPで歯肉を傷つけると必ず歯肉は退縮する。SRPの質の高さが重要なことがここからもわかる。3年後、8年後も同じ状態が維持できている。

歯間乳頭は、適切にSRPできれば一時退縮をしても、数年すれば徐々にクリーピングしてきて、歯間ブラシのサイズを小さくすることが多い。

Case 52　SRPの技術力が支えた　中程度〜一部重度歯周炎

着眼点　上顎大臼歯にポケットが生じてきている

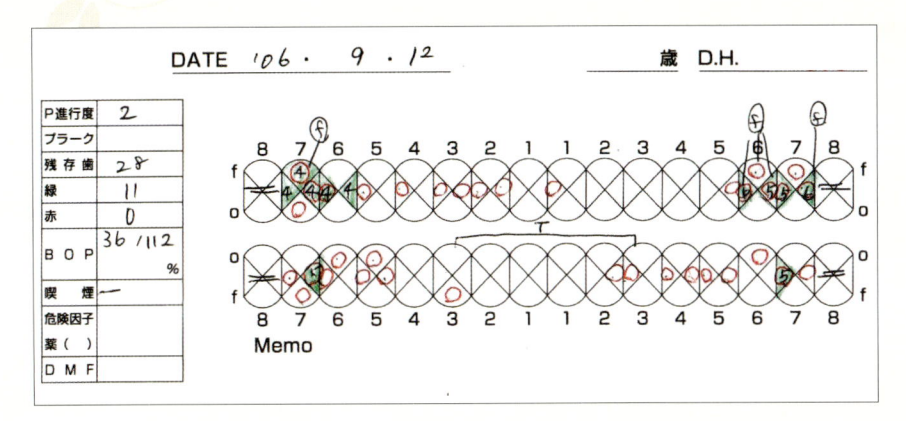

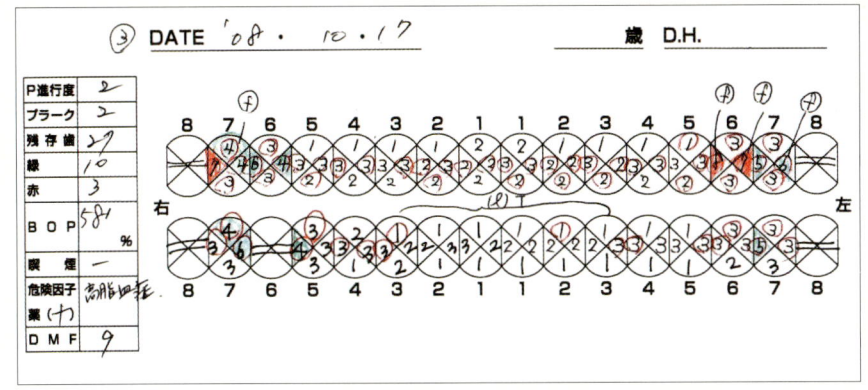

着眼点　1|1の骨の著しい改善もSRPにより原因が除去され、生体が治癒に向かったからに他ならない

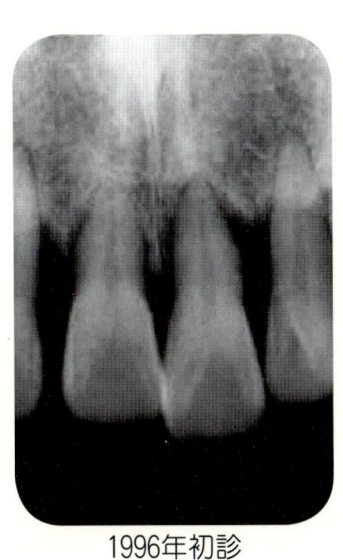

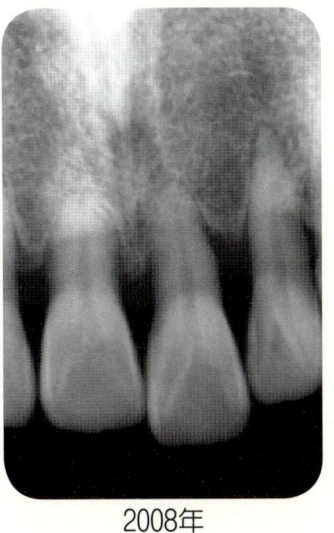

1996年初診　　2008年

Science 読み解く鍵

エックス線写真で比較すると初診と12年後では、1|1の骨の改善が著しいことがわかる。正しい質の高いSRPで病因が除去・軽減されれば、生体は治癒に向かう。この時、咬合調整などは最小限しか行っていない。このことからも力の問題を過大視してはならないことがわかるだろう。

臼歯部の歯周ポケットはやや不安定であるが、遠方からの通院で現在股関節の置換手術を受けてリハビリ中のため、今後注意が必要である。この症例では、SRPやメンテナンスが実は非常に技術を要するものであることを理解しておきたい。

Case 53

【患者データ】
初診日：1996.5.1
生年月日：1960.11.04
初診時年齢：35歳
性別：女
主訴：右上の奥歯が痛い

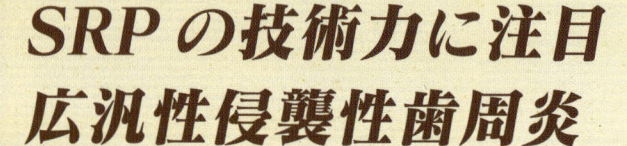

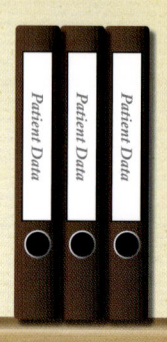

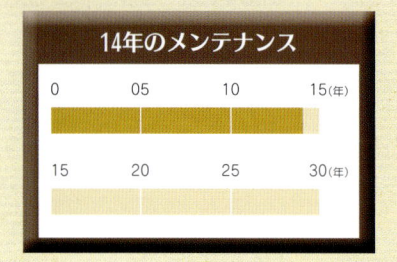

SRPの技術力に注目
広汎性侵襲性歯周炎

14年のメンテナンス

AUTHOR'S COMMENT

初診時35歳、女性。主訴は右上奥歯が痛い。7の付着が喪失しており8の埋伏歯とともに抜歯をした。全顎的に重度歯周炎であった。ここでは3の骨透化像に注目してみたい。唇側の歯周ポケットは13mmあり、保存不可能といえないまでも歯周外科が必要と考えられる状態であった。

この症例は、SRPのみで14年間、歯周炎の再発もなく経過している。臼歯部の骨喪失も一定の安定を示している。3のエックス線的な骨透化像はなくなり、歯肉の退縮は生じているが進行性ではなく、患者も気にしていない。ここでもSRPの技術力が大きく術後経過に影響を与えていると思う。メンテナンスには家族で来られていて、子供たちはカリエスフリーで育っている。

着眼点 年齢のわりには付着の喪失が著しい

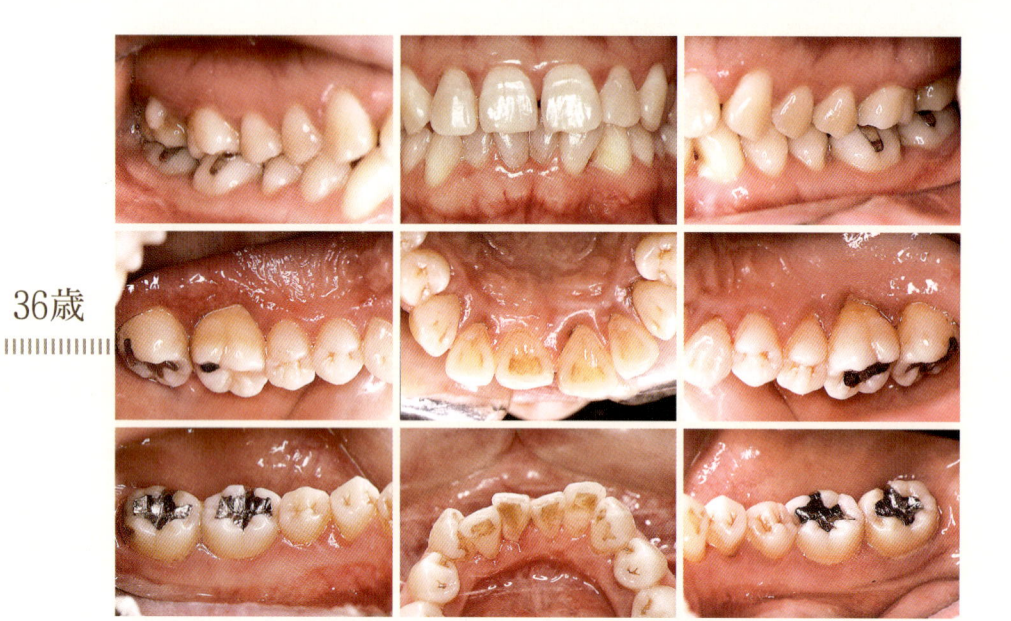

36歳

Science 読み解く鍵

35歳女性、ノンスモーカーである。プラークや歯石はあるが35歳にしては付着の喪失が著しい。今なら広汎性侵襲性歯周炎と診断されるだろう。全顎的に骨の吸収が進んでいるが、ここでは3に注目してみたい。

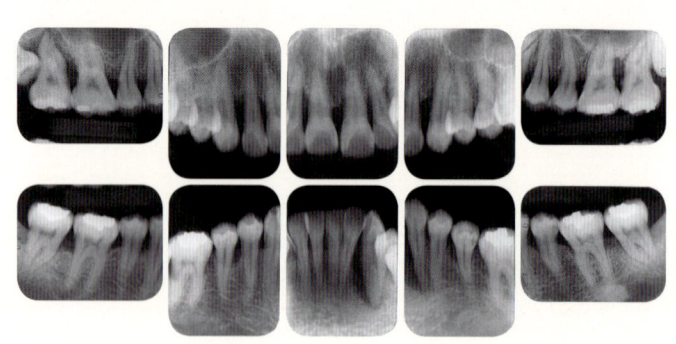

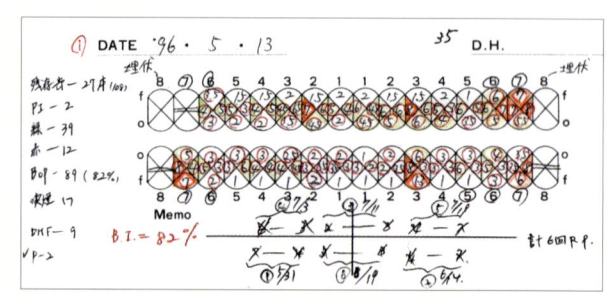

Case 53　SRPの技術力に注目　広汎性侵襲性歯周炎

| 着眼点 | 再評価時SRPのみで対応。歯肉の反応は良好である |

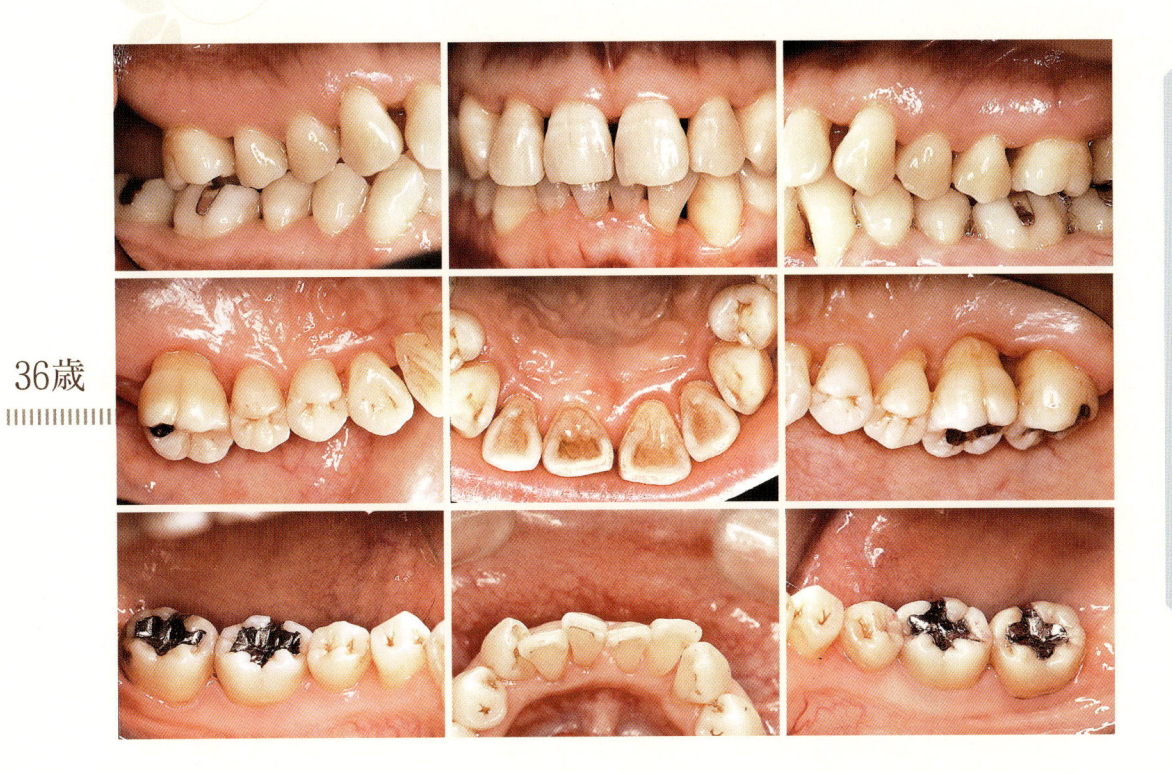

36歳

Science 読み解く鍵

3ヵ月後の再評価時。SRPのみ行っている。主訴の7]と埋伏していた8]は抜歯している。出血点はまだ多いが、歯肉は全体として治療によく応答している。[3は13mmの歯周ポケットがあり、エックス線写真でも骨吸収が著しかったが、改善傾向を見せている。

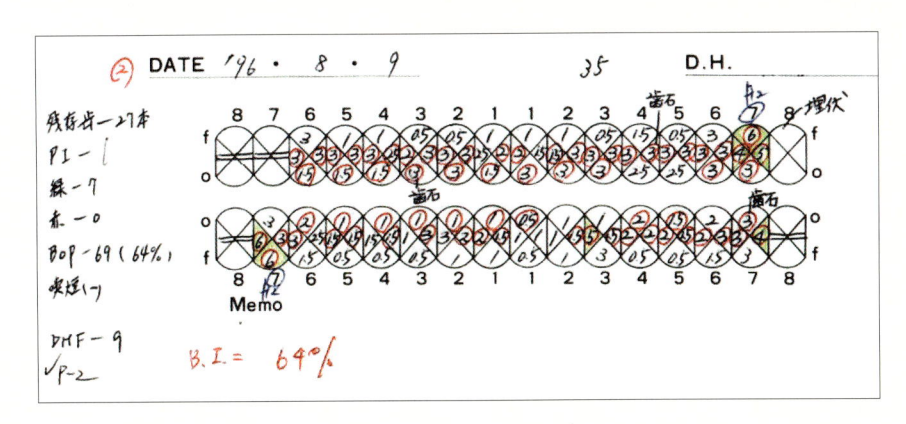

Case 53　SRPの技術力に注目　広汎性侵襲性歯周炎

着眼点　1年後。抜歯か歯周外科となる可能性の高かった ③ も SRP のみで安定

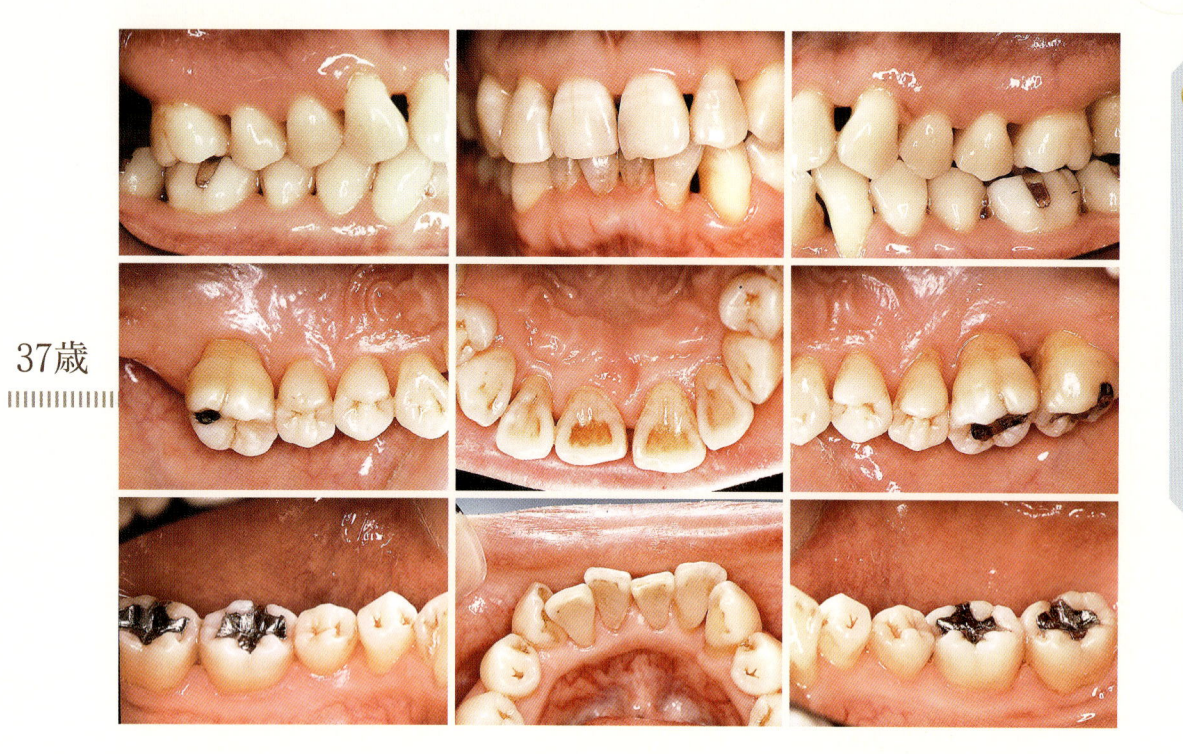

37歳

Science 読み解く鍵

1年後のメンテナンス時。歯周組織はさらに安定してきており、当初抜歯や歯周外科手術も考えられた ③ は、歯肉の退縮が少し生じているものの安定している。ここでも SRP の技術力がいかに大切かがよくわかると思う。

Case 53　SRPの技術力に注目　広汎性侵襲性歯周炎

着眼点　咬合調整もせず、SRPのみでみちがえるような回復をみせている

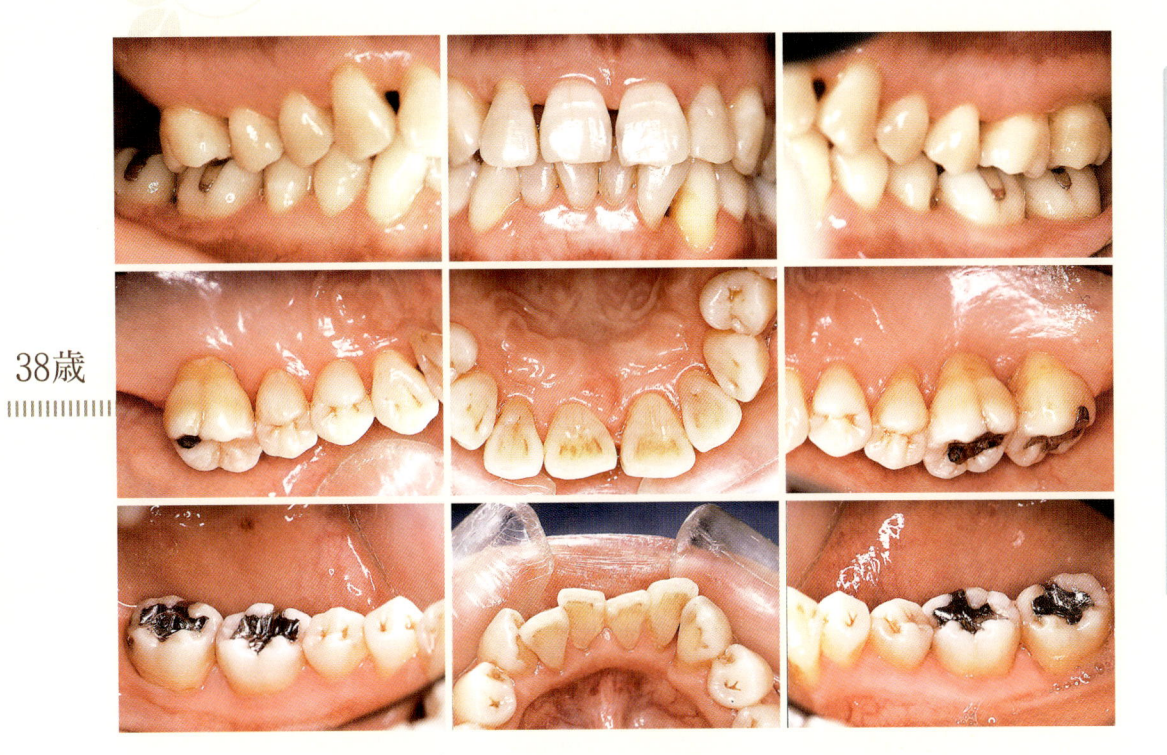

38歳

Science
読み解く鍵

2年後。さらに歯周組織は安定をしてきて出血点も減少してきている。「7」の骨透過像は、ほぼなくなっている。臼歯部を含めて骨も安定を示している。

もしこの患者が、もっと来院が遅れていたらどうなっていただろうか。この症例では咬合調整も行っていない。

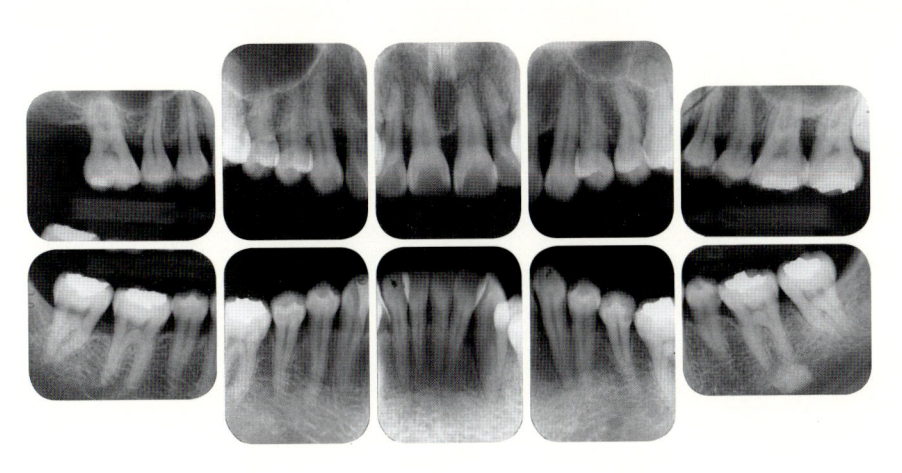

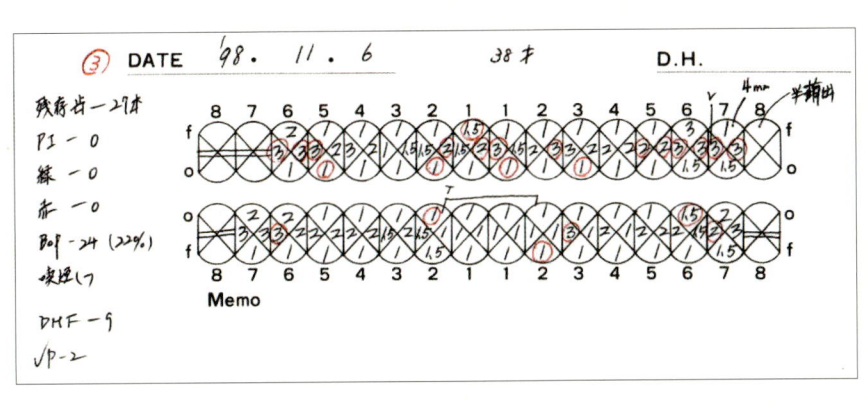

Case 53　SRPの技術力に注目　広汎性侵襲性歯周炎

| 着眼点 | 患者に毎回満足感を与えられるメンテナンスの「質」が大変重要である |

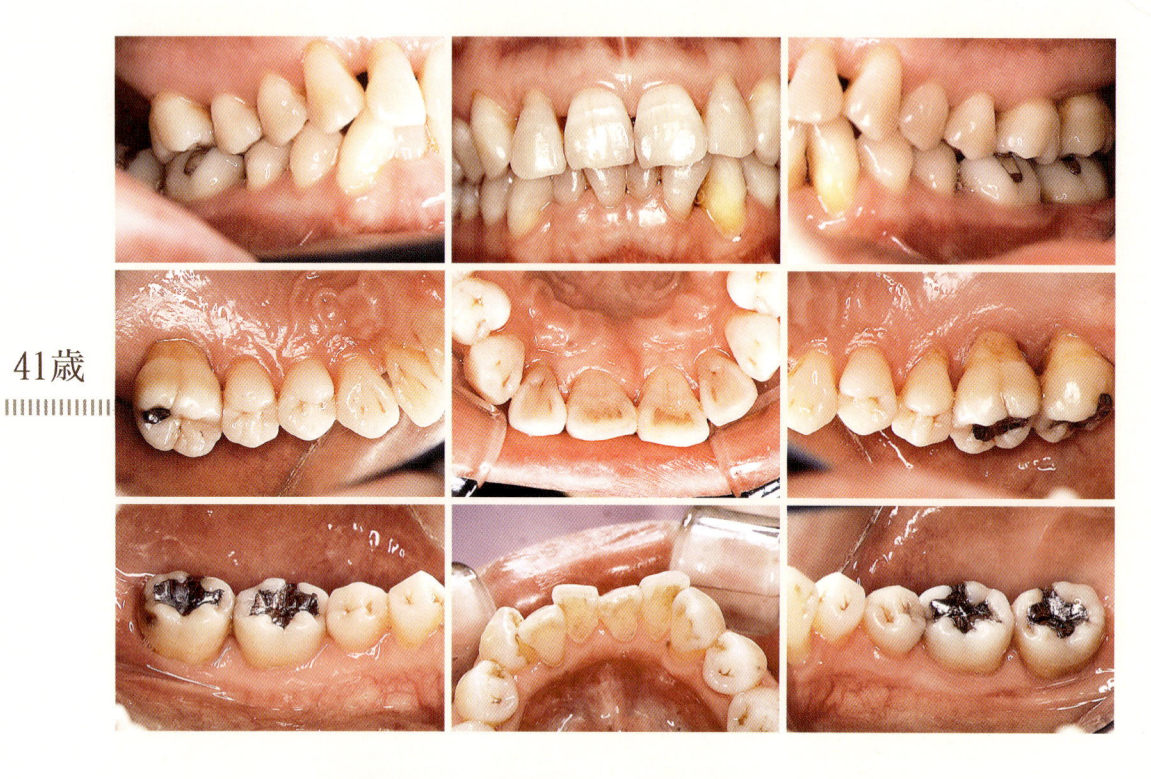

41歳

Science 読み解く鍵

5年後。変わりなく安定している。メンテナンスには3ヵ月に一度来院している。メンテナンスでは毎回同じことを繰り返すわけだが、それでも患者が来て良かったと思えるだけの質の高さが必要である。

修復治療の美しさや質の高さはよく語られるが、ブラッシング指導やSRPやメンテナンスも実は非常に質を要求されるものであることを強調しておきたい。

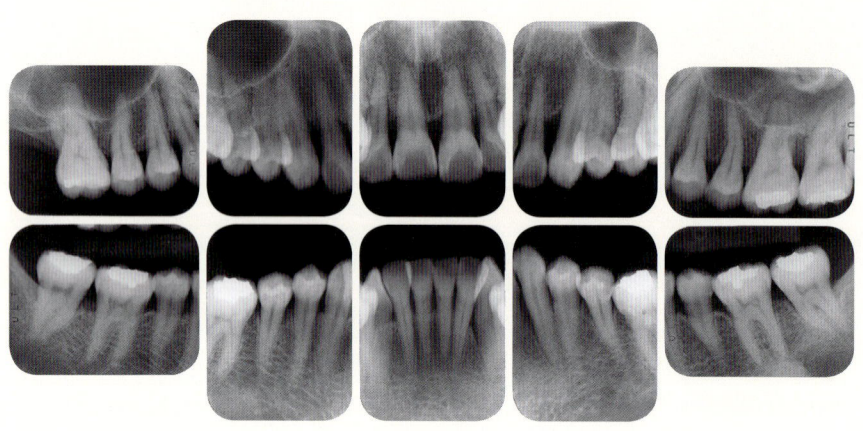

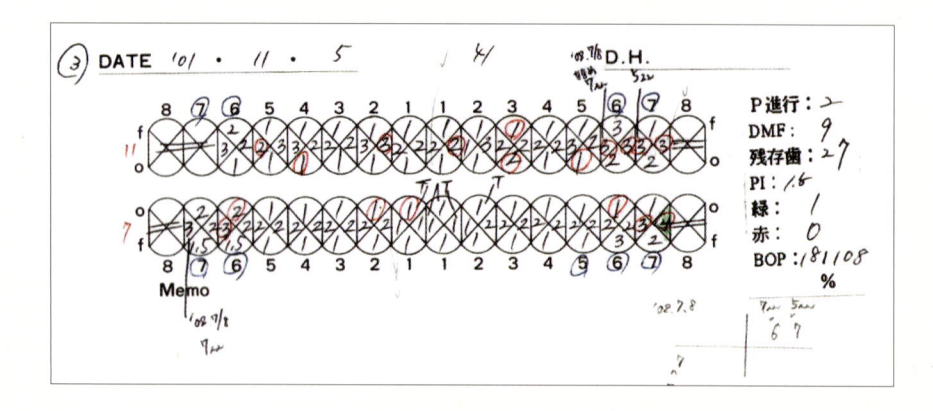

Case 53　SRPの技術力に注目　広汎性侵襲性歯周炎

着眼点　患者は更年期に入る年齢になったことにも今後は注目

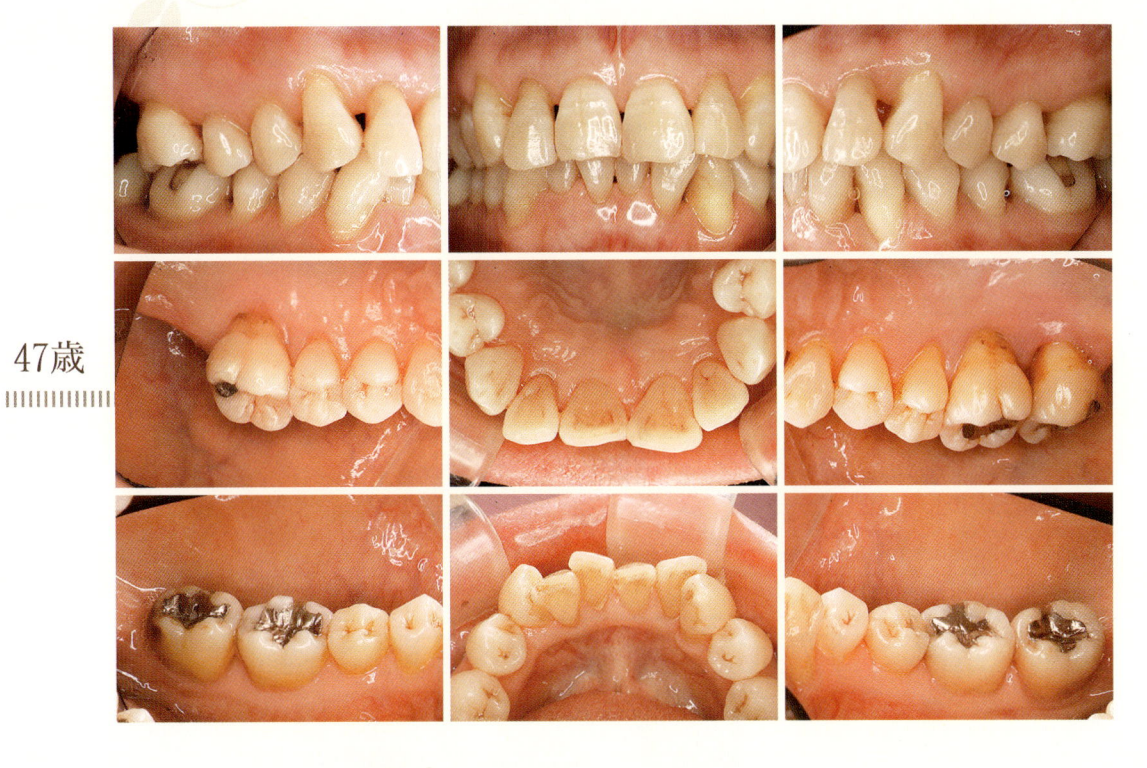

47歳

Story 読み解く鍵

12年後。メンテナンスは途切れることなくきちんと来院されている。更年期に入り体調も変化する年齢になっているので、今後もこの状態を維持できるように心がけていきたい。

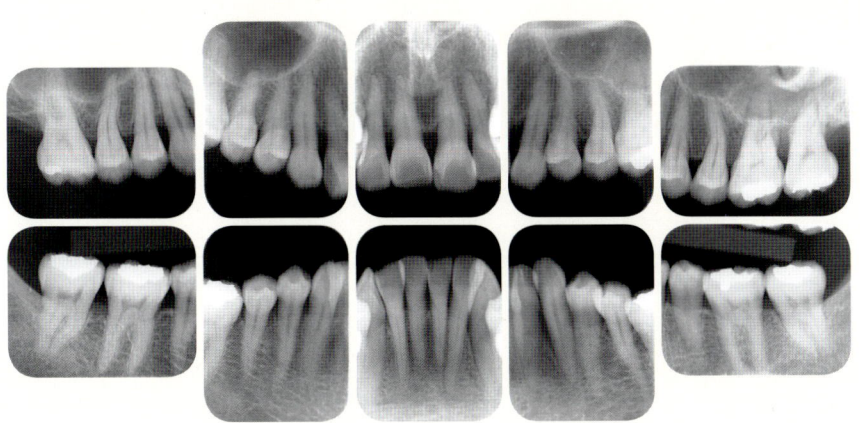

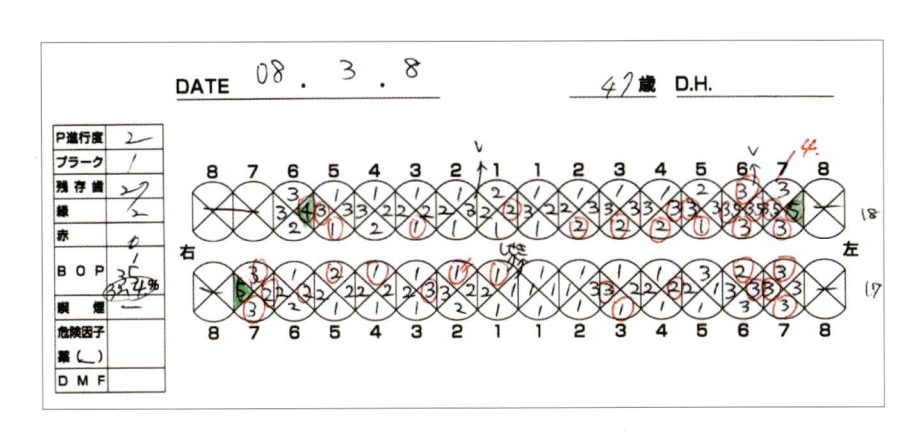

Case 53　SRPの技術力に注目　広汎性侵襲性歯周炎

着眼点　3に歯肉の退縮が経年的に起きているが十分健康である

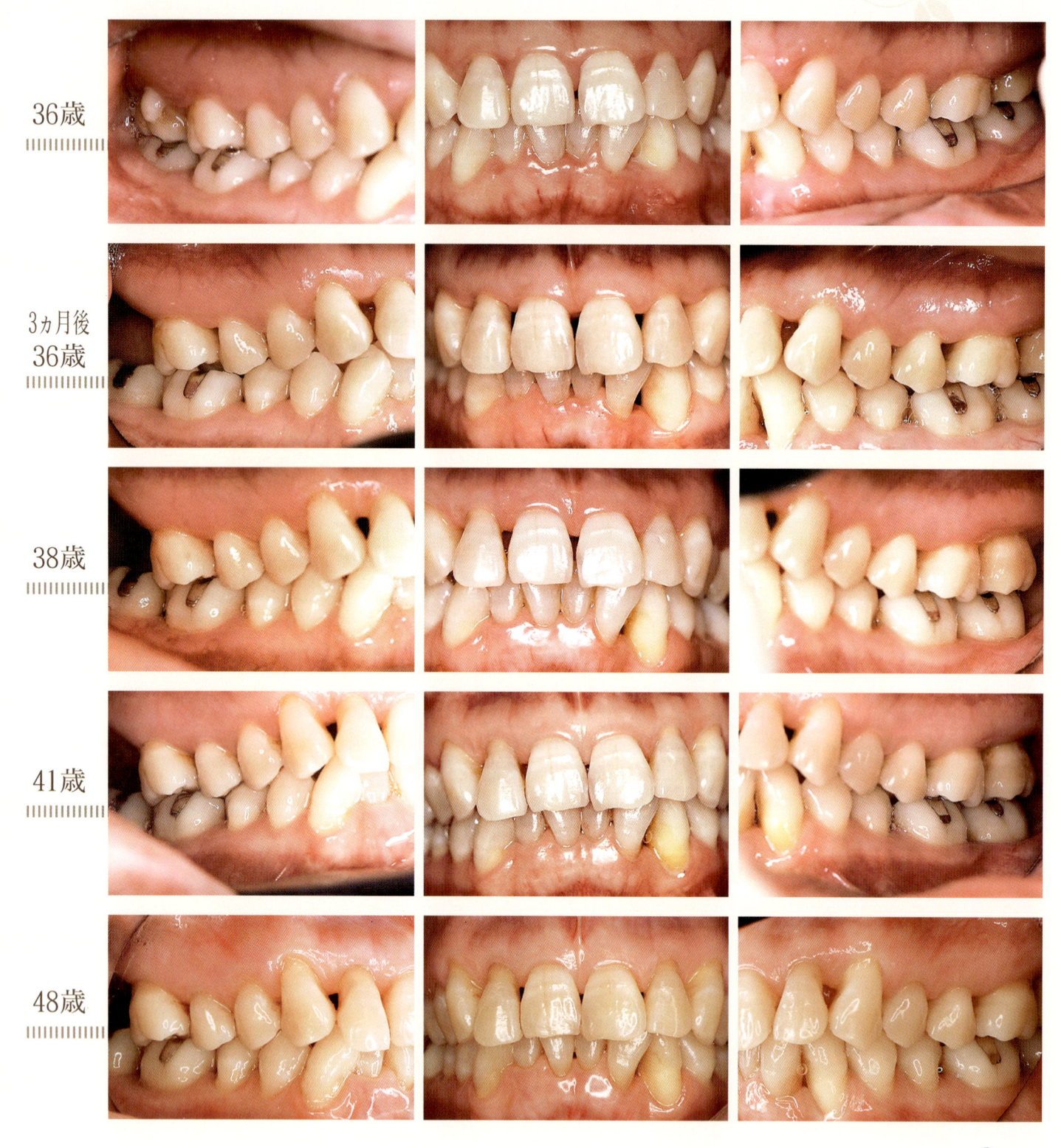

36歳

3ヵ月後 36歳

38歳

41歳

48歳

Science 読み解く鍵

12年間の経過を見比べてみると、3には歯肉の退縮は見られるが、知覚過敏もなく、患者も審美的に気にしているわけではない。これで健康な状態だと筆者は思う。

238

Case 53　SRPの技術力に注目　広汎性侵襲性歯周炎

| 着眼点 | 基本的な歯周治療の威力を実感している |

上顎

36歳

38歳

41歳

48歳

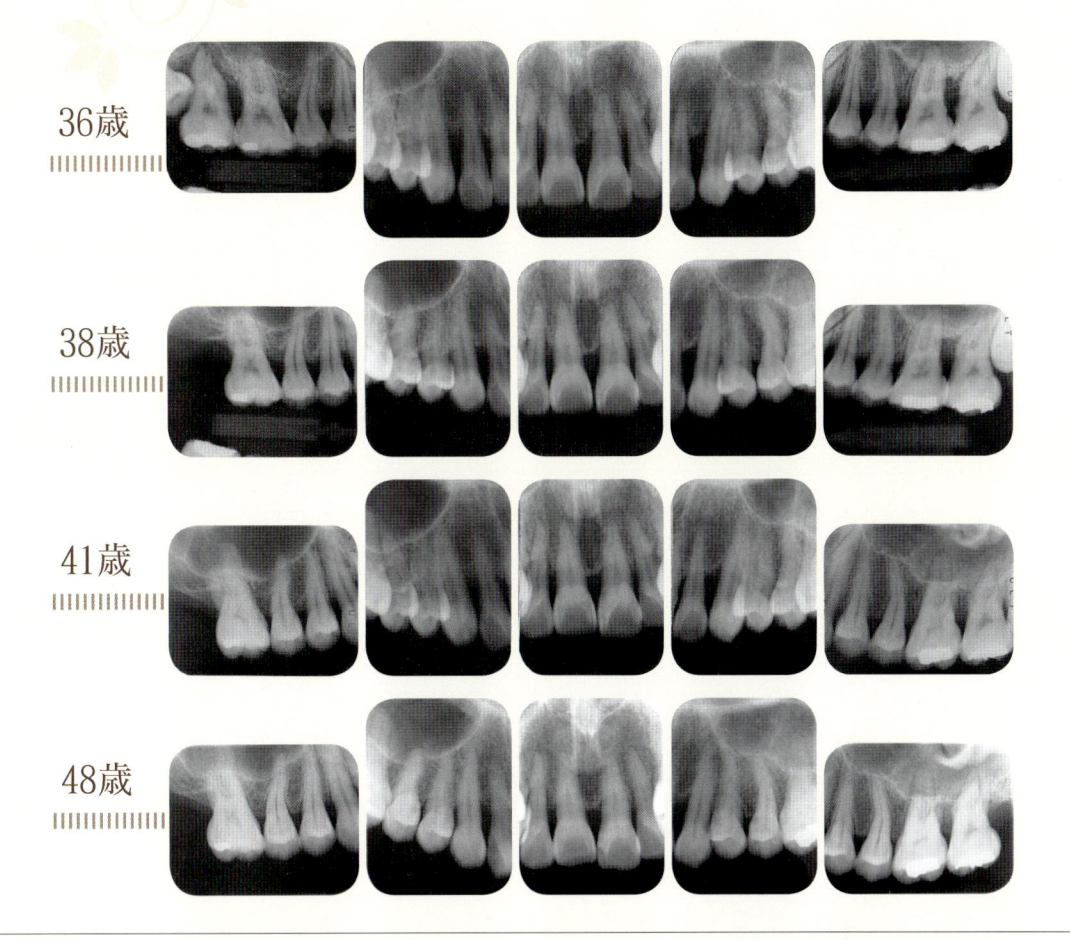

下顎

36歳

38歳

41歳

48歳

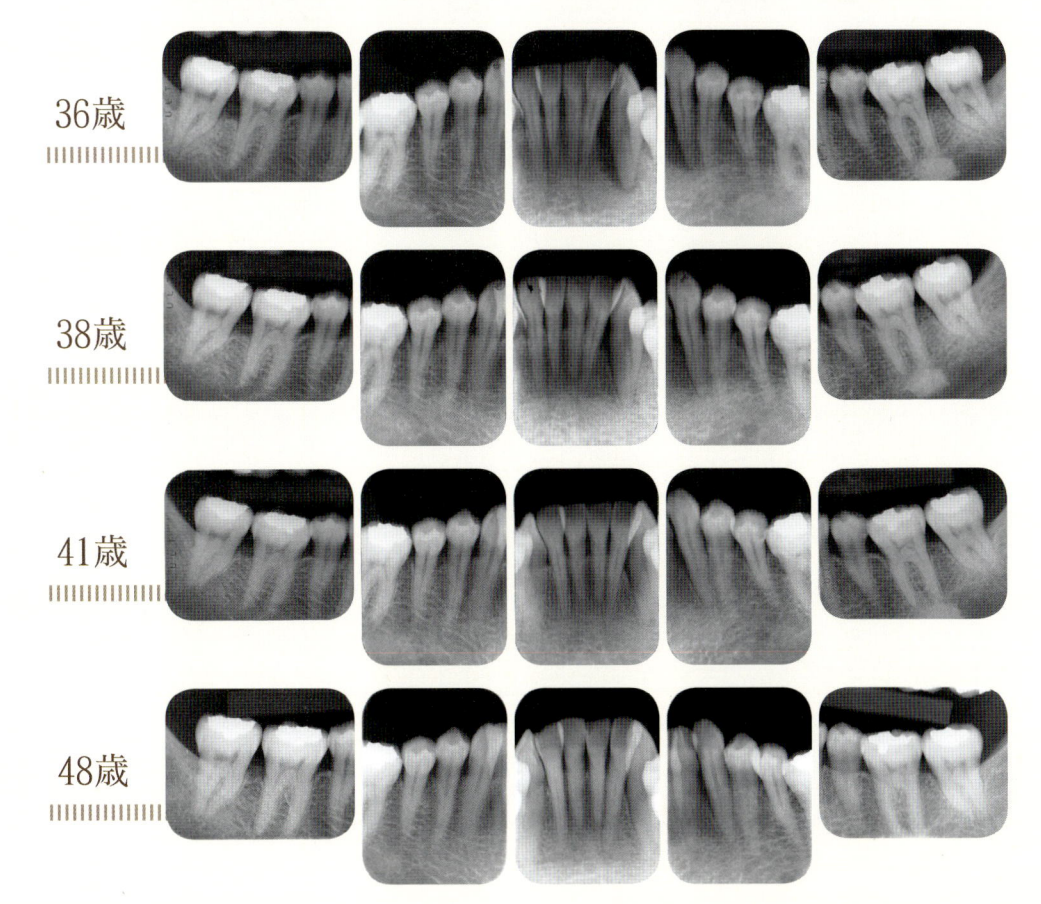

Science 読み解く鍵

骨の状態は安定していることがよくわかる。基本的な歯周治療がいかに有効かということを示している。メンテナンスは一度も欠かさず14年となる。

239

症例アーカイブス

メンテナンスに来ない症例

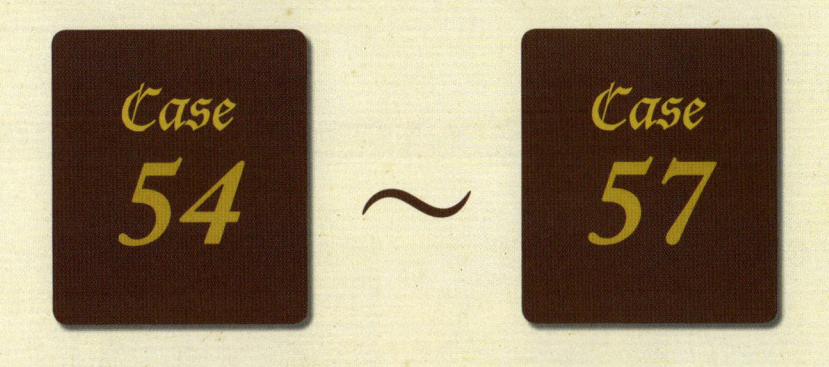

Case 54 〜 Case 57

いかに歯周治療をしたかではなく、いかにメンテナンスしたかが重要であるとよくいわれることがある。それではメンテナンスに来なければどんなことが起こるのだろうか？

Case 54

【患者データ】
- 初診日：2003.9.8
- 生年月日：1950.8.19
- 初診時年齢：53歳
- 性別：女
- 主訴：6̄歯肉腫脹

メンテナンスに来ず歯周炎が再発
重度歯周炎　更年期による体調不良・介護の過労

メンテナンス　×

AUTHOR'S COMMENT

初診時53歳、女性。主訴は6̄歯肉の腫れ。重度歯周炎で歯周治療は困難を極めた。更年期で体調不良があり、SRP後の術後疼痛もひどく、体調の乱れもあり、通院がいつ途絶えるか心配した症例である。

分岐部病変にアクセスできない7̲以外は首目下のSRPで良い結果がでた。しかし、介護と体調不良などからその後、5年間メンテナンスに来院しなかった。再来院時には歯周炎は再発しており、7̲は抜歯、5̲は歯牙破折が疑われる状態だった。もともと劣化し軟化した根面も多く、再度歯周治療をしたが十分な結果はでていない。患者は介護のために夜5回も起きねばならない生活を続けており、まだ更年期も続いていて最悪の体調である。メンテナンスに移行したが、アポイント日にめまいがしたりして来院できずにいる。今は、体調の良いときに当日でもよいから電話してきてくださいと励ましている。

軽度や中程度の歯周炎など、メンテナンスを少々さぼっても問題のない症例はある。しかし、歯周炎がさまざまな要因を含んだ日和見感染症、バイオフィルム感染症であるからこそ、積極的な治療と同様にメンテナンスが非常に重要なことをこういう症例を通じて認識したい。

着眼点　重度歯周炎で更年期による不調、介護負担の重い人である

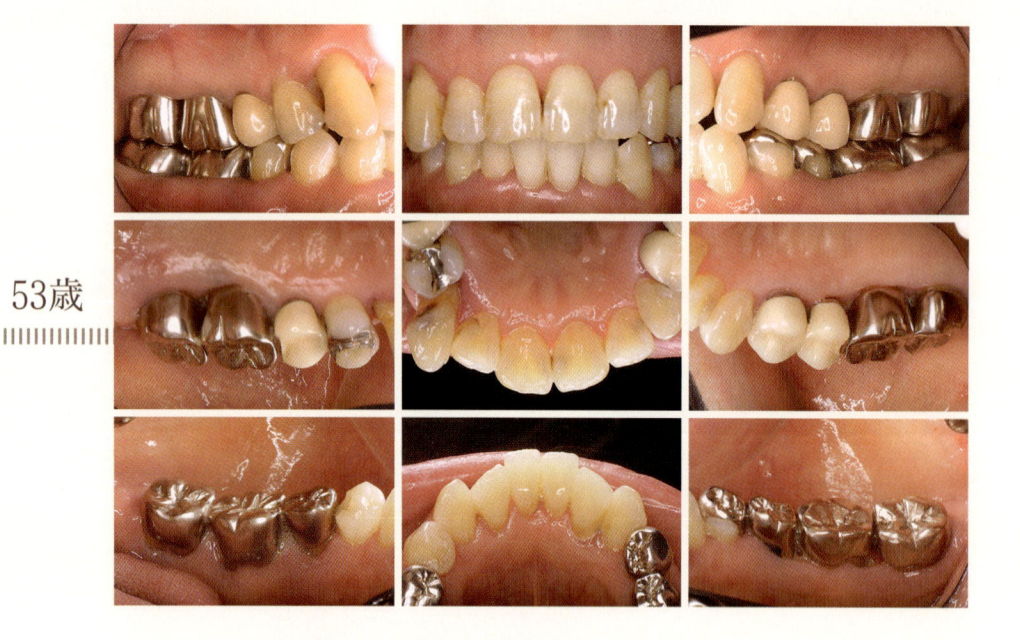

53歳

Story 読み解く鍵

初診時53歳、女性。ノンスモーカー。更年期で体調がひどく悪い、そのうえ介護の負担が非常に重い人だった。これまで歯科医院にかかっていたが歯肉縁下のSRPを受けたことがない。

53歳でここまで進行した歯周炎の場合、術者も大変だが、患者の方も術後疼痛などで非常につらい思いをする。そこをいかに乗り切っていくか、医院の総合力が問われる。SRPには高度な技術力が要求される症例である。

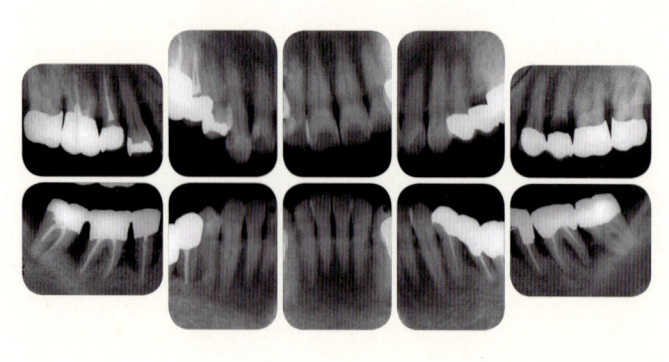

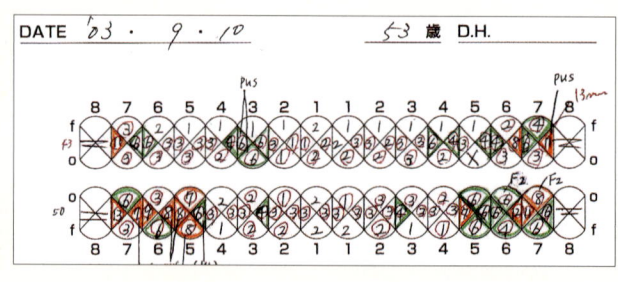

Case 54 メンテナンスに来ず歯周炎が再発　重度歯周炎　更年期による体調不良・介護の過労

着眼点　再評価時

53歳

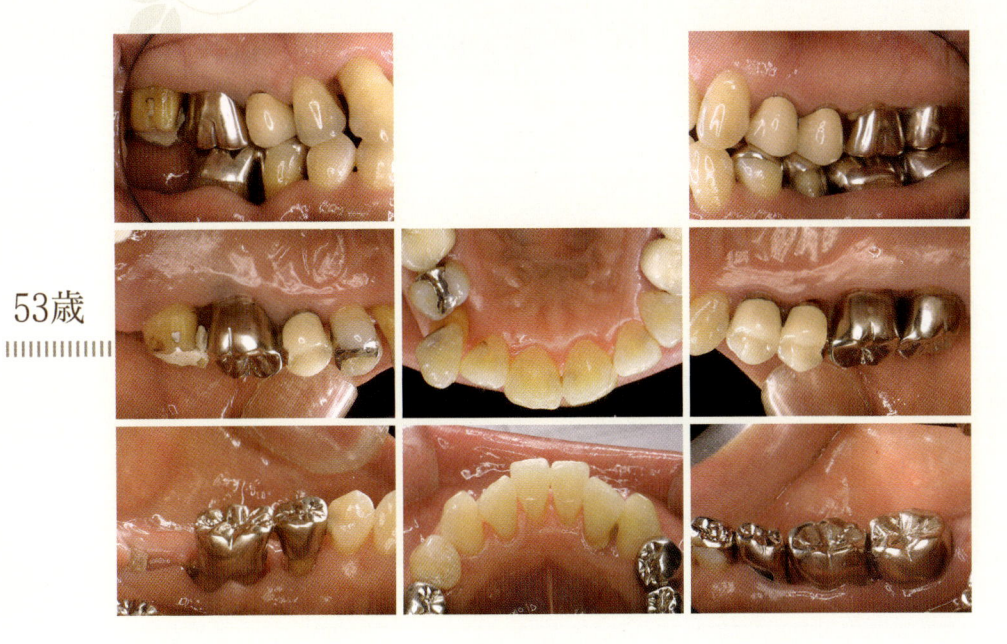

Story 読み解く鍵
結果は出たが、いつ来院が途絶えてもおかしくない。

着眼点　再再評価時、体調不良と術後の疼痛に苦しむ患者を励まし続けてきた

53歳

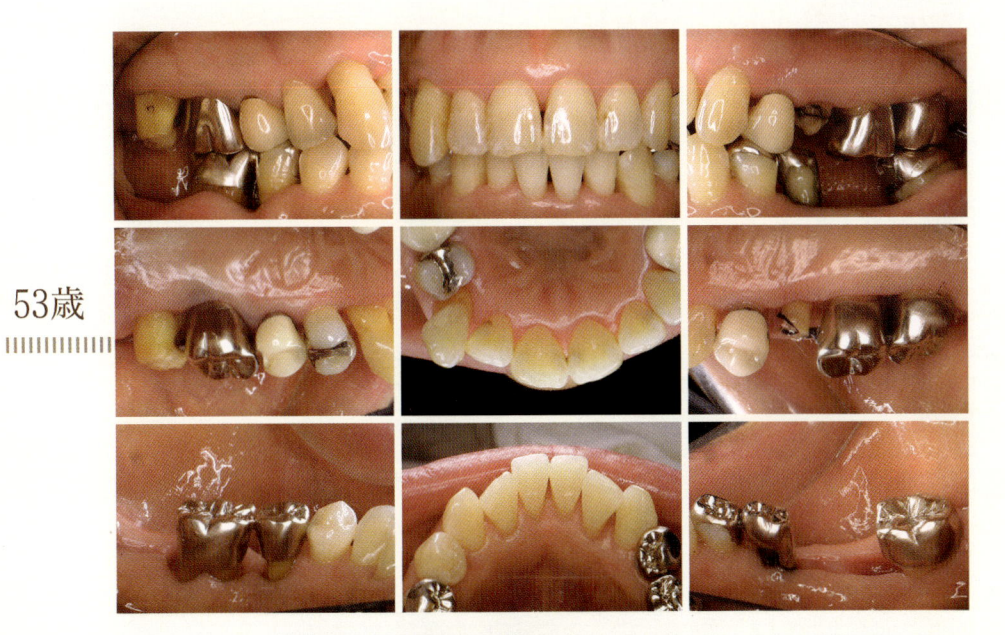

Story 読み解く鍵
再再評価。7|6 は抜歯、|5 は外科的挺出、7|7 の分岐部はアクセス不能だが、それ以外は安定してきている。途中、体調不良と術後の疼痛から、来院が途絶える可能性が常にあった。それを励まし励ましてここまできている。

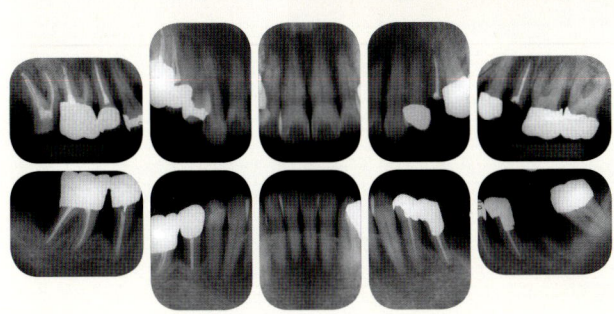

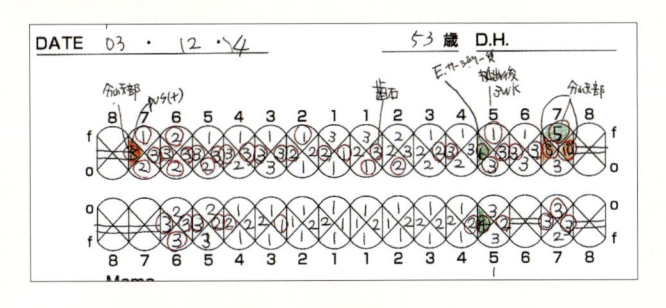

Case 54　メンテナンスに来ず歯周炎が再発　重度歯周炎　更年期による体調不良・介護の過労

着眼点　治療終了時、歯周組織は見違えるほど安定

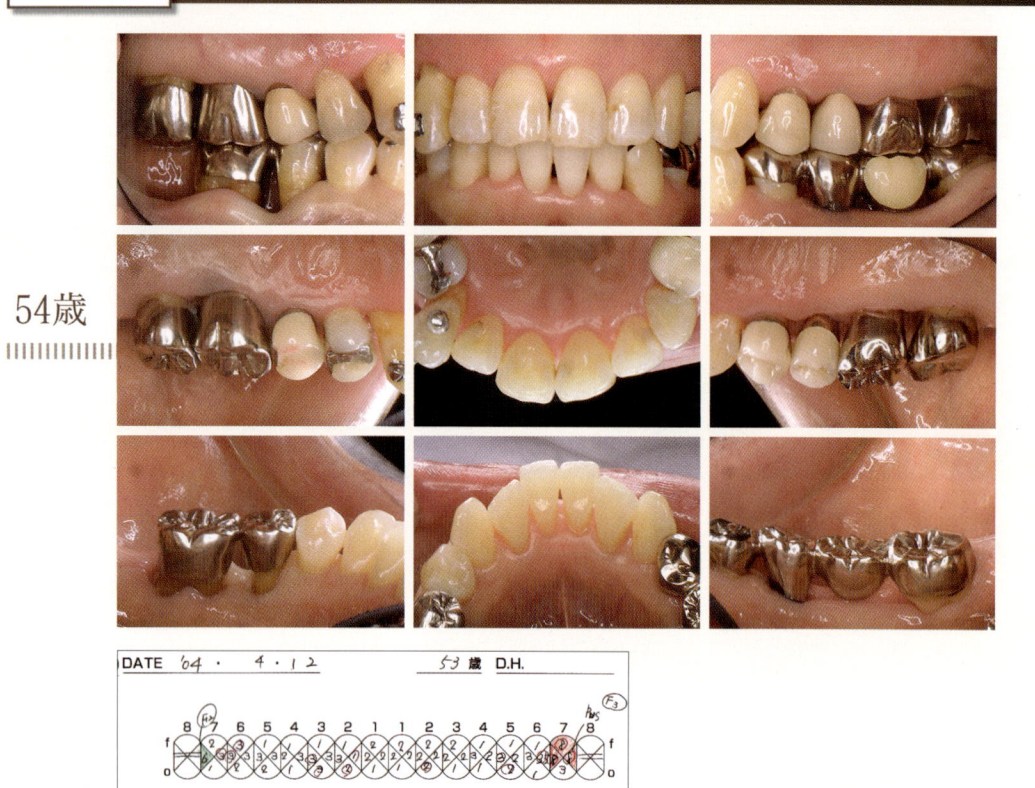

54歳

Science 読み解く鍵

治療終了時には見違えるほど歯周組織も安定してきた（7̄は除く）。患者の意欲も出てきて、3̄のMTMを行っている。ここからがメンテナンス治療のスタートであり、お互い楽な施術となる。しかし2回ほどメンテナンスに来院したが、体調不良と介護のためにメンテナンスが中断してしまった。

着眼点　体調不良と介護で来院が途切れ、歯周炎再発でようやく再来院

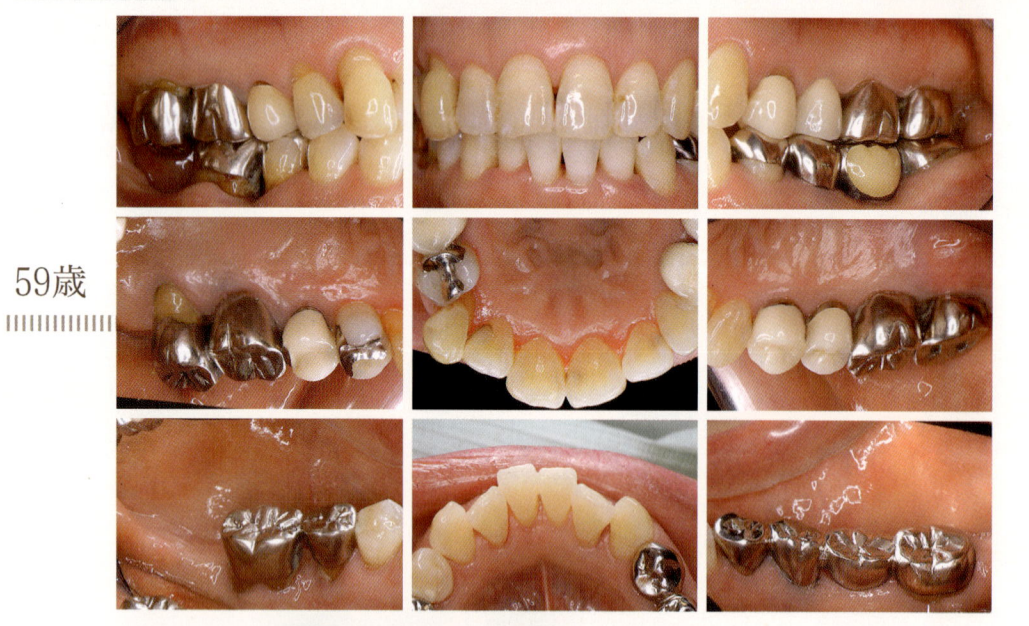

59歳

Science 読み解く鍵

5年後7̄の膿瘍形成のためようやく再来院した。7̄は抜歯した。歯周炎は見事に再発している。介護と更年期障害は続いていて体調は非常に悪い。またつらいSRPを再度行わねばならない。劣化軟化した根面も多く、再治療はさらに困難であった。

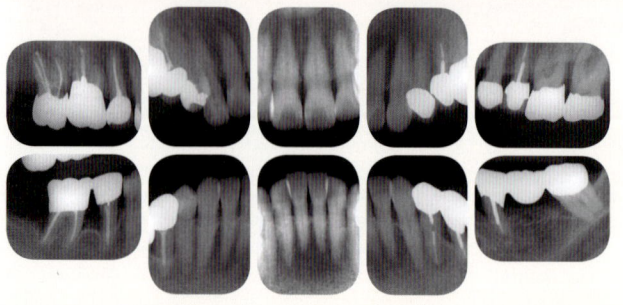

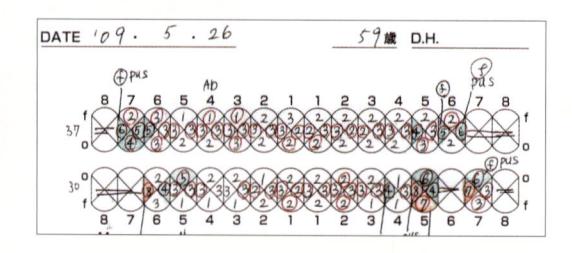

Case 54　メンテナンスに来ず歯周炎が再発　重度歯周炎　更年期による体調不良・介護の過労

着眼点　再評価時再度困難をなんとか乗り越え患者は治療を続けてくれた

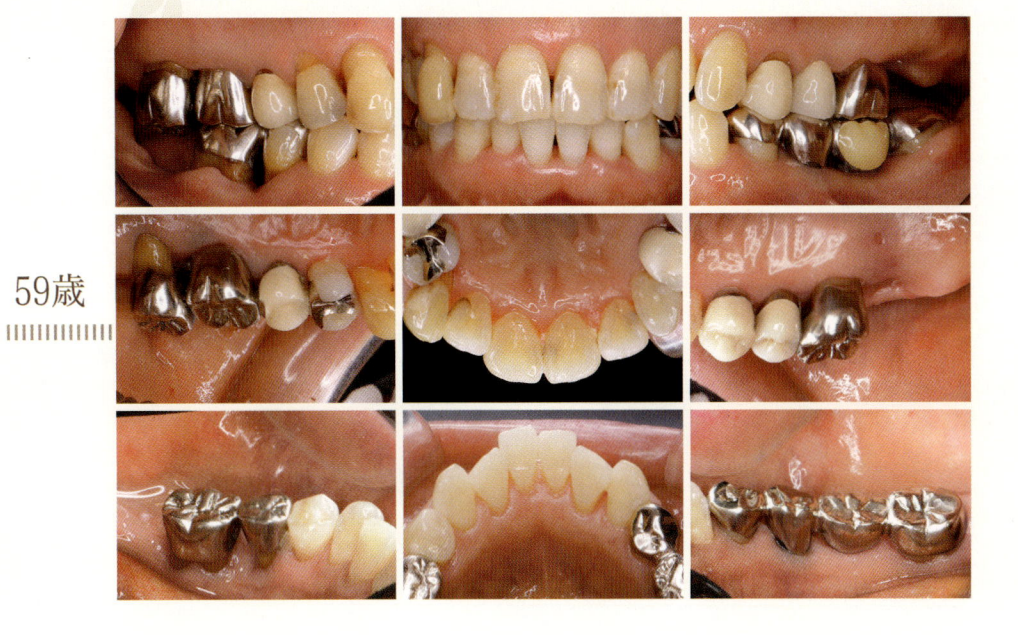

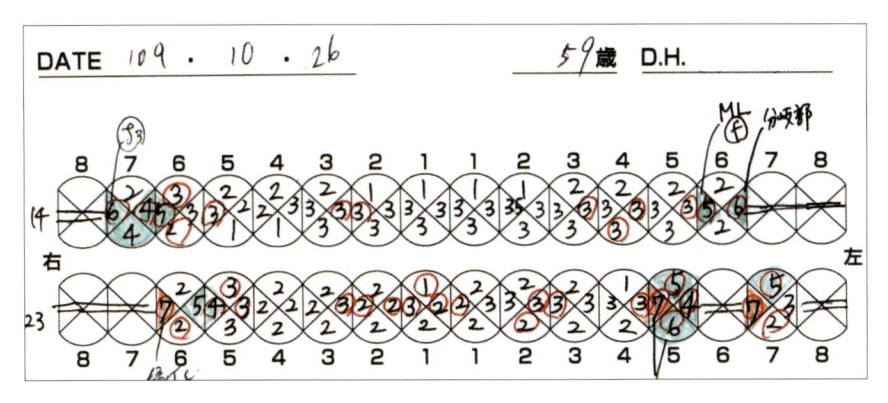

59歳

Story 読み解く鍵

今回も励ましながらようやく再評価までこぎ着けた。しかし、体調不良は続いていてアポイント日にめまいがしたりして来院できないことが多かった。メンテナンスに来るように言っているが、体調不良から来られないでいる。

こういう症例を見るにつけ、なぜもっと早く歯周治療を受けられなかったのかと思う。歯周炎の病因論をふまえ、適切な時期に適切な介入を行い、メンテナンス治療を行うことにより、苦痛も少なく良好な経過を得ることが可能なだけに残念でならない。

Case 54　メンテナンスに来ず歯周炎が再発　重度歯周炎　更年期による体調不良・介護の過労

着眼点　初診時の非常に困難な治療を考えると、小さな問題でも予後に重大である

2003.9.8
53歳
初診

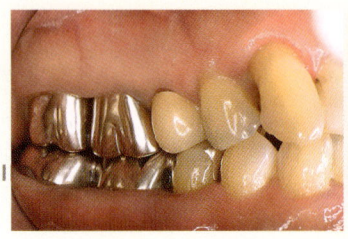

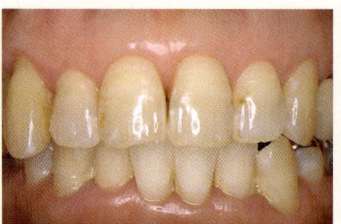

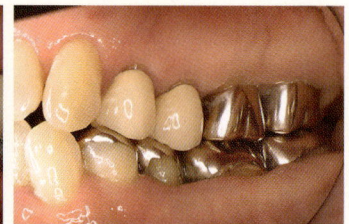

2003.12.4
53歳
再再評価

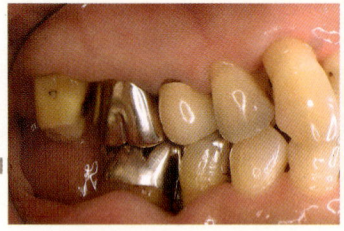

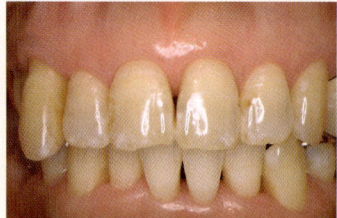

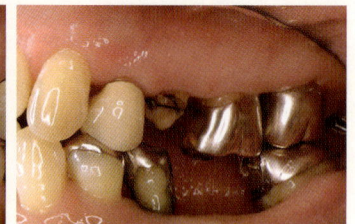

2004.4.12
54歳
治療終了

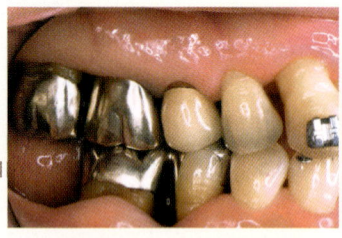

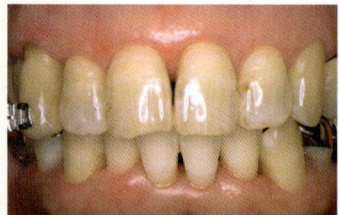

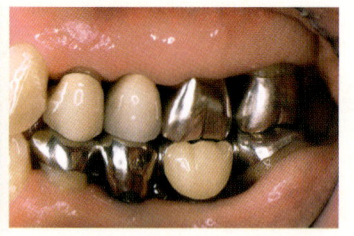

2009.5.11
59歳
再来院

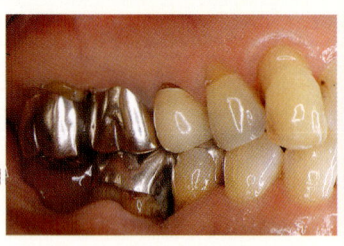

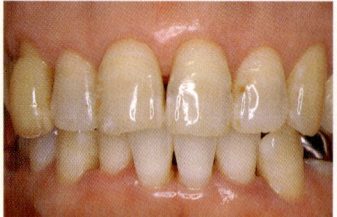

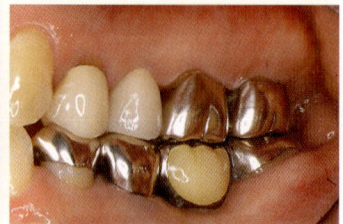

2009.10.26
59歳
再評価

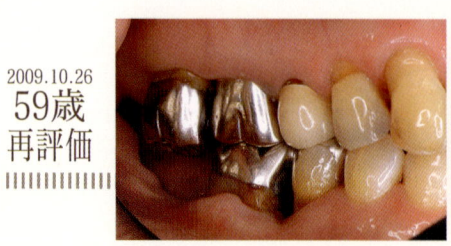

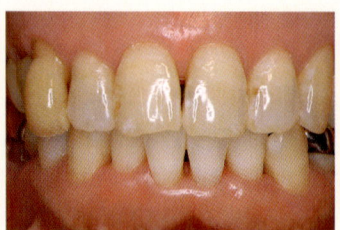

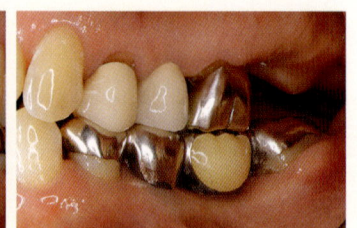

Story 読み解く鍵

初診時の治療が限界を極めるものであっただけに、再来院時のさらなる根面の劣化や歯周ポケットの再発は、手遅れの治療としかいえない。体調の回復があれば来院するようにときどき葉書などで来院を促すようにしているが…。

Case 54　メンテナンスに来ず歯周炎が再発　重度歯周炎　更年期による体調不良・介護の過労

2003.9
53歳
初診

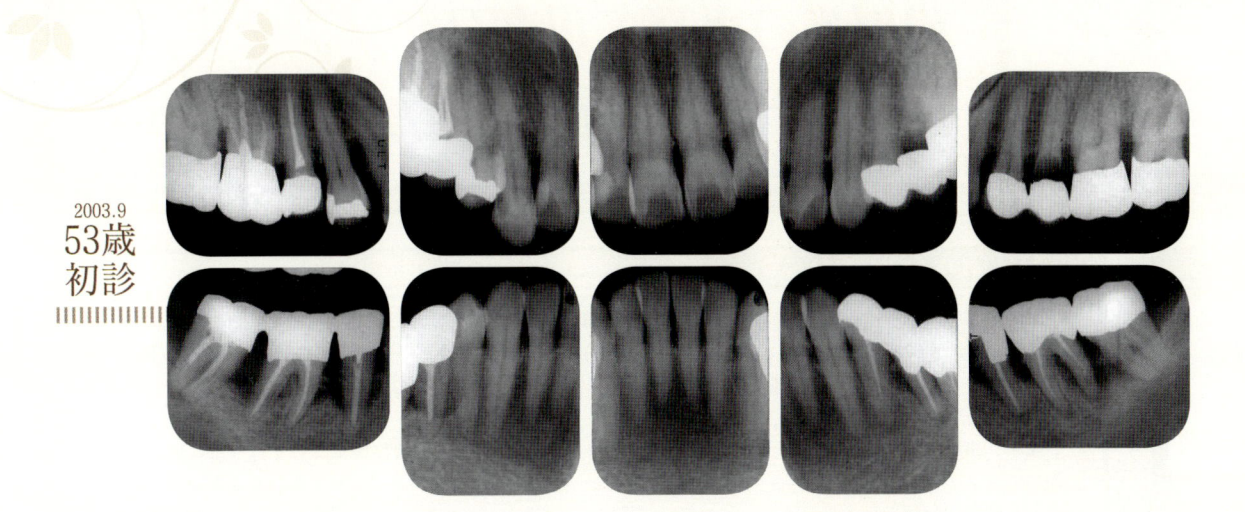

2003.12
53歳
再再評価

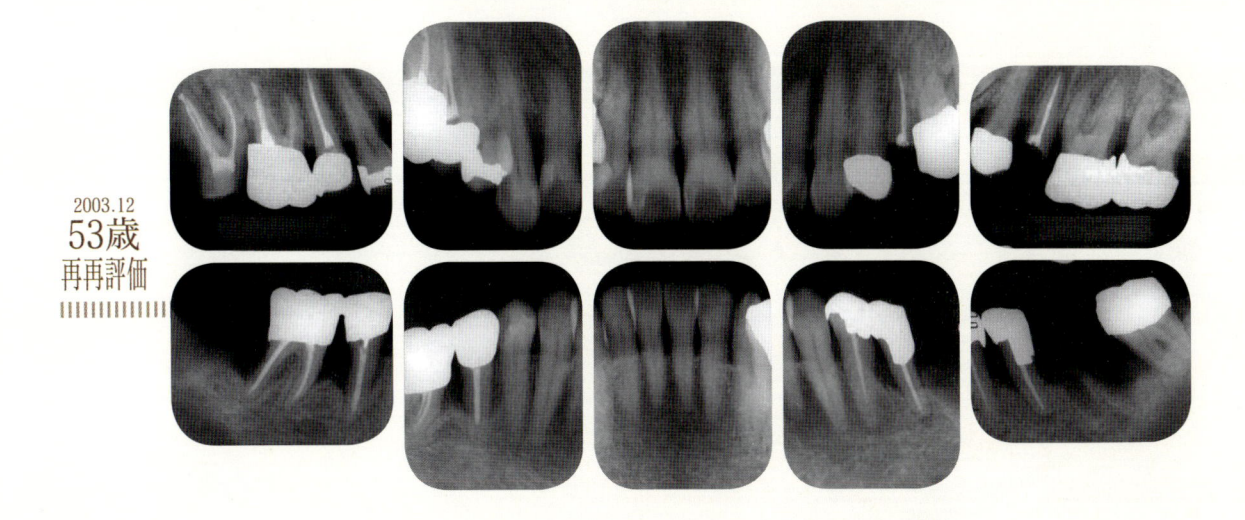

2009
59歳
再来院

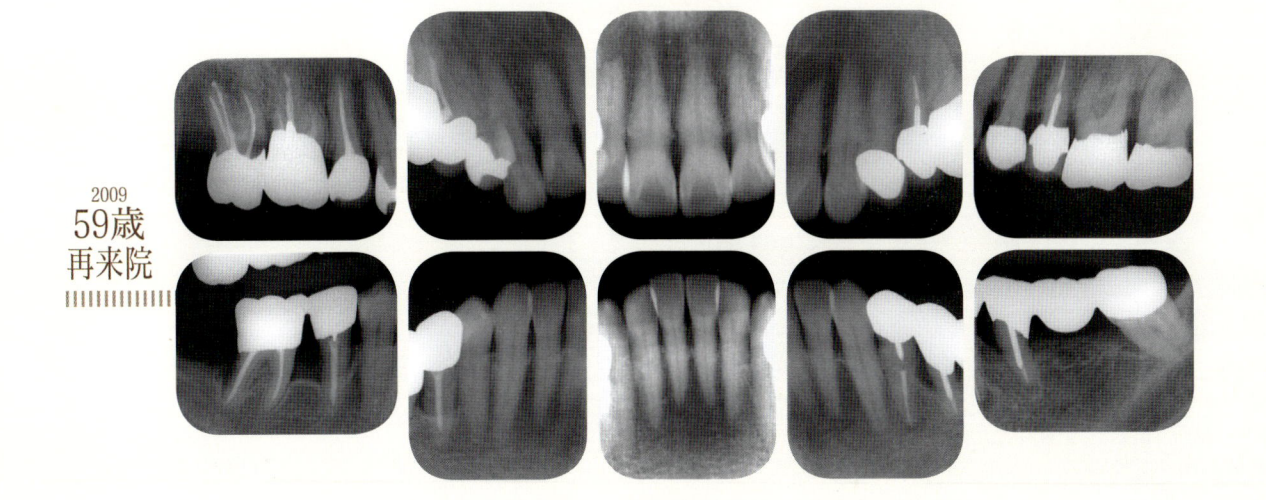

247

Case 55

【患者データ】
初診日：1986.10.21
生年月日：1950.8.19
初診時年齢：36歳
性別：女
主訴：|8 In 脱離

初診より24年、メンテナンスに来ず
歯周炎の再発・現在3年メンテナンス
メンテナンス不在が招いた惨憺たる状態

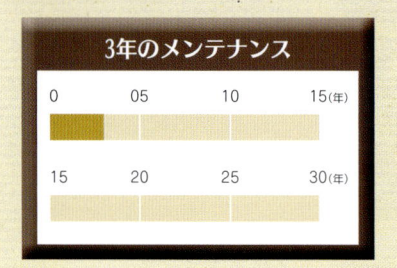

3年のメンテナンス

| 0 | 05 | 10 | 15(年) |
| 15 | 20 | 25 | 30(年) |

AUTHOR'S COMMENT

初診時36歳、女性。主訴は|8インレー脱離。5年以上未来院が続いたため2回カルテを廃棄している。再来院は初診より10年後、47歳の時であった。中程度〜重度歯周炎のため歯周治療を行い、経過は良好だった。1回リコールにきたが、次に来院したのは10年後、57歳の時だった。さらにひどい重度歯周炎と二次カリエスの惨憺たる状態であった。

抜歯、再度の困難な歯周治療、補綴治療（インプラント含む）を行い、再度動機づけを行った。現在は過去を悔いてメンテナンスに来院している。この症例を見ても、メンテナンスがなければどのような歯周治療もおそらく意味がないだろう。

着眼点　メンテナンス中断後、全顎的に重度歯周炎となって10年後に再来院

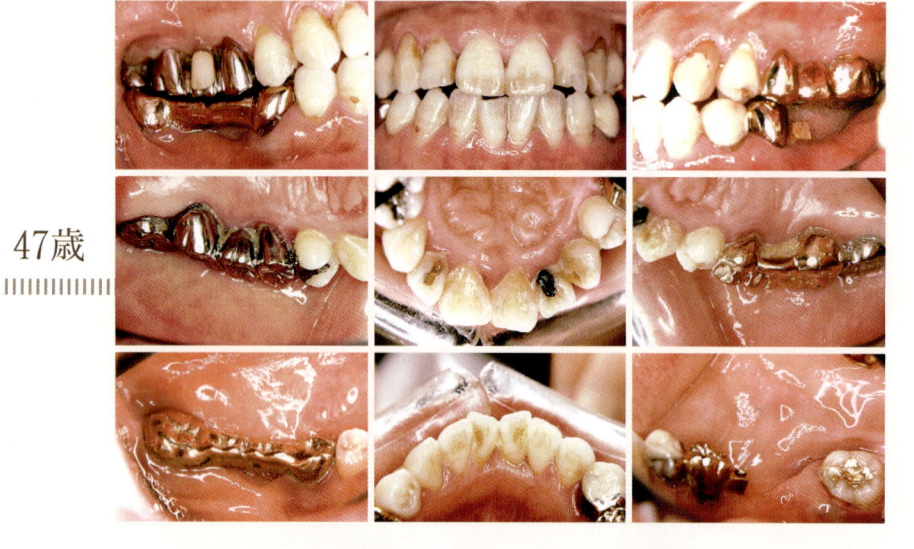

47歳

Story 読み解く鍵

初診は36歳であるが、その後メンテナンスに来院せず、5年以上未来院が続いたため、カルテや写真の処分をしている。10年後、47歳の時に再来院した。全顎的に中程度から重度の歯周炎が認められた。

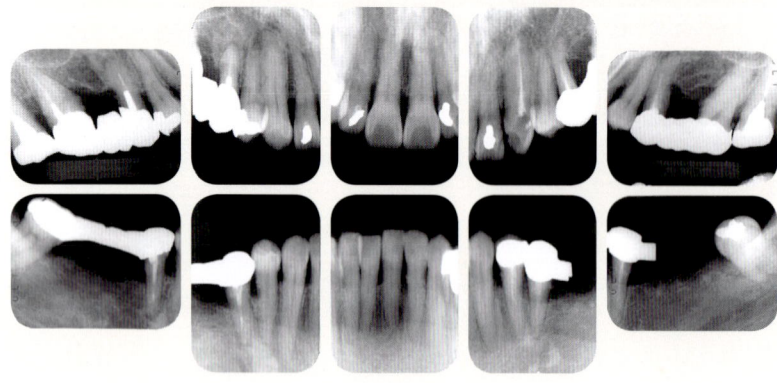

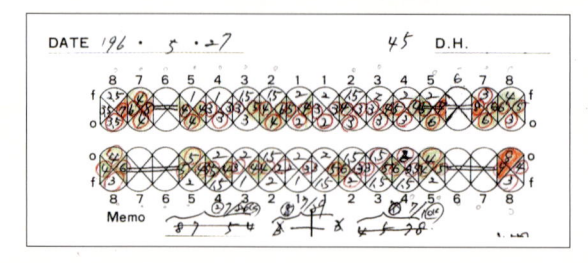

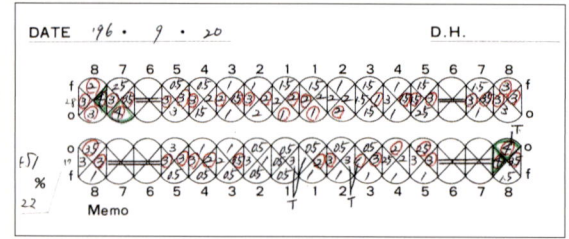

Case 55 初診より24年、メンテナンスに来ず歯周炎の再発・現在3年メンテナンス　メンテナンス不在が招いた惨憺たる状態

着眼点　最初のリコール時。この後、患者はまたメンテナンスに応じてくれなかった

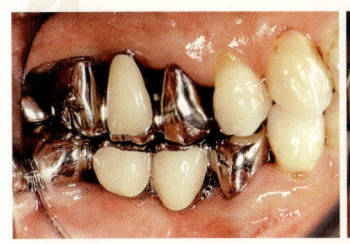

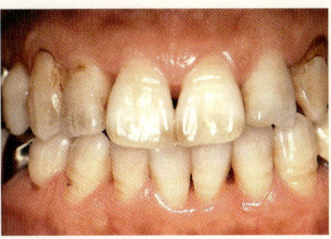

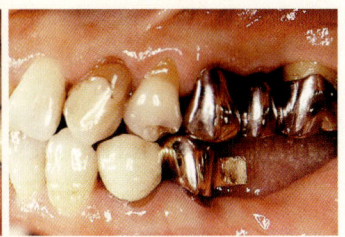

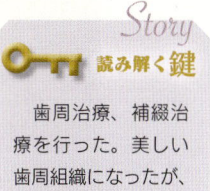

48歳

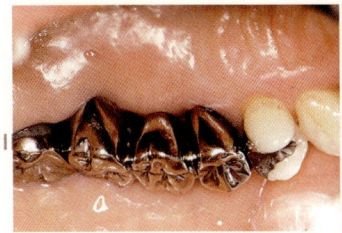

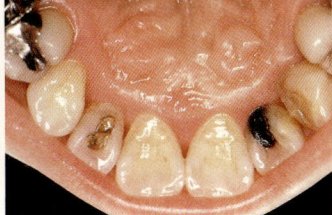

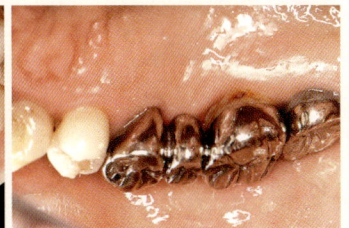

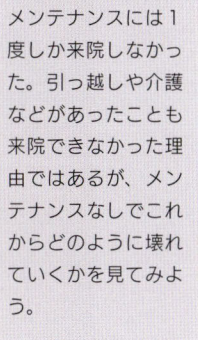

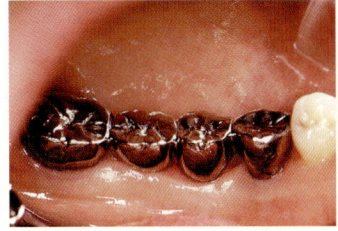

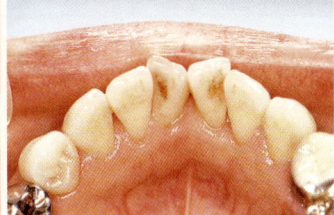

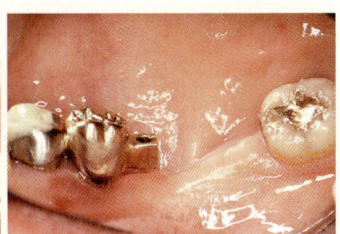

Story 読み解く鍵

歯周治療、補綴治療を行った。美しい歯周組織になったが、メンテナンスには1度しか来院しなかった。引っ越しや介護などがあったことも来院できなかった理由ではあるが、メンテナンスなしでこれからどのように壊れていくかを見てみよう。

Case 55 初診より24年、メンテナンスに来ず歯周炎の再発・現在3年メンテナンス　メンテナンス不在が招いた惨憺たる状態

| 着眼点 | ふたたび10年あいて再度重度歯周炎が起きていた |

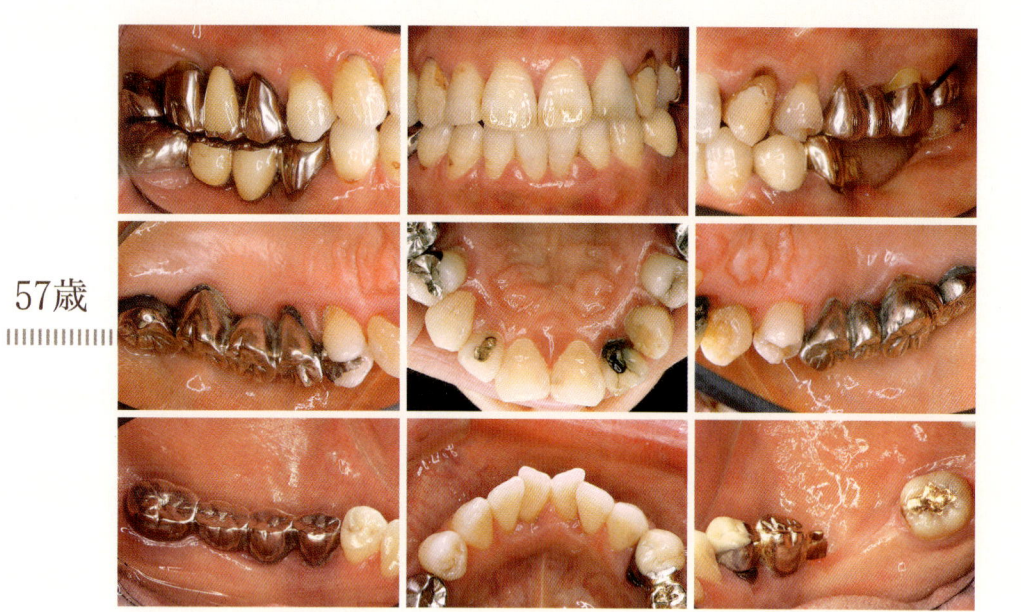

57歳

2007.5.30　8 7｜抜去歯

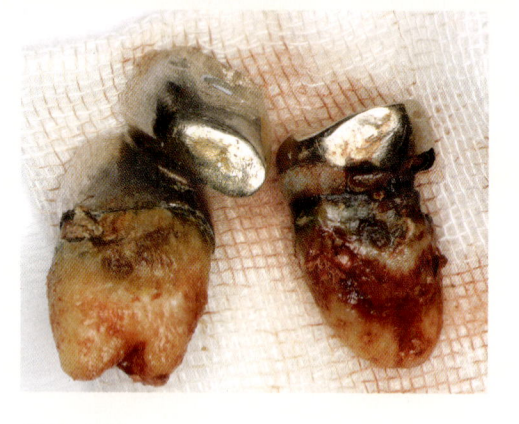

2007.4.24

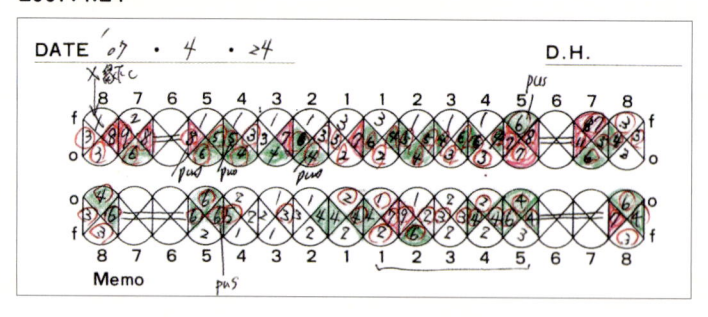

2007.3.13

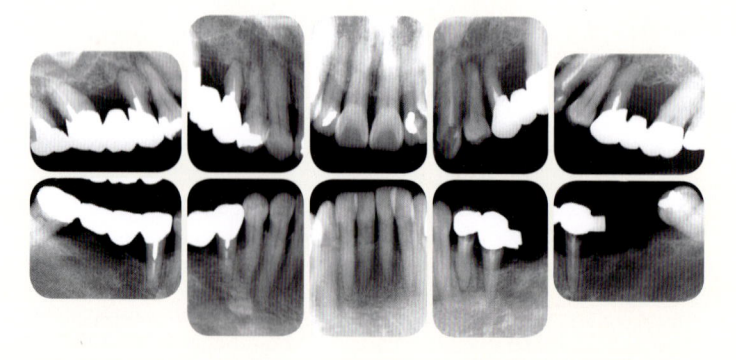

読み解く鍵

10年後の再来院。ホームケアはまた元に戻り、介護のストレスから甘いものをよく食べ、二次カリエスを起こし、歯周組織は重度歯周炎になっていた。

う蝕や歯周炎の病因論から考えて、メンテナンスというものがいかに大切かをこの症例は示してくれている。どう歯周治療をしたかではなく、どうメンテナンスしたかに術後経過は大きく左右されるといっても過言ではないだろう。

Case 55　初診より24年、メンテナンスに来ず歯周炎の再発・現在3年メンテナンス　メンテナンス不在が招いた惨憺たる状態

| 着眼点 | インプラント埋入直前 |

57歳

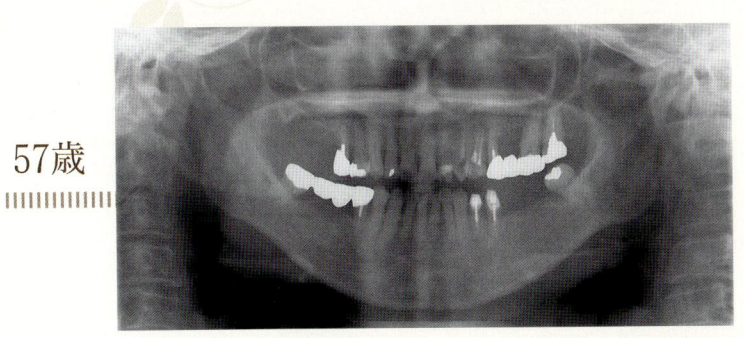

Science 読み解く鍵

「4 5」は抜歯に近かったが何とかレジンジャケット冠にした。これから 7 6|6 7 欠損にインプラントを行う直前の状態である。

| 着眼点 | インプラント埋入 |

57歳

Science 読み解く鍵

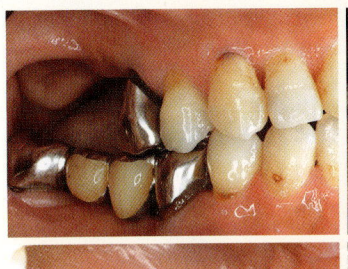

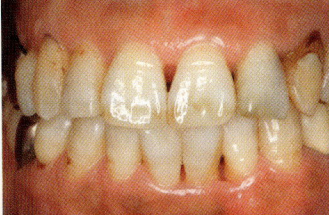

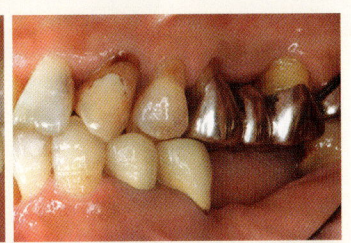

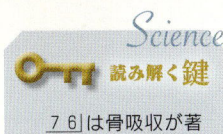

「7 6」は骨吸収が著しく、「6」のみサイナスリフトしてインプラント埋入した。
「6 7」にもインプラントを埋入し臼歯のバーティカルストップを改善させた。
しかし、5|4 5 など弱い歯は注意が必要である。

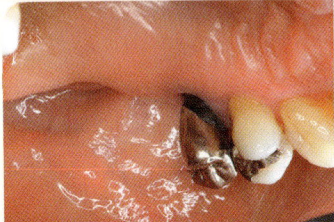

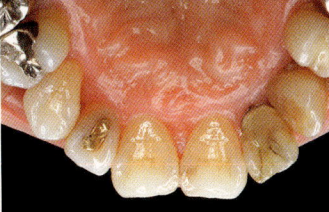

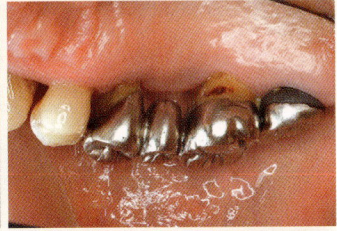

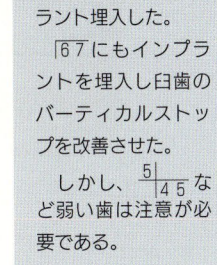

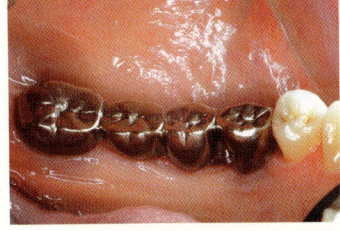

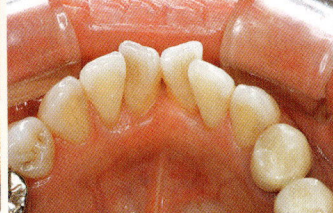

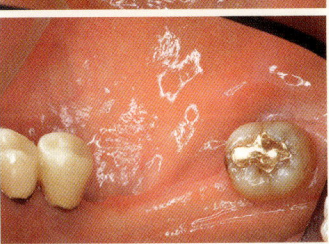

2007.3.13　　　2008.1.15　　　2009.7.6

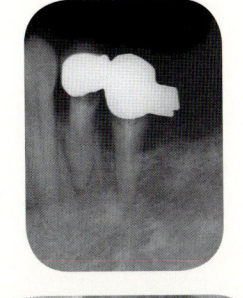

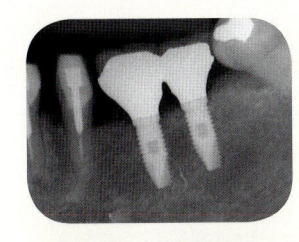

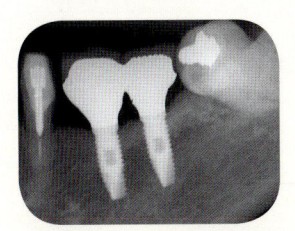

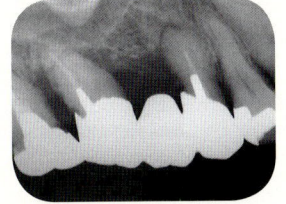

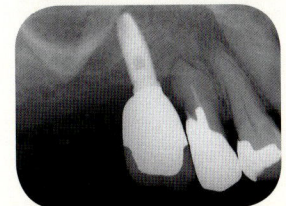

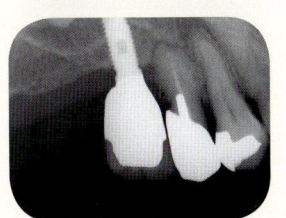

Case 55 初診より24年、メンテナンスに来ず歯周炎の再発・現在3年メンテナンス　メンテナンス不在が招いた惨憺たる状態

着眼点　治療終了後2年

59歳

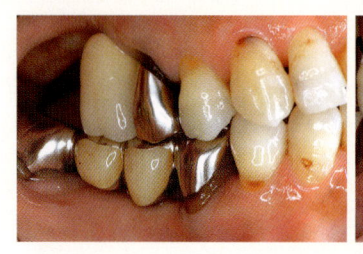

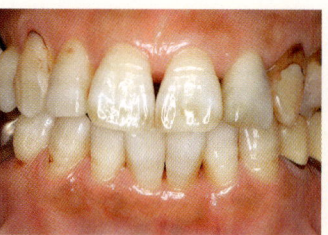

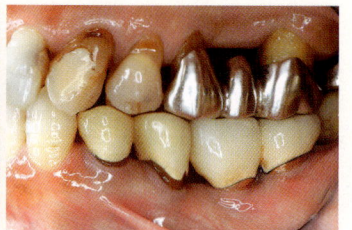

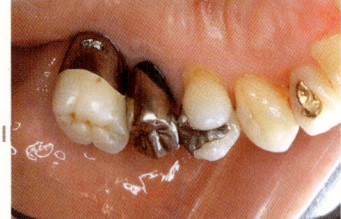

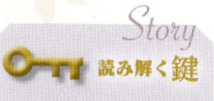

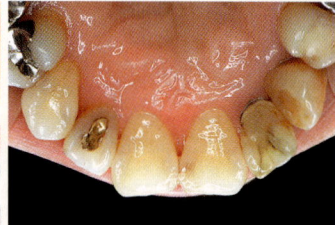

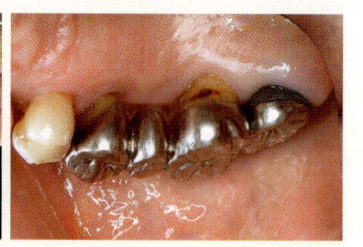

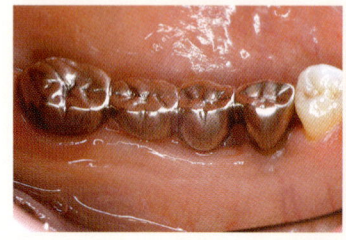

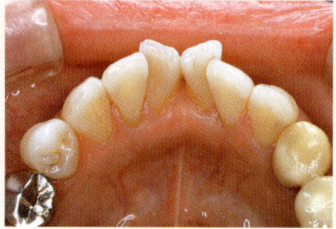

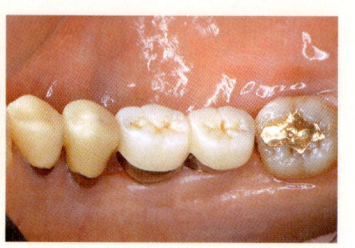

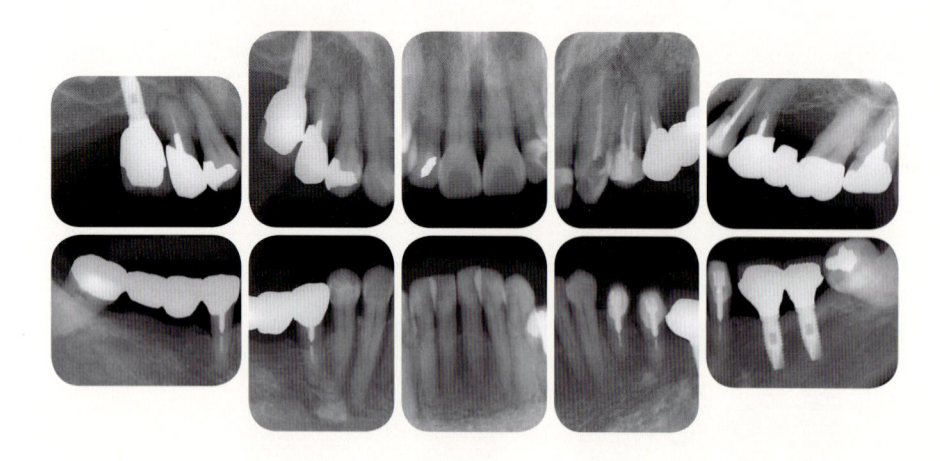

Story　読み解く鍵
介護の負担もなくなり、今はメンテナンスにきちんと来院している。

Case 55　初診より24年、メンテナンスに来ず歯周炎の再発・現在3年メンテナンス　メンテナンス不在が招いた惨憺たる状態

着眼点　治療終了後3年目

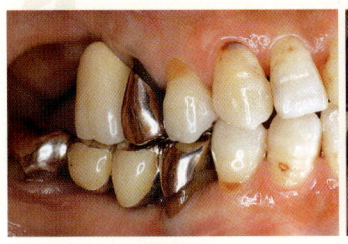

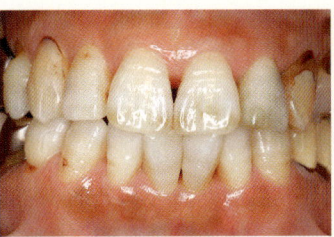

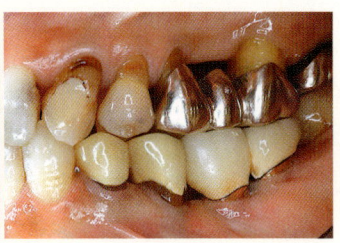

59歳

Story 読み解く鍵

全体的に安定している。過去2回の失敗を教訓にして、今度こそメンテナンスを続けてくれると信じている。

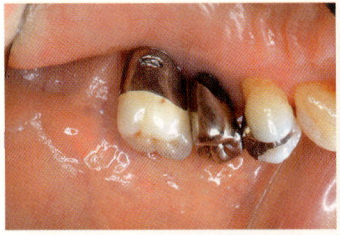

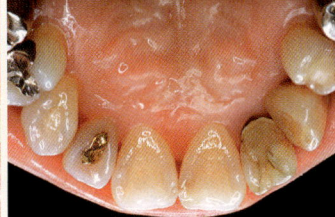

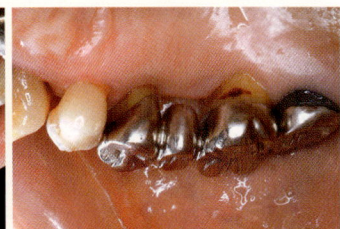

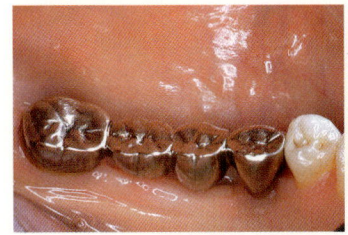

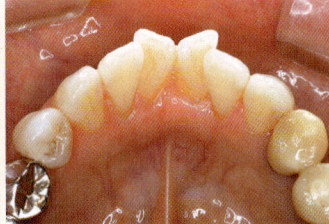

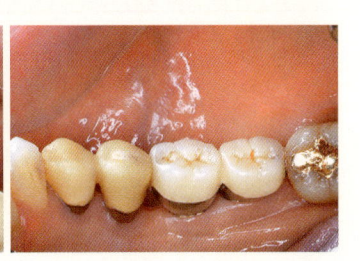

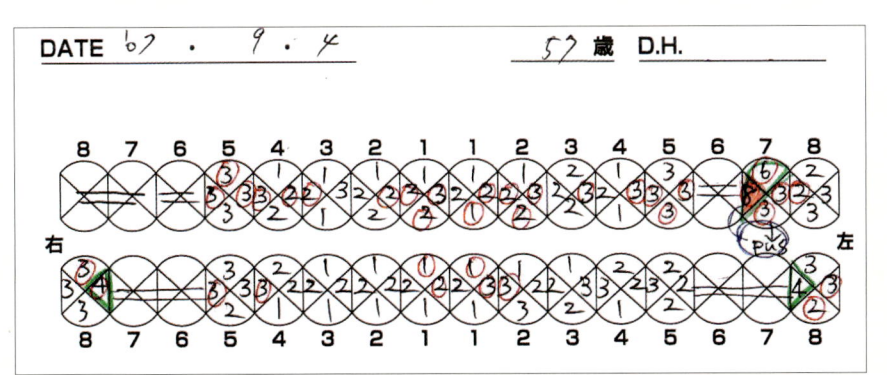

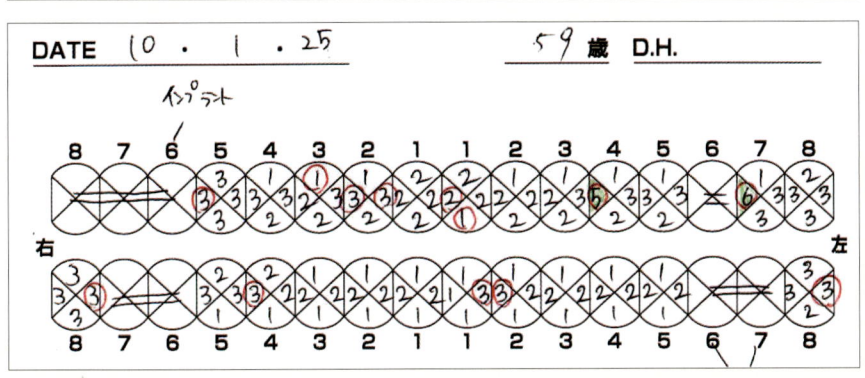

Case 55　初診より24年、メンテナンスに来ず歯周炎の再発・現在3年メンテナンス　メンテナンス不在が招いた惨憺たる状態

46歳

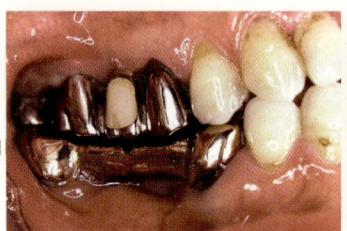

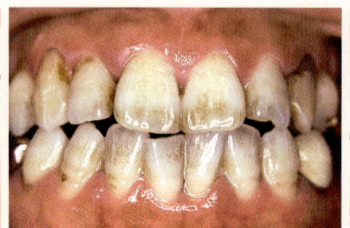

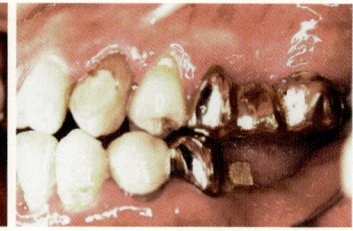

47歳

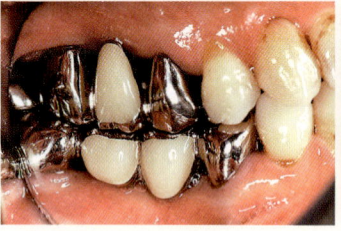

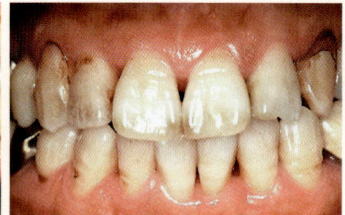

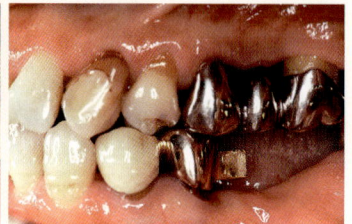

57歳

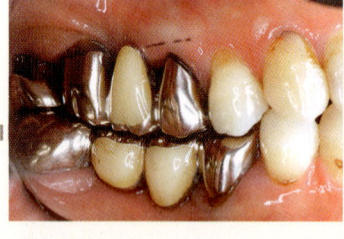

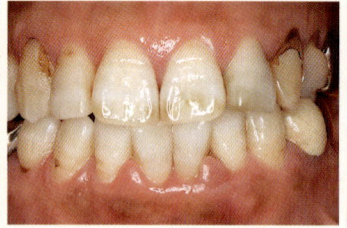

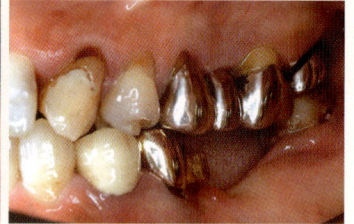

57歳

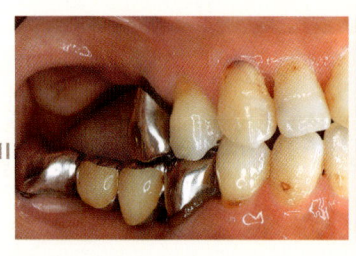

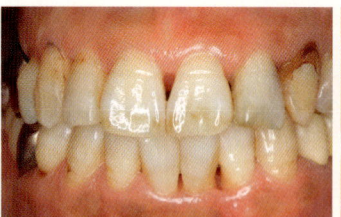

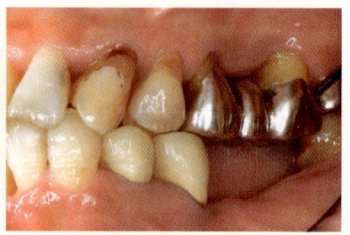

59歳

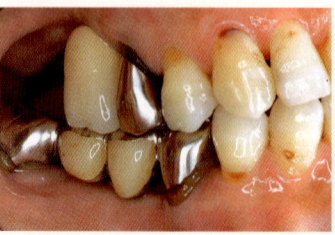

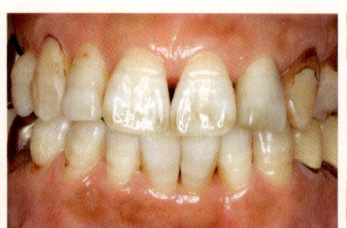

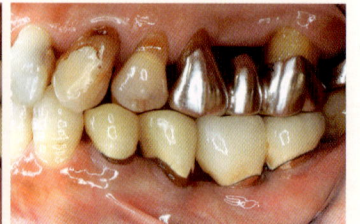

Case 55　初診より24年、メンテナンスに来ず歯周炎の再発・現在3年メンテナンス　メンテナンス不在が招いた惨憺たる状態

上顎

46歳

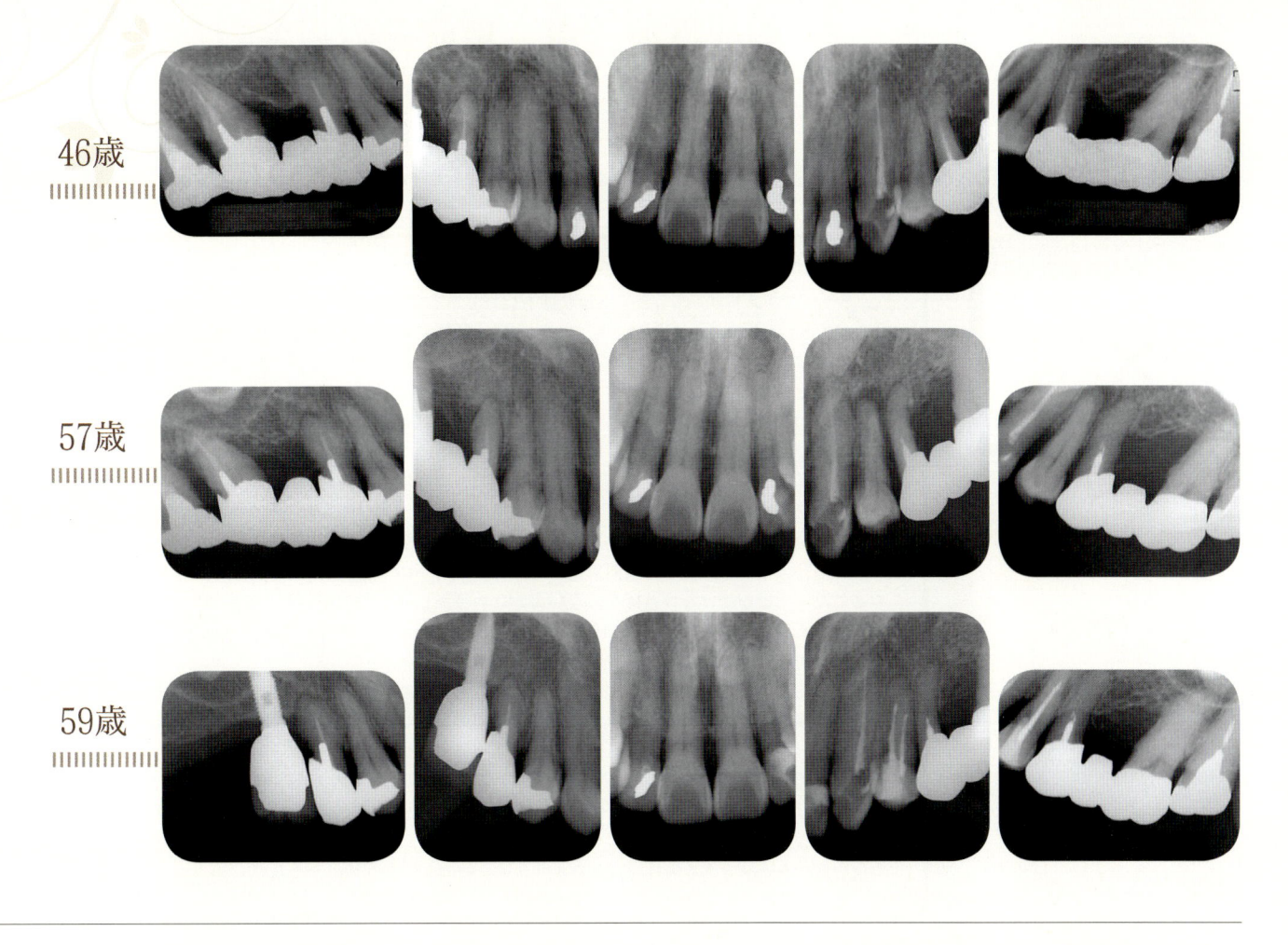

57歳

59歳

下顎

46歳

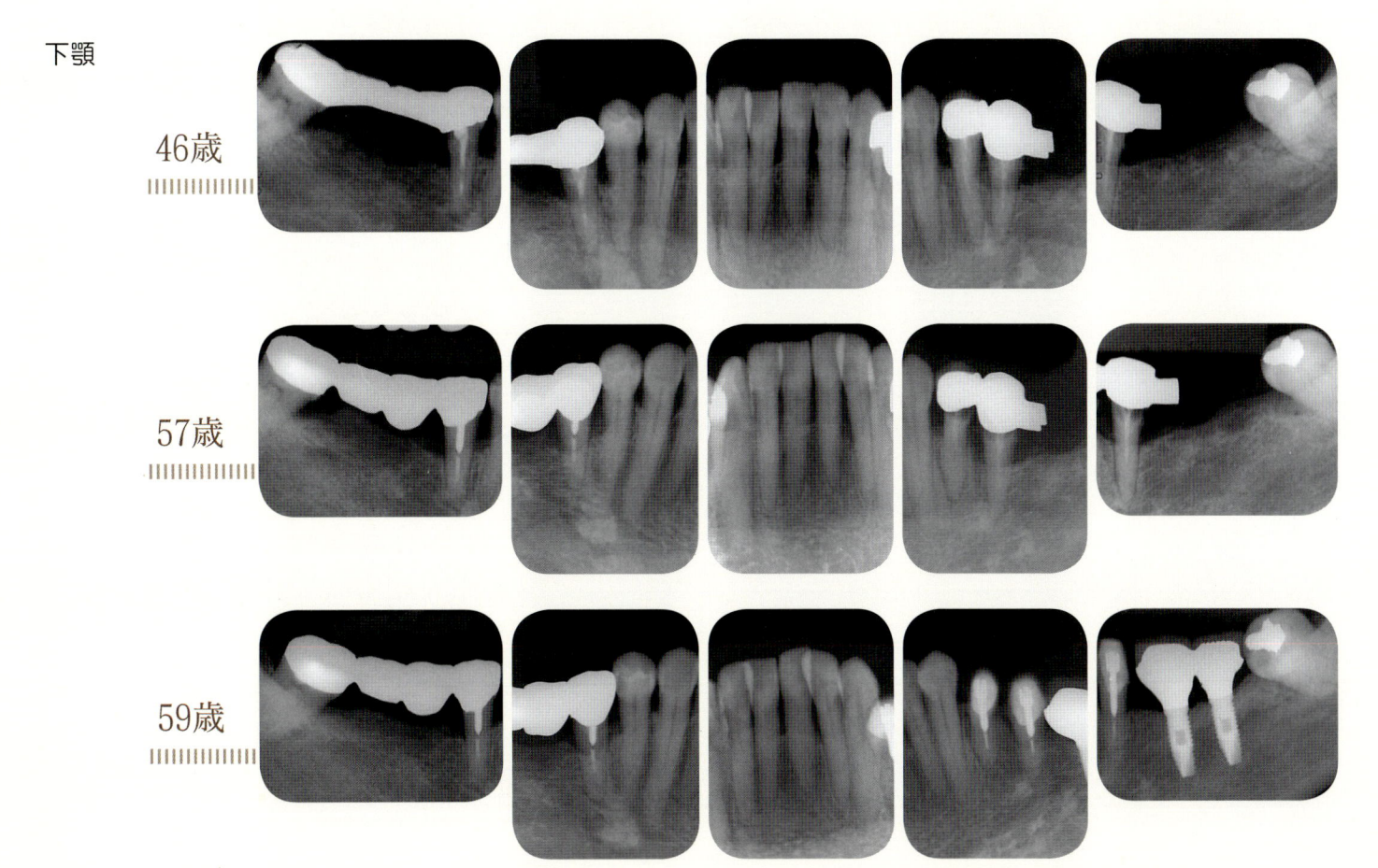

57歳

59歳

Case 56

【患者データ】
初診日：1999.2.27
生年月日：1959.7.26
初診時年齢：39歳
性別：男
主訴：詰めたものが取れた

超多忙で定期的なメンテナンスに来られない中程度歯周炎　歯周炎の再発のたびにつらいSRPの繰り返しが・Case25, 57の父

メンテナンス　×

AUTHOR'S COMMENT

プラークコントロールもよく健康状態も良好であったが、歯周炎の状態は外観とは異なり、非常にアクティブであった。このことからちょっと手強い歯周炎であろうと感じた。つまりプラークや歯石があって骨吸収というのではなく、一見、炎症もないように見えるのに骨吸収があり、不良肉芽組織も多く、ノンスモーカーであることが、疾患の活動性の高さを示している。しかし、このような症例でも一般的には当院の治療に応答しているので心配はしていなかった。だがメンテナンスに来られない状況、激しいストレスと過労という要素がここまで大きいとは予想していなかった。

初診時39歳、男性。主訴はインレー脱離。妻は、中程度歯周炎でメンテナンスに来られている。子供3名もカリエスフリーに育った。しかし、本人は初診時プロサッカーの監督をしており、非常に多忙な人であった。脱離や緊急時のみ来院する状態であったが、1年後、中程度歯周炎の治療を開始した。

不良肉芽の多い歯周炎で、根面の歯石も硬く、麻酔下のつらいSRPが続いた。Case47も同様であったが、なぜこんな治療を受けなければならないのかという不信感を持っていた。歯科衛生士にとっても非常にしんどい治療であったが、後日、奥様から本人がつらがっているので担当歯科衛生士を替えてほしいといわれた。苦労をした歯科衛生士は本当に断腸の思いであっただろう。

再評価時に改善が認められたが、多忙すぎるため、いつも疲労とストレスをためた状態で、メンテナンスも定期的に来ることは不可能であった。また5年ほど前には他府県に引っ越し、余計に来ることが困難になっていた。当日アポイントで空港から直行してもらうようなスケジュールで何とかメンテナンスを行ってきたが、そのつど部分的な再発傾向があり、楽なメンテナンスではなく、全顎SRPということが続いている。

9年目には、初診時に匹敵するくらいの状態になり、交代した歯科衛生士も非常に困難な治療を行っている。このような歯周炎をかかえ、多忙で受診困難な人が現在の社会状況では多いと思う。そしてそれ以上に、適切な歯周治療を供給できる歯科医院があまりに少ないのが大きな問題だと思う。

Case 56　超多忙で定期的なメンテナンスに来られない中程度歯周炎　歯周炎の再発のたびにつらいSRPの繰り返しが・Case25,57の父

着眼点　外観とは異なり、アクティブで手強い歯周炎であるが、楽観視していた

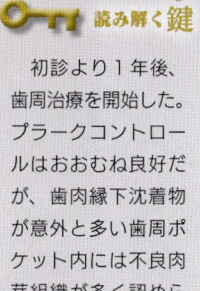

40歳

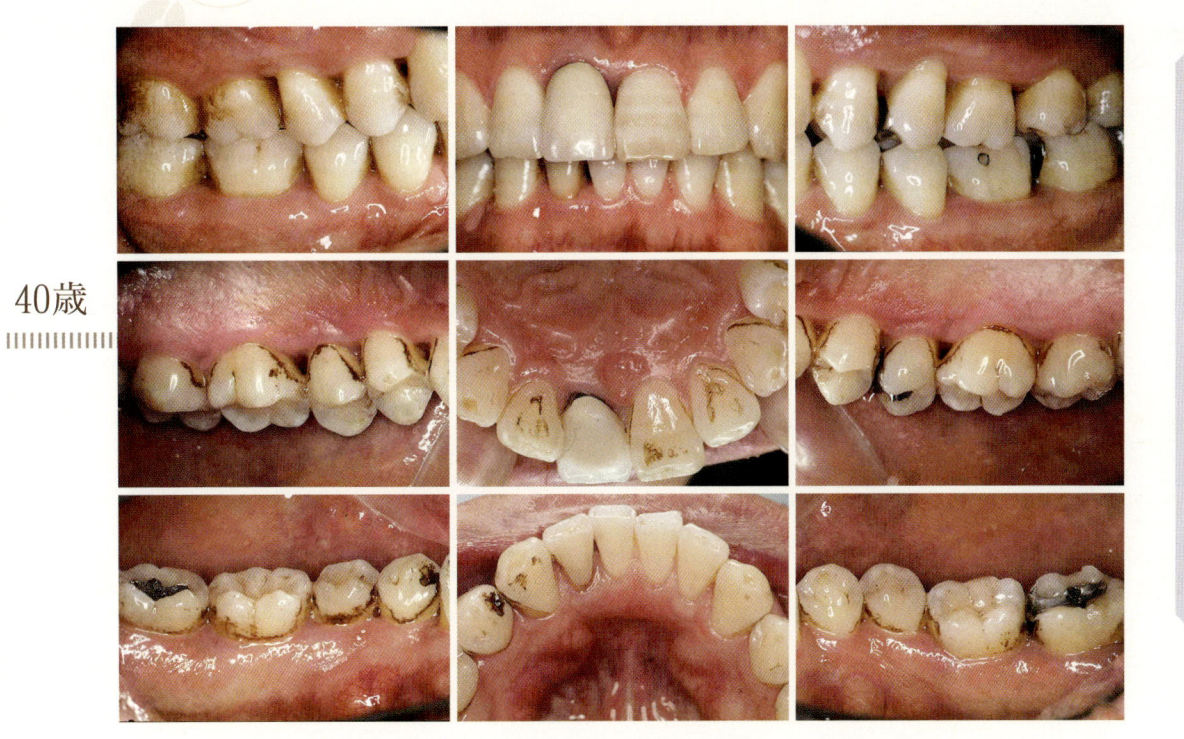

Story 読み解く鍵

初診より1年後、歯周治療を開始した。プラークコントロールはおおむね良好だが、歯肉縁下沈着物が意外と多い歯周ポケット内には不良肉芽組織が多く認められた。SRPはかなりハードなものとなった。当時はそれでも治療に応答して回復すると考えていた。ノンスモーカーである。

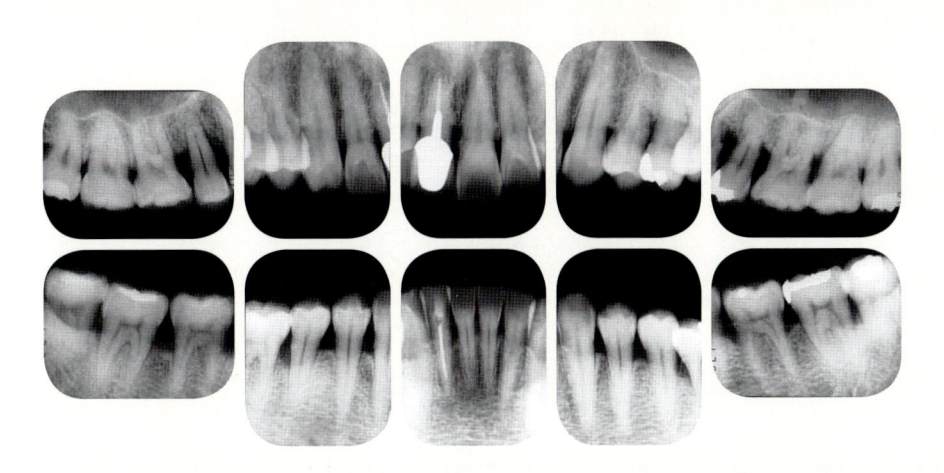

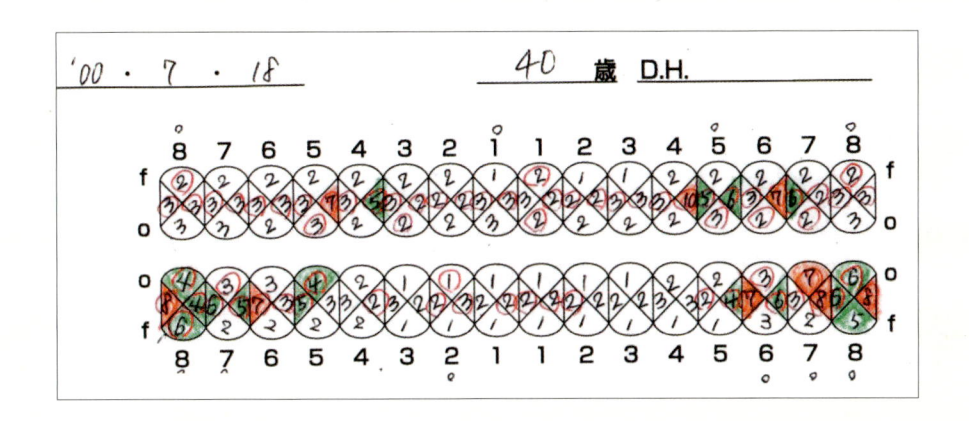

'00・7・18　　　40歳　D.H.

Case 56　超多忙で定期的なメンテナンスに来られない中程度歯周炎　歯周炎の再発のたびにつらいSRPの繰り返しが・Case25,57の父

着眼点　再評価時、状態は安定したが超多忙でメンテナンスに来られない

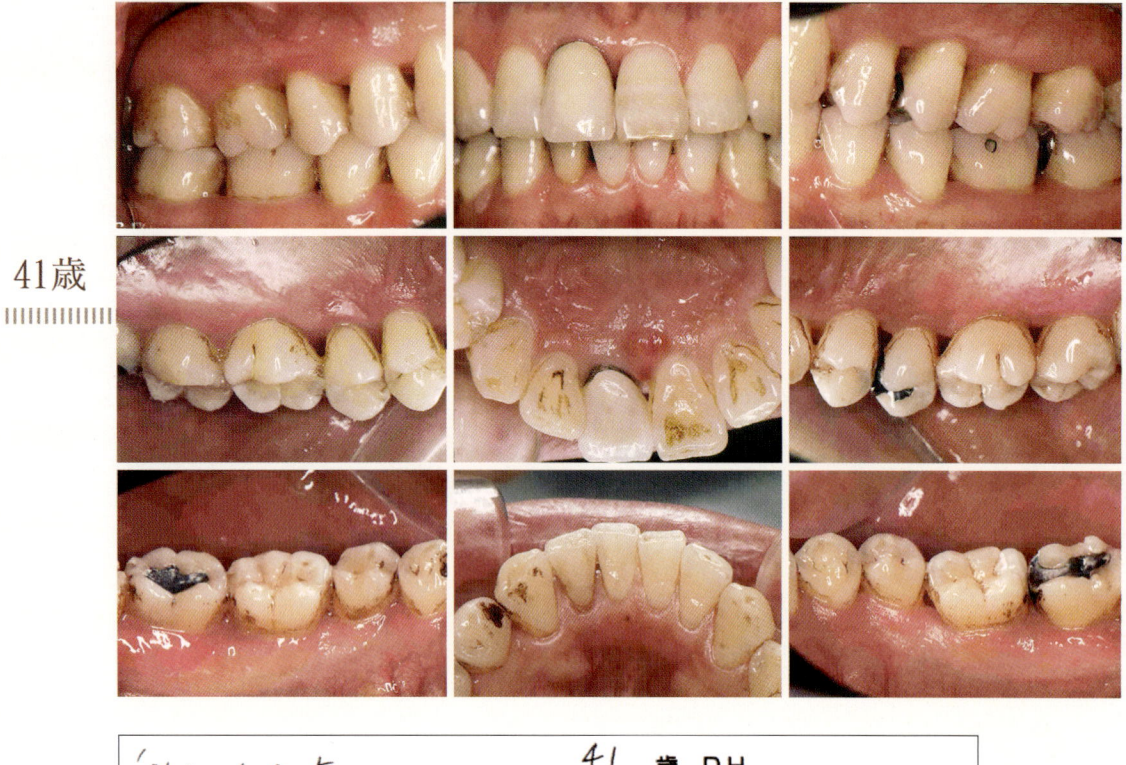

41歳

Science 読み解く鍵
歯周治療が終了し、再評価では一定の治癒傾向が見られるが、超多忙のためメンテナンスには来られない状態であった。

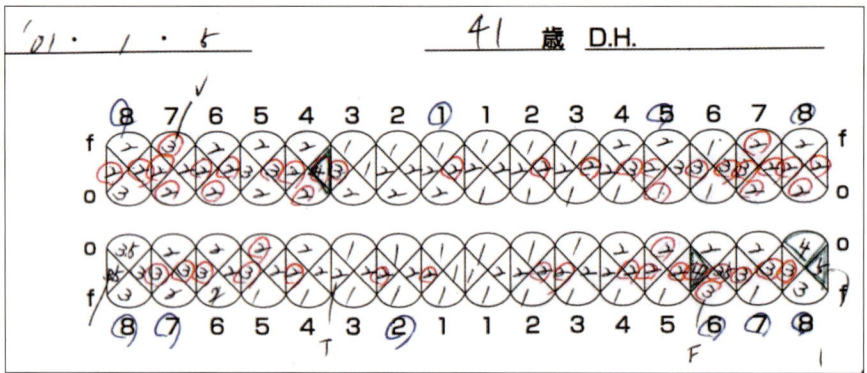

着眼点　治療開始より2年後

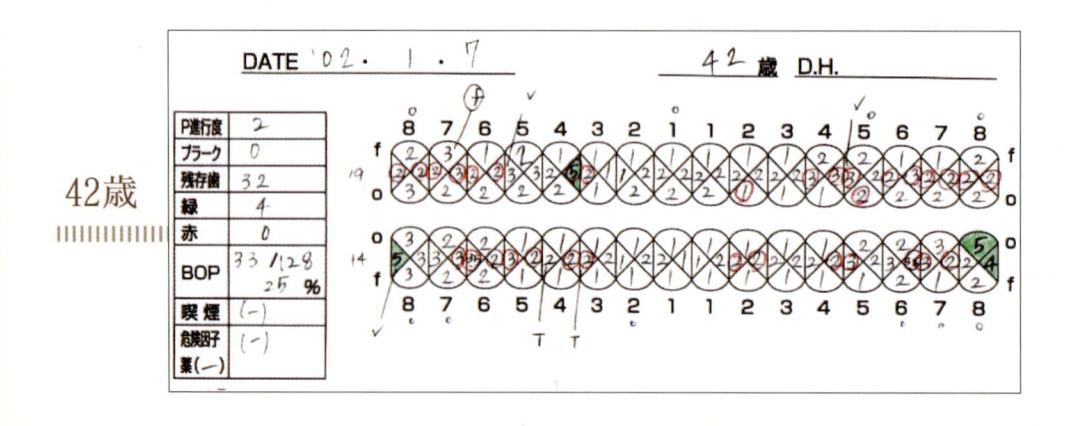

42歳

Science 読み解く鍵
十分ではないが、今からみればまだ安定していた時といえる。

Case 56　超多忙で定期的なメンテナンスに来られない中程度歯周炎　歯周炎の再発のたびにつらいSRPの繰り返しが・Case25,57の父

着眼点　時折、応じるメンテナンスでカバーしているが、歯周組織は不安定

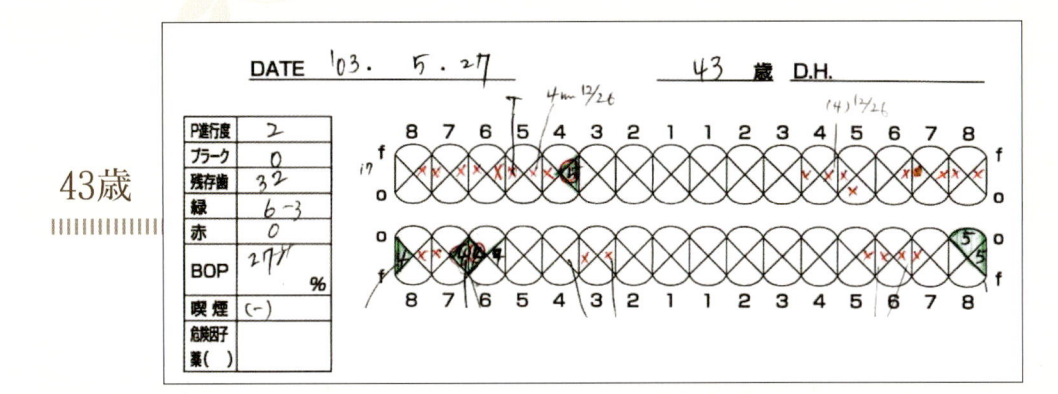

43歳

Science 読み解く鍵

時折、メンテナンスに来られるがプラークコントロールが良好にもかかわらず、歯周組織は安定しない。歯周ポケット内には不良肉芽組織が認められ、メンテナンスで時間のかかるSRPを部分的に行っている。エックス線的には骨の喪失傾向はなくなっている。

着眼点　メンテナンスに来られていない

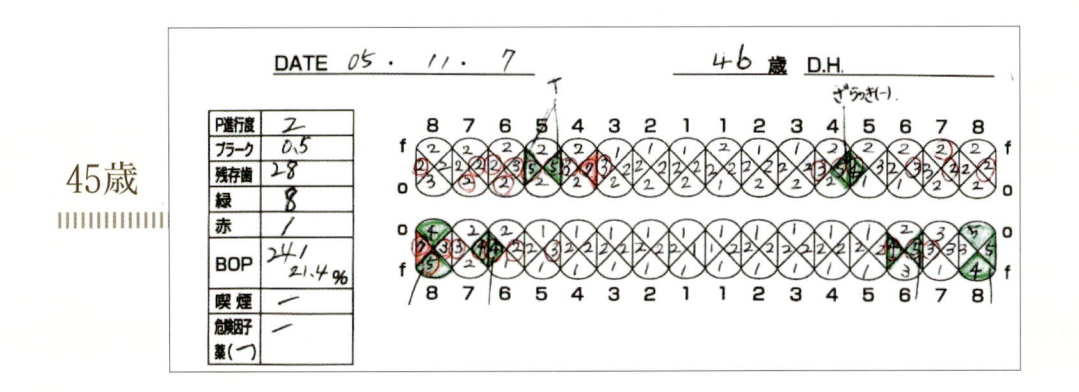

45歳

Science 読み解く鍵

メンテナンスに来られない状況が続き、とうとう初診に近い状態となっている。プラークコントロールは良好である。

259

Case 56　超多忙で定期的なメンテナンスに来られない中程度歯周炎　歯周炎の再発のたびにつらいSRPの繰り返しが・Case25,57の父

着眼点　来院のたび（年に1〜2回）に悪化傾向を示している

48歳

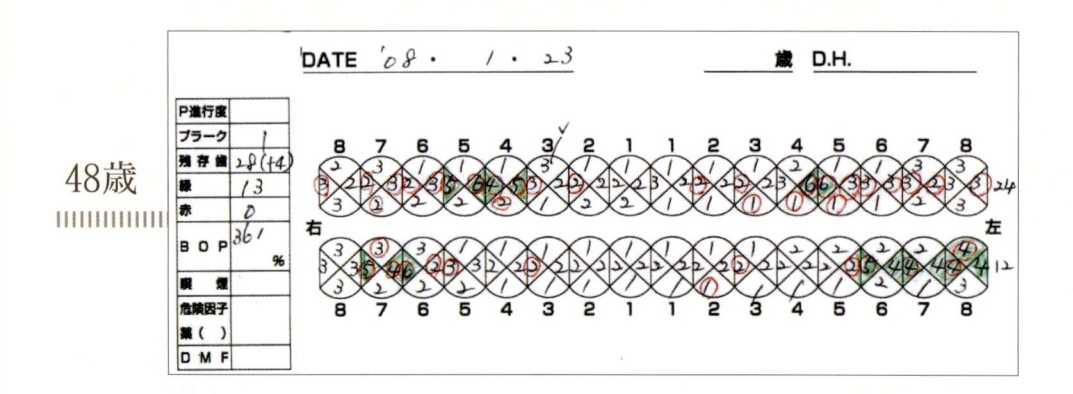

着眼点　多忙でメンテナンスに来られない期間が続き、ついに歯周炎がかなり悪化

49歳

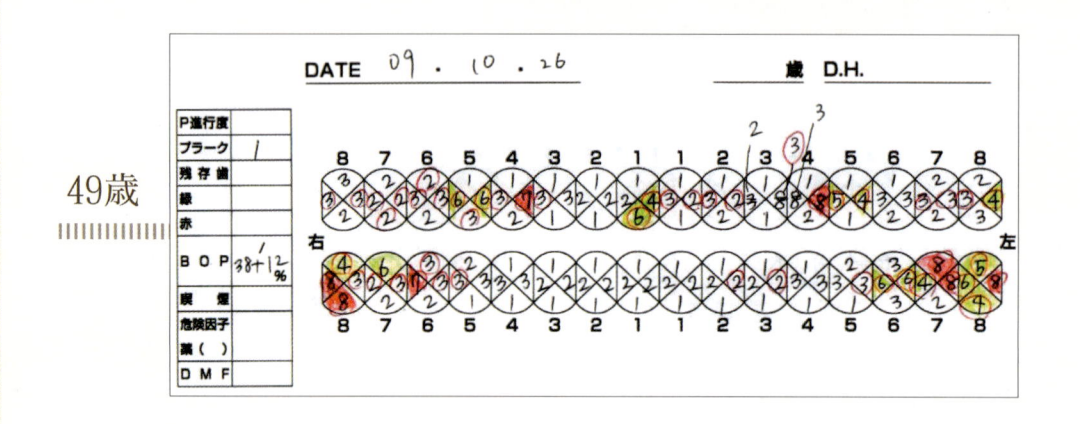

Story 読み解く鍵

サッカーの監督という仕事柄、勤務先が頻繁に変わり、出張も多く、メンテナンスも1年くらいあくことがたびたびあった。結果として、9年目には初診時よりも悪い状態になっている。プラークコントロールは変わらず良好である。

着眼点　骨吸収も再発

2000　初診より1年後　　2008.1.23　8年後 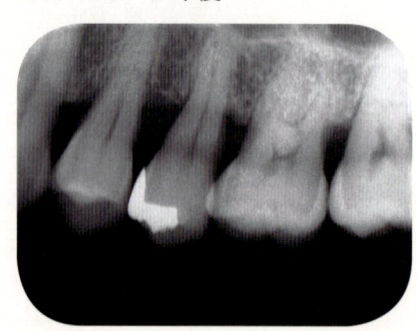　　2009.10.26　9年後再発

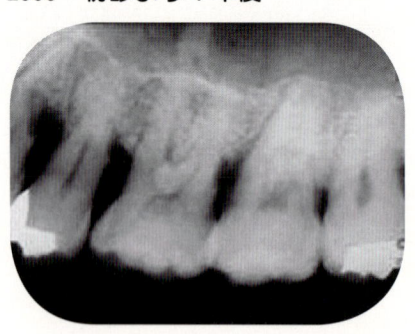

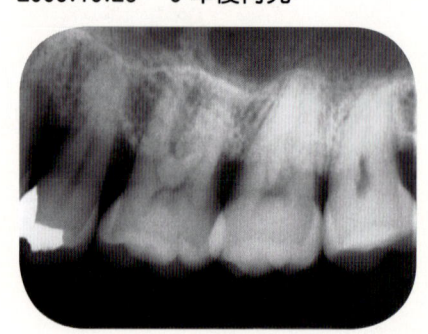

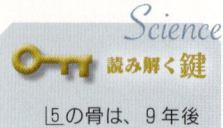

Science 読み解く鍵

|5の骨は、9年後再び吸収傾向を示した。

Case 56　超多忙で定期的なメンテナンスに来られない中程度歯周炎　歯周炎の再発のたびにつらいSRPの繰り返しが・Case25,57の父

着眼点　9年後歯周炎再発。メンテナンスに応じられなかったことの影響は大

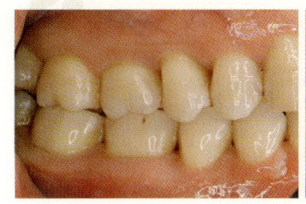

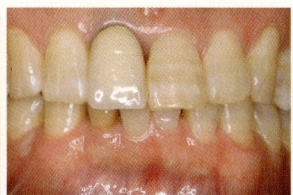

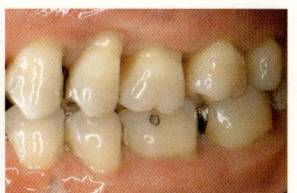

49歳

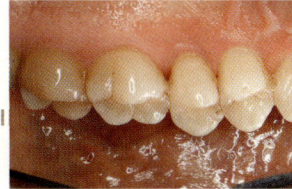

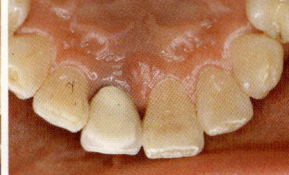

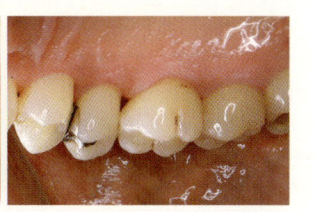

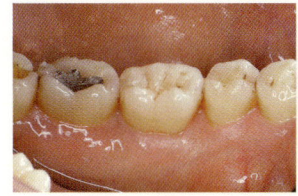

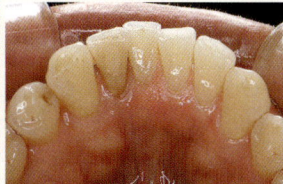

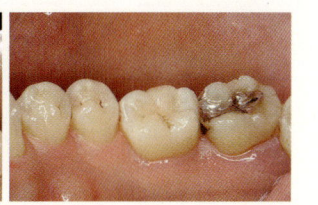

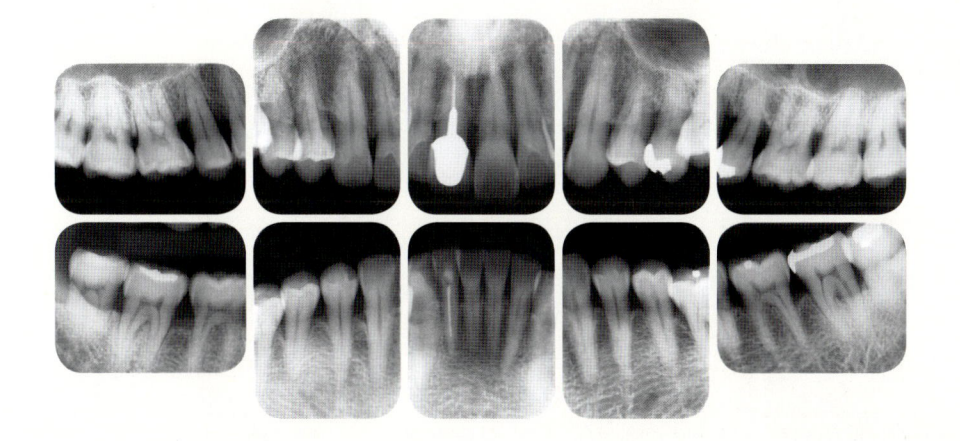

Science 読み解く鍵

8⏌から排膿があり腫れて痛いとのことであった。

プラークコントロールは良好で一見すると何の問題もないような口腔内写真である。しかし、歯周チャートとエックス線写真からは歯周炎の悪化が認められる。ノンスモーカーであり、メンテナンスに応じていればもっと安定していたと思われる。結果としてこの人は侵襲性歯周炎と考えてよいだろう。

リスクファクターとしては、ストレスと過労しか考えられないが、奥様が中程度歯周炎であり、歯周病原性細菌の水平感染も疑われる。子供3人はカリエスフリー、歯周病フリーで育っている。

Case 57 息子を見てみよう・Case56の長男

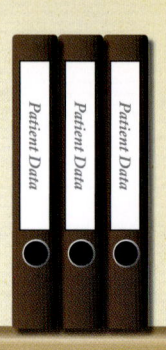

【患者データ】
- 初診日：1998.6.9
- 生年月日：1990.11.10
- 初診時年齢：7歳
- 性別：男
- 主訴：検診希望

13年のメンテナンス

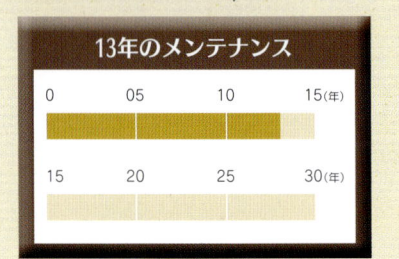

| 0 | 05 | 10 | 15(年) |
| 15 | 20 | 25 | 30(年) |

AUTHOR'S COMMENT

初診時7歳、男児。Case56の長男。主訴は検診希望。途中で他県に引っ越ししたが、何とかメンテナンスに来院している。カリエスフリー、歯周病フリーに育った。母親は中程度歯周炎である。

着眼点　父親とはまったく異なる口腔内

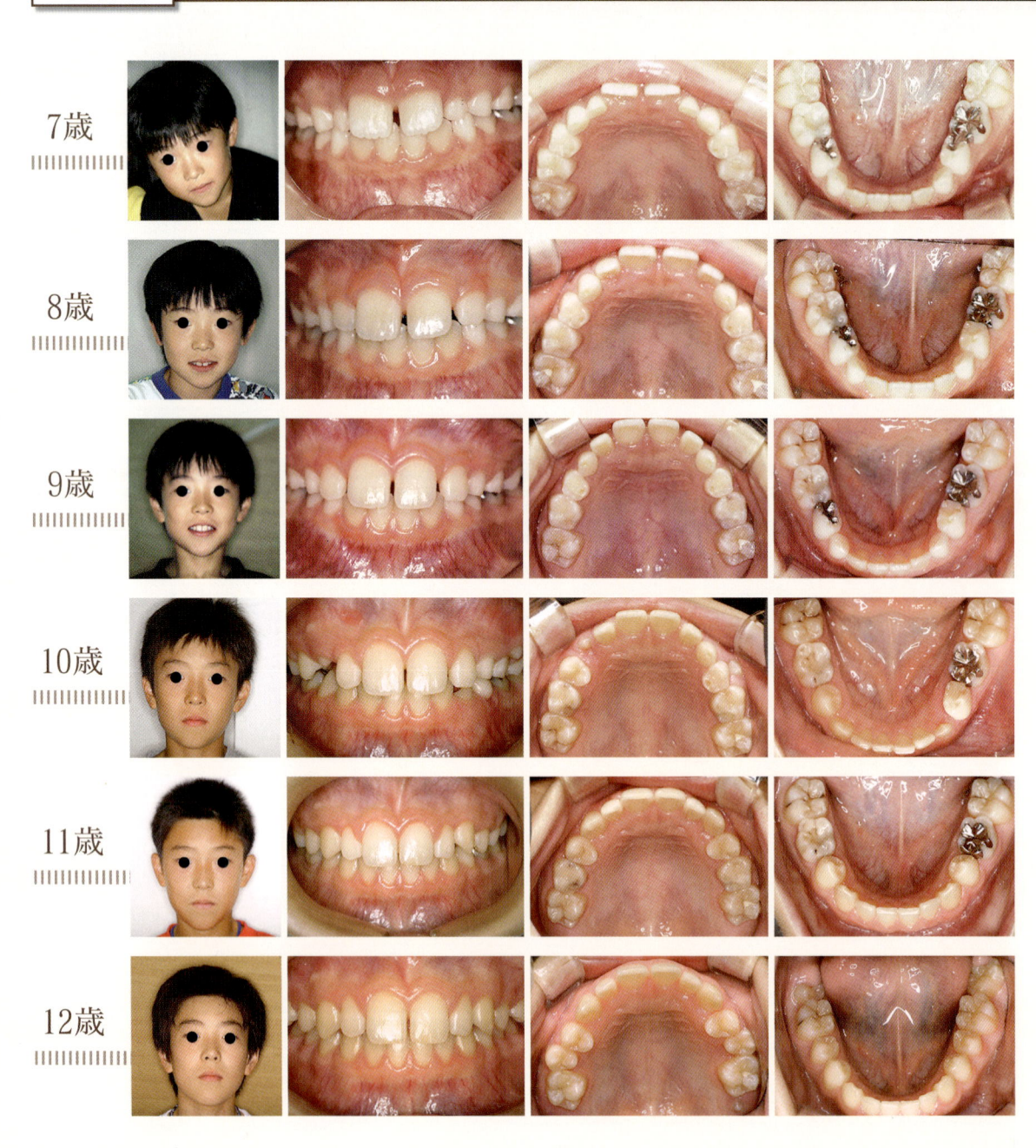

7歳／8歳／9歳／10歳／11歳／12歳

Story 読み解く鍵

Case56の息子である。13年間のメンテナンスでカリエスフリー、歯周病フリーに育っている。

Case 57　息子を見てみよう・Case56の長男

着眼点　この家族の子供はすべて健康に育っている

13歳

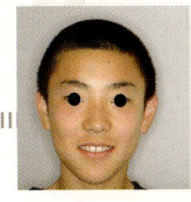

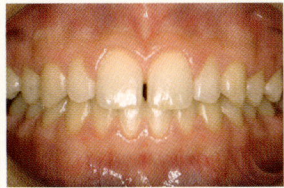

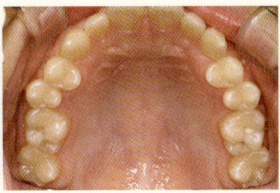

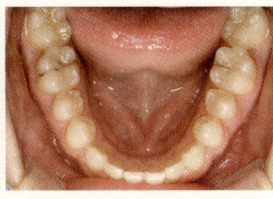

15歳

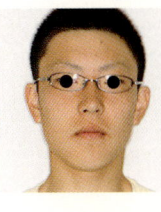

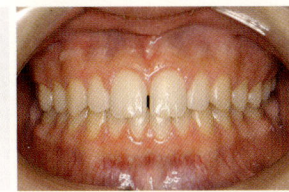

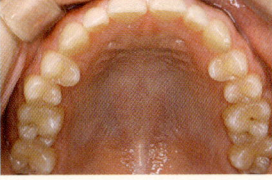

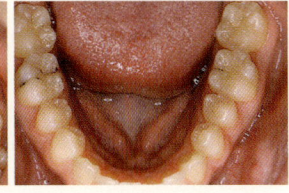

17歳

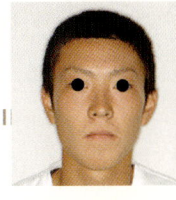

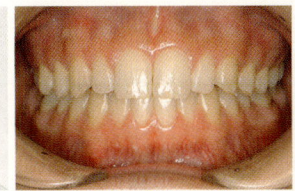

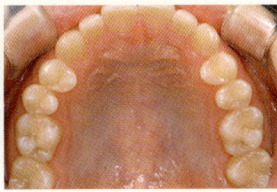

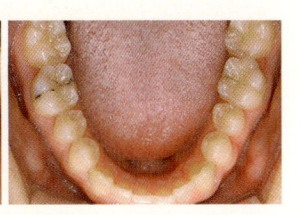

20歳

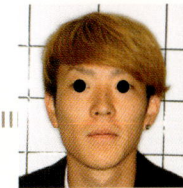

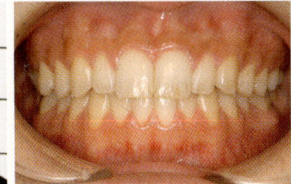

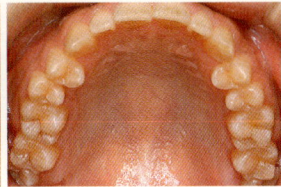

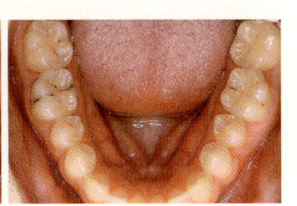

Story 読み解く鍵

両親の歯周炎の状態から、歯周組織にはたえず注意をしてメンテナンスをしているが、この子を含めて3人の子供たちは問題なく育っている。

症例アーカイブス

壊れ続ける症例

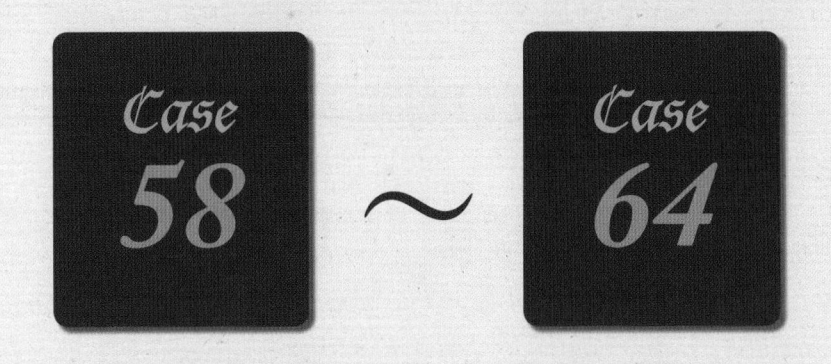

Case 58 〜 Case 64

　どんな歯周治療をしても、メンテナンスをしても壊れ続ける症例があることも知っておく必要がある。歯周炎のリスクファクターの重要性を学びたい。

Case 58

【患者データ】
初診日：1998.3.2
生年月日：1962.2.8
初診時年齢：35歳
性別：男
主訴：⏌7 疼痛

重度歯周炎　喫煙をやめられず崩壊が加速、extremely downhill のケース

12年のメンテナンス

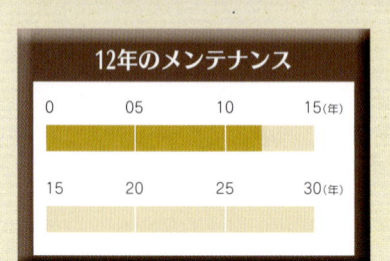

| 0 | 05 | 10 | 15(年) |
| 15 | 20 | 25 | 30(年) |

AUTHOR'S COMMENT

初診時35歳、男性。主訴は⏌7が痛い。リスクファクターとしてストレスと過労と喫煙のある患者だった。35歳という年齢にもかかわらず重度歯周炎であること、スモーカーであることから、喫煙を続ける限りはどんどん悪化していくだろう、歯周治療には応答しにくいだろうと考えた。予測どおり歯周治療に対する応答もかんばしくなく、非常に困難なSRPであった。3年後に⏌7は抜歯をした。

歯周治療に応答せず 多くの部位で不安定のままメンテナンスで何とか維持をしてきた。しかし10年目以降は骨吸収はどんどん進行し、バーティカルストップもなくなっていき、崩壊が加速するようになってきた。この12年間メンテナンスに来ているにもかかわらず、初診時から現在にかけて15本の歯を歯周炎で喪失している。

義歯もあまり装着せず、禁煙もニコチンパッチを勧めているが希望されず、メンテナンスだけは来られている。毎回見るのがつらい患者の1人である。ちなみに4人の子供たちの3人はカリエスフリーで育っている（Case59〜62、長女は初診に6番に4本ともインレーが装着されていたが、その後カリエスの発症はない）。

着眼点　35歳　初診時、重度歯周炎で治療への応答はしにくいと考えられた

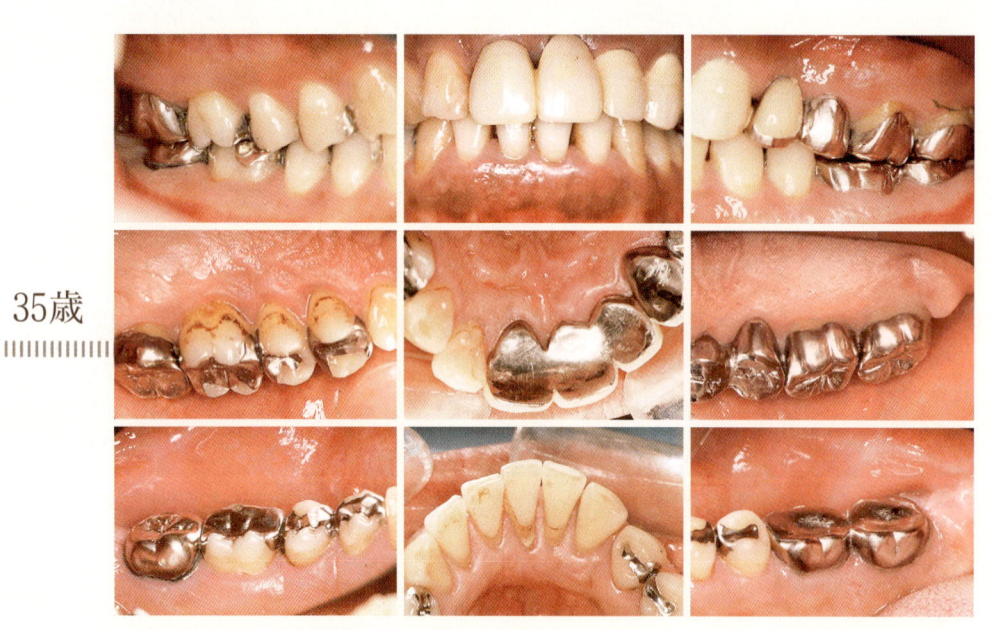

35歳

Story 読み解く鍵

初診時35歳、男性、スモーカー。重度歯周炎である。スモーカーであること、年齢にしては進行が重度であることから、プラークコントロールを頑張り、喫煙をやめ、メンテナンスにきちんと来たとしても維持は困難な口腔内と考えられた。

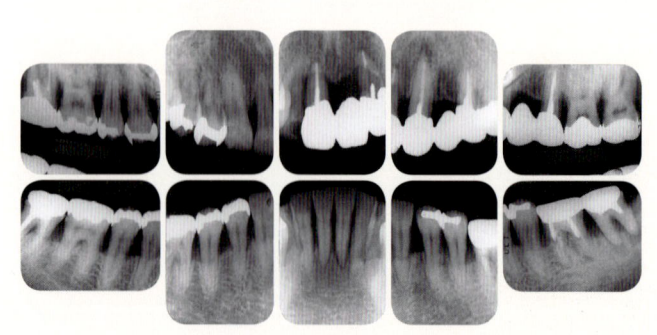

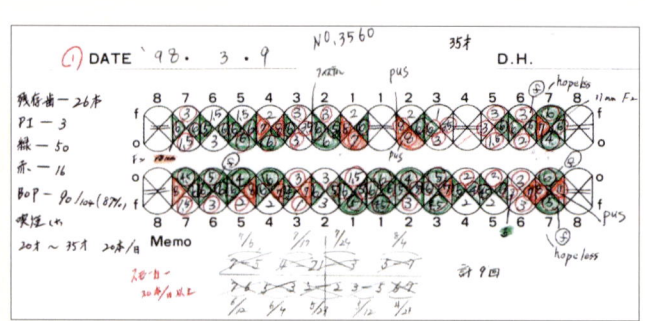

Case 58　重度歯周炎　喫煙をやめられず崩壊が加速、extremely downhill のケース

着眼点　再評価　ある程度の改善はあっても崩壊の道を辿るであろうことが予測された

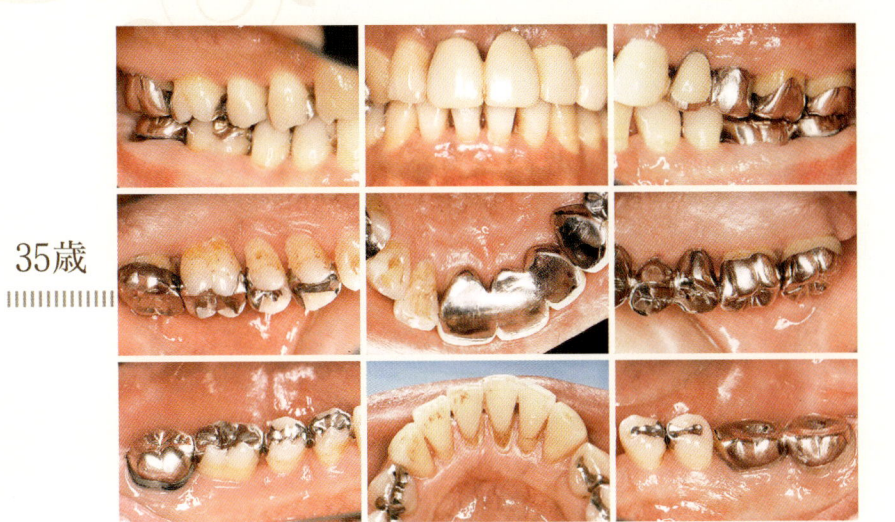

35歳

Science 読み解く鍵

再評価時には、ある程度の改善はあるが、喫煙という最大のリスクファクターをなくさないかぎり、結果として崩壊していくだろうことは予想された。

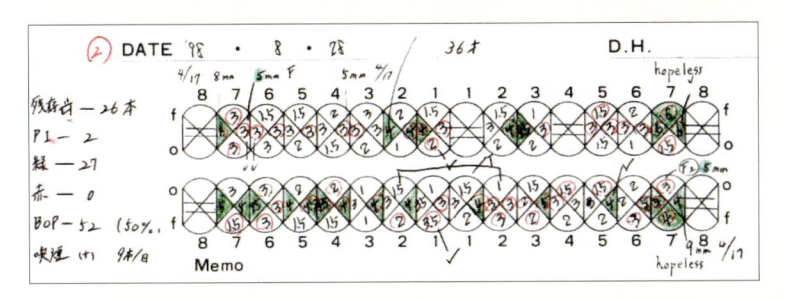

着眼点　38歳　ほとんどの歯がぎりぎりの状態

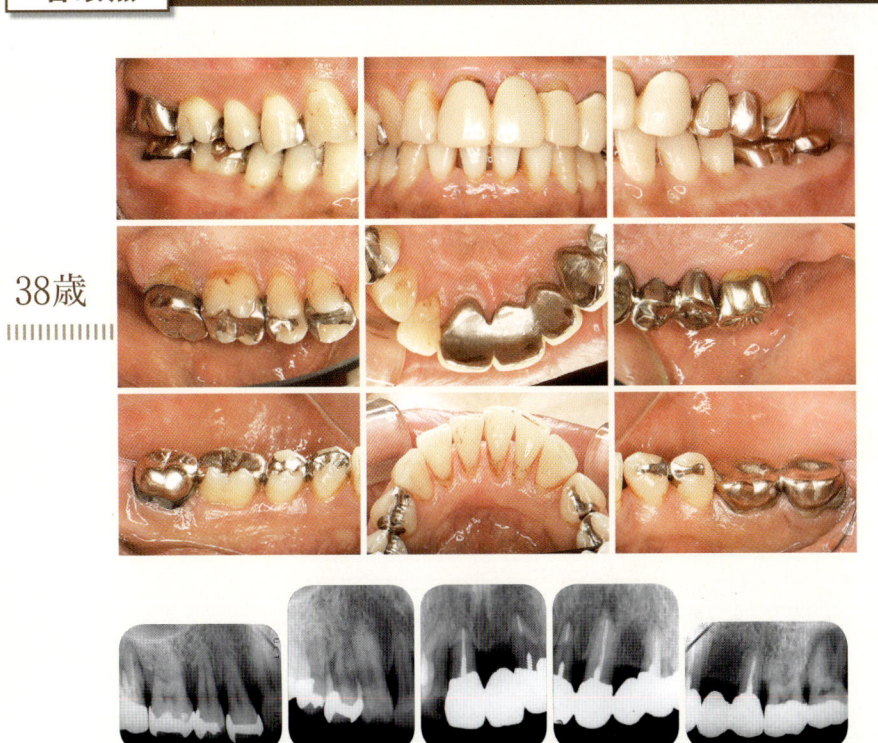

38歳

Story 読み解く鍵

3年後、17は抜歯となった。ほとんどの歯がぎりぎりのところで維持されている。

267

Case 58　重度歯周炎　喫煙をやめられず崩壊が加速、extremely downhill のケース

着眼点　35～45歳までの推移　悪化が止まらない

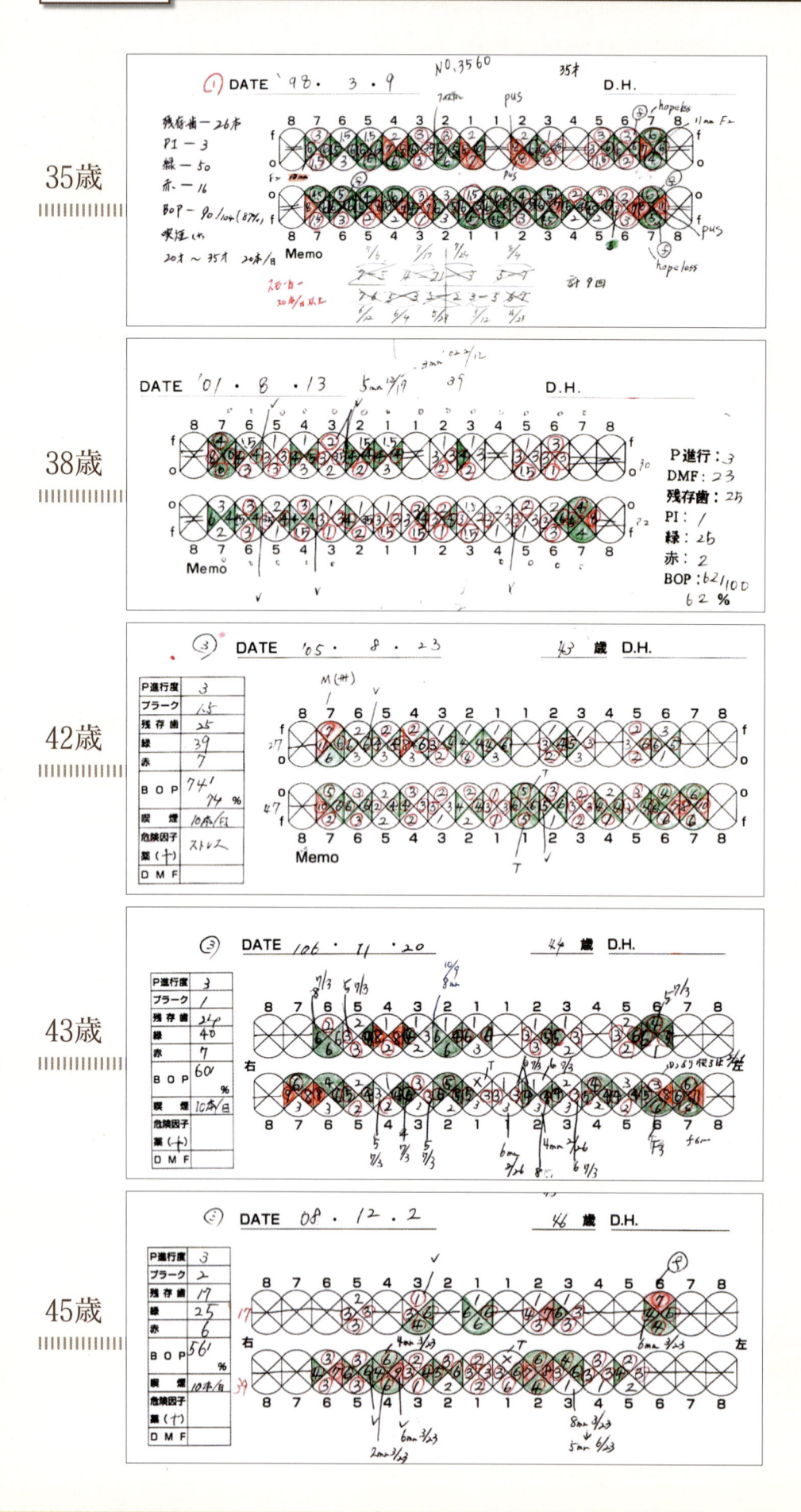

35歳

38歳

42歳

43歳

45歳

Science 読み解く鍵

この10年間を見ても予想どおり歯周組織は改善せず、逆に悪化していっている。

Case 58　重度歯周炎　喫煙をやめられず崩壊が加速、extremely downhill のケース

着眼点　11年後、メンテナンスに応じているが進行し続けている

46歳

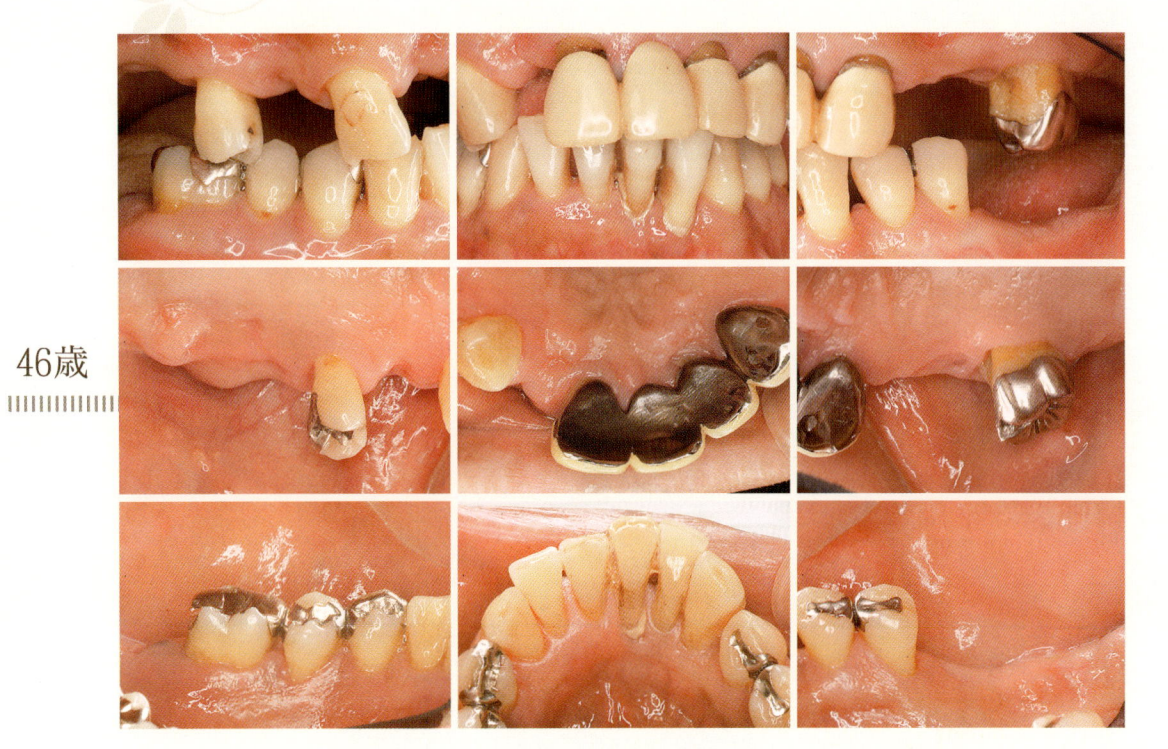

Story 読み解く鍵

メンテナンスには来ているが、崩壊が続いている。いくら説明しても禁煙する気はなく、義歯の装着もなかなかしない患者であった。

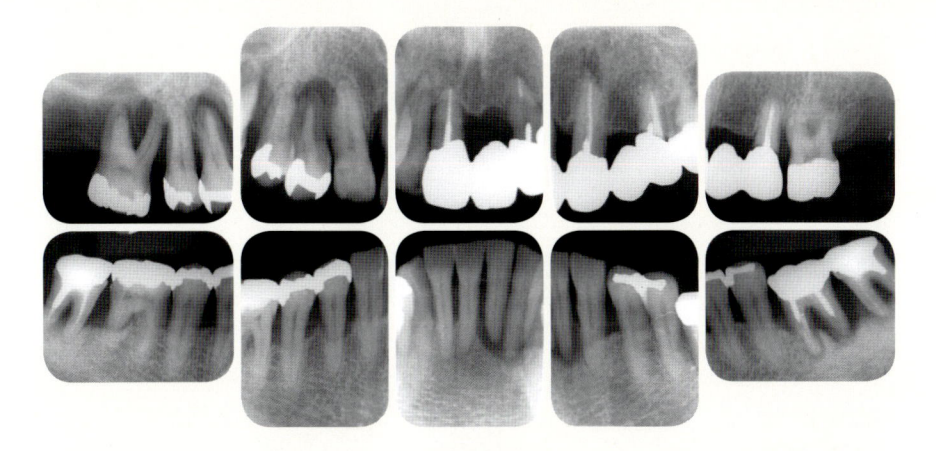

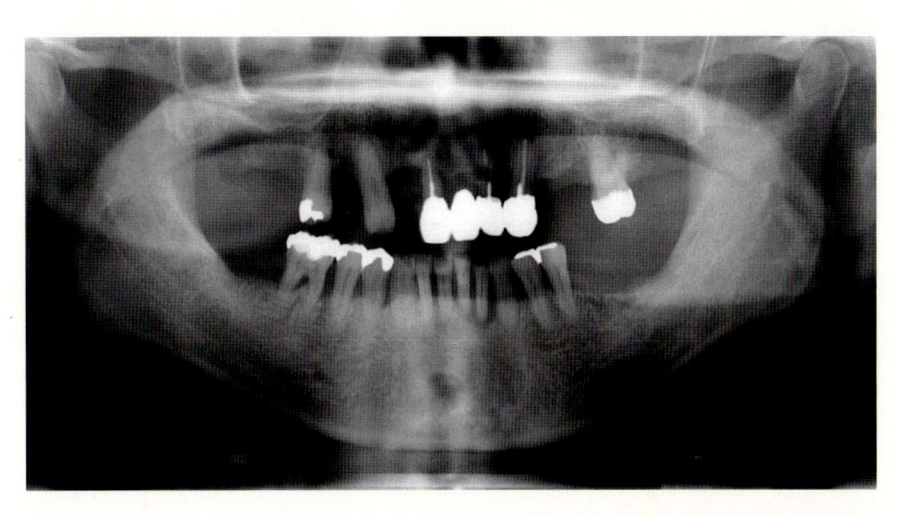

Case 58　重度歯周炎　喫煙をやめられず崩壊が加速、extremely downhill のケース

着眼点　12年後、いまだ喫煙がやめられず、崩壊が続いていく

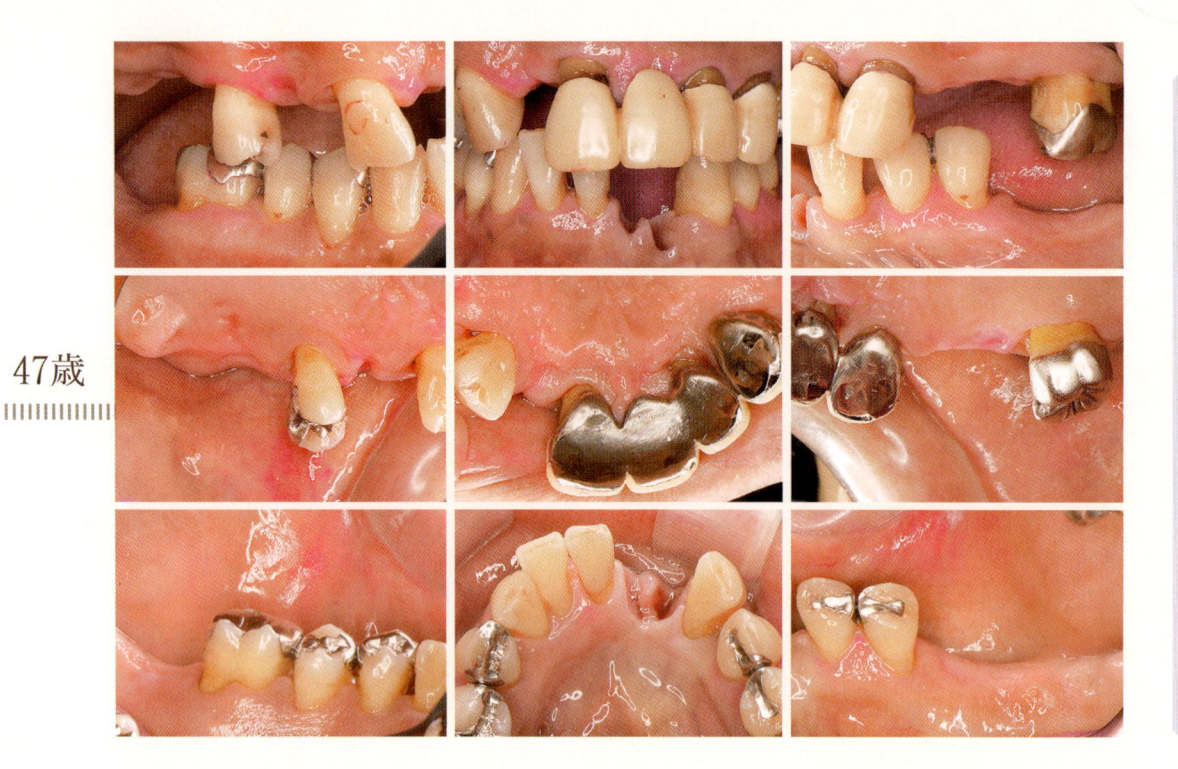

47歳

Story 読み解く鍵

12年間に、15本の歯を失っている。4人の子供たちも、禁煙させるように努力してくれているが、本人にはまったくそのつもりはない。さらにこれから崩壊していくと言っているのだが…。

崩壊の時期やスピードの違いはあっても、喫煙しているかぎり崩壊は避けられないことを私たち歯科医療従事者は国民に知らせていく必要があるはずだ。

Case 58　重度歯周炎　喫煙をやめられず崩壊が加速、extremely downhill のケース

1998.3.9
36歳

1998.8.28
36歳

2001.10.15
39歳

2009.10.13
47歳

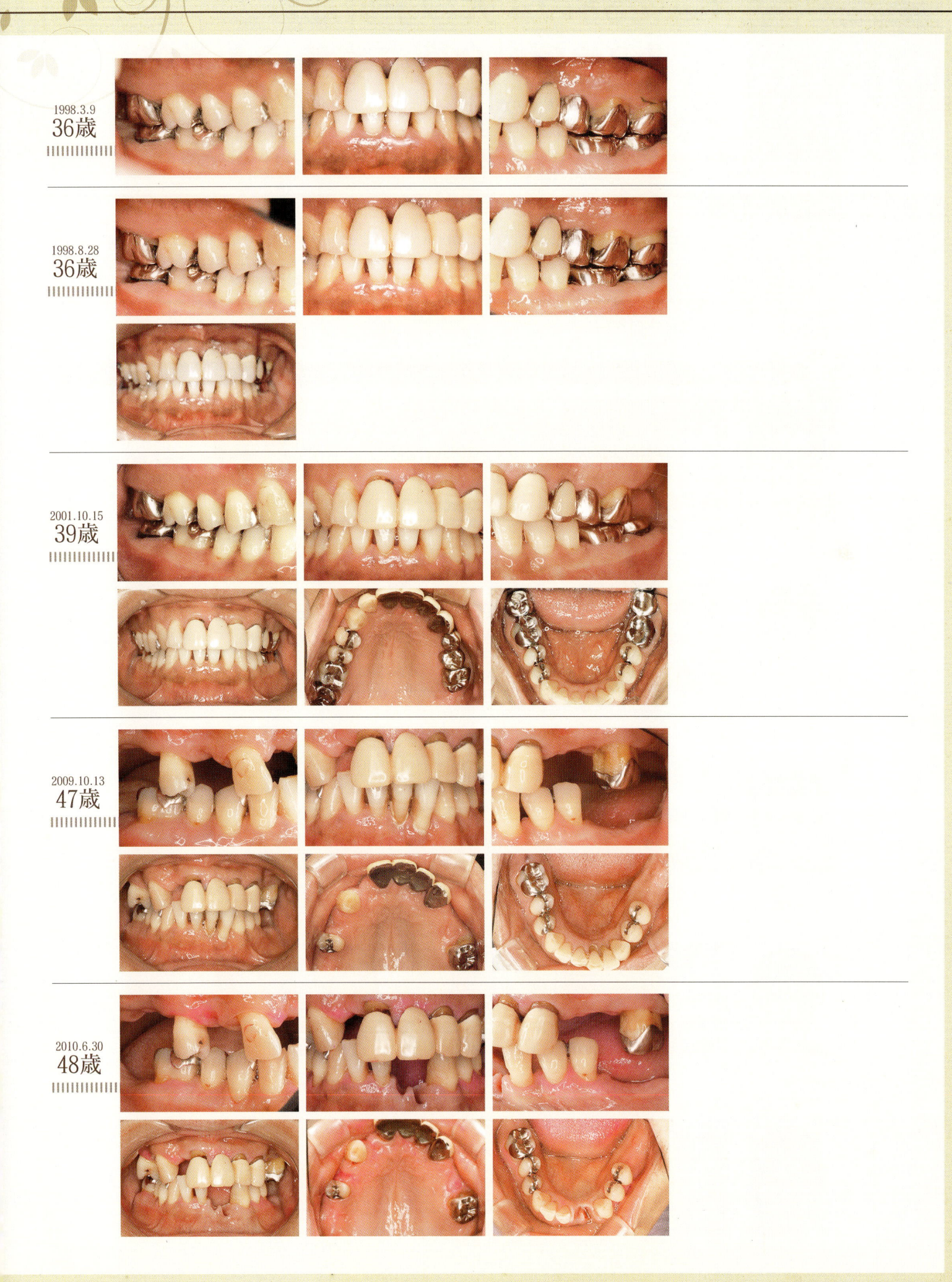

2010.6.30
48歳

Case 59~62

Case58の4人の子供たち
父親の治療の合間に家族にも予防・メンテナンスを

AUTHOR'S COMMENT

3名はカリエスフリーで育った。長女は初診時に6番に4本ともインレーが装着されていたが、その後カリエスは発症していない。歯列不正の子供もいるが矯正は希望しなかった。
悲惨な口腔状況の父親を治療、メンテナンスする間にはこのように子供たちに対する予防やメンテナンスを行っている。

着眼点 Case58の三女

4歳

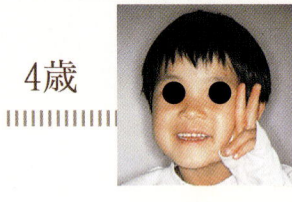

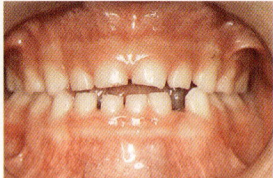

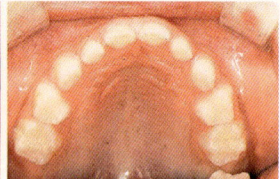

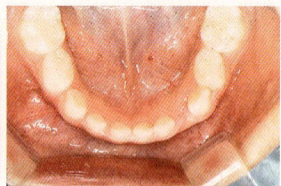

5歳

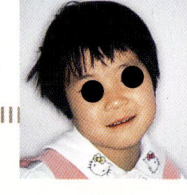

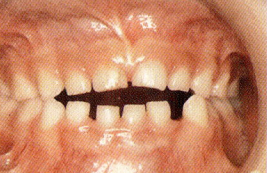

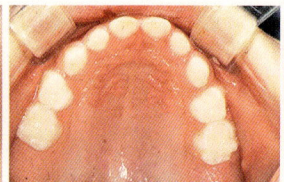

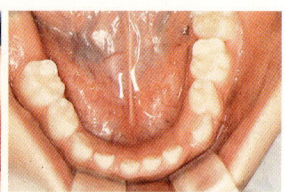

6歳

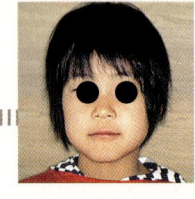

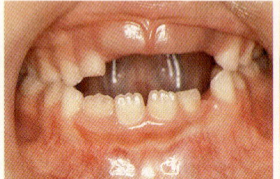

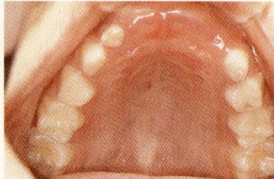

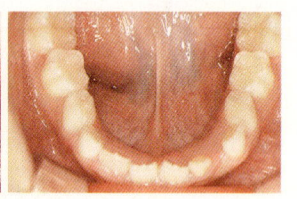

7歳

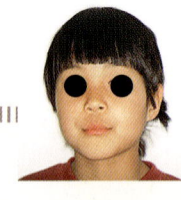

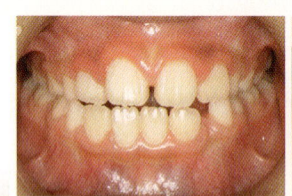

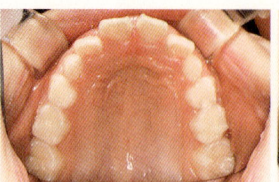

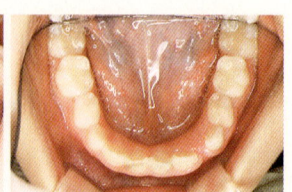

8歳

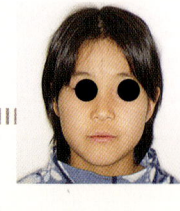

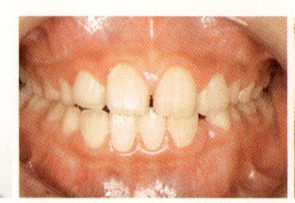

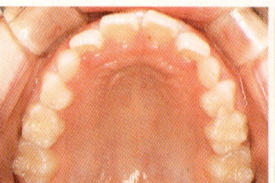

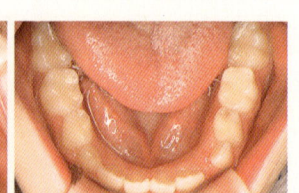

【患者データ】
初診日：1999.5.8
生年月日：1994.12.21
初診時年齢：4歳
性別：女児
主訴：11年メンテナンス

Story 読み解く鍵

Case58の4人の子供たちである。プラークコントロールの悪い子供、歯列不正の子供などいろいろだが、3名はカリエスフリーで育ち、1名は初診時にインレーが装着されていたがその後う蝕の発症はない。
親の歯周炎を診るだけではなく、このように子供たちが健康に育つようにサポートすることが大切だと思う。

Case 59〜62　Case58の４人の子供たち　父親の治療の合間に家族にも予防・メンテナンスを

9歳

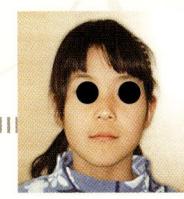

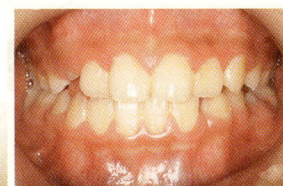

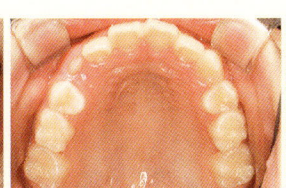

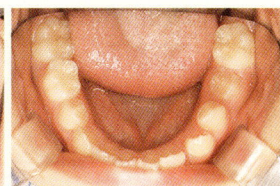

10歳

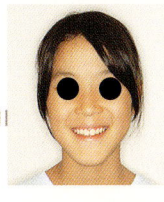

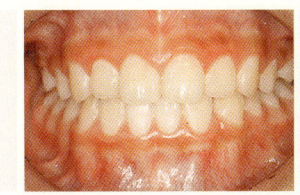

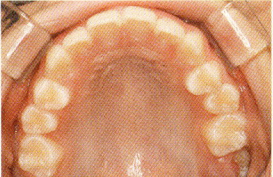

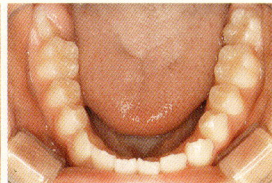

11歳

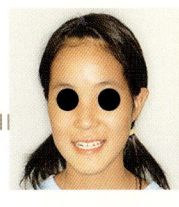

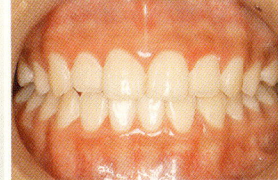

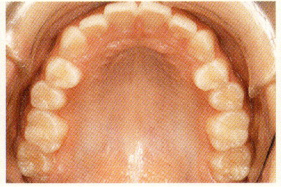

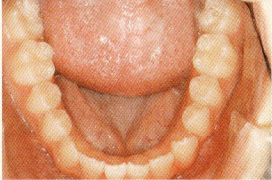

12歳

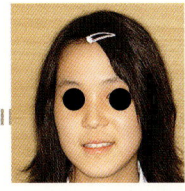

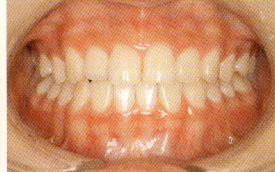

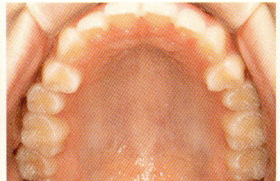

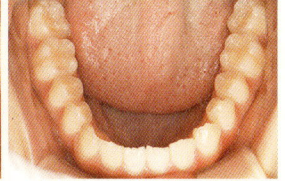

13歳

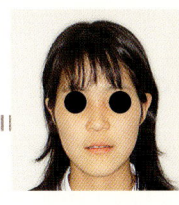

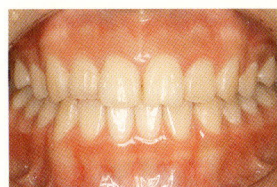

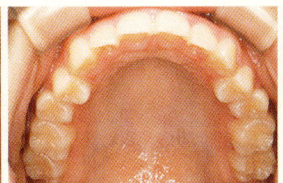

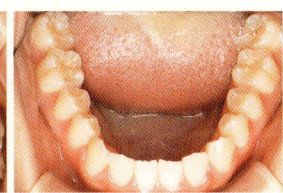

14歳

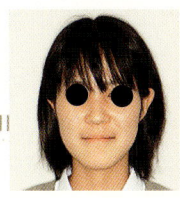

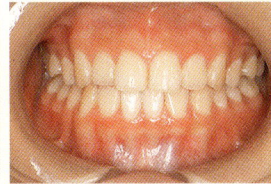

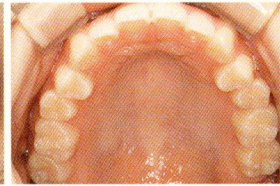

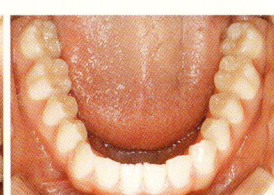

Case 59〜62　Case58の4人の子供たち　父親の治療の合間に家族にも予防・メンテナンスを

着眼点　Case58の長男

【患者データ】
初診日：1999.5.8
生年月日：1993.2.16
初診時年齢：6歳
性別：男児
主訴：10年メンテナンス

6歳
7歳
8歳
9歳
10歳
11歳
12歳
13歳
16歳

Case 59～62　Case58の4人の子供たち　父親の治療の合間に家族にも予防・メンテナンスを

着眼点　Case58の次女

7歳

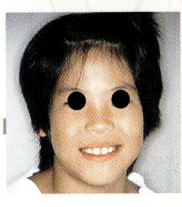

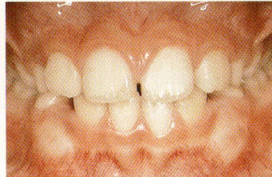

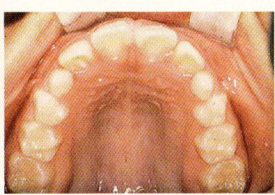

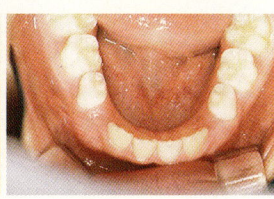

8歳

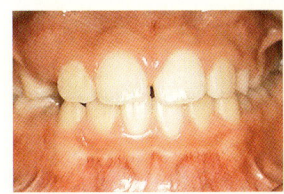

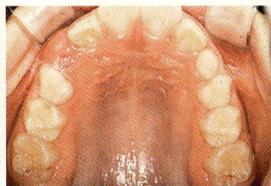

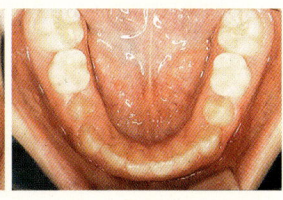

9歳

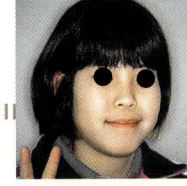

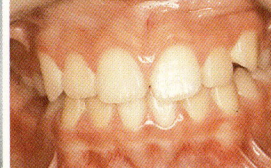

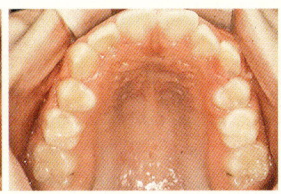

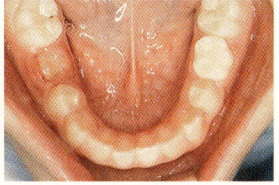

10歳

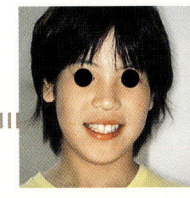

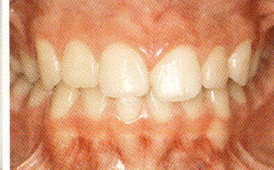

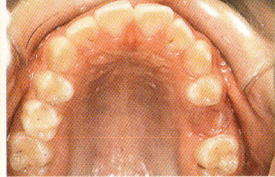

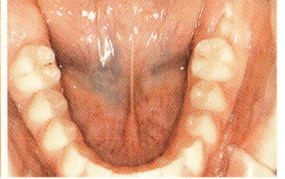

11歳

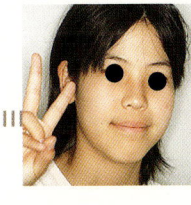

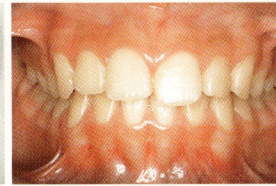

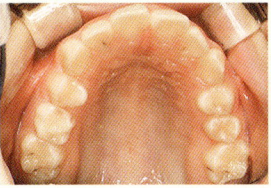

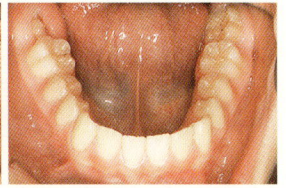

12歳

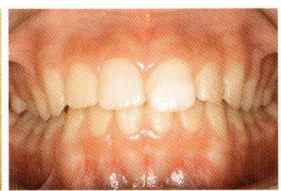

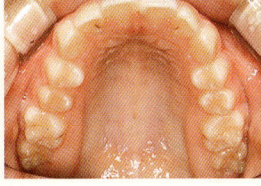

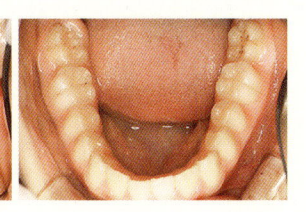

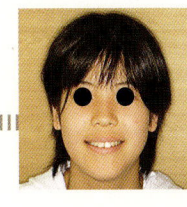

【患者データ】
初診日：1998.8.31
生年月日：1990.8.31
初診時年齢：7歳
性別：女児
主訴：12年メンテナンス

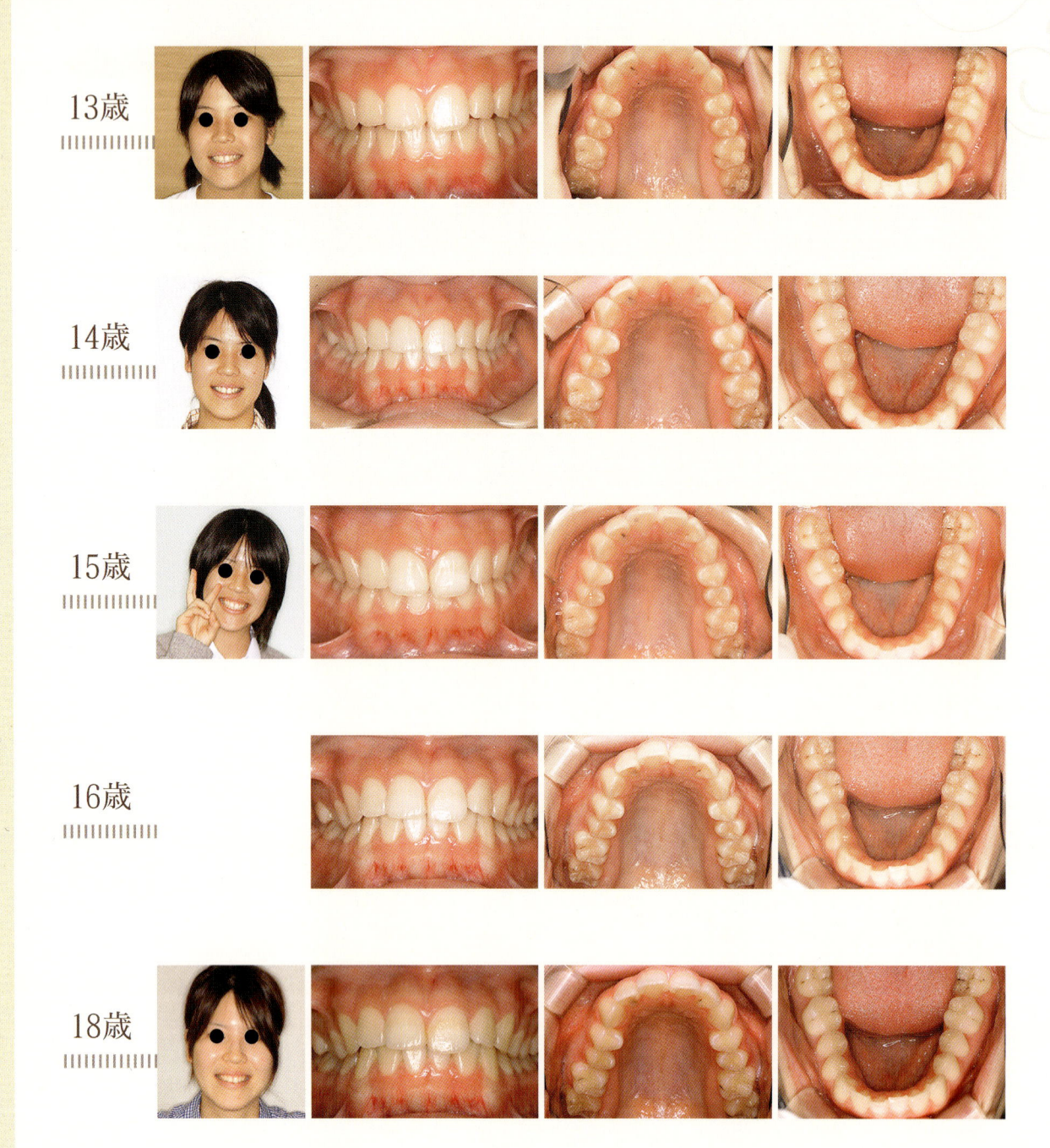

Case 59〜62　Case58の4人の子供たち　父親の治療の合間に家族にも予防・メンテナンスを

13歳

14歳

15歳

16歳

18歳

Case 59〜62　Case58の4人の子供たち　父親の治療の合間に家族にも予防・メンテナンスを

着眼点　Case58の長女

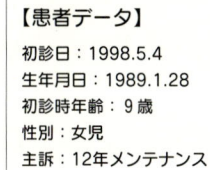

9歳
10歳
11歳
12歳
13歳
14歳
15歳
16歳
21歳

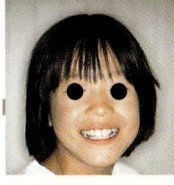

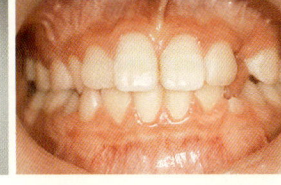

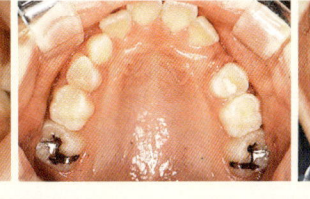

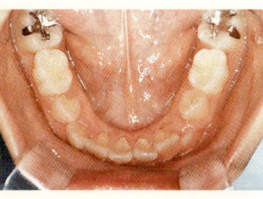

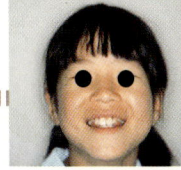

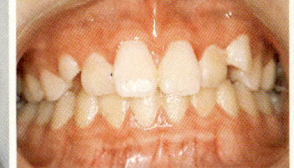

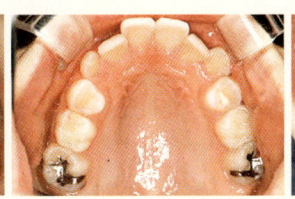

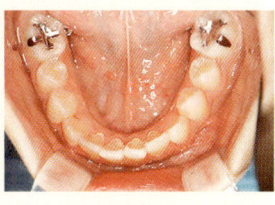

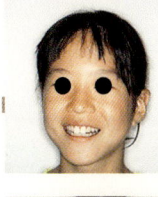

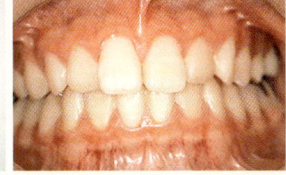

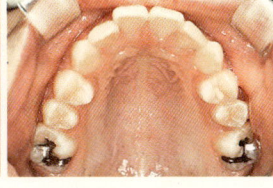

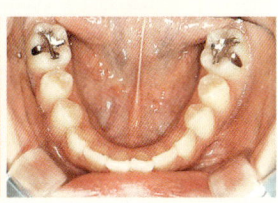

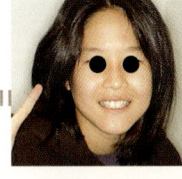

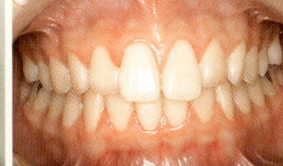

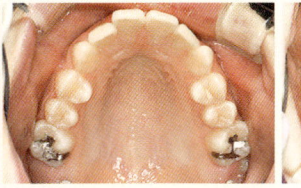

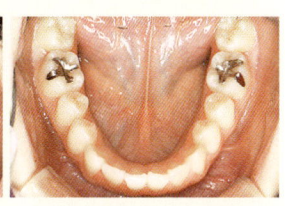

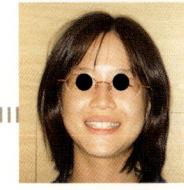

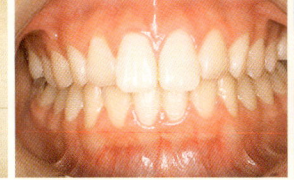

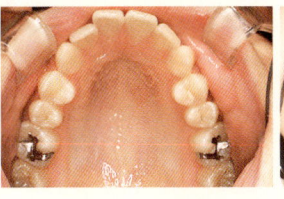

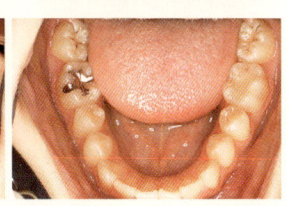

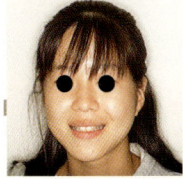

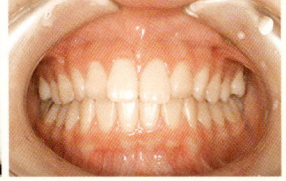

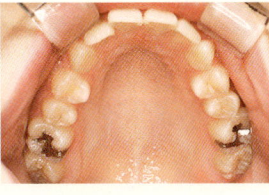

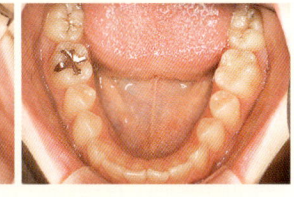

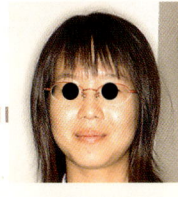

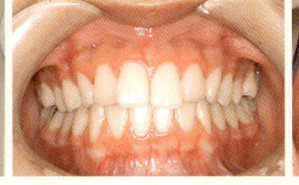

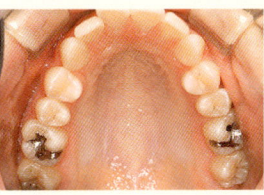

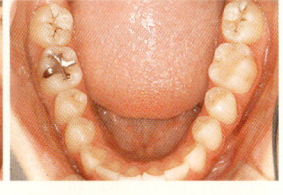

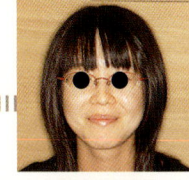

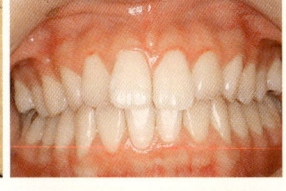

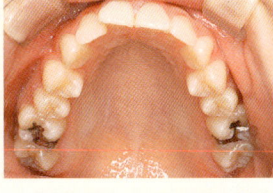

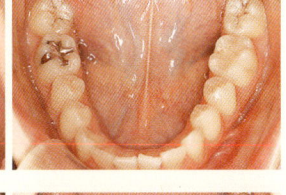

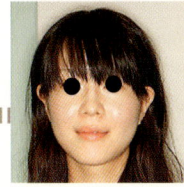

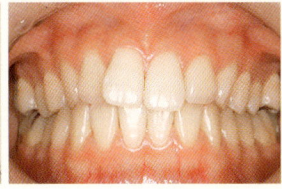

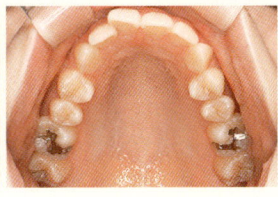

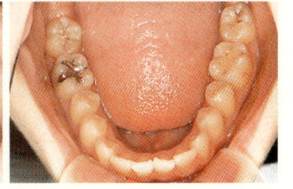

【患者データ】
初診日：1998.5.4
生年月日：1989.1.28
初診時年齢：9歳
性別：女児
主訴：12年メンテナンス

Case 63

【患者データ】
初診日：1983.9.10
生年月日：1940.5.25
初診時年齢：43歳
性別：男
主訴：歯肉から血が出る

喫煙、飲酒、高血圧、歯ぎしり、糖尿病
アブセスの多発・歯の喪失が止まらない
extremely downhillのケース

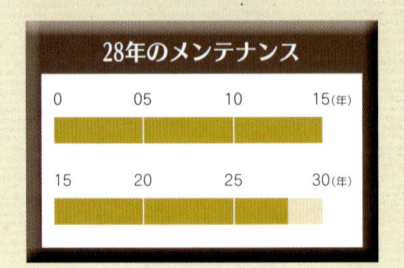

28年のメンテナンス

| 0 | 05 | 10 | 15(年) |
| 15 | 20 | 25 | 30(年) |

AUTHOR'S COMMENT

初診時43歳、男性。主訴は歯肉からの出血。開業して1年後で歯科衛生士がいない時に来院した。TBIやスケーリング、SRPは筆者が行った。しかし、歯肉炎から初期の歯周炎で、大きな問題を当時は感じていなかった。

喫煙と歯周病の関係は1990年代以降報告されるようになったものである。その後28年間メンテナンスに来院している。しかし多量の飲酒や喫煙などにより、糖尿病が発症、悪化し、入院し、目に合併症が生じている。糖尿病治療のために5年間メンテナンスが中断した。再来院後、何度も歯周治療を行っているが、治療に対する応答は悪く、15本の歯を喪失した。炎症に加えて臼歯部のバーティカルストップが減少しだすと急速に崩壊していく。

今なお、しょっちゅう膿瘍を作って急患として来院してくる。この人の全身状況からは、いずれ全顎抜歯、総義歯が妥当だろう。

着眼点　歯科衛生士もいない体制の頃、来院

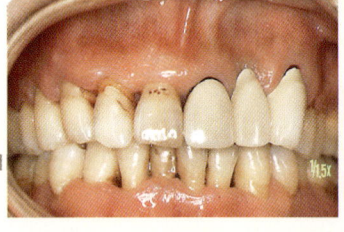

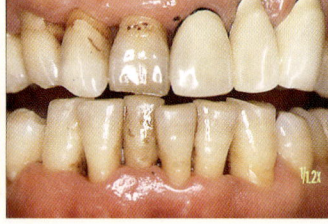

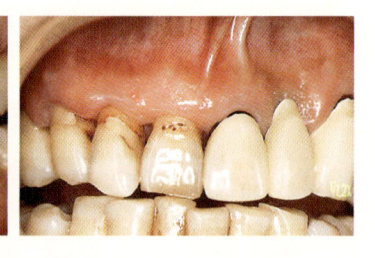

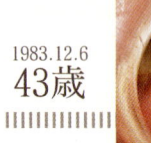

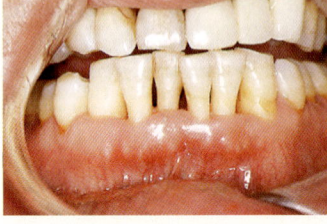

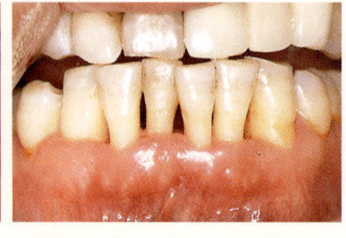

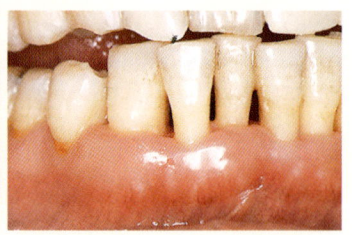

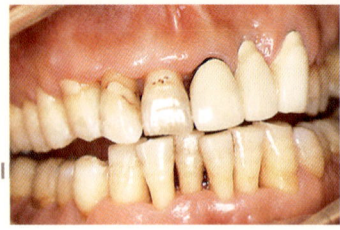

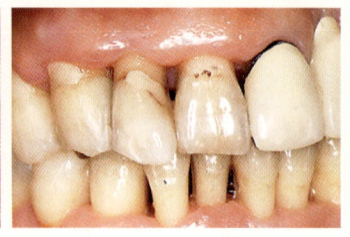

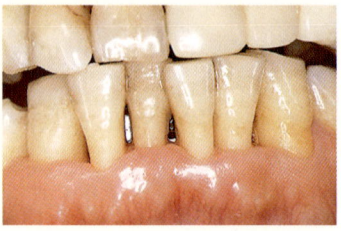

1983.9.20 43歳

1983.12.6 43歳

1984.1.11 44歳

Story 読み解く鍵

開業1年後に来院した患者である。歯科衛生士はおらず、医院の体制も整わず、筆者自身の勉強もまだまだ不十分な時の症例である。歯肉炎から初期の歯周炎と考えていた。写真も規格化して撮っていなかったため情報が少ないが、ないよりましではある。

Case 63　喫煙、飲酒、高血圧、歯ぎしり、糖尿病　アブセスの多発・歯の喪失が止まらない extremely downhill のケース

着眼点　初診より4年後、体制もなく筆者にまだリスクファクターという考え方もなかった頃

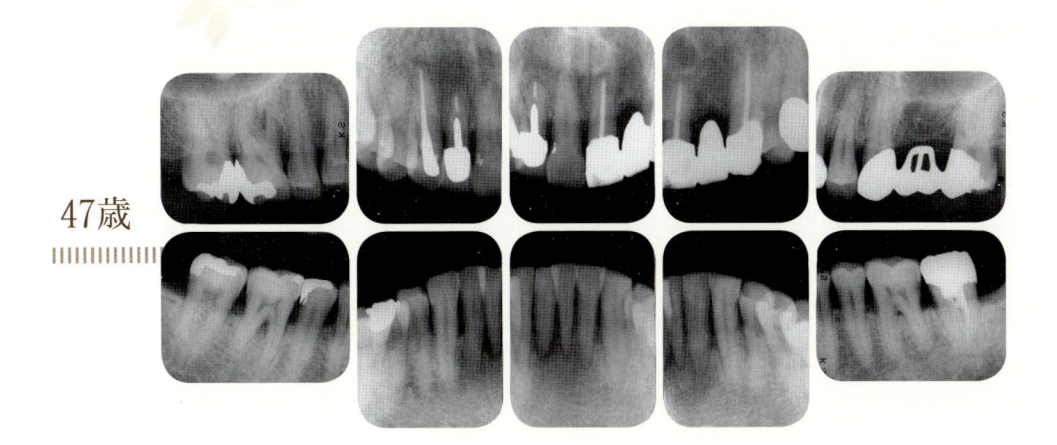

47歳

Science 読み解く鍵

4年後のエックス線では、7|7、6|の骨吸収が進行している。まだ医院の体制は整っていなかった。ただ一生懸命治療をし、メンテナンスを行っていたというしかない。

患者は、多量の飲酒、喫煙、糖尿病があったが、そもそもこの時代は歯周病のリスクファクターという考え方すらなかった。

着眼点　5年後、医院の体制も整い始めた頃、プラークコントロール良好だが治療に応答しにくい

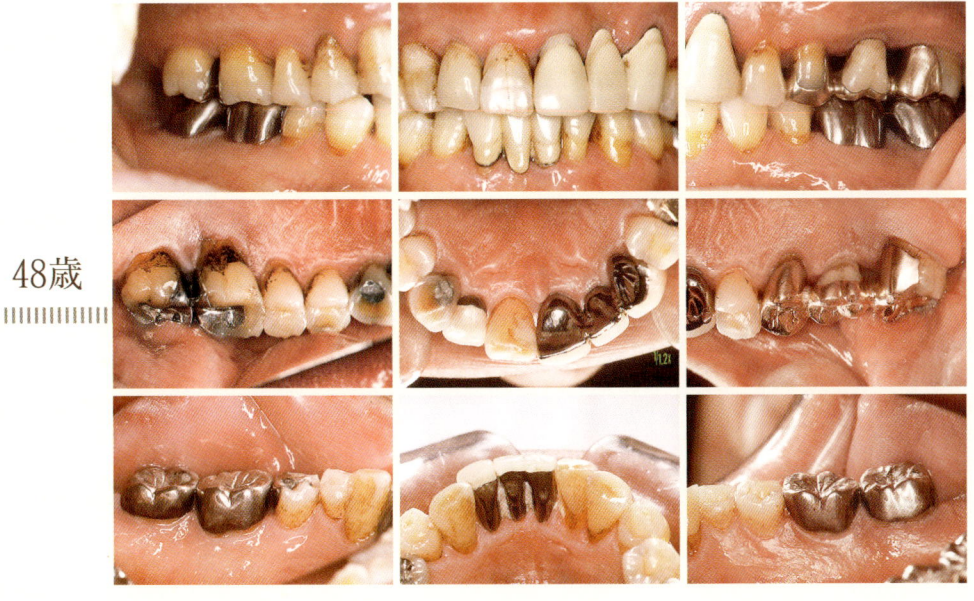

48歳

Science 読み解く鍵

少しずつ医院の体制が整ってきた5年後である。歯周炎の進行がある。メンテナンスにはきちんと来院し、プラークコントロールは良好になっているが治療には応答しにくい。その理由はわかっていなかった。

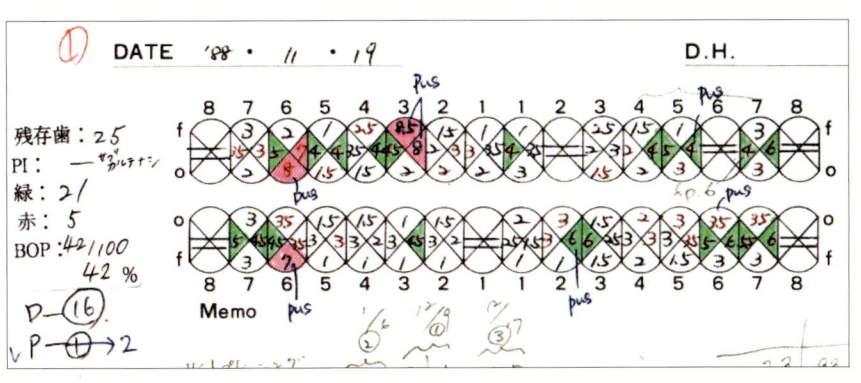

DATE '88・11・19　D.H.

残存歯：25
PI：―　ザラザラカルチナシ
緑：21
赤：5
BOP：42/100
　　　42％

Case 63　喫煙、飲酒、高血圧、歯ぎしり、糖尿病　アブセスの多発・歯の喪失が止まらない extremely downhill のケース

着眼点　初診より6年後、メンテナンスと歯周治療を繰り返すが進行が止まらない

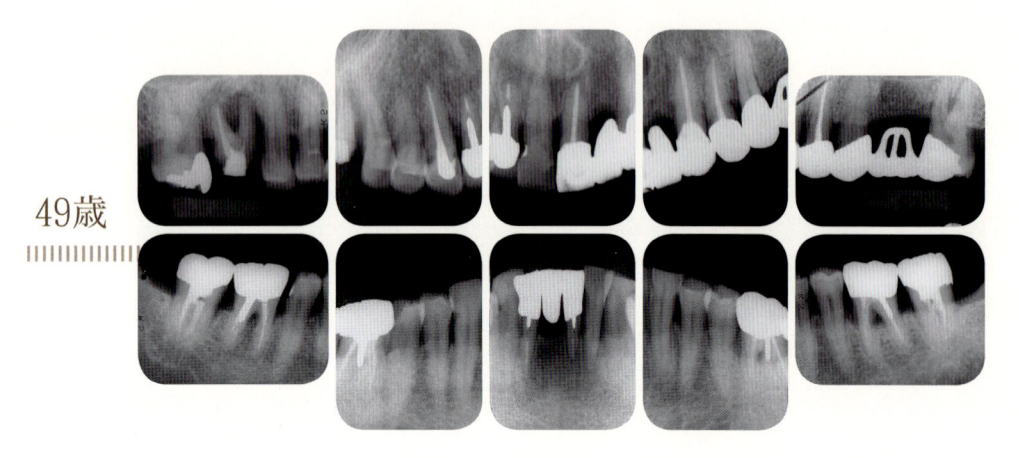

49歳

Science
読み解く鍵

7⏊を抜歯し、6⏊も抜歯直前の状態である。メンテナンスと歯周治療を繰り返しているが歯周炎の進行を止めることができない。このころから喫煙の問題を認識するようになってきた。

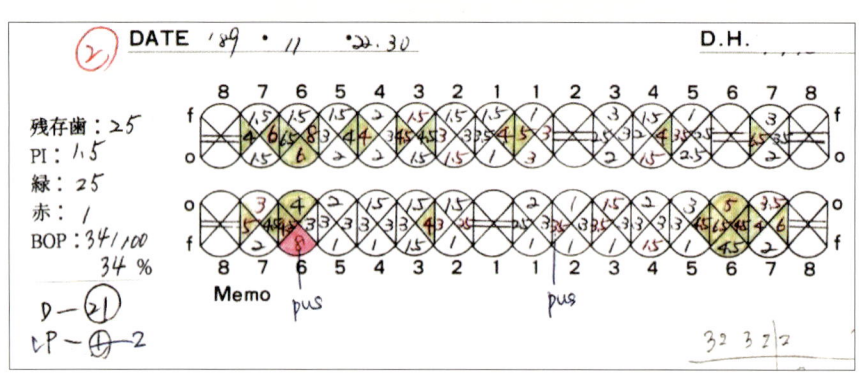

着眼点　初診より12年後、糖尿病のため5年中断後、治療に応答しない

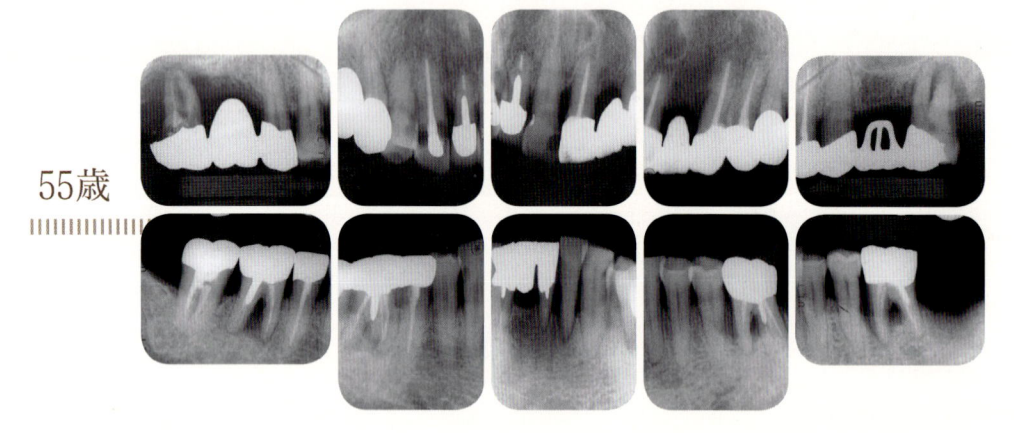

55歳

Science
読み解く鍵

糖尿病の悪化のために、入退院を繰り返し、メンテナンスが5年間中断した。インスリンを自己注射している。7|7、6|6など進行が著しい。歯周治療を行うが応答はしない。

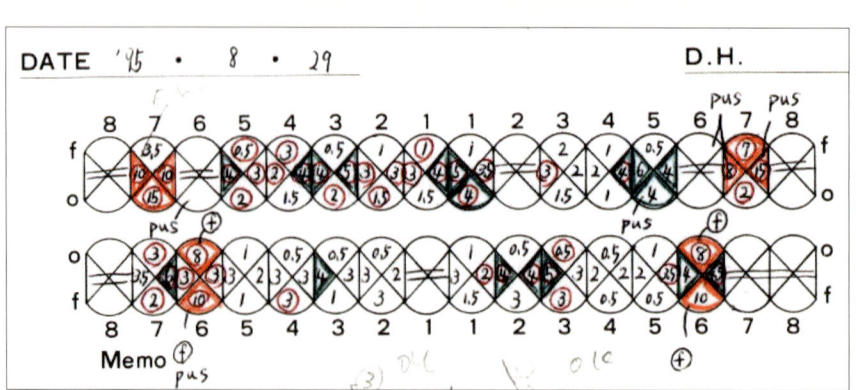

Case 63　喫煙、飲酒、高血圧、歯ぎしり、糖尿病　アブセスの多発・歯の喪失が止まらない extremely downhill のケース

| 着眼点 | 初診より13年後、56歳、医院力は向上したが重度歯周病、喫煙、飲酒が妨げに |

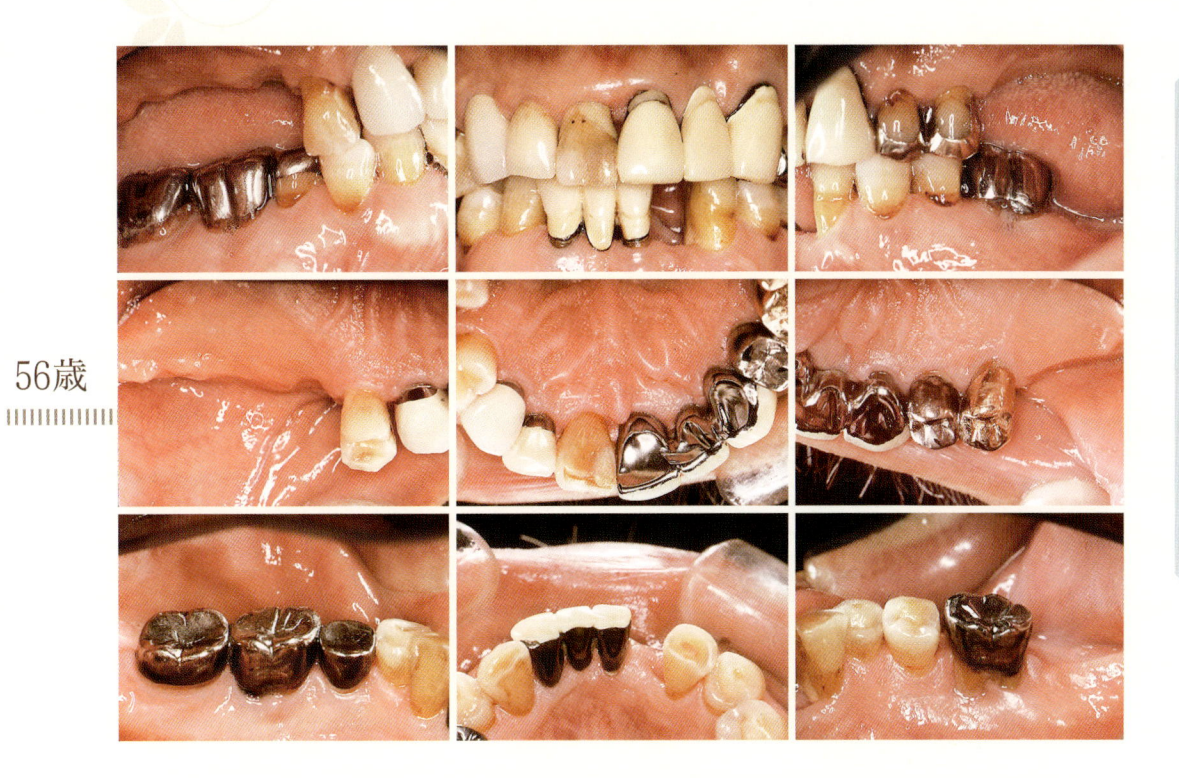

56歳

Science 読み解く鍵

上顎には義歯を装着しているが、ブラキシズムのある人で、臼歯部のバーティカルストップが減少することで、さらに崩壊が加速している。
このころには医院の歯周治療の能力は格段に向上していたが、重度糖尿病、喫煙、飲酒などから、治療には応答しない。

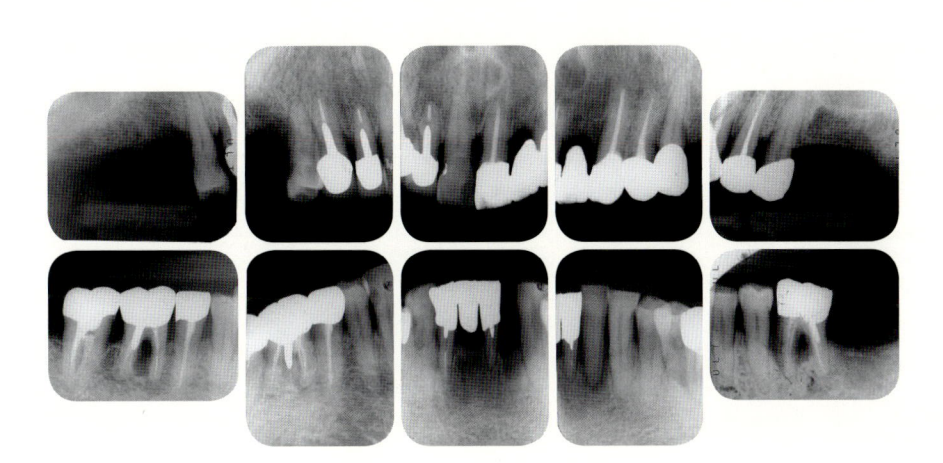

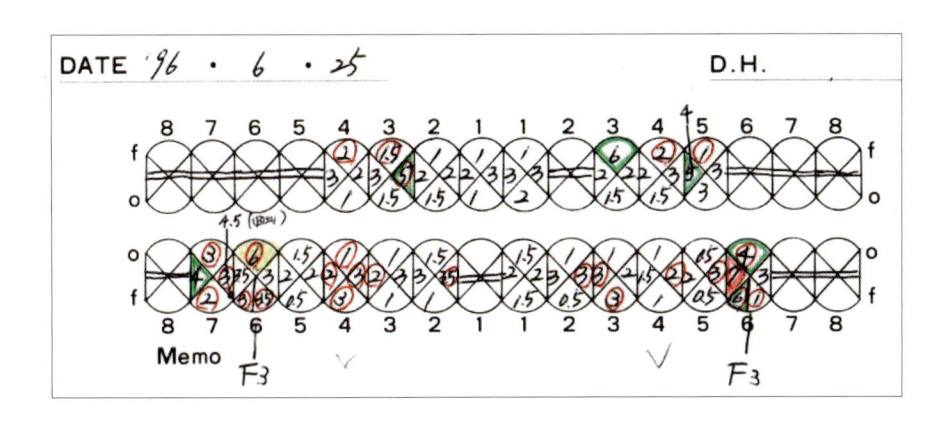

Case 63　喫煙、飲酒、高血圧、歯ぎしり、糖尿病　アブセスの多発・歯の喪失が止まらない extremely downhill のケース

着眼点　初診より16年後、きちんとメンテナンスに来院するが進行は止まらない

59歳

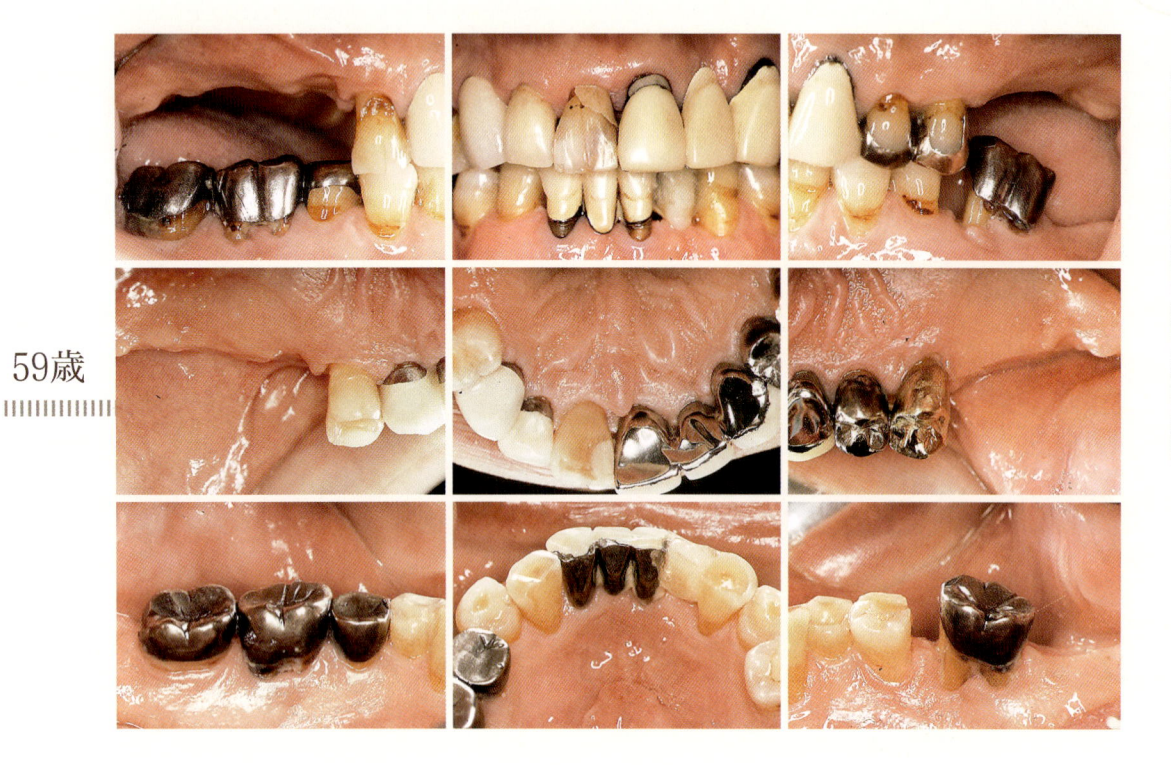

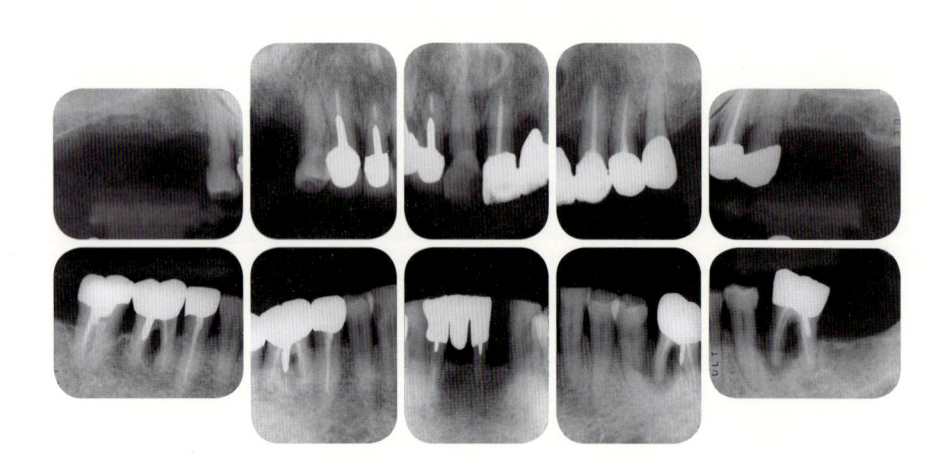

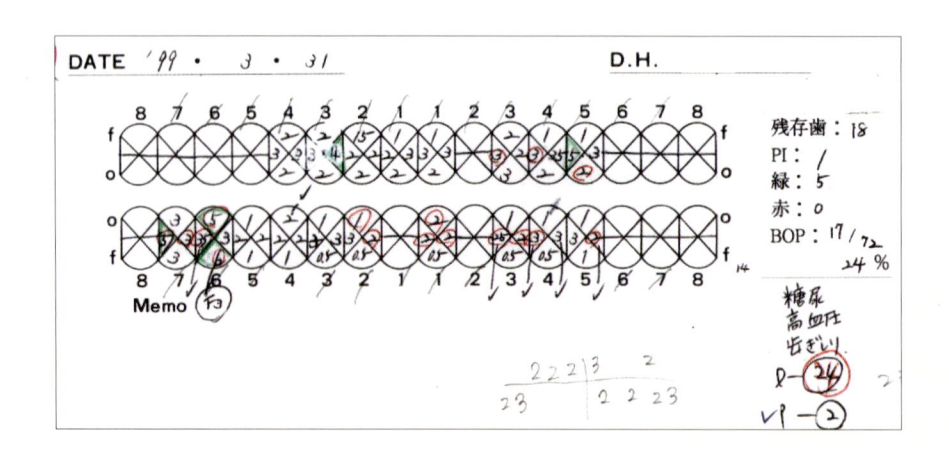

Science 読み解く鍵

きちんとメンテナンスに来院しているが崩壊は進む。このことは医院側からすればつらいことだが、こういう崩壊のプロセスを見ることで、歯周炎というものについて深く考えることができる。

Case 63　喫煙、飲酒、高血圧、歯ぎしり、糖尿病　アブセスの多発・歯の喪失が止まらない extremely downhill のケース

着眼点　初診より16年後、3ヵ月ごとにメンテナンス中

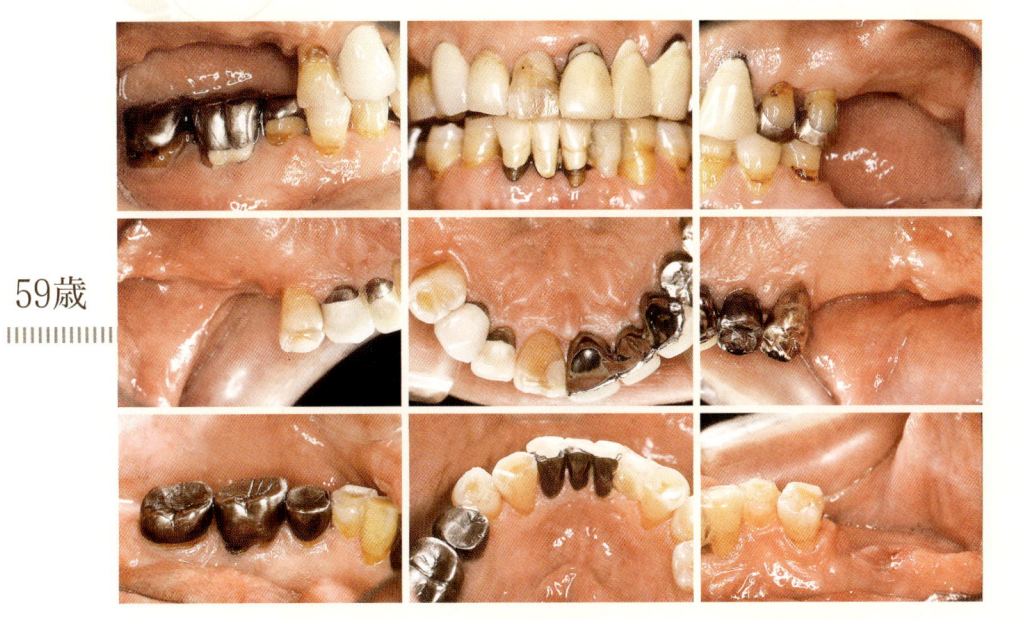

59歳

Science 読み解く鍵

3ヵ月ごとのメンテナンスはきちんと来院されている。
しかし、メンテナンス治療に加えて、深いポケットにはSRPを行わざるを得ない状況に変わりはない。
喫煙は続いている。

着眼点　初診より18年後、歯周組織は安定しない

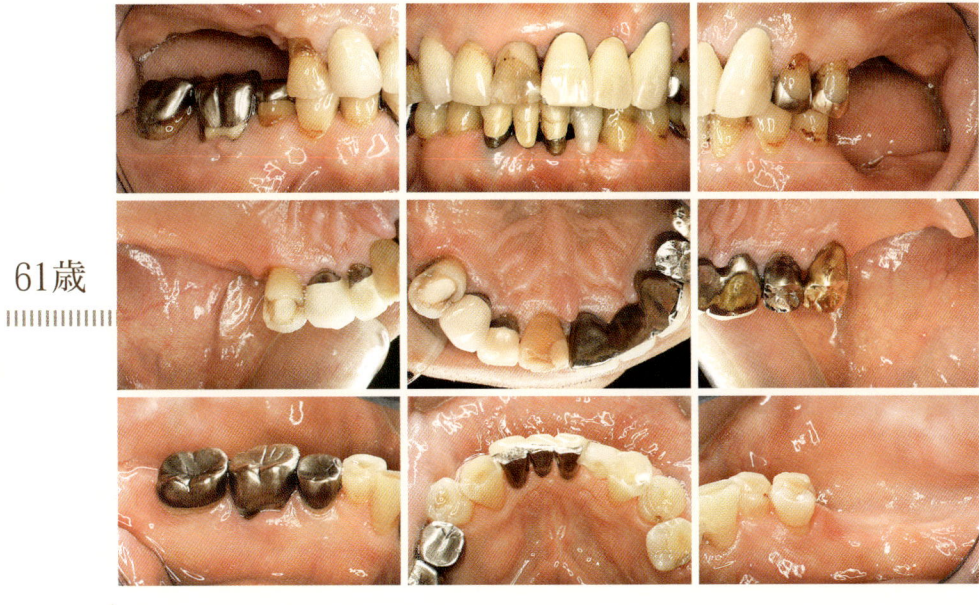

61歳

Science 読み解く鍵

歯周組織は安定せず、突然の歯周膿瘍で急患で来院することが増えてきている。

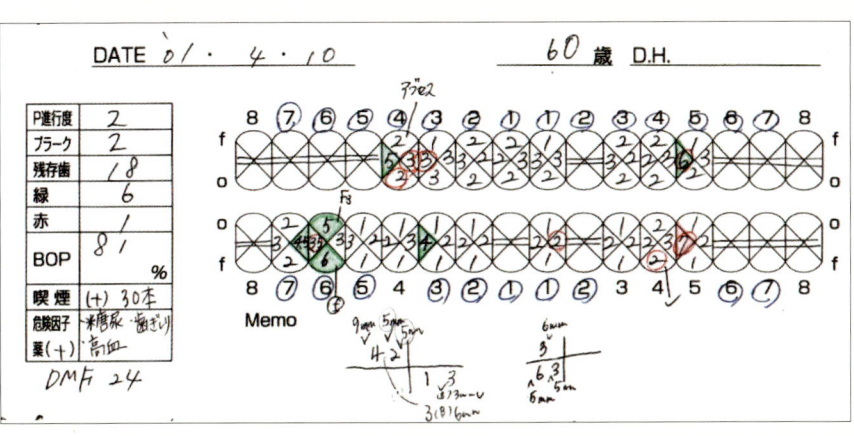

283

Case 63 　喫煙、飲酒、高血圧、歯ぎしり、糖尿病　アブセスの多発・歯の喪失が止まらない extremely downhill のケース

着眼点　20年後、義歯装着後も進行は変わらない

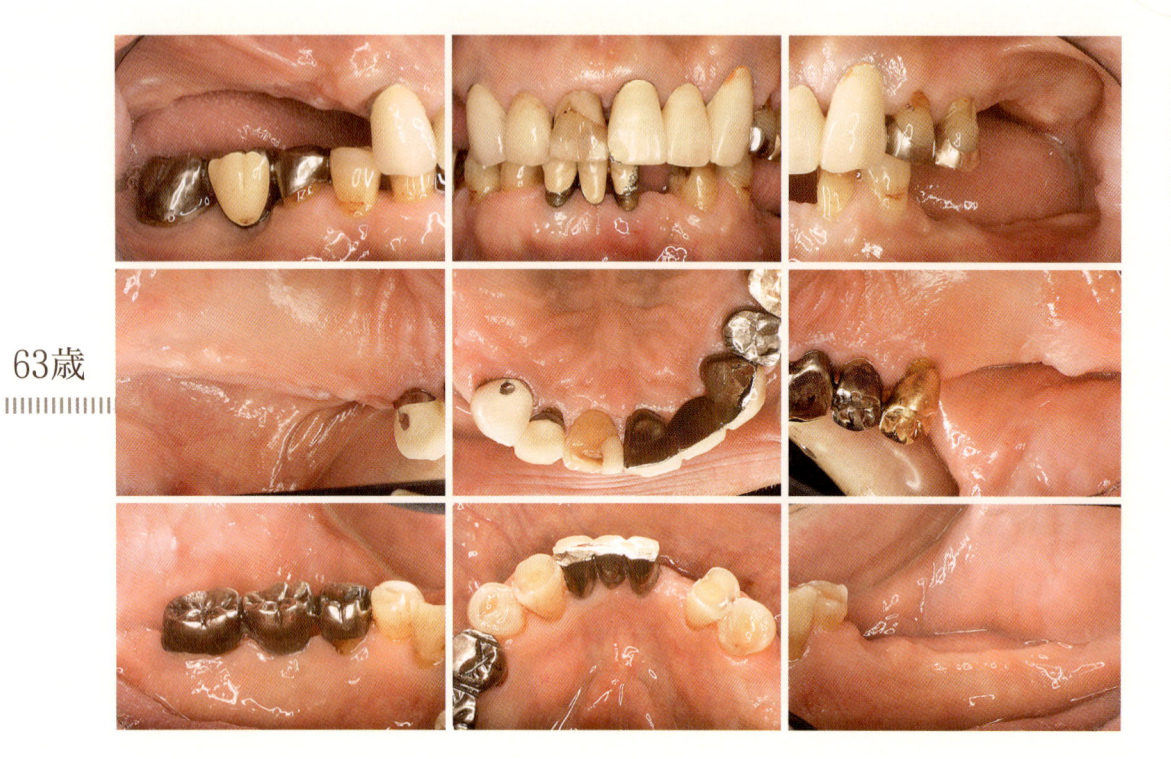

63歳

Science 読み解く鍵
上下義歯を装着している。崩壊は進み続けている。

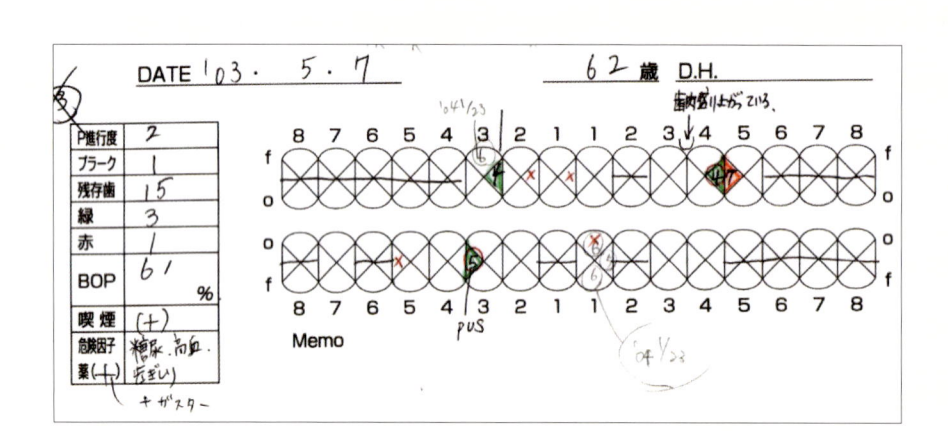

Case 63　喫煙、飲酒、高血圧、歯ぎしり、糖尿病　アブセスの多発・歯の喪失が止まらない extremely downhill のケース

着眼点　初診より26年後、$\frac{|5}{4|}$の抜歯直前の状態である

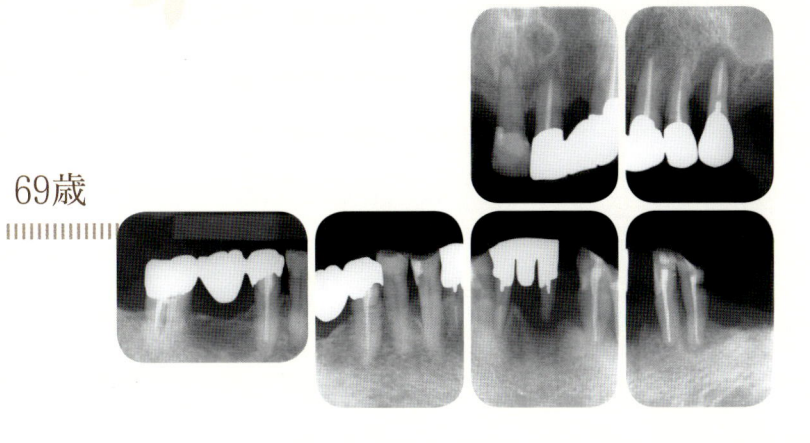

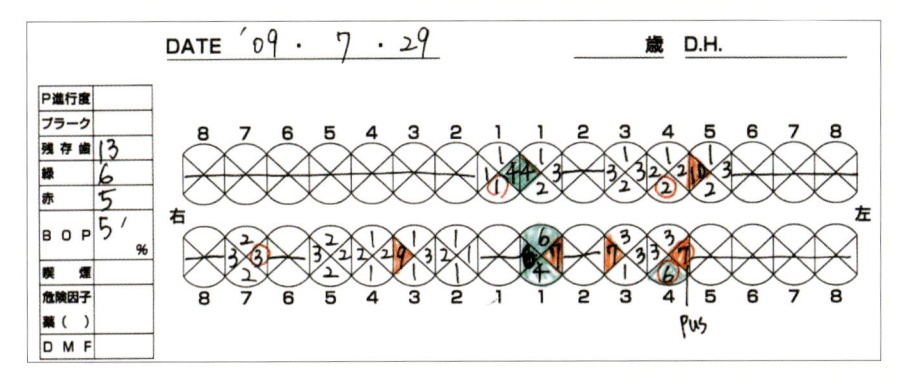

69歳

着眼点　初診より27年後、70歳　最近では膿瘍の形成もしばしばである

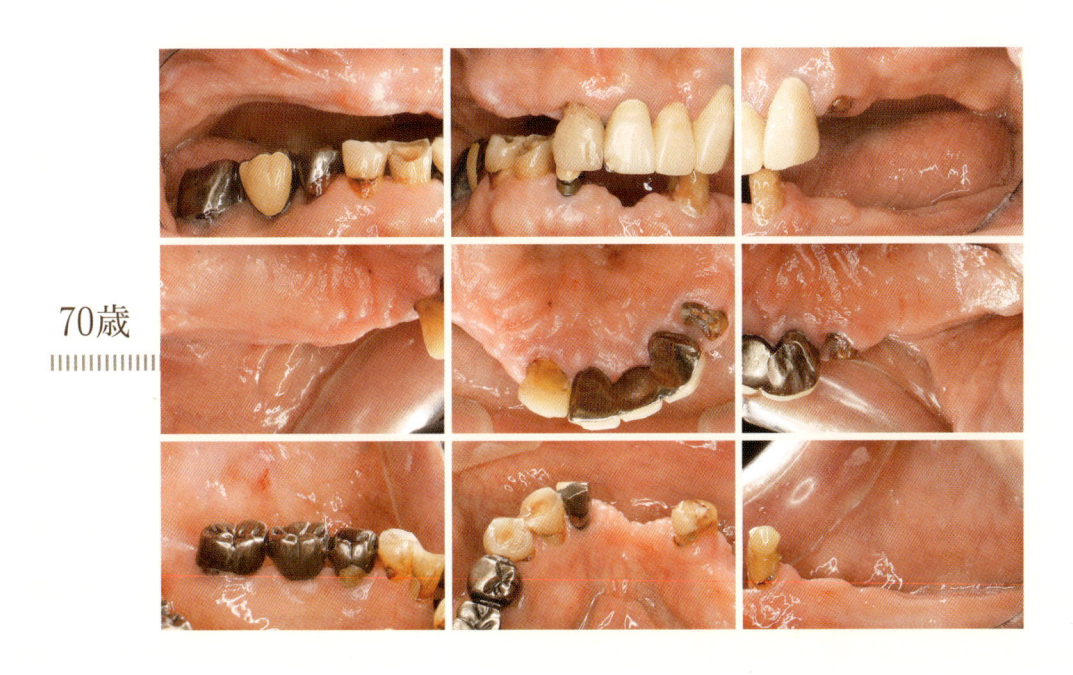

70歳

Story 読み解く鍵

初診からすれば、どうしてと思うばかりの崩壊である。しかも、最近ではしょっちゅうあちこちに膿瘍を形成してくる。早く総義歯に移行すべき人なのだろうが…

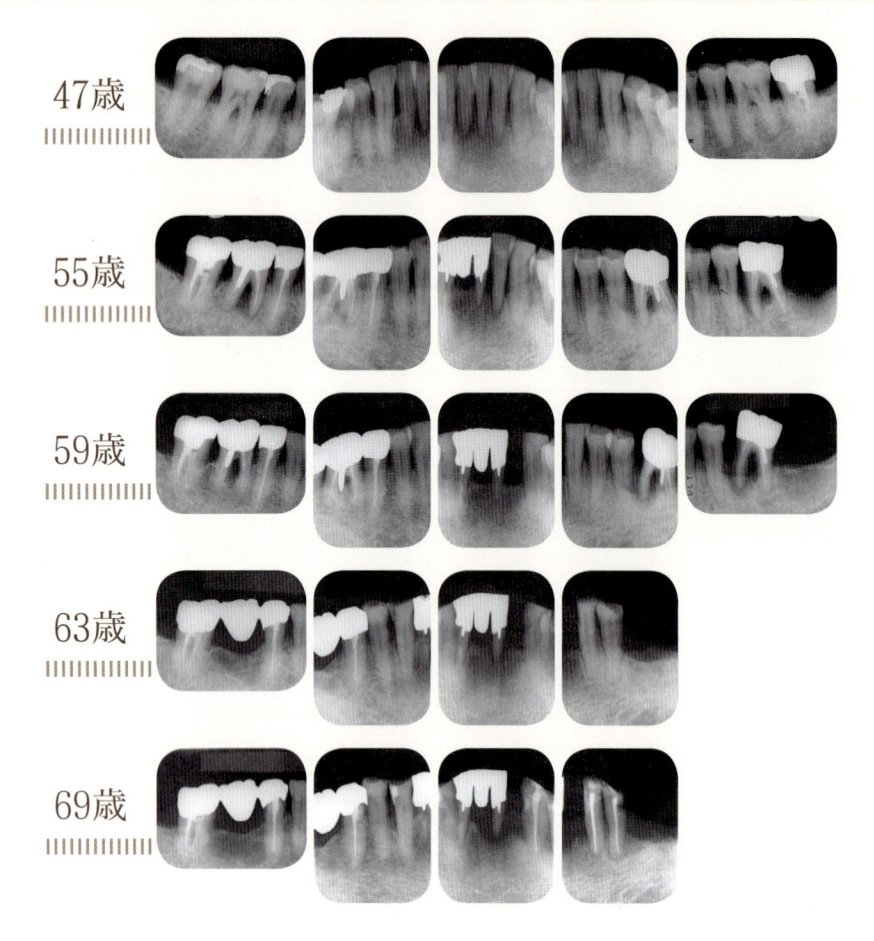

Case 63 喫煙、飲酒、高血圧、歯ぎしり、糖尿病　アブセスの多発・歯の喪失が止まらない *extremely downhill* のケース

下顎
47歳
55歳
59歳
63歳
69歳

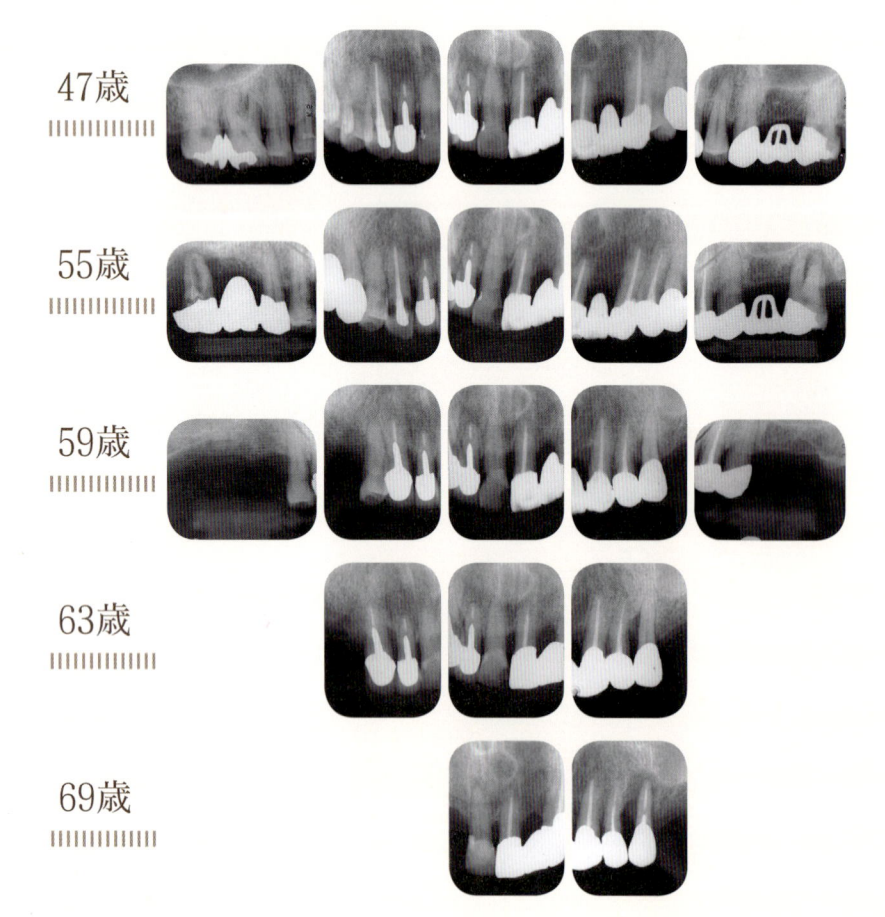

上顎
47歳
55歳
59歳
63歳
69歳

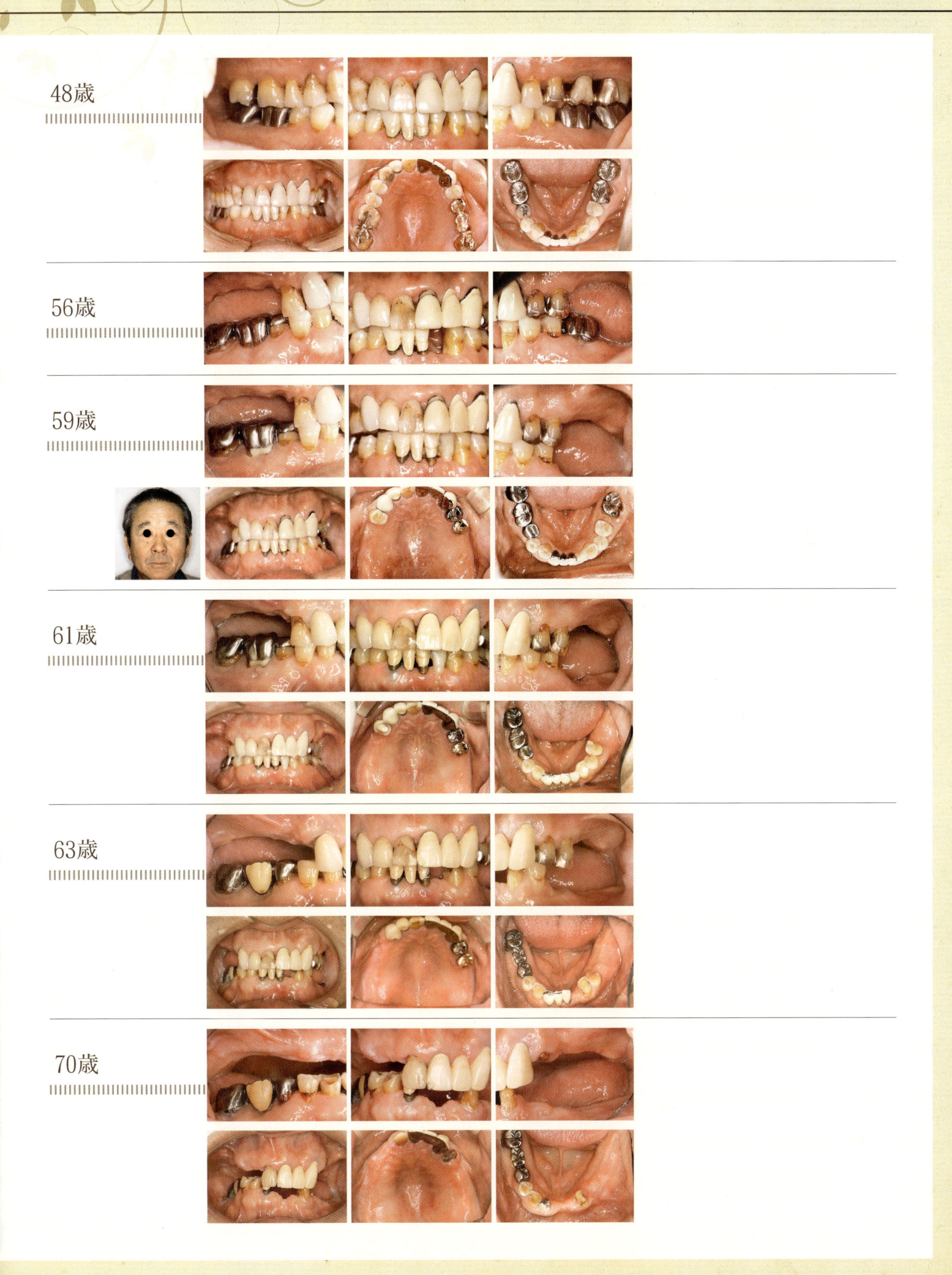

Case 63　喫煙、飲酒、高血圧、歯ぎしり、糖尿病　アブセスの多発・歯の喪失が止まらない extremely downhill のケース

48歳

56歳

59歳

61歳

63歳

70歳

Case 64

中程度歯周炎
Case63の妻に思う夫婦のもつリスクの差

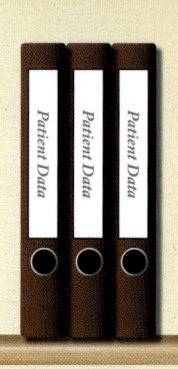

【患者データ】
初診日：1984.5.09
生年月日：1941.7.17
初診時年齢：42歳
性別：女
主訴：6|6の腫れ

26年のメンテナンス

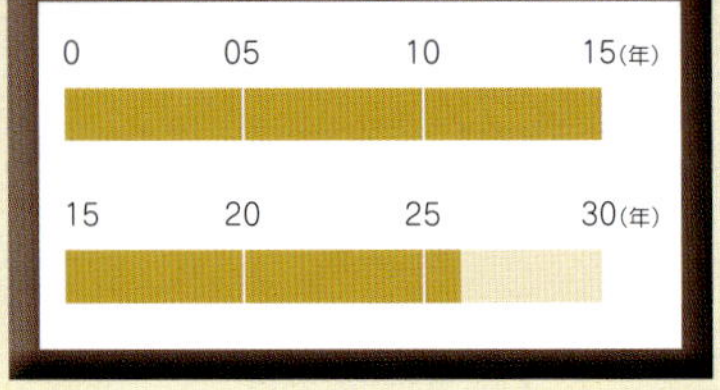

| 0 | 05 | 10 | 15(年) |
| 15 | 20 | 25 | 30(年) |

AUTHOR'S COMMENT

初診時42歳、女性。主訴は6|6の腫れ。extremely downhill のCase63の妻である。自営業をされていてずっと夫婦同じものを食べ暮らしている。本人はノンスモーカーで飲酒もしない。初診時の6|6の腫れは、歯周炎由来であった。当時は歯科衛生士が1名しかおらず、歯周基本治療もそこそこに6|6歯周外科をしている。
26年間は一度も欠かすことなくメンテナンスに来られている。この間乳がんにかかり、手術や抗がん療法なども受けられたが、歯周炎の再発はなく、歯の喪失もない。この夫婦の差を考えた時に、喫煙と糖尿病、過度の飲酒のリスクがいかに大きいかを考えさせられるものである（第1章図3、現在の歯周病の病因論）。

着眼点　初診時は夫よりも悪い状態であった

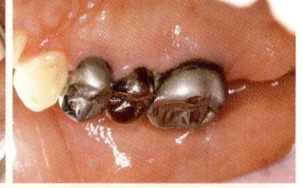

42歳

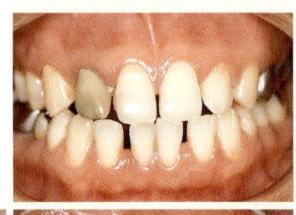

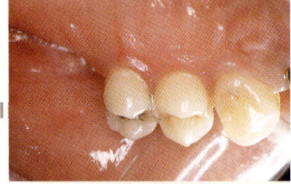

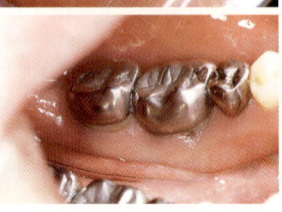

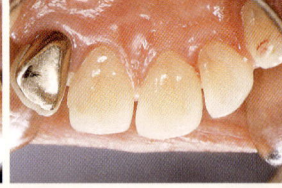

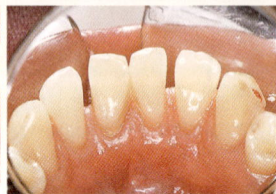

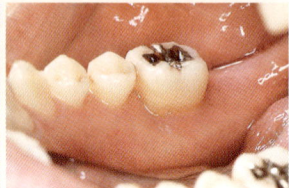

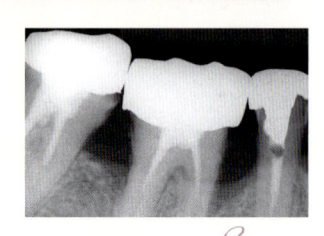

Story 読み解く鍵
初診時42歳、女性。主訴は6|6が腫れたとのことだった。写真は筆者が撮影している。歯科衛生士は1名だけいたが、医院の能力はまったく不十分な時代であった。Case63の妻である。初診時はこの症例の方がCase63より歯周炎の状態は明らかに悪かった。

着眼点　初診時、歯周外科、補綴後　当時は歯周外科をしたが今の体制ならSRPで対応可能

42歳

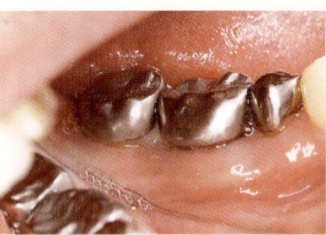

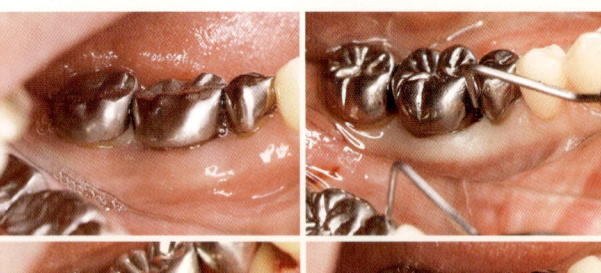

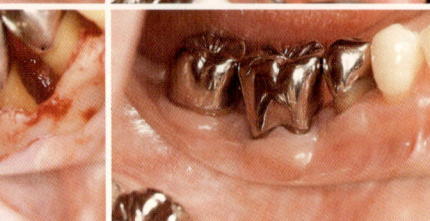

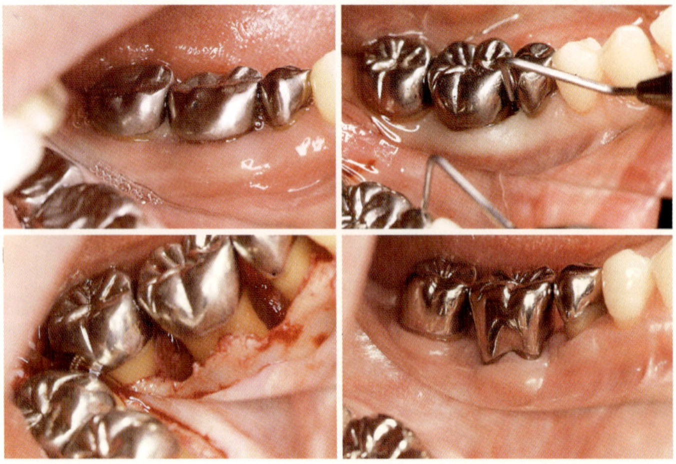

Science 読み解く鍵
6|に外科手術を行っているところである。現在ではこの程度ならSRPのみで十分にコントロールできる。

Case 64　中程度歯周炎　Case63の妻に思う夫婦のもつリスクの差

46歳

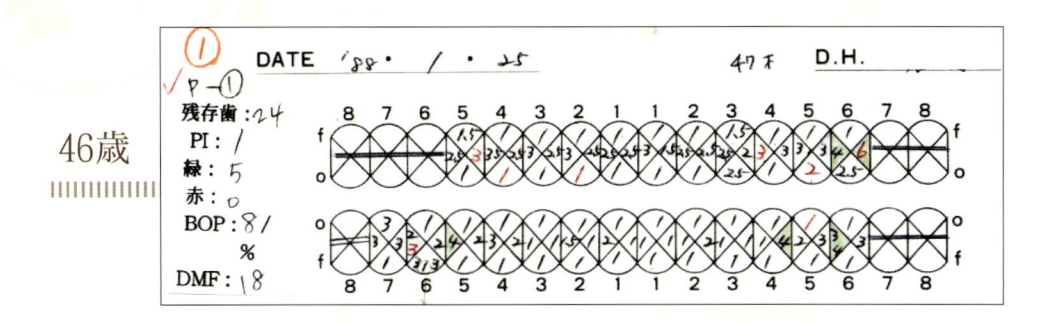

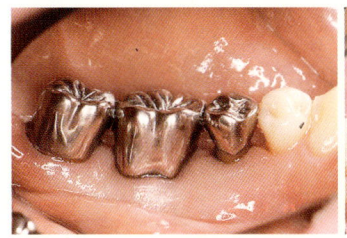

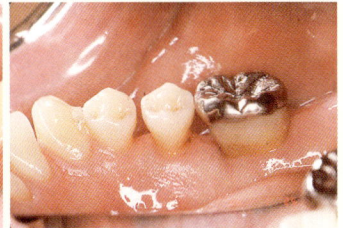

| DATE '88・1・25 | 47才 | D.H. |

残存歯：24
PI：1
緑：5
赤：0
BOP：81%
DMF：18

着眼点　初診より6年後、メンテナンスを欠かさず良好

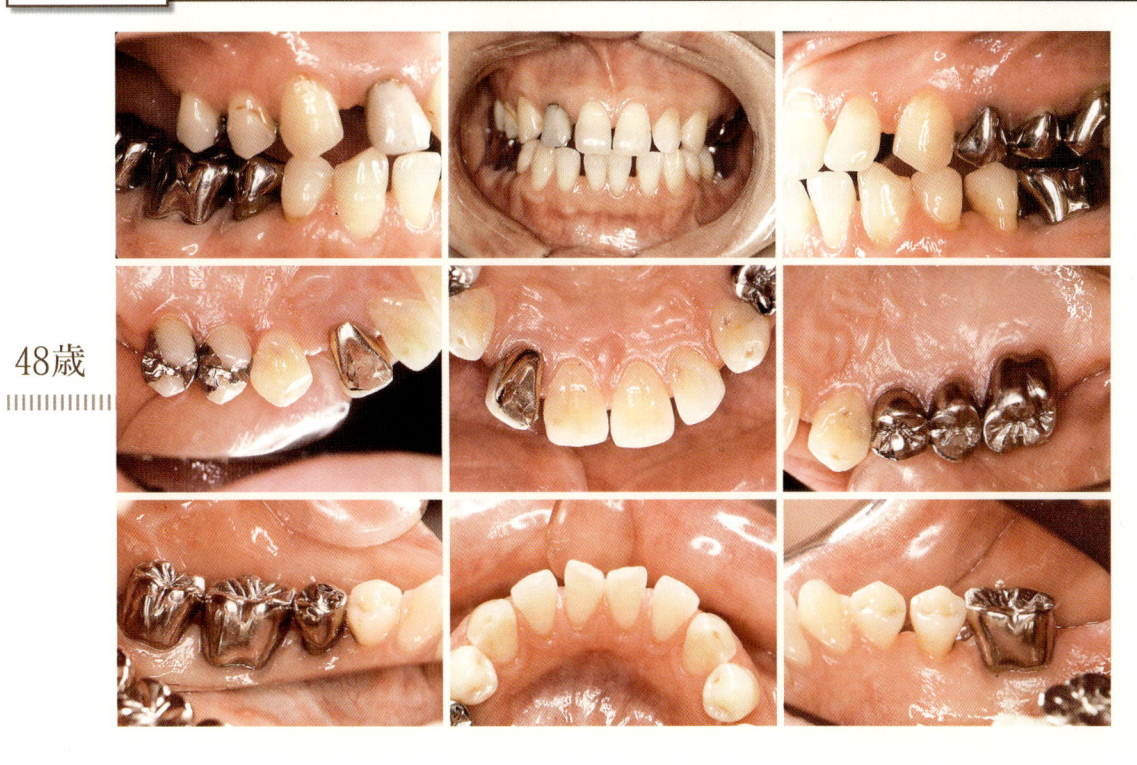

48歳

Science　読み解く鍵

メンテナンスにはきちんと来院されていて、歯周組織の状態は安定している。7̄6̄|には義歯を装着している。

Case 64　中程度歯周炎　Case63の妻に思う夫婦のもつリスクの差

| 着眼点 | 初診より12年後、う触、歯周病の再発はない |

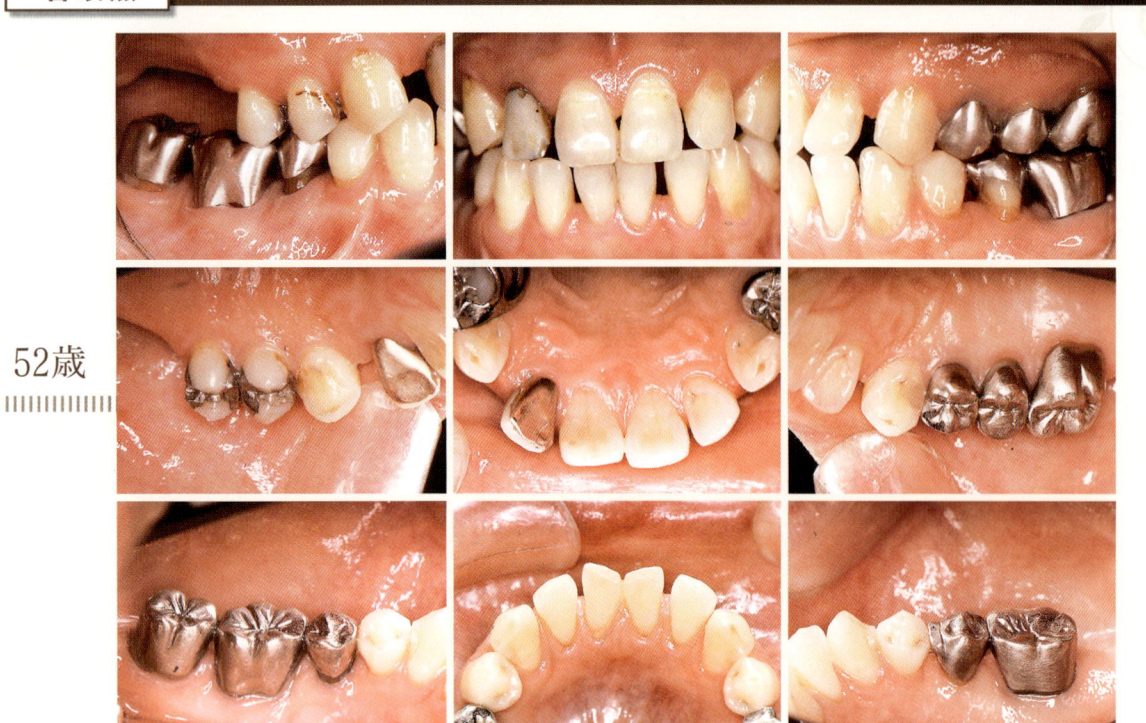

52歳

Science 読み解く鍵
2|の前装がこわれ修理しているが、う触や歯周病の再発もなく安定している。

| 着眼点 | 初診より14年後、54歳　夫婦でもリスクファクターの違いで明らかな差が… |

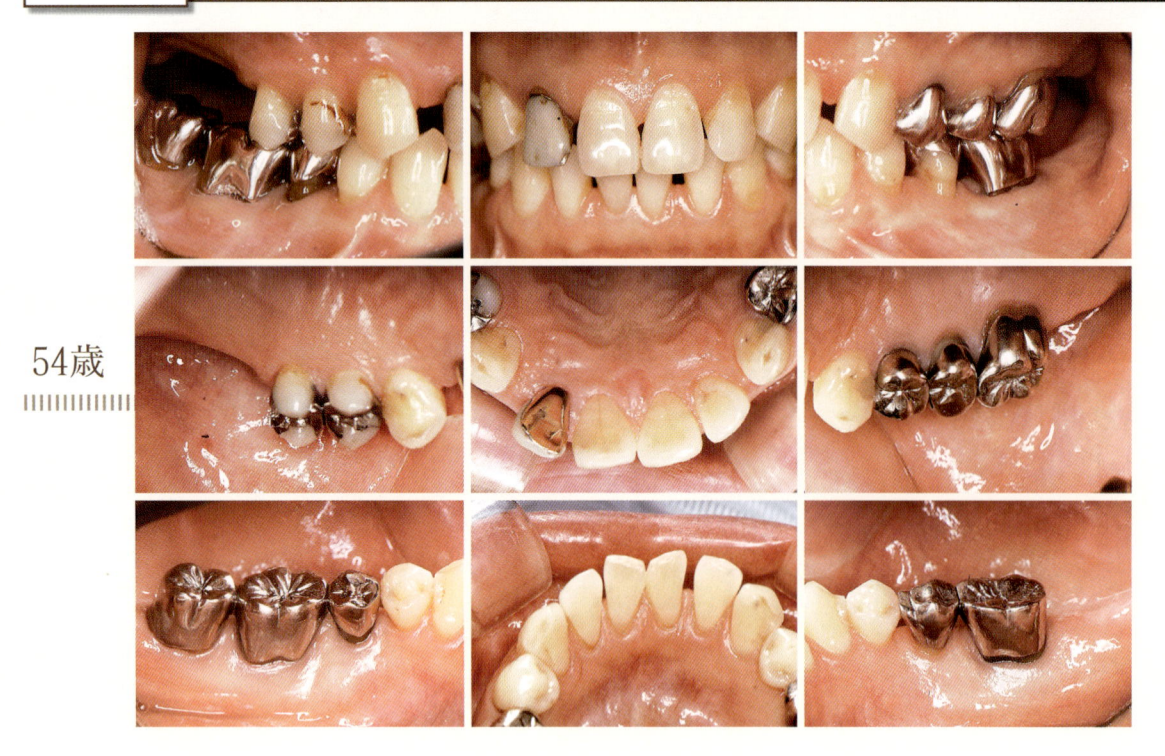

54歳

Story 読み解く鍵
Case63の夫が崩壊し続けているにもかかわらず、同じメンテナンスでこの人はまったく安定しているのが対照的であった。このころから歯周炎のリスクファクターについての理解が進んだ。

290

Case 64　中程度歯周炎　Case63の妻に思う夫婦のもつリスクの差

着眼点　初診より17年後、良好な状態を維持中

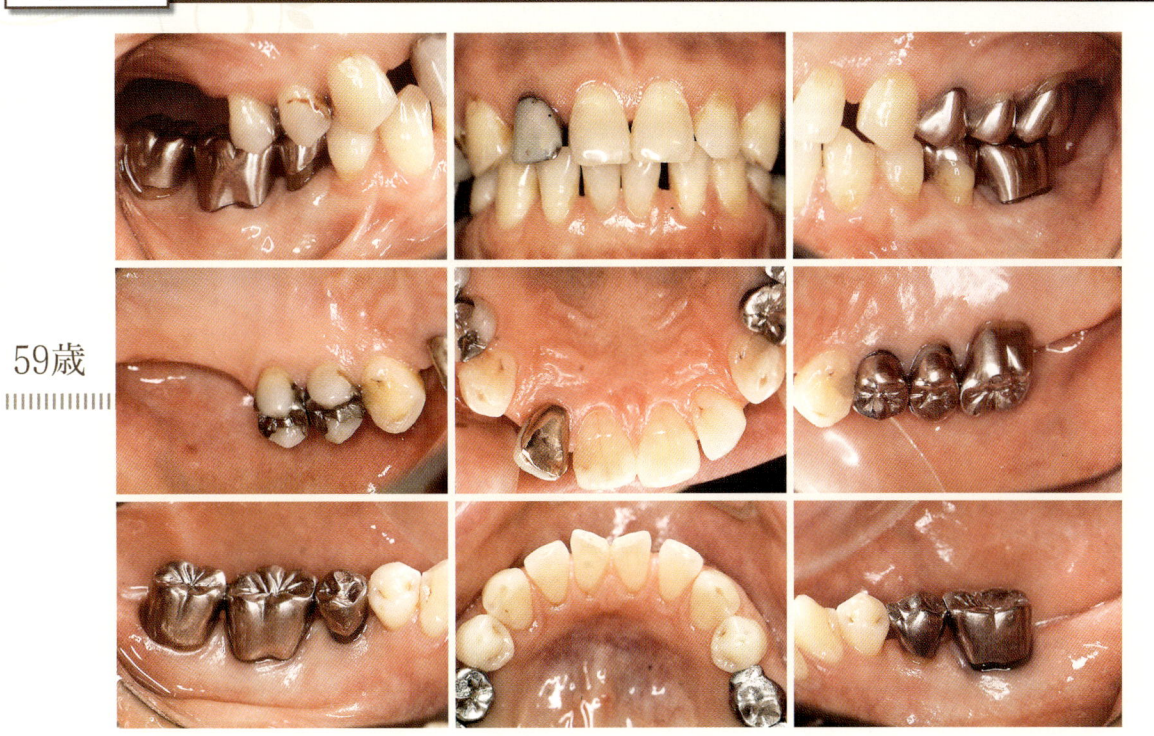

59歳

> *Story*
> 読み解く鍵
>
> ずっと良い状態を維持している。それでもメンテナンスに来る価値を感じてもらえるように施術せねばならない。単調にならないようにメンテナンスを行う技術力が重要である。

着眼点　初診より25年後、67歳　がん治療を途中受けたこともあったが、良好

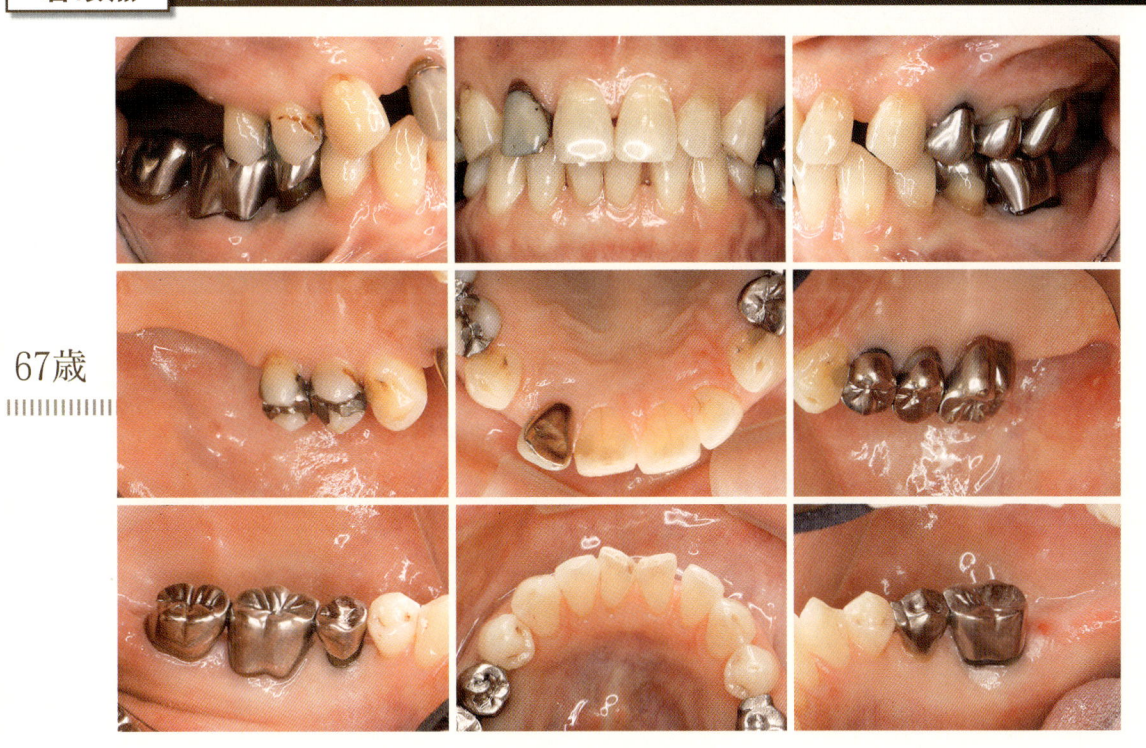

67歳

> *Science*
> 読み解く鍵
>
> 現在では26年のメンテナンスになるが、新たなう蝕も歯周炎も発症していない。この間には乳がんの治療を受けられ、免疫力が低下する時期もあったが、口腔内に問題は生じていない。
>
> 自営業でいつも一緒に生活されている夫婦を四半世紀見てきて感じるのは、歯周炎がコントロール可能な疾患であること、また逆にリスクファクターによって大きな影響を受けるということである。

291

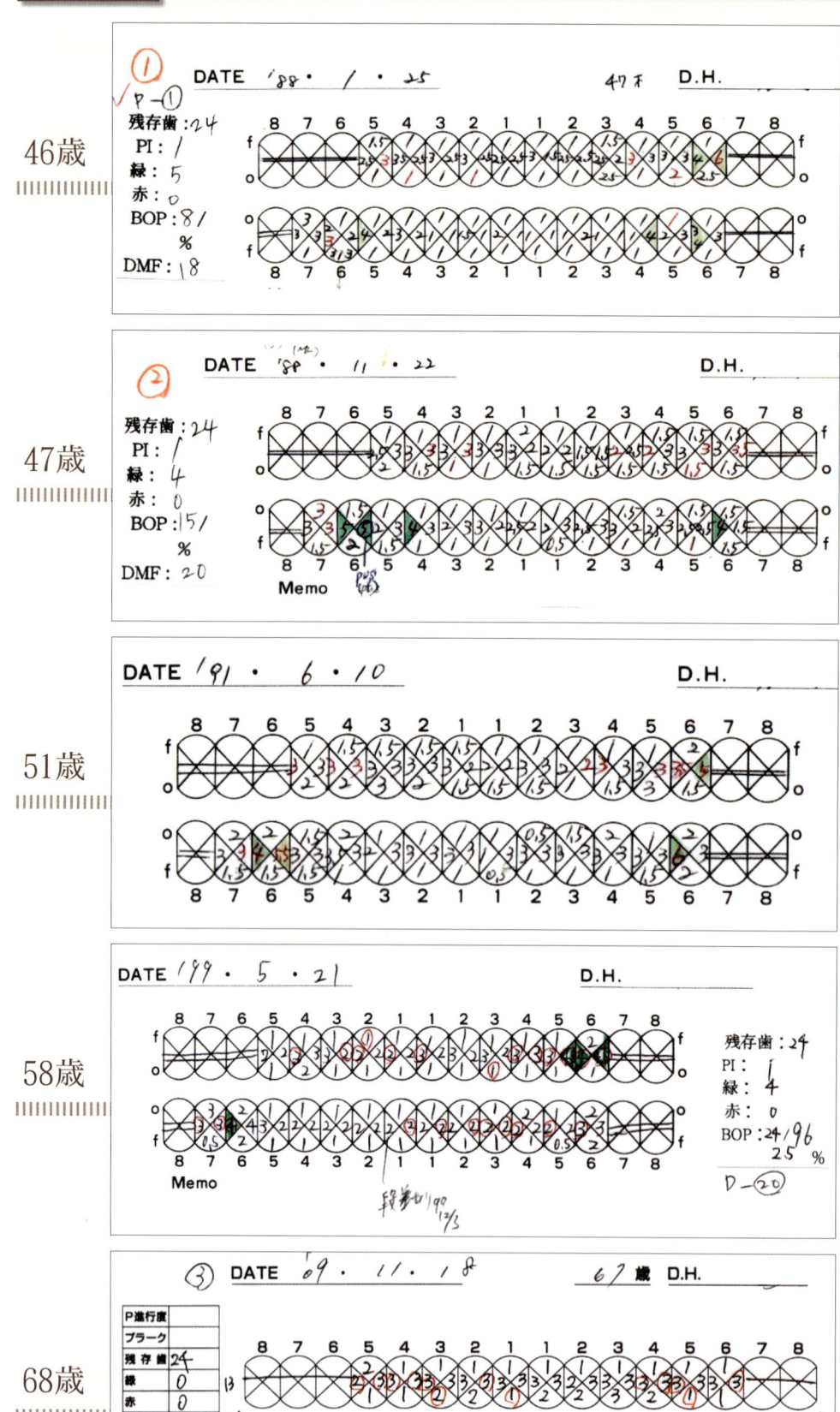

Case 64　中程度歯周炎　Case63の妻に思う夫婦のもつリスクの差

着眼点　46歳〜68歳までの推移、良好

46歳

47歳

51歳

58歳

68歳

Case 64 中程度歯周炎 Case63の妻に思う夫婦のもつリスクの差

47歳

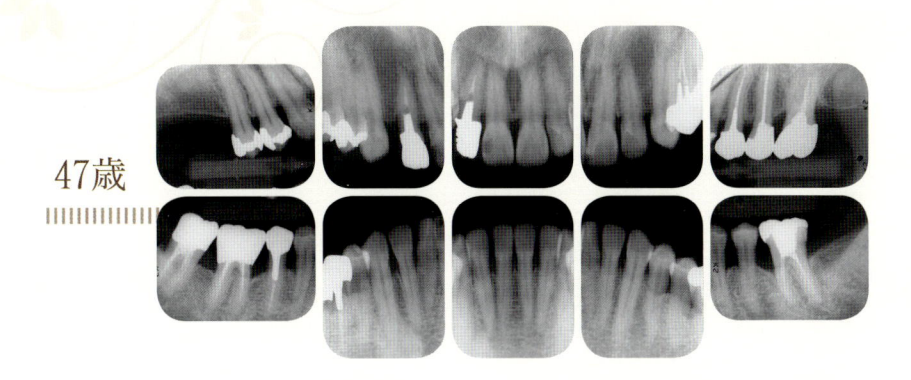

51歳

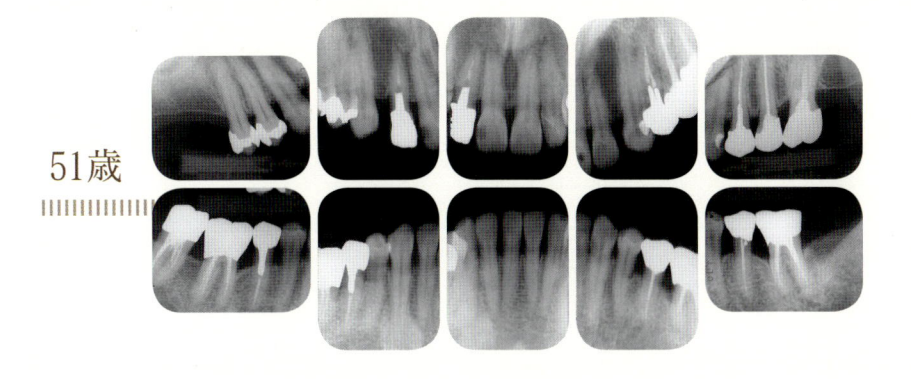

58歳

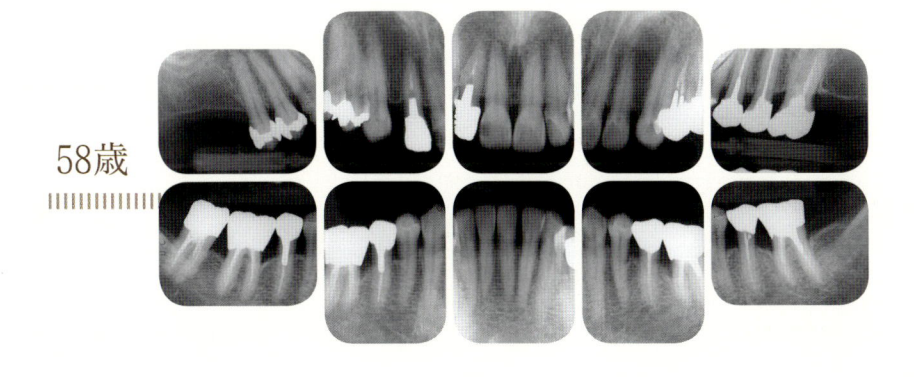

68歳

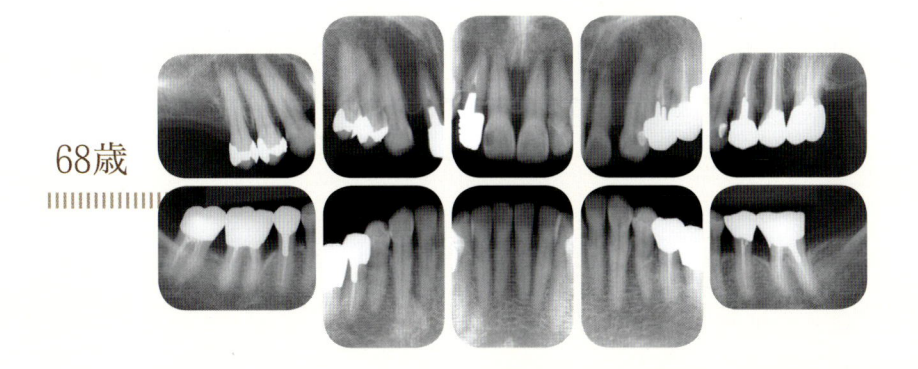

症例アーカイブス

手遅れ症例

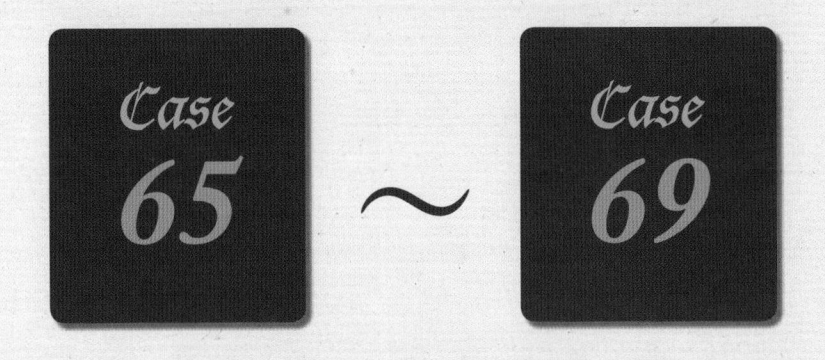

Case 65 〜 Case 69

　歯科医院には残念ながらこれまで見てきたような症例だけではなく、初診時にすでに手遅れの症例も多い。しかし誰だって人生は一度っきりである。治療技術を駆使してその人のQOLを上げていくべく努力せねばならない。願わくばこのような患者さんがこれから生じないような歯科医療体制でありたい。

Case 65

ランパントカリエスで ほぼ手遅れ症例

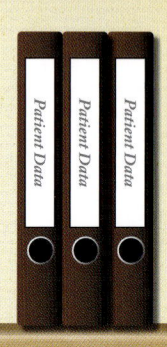

【患者データ】
- 初診日：1990.6.18
- 生年月日：1935.5.7
- 初診時年齢：55歳
- 性別：女
- 主訴：|3 Cr脱離

20年のメンテナンス

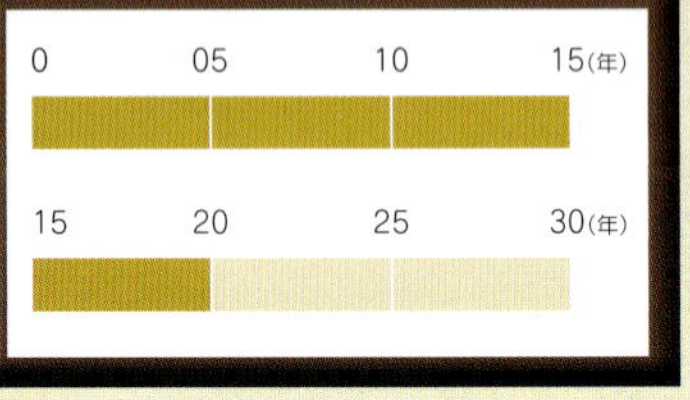

AUTHOR'S COMMENT

初診時55歳、女性。主訴は|3クラウン脱離。ずっと歯科医院に通い修復補綴を繰り返してきたが、初診時のエックス線写真ではランパントカリエスと劣化した歯根が多数あり、ほとんど総義歯に近い状態であった。しかし何とか歯を保存しフルマウスに近い補綴を行った。

カリエスリスクは高く、10年後には刺激唾液量が著しく減少し、15年後には全身疾患（高血圧など）も徐々に悪化し、歯根破折で2本歯を喪失した。それでも口腔のQOLは維持されていて、20年間1度もメンテナンスを欠かしていない。しかし手遅れ症例を維持することは本当に難しい。これから先は不明だが、こういう症例を含めて、今回提示した多数の経過をあと5〜10年ほど追いかけたデータが蓄積されることにより、もう少し臨床判断が向上していくと思う。

着眼点　初診時、前医の閉院により来院してきたが、崩壊が著しい

55歳

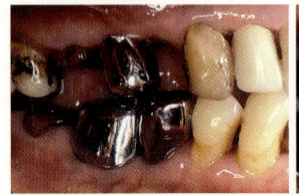

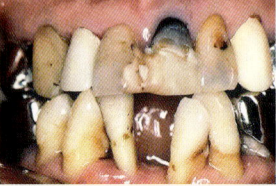

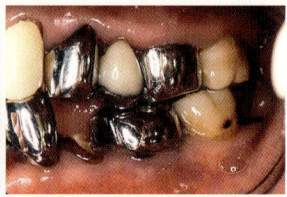

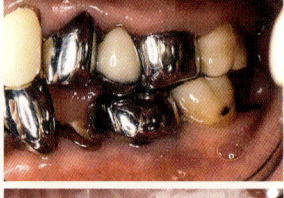

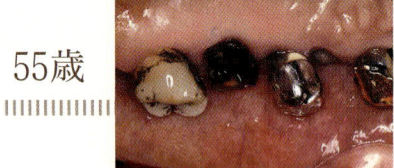

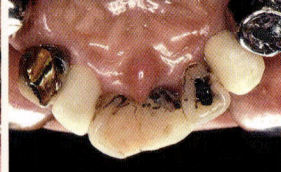

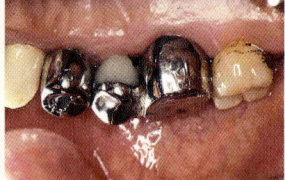

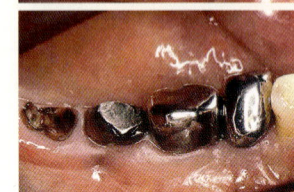

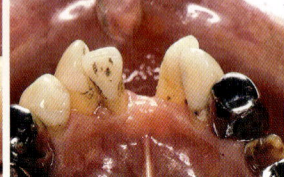

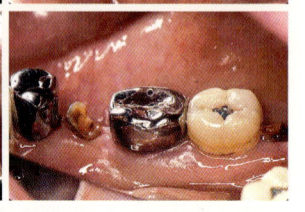

Story 読み解く鍵

初診時55歳、ずっと歯科医院に通院し修復補綴を繰り返してきたが、通院先の歯科医院が閉院したとのことで来院した。

歯科医院に通院し続けてこの状態というのはとても哀しいものである。

非常に崩壊が進んでおり、どこから手をつけていいのか判断に苦しむ症例だった。

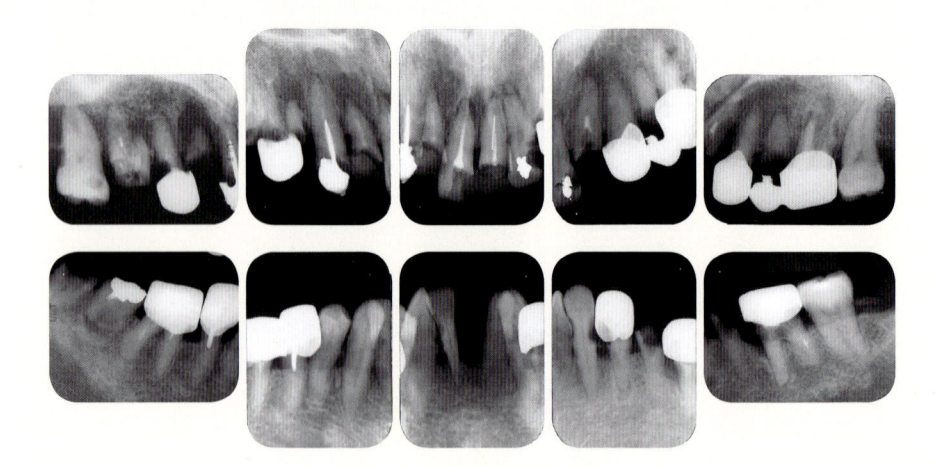

Case 65　ランパントカリエスでほぼ手遅れ症例

> **着眼点**　まずは健康観を高めてもらうことからスタート

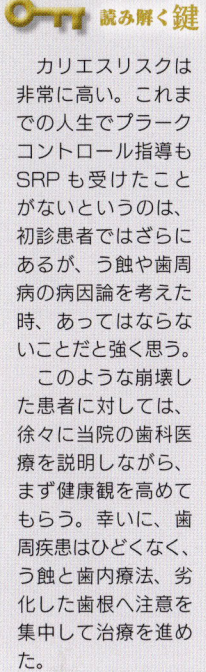

55歳

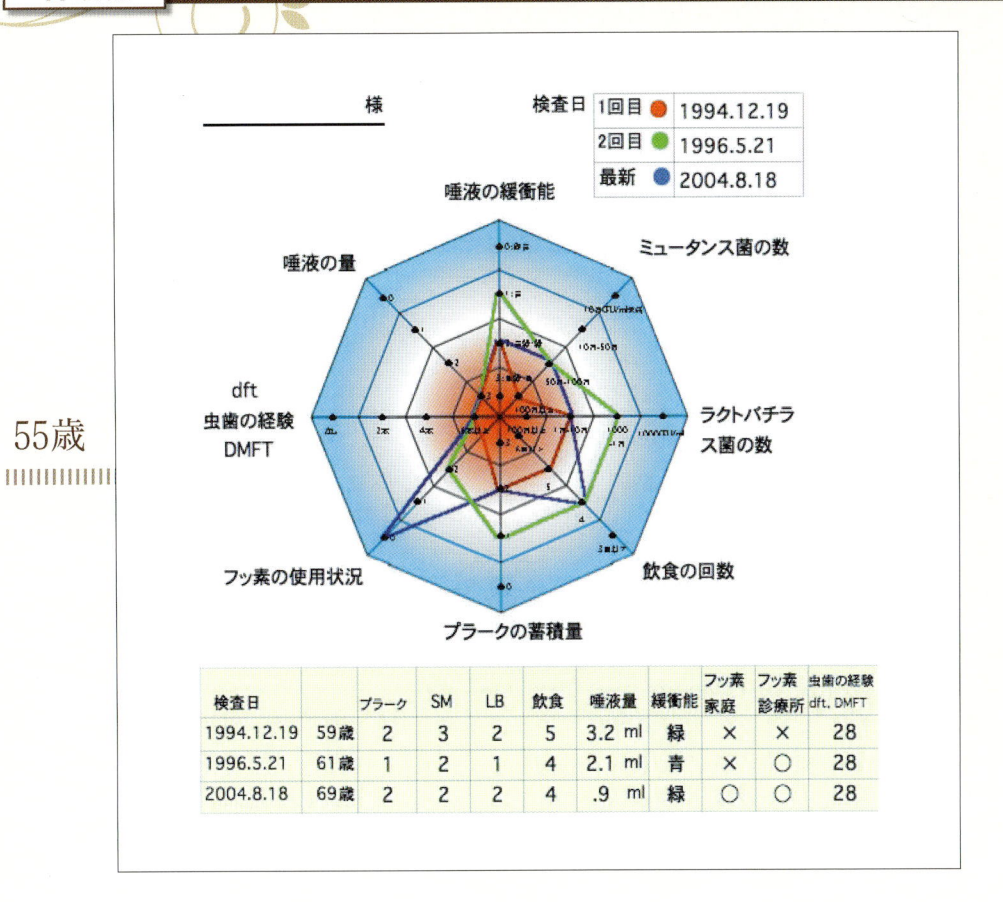

検査日		プラーク	SM	LB	飲食	唾液量	緩衝能	フッ素 家庭	フッ素 診療所	虫歯の経験 dft, DMFT
1994.12.19	59歳	2	3	2	5	3.2 ml	緑	×	×	28
1996.5.21	61歳	1	2	1	4	2.1 ml	青	×	○	28
2004.8.18	69歳	2	2	2	4	.9 ml	緑	○	○	28

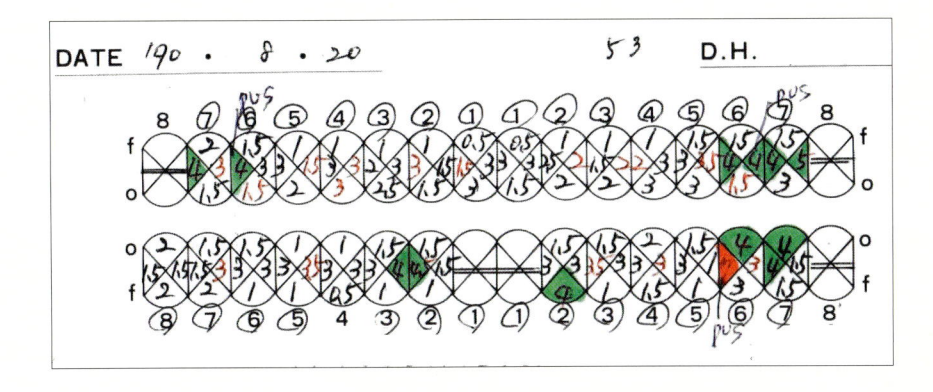

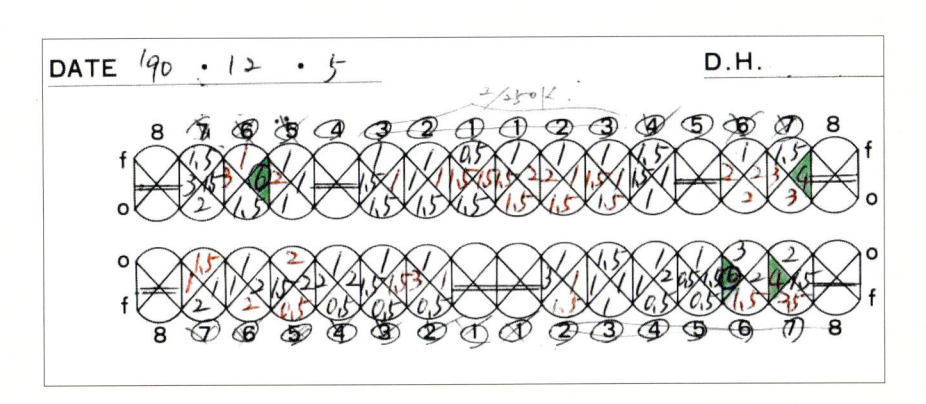

Story 読み解く鍵

カリエスリスクは非常に高い。これまでの人生でプラークコントロール指導もSRPも受けたことがないというのは、初診患者ではざらにあるが、う蝕や歯周病の病因論を考えた時、あってはならないことだと強く思う。

このような崩壊した患者に対しては、徐々に当院の歯科医療を説明しながら、まず健康観を高めてもらう。幸いに、歯周疾患はひどくなく、う蝕と歯内療法、劣化した歯根へ注意を集中して治療を進めた。

Case 65　ランパントカリエスでほぼ手遅れ症例

着眼点　治療終了時、補綴は終了したがこれからがスタートである

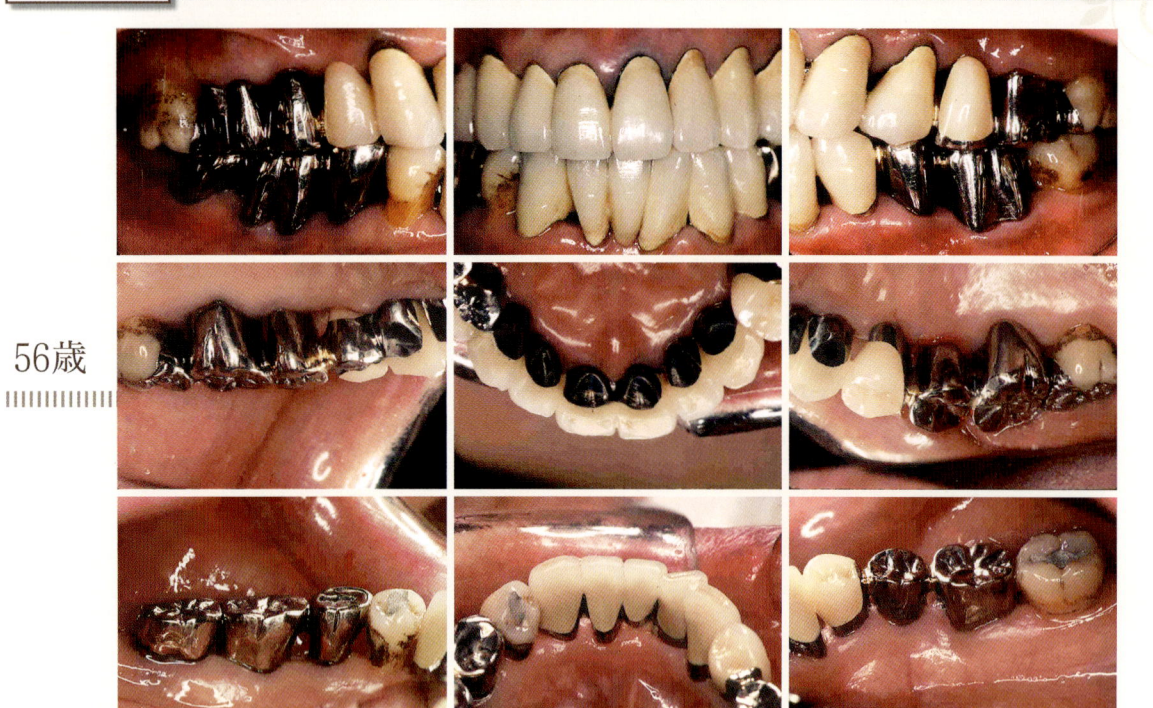

56歳

Science 読み解く鍵

非常にリスキーではあるが、固定性の補綴で治療を終了した。しかし、将来、歯根破折、劣化した歯根面の二次う蝕などは避けられないものと説明している。これからがスタートである。

補綴は長い時間軸で見た場合、長く使うプロビジョナルのようなもので、仮の姿だと思うべきである。歯周チャートには問題はない。

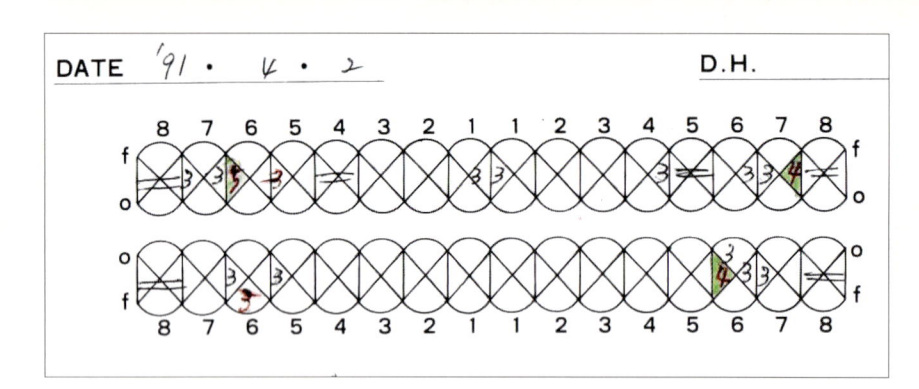

着眼点　治療終了より5ヵ月後、大変厳しい状況であることに変わりはない

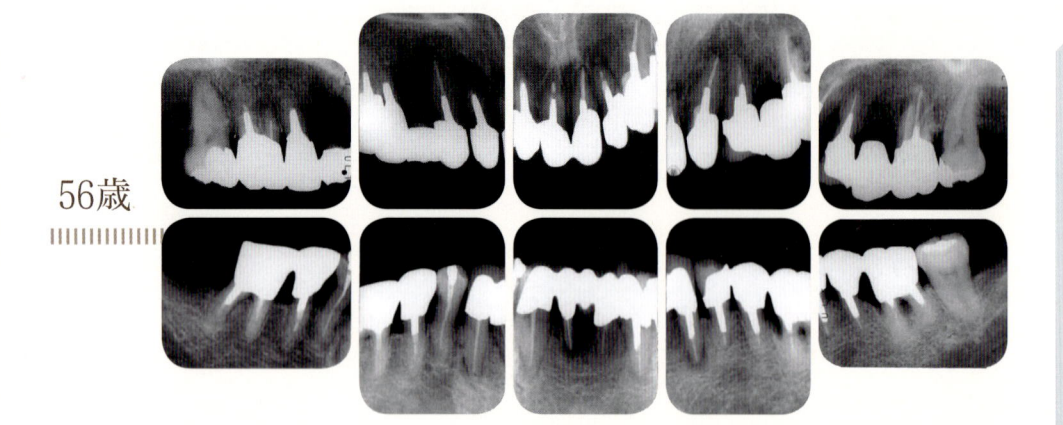

56歳

Science 読み解く鍵

エックス線的にも厳しい状況であることがわかる。しかし、患者にとっては一度しかない人生なので、このような手遅れ症例でもQOLをできるだけ維持した状態で快適に過ごしてもらうよう私たちは心がけねばならない。

治療を進めながら、コンプライアンス・患者の希望などを勘案し、どのような形に終息させていくかを考えたうえで治療のゴールを徐々に設定する。最初にゴールを決めて治療するのではない。また、同時にこのような手遅れ症例を招いてしまった歯科医療の現状にも目を向け、謙虚に自らの診療所がそうならないために襟を正させねばならない。

Case 65　ランパントカリエスでほぼ手遅れ症例

| 着眼点 | 補綴後3年目、細部の問題をメンテナンスでコントロールしながらなんとか維持 |

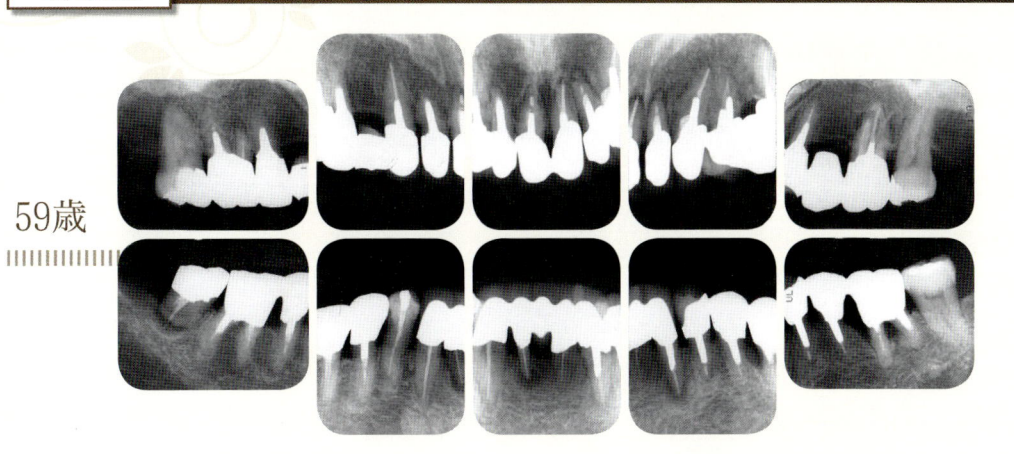

59歳

DATE '97・5・27　　　62　D.H.

Story 読み解く鍵

治療終了後3年目。なんとか維持できている。根尖病変は散見される。また、歯根面劣化による歯周ポケットもあるが、メンテナンスでコントロールしている。

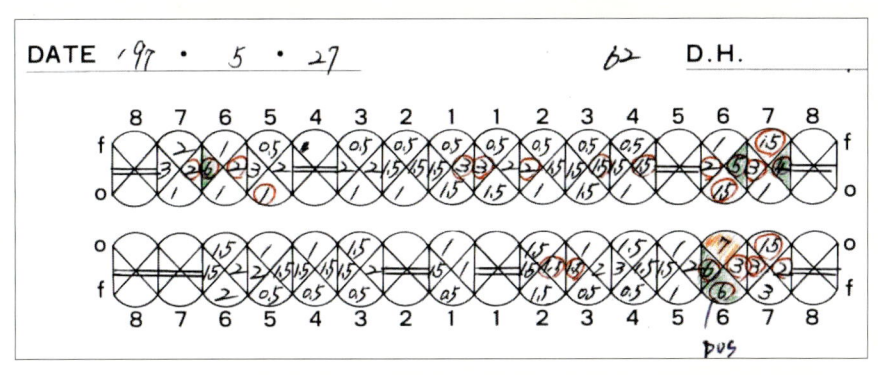

| 着眼点 | 補綴後7年目、特に大きな変化なし |

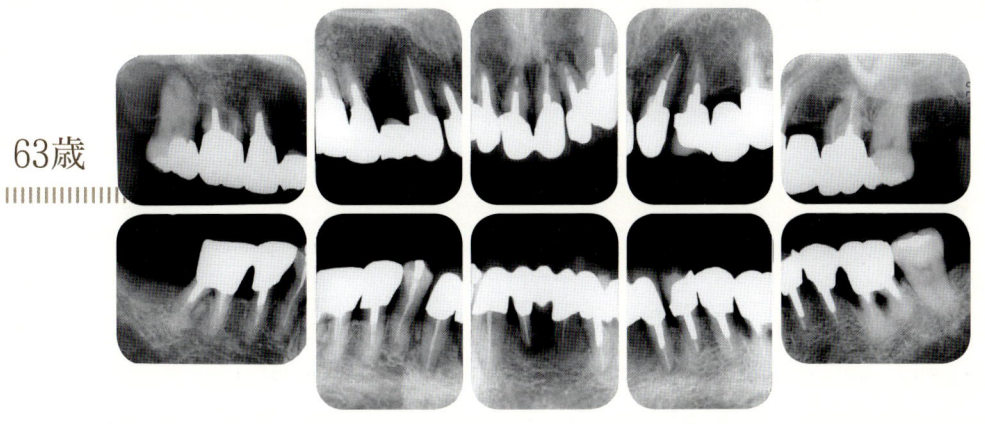

63歳

DATE '99・3・16　　　D.H.

Story 読み解く鍵

治療終了後7年目。臨床上大きな変化は認められない。歯周チャートでは、歯根面の劣化は進行傾向である。

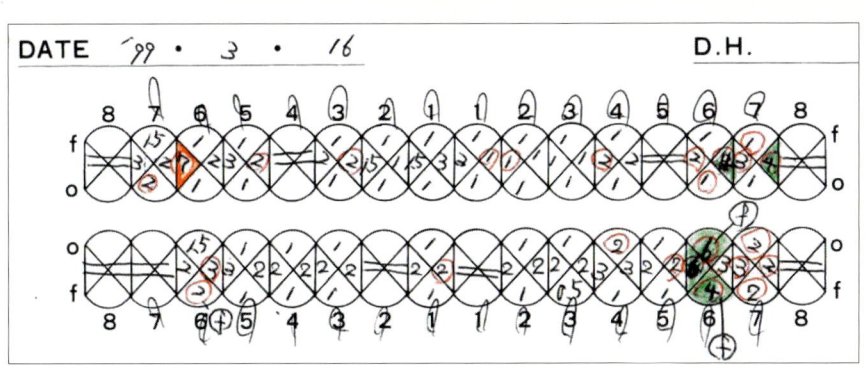

Case 65　ランパントカリエスでほぼ手遅れ症例

着眼点　初診より9年目、メンテナンスホームケアを患者は熱心に続けてくれている

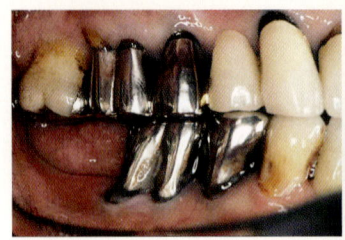

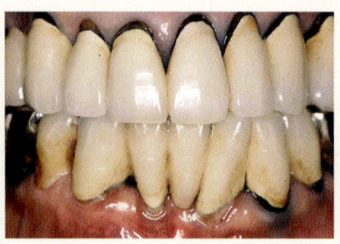

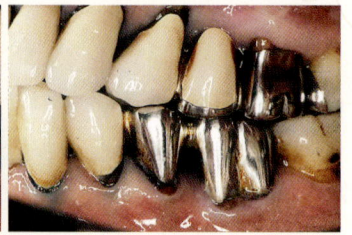

64歳

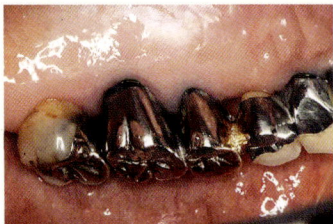

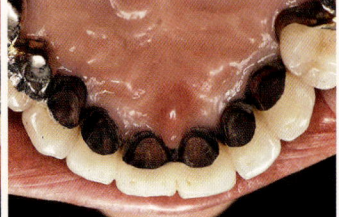

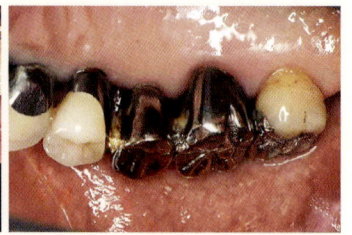

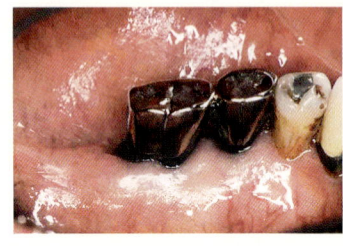

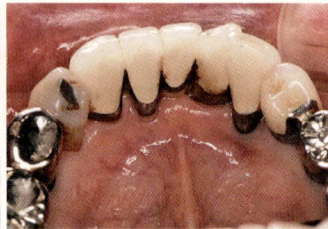

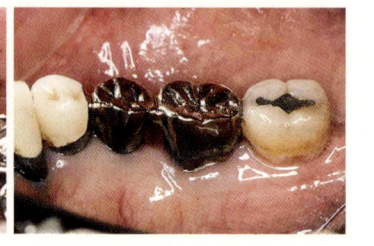

Story 読み解く鍵

不器用ながらホームケアも頑張っている。3ヵ月に一度のメンテナンスには欠かさず来院している。

Case 65　ランパントカリエスでほぼ手遅れ症例

着眼点　初診より12年目、根面の劣化、歯周ポケットが進行し始めたが全体は維持

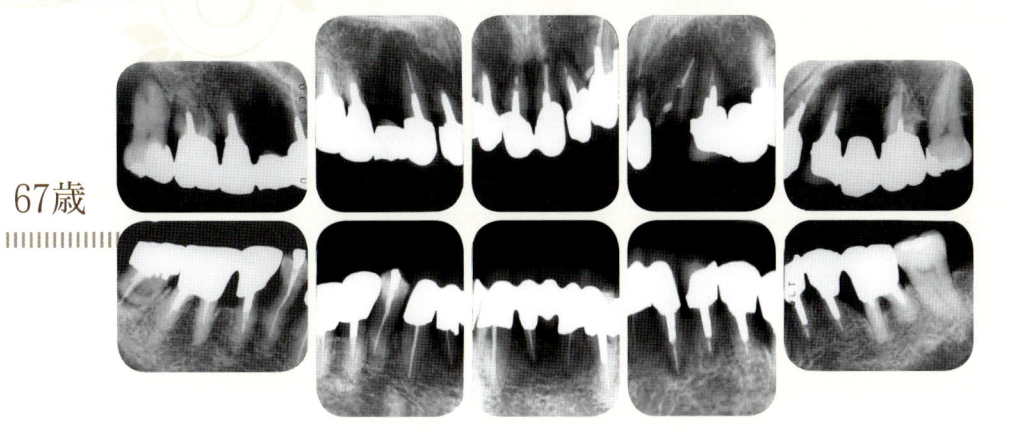

67歳

Science 読み解く鍵

初診より12年目。歯根の劣化により|3 のメタルボンドがポストごと脱離をしたが再着している。

全体的には維持できているが、歯周チャートでも6|、|6 の根面の劣化、歯周ポケットの進行が見られる。

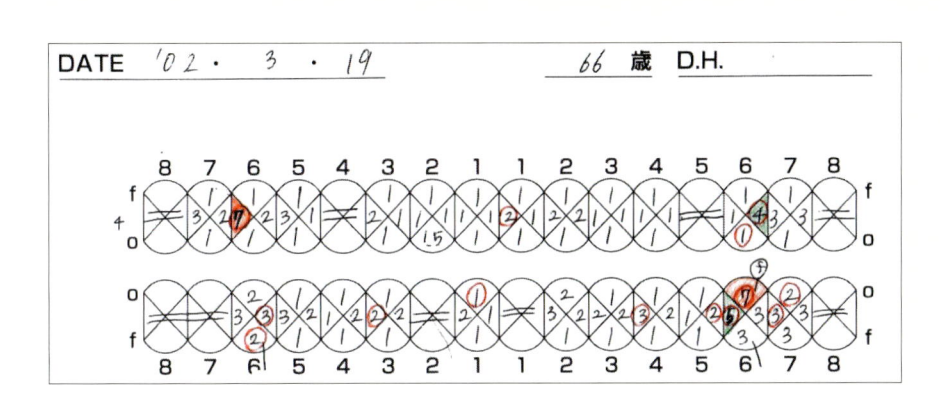

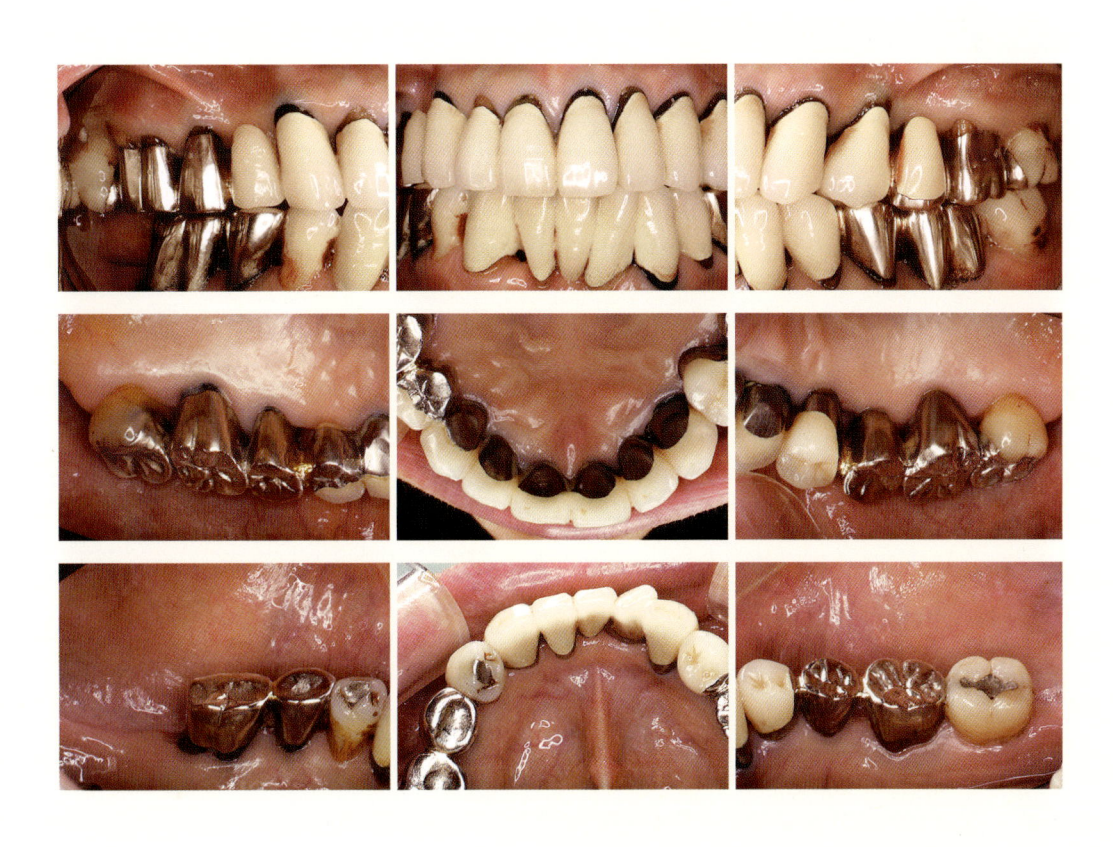

Case 65　ランパントカリエスでほぼ手遅れ症例

着眼点　初診より15年、|3は歯根破折で抜歯をし、部分床義歯を装着

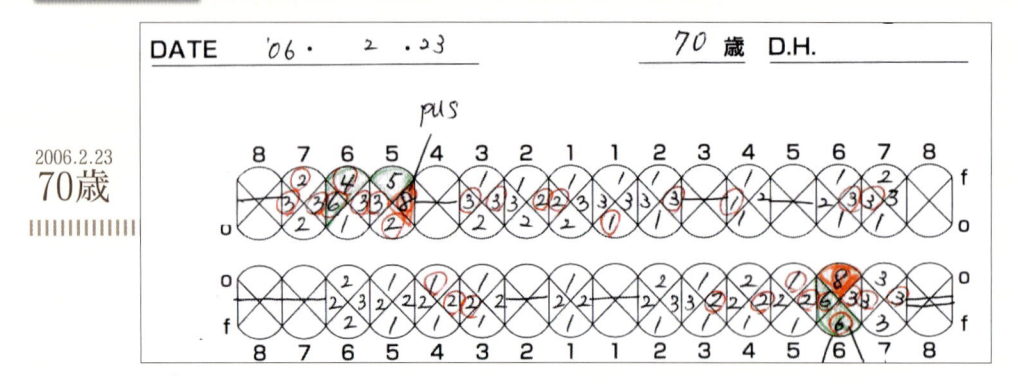

2006.2.23
70歳

着眼点　初診より16年、5|歯根破折により抜歯へ、71歳

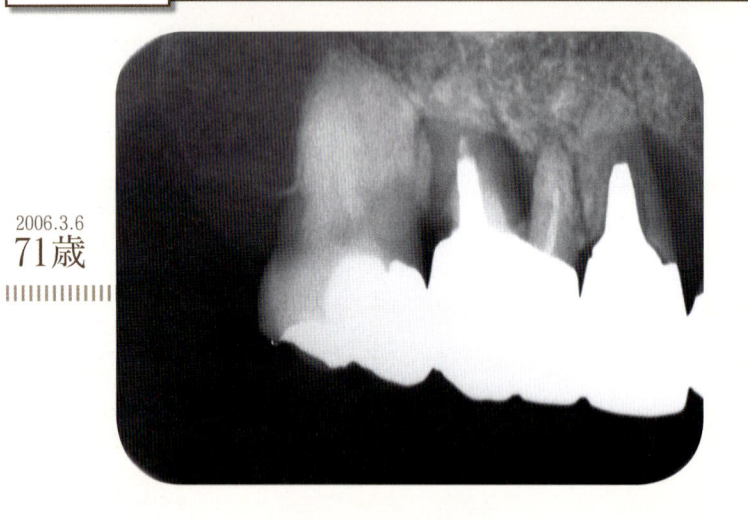

2006.3.6
71歳

Science 読み解く鍵

　5|に急激に歯根破折による歯周ポケットの発現と排膿が生じてきて、5|の抜歯をしている。ここも部分床義歯を装着している。患者は71歳になり、高血圧など持病もたくさん抱えるようになっている。この5|にしても初診時に抜歯をして、義歯やインプラントをしていたらと思う人もいるだろう。
　高齢になるとリスクのある歯を残すことが全身的なリスクを高めるという人もいるだろう。しかし、人の寿命は誰にもわからない。何をもって治療方針を決めるのかは、このようなケースの場合いつまでたっても明快にはならないだろう。しかし、こういうケースの術後経過（規格化された資料に基づいた）を蓄積することにより、私たちはより良いクリニカルジャッジメントを下せるようになるのではないだろうか。

Case 65 　ランパントカリエスでほぼ手遅れ症例

着眼点 初診より18年目、左目を失明するなど全身状態は悪いがメンテナンスに必ず来院

73歳

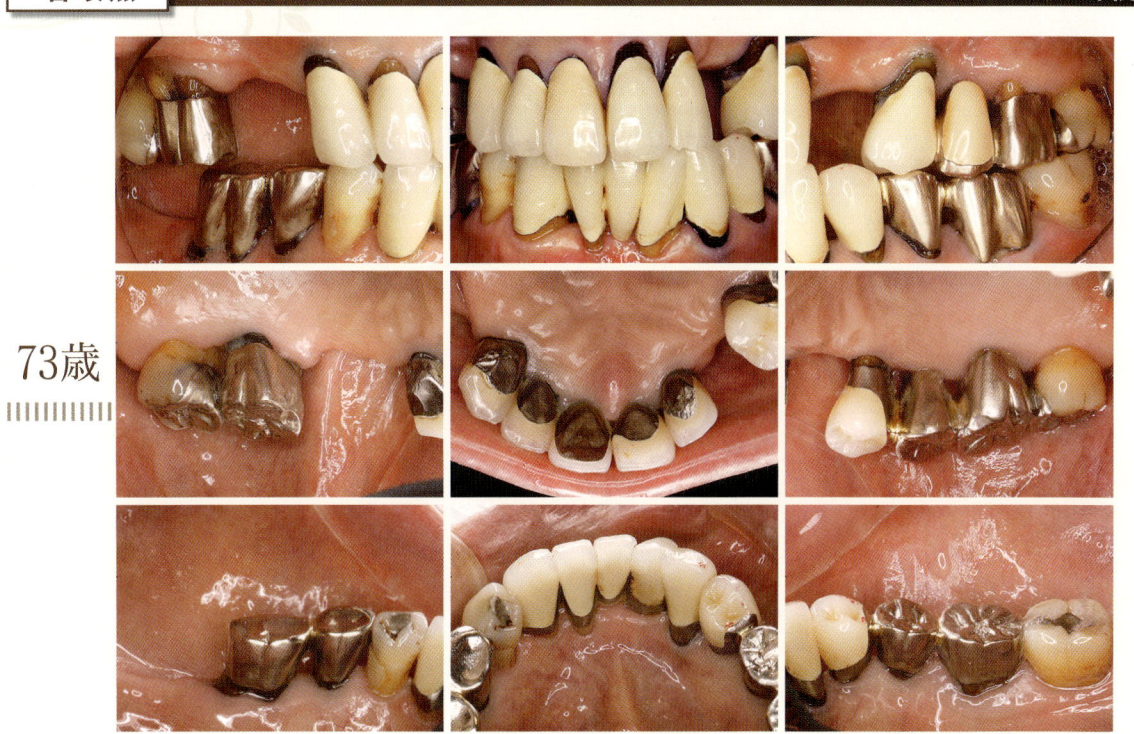

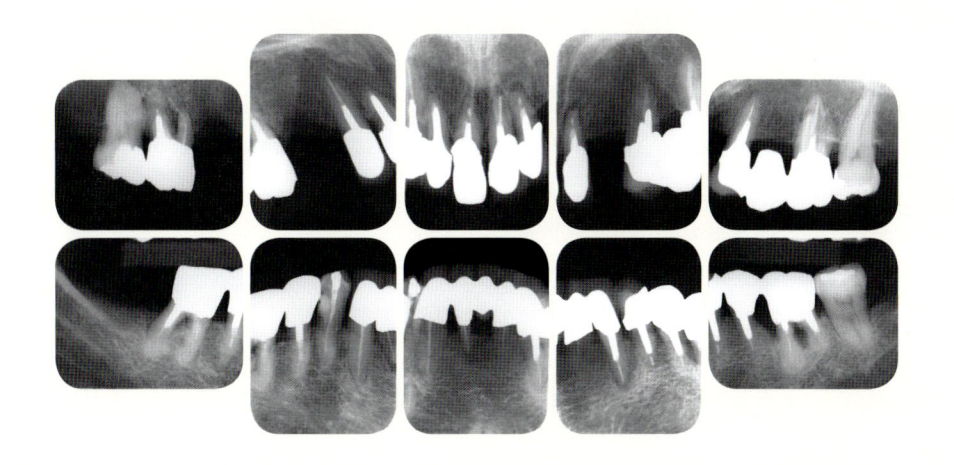

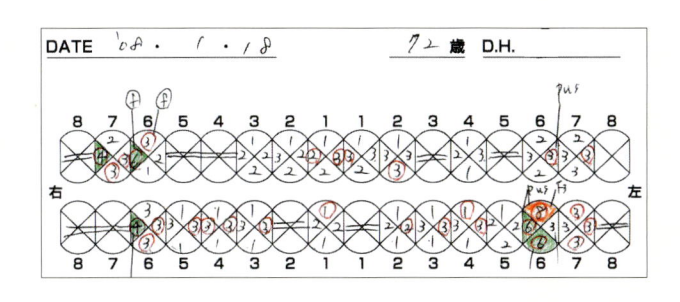

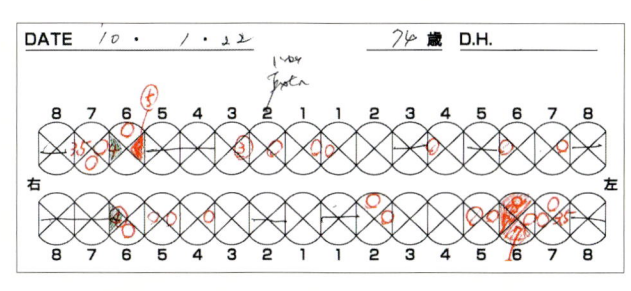

Story 読み解く鍵

写真は18年目であるが、初診より現在20年が経過している。最近左目を失明されたり、全身的な状態は良くないが、メンテナンスには一度も欠かすことなく来院している。

これは担当歯科衛生士の人間力・人間性や医院の総合力のたまものだと思っている。2本歯を失ったが、部分床義歯を装着して、口腔のQOLは20年間良い状態が維持できている。

初診時、ホープレスと思われた歯がたくさん維持できている。こういう症例は多い。先に述べたように、良いクリニカルジャッジメントは賢明な経験の蓄積によってはじめて下すことができる。そして賢明な経験を蓄積するには勉強が欠かせないことを忘れてはならない。

303

Case 65　ランパントカリエスでほぼ手遅れ症例

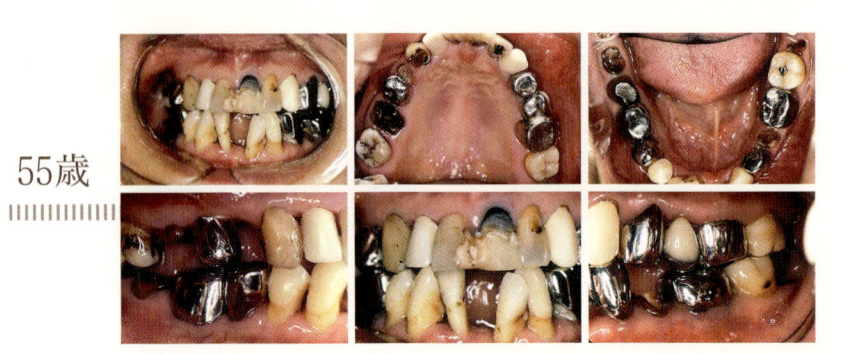

55歳

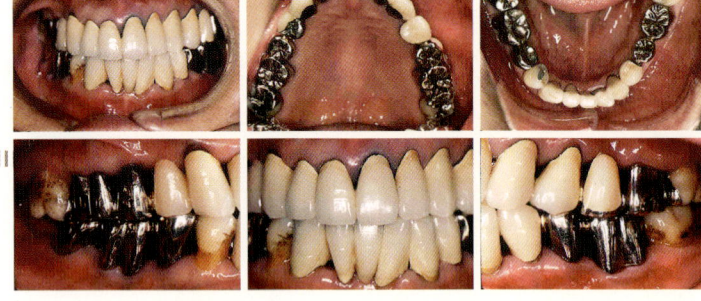

56歳

63歳

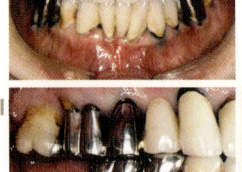

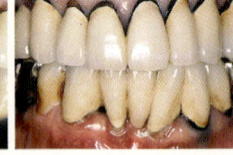

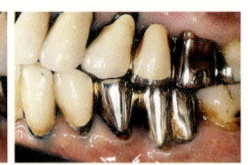

67歳

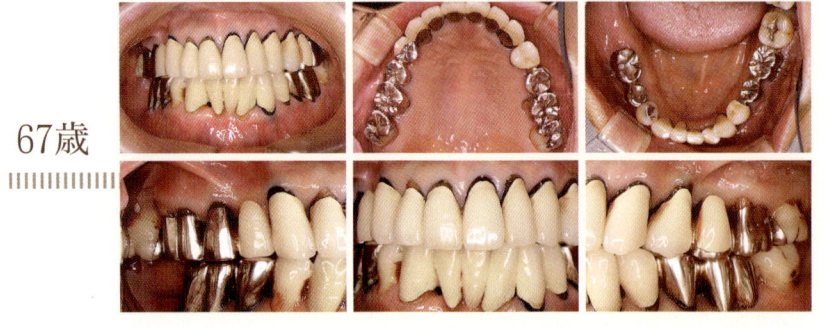

73歳

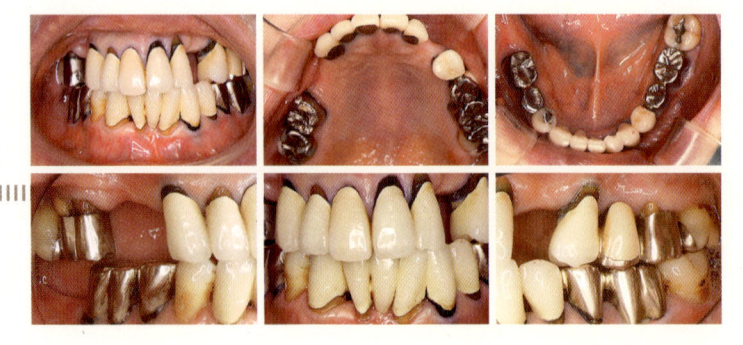

304

Case 65 ランパントカリエスでほぼ手遅れ症例

55歳

56歳

63歳

67歳

73歳

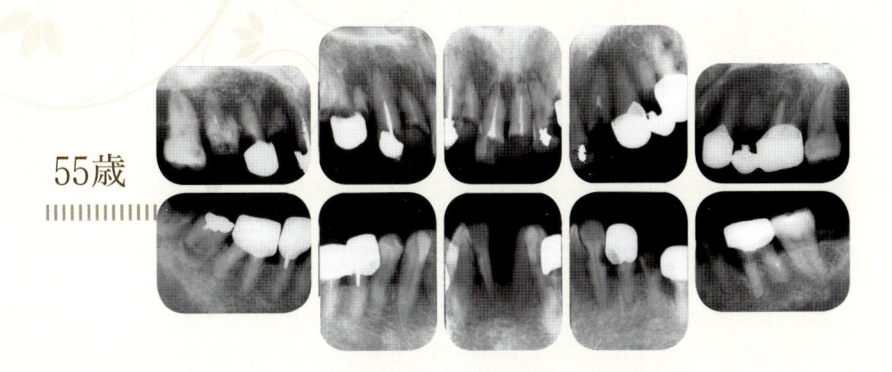

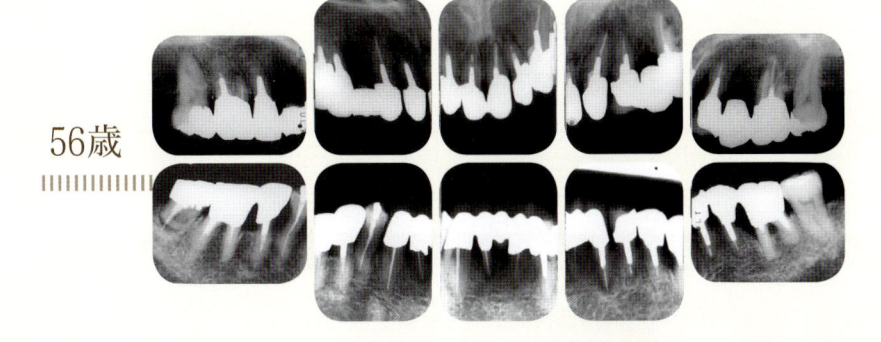

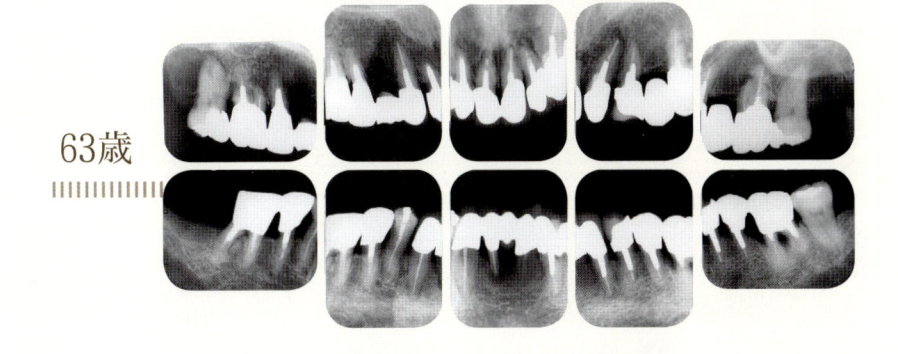

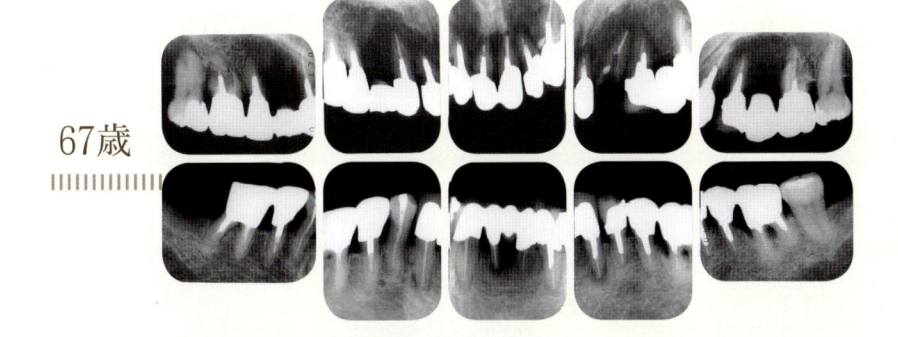

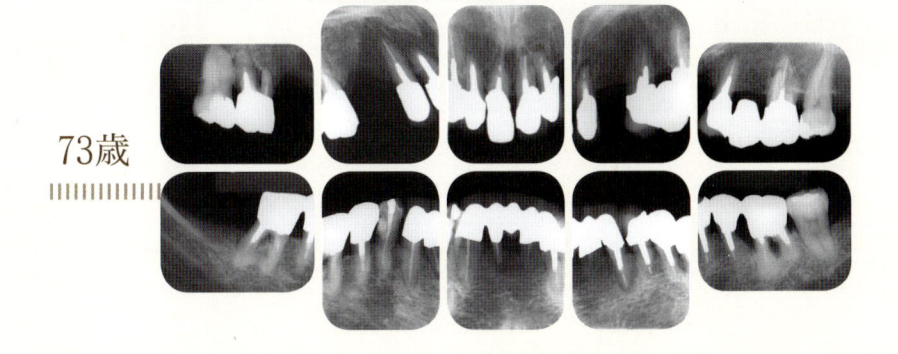

Case 66

重度歯周炎の手遅れ症例 歯科恐怖症

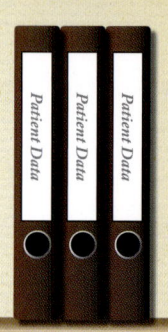

【患者データ】
- 初診日：2007.12.14
- 生年月日：1951.8.21
- 初診時年齢：56歳
- 性別：女
- 主訴：歯周病の治療をしたい

2年のメンテナンス

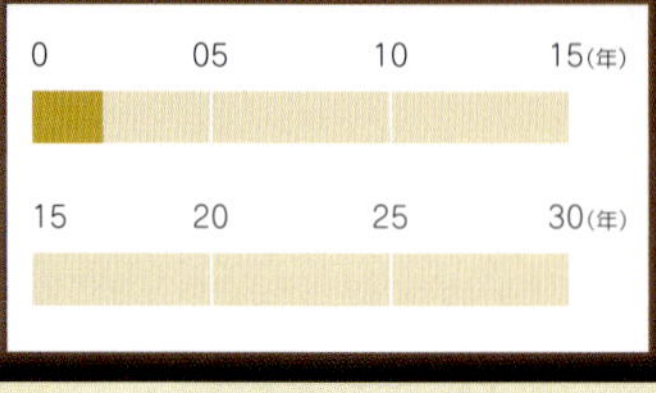

AUTHOR'S COMMENT

初診時56歳、女性。主訴は歯周病を治したい。欠損は自然脱落。歯科恐怖症のため来院するまでにはずいぶん決断がいったようである。このようなほぼ手遅れ症例では、複雑な治療をせざるを得ず、患者への負担も大きい。当日キャンセルも多かった。なんとか励まし励まして、しんどいSRPや歯周外科手術も受けてもらい、全顎にわたる補綴を終了した。プロビジョナルが入った頃から非常に明るくなって会話もできるようになってきた。

しかしメンテナンスに入ってもときどきキャンセルがあり油断ならない。これからがスタートである。この人も一度しかない人生を取り戻したといえるだろう。

着眼点　初診時、歯科恐怖症で受診できぬままこの状態になった

2007.12.14 56歳

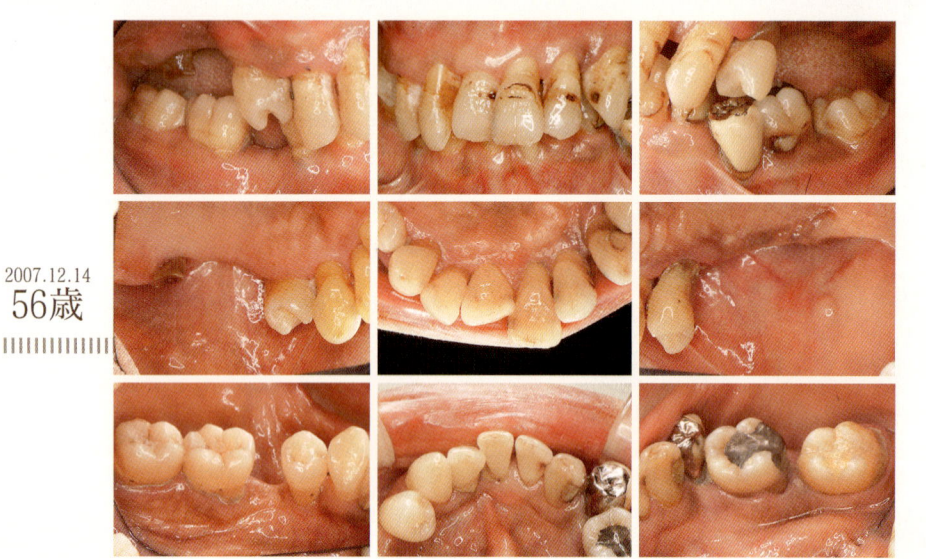

Science 読み解く鍵

初診時56歳にもかかわらず重度歯周病で手遅れ状態であった。欠損は自然脱落である。歯科恐怖症が背景にあり、受診できずにここに至ったようである。ノンスモーカーである。かろうじて咬合している上顎前歯部はフレアアウトして動揺があり、いったいどのように食事をしているのかと思わざるを得なかった。

歯周治療も困難だが、まず患者の恐怖心を少しでも和らげ通院を継続させることを心がけた。

着眼点　骨吸収がひどくインプラントは適応できない

2007.12.22 56歳

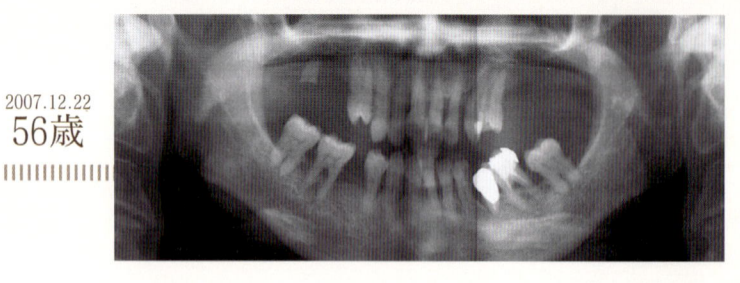

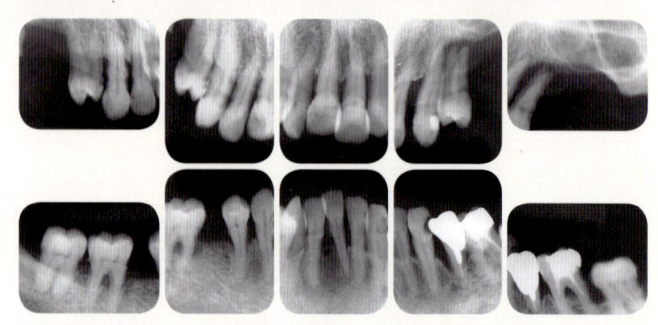

Science 読み解く鍵

エックス線写真では欠損部の骨吸収は著しく、インプラントの選択肢はないと判断された。|3 4、|4 6は抜歯としたが、歯周治療はかなり難しいと考えられた。

Case 66　重度歯周炎の手遅れ症例　歯科恐怖症

着眼点　治療経過　いかに治すかよりもなぜこうなってしまったかを考えるべきである

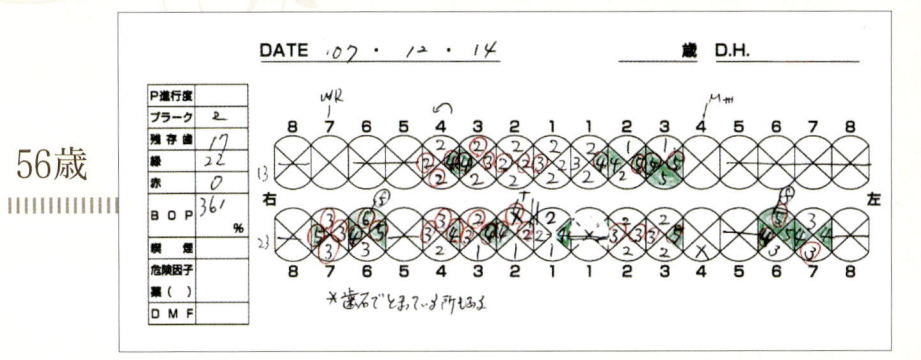

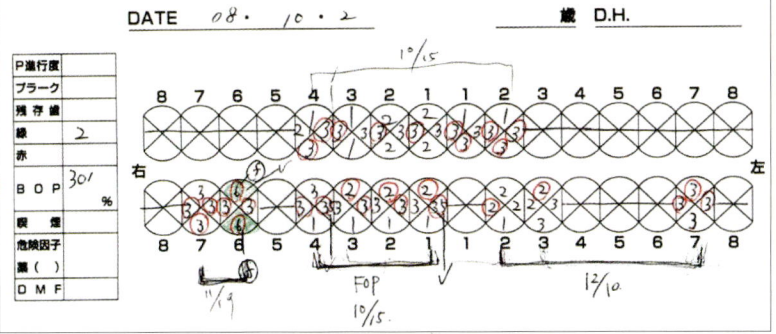

56歳

57歳

読み解く鍵

歯周チャート初診時（上）、再評価時（下）。チャートだけをみていると大したことがないように見えるが、このような症例の場合、外科手術時の写真からわかるように、プローブでは触知できないような、薄く筆で塗ったかのような歯石が沈着していることがある。歯科恐怖症で励ましても受診があきがちになり、再評価までたどり着くのに時間がかかった。いずれにしても56歳でSRPや歯周外科手術を初めて受けるというのは過酷なことである。この患者のこれまでの人生で歯科医師との出会いがどの程度あったかはわからないが、もっと早く歯周の管理ができていればと思う。

ここまで多数の歯周炎の症例を呈示してきた。適切な縁上、縁下のバイオフィルムの除去ができれば、歯周組織がいかに良好に応答してくれるかはわかっていただけたと思う。だからこそ、この症例は、いかに治したかではなく、なぜこのようになってしまったのかと考えるべきであろう。

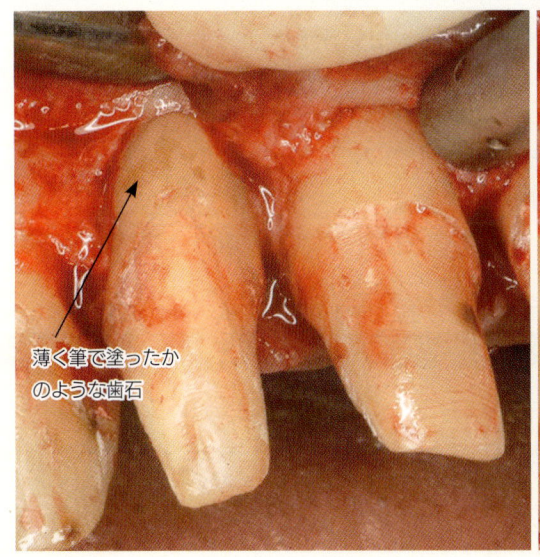

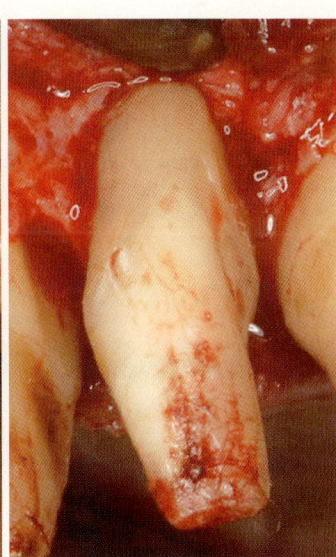

薄く筆で塗ったかのような歯石

左：2┘唇側プローブで触知できなかった歯石。　　右：SRP後の歯根面。

Case 66　重度歯周炎の手遅れ症例　歯科恐怖症

着眼点　施術にあたっての技術の重要性

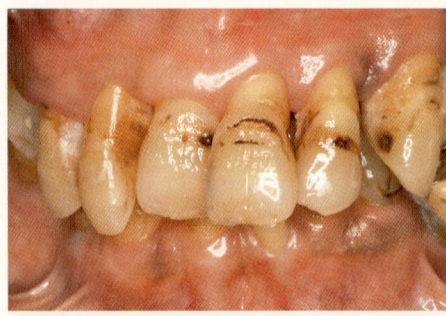

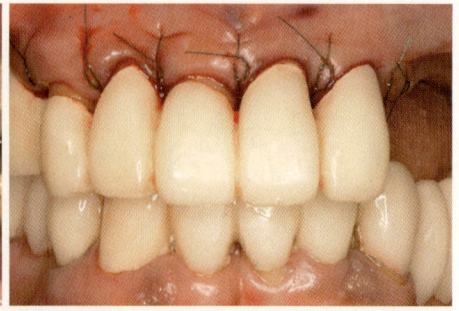

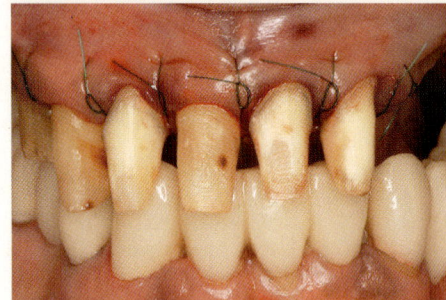

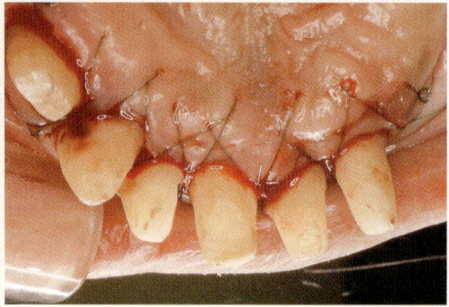

> **Science 読み解く鍵**
>
> 審美・機能を回復させ、歯周治療を確実に行っていくために、この症例では一気に上下顎にプロビジョナルを装着した。その後に、SRP、歯周外科を行い、確実に歯肉縁下のデブライドメントを行った。

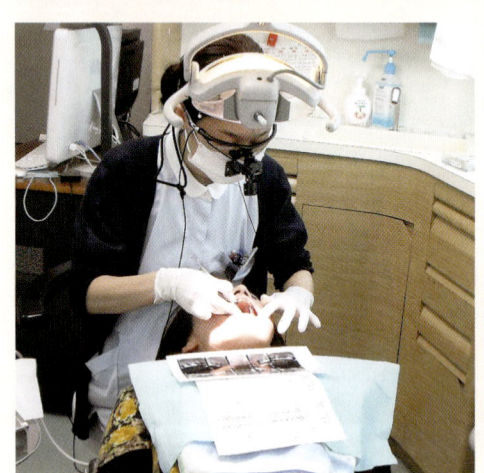

施術は必ずルーペと光源を用いて行う

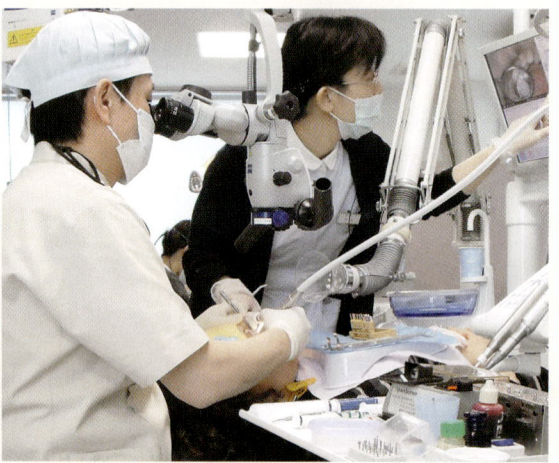

マイクロスコープは今や必須のものである

> **Science 読み解く鍵**
>
> 当然のことであるが、歯科医師も歯科衛生士も視診や治療時には、必ずルーペと光源を使用することとしている。歯科医師はマイクロスコープも必要な場合必ず使用している。

着眼点　十分メンテナンスできている

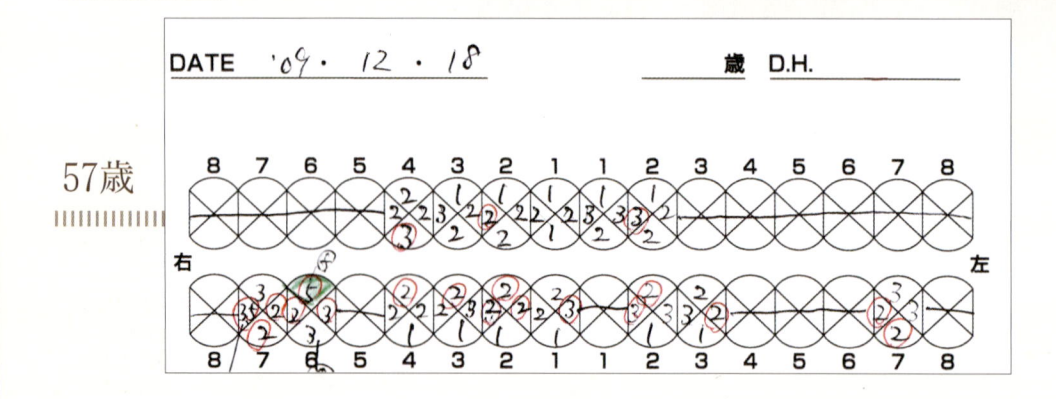

57歳

DATE '09・12・18　　　歳　D.H.

> **Science 読み解く鍵**
>
> 治療終了後、1年目の歯周チャート。6の分岐部位以外は落ち着いているし、6もこれで十分メンテナンスできる状態である。

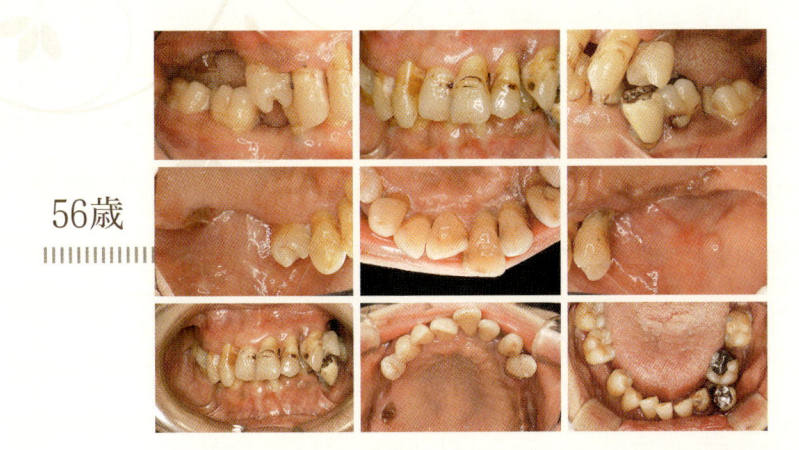

Case 66　重度歯周炎の手遅れ症例　歯科恐怖症

56歳

着眼点　患者は心が楽になり、明るくなった

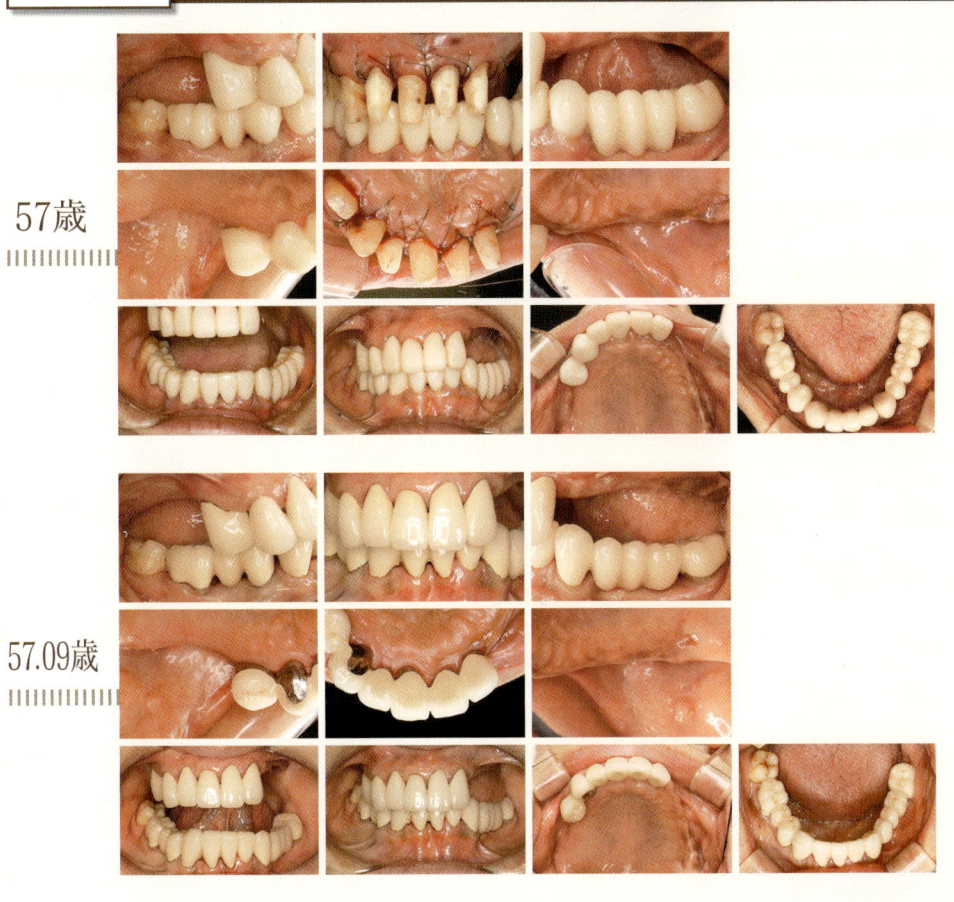

57歳

Story 読み解く鍵

プロビジョナルが入った時点で患者は非常に明るくなった。歯科恐怖症と歯科的なコンプレックスが入り交じった心が少し楽になったのであろう。

57.09歳

着眼点　メンテナンスもほどほどに応じてくれる

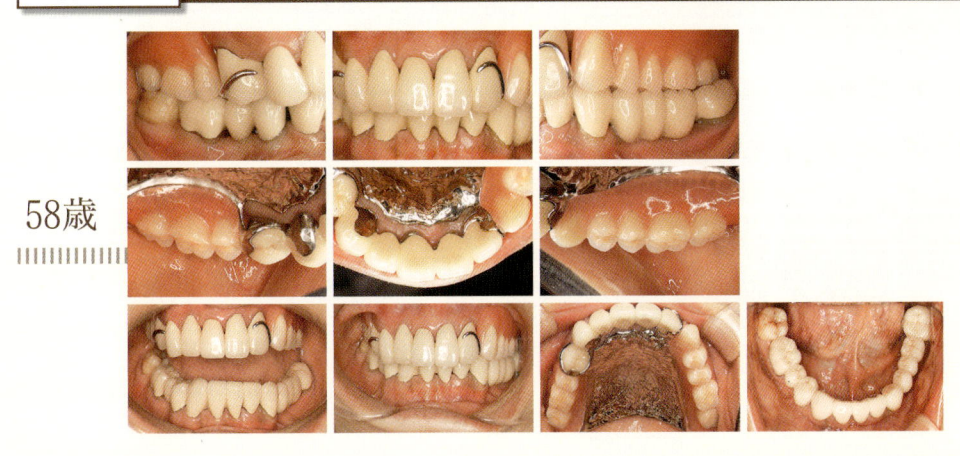

58歳

Story 読み解く鍵

現在ではメンテナンス2年になる。ときどきキャンセルがまだあったりするが、担当歯科衛生士の働きかけにより来院は続いている。

309

Case 67

【患者データ】
初診日：2009.12.18
生年月日：1982.3.8
初診時年齢：27歳
性別：女
主訴：検診希望

手遅れ症例(Case66)の娘で早期発現型歯周炎が発症しつつある症例

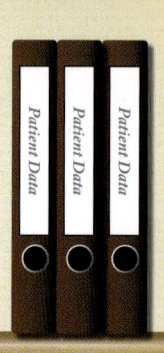

1年のメンテナンス

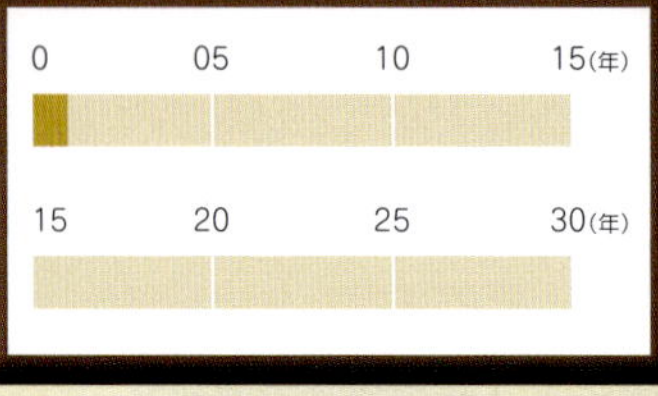

AUTHOR'S COMMENT

初診時27歳、女性。主訴は検診。ノンスモーカーで27歳にもかかわらず、すでに侵襲性歯周炎と思われる中程度の歯周炎が今まさに発症してきている。
　母親(Case66)の状態からも、この時期の治療が非常に重要であることを詳しく説明し治療計画を立てたが、歯科恐怖症なのか、ルーズなのか、その両方なのか、キャンセルや無断キャンセルが続いた。励まし励まして歯周治療を行った。技術だけでなく医院の雰囲気、歯科衛生士の人間力などが試される症例である。

着眼点　初診時、適切な時期に適切な処置で進行を止められる症例である

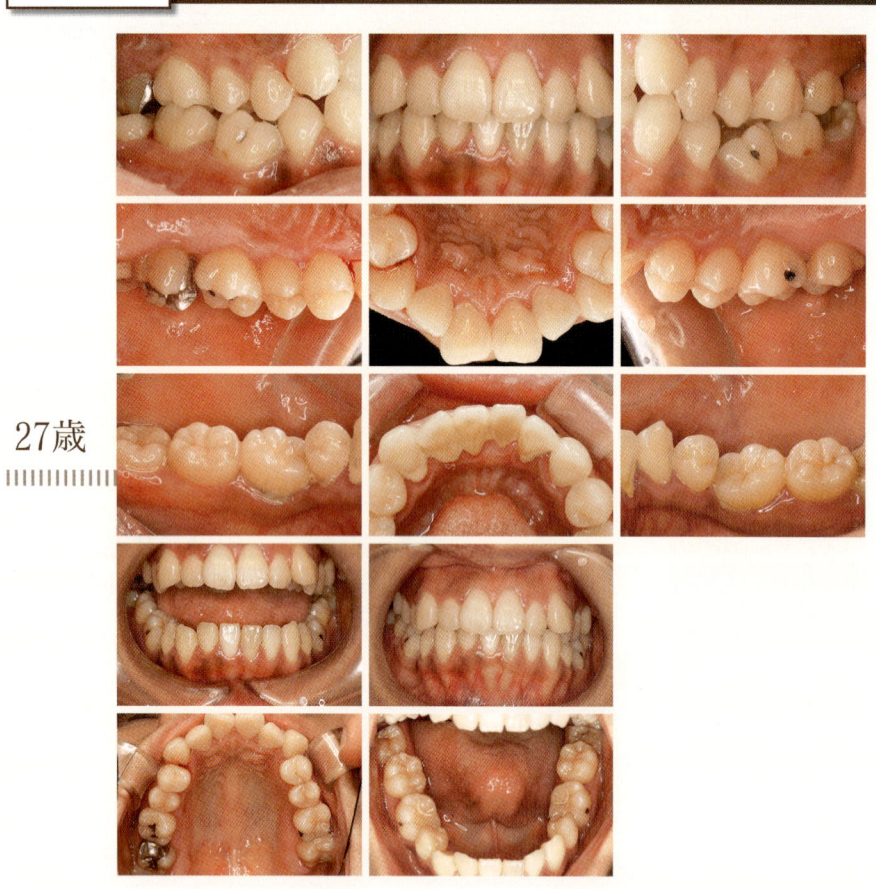

27歳

Science 読み解く鍵

初診時27歳でノンスモーカーだが、今まさに歯周炎が始まってきている口腔内である。Case66の娘であることから、母親のようになってしまう可能性があると考えられる。
　こういう時期に適切な、歯肉縁上・縁下のデブライドメントを行い、メンテナンスを行うことがこの人の人生において非常に重要である。しかしながら、主訴は検診で、治療必要なう蝕はなく、自分の状況をなかなか理解できない患者であった。

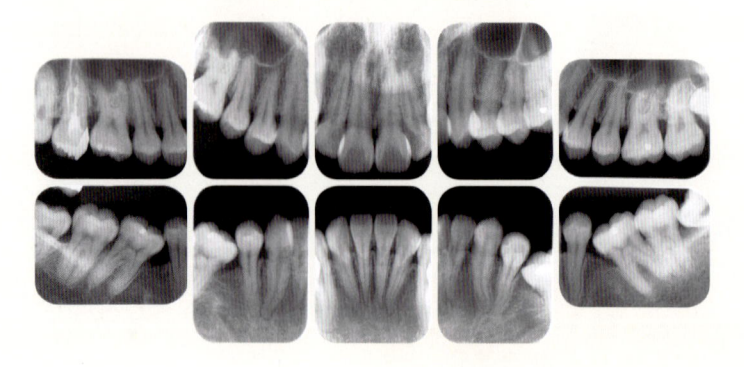

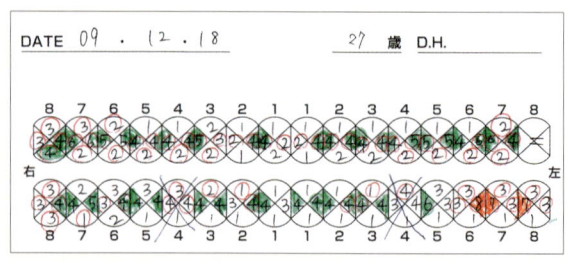

DATE 09.12.18　　27歳　D.H.

Case 67　手遅れ症例（Case66）の娘で早期発現型歯周炎が発症しつつある症例

着眼点　受診にあまり積極的ではないが、若いうちに問題の広がりを回避できた

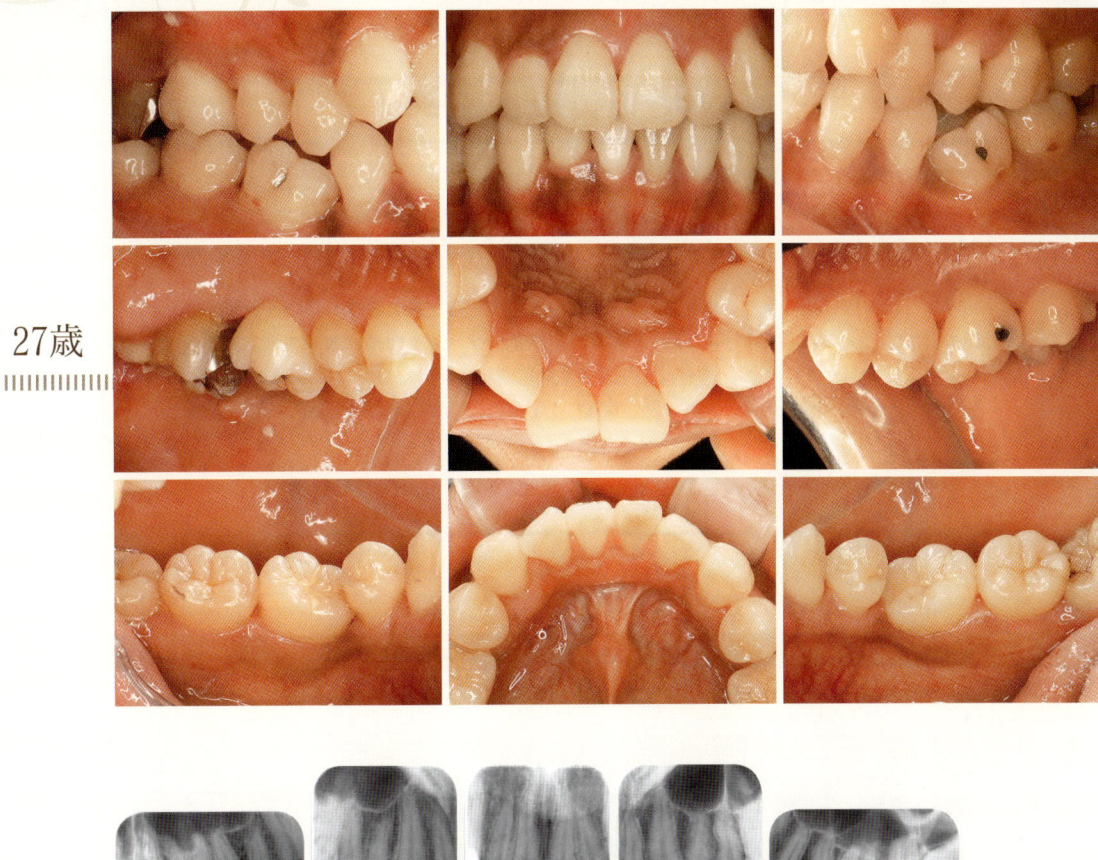

27歳

Story 読み解く鍵

キャンセルや無断キャンセルが続き、治療を続ける意志があるのかどうかを歯科衛生士が本人と十分に話し合ったところ、職場が24時間体制の介護施設であり、勤務が不規則であることがわかった。本人や母親の状況を十分に再度説明してからは、きちんと来院するようになり再評価までこぎ着けた。

今はメンテナンスに移行しているが、母親と同様に受診に積極的でないところがあるので注意が必要である。歯周炎自体は、発病から時間がたっていなかったため軽快している。

Case66のような重度歯周炎を治療することも大切だが、このように家族単位で、若いうちに問題の芽を摘んでおくことこそが歯周治療の重要なポイントだろう。

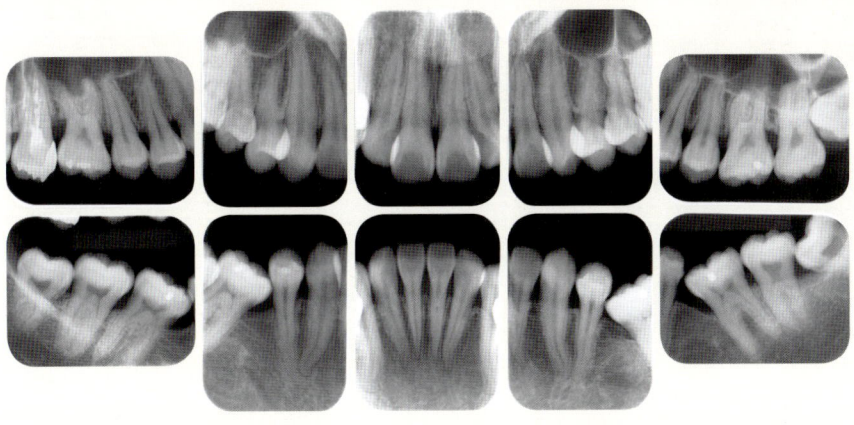

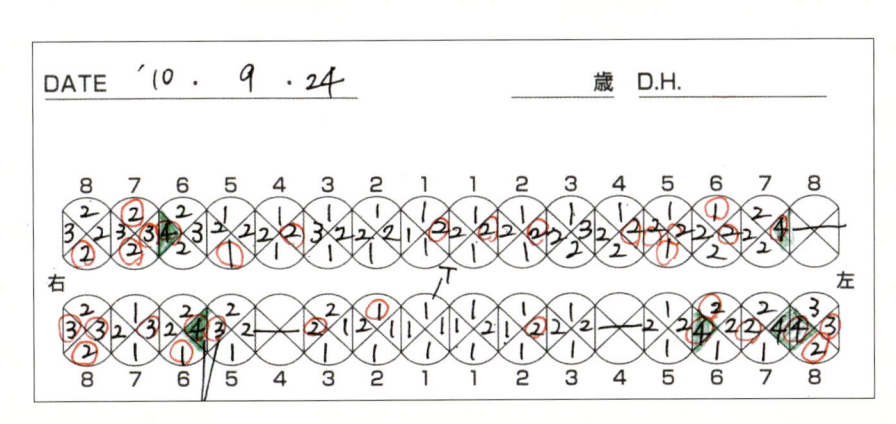

DATE '10. 9. 24

311

Case 68

【患者データ】
初診日：1994.1.18.
生年月日：1959.4.1.
初診時年齢：34歳
性別：女
主訴：入れ歯入れてほしい

手遅れ症例
ランパントカリエス

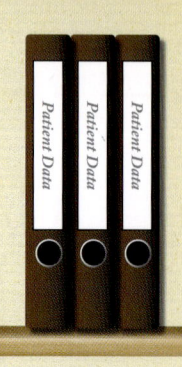

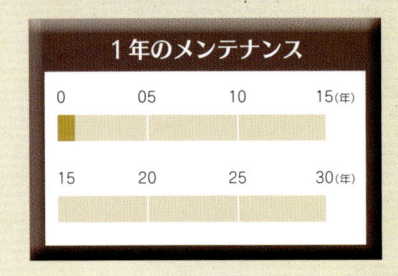

1年のメンテナンス

| 0 | 05 | 10 | 15(年) |
| 15 | 20 | 25 | 30(年) |

AUTHOR'S COMMENT

初診時34歳、女性。主訴は入れ歯を入れてほしい。初診時からランパントカリエスで年齢からは考えられない口腔内であった。抜歯、義歯装着後、東京へ転勤された。ときどき大阪に来るたびに、義歯修理などを行っていた。

14年ぶりに大阪に戻り再度治療を行うことになった。上顎は1歯しか残らないために、48歳という年齢から、義歯では発音や咀嚼の機能回復に限界があるためにインプラント治療の可能性を説明したところ希望があった。そこで上顎に7本、下顎に2本のインプラント埋入して補綴を行った。患者は非常に満足している。一度しかない人生を取り戻したような様子である。

しかし、インプラントは埋入位置、埋入深度、アバットメントの形態、上部構造の形態、軟組織との調和など難しい問題が多く、今後の経過を注意深く見守っていきたい。メンテナンスには今のところきちんと来られている。

着眼点 初診時、年齢不相応なランパントカリエスである、治療後転勤

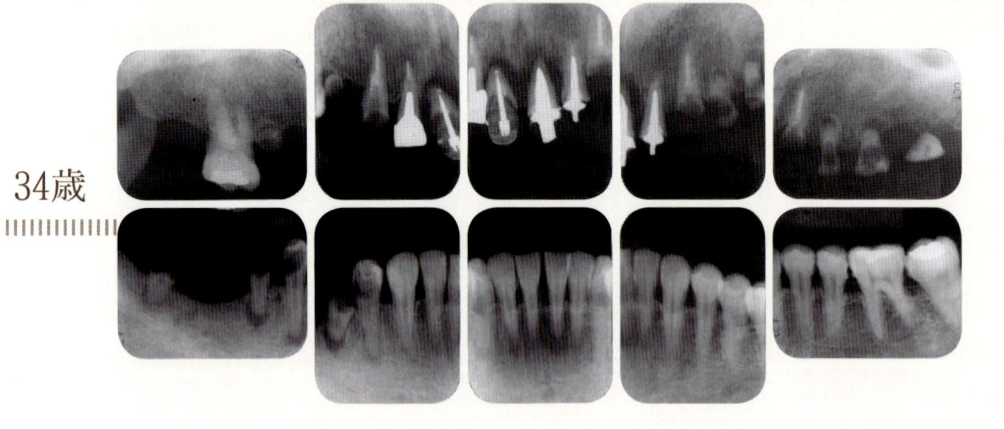

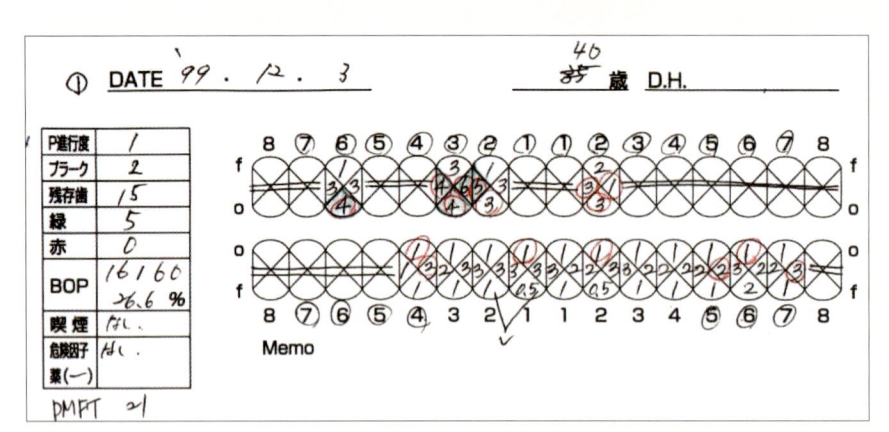

34歳

Science 読み解く鍵

初診時34歳、女性、ノンスモーカーである。年齢からは考えられないくらいのランパントカリエスだった。ともかく抜歯をして部分床義歯を装着、歯周治療を行った後、転勤で東京に引っ越された。

こういう手遅れ症例は、多かれ少なかれ、過去の歯科治療のトラウマがあったり、歯科恐怖症が背景にあることが多い。

大阪の住まいを残されているようで、ときどき転勤先の東京から、検診や義歯修理に来られていた。歯周組織の問題はない（ポケットの深いところは根面の劣化である）。

Case 68　手遅れ症例　ランパントカリエス

> **着眼点**　修理を繰り返していた義歯を考慮し全体の再治療を開始

48歳

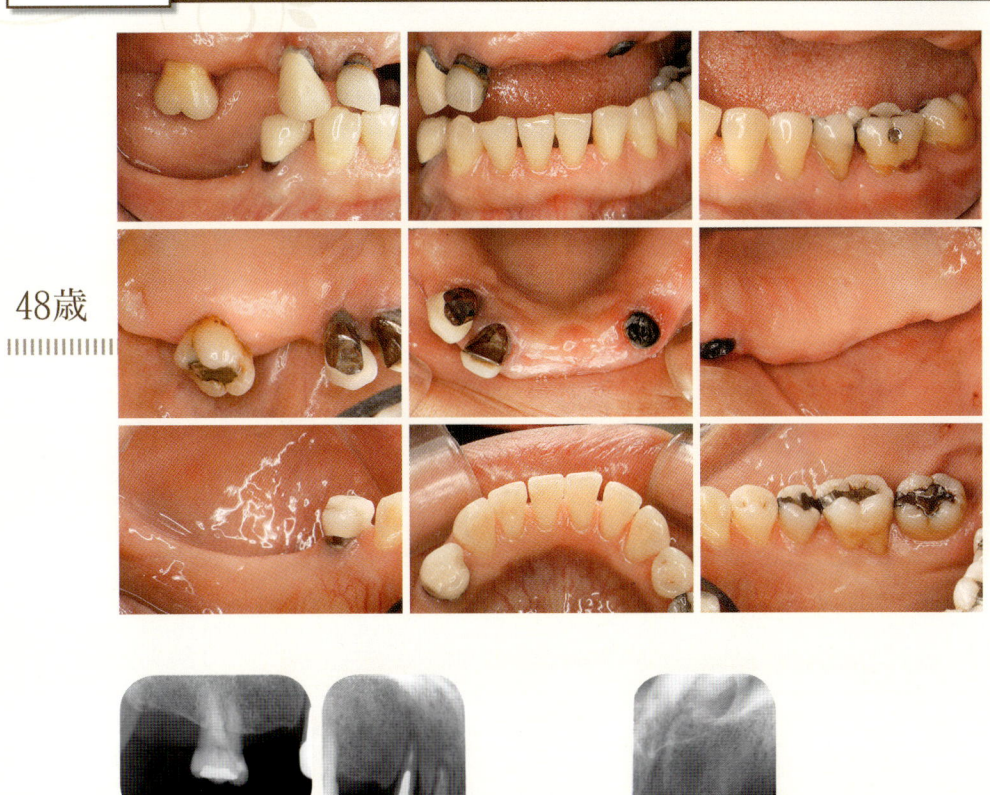

Science 読み解く鍵

14年ぶりに何度かの転勤を経て大阪に戻ってこられた。3 2|も限界を超え、初診時に製作した義歯も修理を繰り返していたため、この時点で全体の再治療を検討した。

患者からインプラントによる固定性補綴、金属修復物の審美的回復の希望があった。上顎の残存顎堤は狭小でインプラントの埋入は困難であったが、全顎にわたる修復補綴を開始した。ホームケアは良好で歯周組織の問題はない。

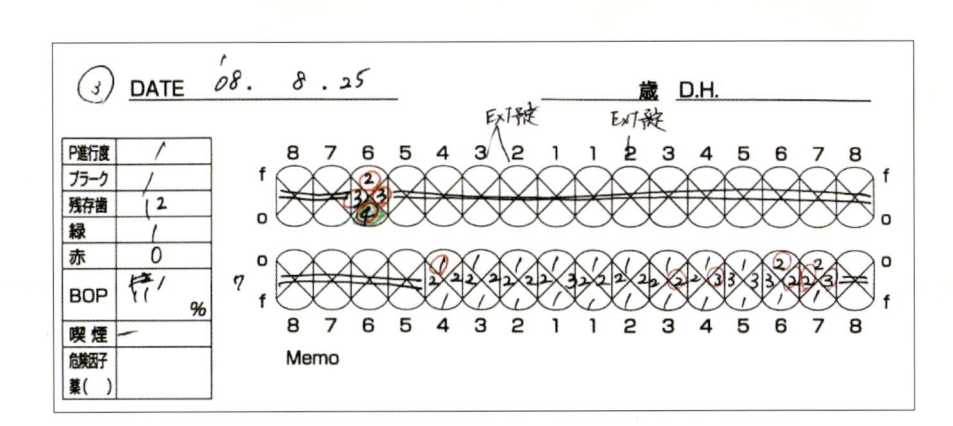

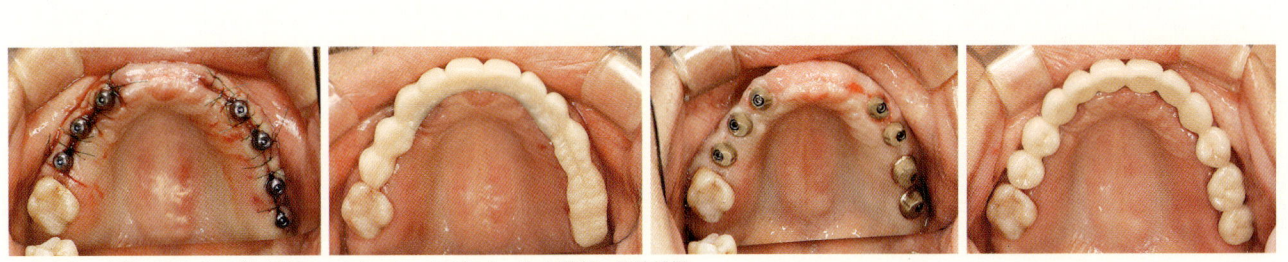

左より、上顎二次オペ、プロビジョナルセット、アバットメント装着、最終補綴

Case 68　手遅れ症例　ランパントカリエス

| 着眼点 | インプラント治療に患者は大変満足したが、長期的に必ずしも安心ではない |

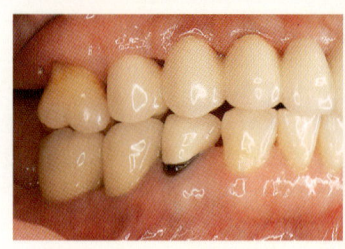

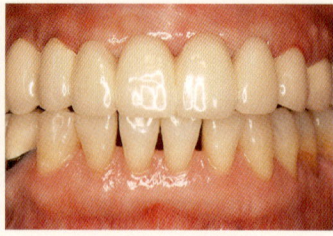

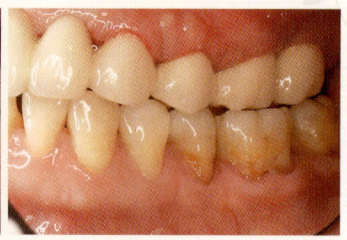

49歳

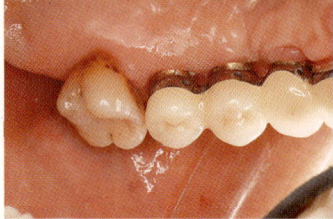

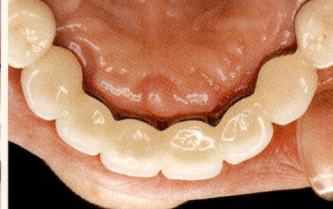

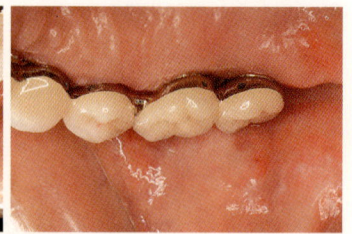

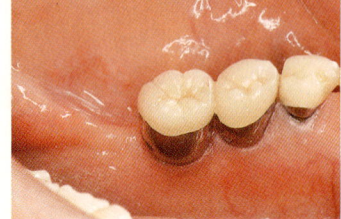

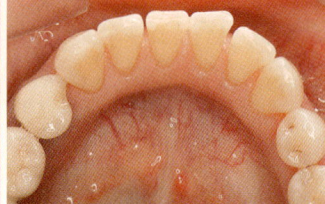

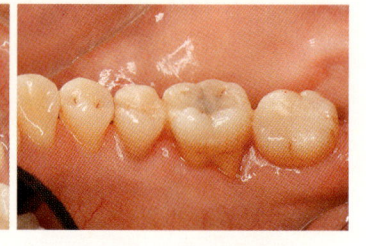

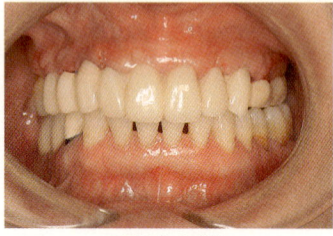

2009.5.20
TEKセット

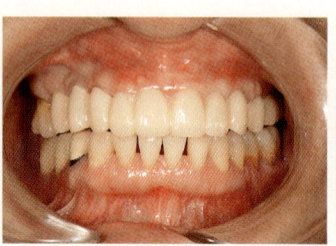

2009.8.4
プロビセット

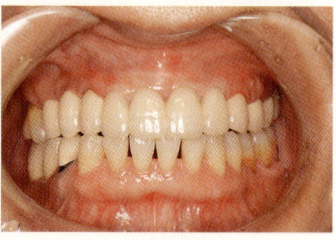

2009.9.4
セット

Science 読み解く鍵

最終補綴物セット後の状態。このあと4⎤のメタルボンドも歯頸部の変色のため再製している。インプラントは、フィクスチャーの選択、埋入ポジション、埋入深度、アバットメントの形態、上部補綴の形態などさまざまな配慮が必要である。そして何より、オッセオインテグレーションしているとはいえ、生体を異物が貫通しているわけで長期的な術後経過は必ずしも安心できるとは限らないと考えている。それは補綴物のマージンや歯でいえば歯周ポケットに相当する部分のバイオフィルムの除去が容易にできないからである。しかし、患者の満足は非常に高く、笑顔も戻り、非常に明るくなった。

Case 68　手遅れ症例　ランパントカリエス

| 着眼点 | 初診より14年ぶりに転勤終わり再来院時 |

48歳

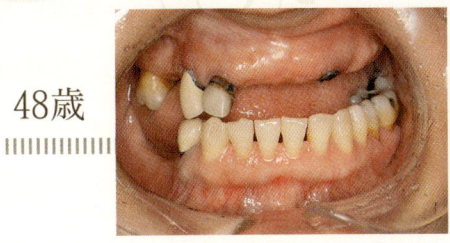

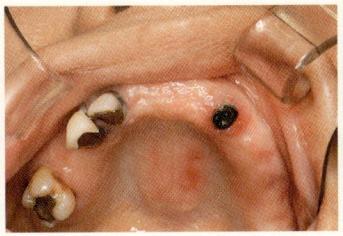

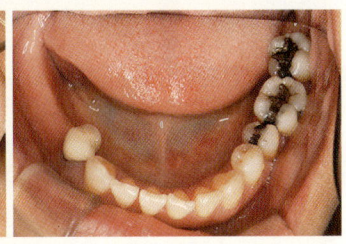

読み解く鍵
再来院時、修理を繰り返した義歯にあきらめがあったのか、表情は暗かった。

| 着眼点 | 最終補綴セット時　患者の喜びは大きかった。インプラント治療による |

49歳

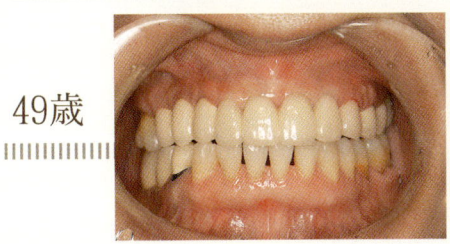

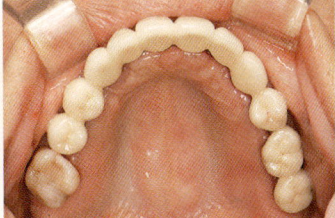

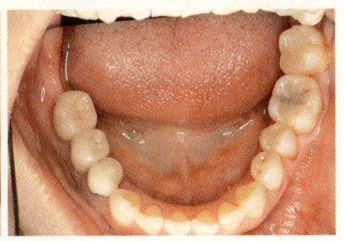

読み解く鍵
最終補綴セット時には、ある意味人生を取り戻したような雰囲気があった。

| 着眼点 | 患者の喜びとは裏腹に、私たちのメンテナンスはハードな道のりである |

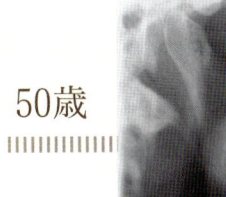

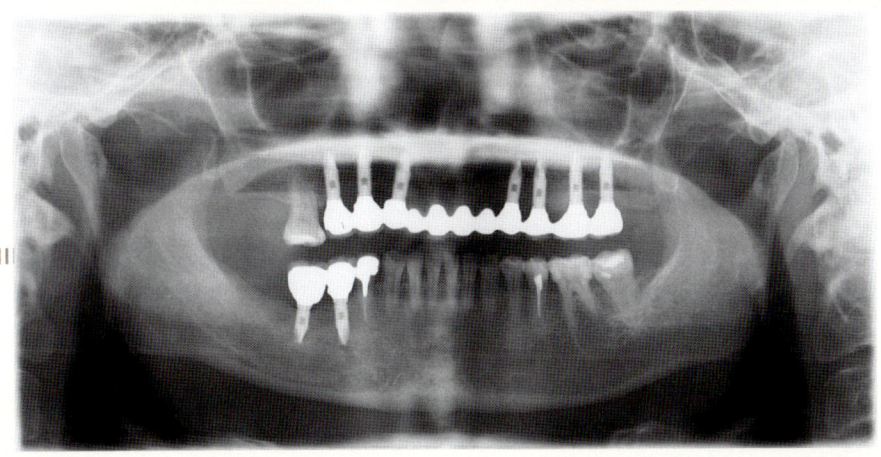

50歳

読み解く鍵
しかしながら、これからこの補綴物を維持管理していかないといけないと思うと気が遠くなりそうである。上部構造の破折やインプラント周囲炎には特に注意が必要である。やはり手遅れ症例を取り扱うのは、技術が進歩しようと難しいことに変わりはない。
これまで多くの症例を供覧してきたように、技術を駆使する能力や努力と同時に、予防とメンテナンスを同時に行わなければ歯科医療従事者として使命を果たしているとはいえないだろう。

| 着眼点 | 2回目のメンテナンス時 |

51歳

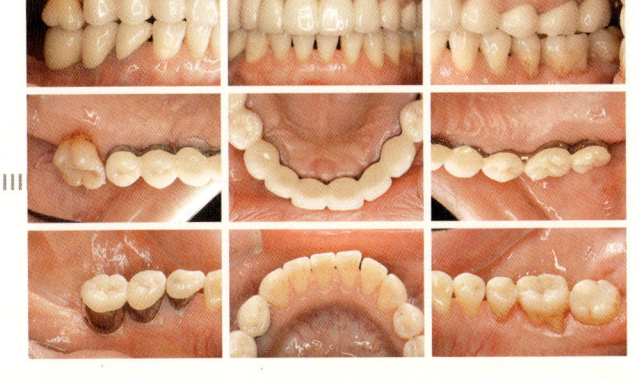

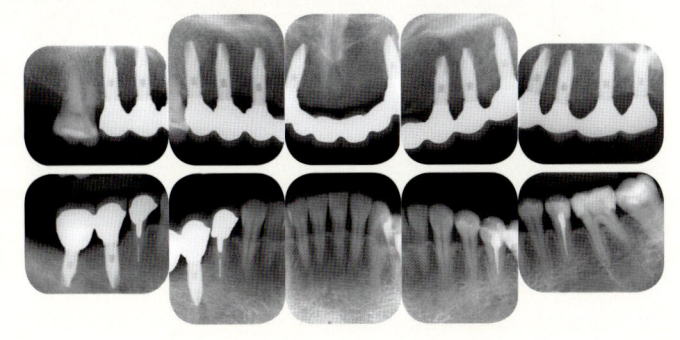

315

Case 69

【患者データ】
初診日：2008.2.6
生年月日：1948.4.28
初診時年齢：59歳
性別：男
主訴：下顎の歯の動揺、口臭が気になる

手遅れ症例　末期歯周病、心疾患、糖尿病

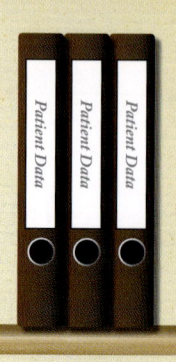

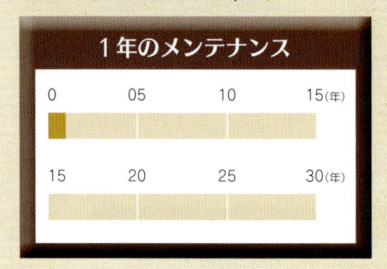

1年のメンテナンス

| 0 | 05 | 10 | 15(年) |
| 15 | 20 | 25 | 30(年) |

AUTHOR'S COMMENT

初診時59歳、男性。主訴は下顎の歯の動揺、口臭が気になる。残存歯はすべて保存不可能の状態を大きく超えているほど悲惨な状態であった。心筋梗塞により冠動脈にはステントが装着されていてワーファリンを服用している。また糖尿病もあり、HbA1cは7弱の状態である。抜歯後即時義歯、抜歯創が十分に治癒した後、最終義歯を装着した。

しかし下顎義歯はあちこちが痛くて不調だった。初診時よりインプラントは無理といっていたが、患者自ら主治医に相談し、インプラント手術して良いと許可を得てきた。それでも感染や治癒の遅延のリスクを説明して義歯でいくように再度説明をしたが、インプラントの希望が強く、リスクを承知のうえで埋入に踏み切った。

現在、下顎は6本のインプラントを支台歯とするインプラントブリッジ、上顎はそのまま総義歯としている。これで患者はようやく食事や会話に不自由がなく生活できるようになった。ここまで重度の歯周病になり、糖尿病もあることから、今後はインプラント周囲炎のリスクは非常に高いと考えざるをえない。

しかし、手遅れ症例を見ていて思うのは、「誰でも人生は1回しかない」ということである。予防もメンテナンスも大切だが、その次元では解決しない症例に対しては、インプラントを上手に取り入れていくことは必要だろうと思う。ただ当院のインプラント導入は7年前であり術後経過を語れるほどのデータは乏しい。粘膜を貫通している異物を生体がある程度許容してくれることを祈るばかりである。

1999年の米国歯周病学会のワークショップで歯周病の分類が検討された（参考文献22）。私たちがふだん遭遇する歯周炎は2つのカテゴリーに分けられた。

1．慢性歯周炎（限局性、広汎性）
　＊成人においてもっとも頻度が高いが、子供や青年にも発症する
　＊破壊の量は局所因子の存在と一致する
　＊歯肉縁下歯石が高頻度で認められる　etc.

2．侵襲性歯周炎（限局性、広汎性）
　＊歯周炎の存在さえ除けば、患者は臨床的には健康である
　＊急速なアタッチメント・ロスと骨破壊を認める
　＊家族内集積が認められる　etc.

この分類に至るまではワークショップでさまざまな意見が闘わされたと聞いている。このcase69のように末期になれば、そもそも分類自体が意味をなさない。ここまで多くの歯周炎の症例を供覧してきたが、発症年齢や病変の広がりや進行速度など、歯周炎を単一な病型とするのには無理がある。もちろん喫煙や糖尿病などのリスクファクターも関わることから、実際の臨床現場では診断がつきにくいことも多い。しかし、要点として歯周炎はけっして、中高年だけの病気ではないこと、主たる病因はバイオフィルム感染症であること、リスクファクターが重要な役割を演じることもあることなどを心しておかねばならない。私たちの行うべき治療は、縁上・縁下のバイオフィルムの除去であり、軟組織へ侵入した細菌への対応（不良肉芽組織の除去）、リスクファクターへの配慮である。

Case 69　手遅れ症例　末期歯周病、心疾患、糖尿病

| 着眼点 | 退職を機に治療を決意し来院 |

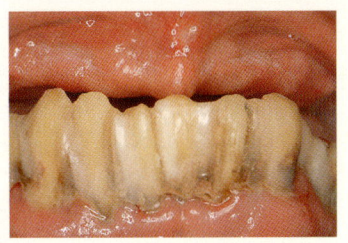

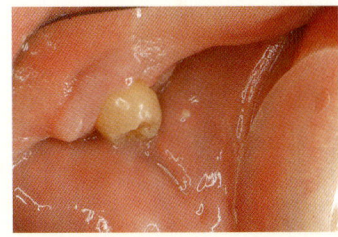

59歳

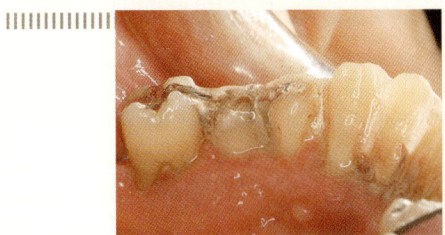

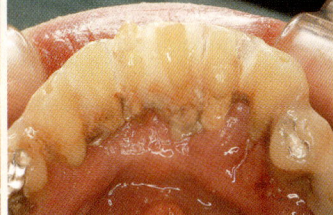

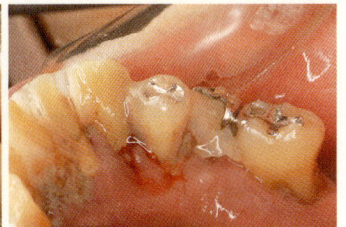

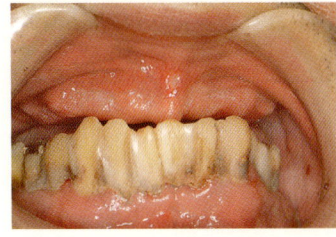

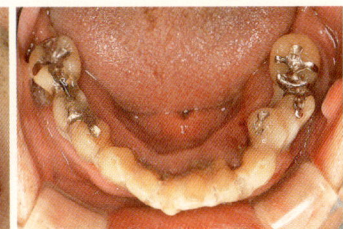

Science
読み解く鍵

初診時、59歳。これまでどのようにしてきたのだろうと思えるくらいの崩壊を示している。仕事が忙しく、心疾患（冠動脈ステント埋入）、糖尿病を抱えており、歯科への受診が困難だったことは想像される。退職を機に口の中をきちんとしたいと考えて来院した。口臭は非常に強かった。

これほど骨吸収が著しくなるまで放置されてきた症例も珍しい。全顎抜歯をして即時義歯を装着した。当然のことだが、その後の顎堤の変化は著しく度重なるリベースを行い、2度目の義歯を製作している。しかし、特に下顎義歯は慣れにくく対応に苦慮した。

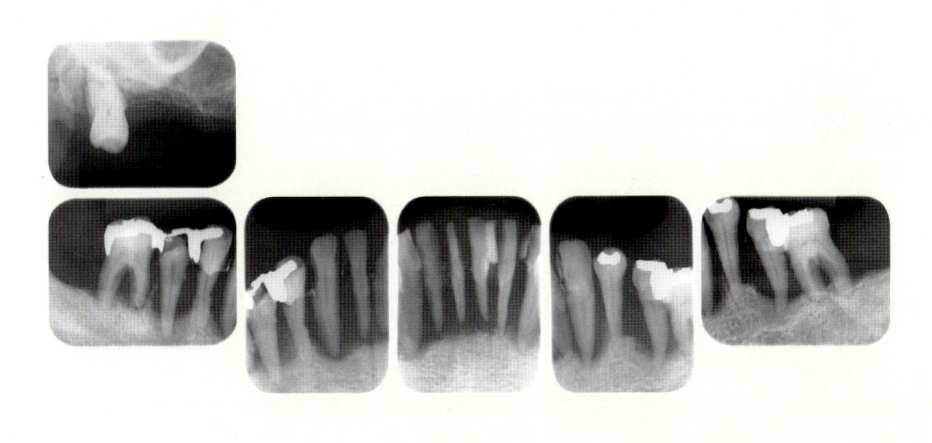

317

Case 69　手遅れ症例　末期歯周病、心疾患、糖尿病

| 着眼点 | 上顎下顎の義歯 |

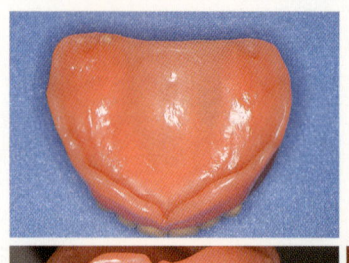

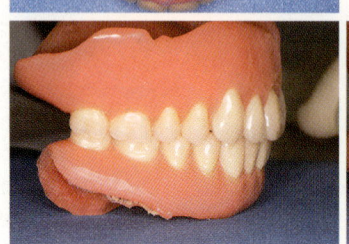

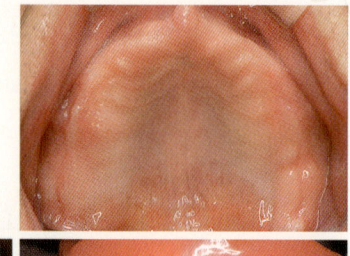

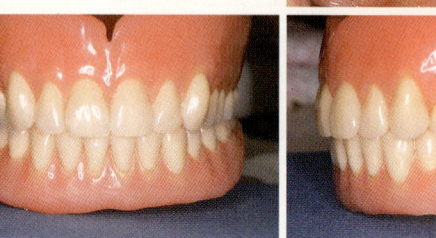

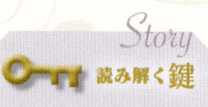

Story
読み解く鍵
下顎はどうしても慣れずインプラントへ。

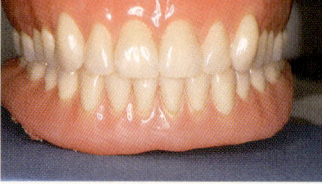

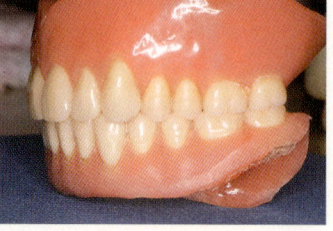

| 着眼点 | 初診より1年、下顎のプロビジョナルブリッジ |

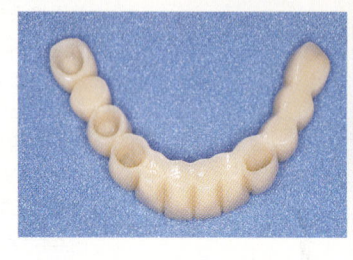

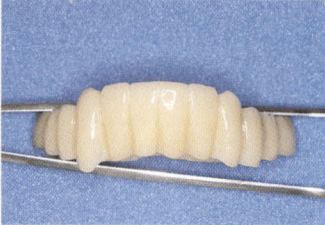

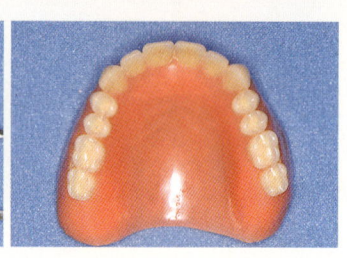

60歳

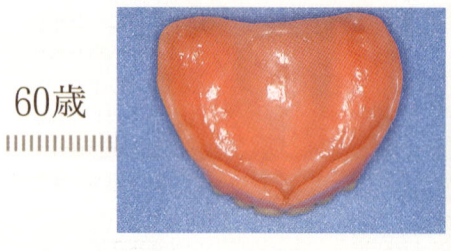

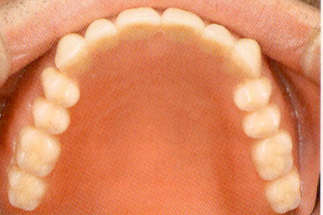

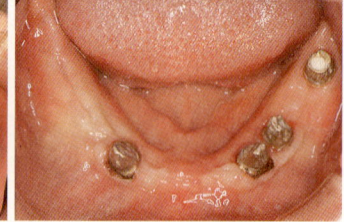

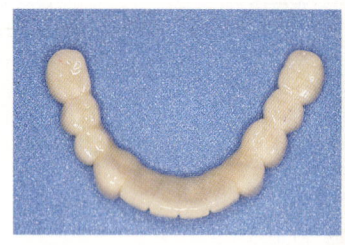

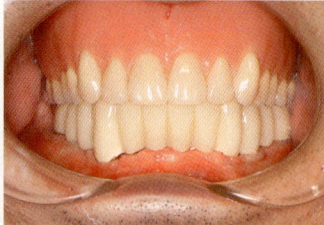

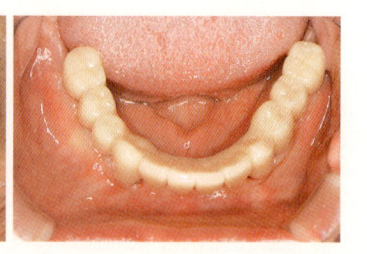

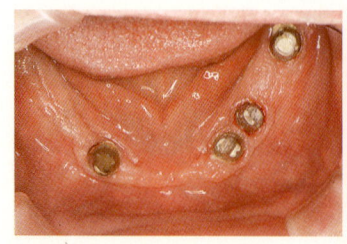

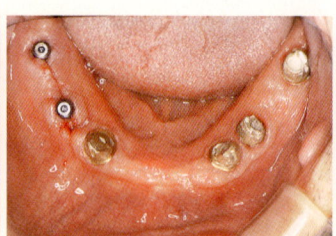

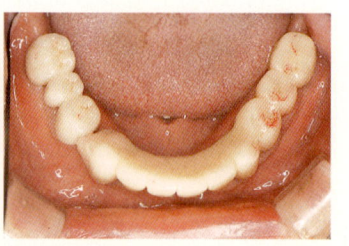

Science
読み解く鍵
下顎には6本のインプラントを埋入したが、骨の高さが少ないうえに、義歯を装着するために義歯の圧迫により初期固定が阻害されやすく、6 4|は再埋入となった。このプロビジョナルブリッジにより機能の回復が得られた。

318

Case 69　手遅れ症例　末期歯周病、心疾患、糖尿病

| 着眼点 | 初診より2年最終補綴物セット、61歳　機能回復はできたが、インプラント周囲炎のリスクはつきまとう |

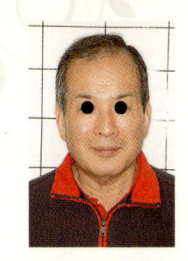

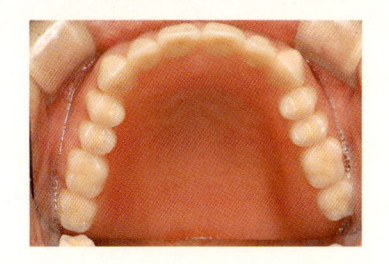

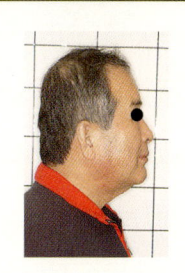

61歳

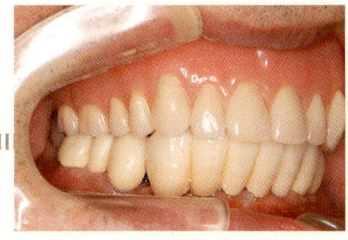

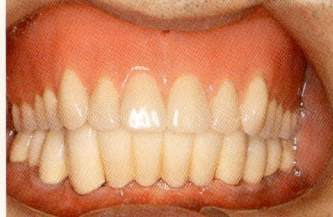

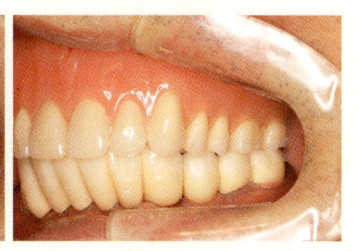

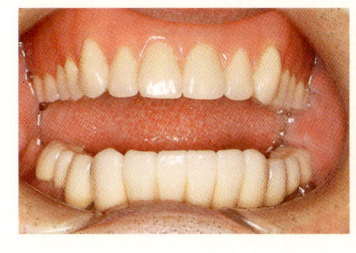

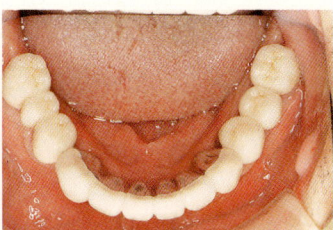

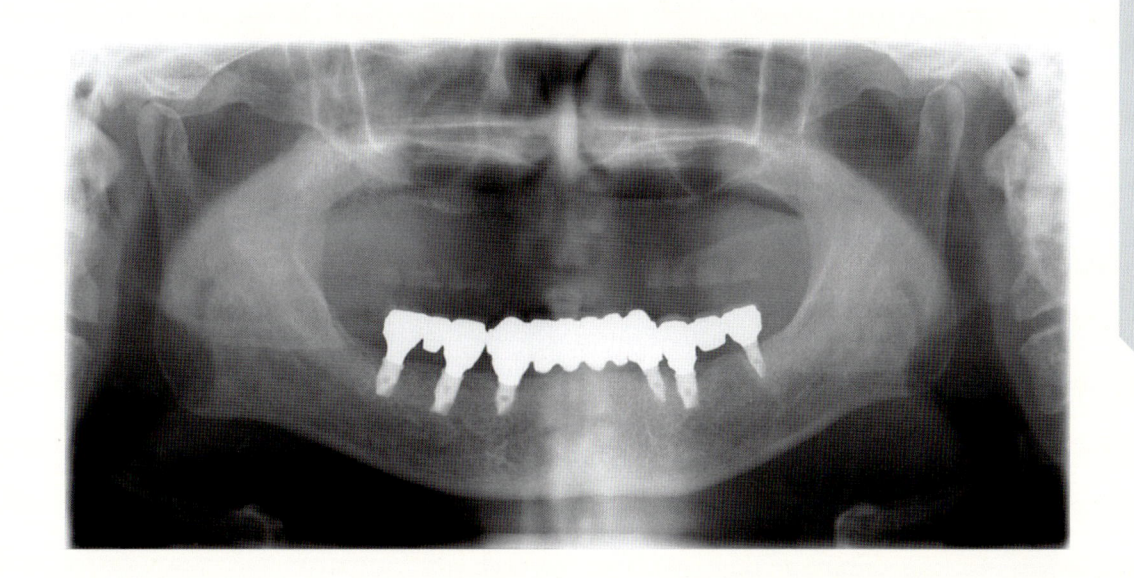

Science 読み解く鍵

再埋入などで治療期間はかかったが、ようやく下顎の最終補綴物を装着した。患者は機能回復ができとても喜んでいる。しかし、糖尿病のコントロールが完全ではないために、インプラント周囲炎のリスクはいつもある。

エックス線写真からもわかるように長いインプラントは使えなかった。そもそも自分の歯をあれだけ失わざるを得なかった口腔であるがゆえに、このインプラントも非常にリスクが高いといえよう。

余談であるが、最初の主訴の1つである口臭は今も消えない。来院のたびに舌のクリーニングをしているが、ホームケアではそこまでできていないようである。歯周病病原性細菌が、舌・扁桃・頬粘膜から分離されたという研究報告がある。忘れられがちだが、歯だけでなく舌のクリーニングも重要である。

319

症例アーカイブス

歯周炎のリスクを考える症例

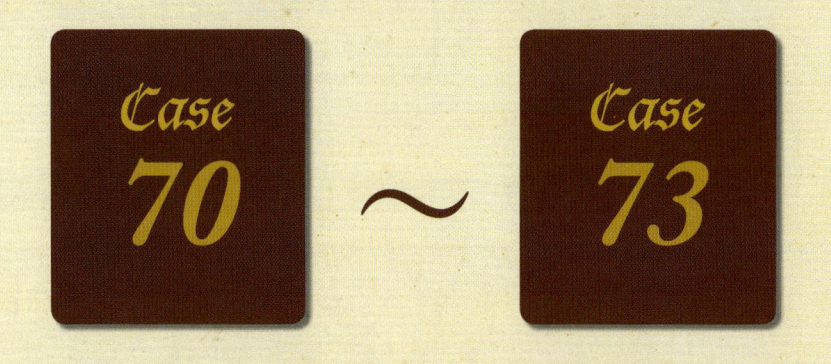

Case 70 〜 Case 73

具体的に喫煙の問題を、禁煙した人、喫煙を続けた人の長期経過で学んでみよう。また一卵性双生児に喫煙、非喫煙でどのような違いがあるかを見てみよう。

Case 70

【患者データ】
- 初診日：1991.6.25
- 生年月日：1941.12.15
- 初診時年齢：49歳
- 性別：女
- 主訴：7̲ 頬側歯肉の腫脹

重度喫煙をすぐに禁煙、重度歯周炎だが歯の喪失なし

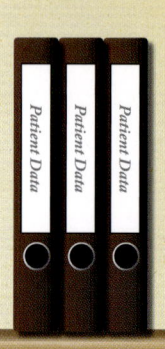

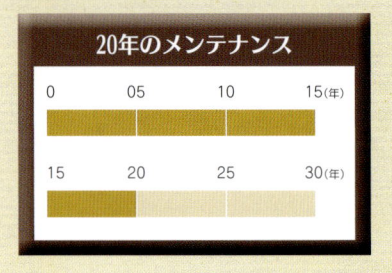

20年のメンテナンス

| 0 | 05 | 10 | 15 (年) |
| 15 | 20 | 25 | 30 (年) |

AUTHOR'S COMMENT

初診時49歳、女性。主訴は7̲ 頬側の歯肉腫脹。重度歯周炎でかつ重度喫煙者であった（患者によれば20歳から49歳まで1日に40本吸っていたとのこと）。主訴の消炎後、歯周炎の重度であること、喫煙の為害作用を説明したところ、この方はすぐに禁煙してしまった（こういう人はほとんどいない、喫煙は非常に依存性が高く、説明だけでは禁煙は無理である。現在は禁煙外来への受診をすすめている）。

7̲ など分岐部病変には屈曲した超音波のインスツルメントを用いてSRPを行っている。歯周基本治療中にも自分の口腔内が良くなっている感覚を感じていた。喫煙をやめたため、歯肉の色が明るくなり非常に喜んでいた。その後、2̲1̲ の前突を何が何でも矯正したいという希望が出てきた。2̲1̲ は保存可能か危ぶまれる歯であったので、矯正は思いとどまるように説明したが本人の意志は強く、リスクを覚悟でMTMを行った。術後はスーパーボンドでTFixしたままである。ときどき研磨をするが本人はこの状態で満足している。

20年メンテナンスしているが、これほどに進行した歯周炎でも1本の歯も喪失することなく過ごせていることはいかにSRPの質とメンテナンスが重要か、禁煙をしたことが重要かを示していると思う。

ちなみにこの患者はメンテナンス中に乳がんの手術、放射線療法、抗がん剤治療を受けて、5年経過し、乳がんからは卒業といわれている。このような免疫力の落ちる時期を乗り越えられたことも素晴らしいと思う。

着眼点　初診より1ヵ月後、患者は喫煙の害を理解し、すぐ禁煙してくれた

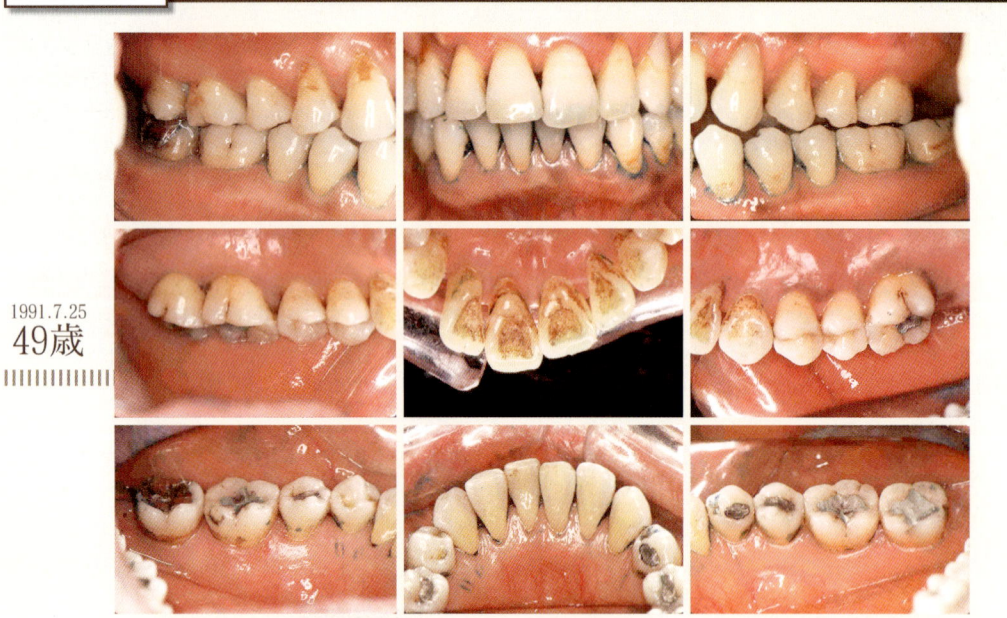

1991.7.25　49歳

Science 読み解く鍵

49歳、女性。ヘビースモーカーだが、初診時に喫煙の為害作用を説明するとぱっとやめてしまった。こういう人は珍しい。エックス線写真と歯周チャートから重度歯周炎であることがわかる。

写真は染色液が一部ついた状態である。

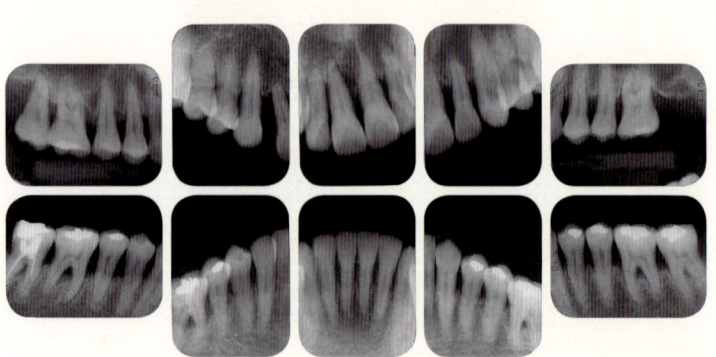

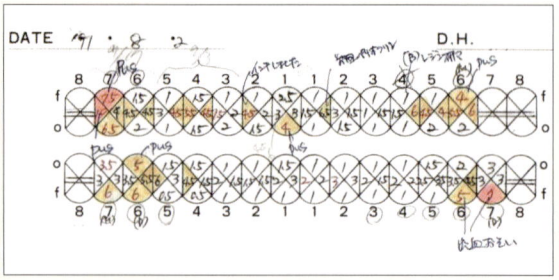

Case 70　重度喫煙をすぐに禁煙、重度歯周炎だが歯の喪失なし

| 着眼点 | 技術の重要性 |

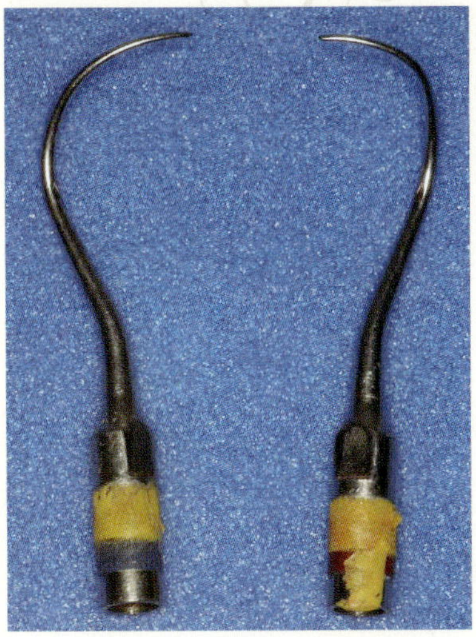

Science 読み解く鍵

喫煙をやめると一時的に歯肉出血が増えてくる。収縮していた毛細血管や免疫反応が正常に戻ってくるからである。その過程で重度歯周炎の場合には歯周膿瘍形成を生じることもある。この症例では|2|に初診から1ヵ月で膿瘍が発生した。|7 2 1|はエックス線的にもhopelessであったが、全顎にわたりSRPを行った。|7|のような分岐部には、超音波スケーラーの分岐部用の屈曲したチップを用いてデブライドメントをしている。

| 着眼点 | 再評価時、治療経過良好、禁煙の成果は大きい |

1991.10.11
49歳

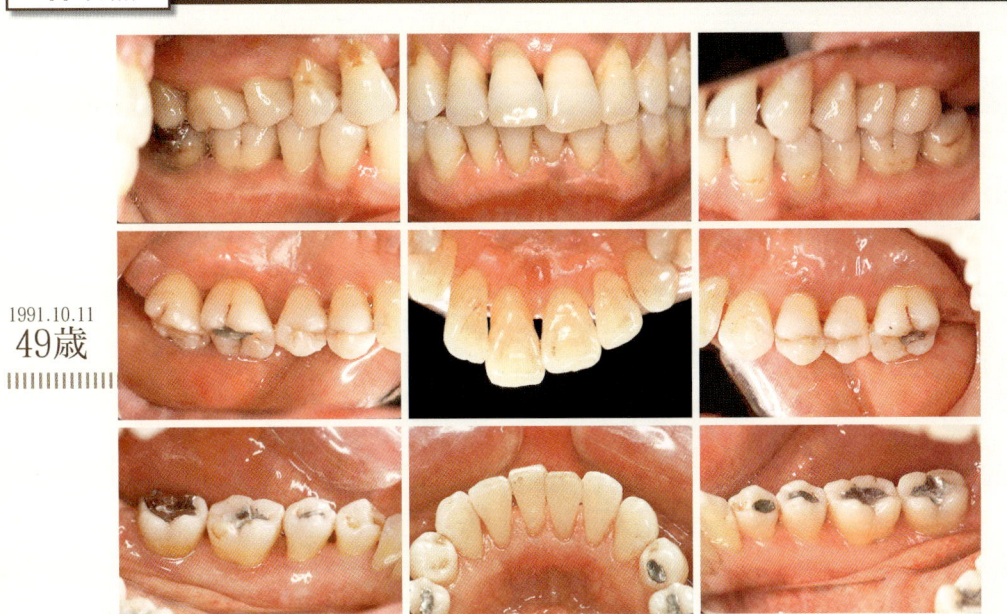

再評価

Science 読み解く鍵

治療経過は良好である。ここでも歯肉縁下のバイオフィルムの除去がうまくいけば生体は十分に応答してくれることがわかる。喫煙を続けていたら、このような応答は得られない（Case 58、71、73）。

1991.12.6
49歳

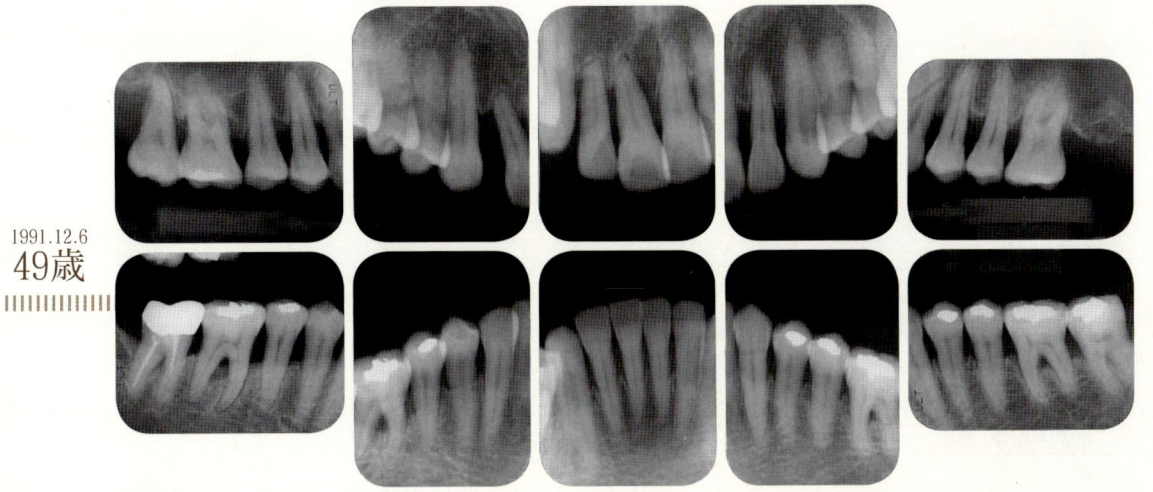

再評価後

323

Case 70　重度喫煙をすぐに禁煙、重度歯周炎だが歯の喪失なし

着眼点　初診より2年後患者は治療に意欲的になり、MTMを希望、2 1をMTM後、TFixしている

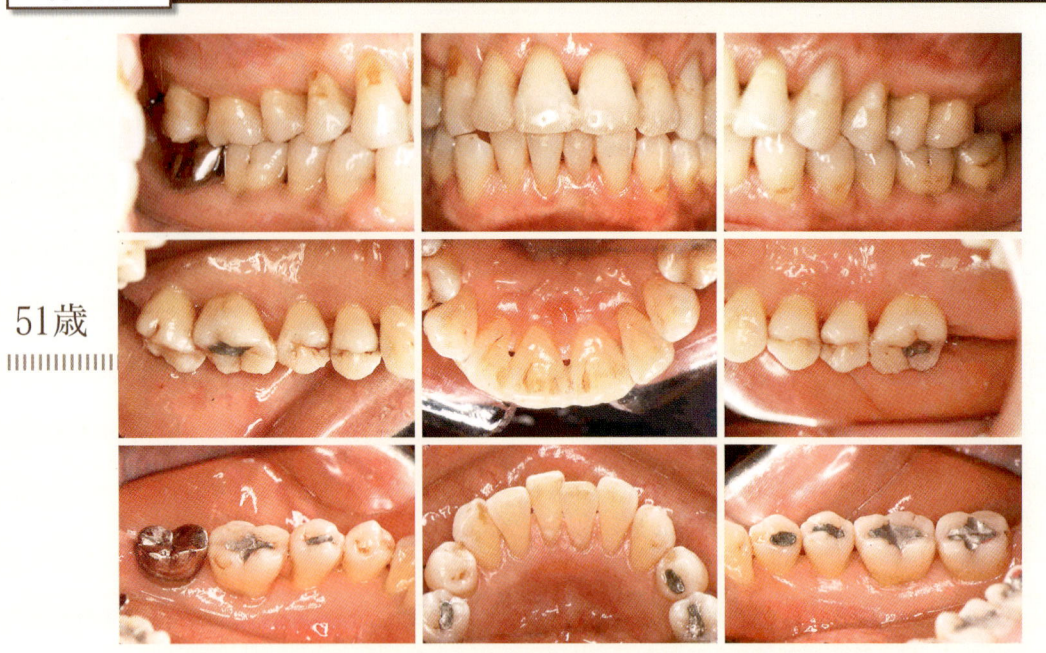

51歳

Science 読み解く鍵

患者は良くなってさらに意欲がわいたのだろう、2 1の前突の矯正を希望した。それは無理だといったが患者の希望は強くMTMを行った。2 1の歯根の吸収が少し生じたが経過は良好である。

着眼点　2 1をMTM後、52歳

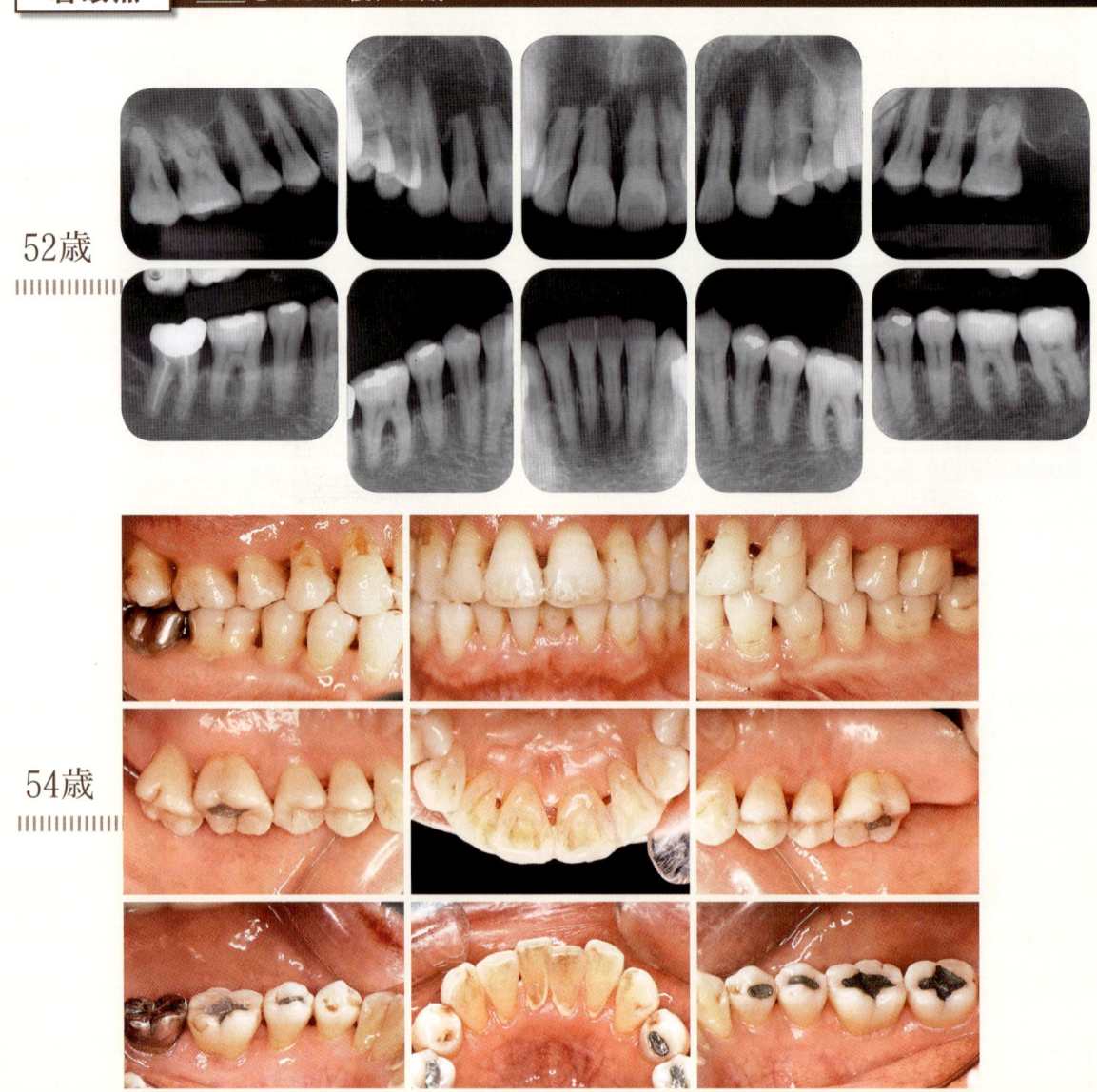

52歳

54歳

Case 70　重度喫煙をすぐに禁煙、重度歯周炎だが歯の喪失なし

着眼点　10年後全体的に安定した状態を維持

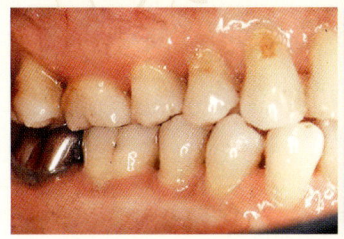

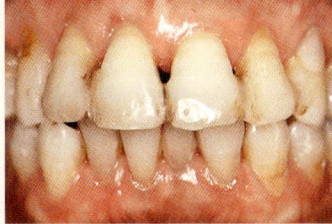

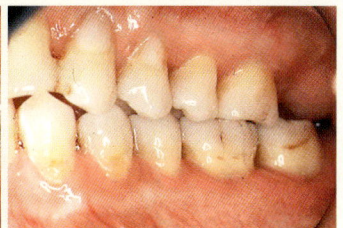

2000.3.27
59歳

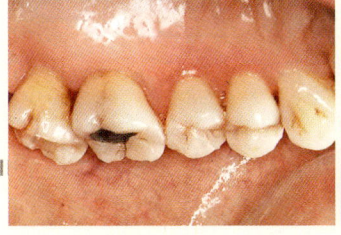

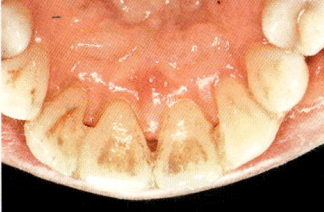

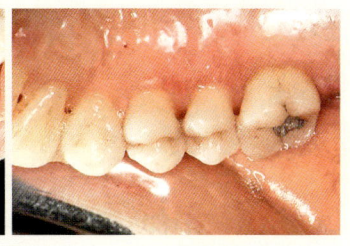

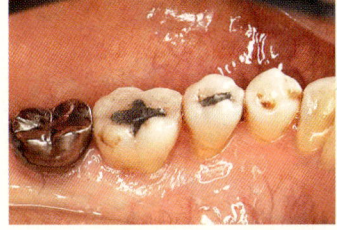

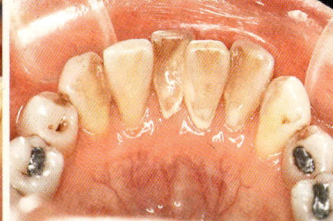

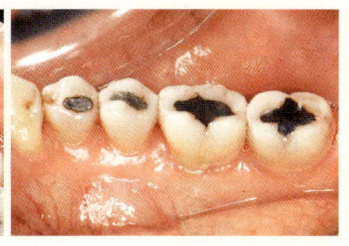

Science
読み解く鍵
経過は良好で安定した状態が続いている。7|6、7 6|6の分岐部も安定している。

2000.6.6
59歳

325

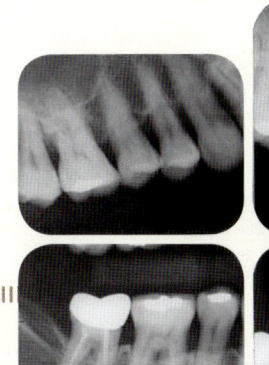

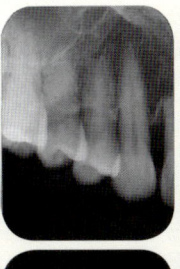

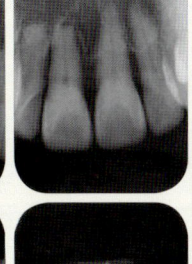

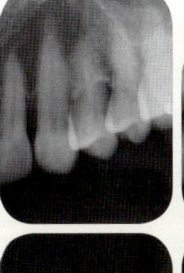

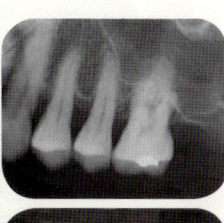

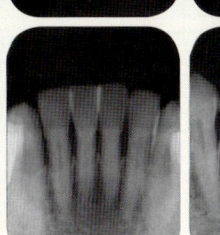

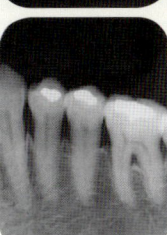

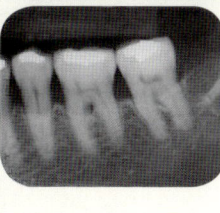

Case 70　重度喫煙をすぐに禁煙、重度歯周炎だが歯の喪失なし

| 着眼点 | 17年後乳がんも乗り越え口腔内も健康 |

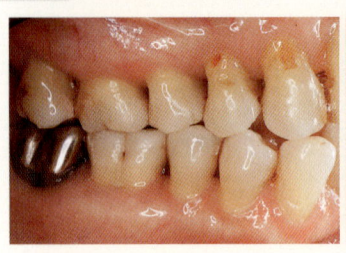

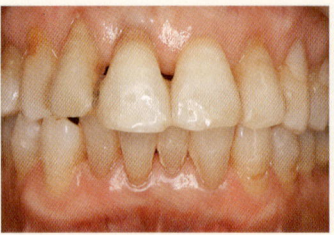

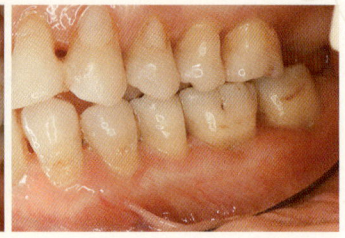

66歳

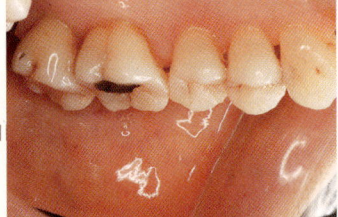

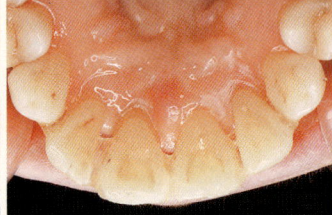

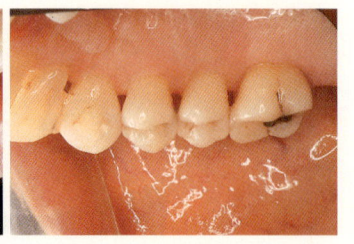

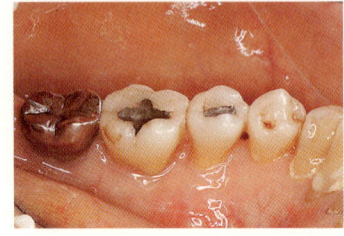

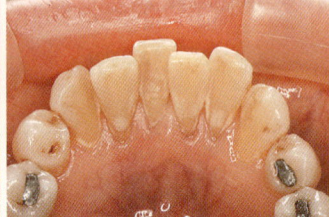

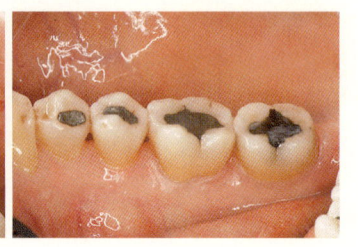

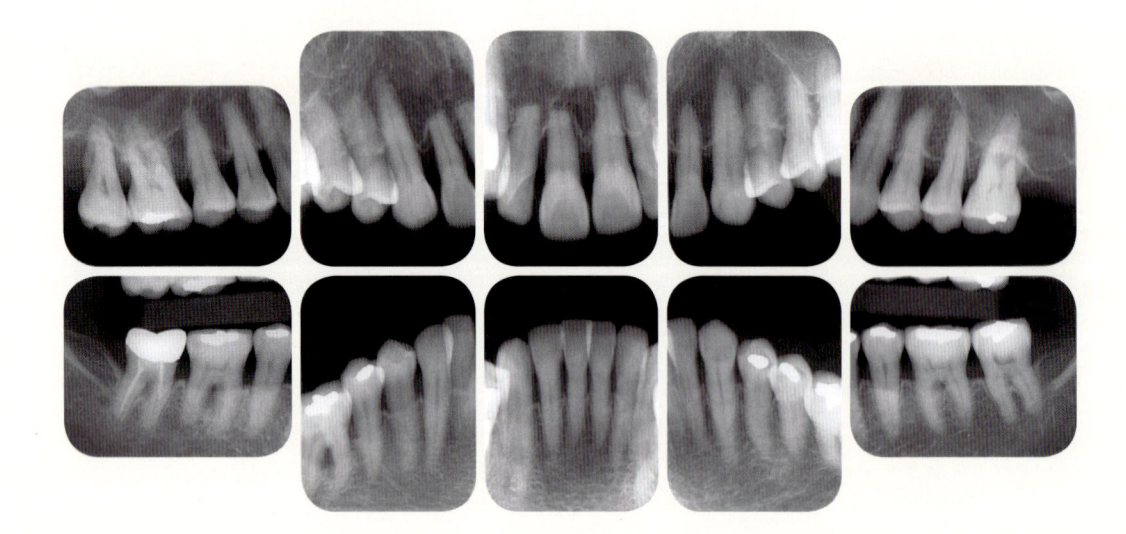

Story 読み解く鍵

患者は乳がんを克服し、治療による免疫力低下の時期も乗り切った。リスクはあるが、現在まで20年間この状態を維持できたのは素晴らしいと思う。

326

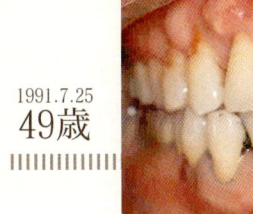

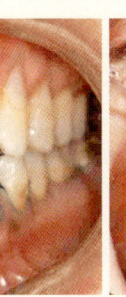

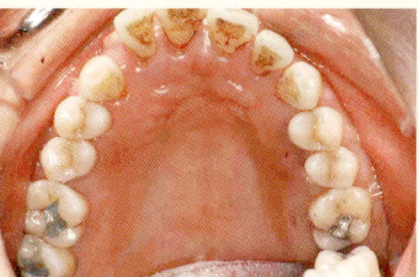

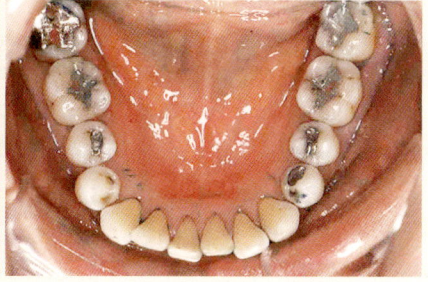

Case 70　重度喫煙をすぐに禁煙、重度歯周炎だが歯の喪失なし

1991.7.25
49歳

1991.10.11
49歳

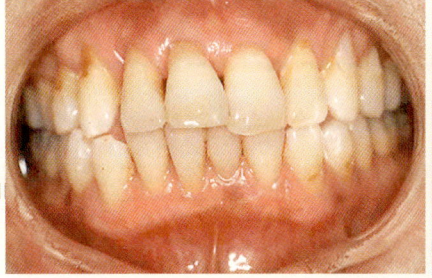

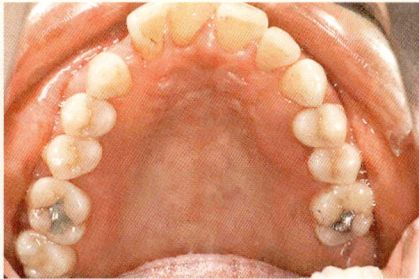

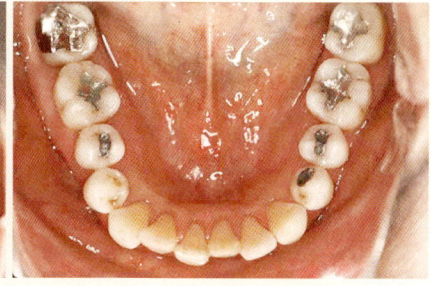

1993.2.10
51歳

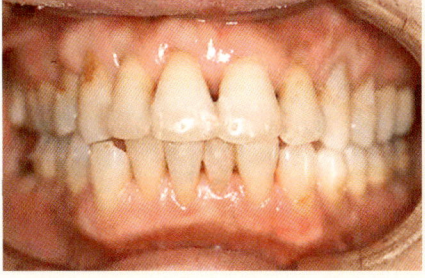

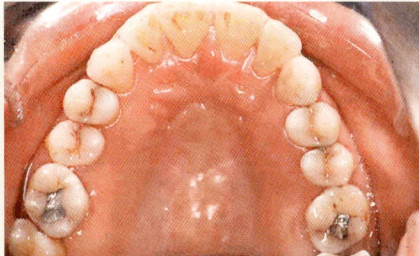

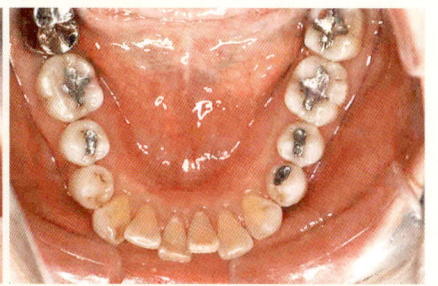

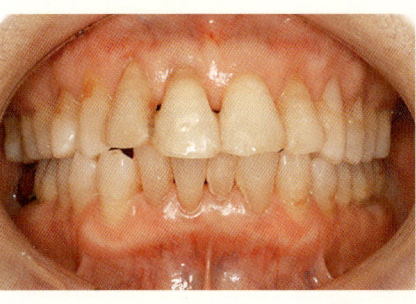

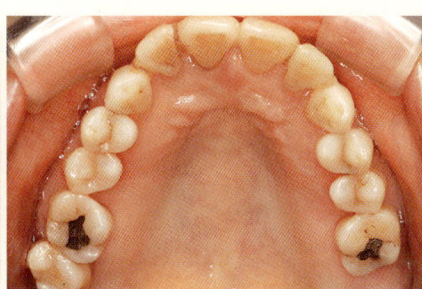

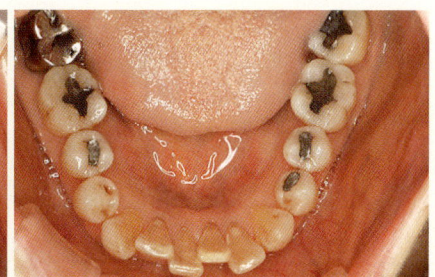

2008.10.28
66歳

Case 71

【患者データ】
初診日：1990.12.5
生年月日：1950.12.3
初診時年齢：40歳
性別：男
主訴：口腔内チェック

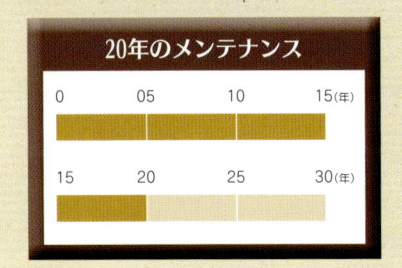

重度〜末期の歯周炎　喫煙をやめられず崩壊し続ける口腔内

20年のメンテナンス

| 0 | 05 | 10 | 15(年) |
| 15 | 20 | 25 | 30(年) |

AUTHOR'S COMMENT

初診時40歳、男性。主訴は検診。今まで毎年何回も歯が腫れて苦労し続けている、と紹介で来院された。下顎は全顎抜歯、7̅6̅抜歯と考えられたが、6̅4̅3̅|5̅8̅ 以外はいったん保存としSRPと|3̅歯周外科手術を行い上下義歯を装着した。患者はホームケアはパーフェクトで、当院でも一、二を争うくらいのプラークコントロールである。3ヵ月ごとのメンテナンスを一度も欠かすことなく20年来院している。

メンテナンスのたびに分岐部病変には、屈曲した超音波のインスツルメントを用いてプラークバイオフィルムを破壊している。しかし1日20本の喫煙はやめられなかった。臨床的に歯周炎の最大のリスクは喫煙である。抜歯予定であった8̅|3̅4̅6̅7̅、7̅6̅も7年間は一定の維持ができている。しかし8年目くらいから少しずつ歯周ポケットの進行が見られ、毎回のバイオフィルムの破壊もさらに慎重に行っている。それでも13年後に|3̅4̅6̅7̅を抜歯した。その後8̅|、7̅6̅3̅抜歯となり義歯の修理を行っている。幸い20年前に製作した金属床義歯が非常に良く適合していて機能障害は生じていない。抜歯を20年かかってしたことになるが、もし禁煙できていたらCase70のようにもう少し維持できたのではないかと思うし、今後の残存歯の歯周炎の再発進行が懸念される。

着眼点　患者は歯の痛みに苦しみ続けてきたという

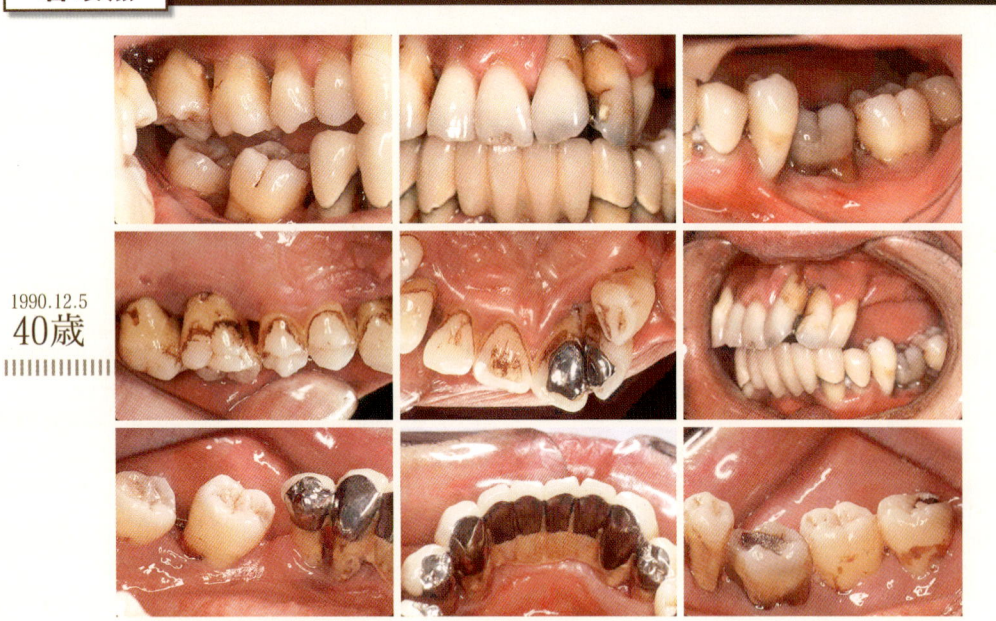

1990.12.5　40歳

Science 読み解く鍵

初診時40歳、男性。スモーカーである。歯の痛みにずっと苦しんできたということで紹介で来院した。下顎、上顎とも総義歯寸前の状態であった。一時的にでも残せる歯は保存して、歯周治療を行い、上下部分床義歯を装着した。

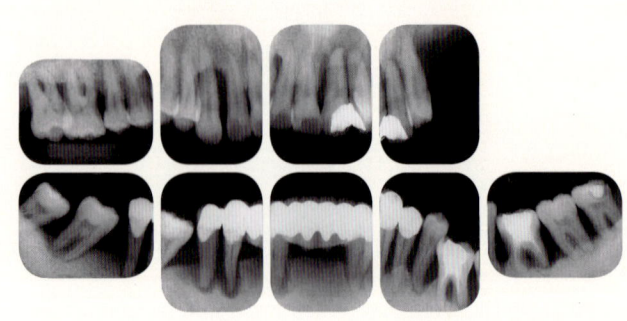

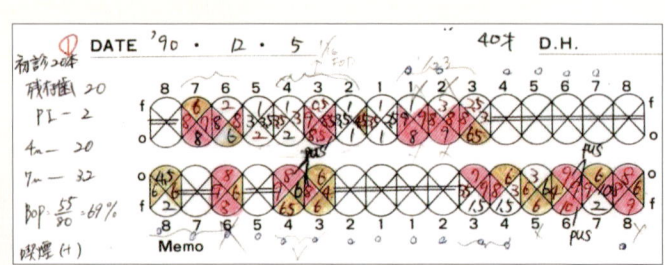

Case 71　重度～末期の歯周炎　喫煙をやめられず崩壊し続ける口腔内

着眼点　再評価　プラークコントロールは良好だが、禁煙できない

1991.4.3
41歳

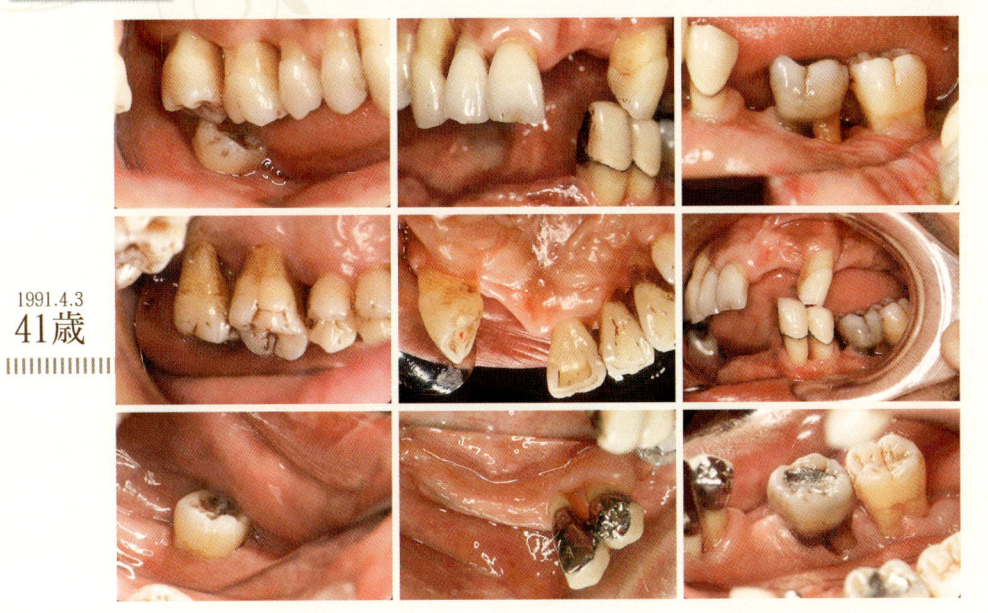

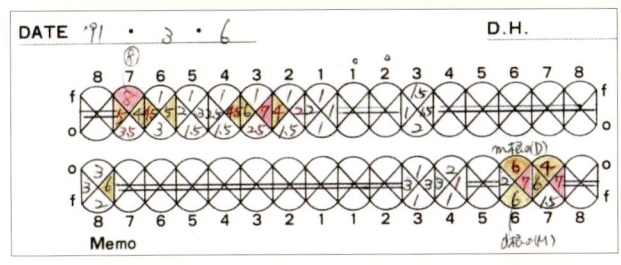

Story 読み解く鍵

妥協的な歯周治療であるが、患者は長年の歯の痛みから解放されてとても喜んでいた。プラークコントロールは非常に上手である。しかし、喫煙がやめられないために、安定した状態は望めない。

着眼点　分岐部が多いため、根気強いメンテナンスを継続中

1991.6.19
41歳

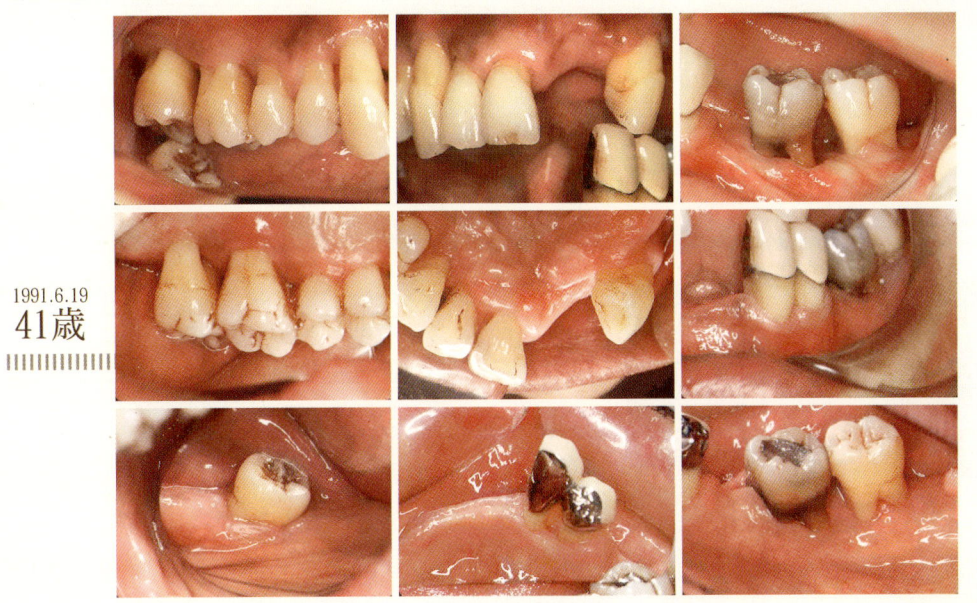

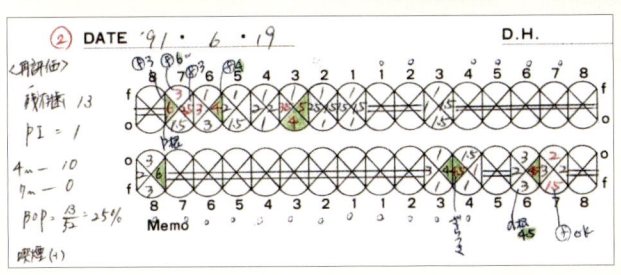

Story 読み解く鍵

根気強くメンテナンスを行っている(分岐部が多いために時間がかかる)。しかし患者は部分床義歯の調子も良く、メンテナンスにはきちんと来院している。

1991.12.4
41歳

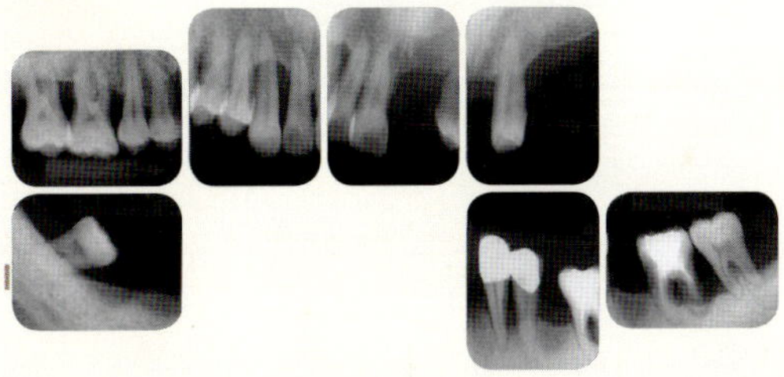

Case 71　重度〜末期の歯周炎　喫煙をやめられず崩壊し続ける口腔内

着眼点　経過良好

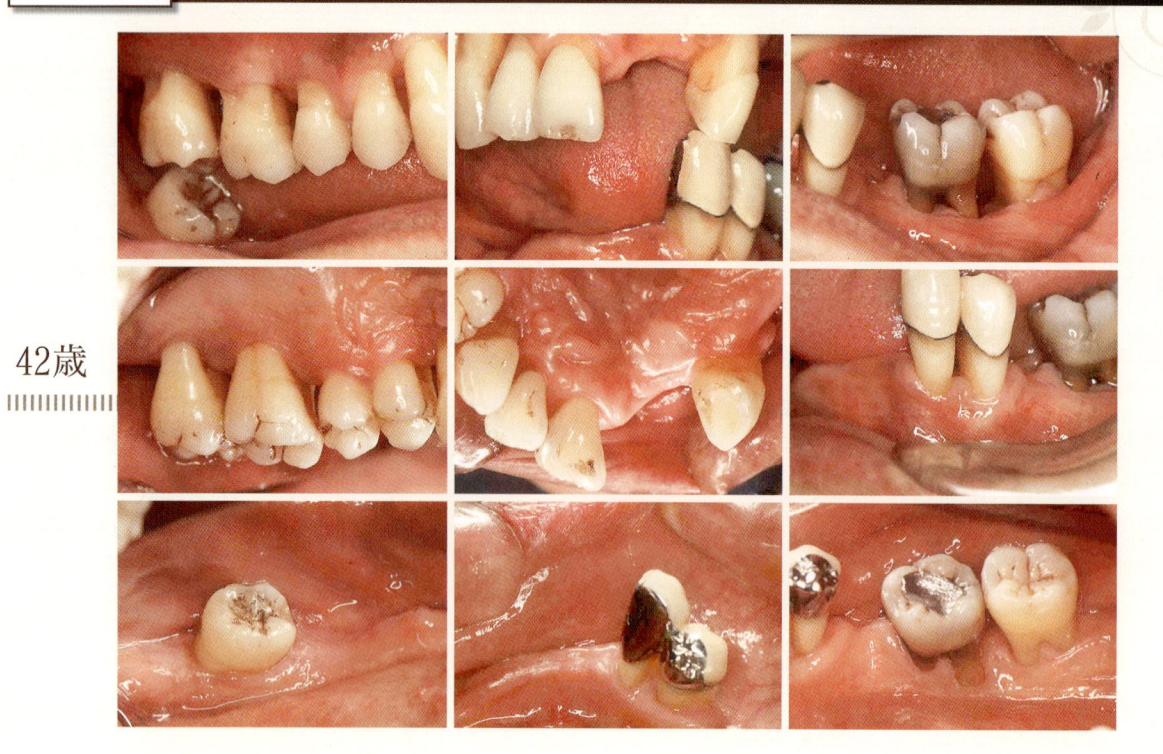

42歳

読み解く鍵
義歯も調子良く何でも噛めるとのこと。初診より2年だが、この間歯が痛んだことがないのがとてもうれしいそうだ。

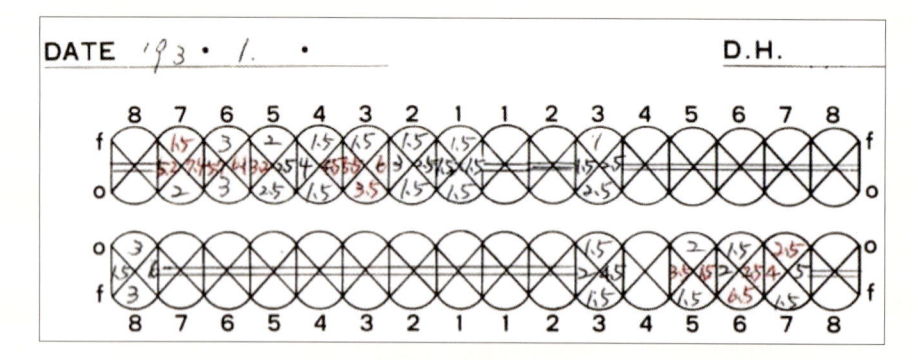

着眼点　いまだ喫煙中、かろうじて維持

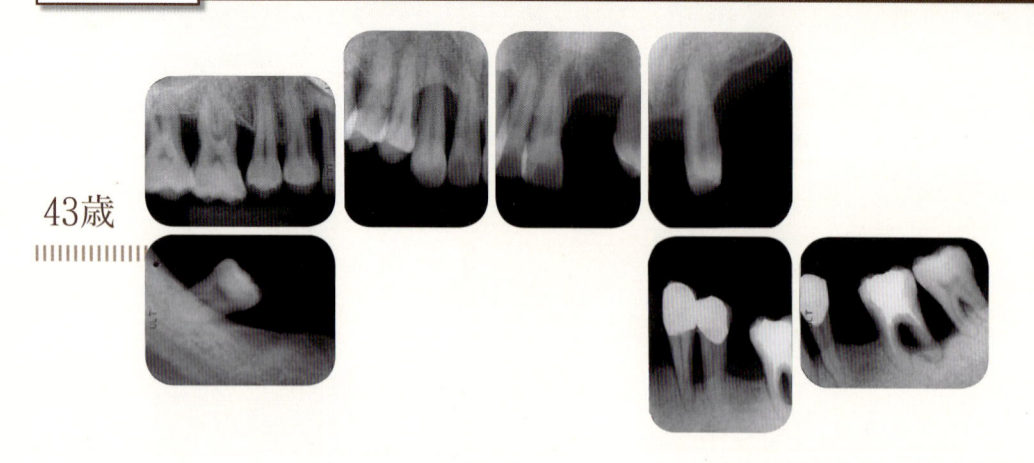

43歳

読み解く鍵
かろうじて維持している状態であるが、本人はいたって快適とのことであり、喫煙はいくら言ってもやめない。

Case 71　重度〜末期の歯周炎　喫煙をやめられず崩壊し続ける口腔内

着眼点　47歳　そろそろ限界に近づきつつある

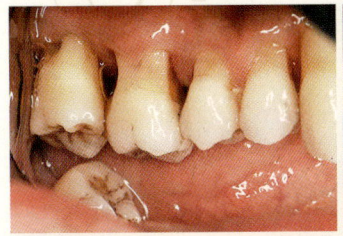

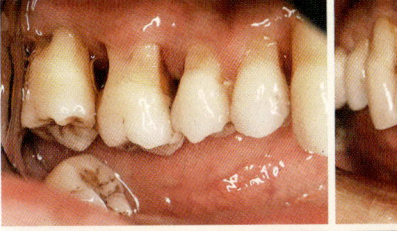

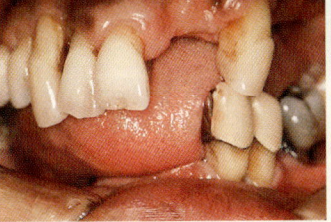

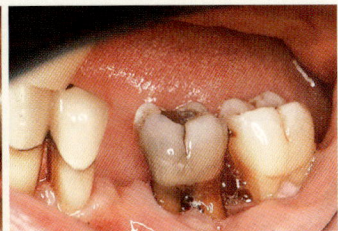

1997.2.5
47歳

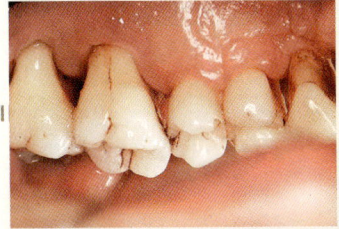

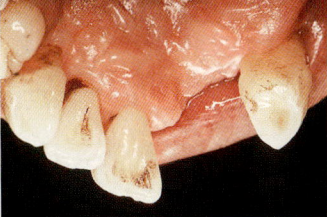

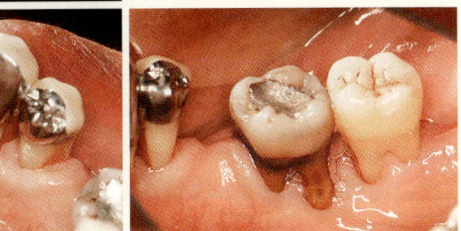

Story 読み解く鍵

ホームケアは完璧である。この人は中小企業の社長をしていて、当院のスタッフ構成や質の高さ、設備の更新など、いろいろなところを見ている。そして「とにかくこの医院は別格だ」との感想を述べていた。

しかし、さすがに7年目になると限界にきている。

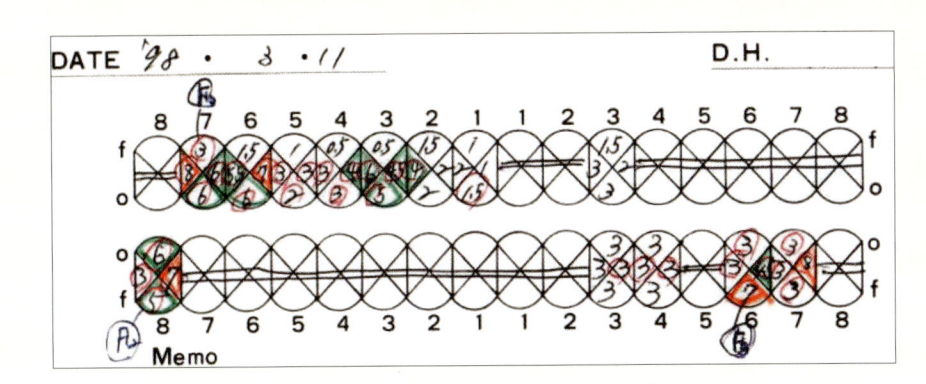

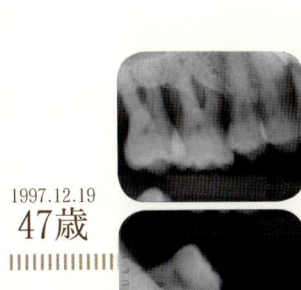

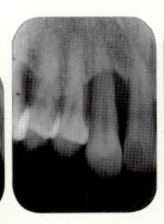

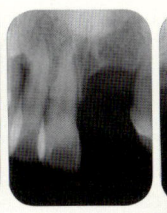

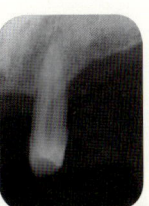

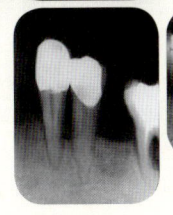

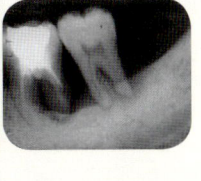

1997.12.19
47歳

Case 71　重度～末期の歯周炎　喫煙をやめられず崩壊し続ける口腔内

| 着眼点 | 50歳　なんとか残存歯は維持できそうだが、やはり喫煙が問題 |

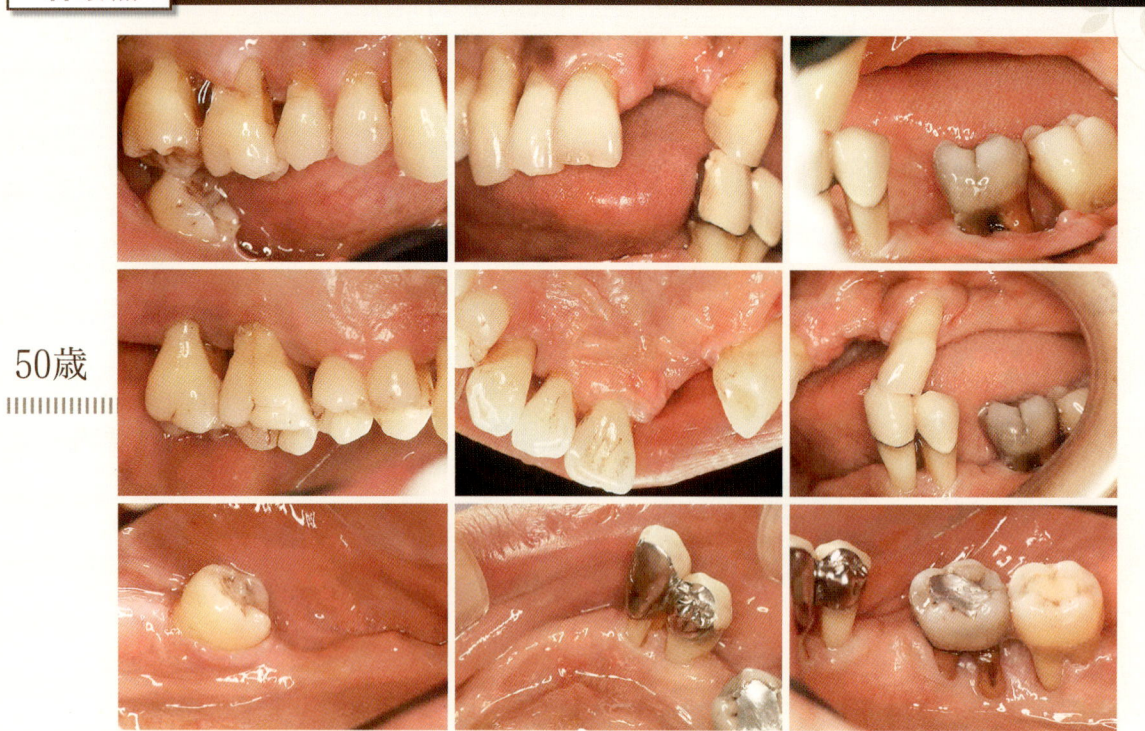

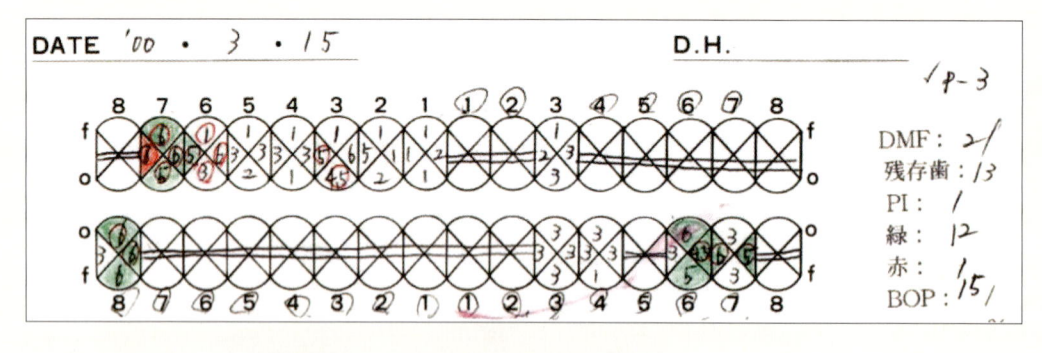

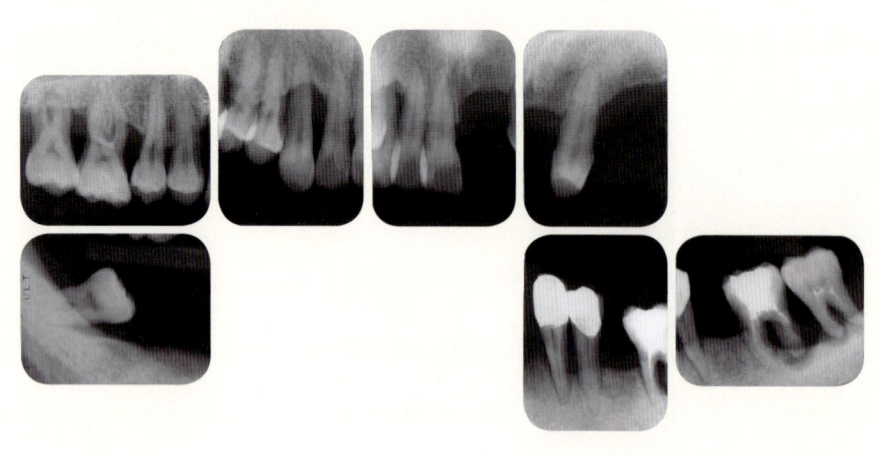

50歳

Science 読み解く鍵

10年目。このあと徐々に｢6 7、｢4 5、｢8｣、｢3｣、｢7 6｣の順番に抜歯を行い、部分床義歯の修理を行っている。現在は20年目で、下顎は総義歯、上顎には5 4 2 1｜3 が残存している。幸い残存歯は歯周ポケットもなく維持していけそうである。義歯は、同じ義歯を修理して現在も20年間使い続けている。
　確かに初診時にホープレスの歯が多かったとはいえ、case70のように喫煙をやめれば、もう少し維持できたのではないかと感じている。

DATE '00・3・15　　D.H.

DMF：21
残存歯：13
PI：1
緑：12
赤：
BOP：15/

332

Case 71　重度～末期の歯周炎　喫煙をやめられず崩壊し続ける口腔内

着眼点

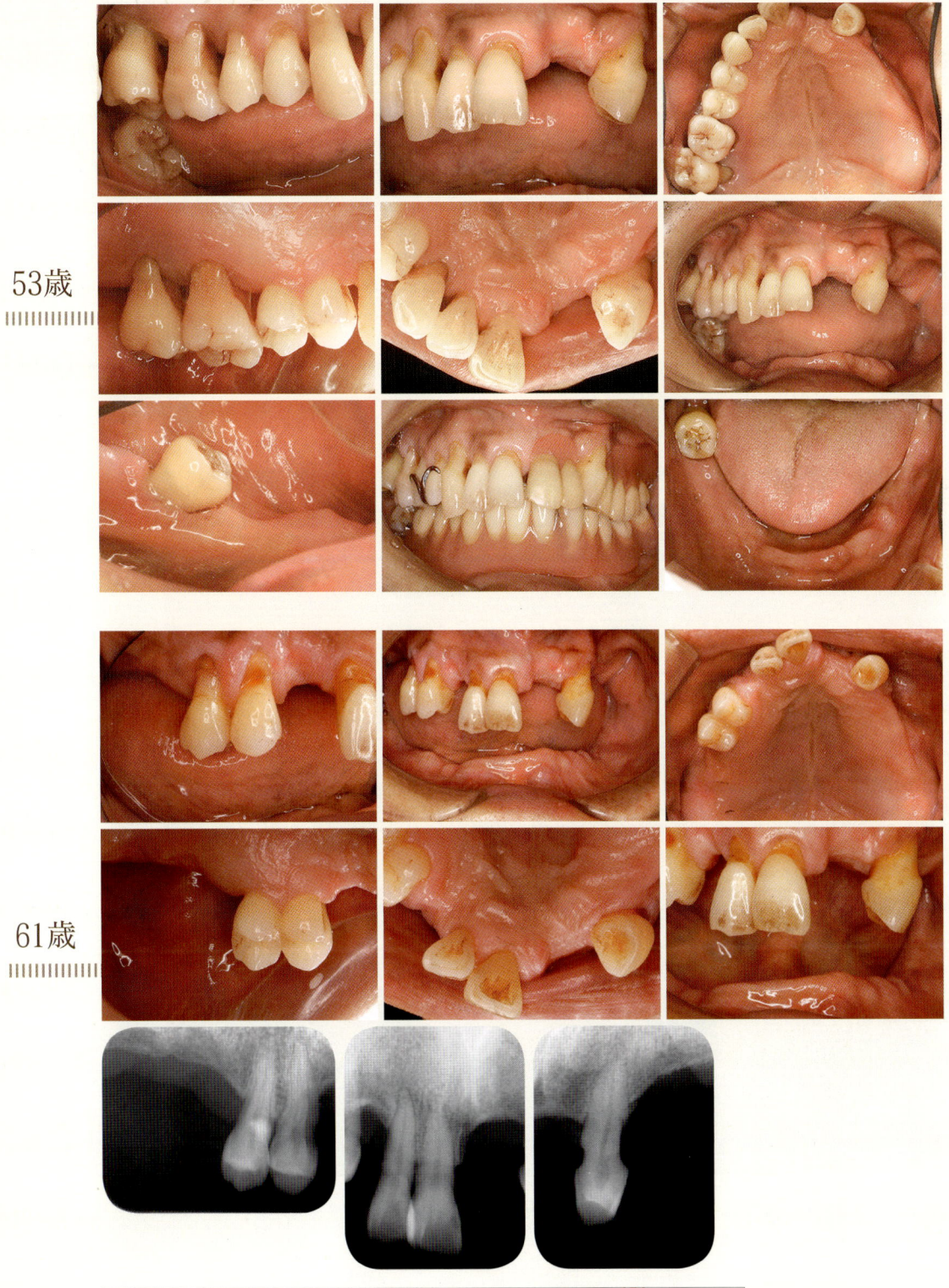

Science 読み解く鍵

13年目。プラークコントロールはパーフェクトである。このあと $\frac{763}{8}$┤ 抜歯となる。

53歳

Science 読み解く鍵

20年目である義歯の調子は良くQOLは維持されている。禁煙はどうしても無理なので 5 4 2 1 |3 の残在歯の経過に注意している。(今は病的な歯周ポケットはないが)

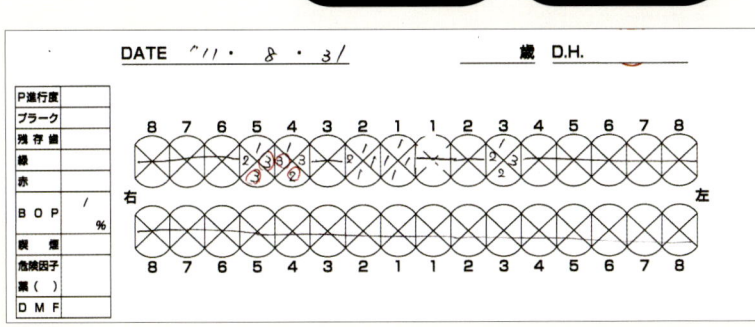

61歳

DATE '11・8・31

Case 72

双子の妹　ノンスモーカー

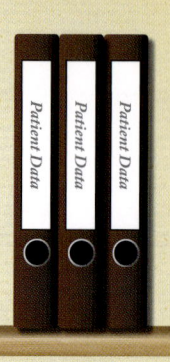

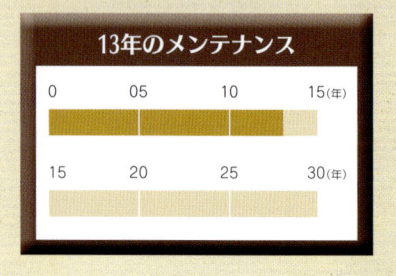

【患者データ】
- 初診日：1997.6.13
- 生年月日：1947.8.1
- 初診時年齢：49歳
- 性別：女（双子の妹）
- 主訴：6̲ 疼痛

13年のメンテナンス

AUTHOR'S COMMENT

初診時49歳、女性。主訴は6̲の痛み。初診時残存歯数は27本。case73の一卵性双生児の妹である。歯肉炎程度であった。遺伝子情報が同じ二人で、なぜこのような違いが生じるのであろうか。妹の方はノンスモーカー、姉はヘビースモーカーということが大きな原因だろうと想像する。

　以下に示す図は歯周炎のリスクファクターのオッズ比であるが、重度喫煙者は4.14である。日々の臨床で喫煙者で進行が著しいこと、治療への応答が悪いことを経験している。バイオフィルムに P. gingivalis のⅡ型が存在しているとオッズ比は44.44というすさまじい数字になる。このことは今後、臨床検査が行えるようになればさらに重要な情報となり、診断に大きな影響を与えるだろう。

歯周炎の発病に関係する因子

因子	オッズ比	因子	オッズ比
年齢（65～74歳）	9.01	P.gingivalis 線毛遺伝子型	
重度喫煙者	4.75		
年齢（55～64歳）	4.14	Ⅰ型	0.16
年齢（45～54歳）	3.01	Ⅱ型	44.44
中度喫煙者	2.77	Ⅲ型	1.96
糖尿病	2.32	Ⅳ型	13.87
軽度喫煙	2.05	Ⅴ型	1.40
アルコール摂取	1.82		
年齢（35～44歳）	1.72		
男性	1.36		
朝食なし	1.31		

天野敦雄先生のご厚意による

Case 72　双子の妹　ノンスモーカー

着眼点　初診時―卵性双生児の妹、ノンスモーカー

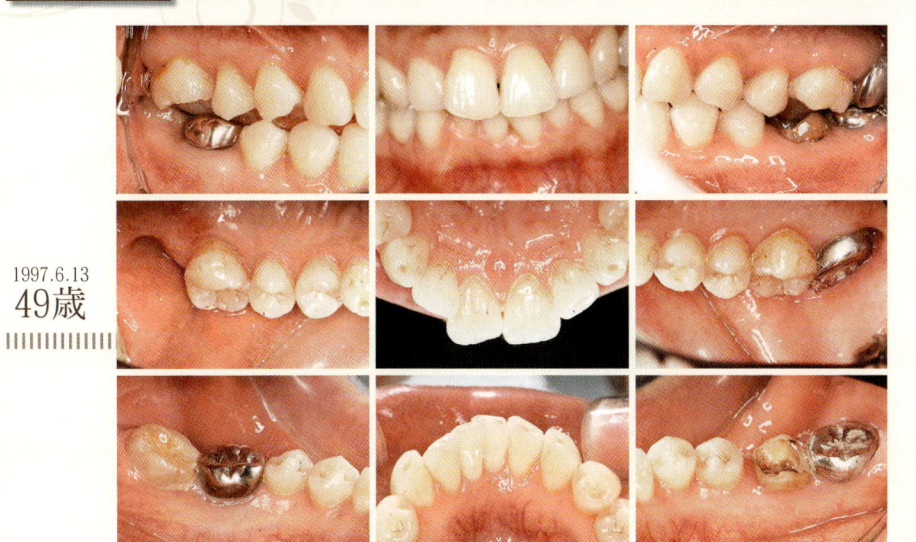

1997.6.13
49歳

Science 読み解く鍵
初診時49歳、女性、一卵性双生児の妹である。主訴は6の痛みであったが、歯周組織に問題はない。

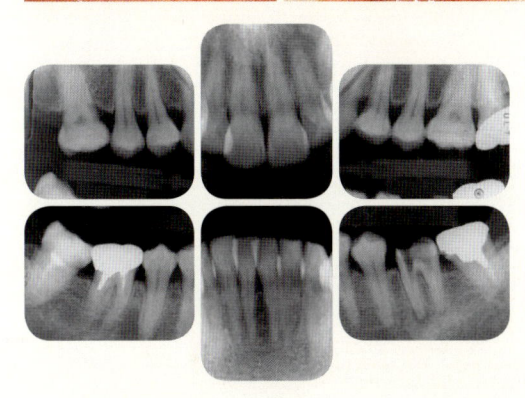

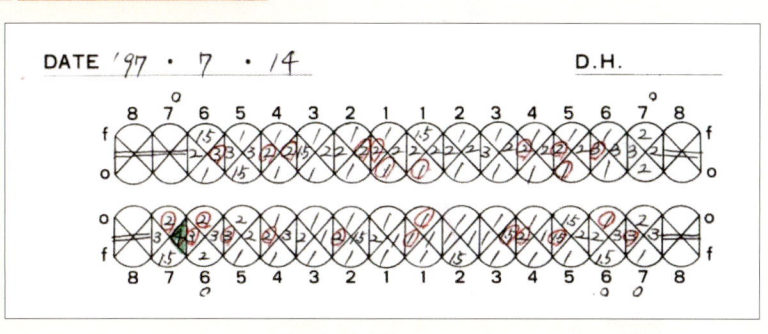

着眼点　再評価時

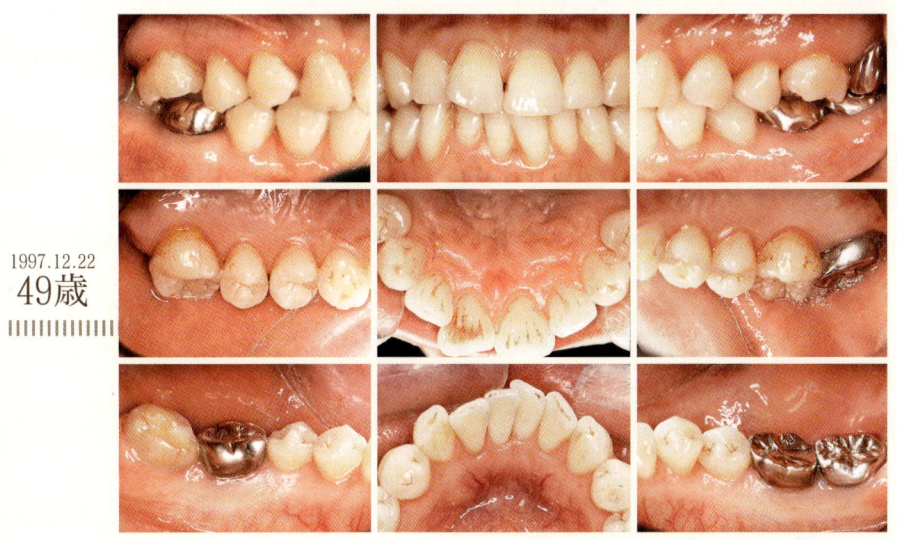

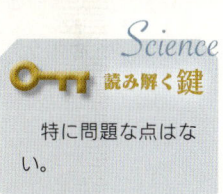

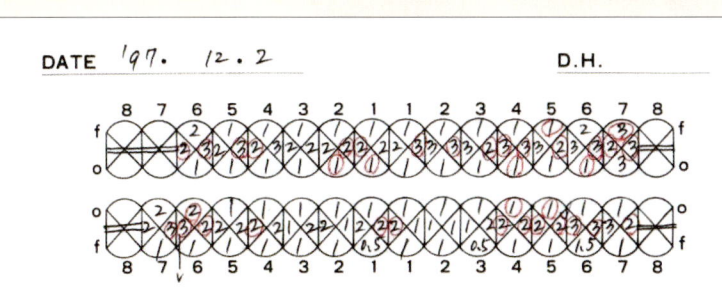

1997.12.22
49歳

Science 読み解く鍵
特に問題な点はない。

335

Case 72　双子の妹　ノンスモーカー

59歳　DATE '06・10・27　59歳 D.H.

着眼点　12年後全体的な問題なく経過

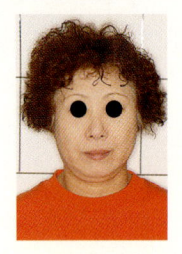

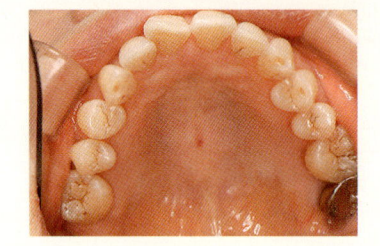

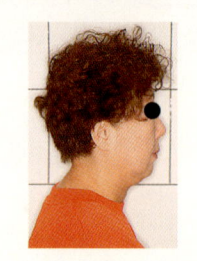

2009.2.13
61歳

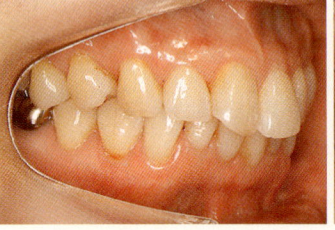

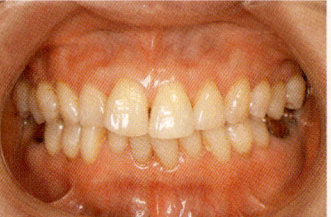

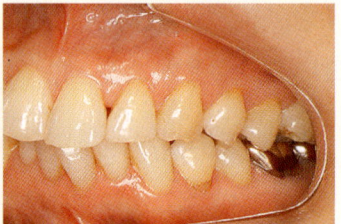

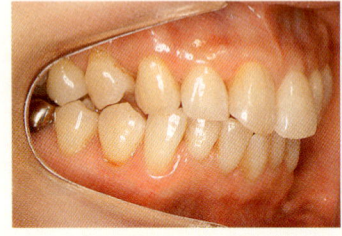

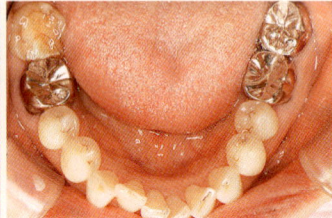

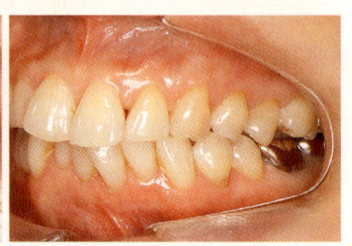

2009.11.9
61歳

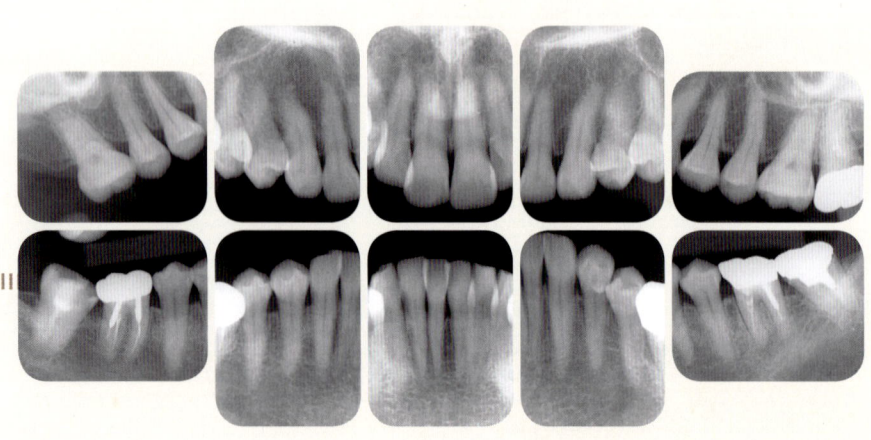

Science 読み解く鍵

12年後、6の根尖病変が残っているが、全体として問題はなく経過している。

Case 72　双子の妹　ノンスモーカー

着眼点　経過良好

62歳

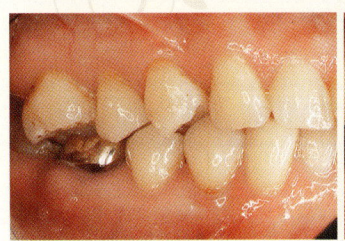

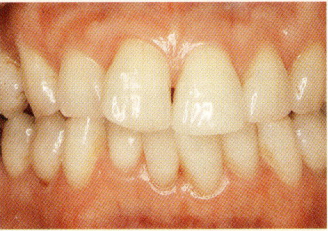

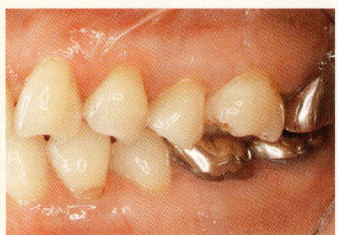

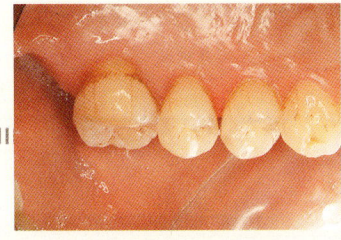

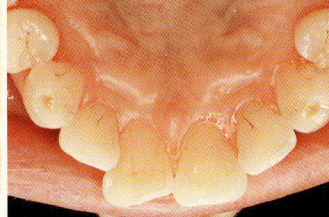

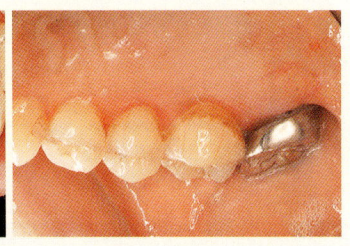

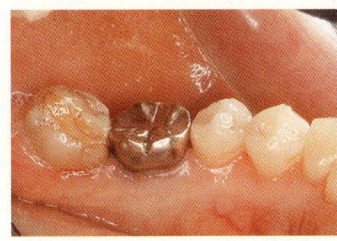

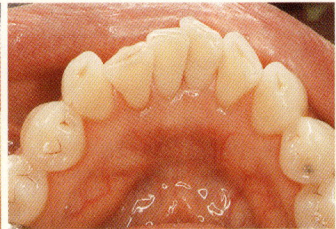

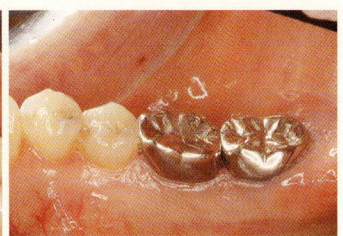

> Science
> 読み解く鍵
>
> う蝕も歯周病も発症せず安定した状態が続いている。
> 今後の注意点は無髄歯の歯根破折だけである。

Case 73

喫煙による重度歯周炎 双子の姉

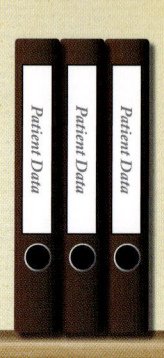

【患者データ】
初診日：2001.7.11
生年月日：1947.8.1
初診時年齢：53歳
性別：女（双子の姉）
主訴：歯を入れてほしい

メンテナンス ×

AUTHOR'S COMMENT

初診時53歳、女性。主訴は、歯を入れてほしい。初診時残存歯数は17本、欠損歯はこの数年で自然脱落したとのこと。ヘビースモーカーで自分で肺がんと思いこんでいたが、検査の結果大丈夫だったので、双子の妹に連れられて来院した（他府県より）。経済的にも困窮していて、うつ傾向もあった。詳しく説明し、歯周治療、禁煙指導を行った。

困難な歯周治療を行い、一定の成果は上がったが、経済的なこともあり、メンテナンスには一度も来院しなかったが9年後来院した。禁煙は続いていてもともとホープレスだった5｜以外は歯周組織はなんとか維持されていた。

着眼点　一卵性双生児の姉、ヘビースモーカー

53歳

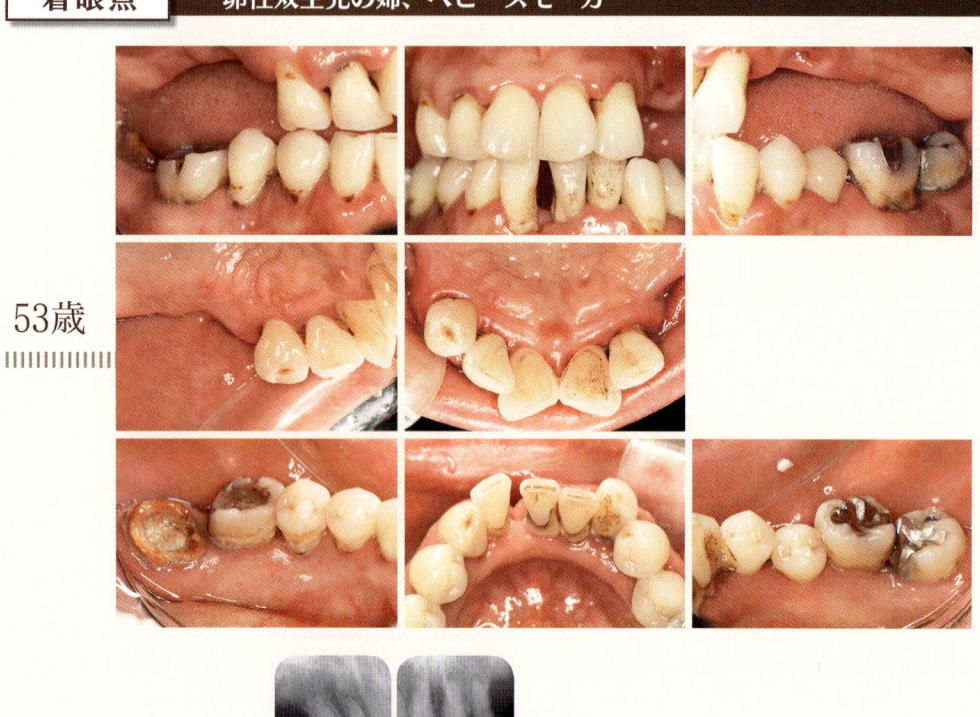

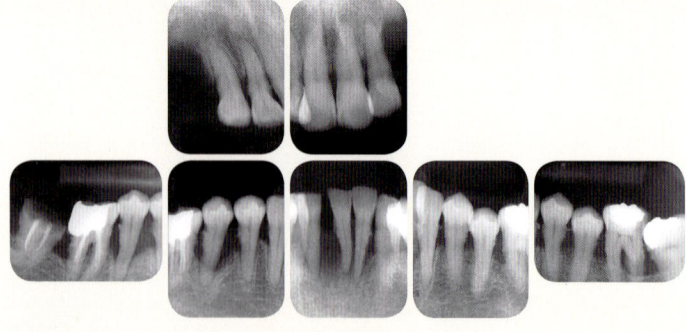

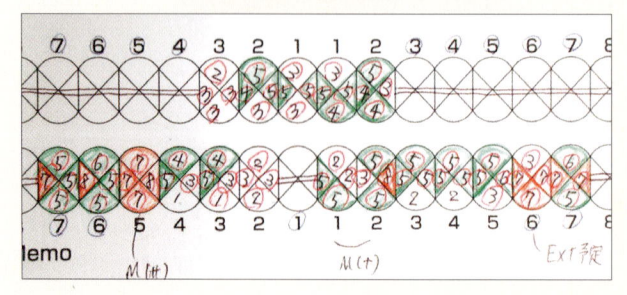

Science 読み解く鍵

初診時53歳、女性、case72の姉である。主訴は歯を入れてほしいとのことだった。重度歯周炎であり、欠損歯は自然脱落をしたとのことだった。妹はノンスモーカー、姉はヘビースモーカーであった。一卵性双生児で同じ遺伝情報をもつにもかかわらず、このような大きな違いが生じたのは、喫煙が大きなリスクファクターであることを示していると思う。

Case 73　喫煙による重度歯周炎　双子の姉

| 着眼点 | 多量の歯石と不良肉芽がある |

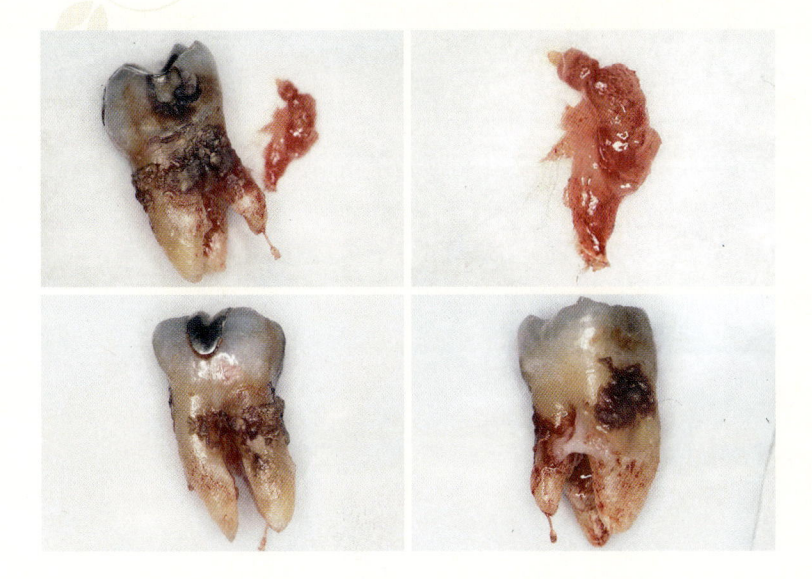

Science 読み解く鍵

SRPの施術はビブラマイシン投与下で6回（ドキシサイクリン：抗炎症効果）。タバコは初診から1本も吸っていない。多量の歯石と不良肉芽組織が認められた。

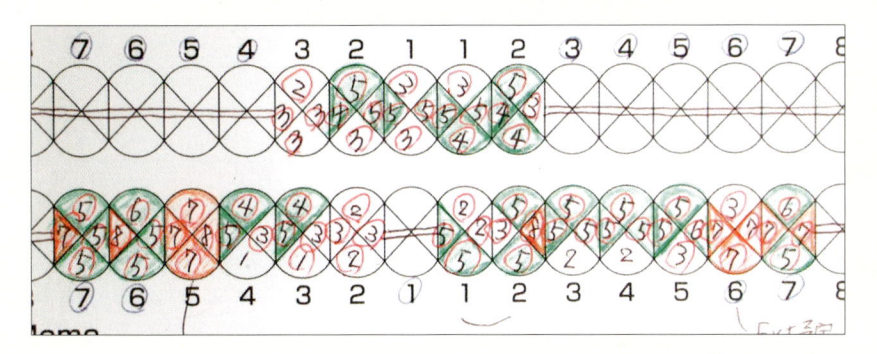

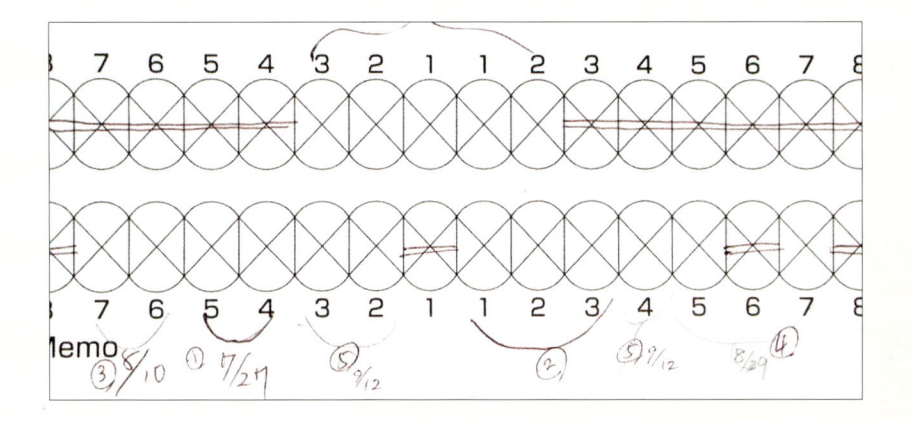

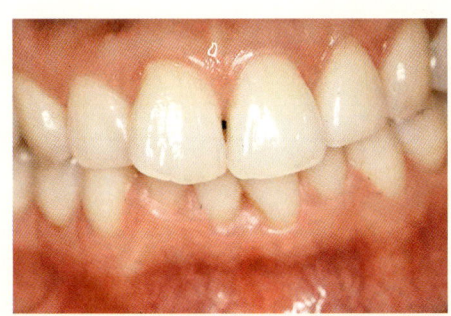

妹　ノンスモーカー（case72）　　　姉　スモーカー（case73）

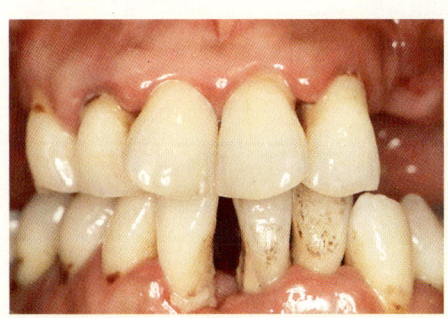

Case 73　喫煙による重度歯周炎　双子の姉

着眼点　一定の改善あり

2001.10.12
53歳

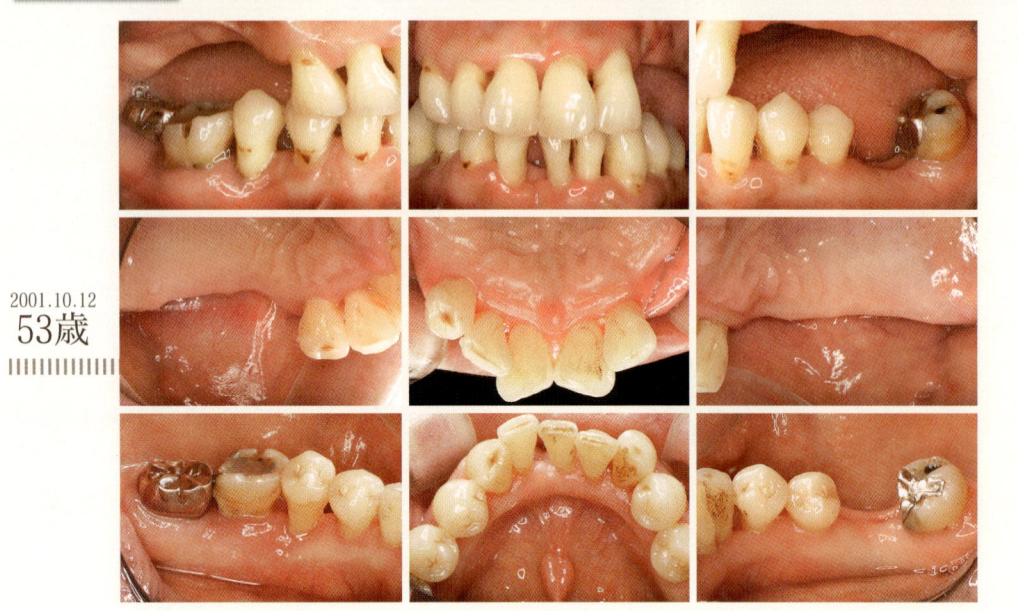

Science 読み解く鍵

再評価時。崩壊した口腔内であったが、少しでも歯を保存すべく歯周治療を行い一定の改善が見られる。この後プラークコントロールをさらに改善してもらい、6̄|には再SRPを行っている。

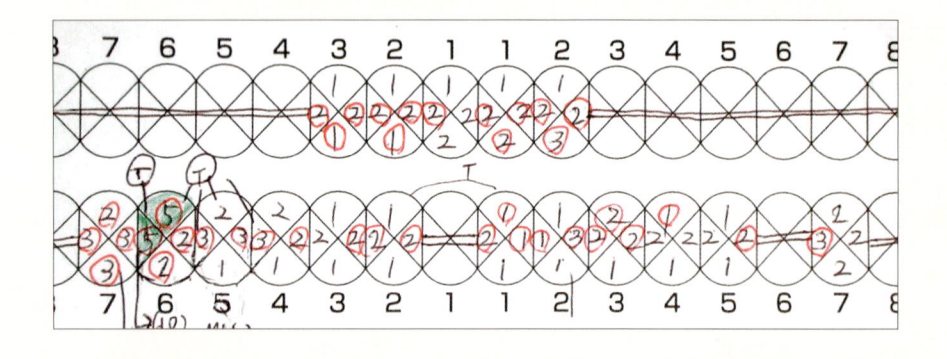

着眼点　再再評価、その後メンテナンスには9年間来院せず

2001.11.16
53歳

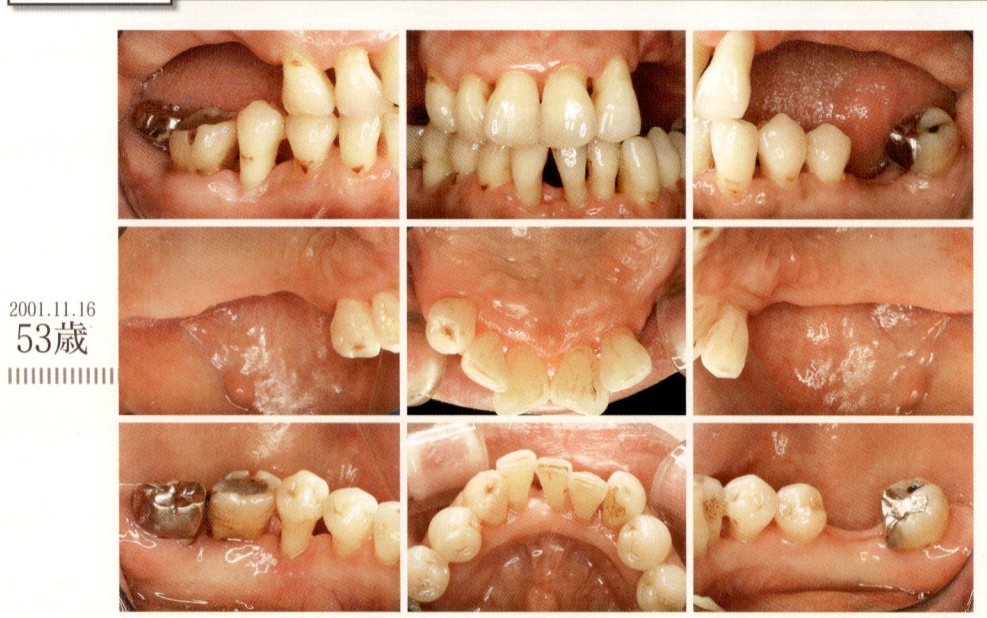

Science 読み解く鍵

歯周組織は安定し、プラークコントロールも上手になっている。

340

Case73　喫煙による重度歯周炎　双子の姉

着眼点　再再評価、このあとメンテナンスが途絶え、再び崩壊が進んでいると心配していた

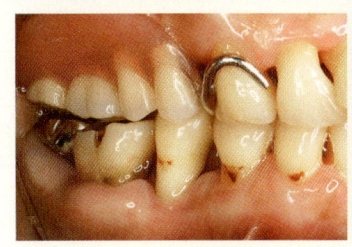

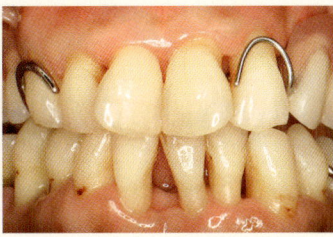

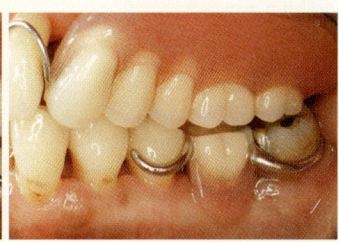

2001.11.16
53歳

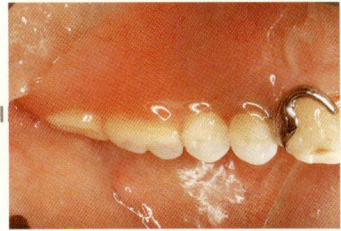

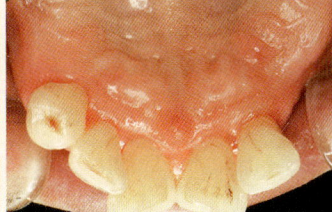

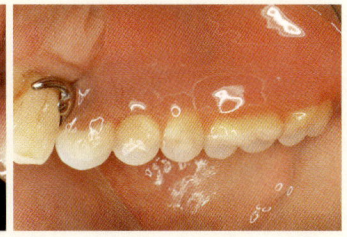

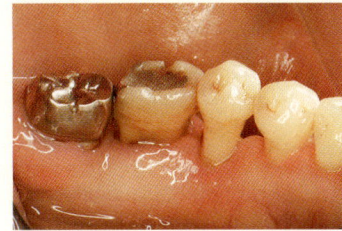

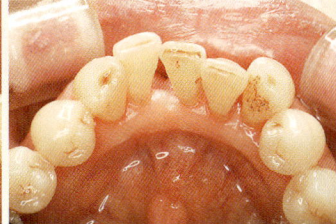

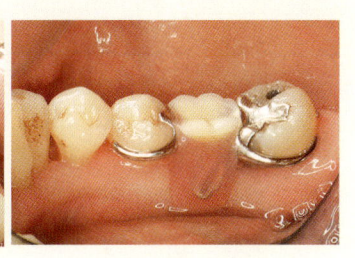

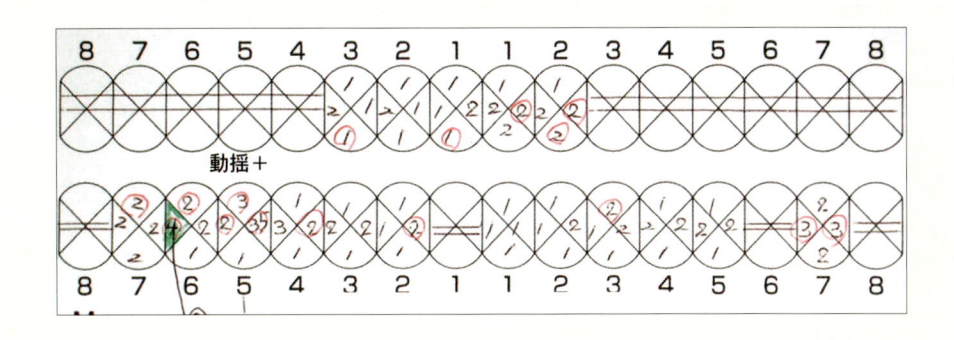

Story 読み解く鍵

再再評価の状態。この時点で仮義歯から最終義歯に変更すべく、義歯印象をして上顎には金属床義歯をセットしている。
非常に安定した状態になったが、経済的な理由（治療費はすべて双子の妹が負担していて、本人は破産状態である）から、このあと9年間メンテナンスには一度も来なかった。

動揺＋

Case 73　喫煙による重度歯周炎　双子の姉

着眼点　9年ぶりに来院した

2010.11.30
62歳

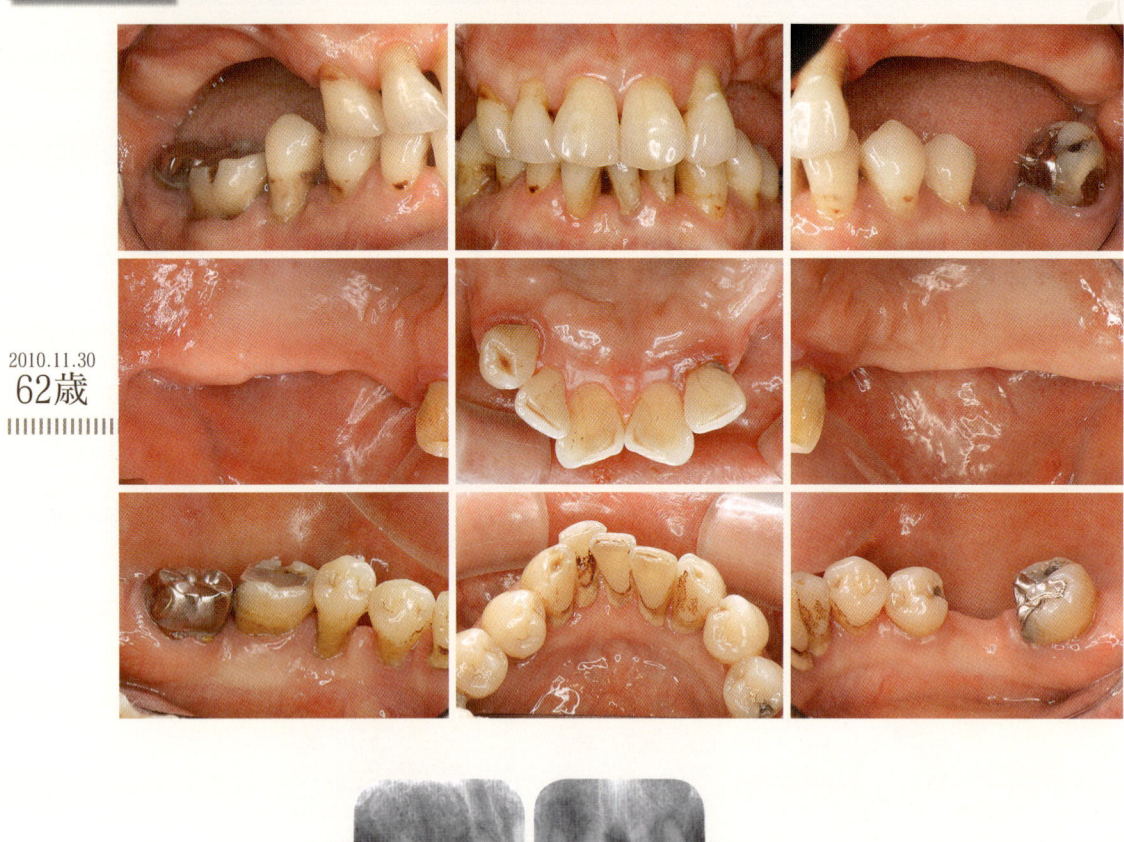

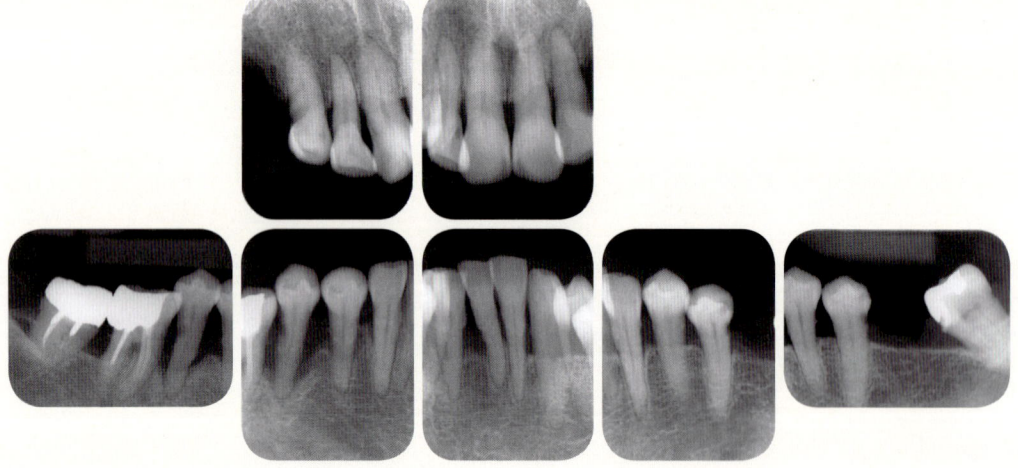

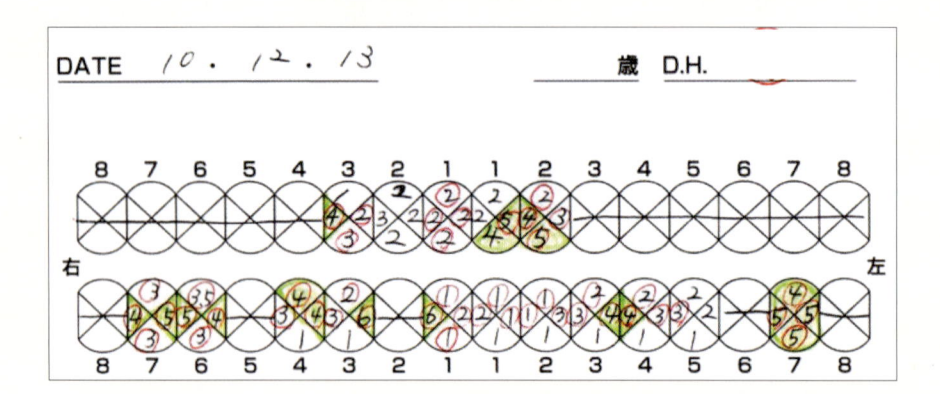

読み解く鍵

9年ぶりに来院した。禁煙は続いていてもともとホープレスだった 1| 以外は比較的安定している。4ヵ所に根面う蝕ができていたため、充填している。

たくさんの服薬をしており口渇が生じているためと考えられる。歯石除去、SRPを行っている。

一通りの治療後、再度経済的理由からメンテナンスには来られないとのことであった。

一卵性双生児のcase72、73をとおして、喫煙のリスクの大きさを感じることができた。

また、case73では初診後、禁煙したことで大きな崩壊をしなかったことも貴重な経験であった。

DATE 10.12.13　　歳　D.H.

Case73　喫煙による重度歯周炎　双子の姉

2001.7.11
53歳
初診

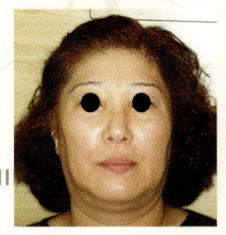

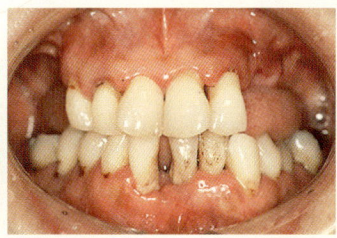

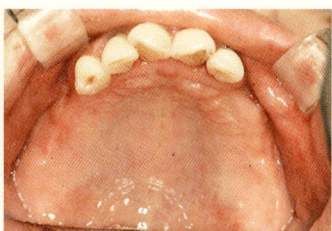

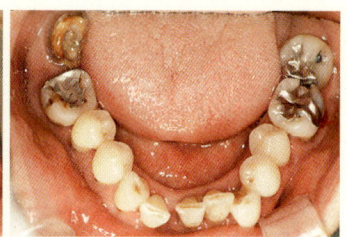

2001.10.12
53歳　再評価

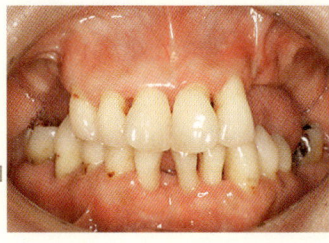

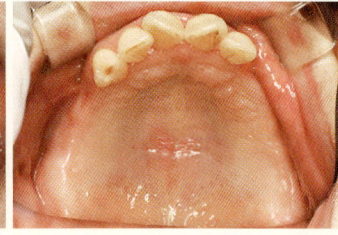

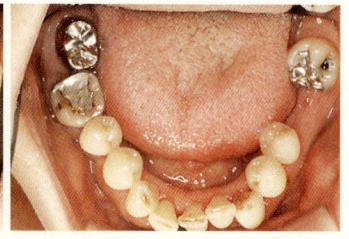

2001.11.16
53歳　再再評価

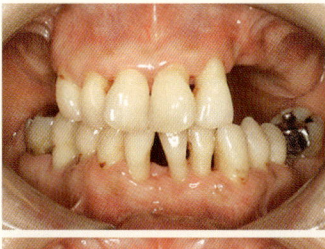

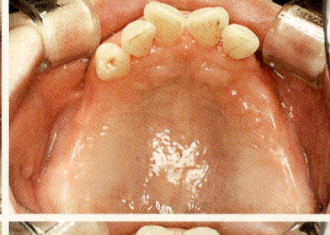

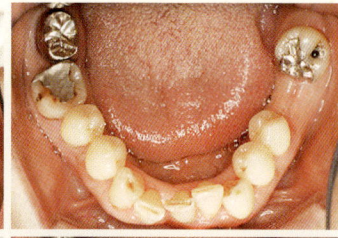

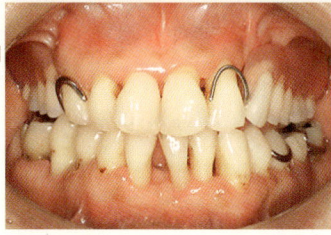

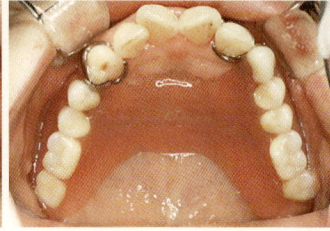

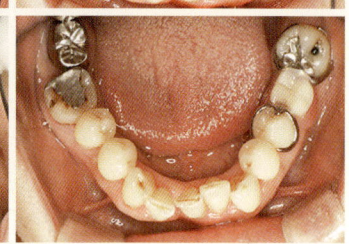

2010.11.30　9年後
62歳　再来院時

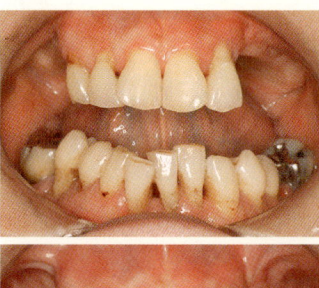

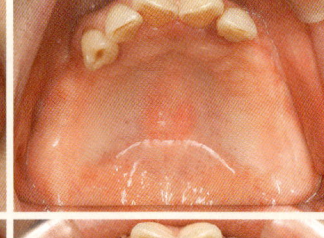

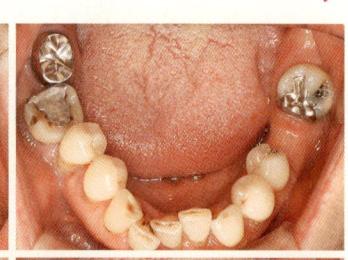

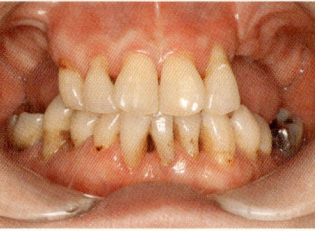

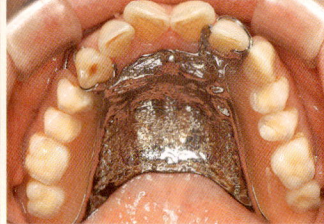

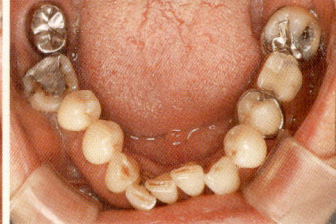

343

症例アーカイブス

家族単位の歯周治療症例

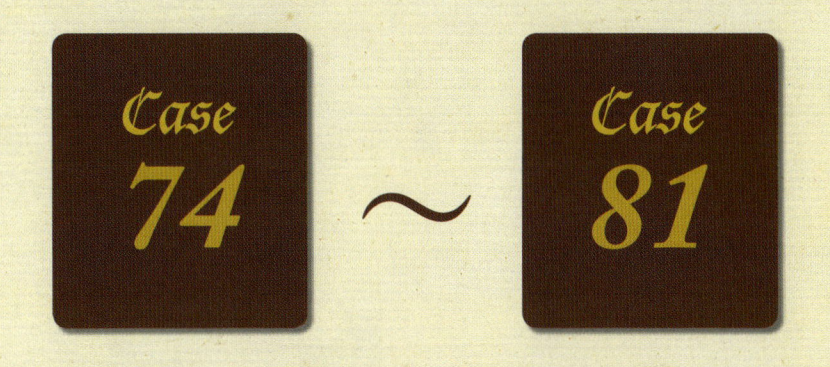

Case 74 〜 Case 81

上手に歯周治療できることは大切だが、そこにとどまっていてはならない。その患者の子供たちに歯周炎を発症させないという努力が同時に必要であることを示したい。

Case 74

中程度～重度歯周炎 補綴が少なかったことのメンテナンスの利点

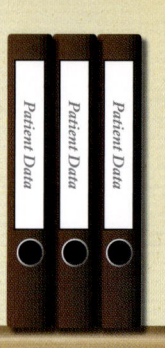

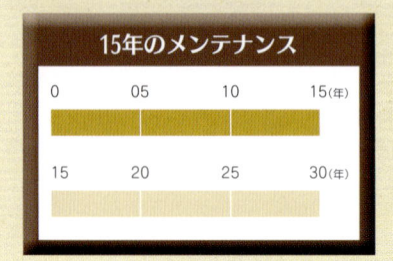

【患者データ】
初診日：1995.10.3
生年月日：1946.3.10
初診時年齢：49歳
性別：女
主訴：吹田市成人検診より

15年のメンテナンス

AUTHOR'S COMMENT

初診時49歳、女性。主訴は市の検診後の治療を希望。多量の歯石沈着が認められ、中程度から一部重度の広汎性慢性歯周炎であった。ノンスモーカーであり、歯周治療には良く応答をした。初診時より挺出していた <u>1</u> を審美性のために削合を繰り返していたが、13年目に補綴による回復の希望があり、抜髄根充後、メタルボンドを装着している。
　メンテナンスは欠かすことなく来院している。補綴が少なかったことが治療やメンテナンスをやりやすくさせている（2005年の歯科疾患実態調査ではこの年代のDMF歯数は16.1である）。

着眼点　患者はスケーリング、SRPを受けた経験はないという

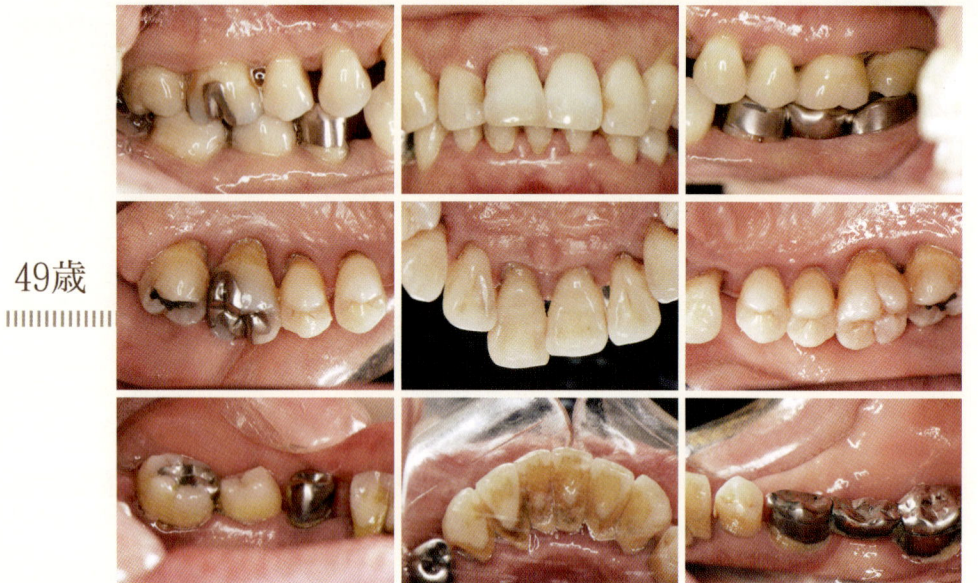

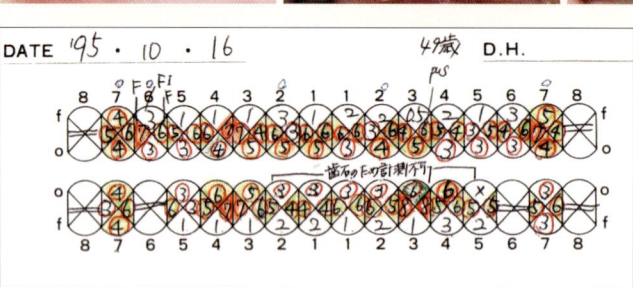

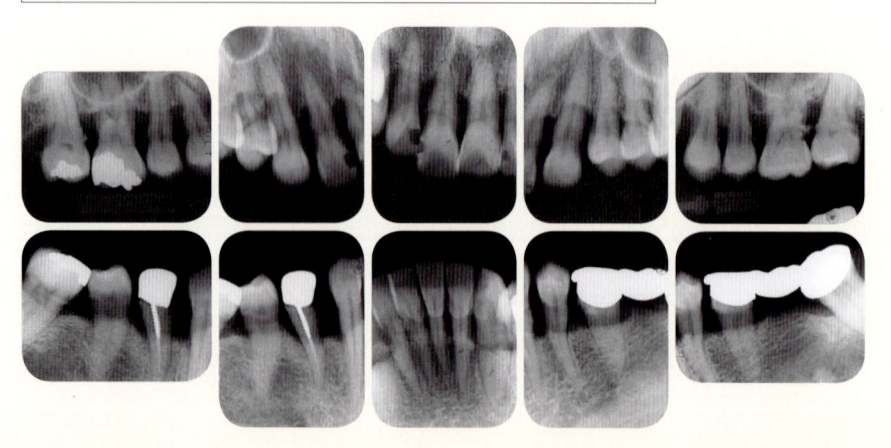

49歳

Story 読み解く鍵

初診時49歳で、中程度から重度の広汎性慢性歯周炎と考えられた。プラークコントロールも悪く、スケーリングやSRPも受けたことのない状態であった。
　ホームケアの指導や必要なプロフェッショナルケアが供給されていないのが今の歯科界の現状であり、こういう患者は非常に多い。歯石も多く骨吸収もあちこちに見られる。

Case 74　中程度〜重度歯周炎　補綴が少なかったことのメンテナンスの利点

着眼点　補綴少なく根面へのアクセスがよいため、SRPに良好に反応する

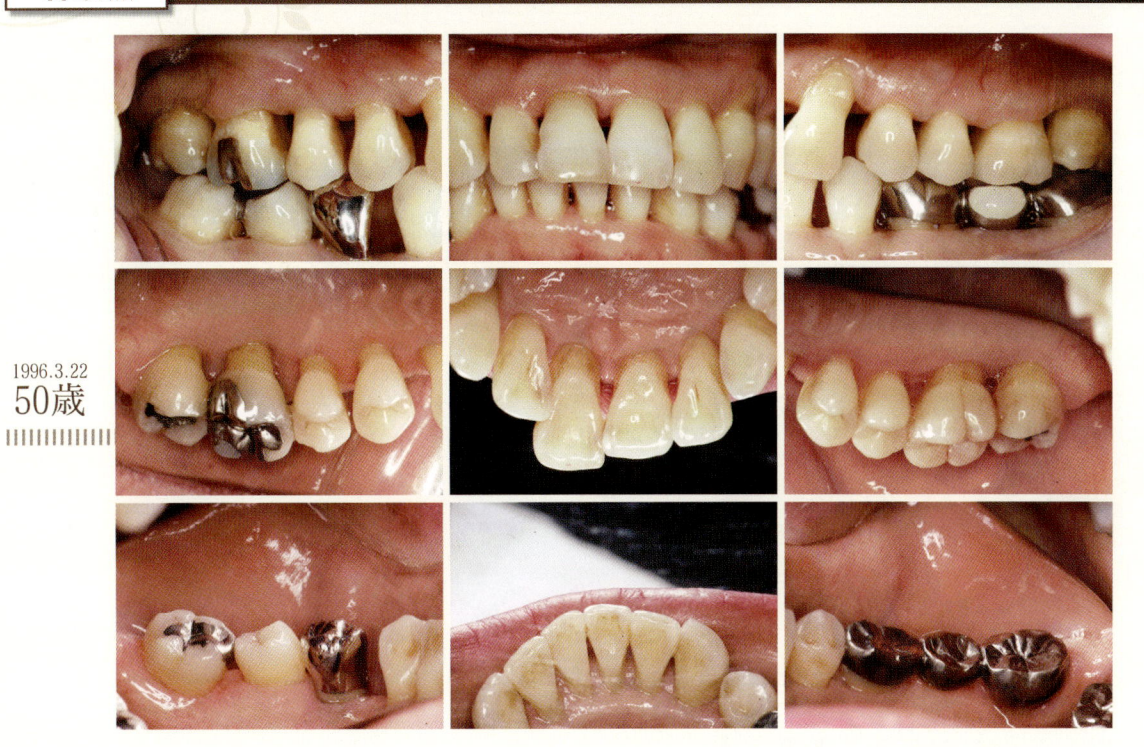

1996.3.22
50歳

Science 読み解く鍵

このような患者であっても、補綴が少ないことで、歯根面の劣化・軟化がないこと、アクセスが容易なことなどから、SRPはやりやすくなる。再評価では治療に良く応答していることがわかる。

ノンスモーカーであることが重要である。スモーカーでは一時的に改善しても、長い経過の中では悪化していくことが多い。Case58、Case71参照。

1996.2.27
49歳

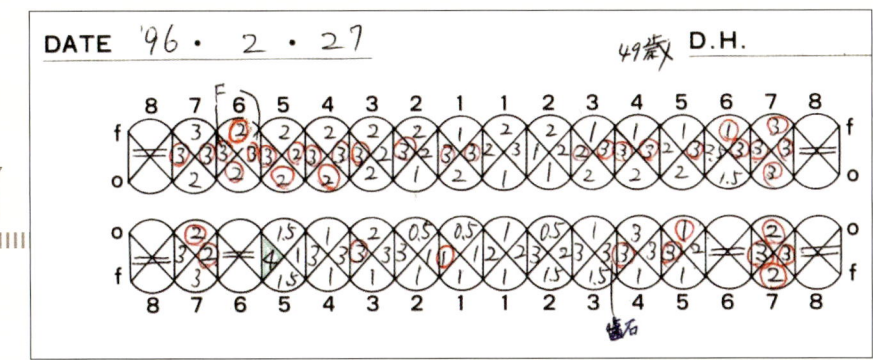

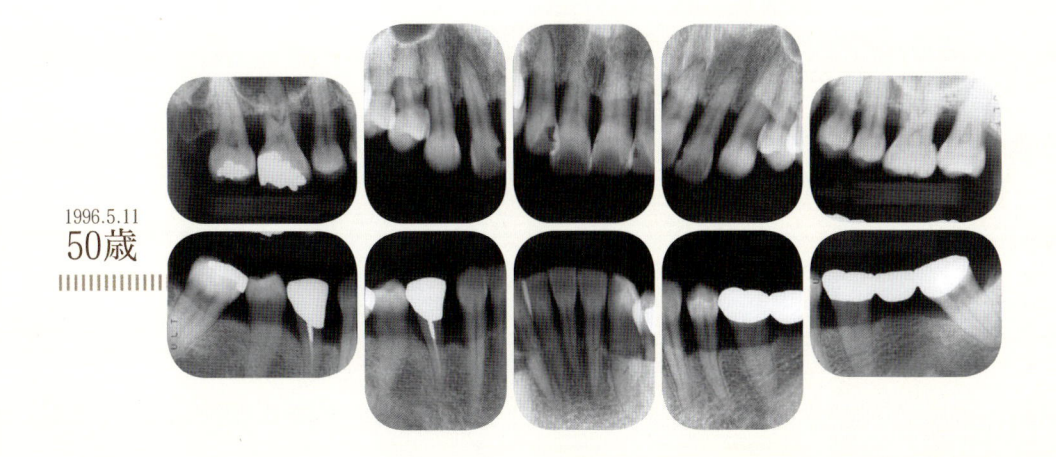

1996.5.11
50歳

347

Case 74　中程度〜重度歯周炎　補綴が少なかったことのメンテナンスの利点

着眼点　経過は安定

52歳

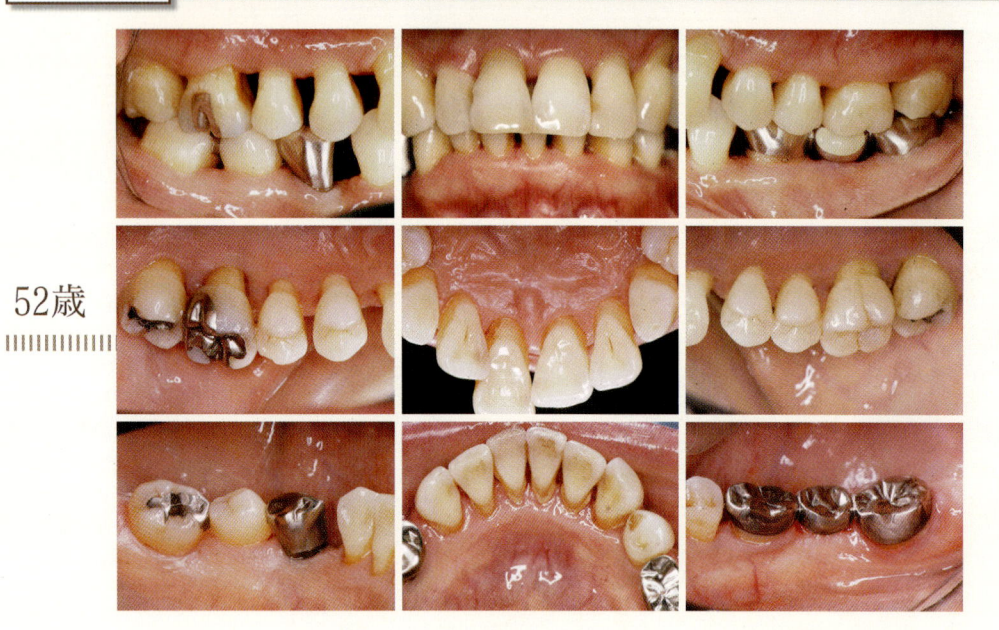

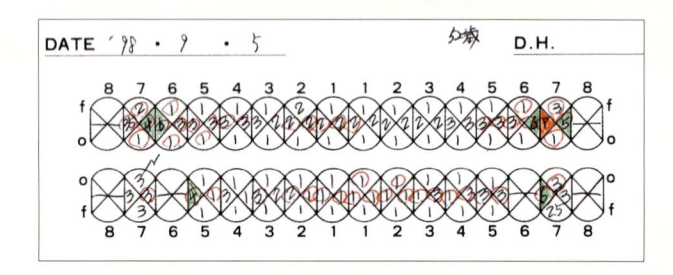

Science 読み解く鍵
臼歯部に少し歯周ポケットがあるが安定した経過である。十分メンテナンスで維持していける。

着眼点　1⌋以外は全体的に安定。メンテナンスに欠かさず来院

55歳

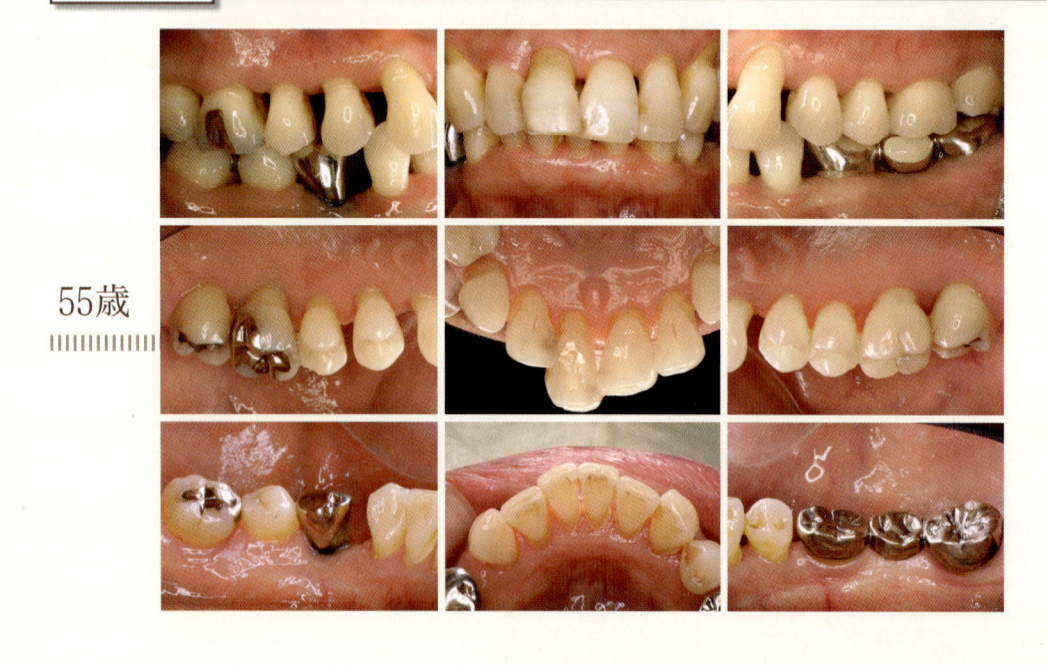

Story 読み解く鍵
3ヵ月ごとのメンテナンスに欠かさず来院している。1⌋の挺出を審美的に気にしていたために、削合を繰り返している以外は、安定した経過を示している。

Case 74　中程度〜重度歯周炎　補綴が少なかったことのメンテナンスの利点

着眼点　経過はおおむね良好

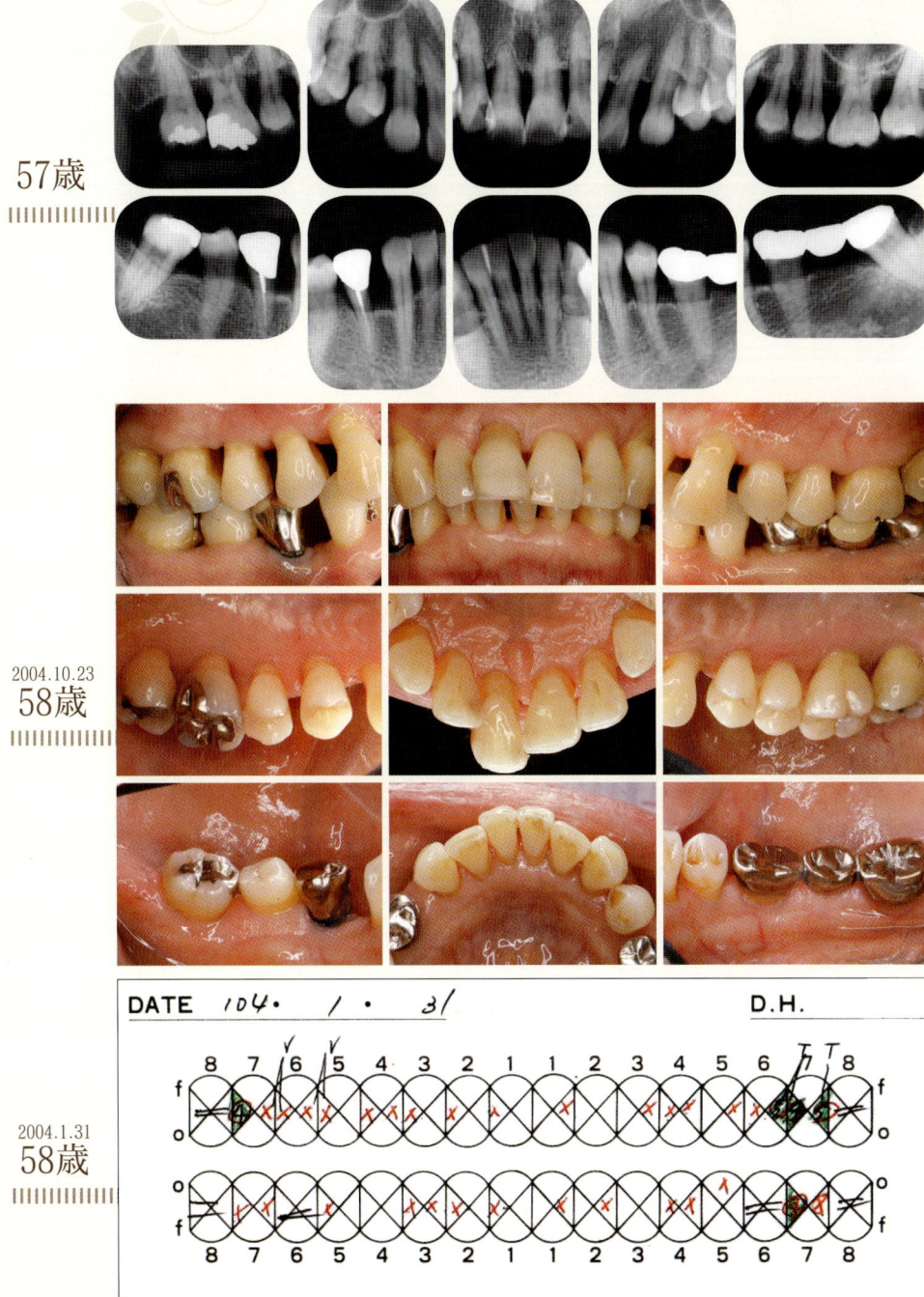

57歳

2004.10.23
58歳

2004.1.31
58歳

着眼点　経過は良好

59歳

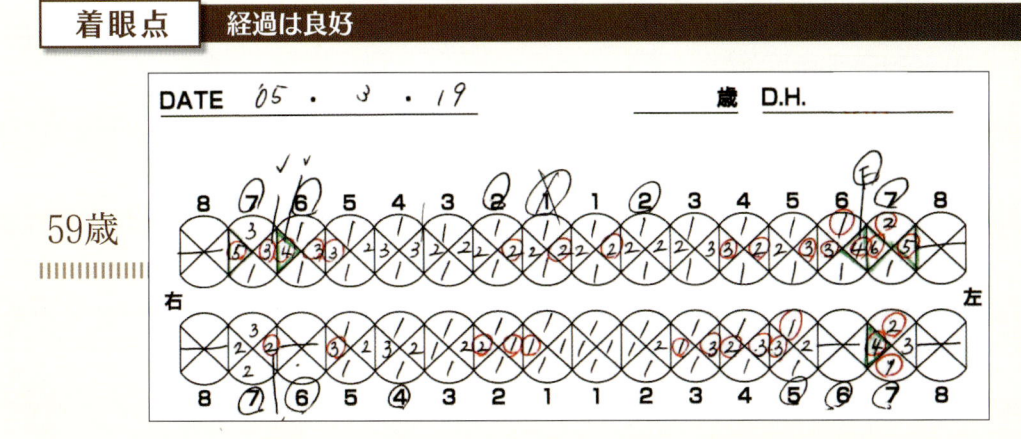

Science 読み解く鍵

初診より8〜10年後。上顎大臼歯部に少し歯周ポケットが生じることがあるが経過は良好であり安定している。

Case 74　中程度〜重度歯周炎　補綴が少なかったことのメンテナンスの利点

着眼点　患者の希望により審美性改善のため 1| に補綴

62歳

Science 読み解く鍵
13年後。1|の審美性回復のために抜髄しメタルボンドを装着する直前である。

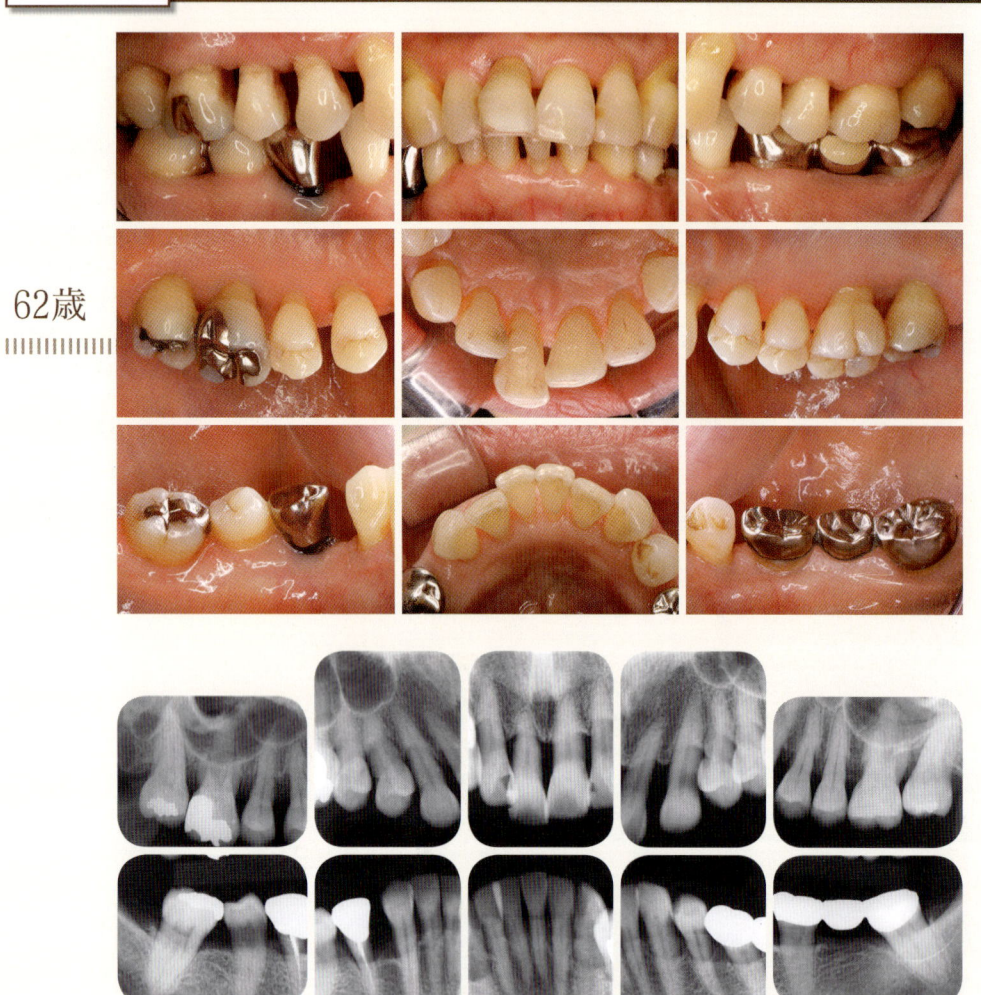

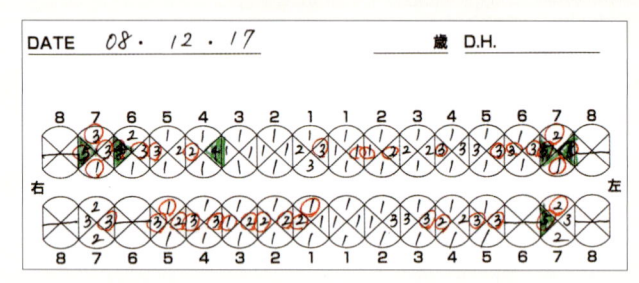

2008.4.16　　2008.6.4

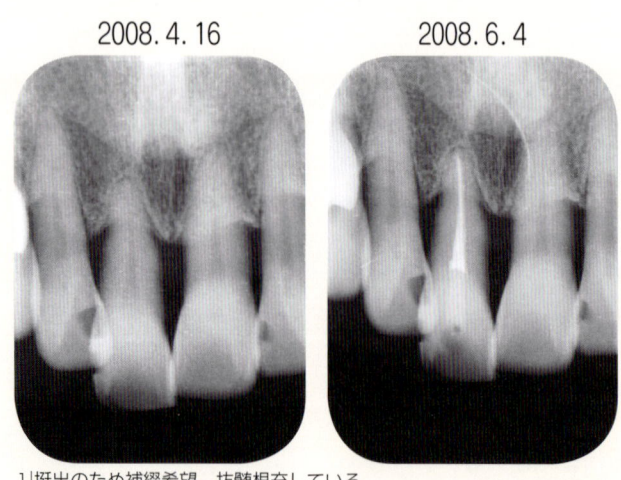

1|挺出のため補綴希望、抜髄根充している。

Case 74　中程度〜重度歯周炎　補綴が少なかったことのメンテナンスの利点

| 着眼点 | 進行した歯周炎でも十分コントロールできた |

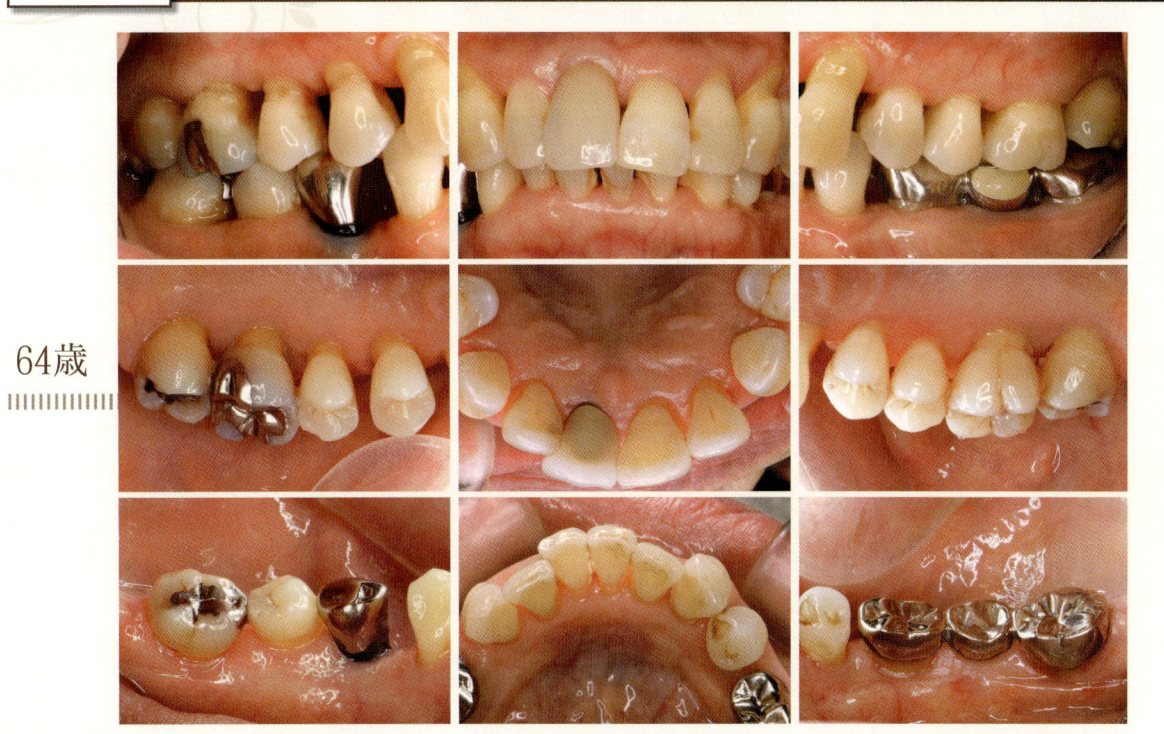

64歳

> **Science 読み解く鍵**
>
> 15年後。歯石の形成スピードが速いため、メンテナンスのたびに簡単な除石、ポケットのデブライドメントを行っている。このように進行した歯周炎でも十分にコントロールすることができることがわかる。

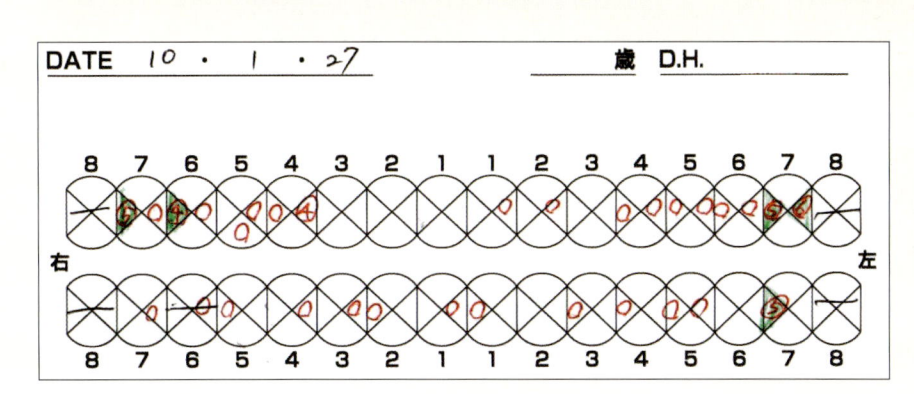

DATE 10・1・27　　歳　D.H.

右／左

351

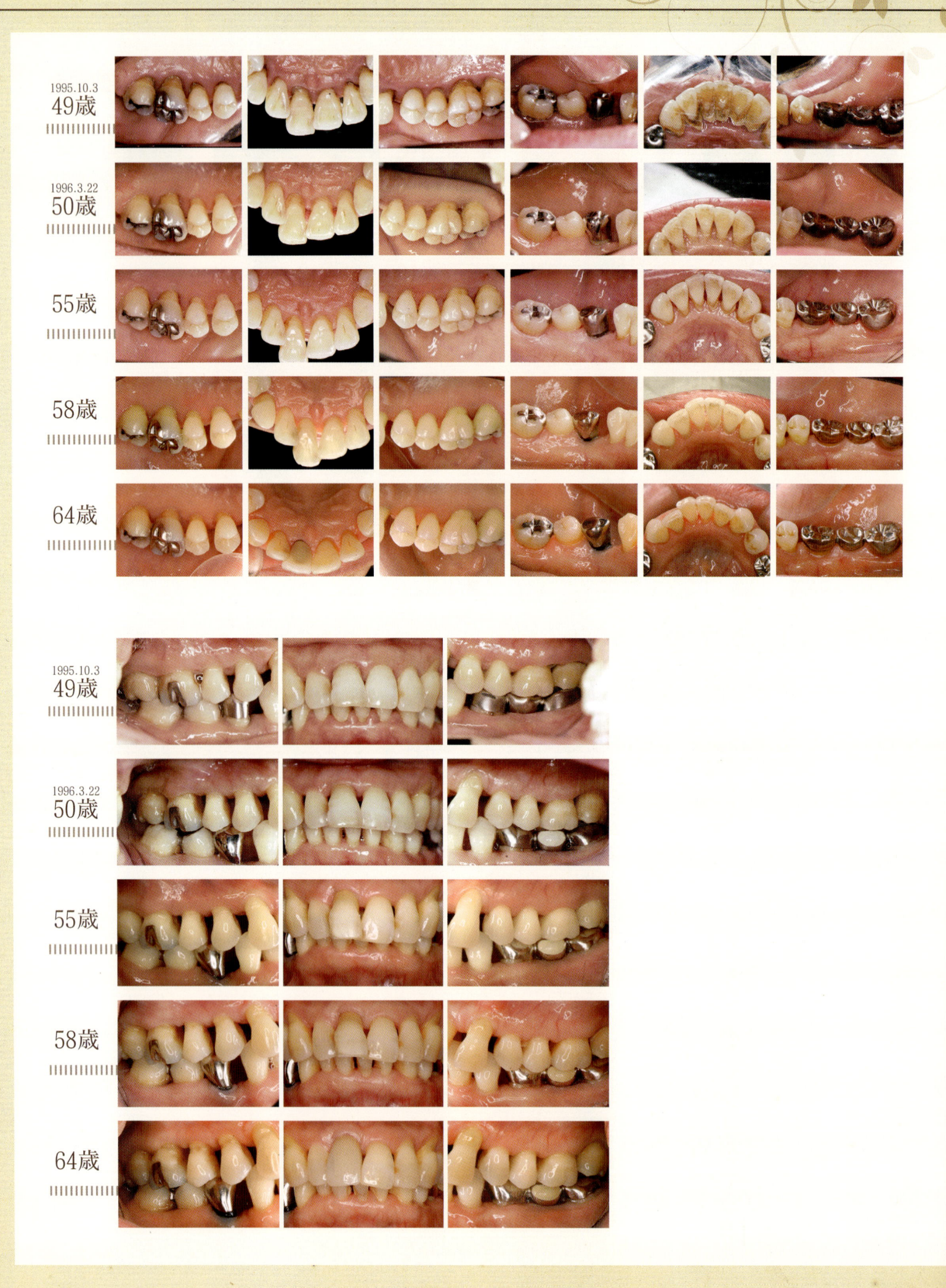

Case 74　中程度〜重度歯周炎　補綴が少なかったことのメンテナンスの利点

1995.10.3
49歳

1996.3.22
50歳

55歳

58歳

64歳

1995.10.3
49歳

1996.3.22
50歳

55歳

58歳

64歳

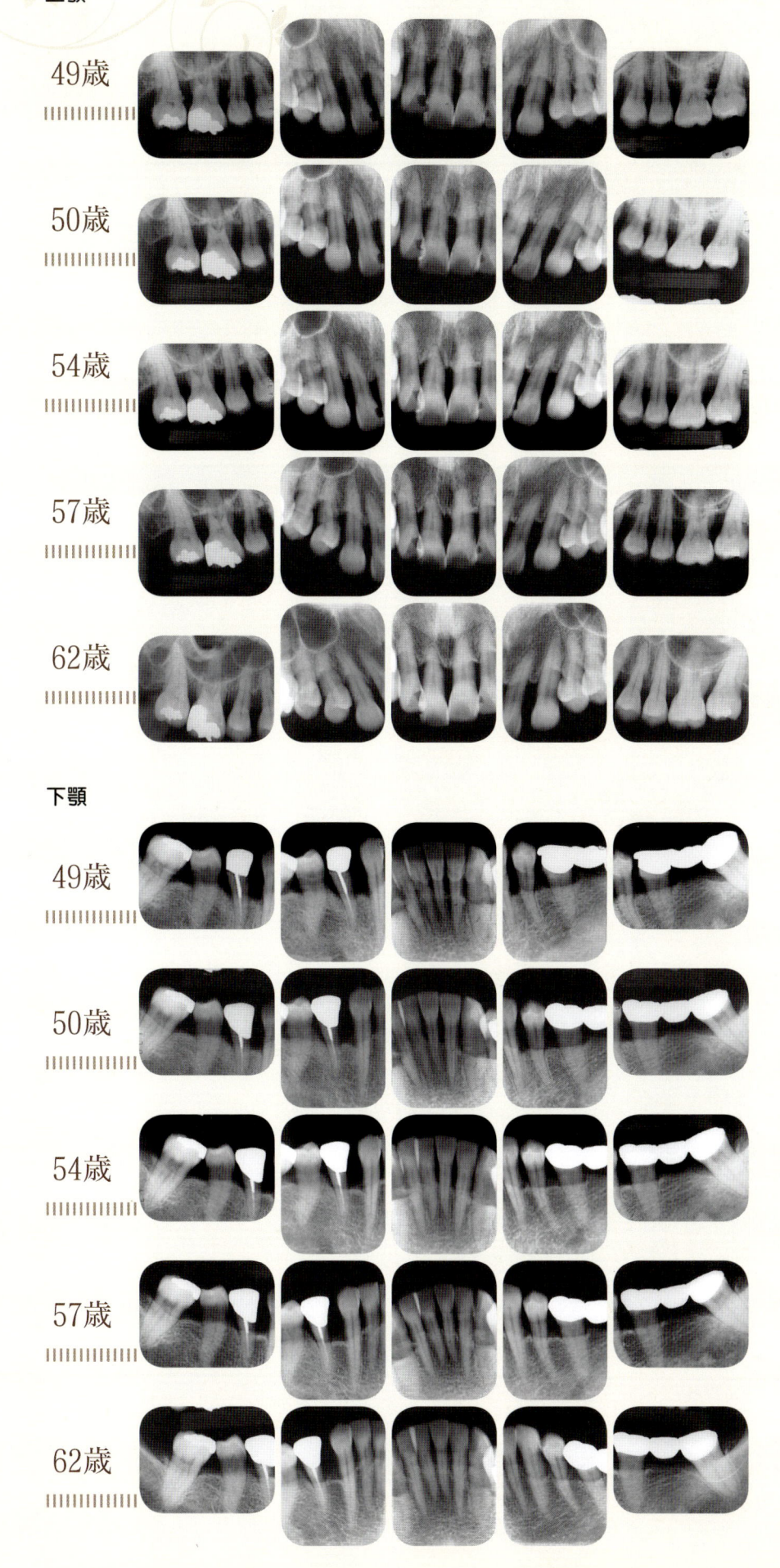

Case 74　中程度〜重度歯周炎　補綴が少なかったことのメンテナンスの利点

上顎

49歳

50歳

54歳

57歳

62歳

下顎

49歳

50歳

54歳

57歳

62歳

Case 75

【患者データ】
初診日：1993.6.28
生年月日：1981.11.1
初診時年齢：11歳、3年後の14歳より14年メンテナンス
性別：女
主訴：|Eの痛み

初期歯周炎　歯周治療後
う蝕も、歯周炎も再発なし
・Case74の長女

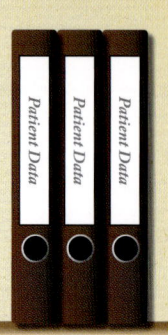

14年のメンテナンス

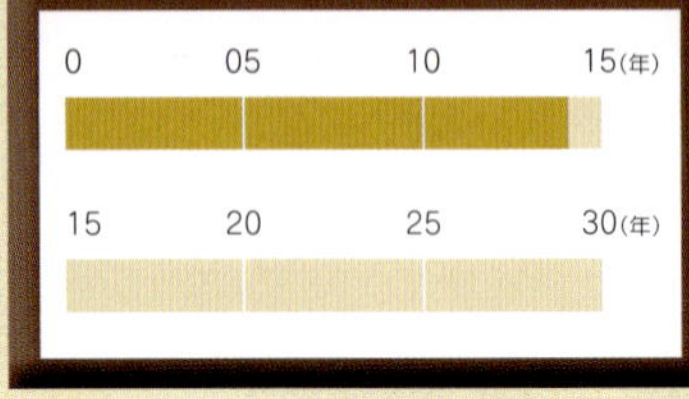

AUTHOR'S COMMENT

初診時11歳、女児。主訴は|Eの痛み。主訴治療を行った後は未来院。3年後に再来院した時には多量の歯石沈着を認め、骨吸収はないものの初期歯周炎といってよい状態であった。Case74（中程度から一部重度の広汎性慢性歯周炎の母親）の長女である。

歯周治療を開始し炎症は激減した。刺激唾液量は0.6ml／分、唾液緩衝能は低く、mutans streptococci はクラスⅢでカリエスリスクは高かったが、その後14年のメンテナンスでう蝕の発生も歯周炎の再発も認められない。現在、結婚して第一子を出産したところである。Case74の母親のようになるのを防げたと思う。

着眼点　歯周炎発生の段階での適切な歯周治療。患者教育がものを言う

1996.7.19
14歳

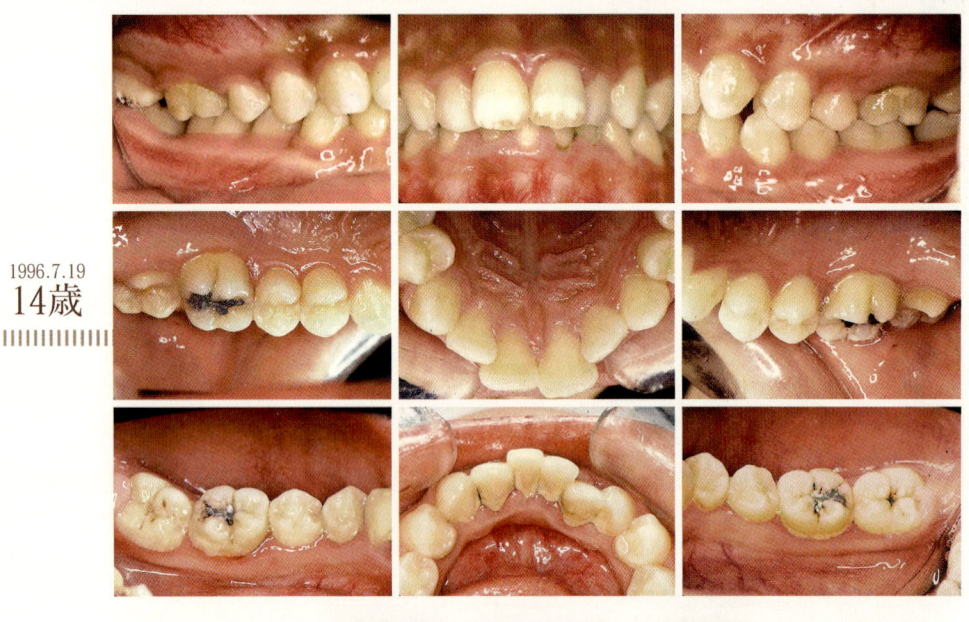

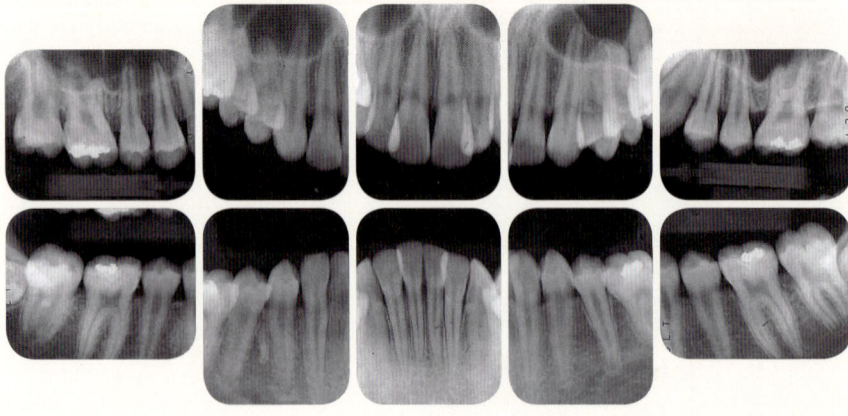

Science 読み解く鍵

初診より3年後の再来院時、中学2年生であるが、歯石の沈着は著しく、歯周炎のスタートといってよい状態だった。
こういう子供はときどきいるので、この段階できちんと患者教育と歯周治療、メンテナンスを行っていく必要がある。

1996.8.6
14歳

再来院

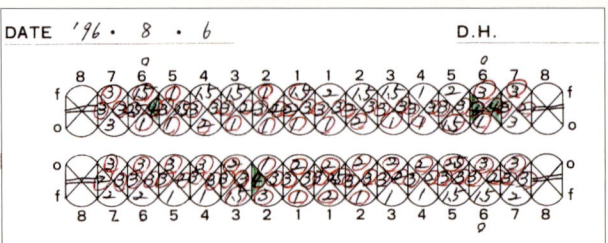

Case 75　初期歯周炎　歯周治療後う蝕も、歯周炎も再発なし・Case74の長女

着眼点　再評価　適切な時期での介入により効果大。しかし、カリエスリスク大

1996.9.13
14歳

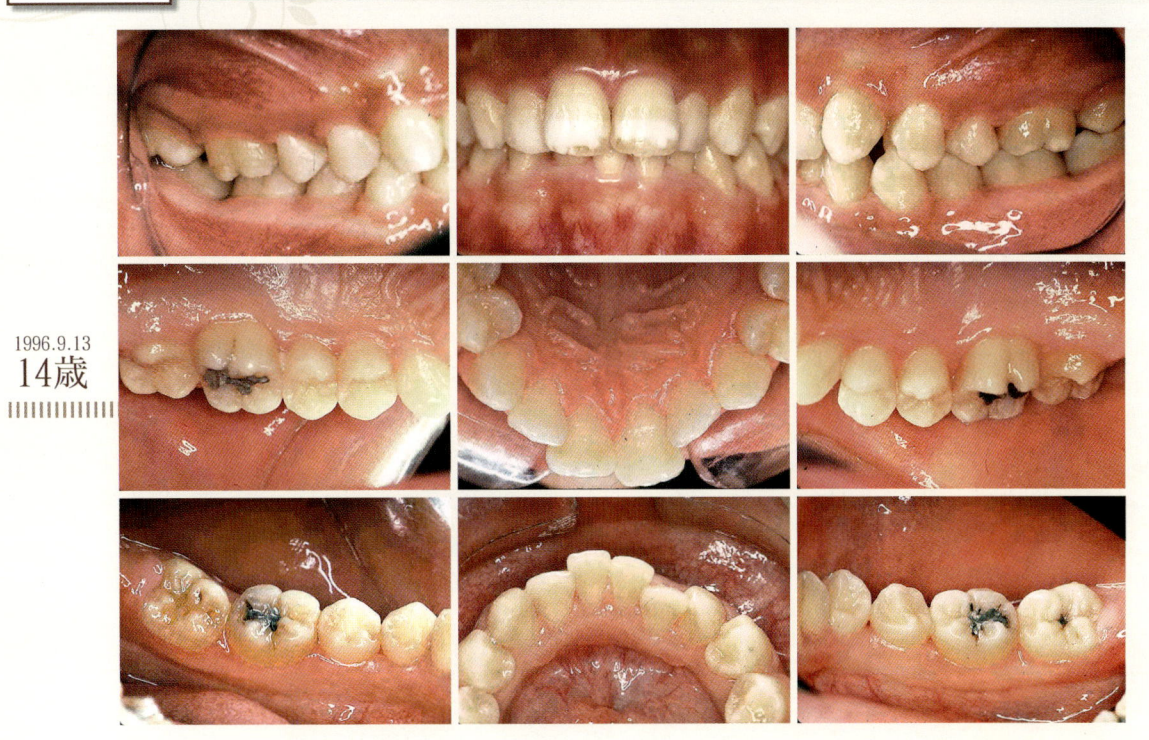

Science 読み解く鍵

適切な時期に適切な介入と指導を行ったために再評価では良い結果が得られている。カリエスリスクは非常に高かったが、その後14年う蝕は発症していない。

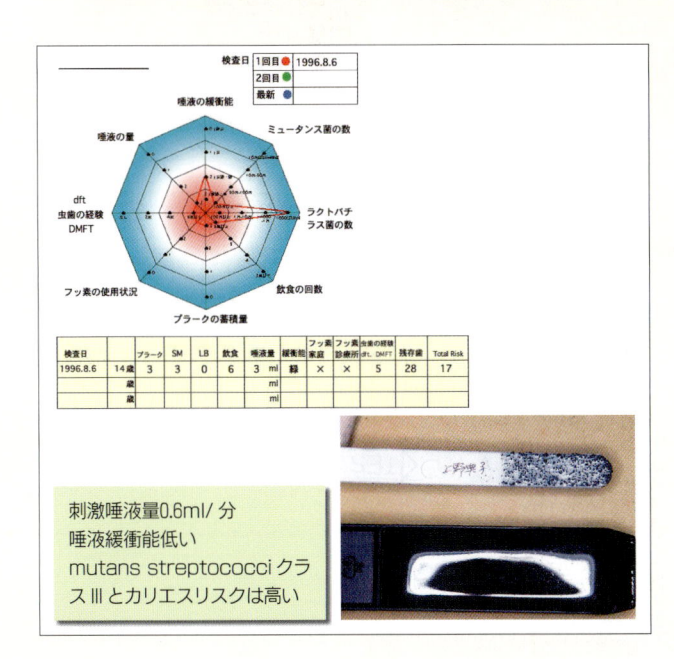

刺激唾液量0.6ml/分
唾液緩衝能低い
mutans streptococci クラスⅢとカリエスリスクは高い

1996.7.19
14歳

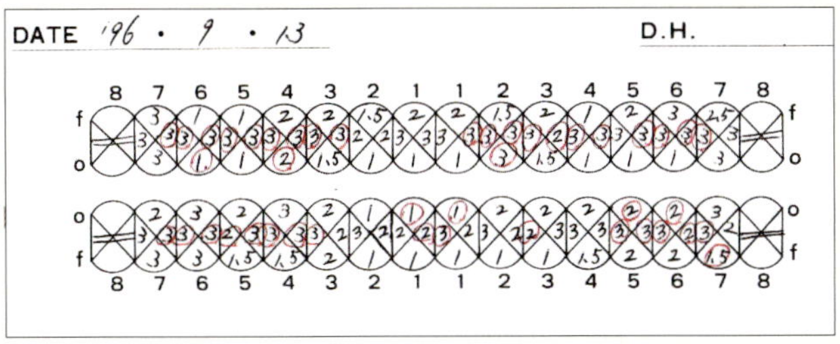

Case 75　初期歯周炎　歯周治療後う蝕も、歯周炎も再発なし・Case74の長女

着眼点　歯周治療より2年後、歯石の形成のスピードが速いため、メンテナンスは必須

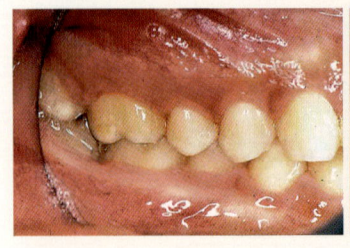

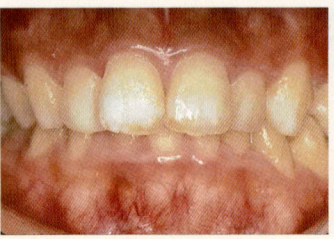

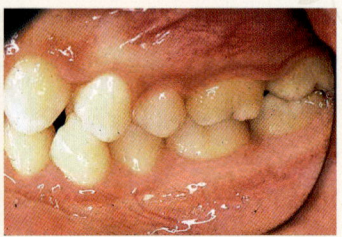

16歳

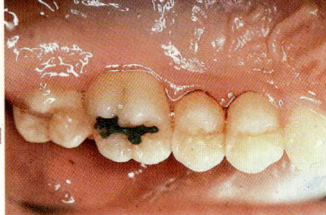

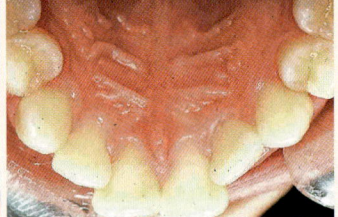

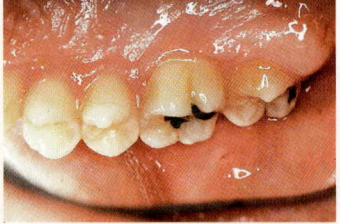

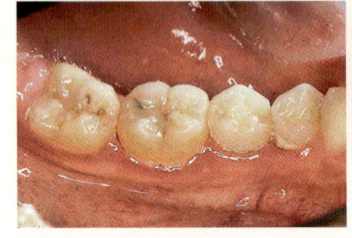

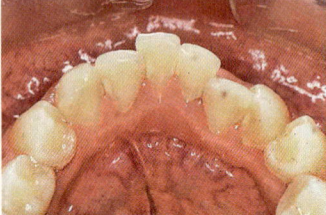

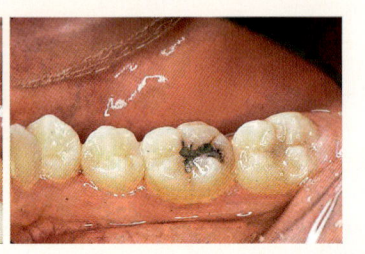

読み解く鍵

2年後。母親と同様に、歯石形成のスピードが速いために、メンテナンスのたびに簡単な除石とPMTC、プラークコントロール指導が欠かせない。

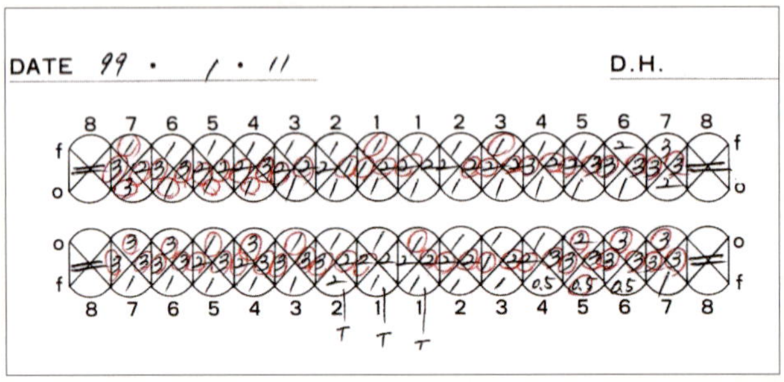

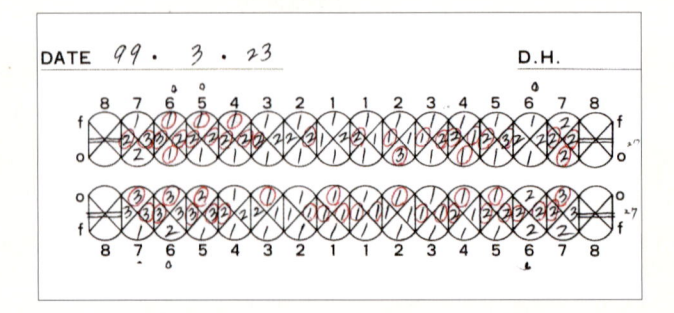

356

Case 75　初期歯周炎　歯周治療後う蝕も、歯周炎も再発なし・Case74の長女

着眼点 再来院時　この時点での介入がなければ骨吸収が進行していただろう

14歳

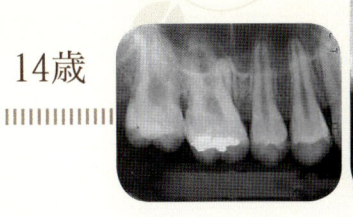

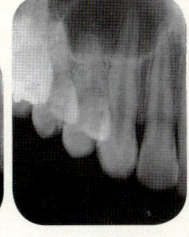

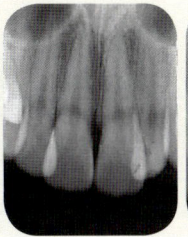

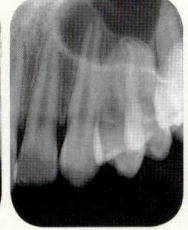

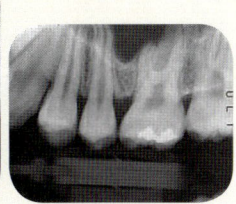

18歳

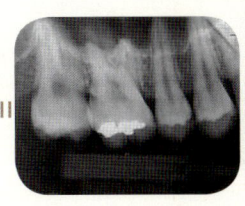

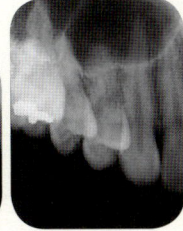

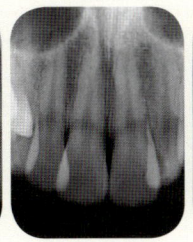

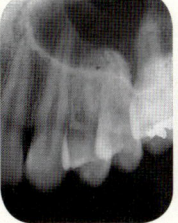

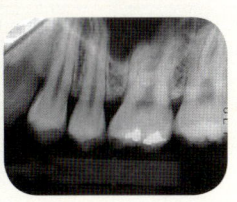

着眼点 歯周炎を発症させないことがもっとも重要である

14歳

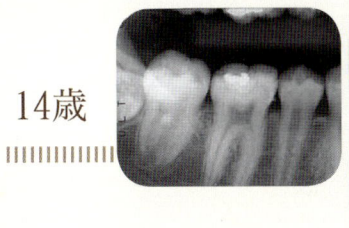

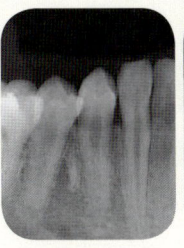

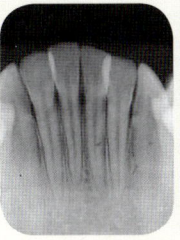

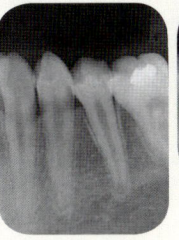

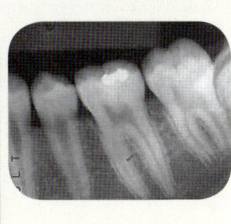

18歳

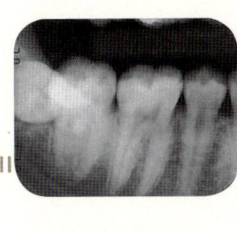

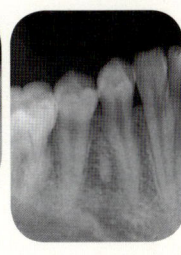

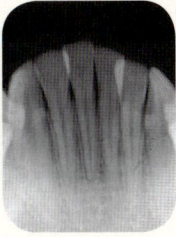

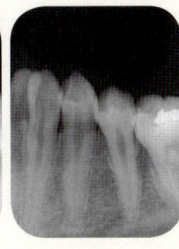

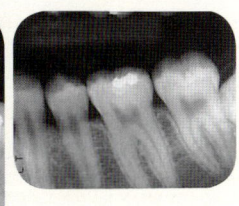

Science 読み解く鍵

4年後のエックス線写真の比較。骨の状態は安定している。再来院時に歯周治療を行わねば、おそらく骨吸収が始まっていたと考えられる。母親(Case74)のような中程度から重度の歯周炎の治療を頑張ることも大切だが、このように歯周炎を発症させないことがもっとも重要である。

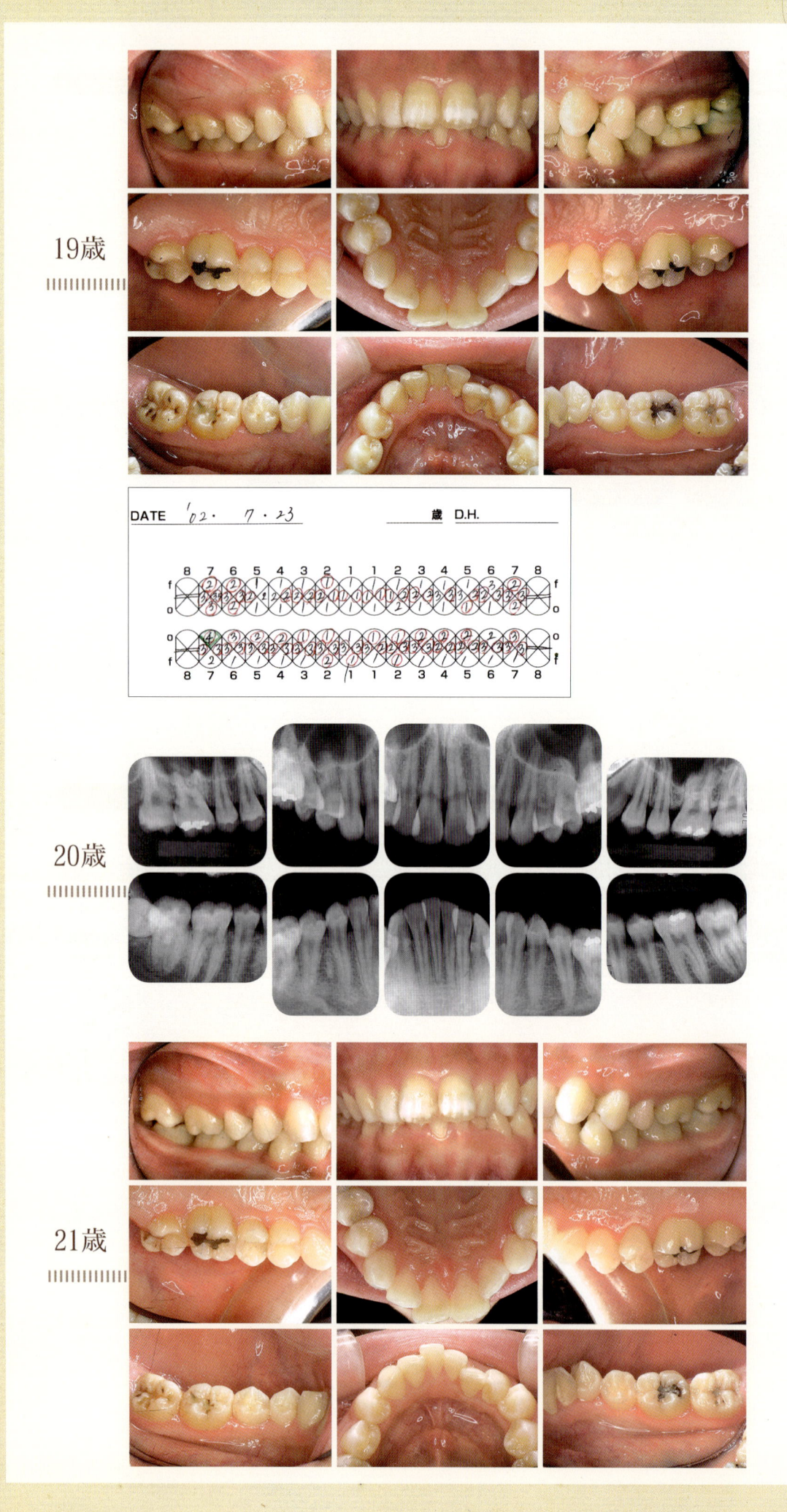

Case 75　初期歯周炎　歯周治療後う蝕も、歯周炎も再発なし・Case74の長女

19歳

DATE '02・7・23　　歳　D.H.

20歳

21歳

358

Case 75　初期歯周炎　歯周治療後う蝕も、歯周炎も再発なし・Case74の長女

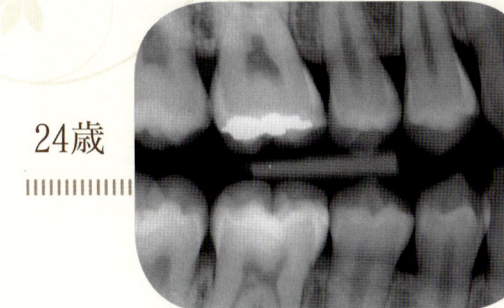

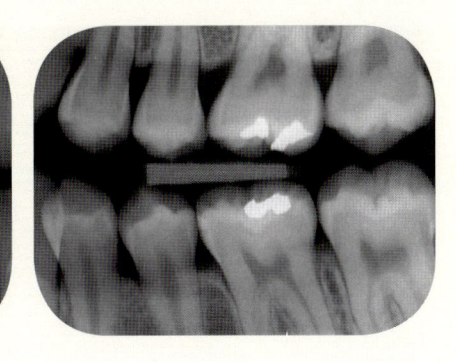

24歳

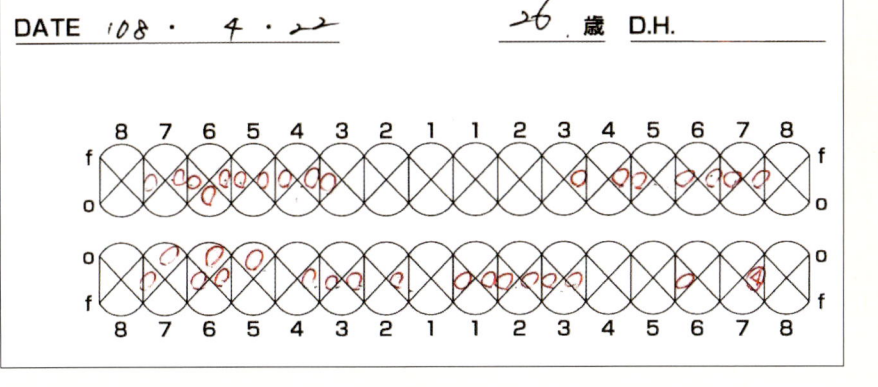

26歳

DATE 108・4・22　　26 歳 D.H.

着眼点　カリエスリスクが高いため、ときどきのバイトウイングは必須

26歳

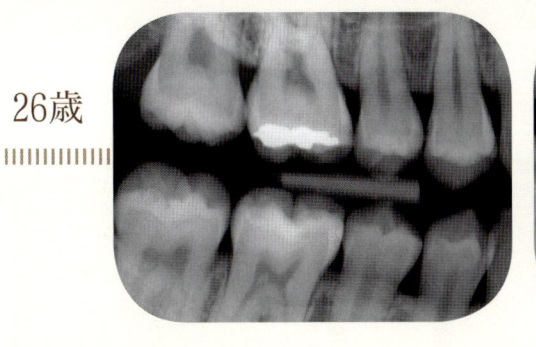

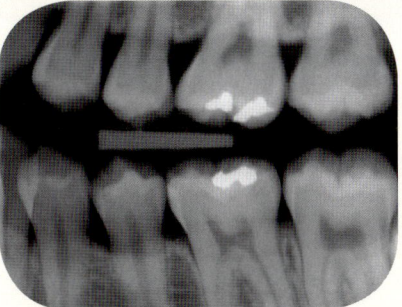

Science 読み解く鍵

カリエスリスクが高かったため、ときどきのバイトウイングエックス線は欠かせない。隣接面のコンタクトポイントにう蝕を発生させないように指導をしていく。歯周組織は安心な状態である。

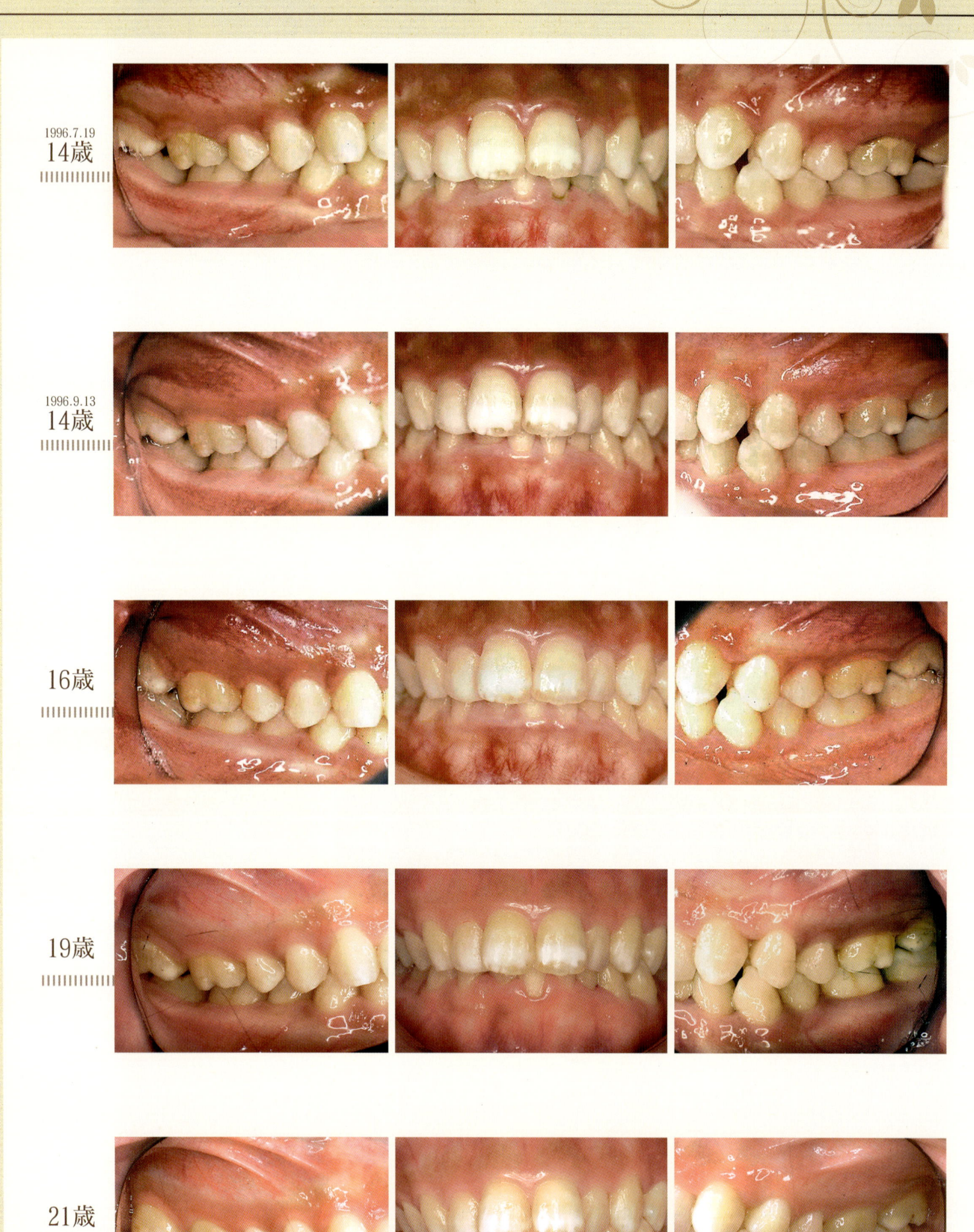

Case 75　初期歯周炎　歯周治療後う蝕も、歯周炎も再発なし・Case74の長女

1996.7.19
14歳

1996.9.13
14歳

16歳

19歳

21歳

Case 75　初期歯周炎　歯周治療後う蝕も、歯周炎も再発なし・Case74の長女

着眼点　家族単位で見よう

14歳

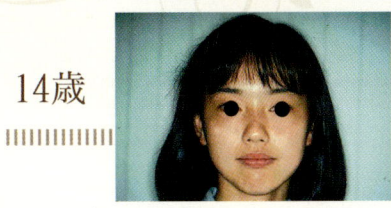

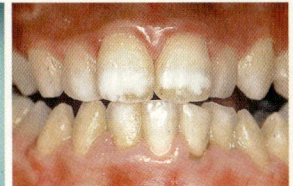

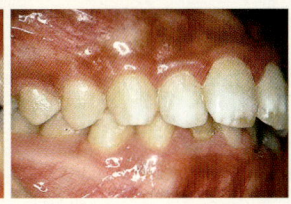

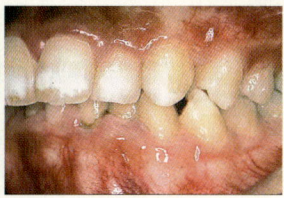

再評価
14歳

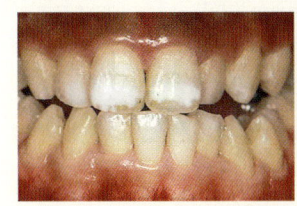

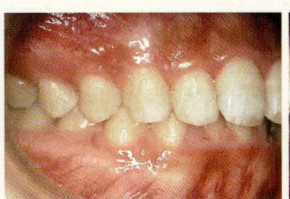

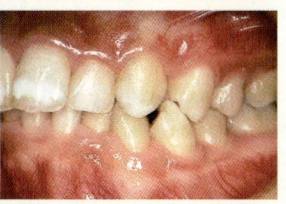

16歳

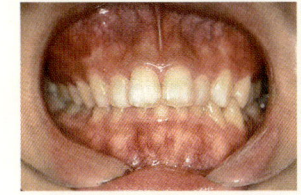

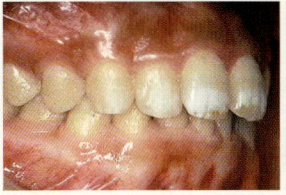

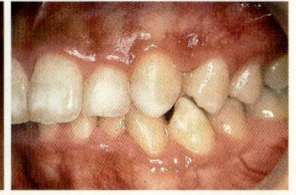

19歳

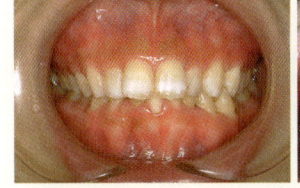

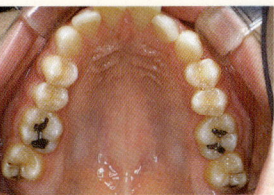

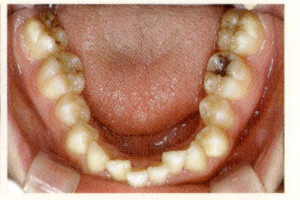

21歳

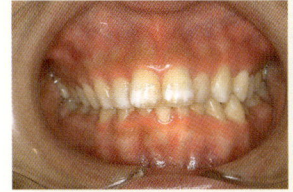

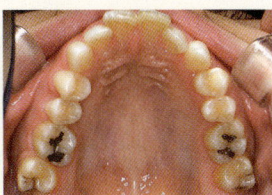

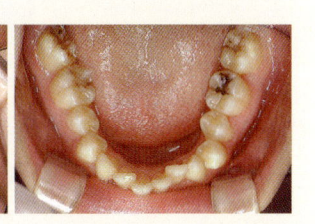

28歳

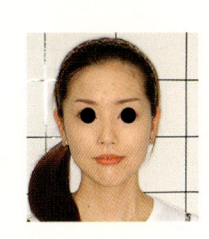

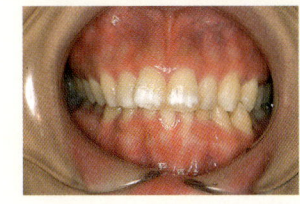

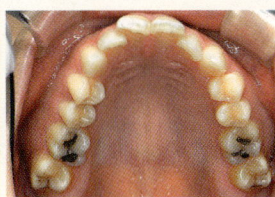

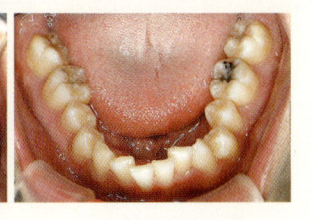

Science 読み解く鍵

歯石形成が速く、歯肉の炎症もときどき見られたが14年のメンテナンスでう蝕や歯周病の発症が防げた。
　歯周治療は家族単位で見ることが大切である。中程度から重度歯周炎の母親と同じ轍を踏ませないためにも、子供の歯周炎の発症を防いでいかねばならない。このことが担保されてはじめて、重度歯周炎の治療に意味があると考えている。

Case 76

【患者データ】
初診日：1990年
生年月日：
初診時年齢：28歳
性別：女
主訴：5̲の痛みと腫れ、歯周治療、部分的に重度歯周炎

限局性侵襲性歯周炎
20代前半から苦労した後に来院、再発なし

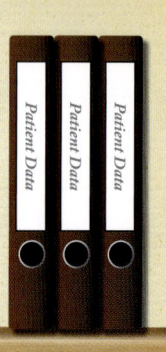

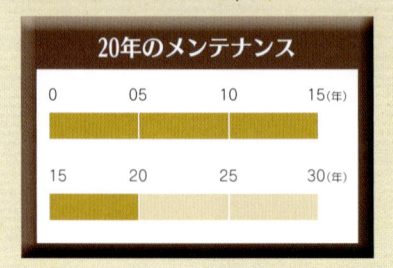

20年のメンテナンス

| 0 | 05 | 10 | 15(年) |
| 15 | 20 | 25 | 30(年) |

AUTHOR'S COMMENT

初診時28歳、女性。主訴は5̲の痛みと腫れ、歯周治療であった。東京から京都に引っ越しされ、紹介で来院された。20代前半から歯周病で苦労されてきた、そのころに7 6 5|5 6 7に固定を受けたそうである（岡山にて）。これまで5̲以外に、1̲、4̲が腫れたことがある。4̲にはアクセスフラップを行い他はSRPを行った。初診時よりプラークコントロールは十分にできていて指導することもないほどだった。

遠方なので、6ヵ月ごとのメンテナンスを夫とともに20年行っている。2人の子供もメンテナンスに来ており、カリエスフリーで育っている。4̲が劣形根のため、今後経過が不良になるであろうが、20代の苦労を思えば、20年間歯周炎の再発を起こしていないことは本人にとって非常に幸せなことだと思う。この患者ももっと早く適切な歯周治療が行われるべきだった人だ。

着眼点　初診時、28歳　長い間歯周病で歯科医院に通院していたが…

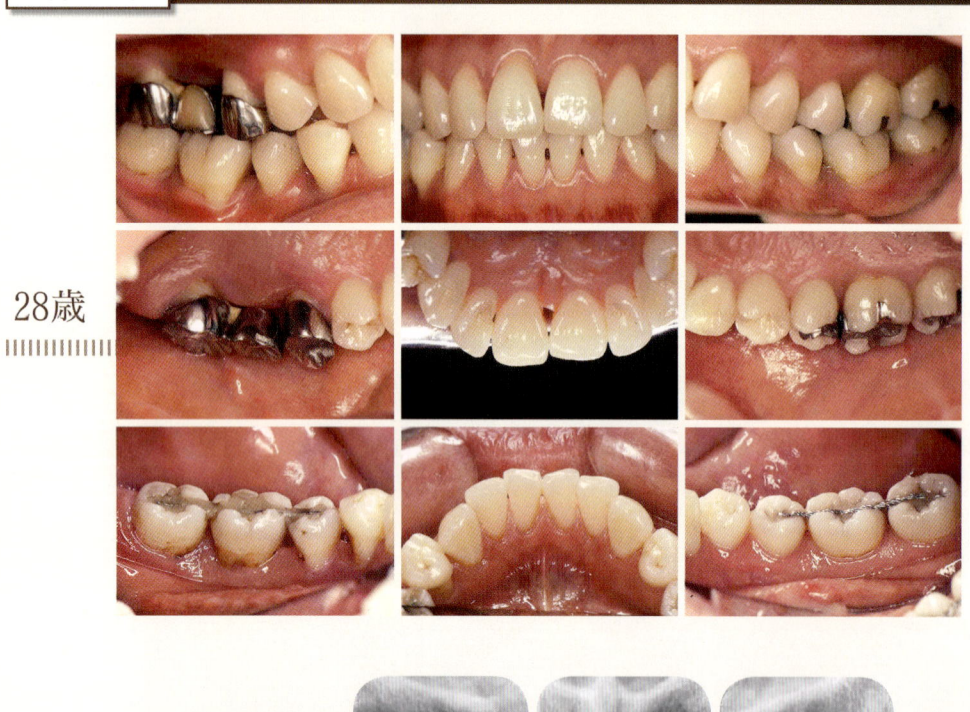

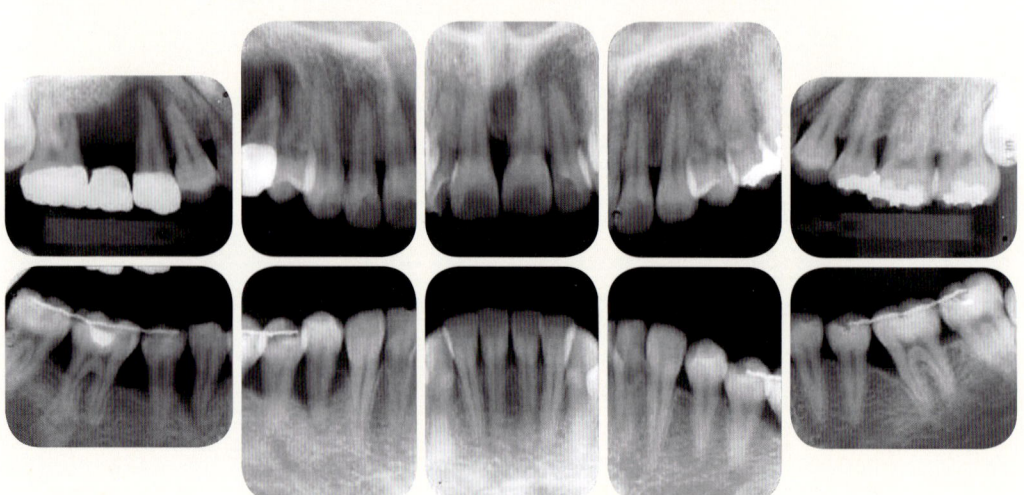

28歳

Science 読み解く鍵

初診時28歳、女性、ノンスモーカー。プラークコントロールも良好である。しかし、20代前半から歯周炎で苦労してきたとのことであった。6̲は歯周炎で過去に抜歯を受けている。今回は5̲が腫れて来院した。過去に1̲、4̲が腫れたことがあるとのこと。

ずっと歯周炎で苦労をして歯科医院を受診しながらも、歯周炎の進行を止めることができていない症例である。7 5 1|7 6 5 4|6に骨吸収があるが他は正常である。限局性侵襲性歯周炎と考えられる。

Case 76　限局性侵襲性歯周炎　20代前半から苦労した後に来院、再発なし

着眼点　40歳　半年ごとのメンテナンスでも歯周炎の再発なし

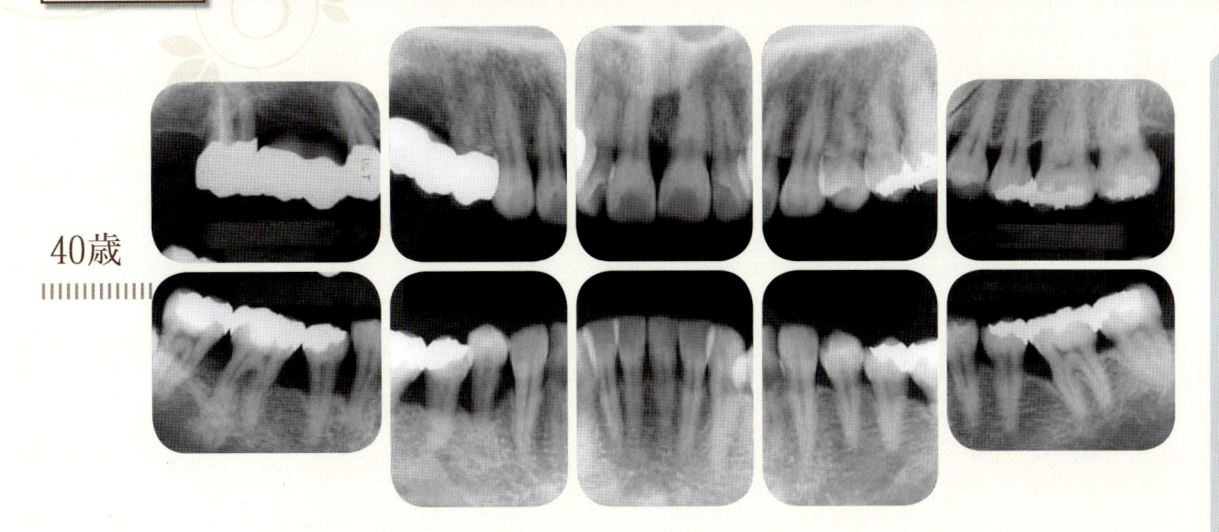

40歳

読み解く鍵 *Science*

5|抜歯、4|歯周外科(アクセスフラップ)、SRPを行って、⑦6⑤|Br装着、7 6 5|5 6 7固定を除去してインレーの装着をして、12年後である。

骨の状態も安定して歯周炎の再発は認められない。遠方からの来院のために6ヵ月に一度のメンテナンスをしている。

Case 76　限局性侵襲性歯周炎　20代前半から苦労した後に来院、再発なし

着眼点　歯肉退縮はあるが全体的に良好

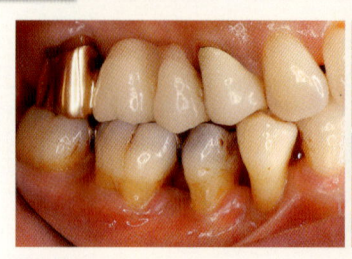

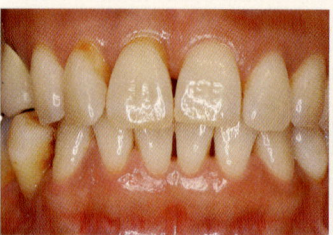

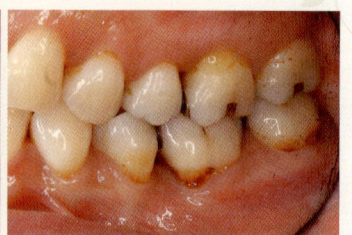

46歳

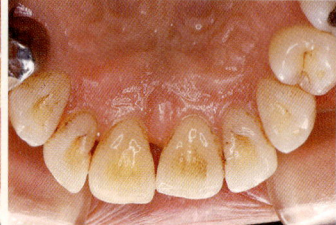

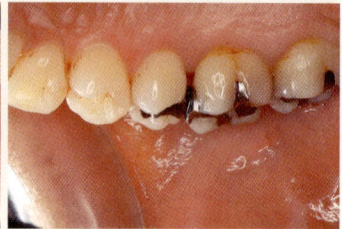

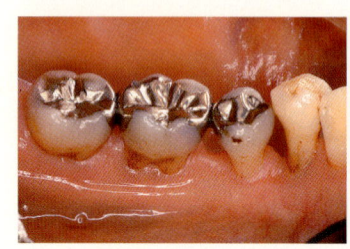

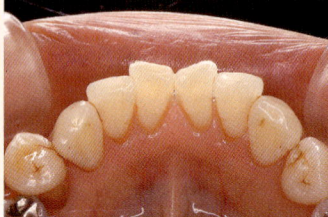

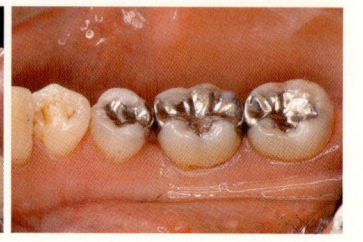

読み解く鍵

18年後である。薄い歯肉のため、歯肉の退縮が見られるところはあるが、経過は良好である。4̄は劣形根のため動揺があり、ときどき咬合調整をしている。

Case 76　限局性侵襲性歯周炎　20代前半から苦労した後に来院、再発なし

着眼点　もっと早く適切な治療を受けてほしかった

1996.6.16
28歳

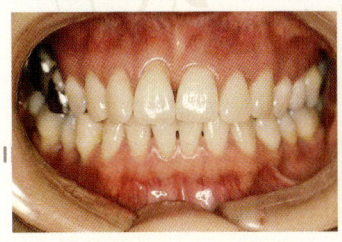

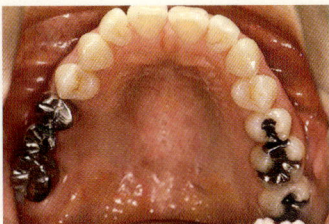

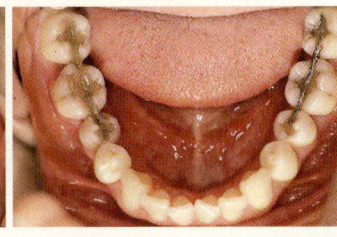

1990.11.24
28歳

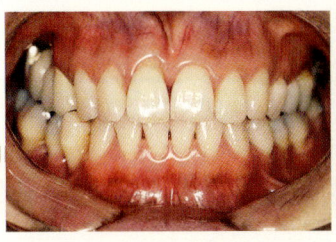

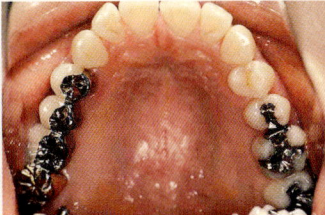

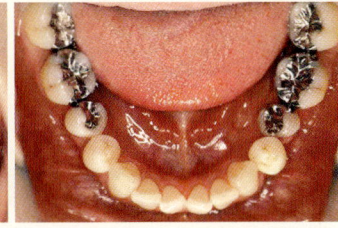

33歳

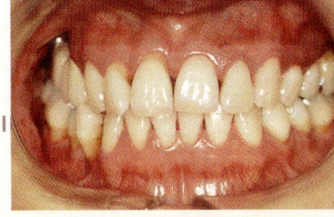

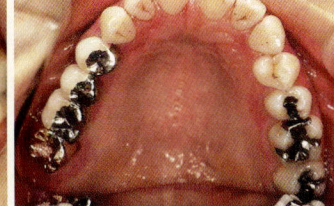

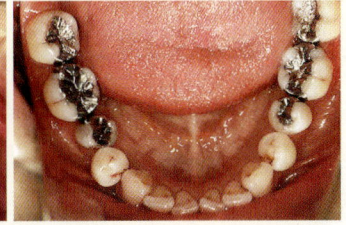

40歳

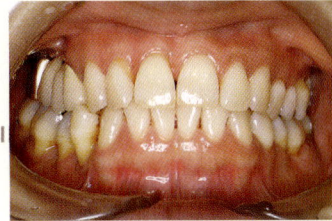

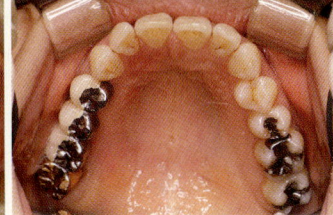

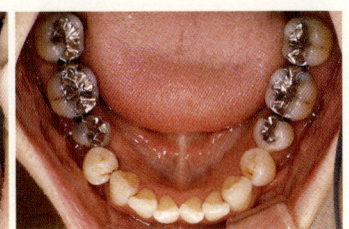

48歳

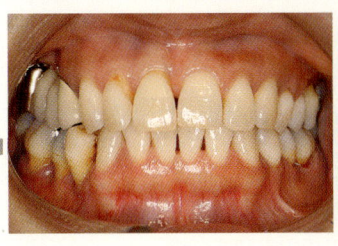

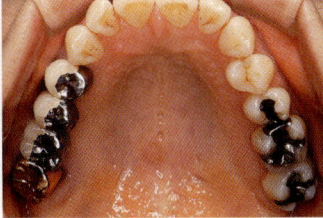

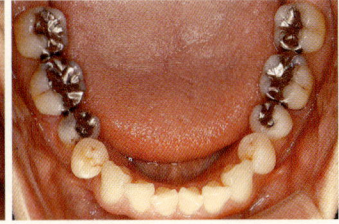

Story 読み解く鍵

現在メンテナンス20年となる。4|の経過が心配だが歯周炎の再発はない。もっと早く適切な歯周治療が行われていたらと思う。

365

Case 77

【患者データ】
初診日：1997.10.25
生年月日：1995.3.29
初診時年齢：2歳
性別：女
主訴：検診

歯周炎を発症させないこと
矯正あり・Case76の長女

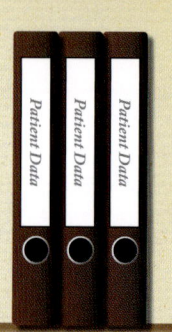

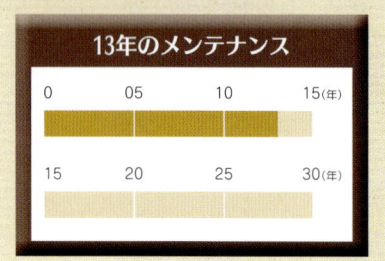

13年のメンテナンス

| 0 | 05 | 10 | 15(年) |
| 15 | 20 | 25 | 30(年) |

AUTHOR'S COMMENT

初診時2歳、女児。検診が主訴。Case76の長女。叢生が生じたため矯正治療をしている。カリエスフリーで美しい歯列に成長したが、この3年あまりの写真からは舌突出癖のため 2|2 の部位に開咬傾向が認められる。舌癖の注意をしている。このように発育期の歯列はある意味ダイナミックに変化している。規格化された資料で比較することによりそれがよくわかる。

着眼点　歯周病から家族を守ることが大切

2歳 / 4歳 / 5歳 / 6歳 / 7歳 / 8歳

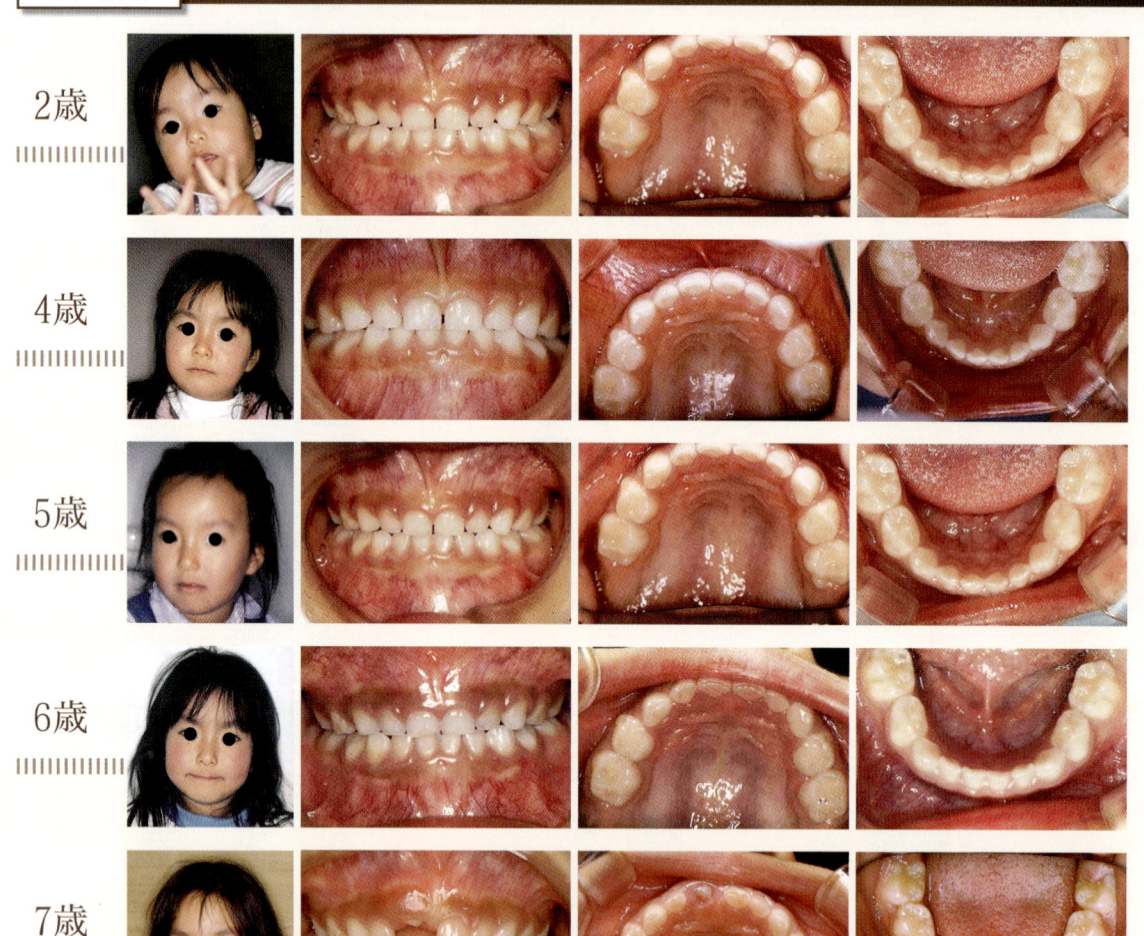

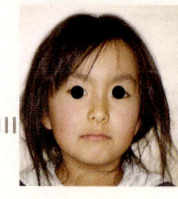

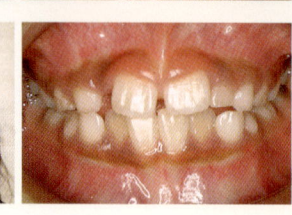

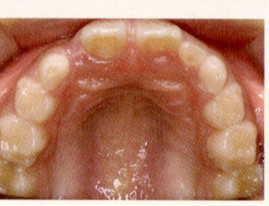

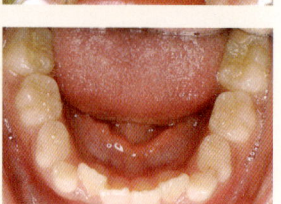

Science 読み解く鍵

限局性侵襲性歯周炎で苦労をしたCase76の長女である。初診時は2歳であったが、Case74,75の母娘と同様に、子供が歯周炎にならないようにすることも必ず視野に入れて診ていく。10歳の時に叢生傾向がでてきたために、矯正治療を行っている。

Case 77　歯周炎を発症させないこと　矯正あり・Case76の長女

9歳

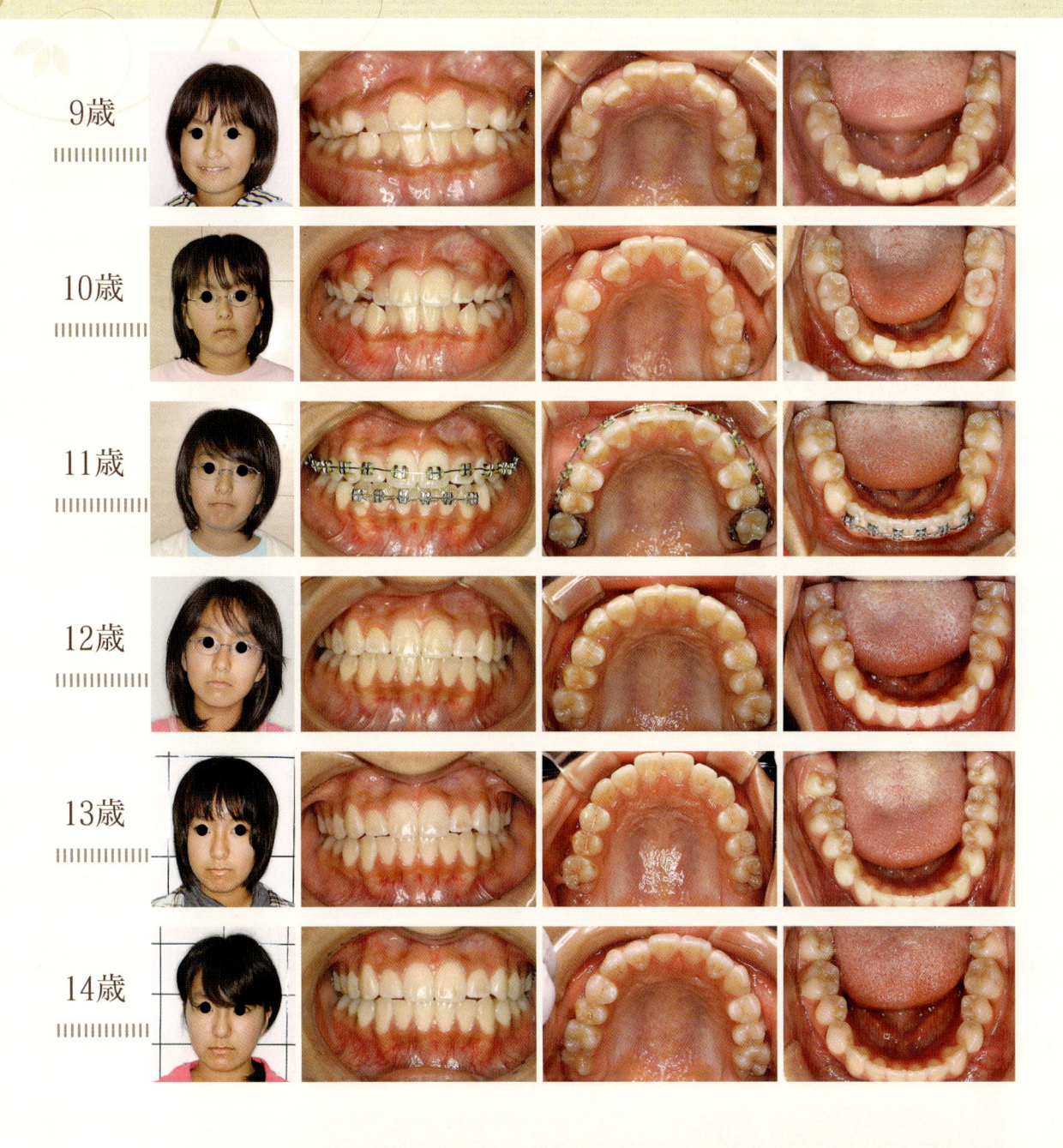

10歳

11歳

12歳

13歳

14歳

着眼点　開咬傾向に注意

15歳

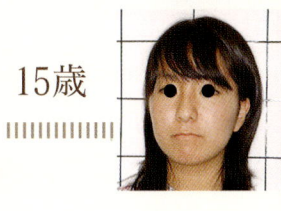

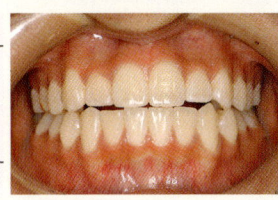

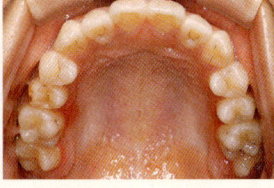

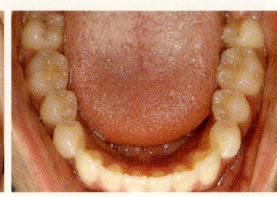

Science 読み解く鍵

初診から13年のメンテナンスが経過した。カリエスフリー、歯肉炎フリーで育っている。歯列は舌突出癖のために 2|2 が開咬の傾向を示してきているので注意が必要である。今後も歯周炎が発症しないように注意してメンテナンスを行っていく。

Case 78

歯周炎を発症させないこと カリエスフリー
・Case76の長男

【患者データ】
- 初診日：1991.10.19
- 生年月日：1987.7.7
- 初診時年齢：4歳
- 性別：男
- 主訴：予防処置

19年のメンテナンス

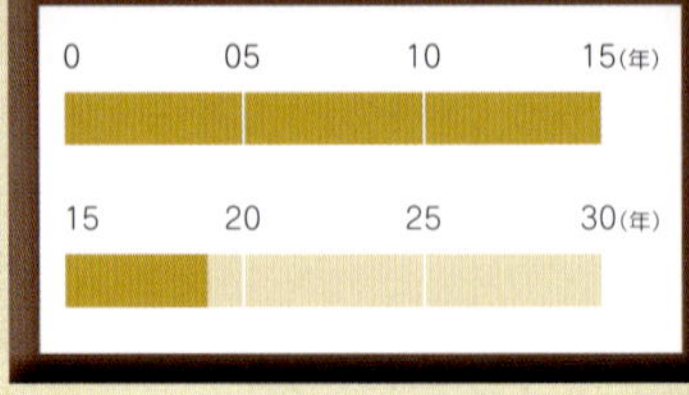

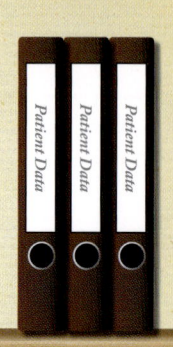

AUTHOR'S COMMENT

初診時4歳、男児。母親（Case76）が20代前半で限局性侵襲性歯周炎に罹患し苦労をされていた。その治療についてきていた。母親の治療が終わりメンテナンスに移行してから、本人の予防を開始した。19年経過するが乳歯列も永久歯列もカリエスフリーである。母親が歯周炎を発症した年齢になったが、歯肉の状態は問題なく安定している。

着眼点　Case76の長男、健康を守れた

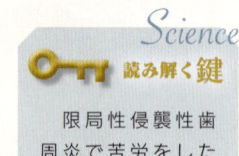

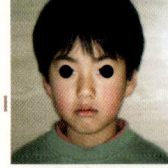

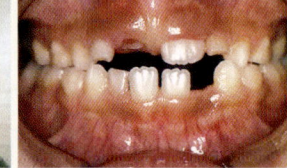

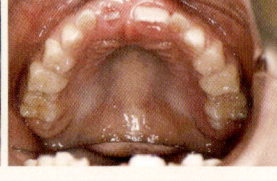

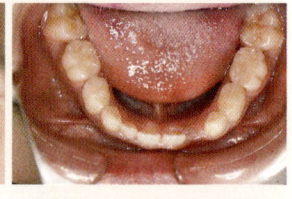

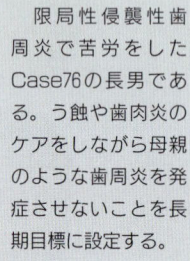

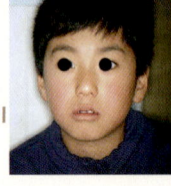

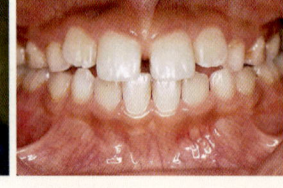

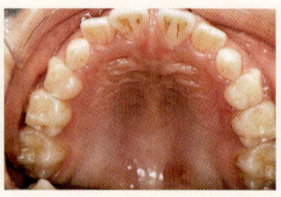

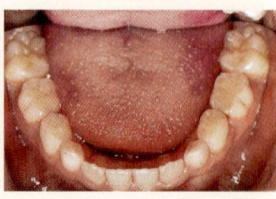

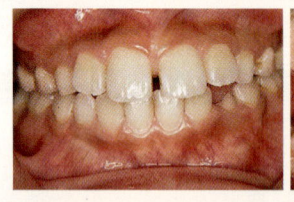

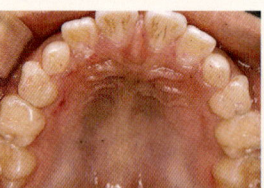

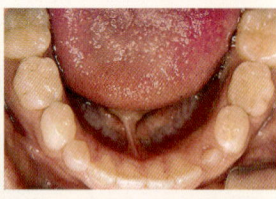

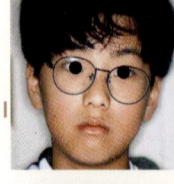

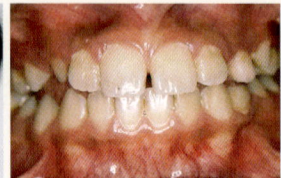

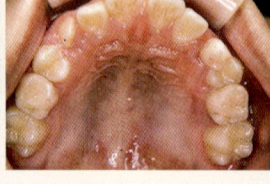

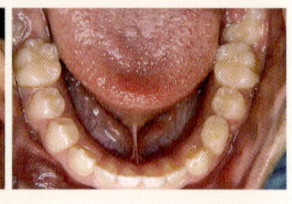

4歳 / 7歳 / 8歳 / 9歳 / 10歳 / 11歳

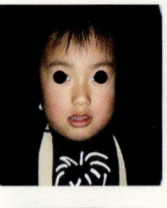

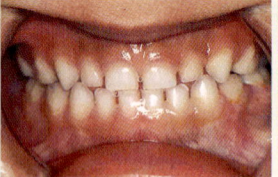

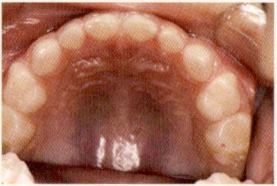

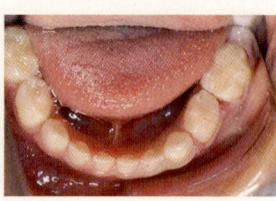

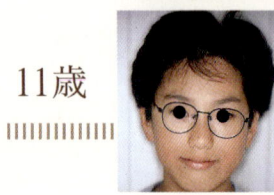

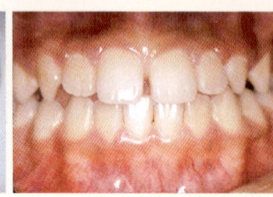

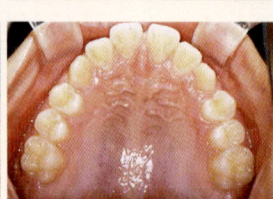

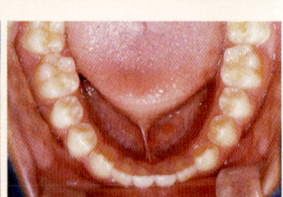

Science 読み解く鍵

限局性侵襲性歯周炎で苦労をしたCase76の長男である。う蝕や歯肉炎のケアをしながら母親のような歯周炎を発症させないことを長期目標に設定する。

Case 78　歯周炎を発症させないこと　カリエスフリー・Case76の長男

12歳

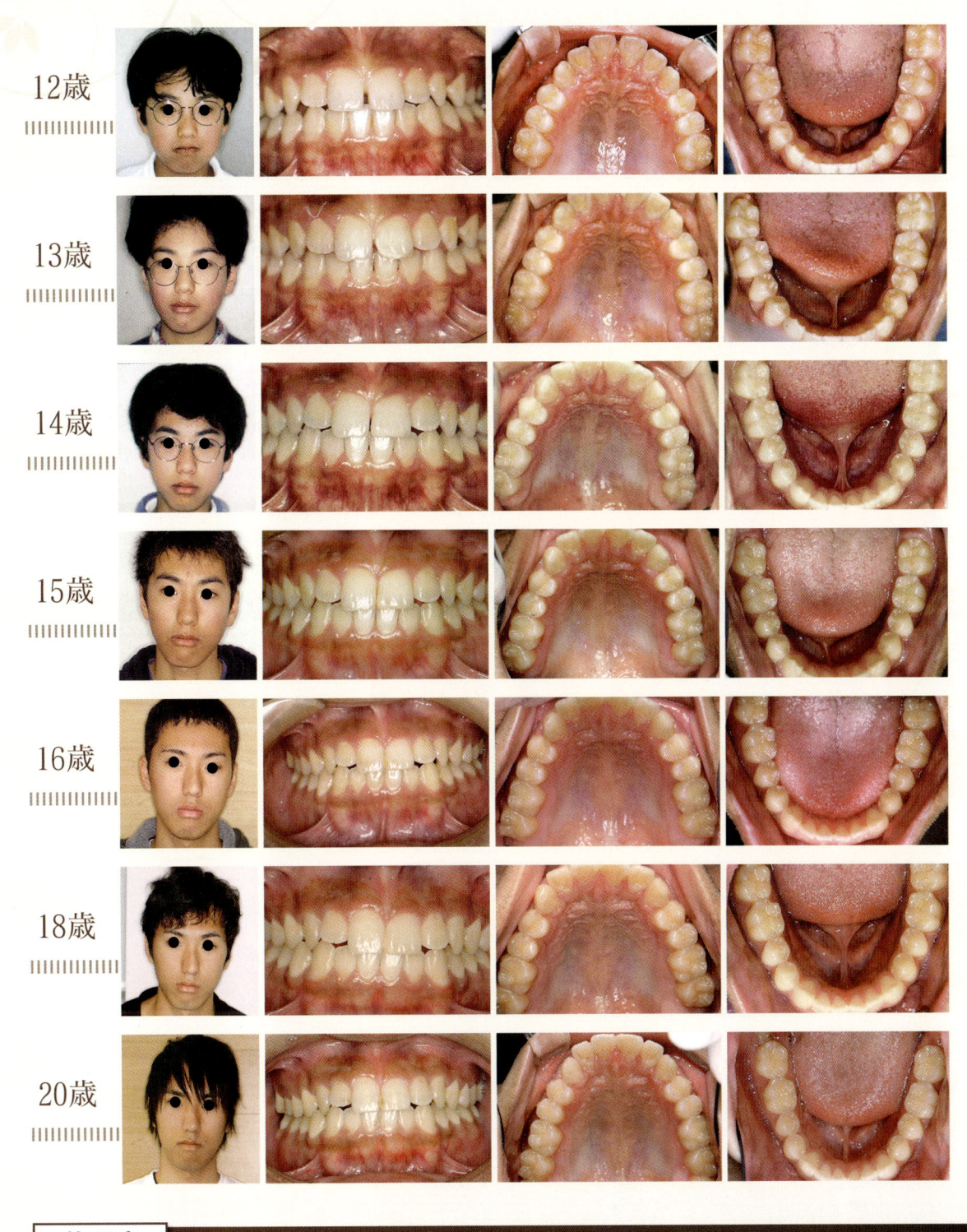

13歳

14歳

15歳

16歳

18歳

20歳

| 着眼点 | 歯周治療の根幹とはなにか |

22歳

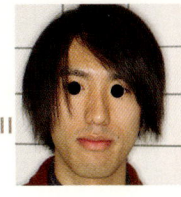

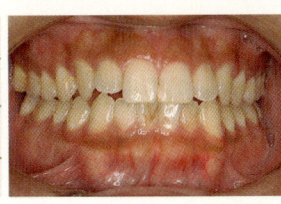

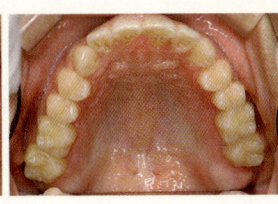

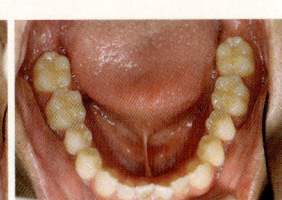

Science 読み解く鍵

メンテナンスも19年になる。現在24歳だが、乳歯列も永久歯列もカリエスフリーで歯肉の状態も安定している。限局性侵襲性歯周炎で苦労をした母親（Case76）は、この年齢でおそらく歯周炎が発症していただろう。
子供には歯周炎を発症させないという長期目標は達成されたと思う。こういうことが歯周治療の根幹にあるべきと思う。

Case 79

広汎性侵襲性歯周炎 不適切な治療の後に

【患者データ】
- 初診日：1987.9.7
- 生年月日：1952.9.27
- 初診時年齢：34歳
- 性別：女
- 主訴：重度歯周炎、第三子妊娠中

22年のメンテナンス

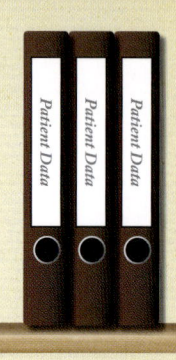

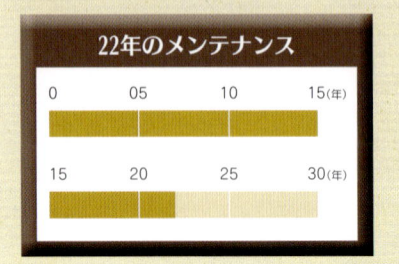

| 0 | 05 | 10 | 15(年) |
| 15 | 20 | 25 | 30(年) |

AUTHOR'S COMMENT

初診時34歳、女性。主訴は歯周治療。20代から歯周病に苦しんできた。前の歯科医院には2週間に1回ずっと通院していたが、歯肉縁下に対する処置は受けていなかった。今もこのような患者が相変わらずほとんどである。歯周治療には、外科手術の技術も必要だが、圧倒的にSRPの方が頻度は高い。歯科衛生士がSRPを適切に行えるようになるには3～5年の卒後トレーニングが必要だが、学ぶ機会や、実践する機会、正しいSRPの効果を疑似体験する機会が少ないのが問題だろう。

この患者は初診時第三子を妊娠中で、しばらくして妊娠不安定のため入院となった。出産後、歯周治療、補綴処置を開始した。本人は非常に真面目でホームケアもしっかり行い、メンテナンスには22年間一度のキャンセルもなく来院している。それだけ20代からの歯周炎がつらかったのだろう。歯周組織の経過は良好であるが、6|の歯根破折が生じそうで懸念している。

着眼点　20代から患者は歯周炎で苦労してきた

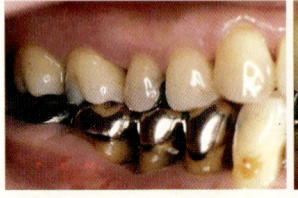

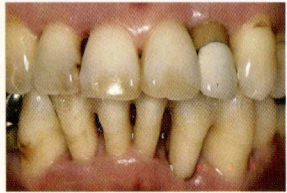

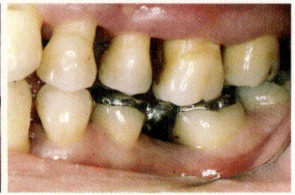

1987.9.7　34歳

Science 読み解く鍵

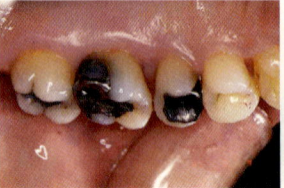

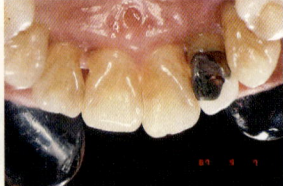

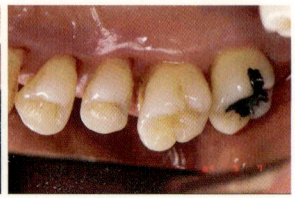

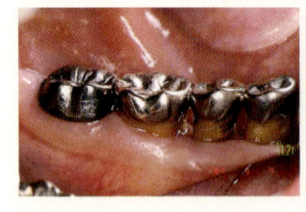

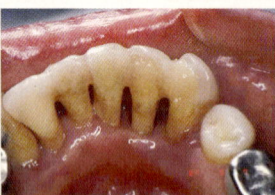

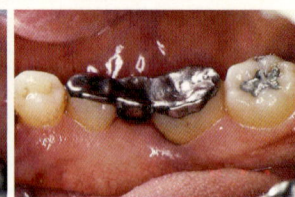

20代から歯周炎で苦労してきた初診時34歳の女性である。第三子を妊娠中で、エックス線写真は安定期に入ったところで撮影した。ノンスモーカーである（20代に喫煙していたがやめている）。前医にはずっと2週間に一度受診していたそうである。

本書で供覧している症例は共通して当院初診まで歯肉縁下のSRPを受けたことがない。今も受診患者のほとんどは同じである。歯周治療についての情報は多いのに、どうして病因の除去・軽減がこれほどまでになおざりにされているのだろうか？

安定期に入ってから撮影したエックス線写真からは進行した骨吸収が認められた。現在の分類であれば広汎性侵襲性歯周炎ということになるだろう。歯周治療を開始したが、すぐに妊娠が不安定で入院し、出産後治療を再開したが、その半年あまりの中断の間にも付着の喪失が進行していた。

Case79　広汎性侵襲性歯周炎　不適切な治療の後に

1987.12.4
34歳

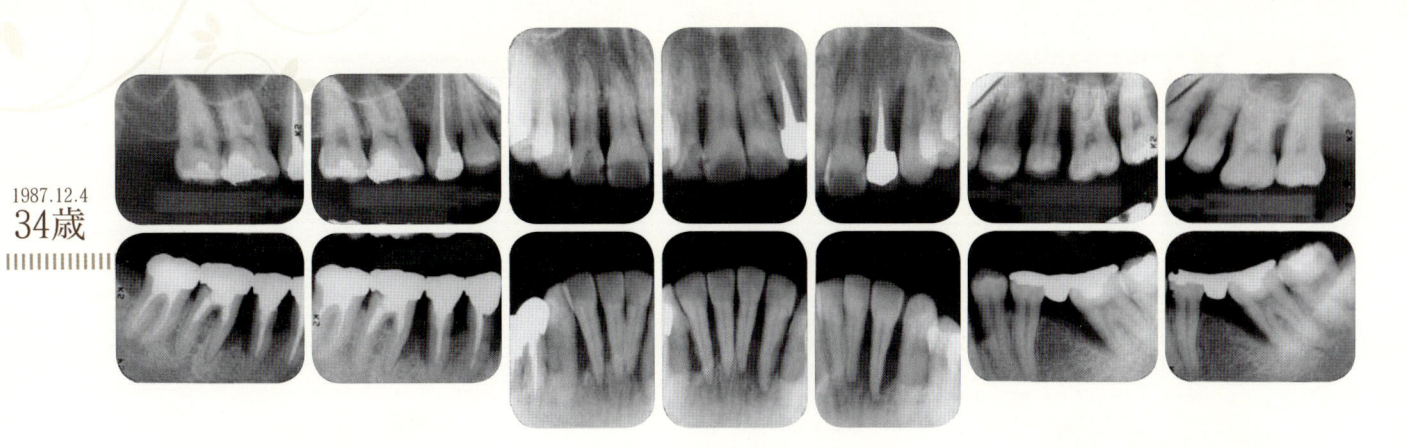

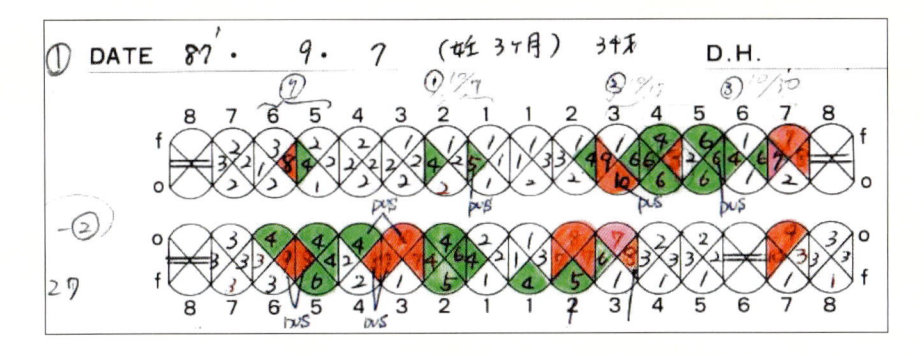

| 着眼点 | SRPのみで治療、骨が回復している |

37歳

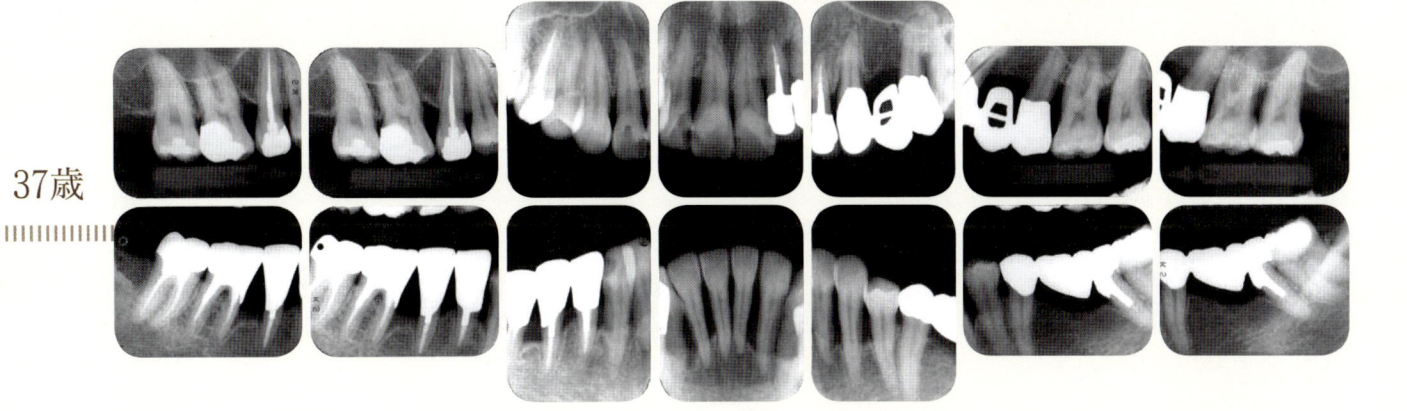

Science 読み解く鍵

$\underline{4}$、$\overline{|7}$近心根だけ抜歯をし、SRPのみで治療をしている。治療終了後2年であるが、骨が回復していることがよくわかる。
　病因である歯肉縁下のバイオフィルムを除去・軽減すればいかに生体が応答してくれるかを示している。

Case79　広汎性侵襲性歯周炎　不適切な治療の後に

着眼点　患者は3ヵ月ごとのメンテナンスを欠かしたことがない

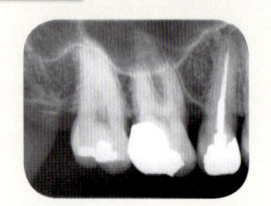

54歳

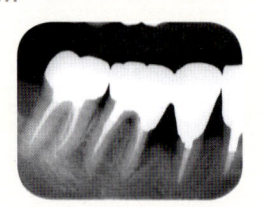

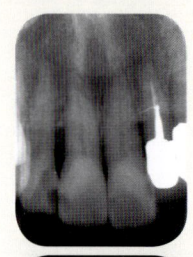

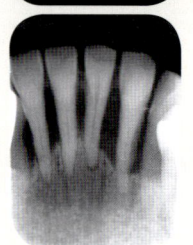

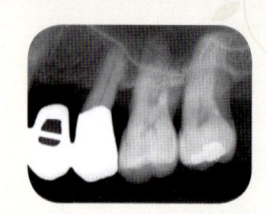

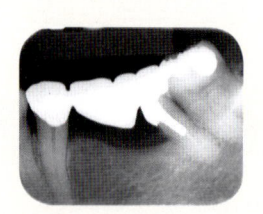

Science
読み解く鍵

経過の資料は膨大になるので、この症例では途中経過を省いているが、3ヵ月ごとのメンテナンスは一度も欠かしたことがない。エックス線写真は4～5年に1度撮影しているが歯周炎の再発は生じていない。6̄の近心根が劣化してきているようである。

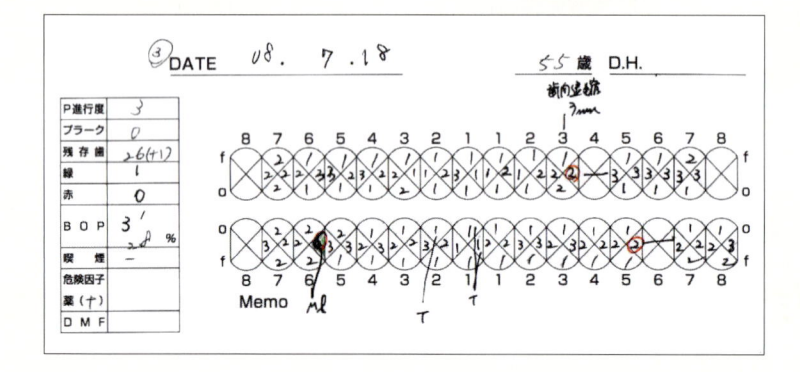

Case79　広汎性侵襲性歯周炎　不適切な治療の後に

| 着眼点 | バイオフィルムの除去、軽減のみでこれだけの成果が得られる |

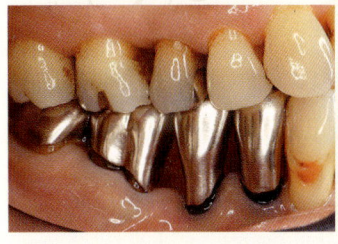

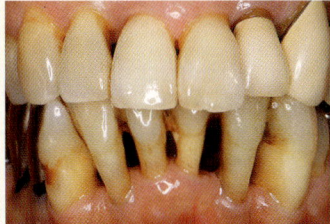

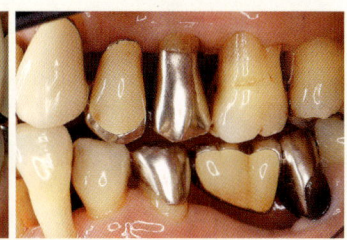

2009.1.24
56歳

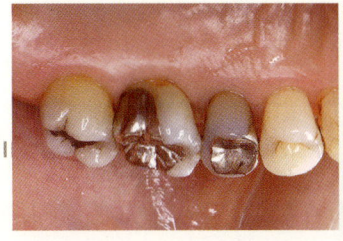

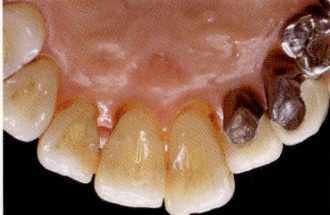

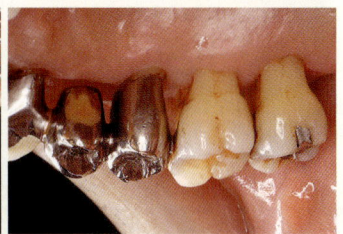

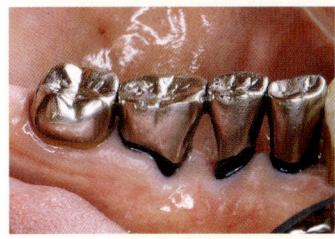

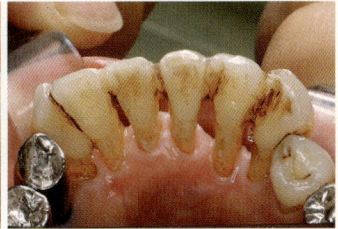

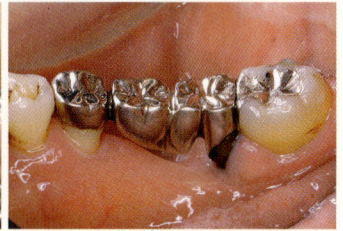

| 着眼点 | どんな新しい術式、材料が登場しても歯周治療の基本は変わらない |

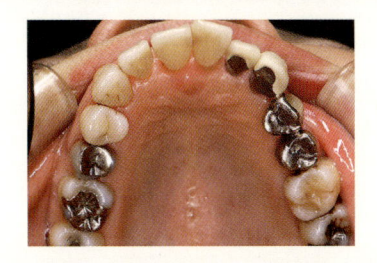

2009.1.25
56歳

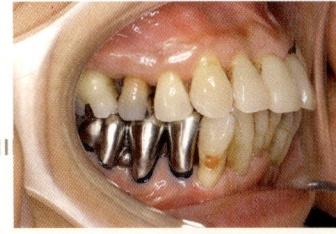

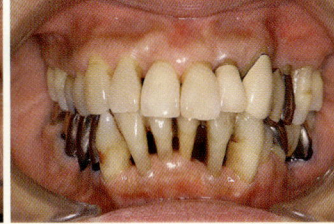

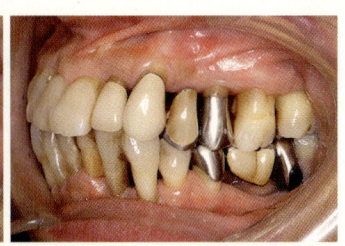

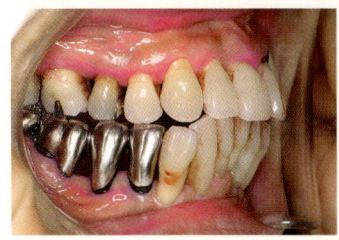

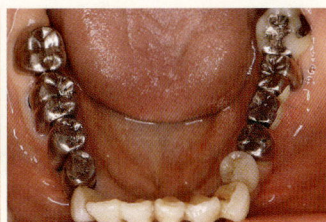

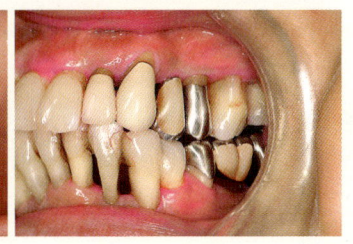

Science 読み解く鍵

22年目である。ホームケアは完璧で美しい歯周組織である。初診時にあれほど苦労していた歯周炎から解放されて久しい。こういう症例をとおして、私たちがすべきことは、病因（バイオフィルム）の除去・軽減であることを心から納得できるのではないだろうか。
どんな手術をしたとか、どんなマテリアルを使って再生を試みたとかも、時として意味があるが、歯周治療の基本は昔も今も変わらない。また、咬合については、フレミタスを触れる歯をときどきほんの少し咬合調整したのみである。

373

Case 80 反抗期による中断・喫煙開始というリスク・Case79の長男

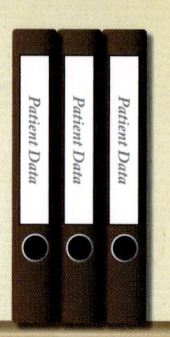

【患者データ】
- 初診日：1991.4.15
- 生年月日：1983.12.16
- 初診時年齢：7歳
- 性別：男
- 主訴：Aが抜けず1が生えてこない

12年のメンテナンス
0　　05　　10　　15(年)
15　　20　　25　　30(年)

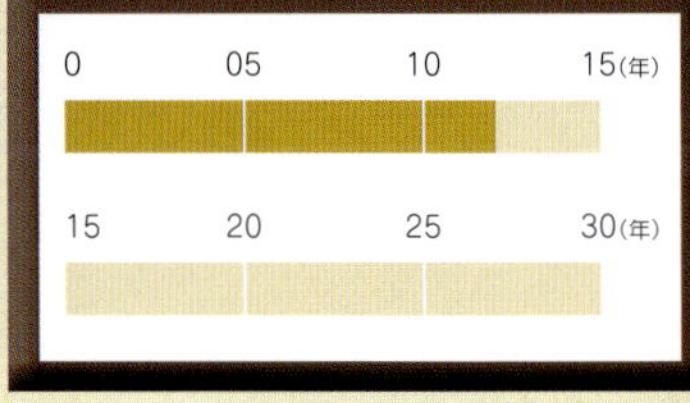

AUTHOR'S COMMENT

初診時7歳、男児。主訴はAが抜けずが1生えてこない。経過を見て開窓、1は萌出したが、2、3と同じく萌出困難を生じた。そのため、それぞれ開窓を行い、矯正治療なしで、カリエスフリーのきれいな永久歯列を完成させた。その後19歳までメンテナンスに応じていた。禁煙教育にもかかわらず、16歳くらいから喫煙を始め、反抗期で親との折り合いも悪く、メンテナンスの来院が途絶え、もう7年になる。5人家族の中で、彼だけがメンテナンスに来ていない。

着眼点　Aが抜けず3が生えてこない

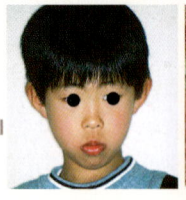

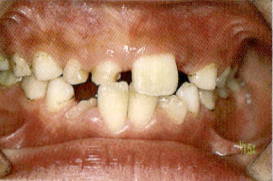

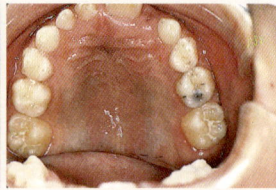

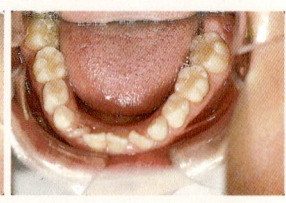

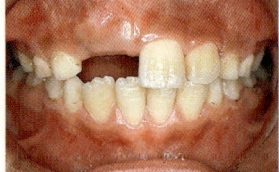

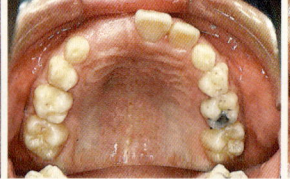

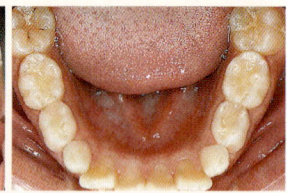

7歳
8歳
11歳

Science 読み解く鍵
主訴はAが抜けずに1が生えてこないとのことだった。とても恐がりの男児であった。Aを抜歯してメンテナンスで様子をみることとした。1年待っても萌出しなかったため、1には開窓術を行った。

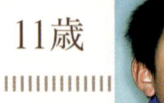

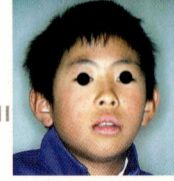

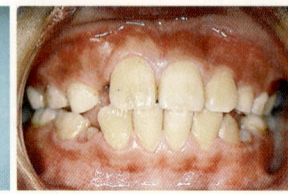

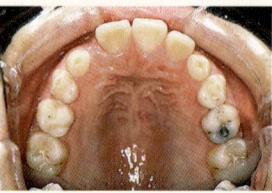

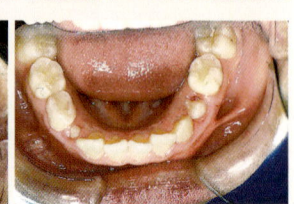

着眼点　母親は元スモーカー、禁煙教育もスタートさせる

12歳
13歳

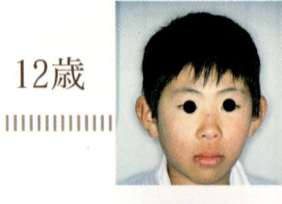

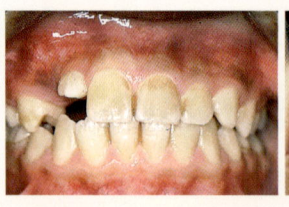

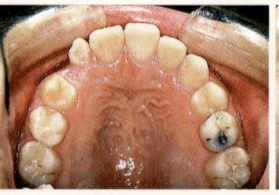

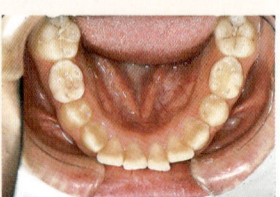

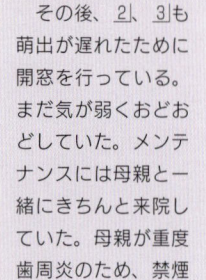

Story 読み解く鍵
その後、2、3も萌出が遅れたために開窓を行っている。まだ気が弱くおどおどしていた。メンテナンスには母親と一緒にきちんと来院していた。母親が重度歯周炎のため、禁煙教育も行っている。

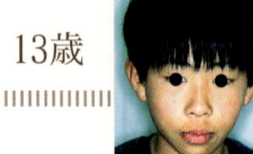

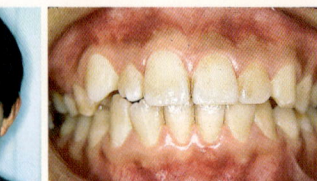

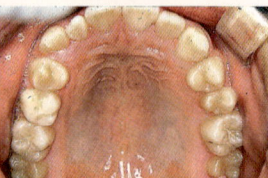

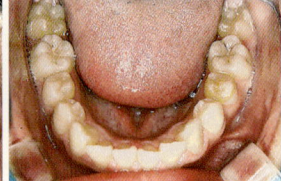

Case 80　反抗期による中断・喫煙開始というリスク・Case79の長男

| 着眼点 | 喫煙を始め、メンテナンスにも来ていない。先が不安である |

14歳

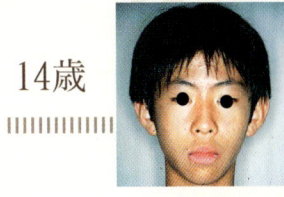

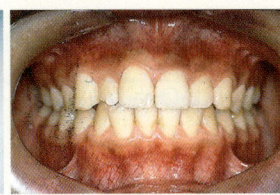

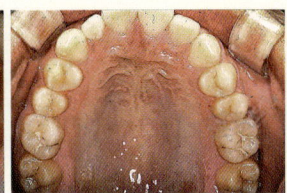

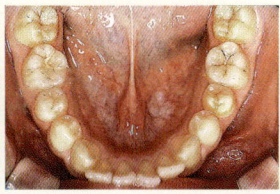

15歳

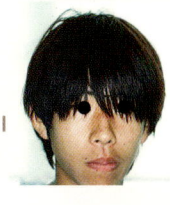

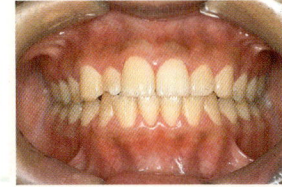

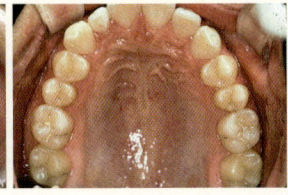

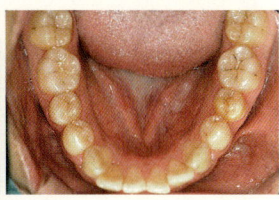

16歳

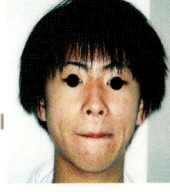

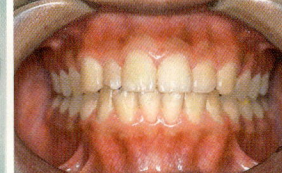

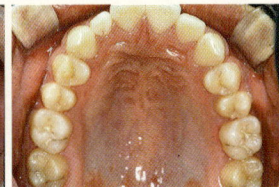

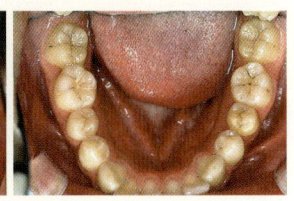

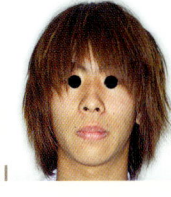

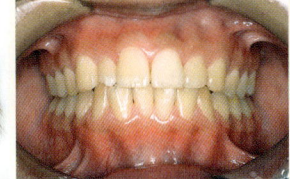

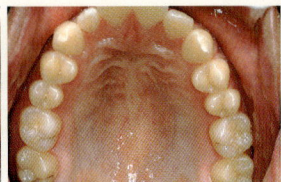

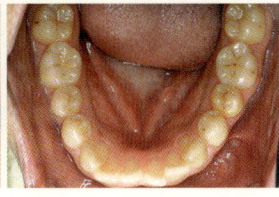

17歳

19歳

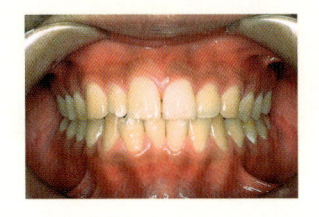

Story 読み解く鍵

カリエスフリーの健全な歯列を獲得した。この時期の男の子には多いことだが、徐々に無口で無愛想になってきた。そして反抗期で親との折り合いも悪く、16歳からはあれほど注意していたのに喫煙を始めた。

かろうじて19歳まではメンテナンスに来院していたが、その後は家を出たようで、5人家族の中で彼だけがメンテナンスに来ていない。重度歯周炎で子供には自分のような苦労をさせまいとしていた母親のことを考えると胸が痛む。生活の乱れや喫煙により、隣接面う蝕や歯周炎の発症が心配される。

375

Case 81

【患者データ】
- 初診日：1989.10.14
- 生年月日：1988.3.12
- 初診時年齢：1歳
- 性別：女
- 主訴：検診

歯周炎で苦しんだ母親は、子供のカリエスフリー、歯周病フリーを強く希望・Case79の次女

22年のメンテナンス

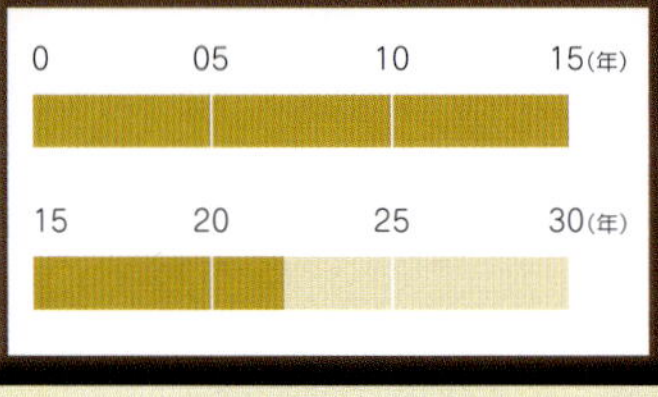

AUTHOR'S COMMENT

初診時1歳、女児。検診が主訴、前歯部の欠損は外傷による。母親（Case79）は広範型侵襲性重度歯周炎のためこの子をカリエスフリー、歯周病フリーで育てたいという強い希望をもっていた。10歳の時に|3の低位唇側転位が生じてきたため、矯正治療を行っている。母親が侵襲性歯周炎に苦労した年齢に近づいてきたが、カリエスフリー、歯周病フリーで本人の健康観も高い。

着眼点　1歳から予防をスタート

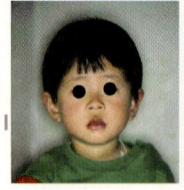

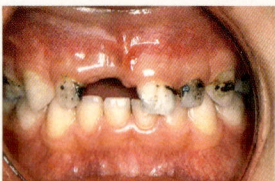

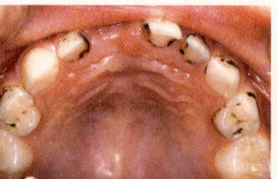

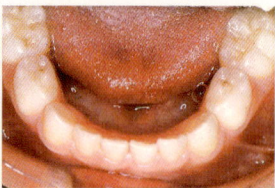

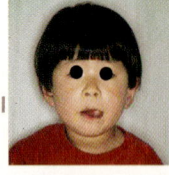

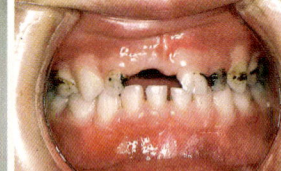

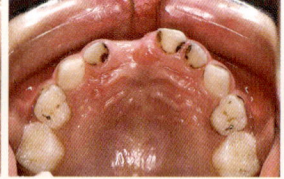

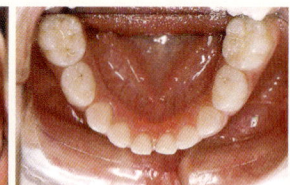

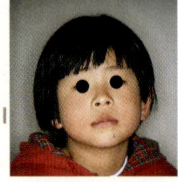

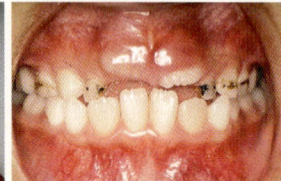

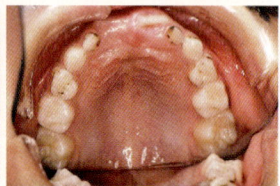

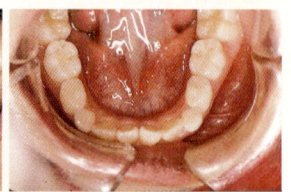

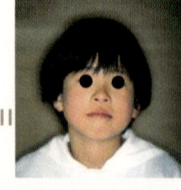

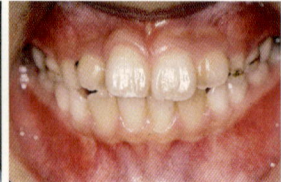

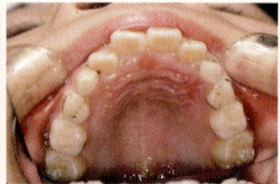

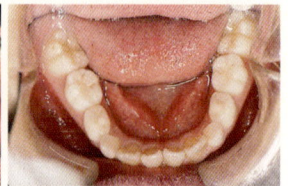

- 3歳
- 4歳
- 6歳
- 7歳
- 8歳

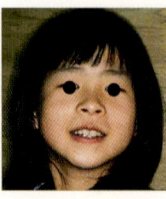

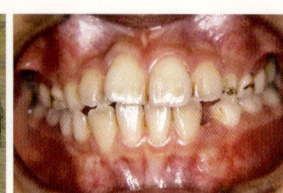

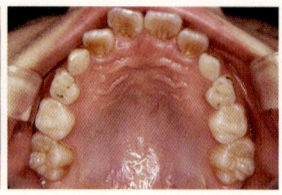

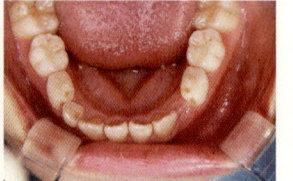

Story 読み解く鍵

Case79の初診時にお腹の中にいた子供である。写真は3歳からであるが1歳から予防とメンテナンスを行っている。前歯部は外傷により喪失している。

Case 81　歯周炎で苦しんだ母親は、子供のカリエスフリー、歯周病フリーを強く希望・Case79の次女

着眼点　|3 の低位唇側転位

9歳

10歳

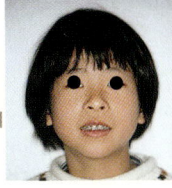

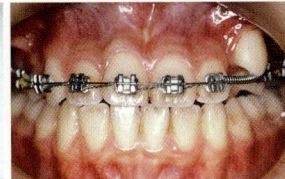

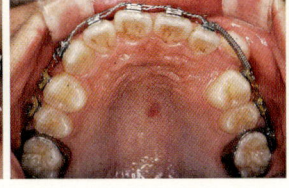

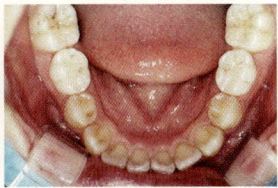

12歳

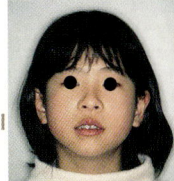

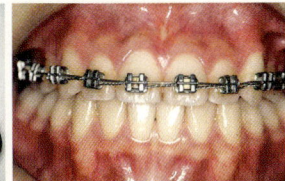

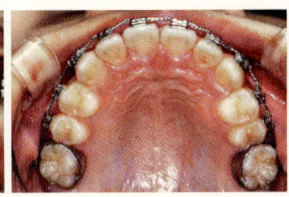

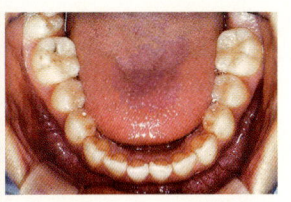

13歳

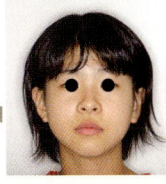

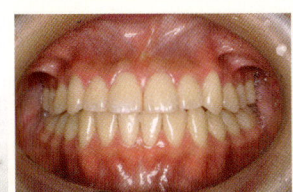

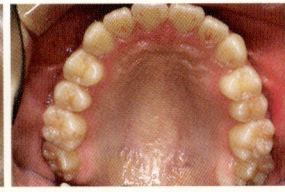

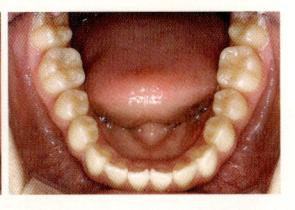

14歳

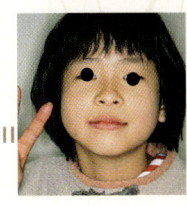

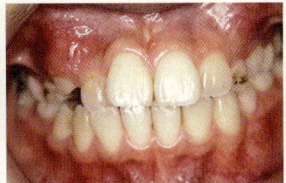

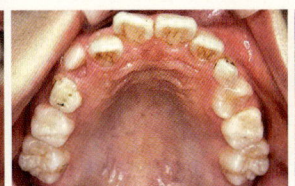

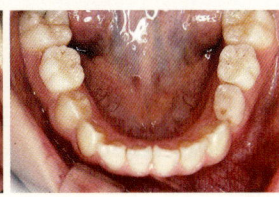

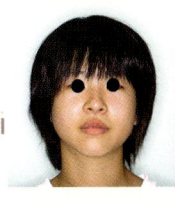

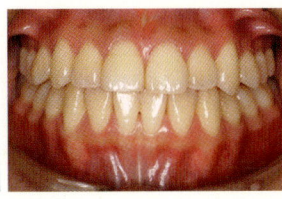

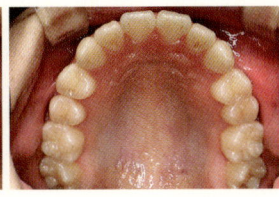

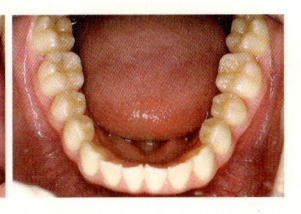

Science 読み解く鍵

10歳頃に |3 が低位唇側に萌出してきたため矯正治療を行っている。3ヵ月ごとのメンテナンスは一度も欠かしたことがない。本人の健康観も高く、カリエスフリーで歯肉炎もなく育っている。

Case 81　歯周炎で苦しんだ母親は、子供のカリエスフリー、歯周病フリーを強く希望・Case79の次女

着眼点　子供たちのケアに力を注ぐ意義と価値

15歳

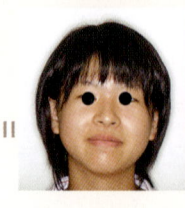

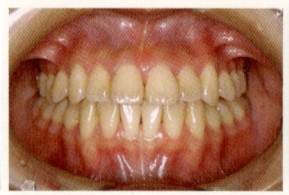

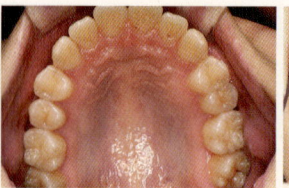

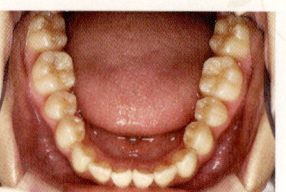

16歳

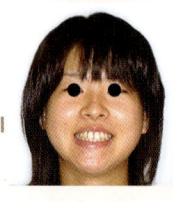

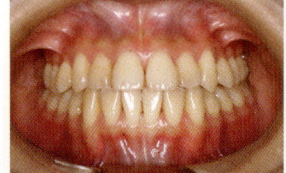

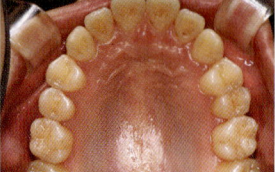

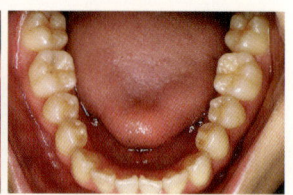

18歳

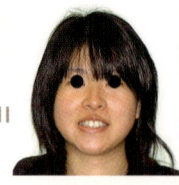

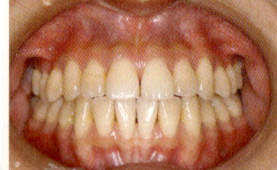

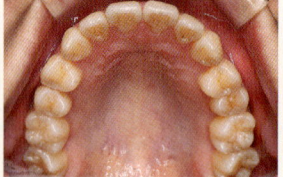

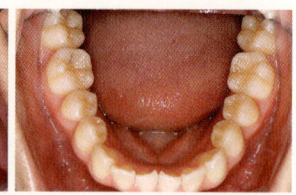

20歳

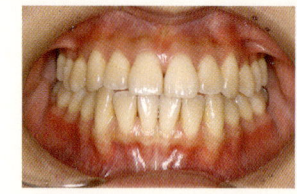

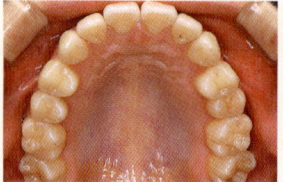

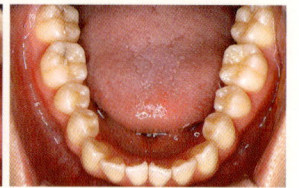

22歳

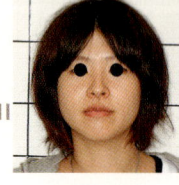

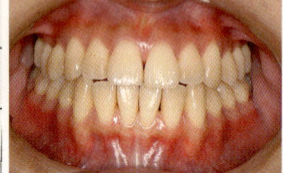

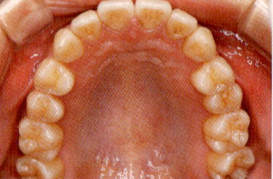

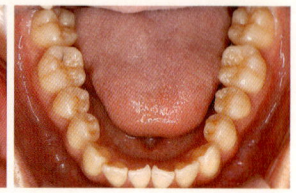

23歳

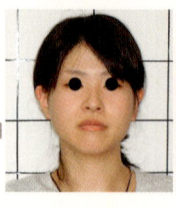

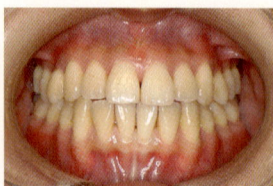

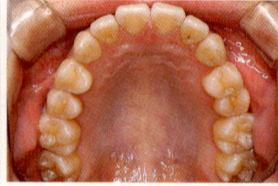

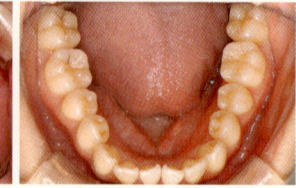

Story 読み解く鍵

現在は他府県の大学に自宅から通学しているため、メンテナンスは4〜6ヵ月に一度になっている。母親が歯周炎に苦労した年齢に近づいてきたが、歯周組織は健康そのものである。
Case79のような重度歯周炎をいかに治すかも大切なことだが、筆者の医院ではその子供たちのケアに力を入れている。喫煙をさせない、ほどほどの食生活やホームケア、メンテナンスにより歯周炎を発症させないことが重要と考えている。これが担保されてはじめて、重度歯周炎に対する治療がさらに意味あるものになるのである。

378

第3章

質の高いメンテナンス治療が基礎となる
Biology-Oriented Dentistry

第3章 質の高いメンテナンス治療が基礎となる Biology-Oriented Dentistry

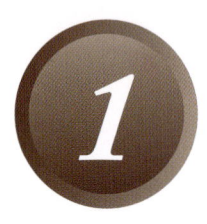

1 予防とメンテナンス治療の根拠としての歯科医療の特殊性

　歯科医療の特殊性という言葉が医科との対比でときどき語られることがあるが、この言葉の私なりの解釈を示してみたい。

　歯科医療は外傷や腫瘍を除けば、大半がバイオフィルム感染症であるう蝕と歯周病という原疾患によって引き起こされた結果に対する治療である（図12）。

　たとえば、補綴は失われた組織をreplace（人工物に置き換える）ものであり、保存修復は実質欠損を審美的に強靭にfilling（充塡）するものであり、歯内療法は実質欠損や感染が歯髄組織にまで及んだものを抜髄したり、感染根管治療を行うものである。

　これらの原疾患によって生じる欠損に対して行われる歯科治療は、ある意味リハビリテーションといえるだろう。

　医療ではさまざまな疾患によって生じた障害のためにリハビリテーション科が独立して存在している。原疾患を考慮することはあっても、ここではリハビリテーションに焦点を絞っている。

　ひるがえってみて、歯科では上記のようなリハビリテーションが大きな割合を占めてきたが、近年のう蝕学、歯周病学の知識の集積から、これらの疾患がバイオフィルム感染症で、かつ日和見感染症であることがわかっている（う蝕は日和見感染症と断言できないが）。そのため、バイオフィルムの除去（プラークコントロールやSRPやメンテナンス治療）と生体の抵抗力を落とす要因（頻回の食事摂取、喫煙、糖尿病など）への指導など、原疾患に対する対応も同時に行われている（図13、14）。

　このことが医科のリハビリテーション科と歯科との大きな違いではないだろうか。このような視点をもつことにより予防やメンテナンス治療が、歯科医療には欠かせないということがわかるだろう。そして歯科医療への取り組み方も大きく変わるのではないかと思う。

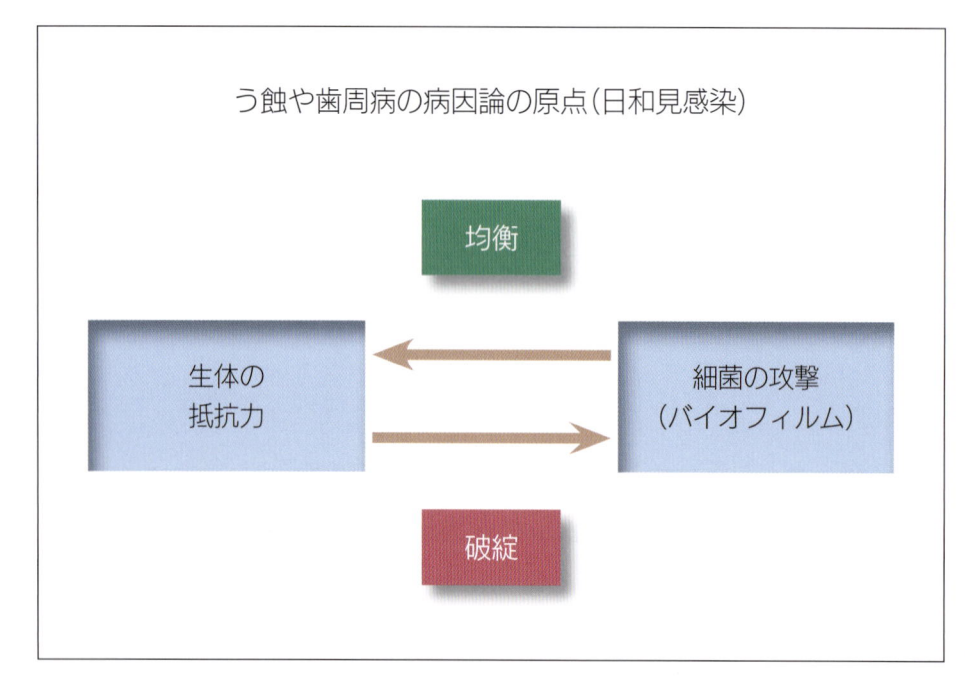

図12

う蝕や歯周病の病因論の原点（日和見感染）

均衡

生体の抵抗力 ⇔ 細菌の攻撃（バイオフィルム）

破綻

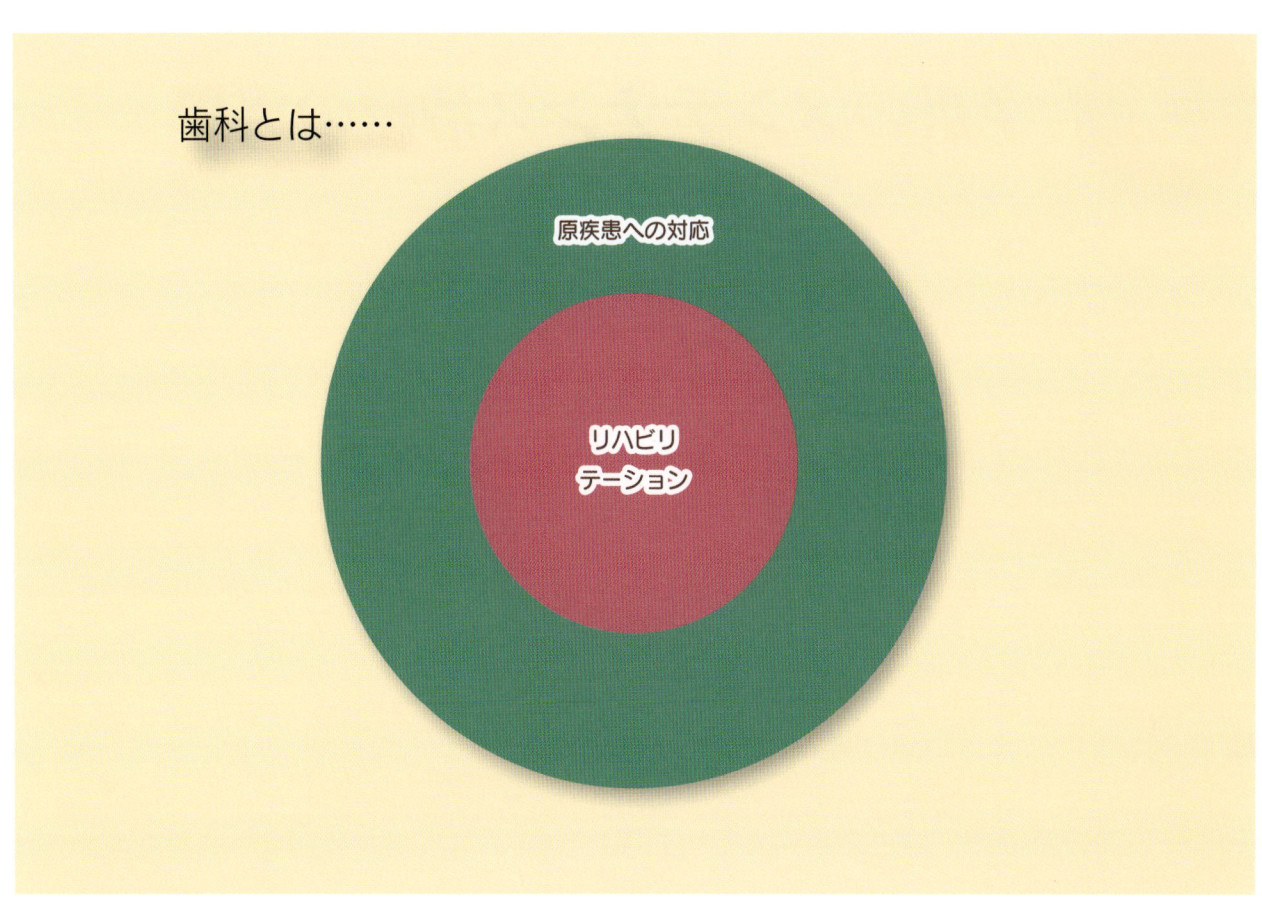

図13　修復補綴（リハビリテーション）だけでなく、プラークコントロール指導、PMTC、SRP、メンテナンス治療（原疾患への対応）を同時に行う必要がある。

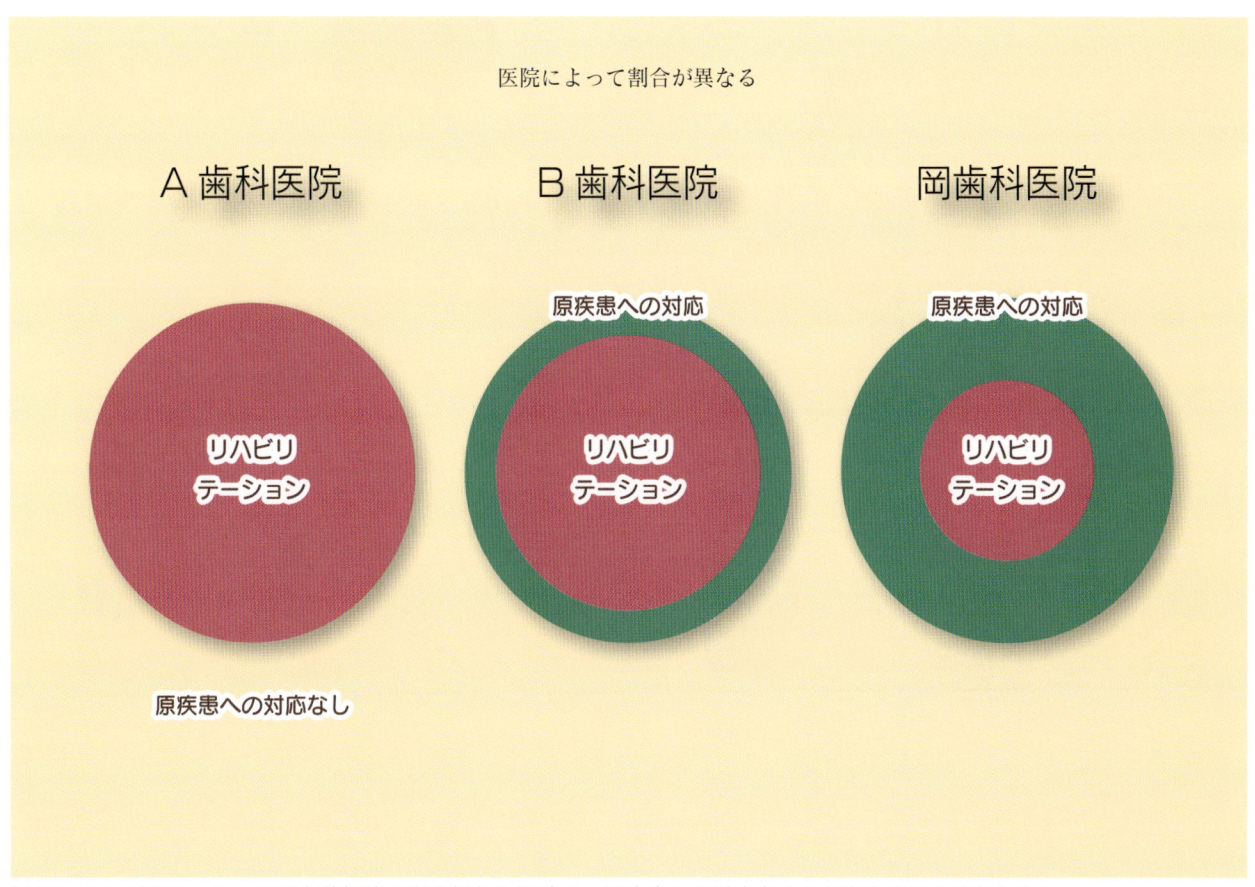

図14　リハビリテーションにも積極的に取り組むと同時に、原疾患への対応をさらに向上させねばならない。

2 子供のメンテナンス治療の実際

　子供たちは1歳半くらいから予防処置とメンテナンス治療に来院している。

　幼児や低年齢児の場合、母親と離れられなかったり、怖がったりするのはあたりまえである。しかし低年齢からスタートすれば、比較的早期に慣れてくることが多く予防効果も高い。子供のメンテナンス治療は、単なるブラッシング指導だけではなく、成人同様に丁寧なPMTCを行うため、乳歯列でも30分は時間をとるようにしている。

　その様子を見てみよう。

1 2歳児のメンテナンス治療：導入

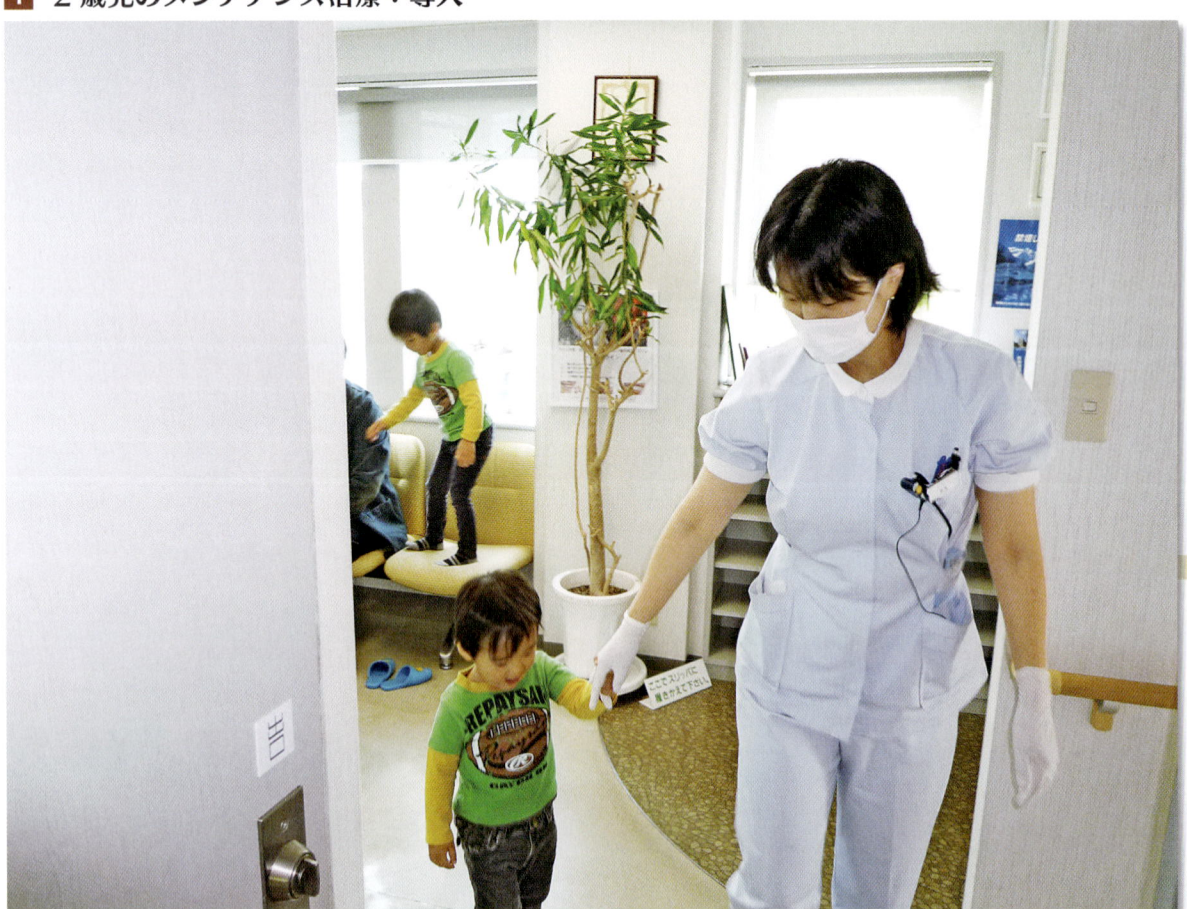

図15　なかなか診療室に入れない子供もいる。このように待合室まで行ってお迎えをすることもある。

2 導入

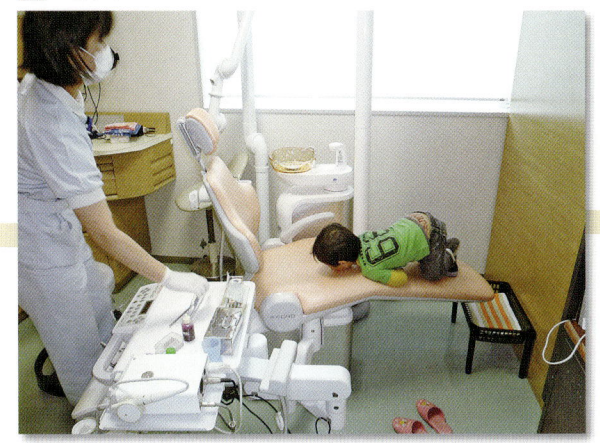

図16　少しずつ慣れてくると、自分でチェアに乗れるようになる。

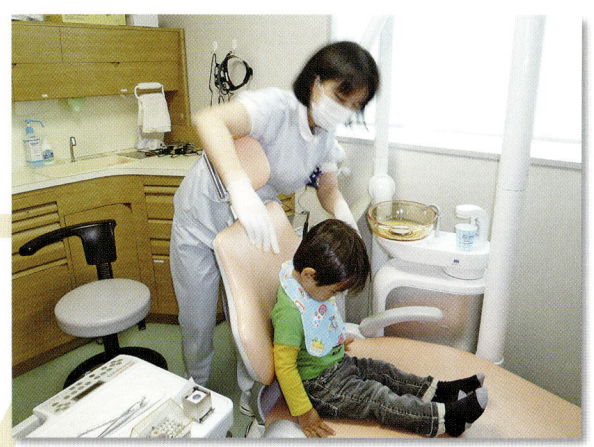

図17　エプロンをいやがる子供もいるので、このときはお気に入りのエプロンを選んであげる。

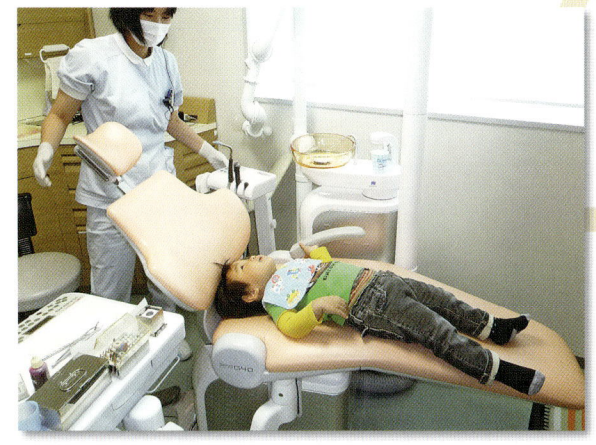

図18　メンテナンス治療開始までに多少もたもたするが、この間に子供の成長の様子や機嫌を見て対応していく。

3 口腔内診査

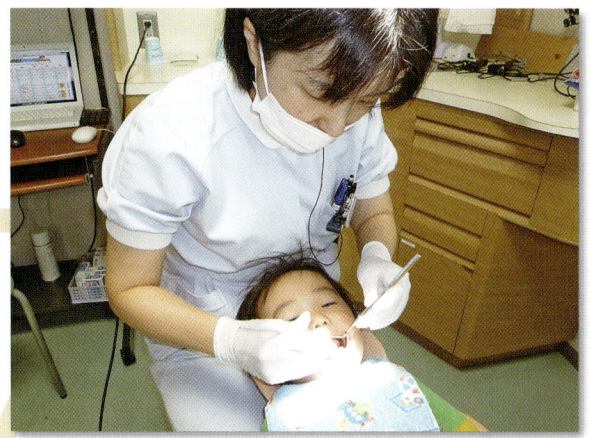

図19　上手に口を開けている。このときには絶えずほめながら子供に接している。

4 染色

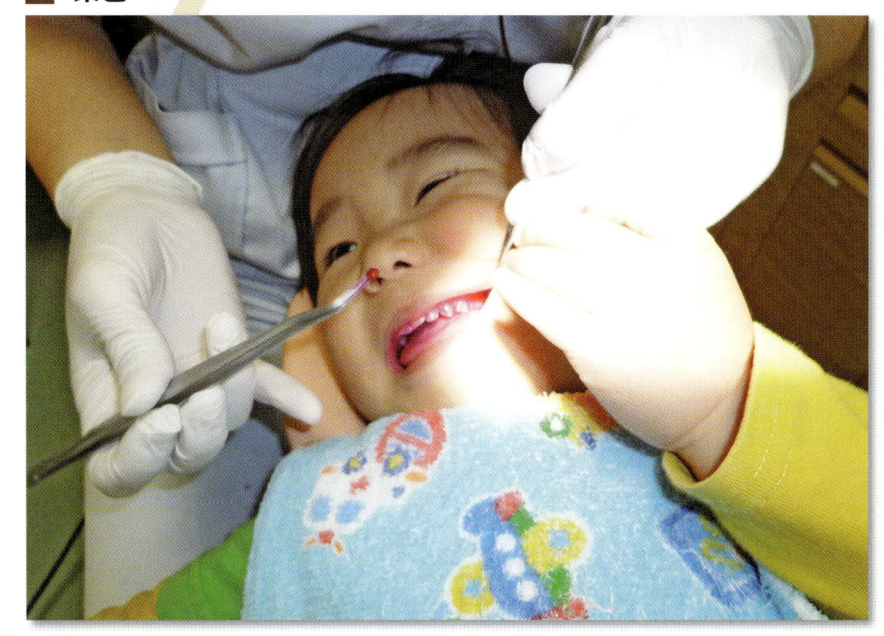

図20　必ず染色をして、本人と母親に確認しながら、メンテナンス治療を進めていく。染色をいやがる子供もいるので、導入に続いて、ちょっと一悶着あるのがこの染色である。

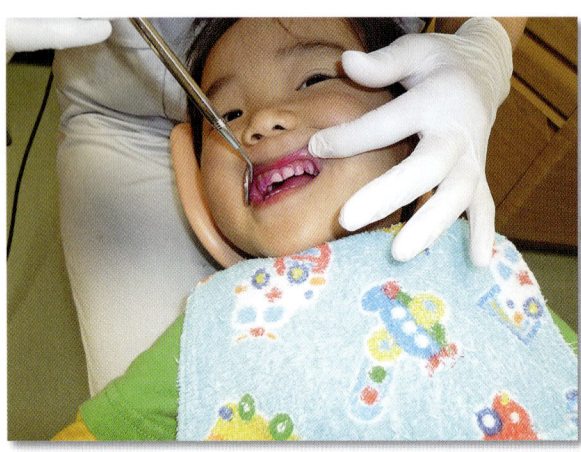

第3章　質の高いメンテナンス治療が基礎となる Biology-Oriented Dentistry

図21　染まり具合を見て、家庭でのケアの様子を想像する。

5 TBI

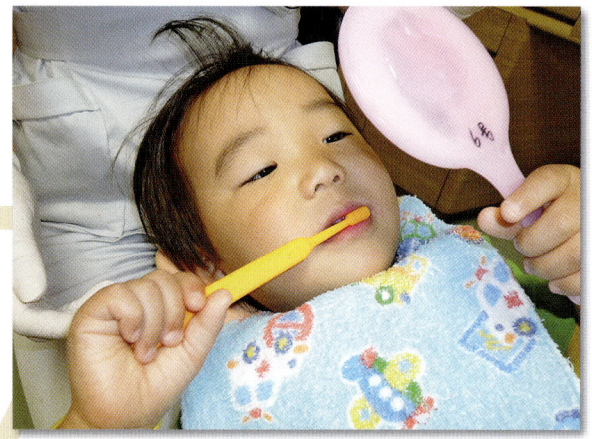

図22　この子は2歳であるがTBIを行う。それは自分で歯ブラシをすることを生活習慣の中に定着させていくためである。

6 PMTC カップ

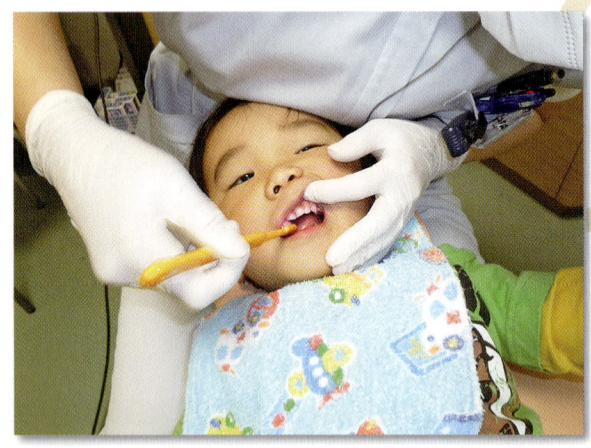

図23　つづいて歯科衛生士が歯ブラシを使ってTBI、PTCする。このときに歯ブラシのあたり方を感じてもらう。大人でも自分のブラッシングと歯科衛生士が行うブラッシングの違いに驚くものである。

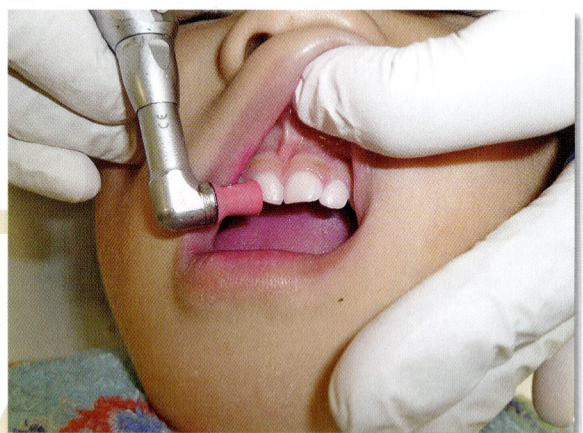

図24　ラバーカップでPMTCしていく

7 PMTC ブラシ

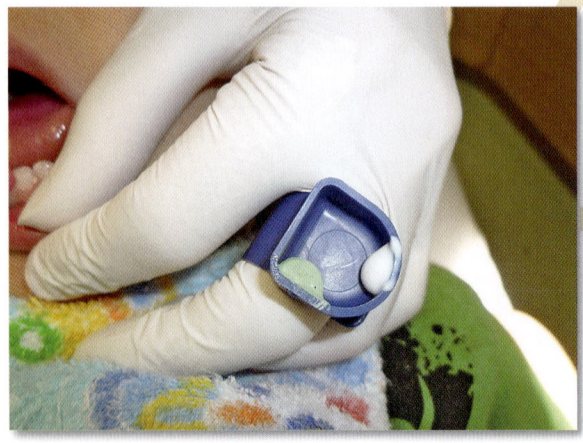

図25　ラバーカップでは、緑のペースト、リナメルを使っている。

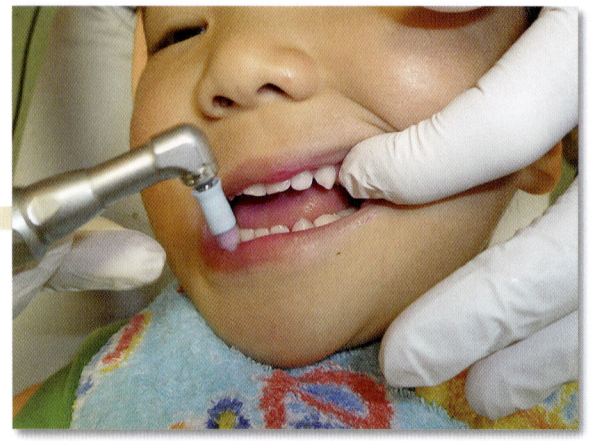

図26　ブラシでPMTCする。

8 フロスちゃん 自分で

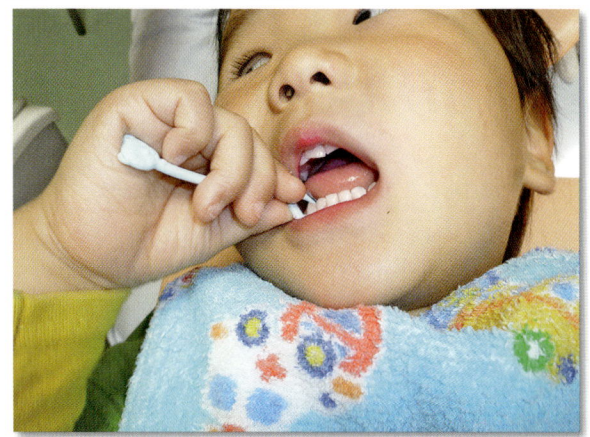

図27 幼児でも自分でフロスをする練習を毎回行う。習慣づけに意味がある。

9 フロッシング

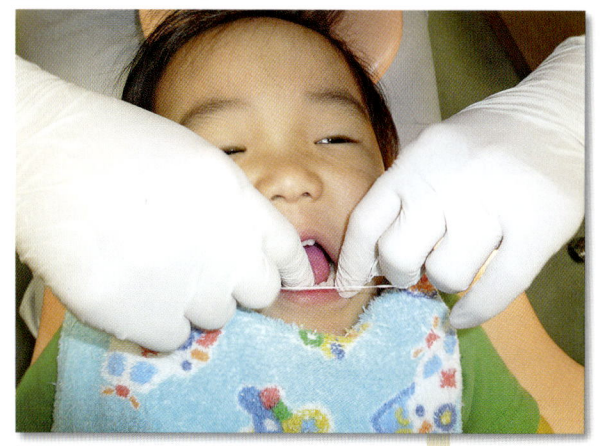

図28 つづいて歯科衛生士がフロスを行う。

10 フッ素塗布

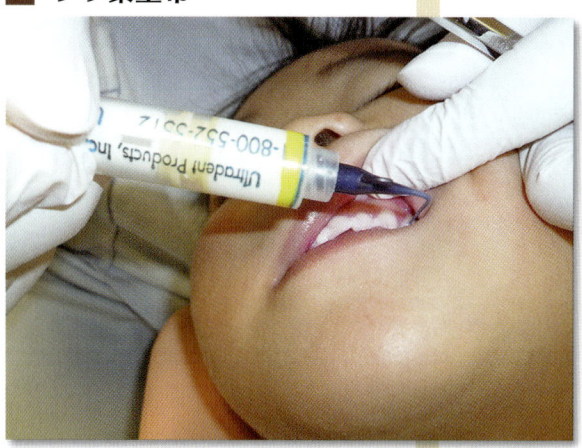

図29 最後に、味の良いフッ化物を塗布する。

11 ばいばい またね

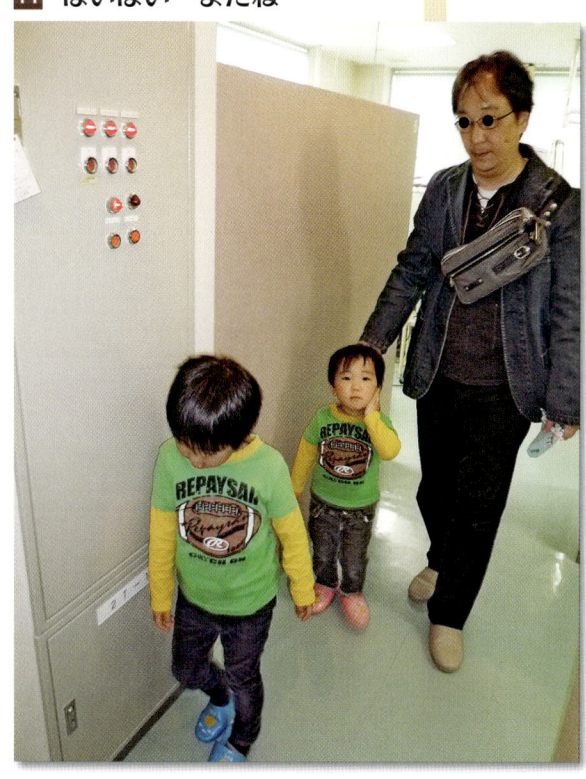

図30 上手にできてさようなら、またね。本人も褒められて、おいしいフッ化物を塗ってもらってご機嫌で帰る。こういうことを淡々と繰り返していくことにより予防が定着していく。子供でも、いや子供だからこそ、メンテナンス治療の質はしっかりしたものでありたい。

第3章　質の高いメンテナンス治療が基礎となる Biology-Oriented Dentistry

3　大人のメンテナンス治療の実際

　子供のメンテナンス治療もそうだが、大人のそれにおいても、質の高さが要求される。メンテナンス治療を単なる予防ではなく治療と考えて臨むべきだと考えている。毎回同じメニューであるが、それを受けることが自分にとってプラスであり、欠かせないと患者に体感してもらえるような施術をすべきである。それでは手順と器材を見てみよう。

1　PMTCの準備、PMTCセット：

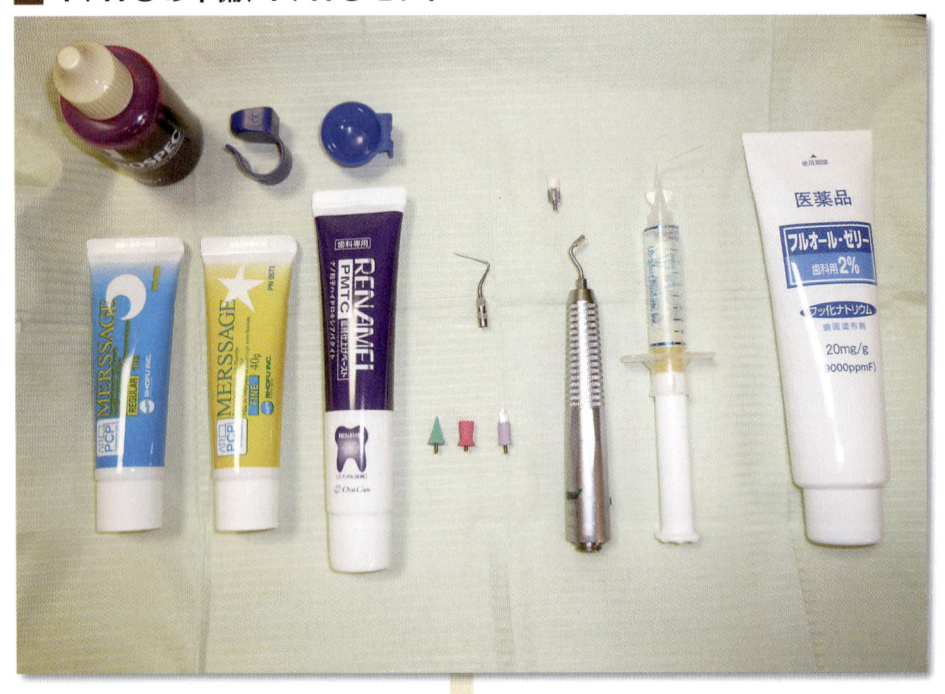

図31　奥左から、染色液、ペースト入れ、染色液入れ。手前左から、研磨ペースト（2種類）、リナメル、超音波チップ、ラバーカップ2種類、ブラシ、超音波ハンドピース、フッ化物を入れたシリンジ、フッ化ナトリウム。

2　PMTCの準備、タスカル：

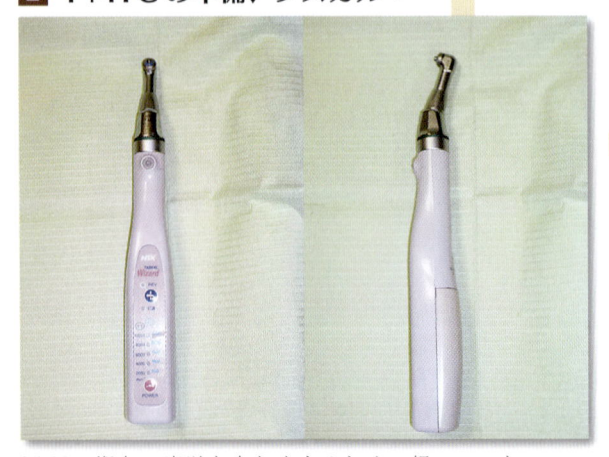

図32　術者の疲労を少なくするために軽いコードレスのコントラを使用する。

3　各歯科衛生士のキュレットの管理：

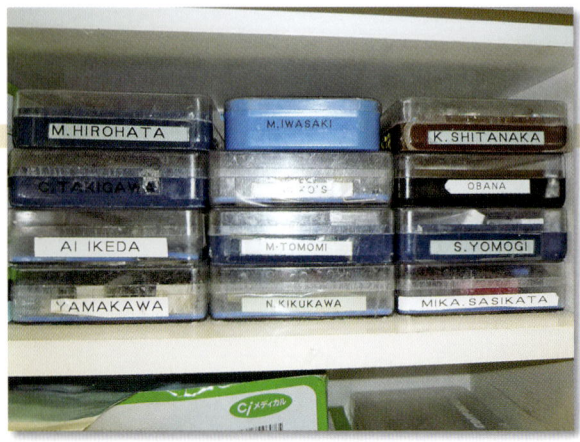

図33　キュレットやスケーラーや超音波チップは、それぞれの歯科衛生士が管理している。それぞれのボックスに30～40本のキュレットが収納されている。

4 キュレットとスケーラーの種類と数：

	い	ま	た	し	く	き	ひ	よ	池	や	さ	お	
シックル	4	2	5	5	4	7	2	5	4	2	4	5	49
Co 4R/4L	4	5	4	3	6	10	5	10	6	5	5	2	65
Co 13/14	4	0	2	1	4	1	3	2		3	4	2	26
G 1/2	2	2	2	2	2		2	2		2		2	18
G 1/2ミニ	0	2	4	2	1	4	3	2	2	1			21
G 7/8				1	2								3
G 11/12	0	1	2	3	0		1	2		1	6	6	22
G 11/12ミニ	3	1	6	3	2	3	3	3	1	2	2	4	33
G 1/213/14	3	5	4	5	9	11	7	6	8	5	4	4	71
G 1/213/14ミニ	3	2	8	3		4	3	3	3	3	4	3	39
FIT 11/12	1		1	1									3
FIT 11/12ミニ			1										1
FIT 13/14		1	1	1	1	1							5
FILE FH 5/11	1	2		2	1				1				7
FILE FH 3/7	1	2		1					1				5
MN				2									2
LM215-216Si sintette										1			1
	25	26	40	35	32	41	29	35	27	24	29	28	371

図34　12名の歯科衛生士の所有するキュレットの種類である。上段のひらがなは歯科衛生士のイニシャルである。一人平均30本ほどのキュレットを管理している。使用頻度が高いのは、シックル、コロンビア大学型4R/4L、グレーシー13/14、グレーシー13/14ミニである。

5 一人の歯科衛生士が持っているキュレット：

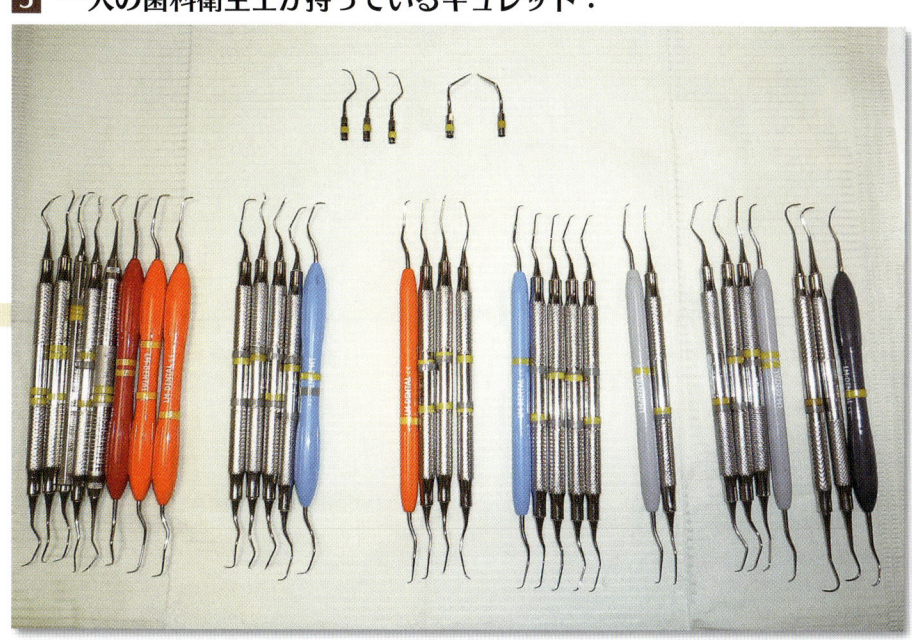

図35　超音波のキュレットタイプのチップを含めて、1人の歯科衛生士がこの程度のキュレットを所有している。

第3章　質の高いメンテナンス治療が基礎となる Biology-Oriented Dentistry

6 前歯部用、臼歯部用：

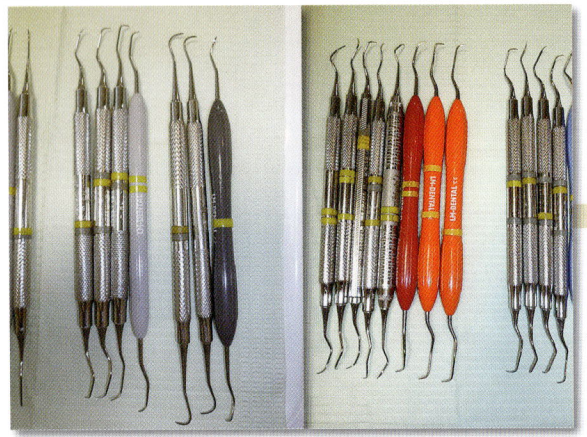

図36　前歯部用、臼歯部用としてメーカーの違いはあるが、このようなキュレットを使っている。

7 ミニスケーラーと根面チェック器具：

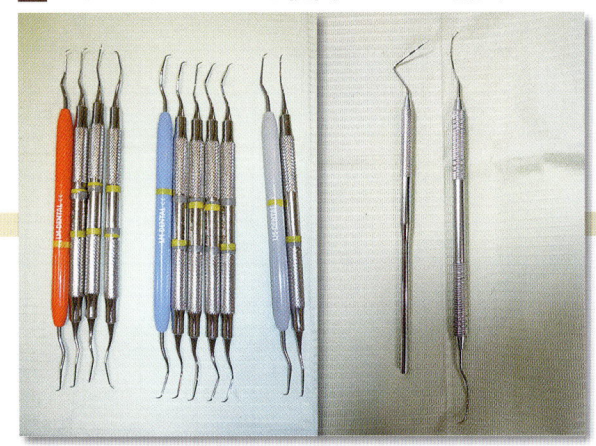

図37　狭いポケット用にミニスケーラーも数種類用意している。通常のプローブ以外に屈曲した鋭利な探針を用いて根面のチェックを行う。

8 超音波用チップ：

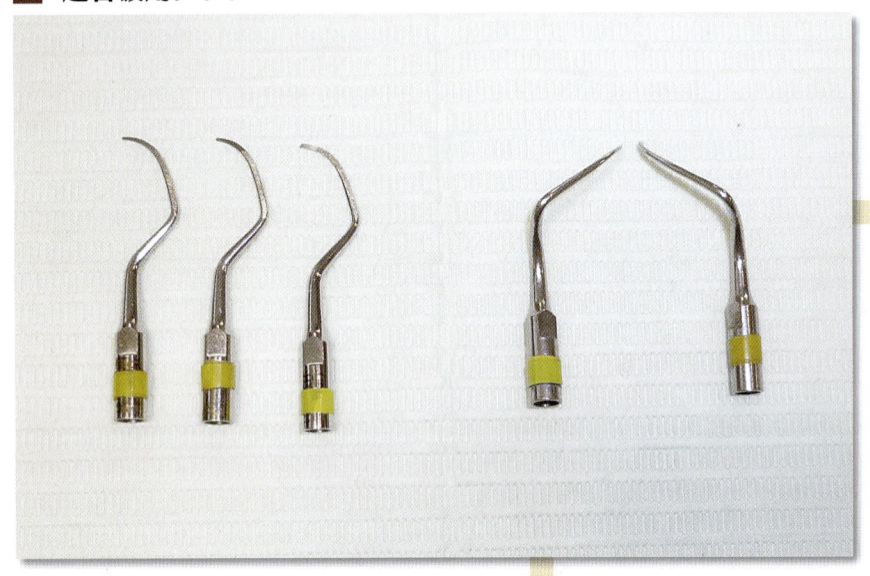

図38　エッジのついた超音波チップ、屈曲したダイヤモンド粒子のついたチップも歯肉縁下のバイオフィルムの除去に使用する。

9 PMTCの準備、キャビネット上：

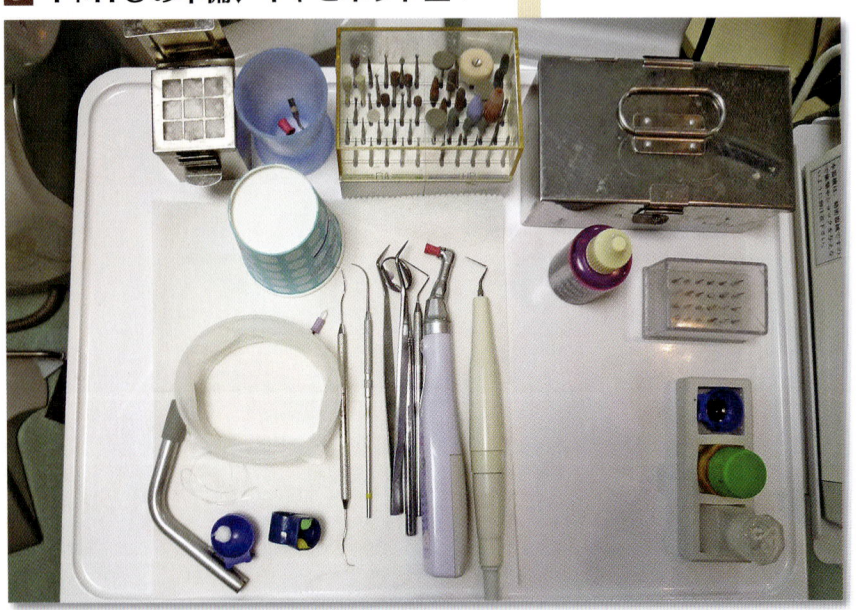

図39　キュレット以外はこのような感じで準備する。

10 問診：

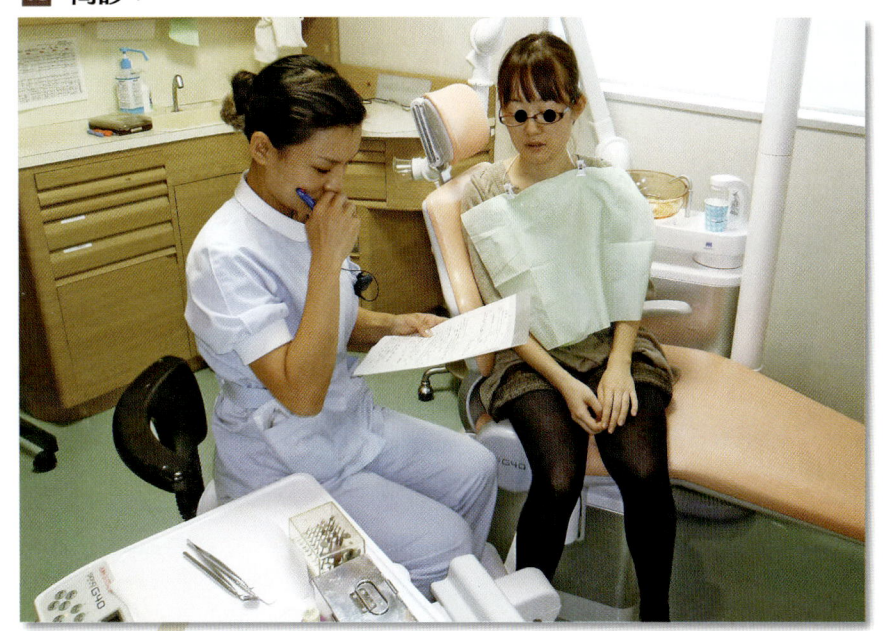

図40 メンテナンス治療のたびに変化がなかったかなど問診をする。その時はこのような位置で行う。

11 口腔内診査：

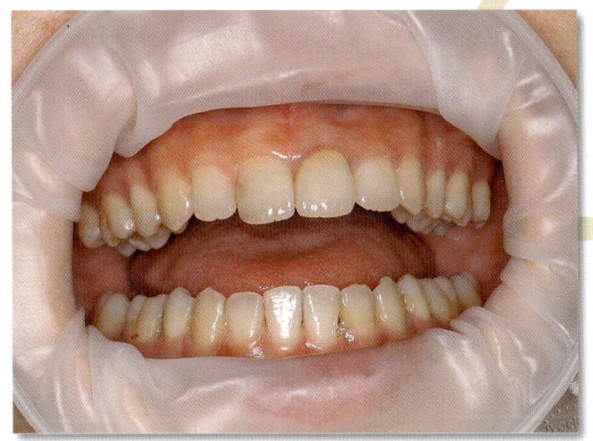

図41 このような口唇を排除するものを使えば、左手が自由になるので施術が容易になる（オプトラゲート、（株）白水貿易）。

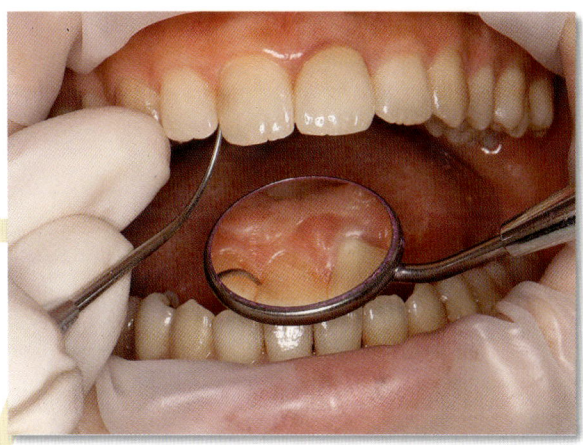

図42 良い姿勢で施術するためにミラーテクニックは欠かせない。

12 プロービング：

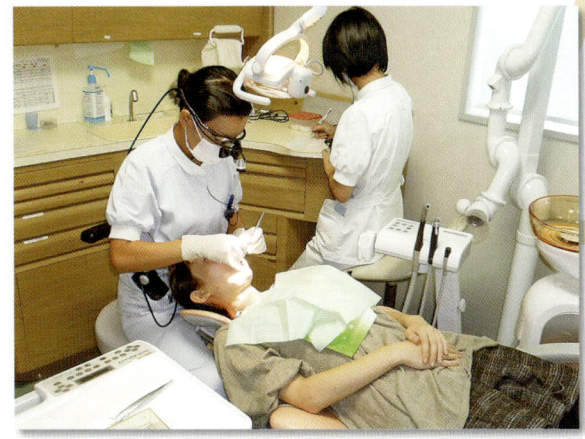

図43 プロービングでは出血や排膿も注意をし、裸眼ではなく必ずルーペと光源を使う。

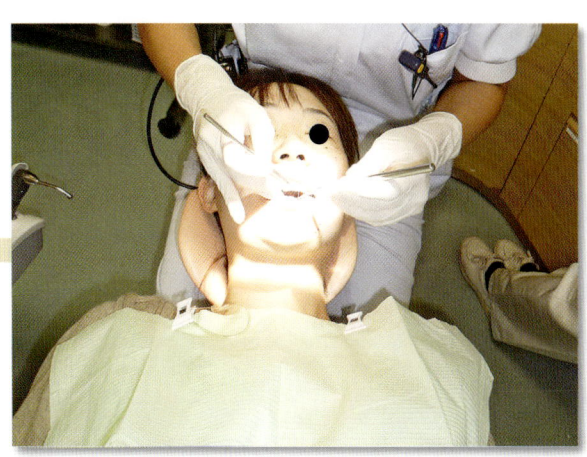

図44 プロービング時もミラーテクニックを使い正しい姿勢で行う必要がある。

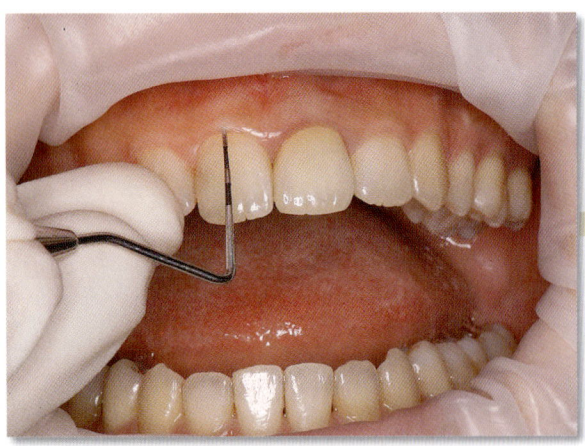

第3章　質の高いメンテナンス治療が基礎となる Biology-Oriented Dentistry

図45　プロービング圧に注意をして歯肉溝、歯周ポケット内部をイメージして行う。

13 染色

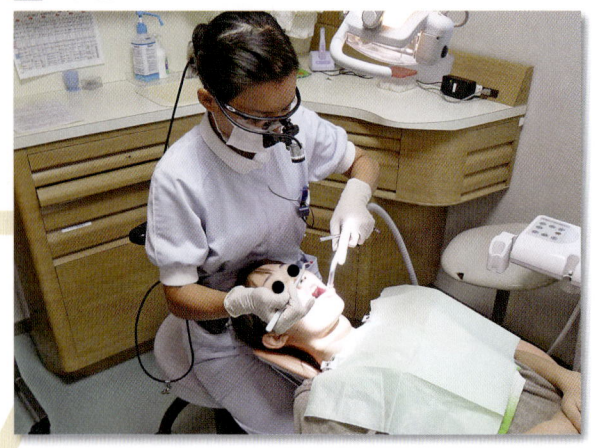

図46　プラークを視認しやすくするために必ず染色する。

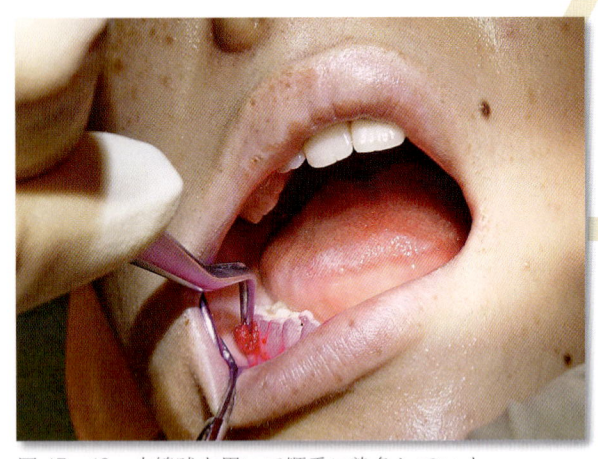

図47、48　小綿球を用いて順番に染色していく。

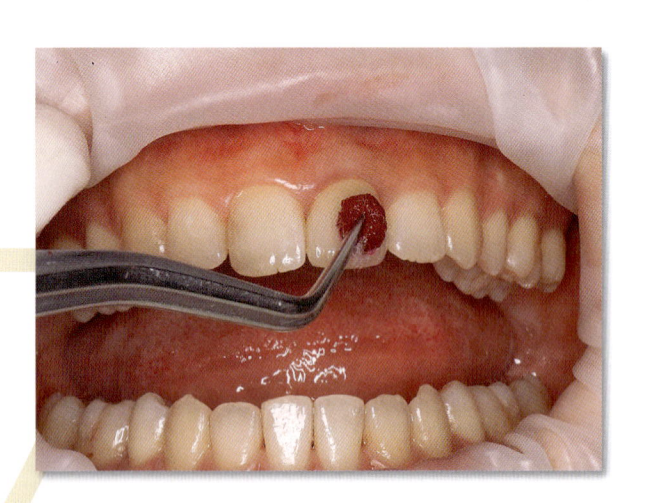

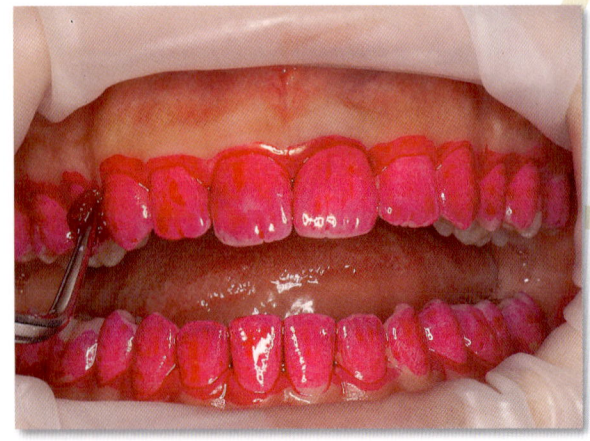

図49、50　洗口して染色状態を調べる。

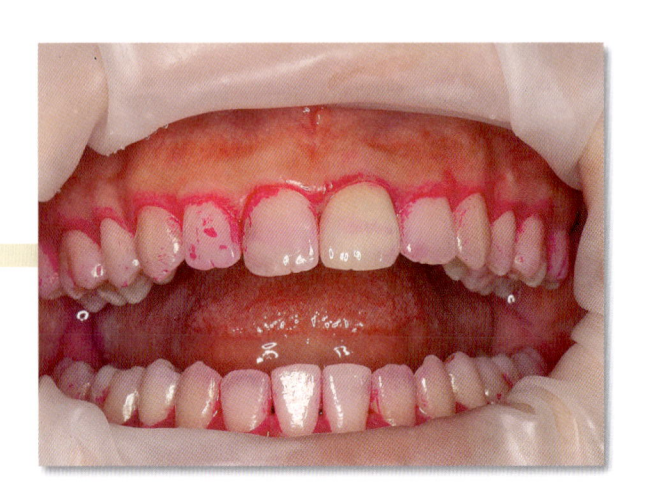

14 TBI：

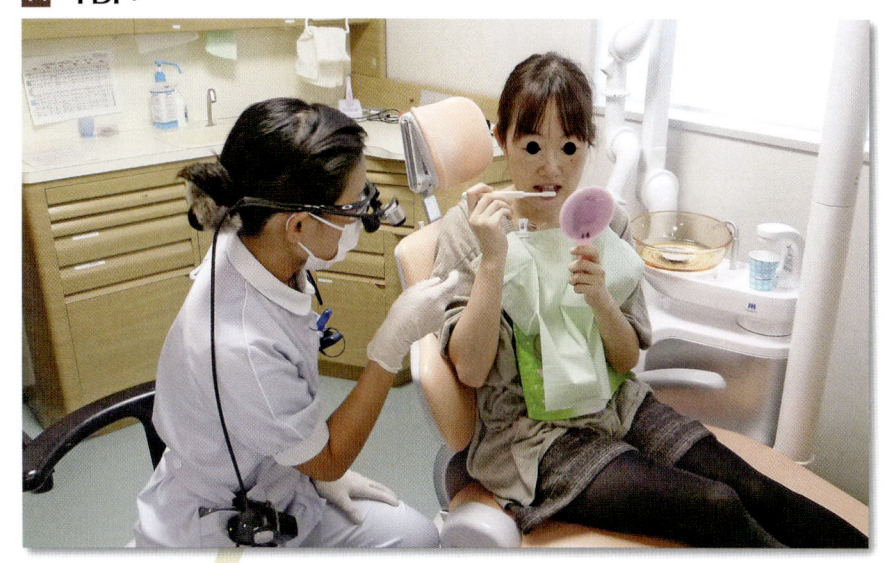

図51 当たり前のことだが、プラークコントロールが完璧な人はいないし磨き癖などもある。そこで毎回染色後ブラッシング指導を行う。地味だが大切なステップである。

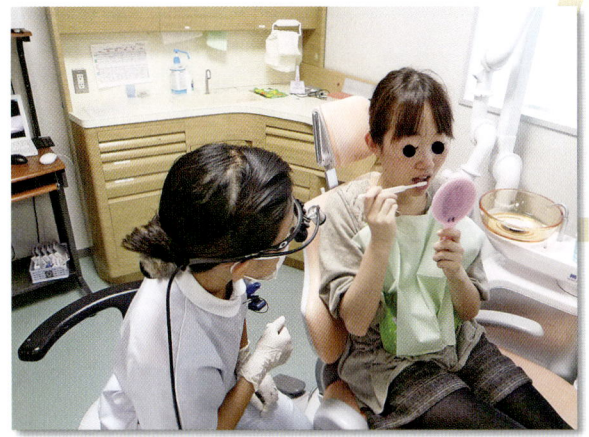

図52 実際に本人に磨き残しの部分を磨いてもらい。ふだんのブラッシングをチェックする。

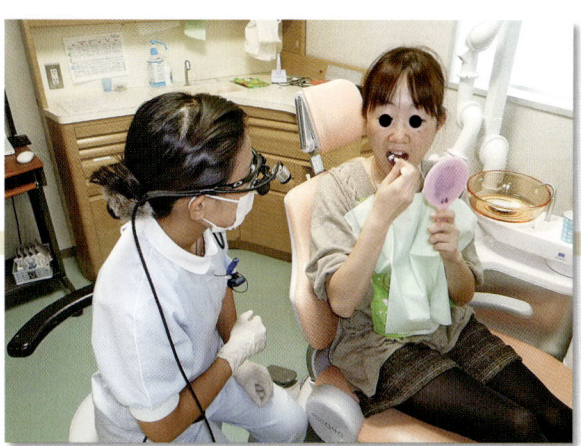

図53 染色して実際に磨いてもらうと苦手なところがよくわかるし、本人も体感できる。

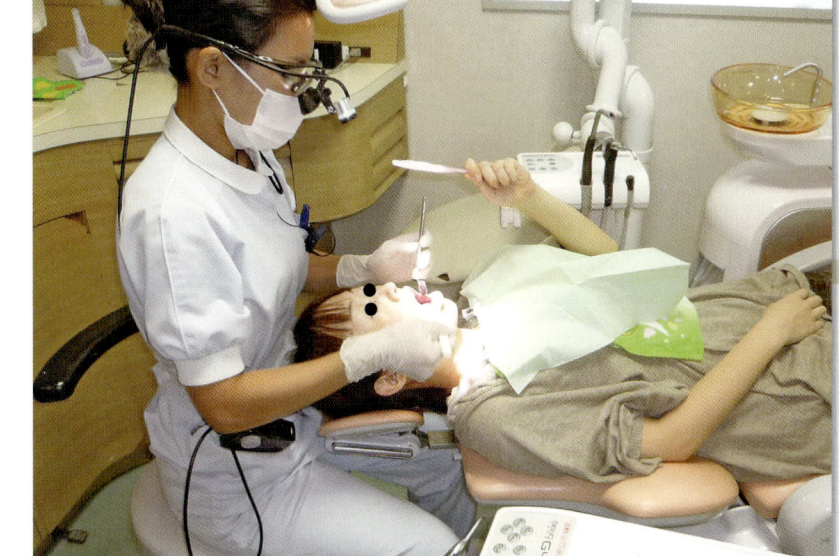

図54 そして実際に歯科衛生士が磨いてみる。これが非常に効果的である。患者は歯科衛生士の歯ブラシの動かし方、圧力を体感する。ふだん自分が行っているブラッシングにいかに無駄があるのか痛感するのである。

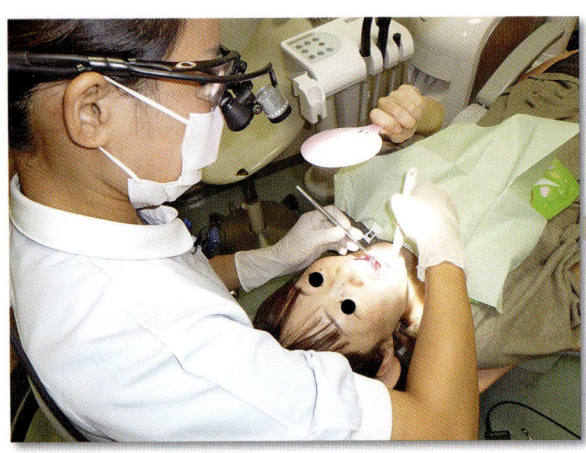

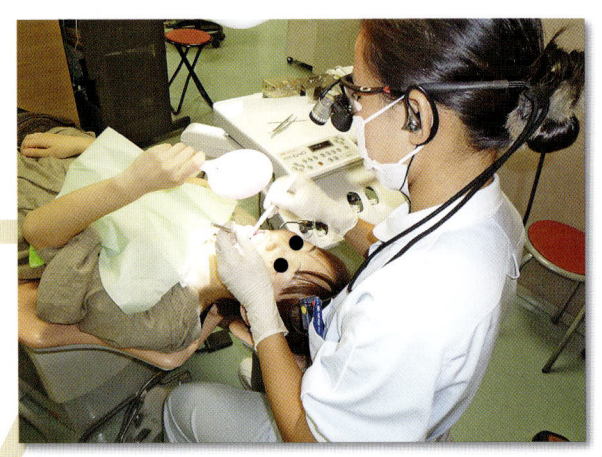

第3章 質の高いメンテナンス治療が基礎となる Biology-Oriented Dentistry

図55、56 いろいろな部位を歯科衛生士が磨いてみて、その様子を手鏡で見てもらう

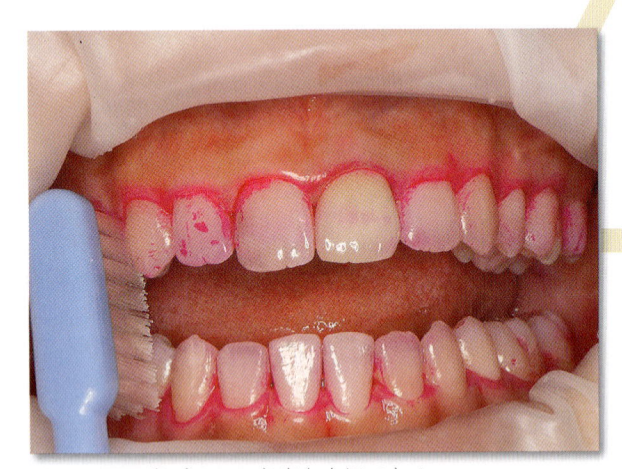

図57、58 歯ブラシの角度も大切である。

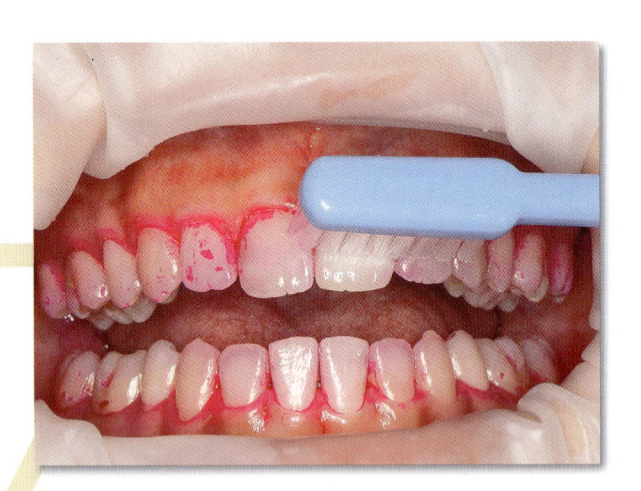

15 PMTC緑カップ：

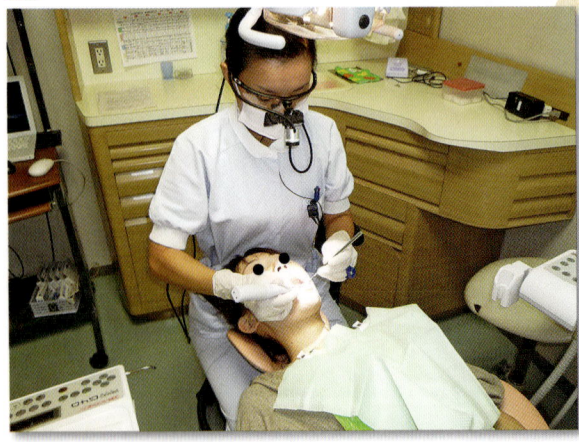

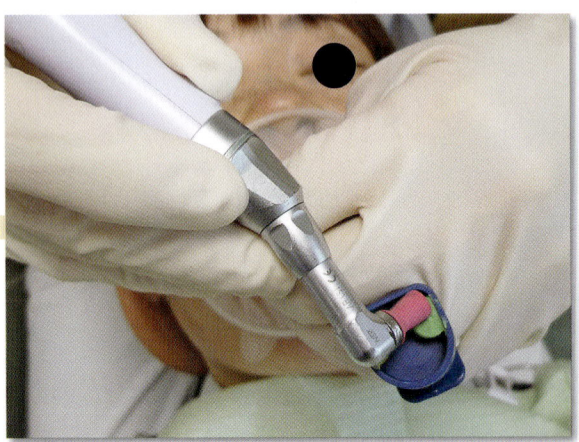

図59、60 まず緑色のペーストを使ってラバーカップでPMTCを行う。

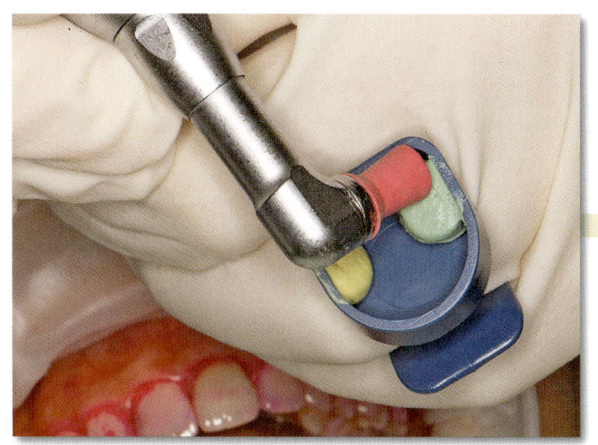

図61、62　左手にこのように緑と黄色のペーストを用意して行う。

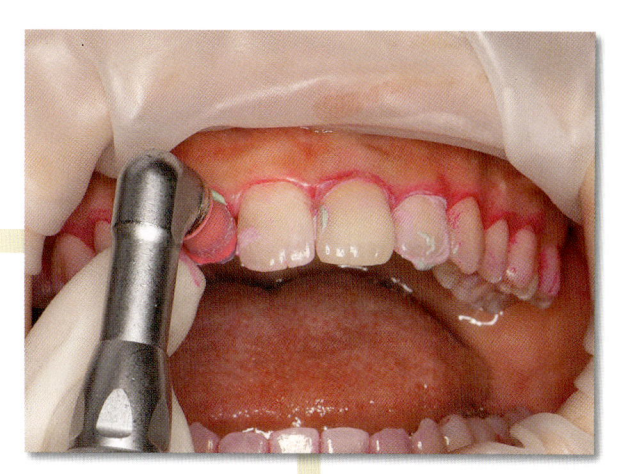

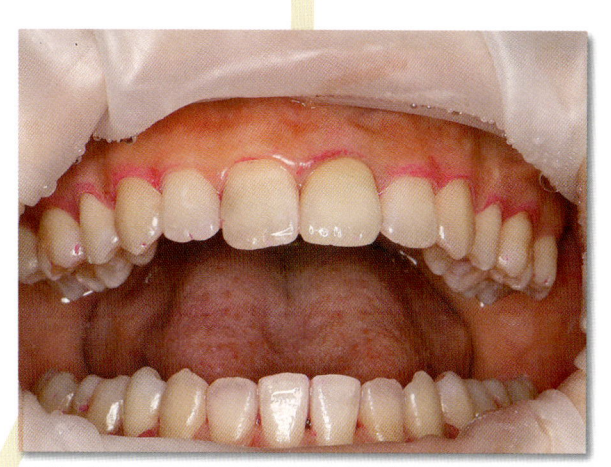

図63　緑のペーストでPMTCした直後。

16 超音波チップによる歯肉縁下のデプラーキング：

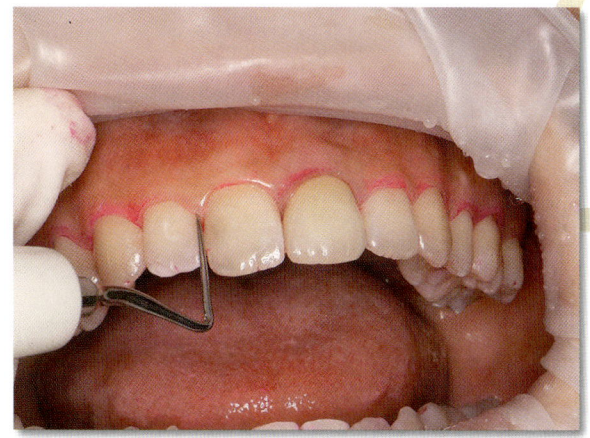

図64　歯肉縁下をプローブと同じ形態の超音波チップでデプラーキングをする。

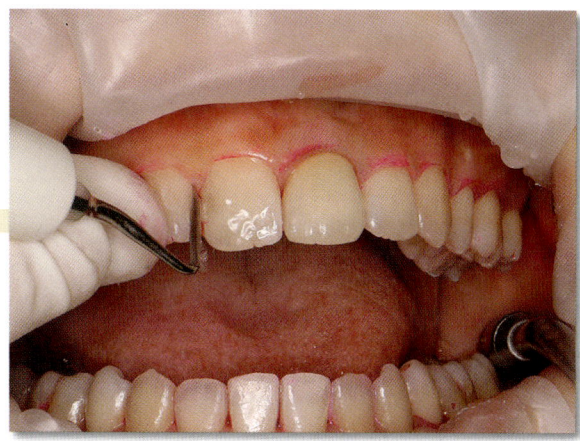

図65　けっして強く当てるのではなく歯肉縁下の非付着性プラークを除去するイメージで行う。

第3章 質の高いメンテナンス治療が基礎となる Biology-Oriented Dentistry

17 除石：

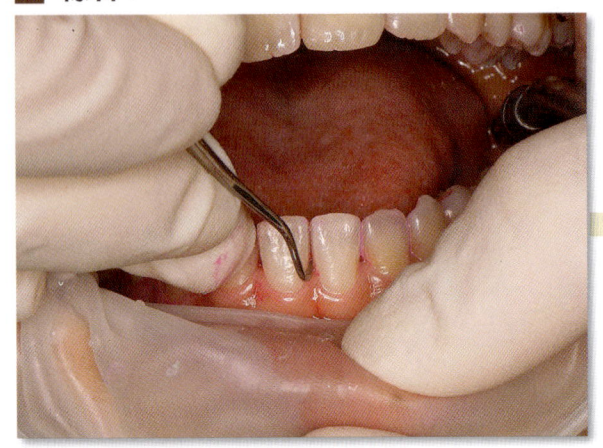

図66 下顎前歯部には歯石が形成されやすいのであれば除石をする。

18 ルートプレーニング：

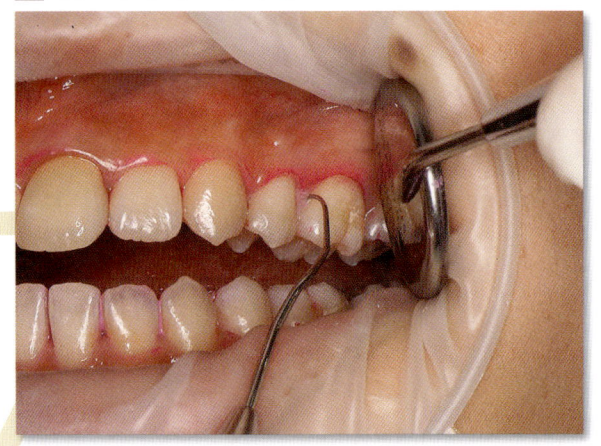

図67 メンテナンス治療で歯肉縁下に歯石を認めることは少ないが、ときに歯肉縁下の根面にざらつきを感じることがある。その場合は慎重にその部分のみルートプレーニングを行う。

19 PMTC黄ブラシ：

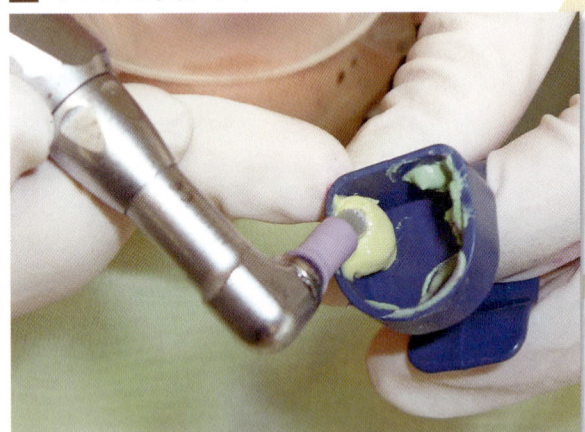

図68

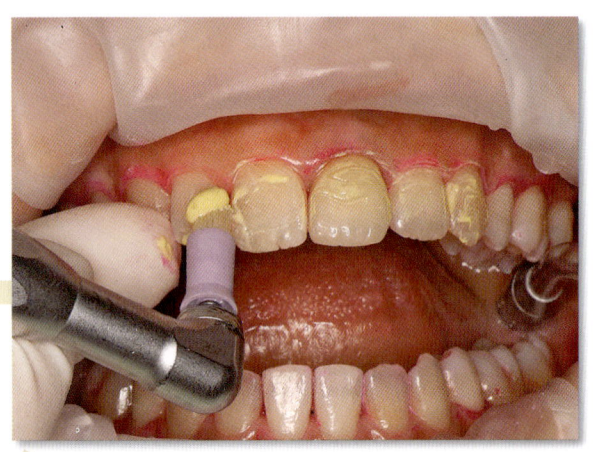

図69 続いて黄色のペーストとブラシを使ってPMTCを行う。

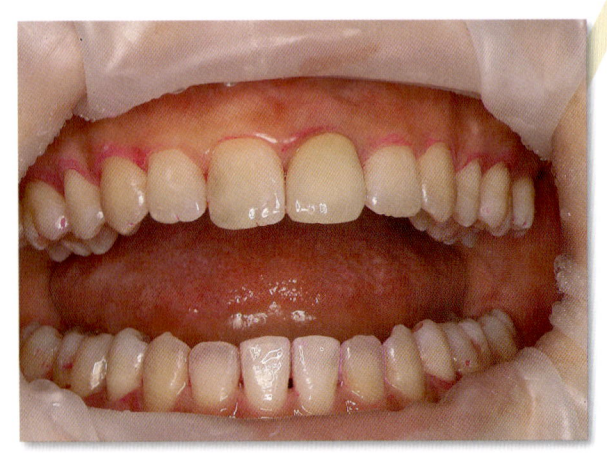

図70 黄色のペーストによるPMTCが終わったところ。

394

20 PMTCリナメルカップ：

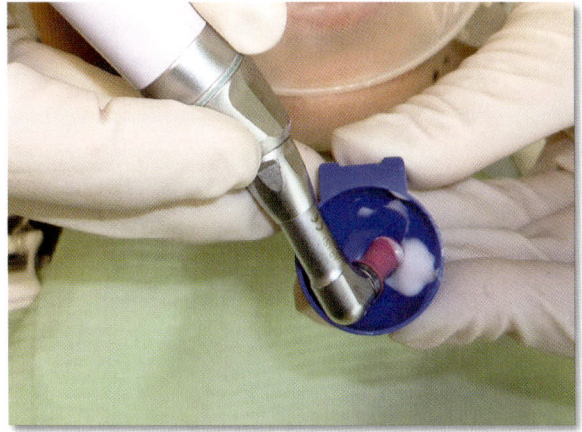

図71 つづいてエナメル質を再石灰化させるためにリナメルをラバーカップで塗り込んでいく。

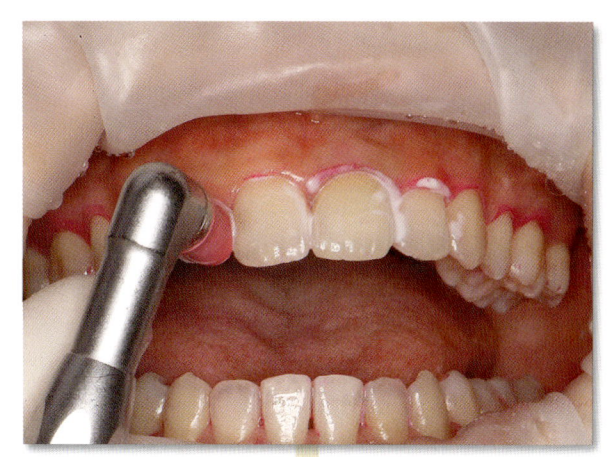

図72

21 フロッシング：

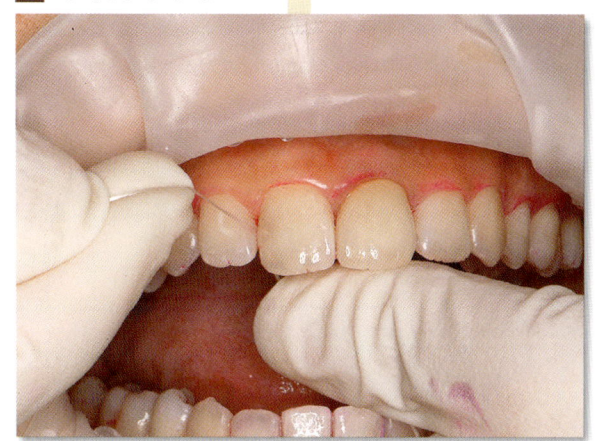

図73 フロッシングで隣接面をPTCしていく。

22 フッ化物塗布：

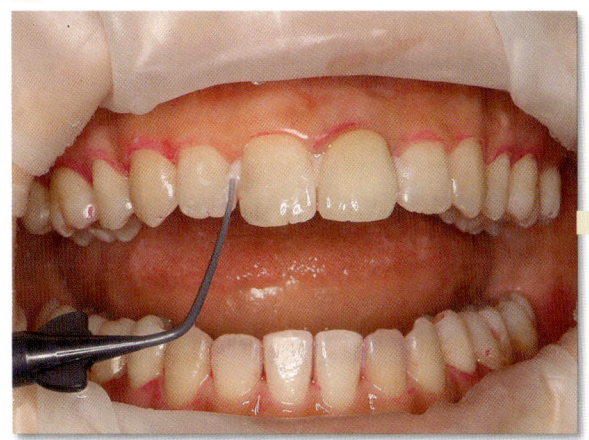

図74、75 最後にフッ化第一スズを塗布する。

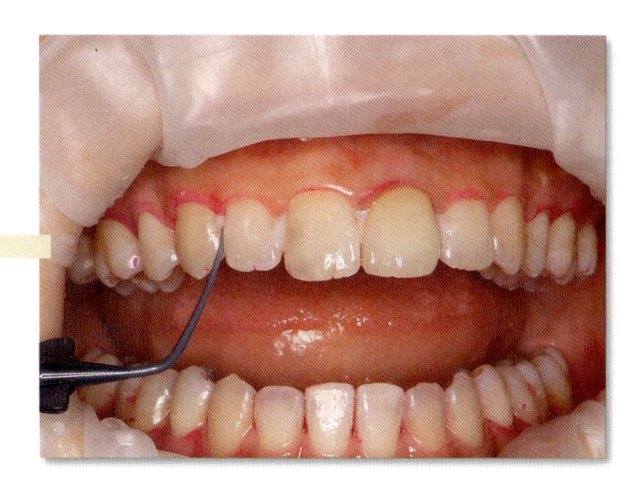

第3章　質の高いメンテナンス治療が基礎となる Biology-Oriented Dentistry

4 メンテナンス治療には SRP の質が欠かせない

　あまり議論されることはないがSRPについては施術技術が非常に重要である（Case52、53）。歯周炎の病因論からいえば、歯肉縁下のバイオフィルムと軟組織に侵入した細菌を除去することは本質的な治療といえる。SRPは触覚を頼りに行うものであり技術の習得に時間がかかる。まずキュレットの選択があり（3. 大人のメンテナンス治療の実際の④参照）、正しいシャープニングが必要である。エッジの形態を変えないように正しく

シャープニングして、刃先がなまればすぐに交換して使えるように準備する。過剰に根面を削除しないように、根面を傷つけないように注意をする。また不良肉芽組織があれば浸麻をして除去するようにする。ここではシャープニングなどにはふれないが、実際の症例でSRPの術前術後をみてみよう。若手（卒後7年目）とベテラン（23年目）の歯科衛生士による施術である（図76、77）。

4-1　7年目の若手歯科衛生士のSRP

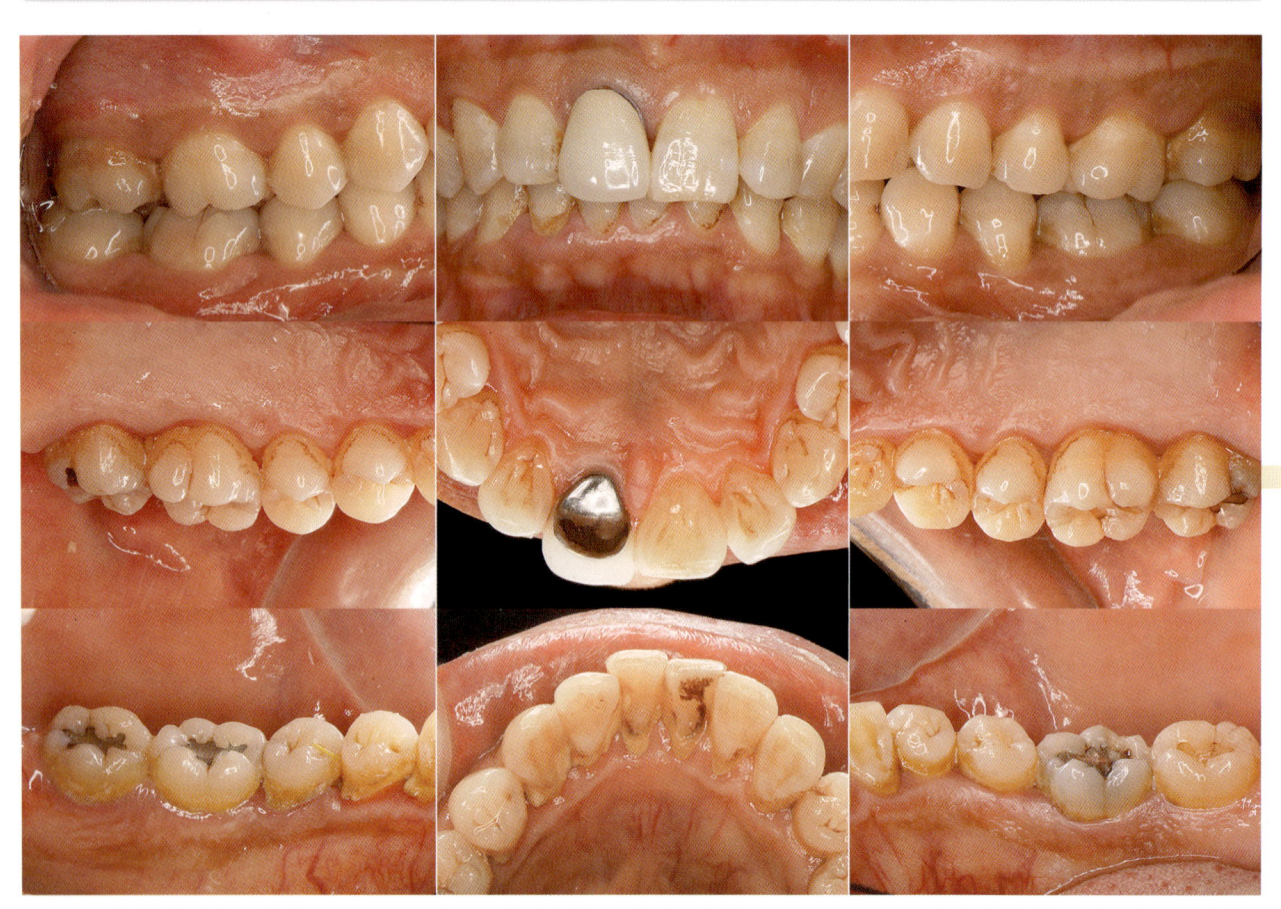

図76-a　初診時43歳、男性、ノンスモーカー、慢性歯周炎。左上臼歯部には4～6mmの中程度歯周ポケットがある。卒後7年目の歯科衛生士の施術である。

図76-b　初診時、左上臼歯部初診時エックス線写真。

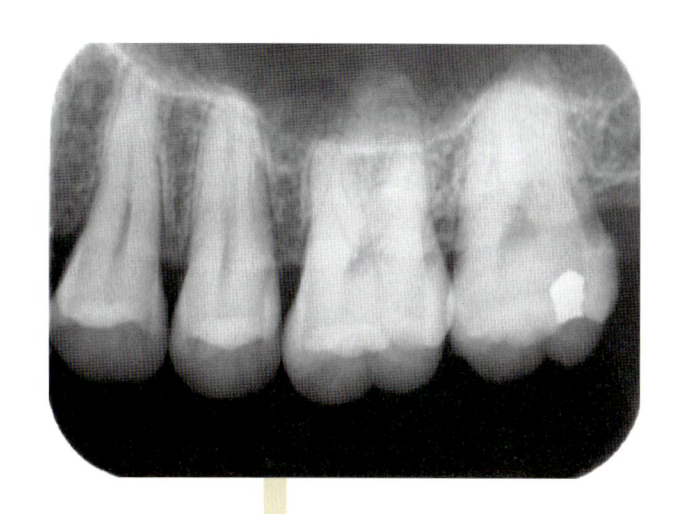

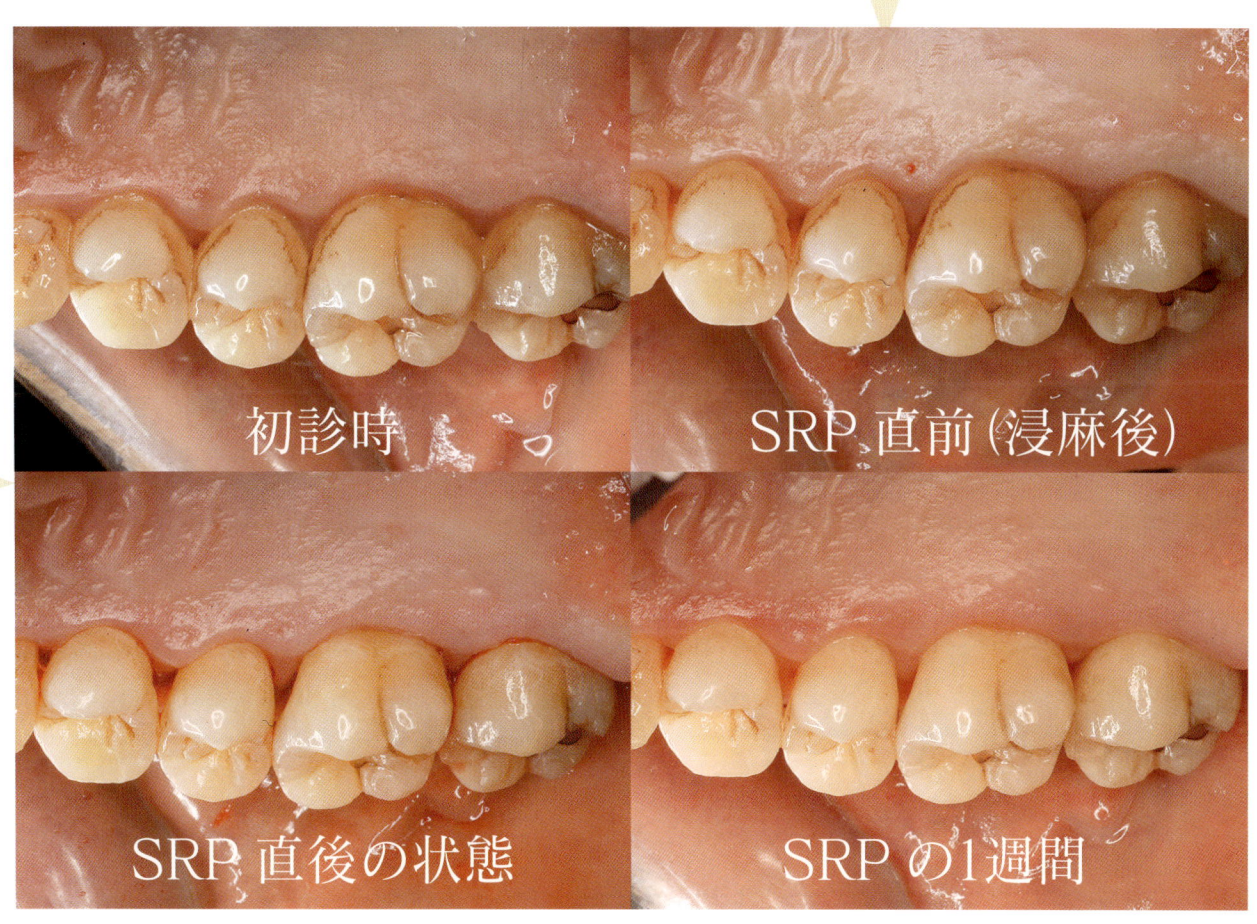

図76-c　初診時、SRP直前（浸麻後）、SRP直後、SRP1週間後の状態。SRP直後の状態に注目したい。SRPで重要なのは、歯肉をできるだけ傷つけないことである。SRPの時にいたずらに歯肉を傷つけると歯肉の退縮をまねく。SRP1週間後では、非常に美しい歯肉となっている。6 7間にほんの少し歯間乳頭の退縮が見られるが、正しく施術されていれば、しばらくすると歯間乳頭は回復してくる。

第3章 質の高いメンテナンス治療が基礎となる Biology-Oriented Dentistry

4-2　23年目のベテラン歯科衛生士のSRP

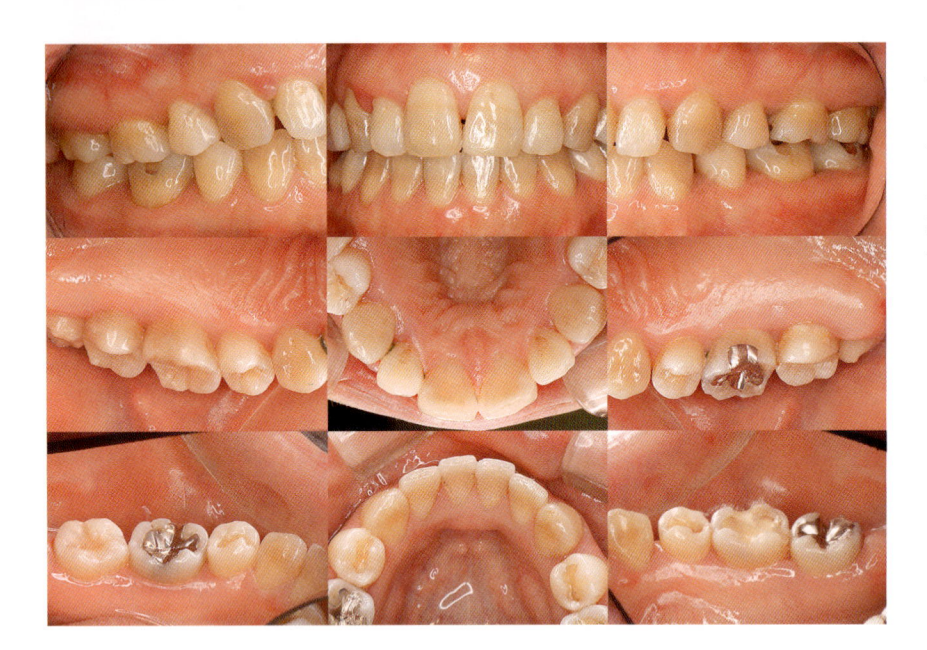

図77-a　初診時32歳、女性、ノンスモーカー。一見すると大きな問題はないようにみえる口腔内だが侵襲性歯周炎が発症している。0歳児を育児中であり通院が難しいが、この時期にSRPを受けることが非常に重要であると説明して治療を開始する。

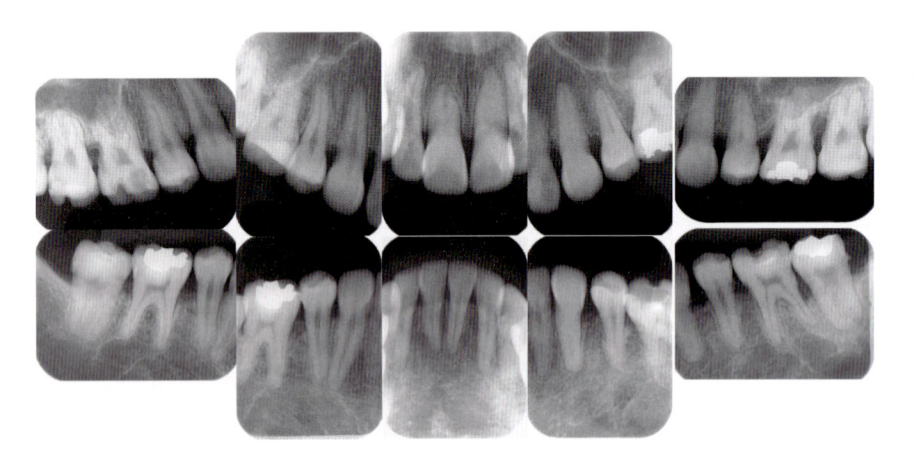

図77-b　初診時のエックス線写真。広範囲に骨吸収が認められる。まさに今発症しつつある広汎性侵襲性歯周炎である。

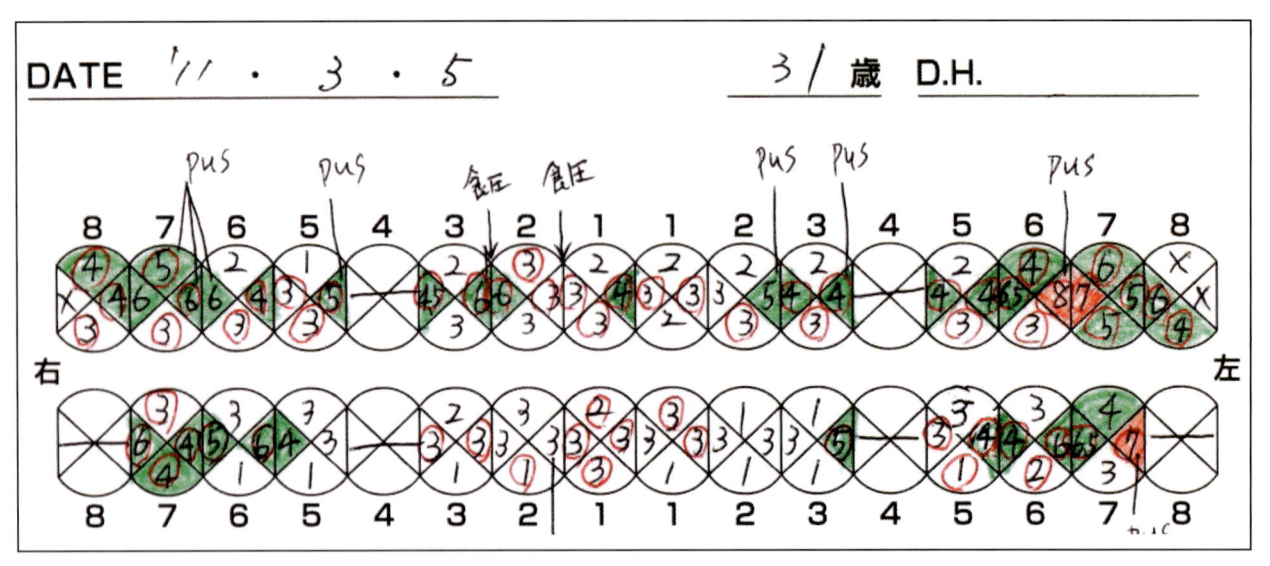

図77-c　初診時プロービングチャート。Pusと書いているところは排膿のある部分である。このような症例の場合、歯周ポケット内部に不良肉芽組織が多く認められる。いろんな意見はあるが、著者は可及的に不良肉芽組織は除去すべきだと考えている。実際そのように施術することにより、良好な経過を得るようになってから20年以上経過している。根面だけをSRPしても不良肉芽組織のある状況では、根面が再感染し、歯周ポケットが再発することも経験している。

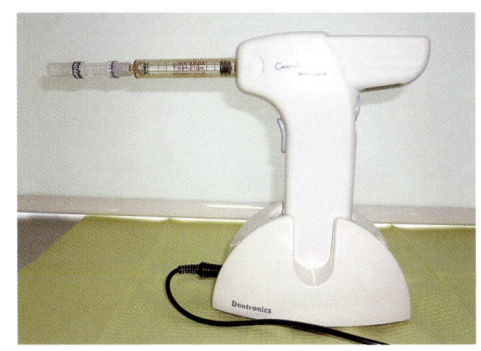

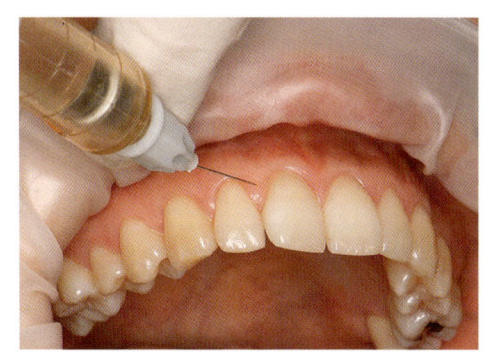

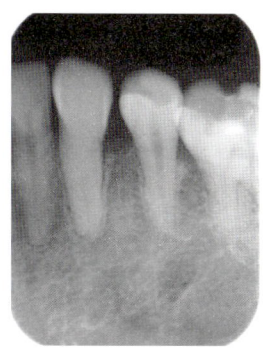

図77-d　SRPをすべて無麻酔で行うことは無理である。患者に苦痛を与えずにSRPするには、電動麻酔器を用いて、ゆっくりと少量の麻酔液を歯間乳頭に打っていく。手用の麻酔では注入圧力や注入量をコントロールするのは難しい。それではこの患者を23年目のベテランの歯科衛生士が施術した|3の経過を見ていこう。

図77-e　SRP直前、浸麻直後、SRP直後、SRP1週間後の唇側面観。|3遠心には不良肉芽組織があり除去して根面をルートプレーニングしているが、辺縁歯肉はまったく傷つけていないことがわかる。1週間後にはきれいな治癒を見せている。

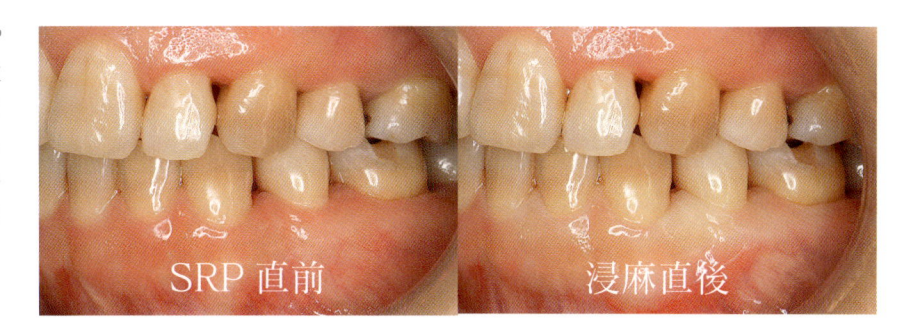

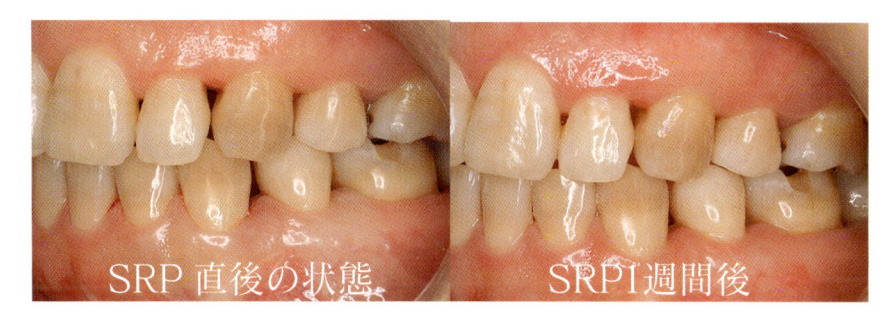

図77-f　SRP直前、浸麻直後、SRP直後、SRP1週間後の舌側面観。SRPはこのように丁寧に確実に行っていくことが重要である。7年目の歯科衛生士から23年目の歯科衛生士まで全員が確実な技術力をもってコンスタントにSRPを行っている。多くの診療所で適切なSRPが供給されねばこの症例のような患者が手遅れ症例となってしまうことになる。

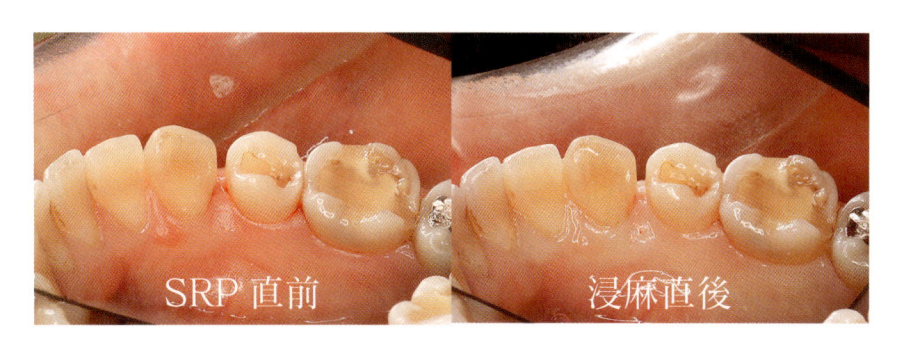

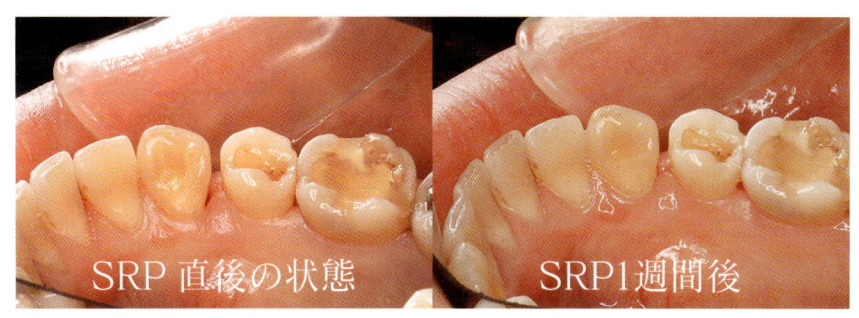

第3章 質の高いメンテナンス治療が基礎となる Biology-Oriented Dentistry

術前

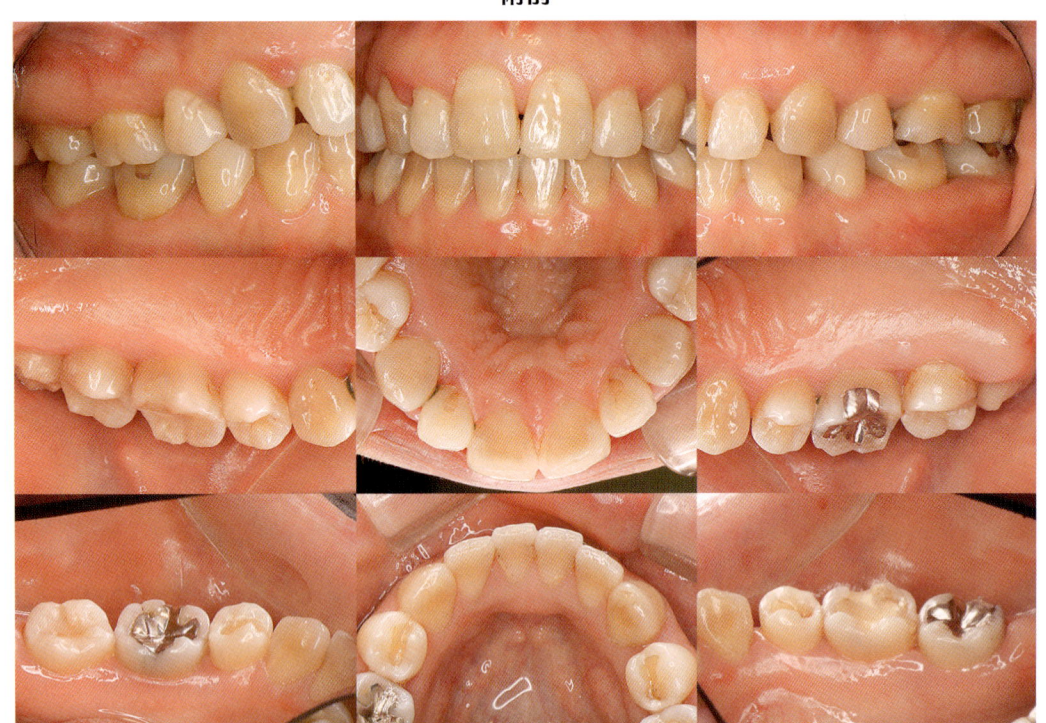

図 77-g　初診時の口腔内。

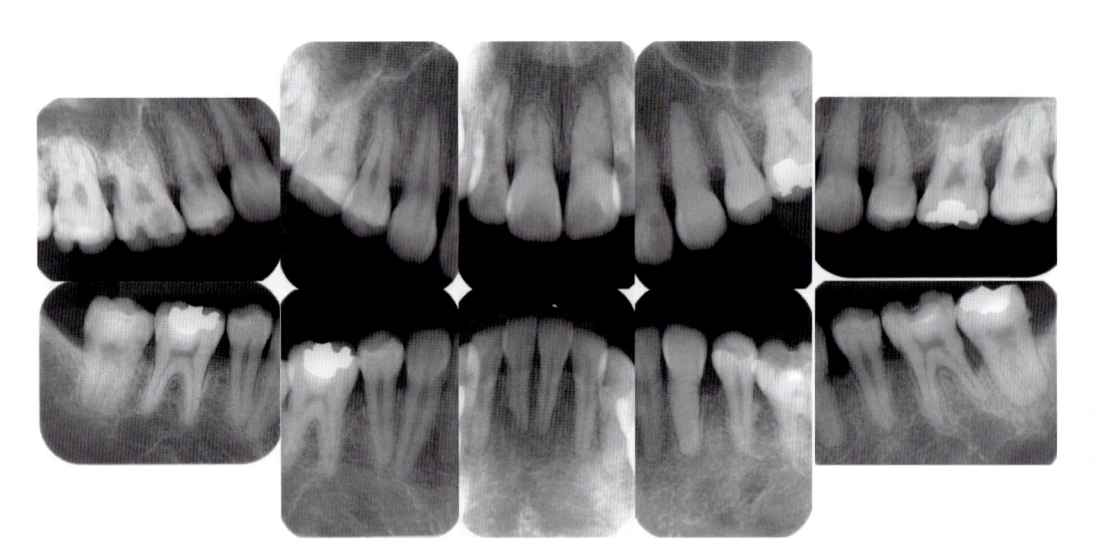

図 77-h　同エックス線写真。

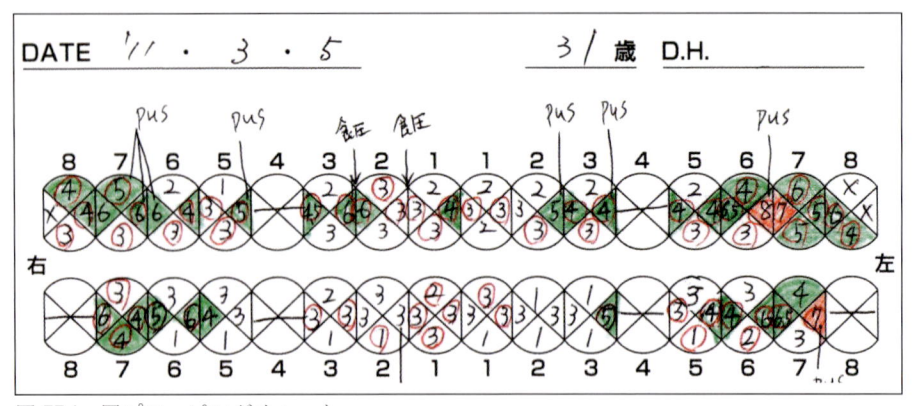

図 77-i　同プロービングチャート。

術後

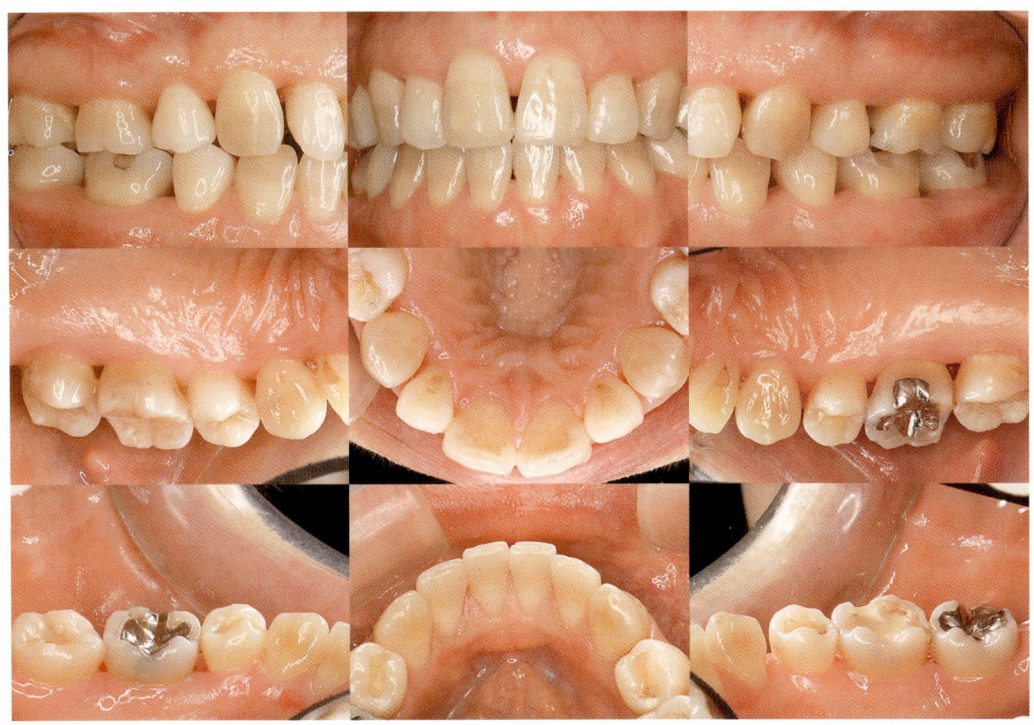

図77-j　術後の口腔内写真。ノンスモーカーでプラークコントロールが比較的良好で32歳、侵襲性歯周炎だった、0歳児を育児中のためアポイントがとりにくく4ヵ月近く歯周基本治療にかかった。質の高いSRPにより、歯周組織は美しく改善している。一部歯間乳頭が退縮しているがこれは時間とともに回復してくる。このような症例をみのがすことなく、適切にSRPを行い、メンテナンス治療を行っていくことが大切である。

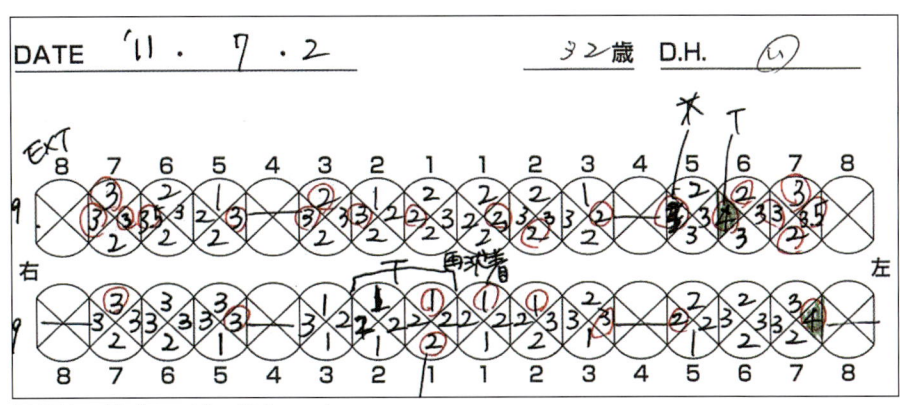

図77-k　同プロービングチャート。

おわりに

　歯科医療とはどうあるべきだろうかとずっと考え続けてきた。歯内療法や修復補綴や歯周外科やインプラントなどの各論にのめり込んだ時期もあった。しかし今は、歯科疾患の本質を俯瞰して長い時間軸で見続けることが臨床家としては最重要だと考えている。その根拠になるのが「う蝕や歯周病は宿主と細菌の攻撃（プラークバイオフィルム）の均衡の破綻である」という病因論的背景である。予防とメンテナンス治療を担保したうえでのMIの概念に基づく処置、適切な技術を適切な時期に、必要とされる部位に行うことが大切だ。この場合の予防やメンテナンスは、言い古された意味合いではなく、病因論から導き出される「宿主と細菌の攻撃の均衡」を破綻させないための本質的な治療といえよう。

　これからの歯科医療が向かう方向は、予防とメンテナンス治療と適切な治療により歯科疾患構造や人びとの受診動機（痛い、腫れたというのではなく）を少しでも変化させることだろう。その後にどういう歯科医療が必要とされ、展開されるのかを夢見ている。

謝　辞

　本書を書くにあたり、歯科医師となってから知り合い、ご指導いただいた人たちとの縁があってこそ、今の自分があるのだとあらためて感じた。

　とりわけ著書を通じて歯周治療のみならず歯科医療の考え方も教えてくださった故 Prichard 先生に感謝申し上げたい。妻として矯正担当医として一緒に歩んできた岡由紀子、娘の美帆、由佳の家族に心から感謝したい。また、第二次世界大戦に二度招集され4年にわたるシベリア抑留で辛酸を舐め、帰国してからも苦労の連続であった亡父正次、それを支え続けた母照子、二人の生き様が私の原点である。家族と両親にこの本を献げたいと思う。

参考文献

　本書をまとめるにあたり、心に残る本や文献で現在手元にあるものを発行年度順に列記してみた。医院の改装・引っ越しに伴う資料の紛失も多数あり、とても残念に思う。また3年間再読したり調べたりしない本や文献は原則として処分している(収納スペースがないため)。

　参考文献として挙げた以外にも卒後34年間に読んだ本や文献は膨大な数になる。そのため著者を育ててくれたたくさんの本や文献をすべて引用できないことをご容赦いただきたい。

1. Prichard JF. Advanced Periodontal Disease. Philadelphia : WB Saunders Co, 1972.
2. Page RC, Schroeder HE. Periodontitis in Man and Other Animals. Basel : Karger AG, 1982.
3. Genco RJ, etal（編）、浜田茂幸ほか（訳）. 歯周病の科学. 東京：医歯薬出版, 1984.
4. Kornman KS. Nature of periodontal diseases:assessment and diagnosis. J Periodontal Res. 1987 ; 22 : 192-204.
5. 石井正敏. Dr. Sigurd P Ramfjord の論文「歯周療法学における諸概念の変遷」をめぐって (1) (2) (3). 日本歯科評論　1987 ; ： ．
6. 月星光博, 岡賢二. 歯周治療の科学と臨床. 歯周病治療のゴールをめざして. 東京：クインテッセンス出版, 1992.
7. Marsh P, Martin M. Oral Microbiology 3rd ed. London : Chapman & Hall , 1992.
8. Axelsson P. 臨床予防歯科の実践. EIKO CORPORATION, 1992.
9. Wison TG Jr（著）, 岡賢二, 月星光博（監訳）. 歯科治療とメンテナンス. その基本概念と実際. 東京：クインテッセンス出版, 1992.
10. Löe H. Periodontal diseases. a brief historical perspective. Periodontol 2000. 1993 ; 2 : 7-12.
11. Johnson NW, Curtis MA. Preventive therapy for periodontal diseases. Adv Dent Res 1994 ; 8 : 337-348.
12. Page RC. 歯学研究. 歯科臨床への貢献. 歯界展望　1995;87(5).
13. Page RC. Critical issues in periodontal research. J Dent Res 1995 ; 74 : 1118-1128.
14. Bratthall D, Hansel-Petersson G, Sundberg H. Reasons for the caries decline . what do the experts believes ? Eur J Oral Sci 1996 Aug ; 104 (4(pt2)) : 416-422.
15. Drisko CH, Lewis LH. Ultrasonic instruments and antimicrobial agents in supportive periodontal treatment and retreatment of recurrent or refractory periodontitis. Periodontol 2000. 1996 ; 12 : 90-115.
16. 熊谷崇, 熊谷ふじ子, Bratthall D, 藤木省三, 岡賢二. クリニカルカリオロジー. 東京：医歯薬出版, 1996.
17. Socransky SS, Haffajee AD. The nature of periodontal diseases. Ann Periodontol 1997 ; 2 : 3-10.
18. Page RC, Beck JD. Risk assessment for periodontal diseases. Int Dent J 1997 ; 47 : 61-87.
19. ヨルマテノブオ. 唾液. 歯科臨床に必要な知識とその応用. 日本フィンランドむし歯予防研究会, 1999.
20. 熊谷崇, 岡賢二, 藤木省三, 熊谷ふじ子（編著）. 実践ペリオドントロジー. 東京：医歯薬出版, 1999.
21. 熊谷崇, 藤木省三, 岡賢二, 熊谷ふじ子（編著）. 実践カリオロジー. 東京：医歯薬出版, 1999.
22. 岡田宏（監訳）. AAP 歯周治療法のコンセンサス 1996. 東京：クインテッセンス出版, 1999.
23. 石川烈（監訳）. AAP 歯周疾患の最新分類. 東京：クインテッセンス出版, 2001.
24. 岡賢二ほか. 歯科診療所初診患者の歯周病罹患状態と定期管理の効果. 日本ヘルスケア研究会誌　2001 ; 3（1）.
25. Hujoel PP, 内藤徹. 明確な患者利益追求における臨床疫学の役割. 日本ヘルスケア歯科研究会誌　2001 ; 3（1）.
26. Albandar JM, Rams TE. Global epidemiology of periodontal diseases: an overview. Periodontol 2000. 2002 ; 29 : 7-10.
27. Socransky SS, Haffajee AD. Dental biofilms:difficult therapeutic targets. Periodontol 2000. 2002 (28) : 12-55.
28. 古谷野潔, 矢谷博文ほか. 目で見る咬合の基礎知識. 東京：医歯薬出版, 2002.
29. 花田信弘（監修）. ミュータンス連鎖球菌の臨床生物学. 東京：クインテッセンス出版, 2003.
30. 浜田茂幸, 大嶋隆（編著）. 新・う蝕の科学. 東京：医歯薬出版, 2006.
31. 歯科疾患実態調査報告解析検討委員会（編）. 解説平成 17 年歯科疾患実態調査. 東京：口腔保健協会, 2007.
32. 秋元秀俊. 歯科医療は何処へ向かうのか. the Quintessence 2009 ; 28（1）.
33. 月星光博. 外傷歯の診断と治療. 第 2 版. 東京：クインテッセンス出版, 2009.
34. 岡賢二, 月星光博. 本当の歯科医療を取り戻そう. the Quintessence　2010 ; 29（1）.
35. 岡賢二. 時間軸を見据えた総合治療の真髄. the Quintessence 2010 ; 29（1）.
36. 月星光博. 熟成時代の MI 治療の真髄. the Quintessence 2010 ; 29（1）.
37. 窪木拓男, 水口一. TMDとエビデンス. In:the Quintessence 別冊. YEAR BOOK 2010. 2010 年の歯科臨床トレンド. 東京：クインテッセンス出版, 2010 ; 98-107.
38. Amano A. Host-parasite interaction in periodontitis : subgingival infection and host sensing. Periodontol 2000. 2010 ; 52 : 7-11.

39. Armitage GC, et al. Comparative biology of chronic and aggressive periodontitis:introduction. Periodontol 2000. 2010 ; 53 : 7-11.

40. 矢谷博文. 顎関節症と咬合の関係―根拠に基づく考察. 日歯医師会誌 2010 ; 63（4）.

41. Taylor JJ. Cytokine regulation of immune responses to Porphyromonas Gingivalis. Periodontol 2000. 2010 ; 54（1）: 160-194.

42. 菅野太郎. 咬合のドグマ Part1～3. 歯界展望　2010;116(2)～(4).

43. 井川雅子. 非定型歯痛（特発性歯痛）. 歯界展望　2010 ; 116（5）.

44. 月星光博, 福西一浩（編著）. 治癒の歯内療法. 東京：クインテッセンス出版, 2010.

45. 澁谷智明. これまで咬合の違和感はどう捉えられてきたか. 歯界展望　2011：117（1）.

46. 窪木拓男. 補綴学的見地から見た咬合違和感. 歯界展望　2011：17（1）.

47. 豊福明. 歯科心身医学から見た「咬合違和感」. 歯界展望　2011；17（1）.

48. 木野孔司. 咬合違和感をめぐる仮説の提示. 歯界展望　2011;17(1).

49. 天野敦雄, 村上伸也, 岡賢二（編著）. 歯周病を科学する. クインテッセンス出版, 2012春出版予定.

【著者略歴】

岡 賢二（おか けんじ）
大阪府吹田市開業

1951年　神戸市生まれ
1977年　大阪大学歯学部卒業、歯科補綴学第一教室入局
1982年　大阪府吹田市にて開業現在に至る

連絡先：〒565-0836　大阪府吹田市佐井寺3-1-220

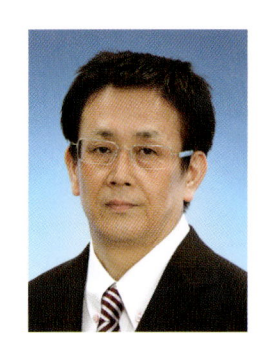

病因論と時間軸で語る
Biology-Oriented Dentistry
― メンテナンス治療累計1,000年の症例アーカイブス ―

2011年11月10日　第1版第1刷発行

著　　者　岡　賢二

発　行　人　佐々木　一高

発　行　所　クインテッセンス出版株式会社
　　　　　　東京都文京区本郷3丁目2番6号　〒113-0033
　　　　　　クイントハウスビル　電話 (03) 5842-2270 (代表)
　　　　　　　　　　　　　　　　　 (03) 5842-2272 (営業部)
　　　　　　　　　　　　　　　　　 (03) 5842-2279 (書籍編集部)
　　　　　　web page address　http://www.quint-j.co.jp/

印刷・製本　サン美術印刷株式会社

©2011　クインテッセンス出版株式会社　　　　禁無断転載・複写
Printed in Japan　　　　　　　　　　　　　落丁本・乱丁本はお取り替えします
　　　　　　　　　　　　　　　　　　　　　ISBN978-4-7812-0222-8　C3047

定価はカバーに表示してあります